AF493776

GROUPEMENT MÉDICAL

D'ORLÉANS

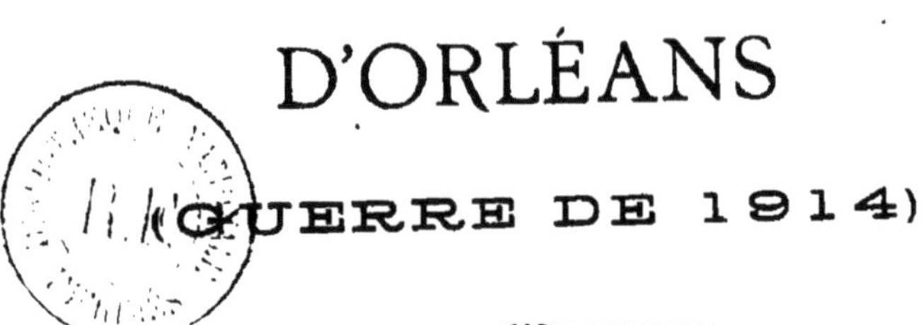

(GUERRE DE 1914)

Résumé des causeries du mois d'Octobre sur :

La radioscopie des projectiles.

Les hémorragies secondaires.

La gangrène gazeuse.

Le tétanos.

Les plaies des nerfs.

Les projectiles cachés dans l'organisme.

ORLÉANS
IMPRIMERIE AUGUSTE GOUT ET Cie
37 et 39, RUE DU BOURDON-BLANC

1914

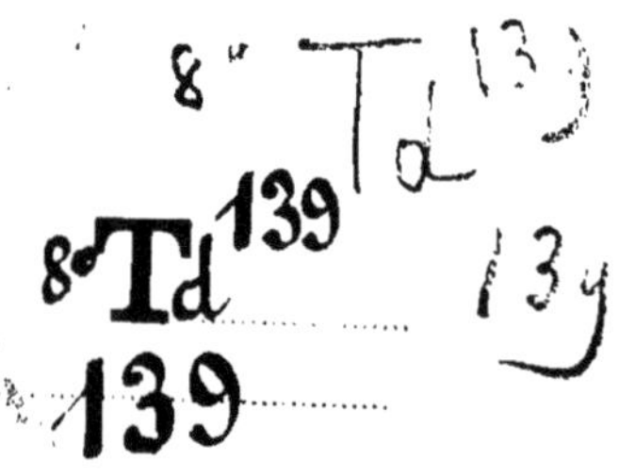

8° Td 139
139

GROUPEMENT MÉDICAL D'ORLÉANS

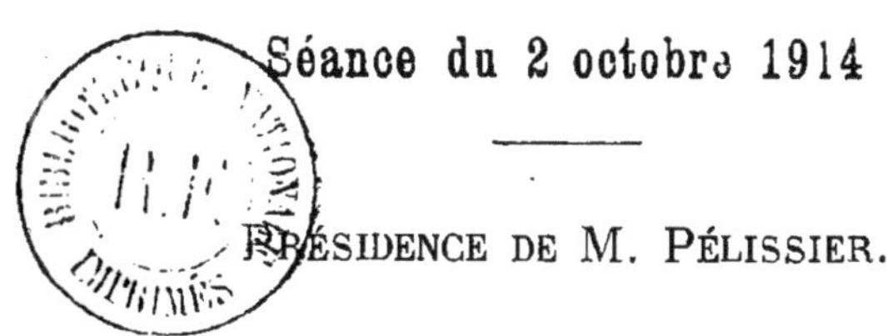

Séance du 2 octobre 1914

PRÉSIDENCE DE M. PÉLISSIER.

Le docteur Pélissier, président de la Société de Médecine du Loiret, expose le but de cette réunion : Rechercher par la discussion et l'enseignement mutuel les meilleurs traitements dont puissent immédiatement profiter les blessés soignés dans les diverses formations. Etudier les rapports qui peuvent exister entre les divers hôpitaux suivant les ressources plus particulières ou plus spécialisées de chacun d'eux. Cette première réunion est le résultat de l'initiative de quelques médecins d'Orléans ; il espère que tous les confrères affectés aux divers hôpitaux voudront, dans les séances ultérieures, apporter aussi leur contribution.

Note sur la recherche des projectiles par la radioscopie

Docteur Bonneau.

Le docteur Bonneau présente un procédé qui est une application pratique du principe géométrique connu : le corps étranger considéré par la radioscopie dans au moins deux plans différents se trouve à l'intersection dans le corps des deux rayons lumineux considérés.

Dans ce but et pour rendre cette méthode plus exacte, il entoure le segment de membre considéré d'un plâtre léger sur lequel il marque les repères que l'on inscrit habituellement sur la peau, au point où se projette l'ombre radioscopique et au point diamétralement opposé.

En utilisant deux plans, on a donc quatre repères correspondant aux orifices d'entrée et de sortie de deux rayons lumineux.

Le plâtre est fendu, enlevé, reconstitué, et des fils, réunissant les repères deux à deux, donnent exactement la place du corps étranger dans la coupe schématique du membre constitué par le cylindre de plâtre.

Une aiguille mensuratrice peut être enfoncée dans le plâtre au point correspondant à la voie d'accès la meilleure pour le chirurgien. Allant jusqu'au croisement des fils, elle donne la profondeur en même temps que la direction à suivre.

En cours d'opération, le chirurgien peut avoir (préalablement stérilisé à l'étuve sèche) son bracelet de plâtre, le replacer, remettre l'aiguille à la profondeur connue et rectifier sa voie s'il tend à s'en éloigner.

Ce qui s'applique facilement à un segment de membre peut, avec quelques variantes, s'appliquer à toutes les régions du corps. Le docteur Bonneau présente quelques appareils dont deux pour les régions sus-épineuse et sous-scapulaire sont des sortes d'épaulettes plâtrées largement fenêtrées qui lui ont permis de retrouver dans les masses musculaires de très petits éclats d'obus mal tolérés.

Il y a à considérer certains détails importants de technique. La recherche et la marque de l'ombre radioscopique antérieure et de son point diamétralement opposé doivent être faites naturellement avec une immobilité parfaite ; mais il est encore plus simple d'utiliser un compas d'épaisseur terminé à ses deux extrémités par des anneaux ; on modifie sa position jusqu'à avoir superposées les ombres du corps étranger et des deux anneaux.

Il faut tenir compte aussi de ce fait que les mouvements modifiant beaucoup les rapports, le sujet doit être radioscopé dans la position d'opération et si le segment de membre est très mobile, il sera fixé par une attelle plâtrée dès avant la radioscopie et pour jusqu'après l'opération.

Enfin, dans les cas difficiles, il vaut mieux utiliser trois rayons lumineux au lieu de deux.

Discussion sur les hémorragies secondaires

Le **docteur Marmasse** demande à ses collègues quelle est leur ligne de conduite dans les hémorragies secondaires, souvent très tardives, mais souvent très graves, et observées ordinairement dans les foyers de fractures compliquées.

Il a dû intervenir, personnellement ou non, dans trois cas à l'hôpital n° 4.

Deux blessés atteints de fracture compliquée de l'extrémité supérieure du fémur ont eu des hémorragies ayant nécessité la ligature de la fémorale. Cette ligature fut faite une fois au-dessus de l'origine de la fémorale profonde et le blessé mourut de gangrène ; une fois au-dessous, mais le malade dut être désarticulé ensuite et succomba peu après. Un troisième blessé dut subir la ligature de l'axillaire et va bien.

Le **docteur Cœur** pour éviter la gangrène par la ligature des gros troncs cherche autant que possible à arrêter l'hémorragie dans la plaie en pinçant les lambeaux qui saignent ; sur deux malades, il a réussi une fois à faire une hémostase suffisante ; une autre fois, il a échoué et a dû lier la poplitée ; ce dernier malade a présenté une gangrène sèche du pied.

Le **docteur Baillet** cherche souvent à arrêter l'hémorragie par le tamponnement ; il se sert habituellement, surtout quand il pense que c'est la moelle osseuse qui saigne, d'une compresse tapissant exactement le fond de la plaie par-dessus laquelle il fait son tamponnement, faisant ainsi une sorte de mickulicz ; la compresse de fond peut ne pas être enlevée à chaque pansement ; si cette méthode n'arrête pas l'écoulement sanguin, il lie le vaisseau aussi près que possible du foyer.

Le **docteur Mouchet** cherche d'abord à arrêter l'hémorragie par des moyens médicaux : pansements à la cocaïne, à l'antipyrine ; il ne croit pas bonne la méthode de pincer des vaisseaux méconnaissables dans le foyer, car ils sont sphacélés et friables comme le reste des tissus.

La conclusion de cette discussion est qu'il n'y a évidemment pas de règle générale ; il faut envisager chaque cas séparément ; dans les cas présentés par le docteur Marmasse, de foyers de fracture avec hémorragie à la racine des membres, le chirurgien n'a en somme le choix qu'entre la désarticulation et l'aléa de gangrène par la ligature du gros tronc artériel.

Les médecins présents à la réunion décident de se réunir tous les vendredis à 20 h. 1/4.

Question à l'ordre du jour de la prochaine séance :

Le traitement de la gangrène gazeuse

Le Secrétaire général,
Dr DESHAYES.

Séance du 9 octobre 1914

Présidence de M. Pélissier.

Discussion sur la gangrène gazeuse

Docteur Geffrier. — Parmi les blessés que j'ai reçus, quatre ont eu de la gangrène gazeuse indéniable. Les symptômes consistent essentiellement en une tuméfaction considérable tendue, avec aspect de bouffissure. La partie malade est assez nettement limitée par un bourrelet moins net que celui de l'érysipèle classique. Quant à la nuance, le terme d'érysipèle bronzé me paraît assez heureux ; l'envahissement est très rapide, marqué par une fine crépitation de la peau sous les doigts.

Deux de mes blessés présentant de la gangrène jusqu'au-dessus du pli de l'aine sont arrivés une nuit et ont été traités immédiatement par les injections d'eau oxygénée, ils en ont reçu environ 150 grammes ; l'un est mort à 9 heures et l'autre à 15 heures. La lucidité reste complète jusqu'au bout ; le second d'entre eux écrivit trois lettres dans ses dernières heures. Un troisième a été amputé de cuisse dès son arrivée et va bien. Chez le quatrième, les injections d'eau oxygénée ont semblé enrayer le mal, mais il a encore 40°, de la diarrhée, un mauvais état général. Il lui manque des masses musculaires importantes et la suppuration atteint 3 à 400 grammes par jour ; j'avoue que dans ce cas je n'ose pas employer le pansement rare préconisé par M. le Médecin-Inspecteur.

Docteur Dufour. — Pour cete question de pansement rare, je fais volontiers des sortes d'embaumements à la vaseline au collargol à 1/50. J'ai reçu un blessé avec plaie très infectée et vermineuse, après badigeonnage iodé je l'ai laissé quinze jours dans cette pommade, il baignait dans le pus ; j'utilise habituellement cette méthode dans les gros traumatismes civils et j'y reste fidèle. Mais je ne l'emploierais pas pour de la gangrène gazeuse ni en cas d'élévation marquée de température.

Je pense que cette méthode rend des services pour les fractures difficiles à panser.

Docteur Cœur. — Il faut établir des distinctions.

Avec de la gangrène gazeuse, le drainage et le pansement fréquent me paraissent indispensables.

Sans la gangrène gazeuse, mais avec des plaies profondes, cavitaires, à lambeaux sphacélés, le pansement fréquent me paraît indispensable.

Au contraire, avec des plaies de bonne nature à pus louable, ce pansement rare peut être utilisé. Pour ma part, cependant, je ne l'utilise guère.

Docteur Mouchet. — Je suis de cet avis et je fais la même distinction. Le pansement rare peut être utilisé dans les plaies de bon aspect, mais je ne dépasserais pas 4, 5 ou 6 jours.

Je reviens à la gangrène gazeuse ; nous n'en n'avons eu qu'un cas authentique ; pour éviter l'amputation de cuisse, j'ai fait de larges débridements qui m'ont permis après 48 heures l'amputation de jambe ; bien que la section passât encore en peau malade, mon blessé guérira bien.

Docteur Marmasse. — Nous avons observé six cas de gangrène gazeuse. Deux ont dû être amputés le lendemain de leur entrée et un le surlendemain, tous sont morts ; chez les trois autres, j'ai pu utiliser le traitement conservateur.

Docteur Bonneau. — Je ne possède qu'une observation de pratique civile remarquable par sa rapidité. Le sujet fut blessé à 13 heures (ouverture du genou souillée de crottin de cheval), pansé à 14 heures, la gangrène se montra à 16 heures ; le malade, non amputé, succomba le lendemain à 10 heures du matin.

Docteur Cœur. — J'ai observé quatre gangrènes gazeuses dans les blessés de guerre. L'un, très grave, amputé en tissu relativement malade ; j'ai suturé le moignon qui s'est désuni avec hémorragie le dixième jour ; il paraît donc aussi bien de ne pas suturer. Un second analogue est mort le sixième jour de tétanos, mais son moignon, suturé également, avait bon aspect. Un troisième, opéré *in extremis* à mon corps défendant, a succombé. Le quatrième, atteint d'un écrasement du bras avec gangrène jusqu'au milieu du dos, est mort presque subitement le jour de son arrivée, après deux convulsions brusques d'une intensité extrême.

Docteur Le Lorier. — J'ai observé deux cas de gangrène gazeuse pure.

Le premier, par éclat d'obus à mi-cuisse ; la peau avait une couleur presque normale, mais les tissus sous-cutanés étaient distendus de gaz jusqu'au bassin. J'ai fait un unique débridement et ai trouvé le membre comme disséqué, muscles et paquet vasculo-nerveux : j'ai cautérisé tous les interstices avec un fer à souder, puis j'ai traversé la peau de nombreuses pointes de feu : mon blessé est entré presque immédiatement dans la bonne voie.

Le second, très analogue, a été traité par l'eau oxygénée en piqûres espacées d'un centimètre dans tous les points paraissant infiltrés de gaz, j'ai l'impression qu'il guérit moins vite que l'autre.

Je signale que l'on peut cautériser avec la lampe à souder d'ouvrier ; en l'éloignant plus ou moins, on obtient des températures allant de 60° à 600 degrés.

Docteur Touche. — J'ai eu un cas analogue à celui de M. Lelorier, je l'ai traité de même avec un gros cautère, malheureusement il est mort quelques heures après, probablement d'embolie.

Docteur Geffrier. — Nos confrères du Lycée de garçons ont fait, dans des cas de gangrène, rechercher le vibrion septique, mais les cultures ont donné du streptocoque.

BIBLIOTHÈQUE NATIONALE

Docteur Mouchet. — Il n'y a pas que le vibrion à donner de la gangrène, nous savons que la gangrène foudroyante des organes génitaux est due au streptocoque et dans l'infiltration d'urine la gangrène gazeuse est due au bactérium coli.

Docteur Dufour. — J'ai vu également des gangrènes gazeuses graves guéries par la simple désinfection ; il semble donc quil y est des faits spontanément plus bénins.

Docteur Mouchet. — Je me rallie à cette distinction ; il y a des œdèmes gazeux bénins et il faut tenir compte, pour apprécier la gravité, de l'état général comme de l'état local.

Le Secrétaire général,

Dr Deshayes.

Séance du 16 octobre 1914

PRÉSIDENCE DE M. PÉLISSIER.

Discussion sur le tétanos

Le **docteur Brinon** a eu à scigner à l'hôpital mixte un assez grand nombre de tétaniques ; il n'a pas observé jusqu'ici de guérisons malgré l'emploi de diverses méthodes de traitement, soit le sérum antitétanique, soit le chloral employé à la dose d'au moins douze grammes généralement, soit l'acide phénique.

L'association de douze grammes de chloral et de trois centimètres cubes de pantopon n'a amené qu'une rémission passagère.

Le **docteur Dufour** pense que le chloral ne peut avoir de vertu curative, il ne peut servir qu'à faire disparaître ou atténuer les douleurs des contractures.

L'évolution du tétanos est assez capricieuse : un blessé qui fit toute l'évolution de son tétanos en 18 heures avait déjà six jours de blessure au moment où les contractures se déclarèrent ; par contre, d'autres ont été plusieurs jours à souffrir de leur groupes musculaires avant de caractériser les accidents.

Docteur Rozet. — Nous avons remarqué que la plupart des cas de tétanos à l'hôpital auxiliaire présentaient, au début, des contractures localisées autour de la plaie à tel point que le diagnostic pouvait être hésitant un certain temps ; la même remarque a été faite dans les autres hôpitaux.

Docteur Bonneau. — Un de nos confrères blessé d'une balle au poignet présenta, au 16e jour, de la griffe des fléchisseurs puis des contractures gagnant le bras, l'épaule et la mâchoire ; il n'eut d'ailleurs pas de fièvre ;

fut soigné par les injections sous-cutanées de sérum sous la peau pendant une semaine, puis par le sérum intra-rachidien et sous-cutané ; il est maintenant guéri.

Docteur Le Lorier. — Il ne peut guère être attribué d'importance au traitement pour le résultat obtenu : à l'hôpital 39, nous avons eu sept cas de tétanos dont trois ont guéri ; tous ont été soignés de la même façon par le chloral à fortes doses ; l'un d'eux a même guéri sans aucun traitement, son tétanos n'ayant débuté que tardivement et s'étant limité à un trismus intense.

Il y a des cas moins graves spontanément et c'est sans doute pour cela que toutes les méthodes peuvent revendiquer des guérisons.

Un de nos blessés, un Allemand, a guéri successivement d'une gangrène gazeuse, puis d'une endocardite et enfin du tétanos.

Docteur Auboyer. — Nous n'avons eu aucun résultat en employant les divers traitements et avons perdu huit malades de tétanos.

L'injection intrarachidienne de sulfate de magnésie qui a donné une rémission au docteur Dufour n'a été suivie chez nous d'aucune sédation.

Nos tétaniques sont morts à peu près sans fièvre, ne dépassant que rarement 38° ; ils avaient généralement absorbé de grosses doses de chloral, souvent plus de 15 grammes. Plusieurs d'entre nous ont pu faire la même remarque au point de vue de la fièvre qui ne peut donner un élément de pronostic.

Le **docteur Geffrier** signale que l'injection d'acide phénique préconisée par Bacelli est rendue plus facile par l'adoption de la glycérine phénique qui peut être injectée très concentrée, au 1/10 et même au 1/5. Ces injections sont bien tolérées par les tissus ; il est prudent de ne pas dépasser par 24 heures un gramme d'acide phénique, soit dix grammes de la solution 1/10.

A propos des plaies des nerfs

Le **docteur Marmasse** attire l'attention sur les plaies nerveuses dont il a eu à traiter deux cas extrêmement douloureux et qu'il a dû opérer ; l'intervention a porté une fois sur le tronc du sciatique qui était coupé ; il a été écrasé dans les doigts puis suturé ; le malade va mieux. L'autre blessé avait une section de ses deux nerfs sciatique poplités externe et interne ; il ont été recherchés, écrasés au doigt, suturés. Les douleurs ont disparu aussitôt après l'intervention. Mais le premier malade paraît commencer des troubles trophiques.

Le **docteur Touche** a eu recours à l'écrasement du du médian après une contusion du nerf par un éclat d'obus ; les douleurs dans la zone du nerf ont cessé ; il n'y a eu que des douleurs pendant deux jours au point d'écrasement qui avait été réalisé avec un clamp garni de toile et modérément serré ; cependant les mouvements ne sont pas abolis.

Le **docteur Dufour**. — Dans un cas de névrite extrêmement douloureux du sciatique au fond d'une plaie de la cuisse, je me suis borné, sous anesthésie, à badigeonner le nerf, que j'ai trouvé dans la plaie même, à la teinture d'iode, puis je l'ai élongé ; le malade va mieux, mais il est vrai qu'il n'y a que trois jours de cela.

Docteur Le Lorier. — Ne pourrait-on se servir dans des cas rebelles des injections d'alcool sur le trajet du nerf ; elles pourraient, malgré leur action sur la motricité, passer avant la section thérapeutique conseillée comme dernier moyen.

Docteur Vacher. — Il est possible que le nerf sectionné se répare plus vite que le nerf alcoolisé. Cette alcoolisation du nerf qui abolit la sensibilité pour plusieurs mois amènerait sans doute une paralysie aussi longue.

Docteur Deshayes. — Lorsque le nerf sectionné est

surtout moteur comme dans les paralysies fréquentes du radial après les fractures compliquées du bras, que ce nerf soit sectionné ou emprisonné, il semble que l'intervention ne doive pas être trop retardée, dès que la consolidation est faite.

Docteur Jaulin. — L'électro-diagnostic doit précéder les interventions dans ces cas ; il permet de préciser la nécessité de l'intervention ou de légitimer la temporisation.

Le Secrétaire général,

Dr DESHAYES.

Seance du 23 octobre 1914

PRÉSIDENCE DE M. PÉLISSIER.

Discussion sur les projectiles de guerre cachés dans l'organisme

Le **docteur Noury** (hôp. 39) rapporte l'observation d'un blessé qui reçut un éclat d'obus dans le massif du maxillaire droit ; au moment de la blessure, toute la face fut très tuméfiée, puis la cicatrisation de la plaie se fit assez vite ; mais le malade accusait des douleurs dans la région du sinus maxillaire gauche, une radiographie fut faite qui montra l'éclat d'obus logé dans ce sinus ; il fut extrait non sans peine ; l'objet présenté ne pèse pas moins de 55 grammes, il est à peu près de la taille d'un domino et il est remarquable de constater qu'il a pu traverser toute la face derrière le nez ou à travers le nez sans causer de grands dégâts ; le blessé est bien rétabli.

Docteur Bonneau. — Un de mes blessés reçut également une balle dans le maxillaire ; après lui avoir coupé le canal de Sténon, elle a dû se loger en arrière du pharynx. J'ai dirigé la cicatrisation de la fistule salivaire en laissant un crin de Florence à demeure dans le canal salivaire.

Docteur Deshayes. — Le massif facial doit être fréquemment traversé sans dommages par les balles ; j'en ai déjà plusieurs observations ; dans l'une d'elles, la balle entrée sur le côté droit du nez paraît avoir filé dans la région de l'apophyse styloïde gauche ; le blessé présente une paralysie unilatérale gauche du voile du palais et du myosis à gauche ; la balle n'a pu être décelée par les rayons X

Docteur Jaulin. — Dans un certain nombre d'examens

radioscopique, le projectile ne peut être retrouvé bien qu'il n'y ait qu'un orifice d'entrée ; il y a certainement des balles qui échappent à l'examen par suite de la région où elles sont ; peut-être aussi y a-t-il des blessures simulées.

Docteur Bonneau. — Chez un de mes blessés, qui n'était certainement pas un simulateur puisqu'il eut le nerf optique détruit, l'orifice de la balle paraissait être le trou de sortie et ce n'est que plusieurs semaines après que la plaie d'entrée fut reconnue, d'ailleurs cicatrisée depuis longtemps, au niveau d'une dent qu'elle avait fait sauter au passage ; elle était entrée par la bouche.

Docteur Leredde. — Un cas inverse m'a été fourni par un blessé qui reçut une balle dans la fesse ; le projectile ressortit par le canal de l'urèthre.

Docteur Lefort. — Il peut arriver que le projectile, s'il n'est pas pointu, ne séjourne pas dans les tissus ; un duelliste observé par mon père eut une plaie assez profonde dans la paroi abdominale ; les vêtements et la ceinture de cuir étaient perforés, mais la chemise ne l'était pas ; elle s'était invaginée devant la balle du pistolet, et la balle avait été ramenée au dehors quand on avait déshabillé le blessé.

Communication du docteur Mouchet à propos du tétanos

Je tiens à vous signaler un cas malheureux, susceptible de nous faire adopter actuellement des précautions spéciales au point de vue opératoire.

Je reçus, le 1er octobre, un soldat atteint d'une grosse hernie scrotale désirant se faire opérer ; je l'opérai le 10 ; le 17, les fils furent enlevés, la réunion était parfaite ; le 20 se déclara le tétanos qui évolue malheureusement comme un cas grave.

Je dois vous dire qu'il a été opéré dans les conditions les plus rigoureuses d'asepsie ; que les mains des chirurgiens ne touchent jamais les plaies des blessés sans gants ;

que la salle d'opération était étrennée par ce malade et qu'elle avait été lavée la veille ; enfin que le malade lui-même avait été baigné ; il avait été rasé sans la moindre érosion de la peau. Deux hypothèses sont possibles : ou bien le malade a pris une contagion par la salle où se déclara « mais antérieurement à son arrivée » un cas de tétanos, ou bien il s'est contagionné par une porte d'entrée imperceptible sur les tas de paille où il passa plusieurs nuits, transbordé de dépôt en dépôt avant d'arriver ici et, dans ce cas, il a eu une très longue incubation ; l'incubation, longue d'ailleurs, ne me paraît pas du tout, comme il est classique de le dire, réserver des cas plus bénins.

Comme conclusion pratique, je me propose d'injecter préventivement les blessés à qui je devrai faire une opération aseptique (1).

Docteur Sourdel. — La longueur d'incubation du tétanos n'est, en effet, pas un garant de bénignité ; une de nos blessés fut atteint de tétanos un mois après sa blessure ; la plaie était cicatrisée ; le blessé est mort en six jours ; d'ailleurs l'incubation du tétanos commence pour nous le jour de la blessure, ce qui est très vraisemblable, mais ce n'est qu'un point de départ un peu approximatif.

Docteur Dufour. — J'ai déjà pratiqué l'injection à des

---

(1) Le décès étant survenu le troisième jour, l'autopsie fut faite par les Drs Mouchet et Levaditi. On constata quelques gouttes de pus autour d'un des fils profonds de la réfection du canal inguinal. En ensemençant ce pus M. Levaditi isola un anaérobie du groupe du vibrion septique mais il ne constata pas de bacilles du tétanos bien que le milieu de culture lui fût favorable et les souris inoculées ne contractèrent pas le tétanos. Il semble donc bien que la cause du tétanos doive être recherchée en dehors de la plaie opératoire; peut-être résidait-elle dans une petite plaie passée inaperçue : la constatation d'une petite cicatrice sur le dos de la main, paraissant assez récente, plaide en faveur de cette hypothèse.

blessés à qui je devais faire des opérations, même septiques, craignant que la plaie opératoire ne fournît un terrain favorable au tétanos ; l'observation de M. Mouchet m'incite à continuer cette pratique.

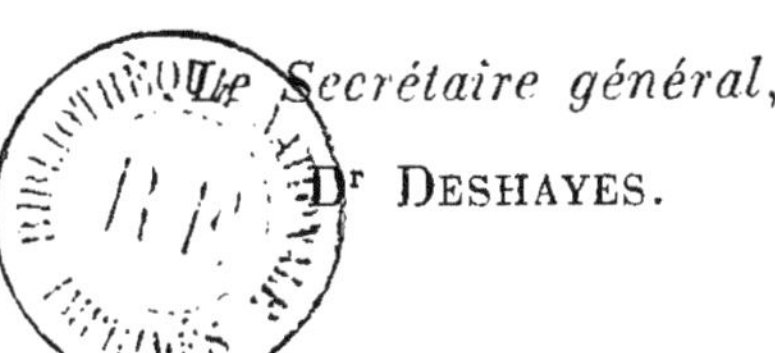

Le Secrétaire général,

Dr DESHAYES.

Séance du 19 mars 1915

PRÉSIDENCE DU Dr MOUCHET

Crises d'obstruction intestinale par mégacôlon iléo-pelvien

Docteurs Jaulin et Marre.

T... R..., 42 ans, ancien soldat de l'armée russe, tailleur-repasseur à Paris, engagé volontaire au 2e étranger le 22 août 1914, fait son service normalement pendant trois mois. Il commence alors à souffrir du ventre et est envoyé pour ce motif à l'hôpital mixte d'Orléans le 1er janvier 1915.

Symptômes à l'entrée. — Il présente à ce moment des symptômes très nets d'occlusion intestinale lente et incomplète ;

Coliques douloureuses, absence de matières et de gaz depuis un temps qui ne peut pas être précisé, pas de vomissements ;

Abdomen très augmenté de volume dans toute son étendue, avec mouvements péristaltiques très énergiques des anses intestinales visibles à travers la paroi ; météorisme considérable sans matité déclive, ni clapotage intestinal, ni bruits anormaux de ruissellement dans les changements de position ; hernie épigastrique très nette ;

Appétit conservé, état général excellent, température et pouls normaux ;

Le toucher rectal ne révèle rien de particulier.

Examens radiologiques. — Une série de radioscopies et de radiographies successives permettent de rattacher ces symptômes d'occlusion intestinale à une longueur et à une mobilité considérablement exagérées du côlon iléo-pelvien qui se trouve coudé en plusieurs endroits.

A. — Un repas bismuthé (60 grammes de carbonate de

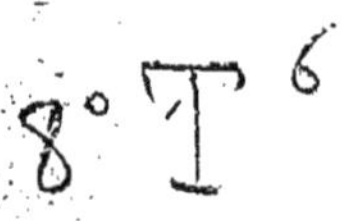
8° T 6

bismuth dans une assiettée de bouillie) montre un estomac hypotonique, en J, un peu reporté vers la droite et qui se vide lentement. La bouillie bismuthée arrive dans le cæcum au bout de 4 à 5 heures et progresse normalement dans les côlons ascendant, transverse et descendant. Elle devient très difficile à suivre dans les méandres du côlon iléo-pelvien, où elle progresse très lentement avant d'atteindre l'ampoule rectale.

B. — En donnant un lavement bismuthé (100 grammes de carbonate de bismuth dans 2 litres d'eau gommeuse), on voit se remplir et se dessiner successivement l'ampoule rectale et le côlon iléo-pelvien. Celui-ci, notablement plus large que normalement, se dirige nettement *à droite* successivement dans le bassin, la fosse iliaque, le flanc et l'hypocondre droit ; il arrive ainsi jusqu'au diaphragme où il se rencontre en point d'interrogation inversé (ϛ). Le lavement ne va pas plus loin.

Ainsi, le côlon iléo-pelvien est, non seulement très long et très large, mais encore il est très mobile, puisque le bismuth venu de l'estomac le montre *à gauche*, tassé et replié dans le bassin et la fosse iliaque, tandis que le lavement bismuthé le montre déplié dans toute *la moitié droite* du bassin et de l'abdomen.

Cette disposition est éminemment favorable à l'arrêt des matières. Le cæcum se montre constamment *à droite*, il n'y a pas inversion des viscères.

Evolution. — Dès le lendemain de son entrée à l'hôpital, à la suite du repos, des applications chaudes et d'un lavement simple donné sous faible pression, le malade a une abondante évacuation de matières, le ventre devient absolument plat, les douleurs disparaissent.

Du 1er janvier au 10 mars 1915, le malade présente une série de crises analogues à celle qui vient d'être décrite et dont on est toujours venu à bout avec des applications chaudes, des lavements ou de petites doses d'huile de ricin.

Dans l'ensemble, cependant, les crises d'obstruction

sont devenues de plus en plus fréquentes et l'abdomen du malade a fini par rester en permanence ballonné et proéminent.

Les antécédents du malade montrent au surplus que les crises datent de longtemps. La première serait survenue à l'âge de 22 ans et aurait été accompagnée de rétention d'urine. Le malade fut, à cette époque, soigné dans un hôpital de Varsovie où il refusa de se laisser opérer. On lui aurait fait cependant, dans le flanc gauche, une ponction qui n'aurait rien ramené.

L'année suivante, à 23 ans, le malade commence, dans l'armée russe, son service militaire, qu'il accomplit pendant quatre ans sans difficultés.

Rentré chez lui et venu à Paris, il exerce son métier de tailleur-repasseur sans trop de peine, à la condition de suivre un régime particulier et d'absorber fréquemment de l'huile de ricin.

En présence des accidents observés, accidents qui ont tendance à s'aggraver et qui peuvent aboutir à une occlusion complète, une intervention semble devoir être tentée. Il est difficile de dire à l'avance à quel genre d'intervention on pourra recourir ; il est probable cependant que cette intervention sera complexe et pourra aller jusqu'à une iléo-rectostomie, avec ou sans résection intestinale. Quoi qu'il en soit, suivant les instructions générales reçues dès le début de la guerre, ce malade a été présenté à la Commission spéciale qui l'a mis en réforme n° 2 le 11 mars 1915.

DISCUSSION

Docteur Mouchet. — Ces cas de dimensions anormales du côlon pelvien ne sont pas très rares, et j'en ai relevé dans une étude faite il y a déjà longtemps une centaine de cas. Au reste, j'ai pu cliniquement constater une fois la possibilité, pour le côlon pelvien, de se transporter à droite, à propos d'un corps étranger : un morceau de bois de 33 centimètres introduit dans le rectum et dont une extrémité était à l'ampoule rectale tandis que l'autre était dans l'hypocondre droit sous le foie.

Appareil pour fracture de l'humérus

Docteur Raymond Bonneau. — Dans la séance du 8 janvier 1915, je vous présentais un malade atteint de fracture compliquée grave de l'humérus traité par un nouvel appareil et je m'engageais à vous le représenter lors de sa guérison. Aujourd'hui le blessé est prêt à partir en convalescence et je viens tenir ma promesse.

La durée du séjour à « La Pomme de Pin » aura été de trois mois exactement. Ce temps aurait pu être raccourci d'un bon mois si je n'avais eu à m'occuper chirurgicalement d'une paralysie radiale coexistante. La cicatrisation des plaies était terminée vers le 40e jour, mais j'ai attendu encore un mois avant de pratiquer le désenclavement d'un nerf pris sur 8 centimètres de sa longueur, et cette attente m'a permis d'avoir une réunion *per primam* particulièrement désirable dans un foyer de fracture si étendu.

Le résultat définitif, vous le voyez.

Le bras présente la même longueur que du côté sain. L'axe, vérifié au cours de plusieurs séances radioscopiques, est rectiligne. L'épaule a tous ses mouvements. Quant aux mouvements du coude, voici comment on peut les apprécier. Les mouvements spontanés et provoqués d'extension de l'avant-bras sont presque absolus. La flexion spontanée dépasse de peu l'angle droit, la flexion provoquée atteint 45°. Cette limitation de la flexion spontanée n'est pas due à des raideurs articulaires, mais tient exclusivement aux adhérences du triceps qui a été touché par le traumatisme accidentel de la blessure et par le traumatisme chirurgical du désenclavement avec interposition musculaire. Ultérieurement, je pense que la corde d'arrêt de la flexion s'assouplira (nous ne sommes qu'au 20e jour après l'opération) et permettra au membre de recouvrer un fonctionnement presque parfait. Notons accessoirement que la paralysie radiale semble déjà s'atténuer.

A propos d'un cas de large abrasion de la branche horizontale du maxillaire inférieur. — Présentation du blessé. — Discussion du traitement.

Docteur Maurice Denis.

Les blessures de la face et, à la face, les traumatismes des maxillaires sont loin d'être rares dans la guerre actuelle en raison de la guerre de tranchées qui en est la caractéristique.

Ces plaies, quand elles sont larges et s'accompagnent de vastes pertes de substance osseuse, posent des problèmes très délicats de thérapeutique et j'ai pensé qu'il pourrait y avoir quelque intérêt à vous exposer, à propos d'un cas personnel, les difficultés devant lesquelles je me suis trouvé, comment je les ai solutionnées et comment j'aurais pu le faire à meilleur compte.

A) *Histoire du malade. — Ce qui a été fait. Ce qu'on a obtenu.*

Gouin (Félix), âgé de 30 ans, caporal au 123e d'infanterie, est blessé le 26 septembre à Craonne par un éclat d'obus qui lui enlève toute la partie droite de la branche horizontale du maxillaire inférieur jusqu'à la symphyse et une grande partie des parties molles voisines (partie inférieure de la face ; partie supérieure de la région sus-hyoïdienne latérale). La plaie est affreuse et on ne peut l'évacuer que le 15 octobre à Orléans où il est hospitalisé à l'hôpital temporaire n° 7.

A ce moment on constate une large plaie faisant communiquer la bouche avec la partie supérieure et latérale du cou ; il y a ablation de toute la partie droite de la branche horizontale de la mâchoire inférieure ; le reste de la mâchoire inférieure est attiré en dehors, ce qui ne permet pas l'articulation normale avec la mâchoire supérieure et qui, de ce fait, empêche la mastication et la déglutition.

A ce moment, avec le docteur Gay, que je remercie de son précieux concours, la question est discutée d'un appareil de prothèse permettant de ménager l'avenir et amenant une cicatrisation de la plaie sans attraction du maxillaire inférieur en dedans. Je pensais surtout à un appareil de prothèse externe, remplaçant les parties détruites du maxillaire. Mais l'état de la plaie est tel que cette idée est abandonnée et que pendant deux mois je me contente d'en surveiller la cicatrisation (lavages, désinfection, ablation d'esquilles, etc.).

Au 16 décembre, l'état général est parfait et la plaie est presque fermée, sauf en un point où persiste une petite fistule bucco-cervicale.

A cette date, je tente une opération de prothèse.

Opération

Anesthésie : Dr Bonneau. — Aides : Dr Vacher, Dr Gay et son mécanicien, M. Greiner, de Paris.

Mon plan est de réunir la branche verticale du maxillaire à ce qui reste de la branche horizontale par un appareil à deux fourches, en argent vierge, inclus dans les tissus de la joue.

Anesthésie par la canule de Buttlin-Poirier, avec tamponnement du pharynx. — Ce malade, qui avait reçu 1 centigramme de morphine et 5 centigrammes de spartéine a très bien supporté l'opération qui a été très longue (1 h. 45). Il n'a été employé que 30 grammes de chloroforme.

1er Temps. — Longue incision cutanée horizontale. Séparation difficile des deux fragments du maxillaire qui sont réunis par du tissu mi-osseux et mi-fibreux ; il est nécessaire d'employer pince-gorge, bistouri et ciseaux pour séparer les deux os et les amener l'un et l'autre à leur position normale, en articulation avec le maxillaire supérieur. Dans ce moment, la muqueuse buccale très tendue se rompt et la bouche communique largement avec la plaie.

2e Temps. — Mise en place de l'appareil. Temps long, difficile, car il a été impossible de *finir* l'appareil qu'on est obligé de modeler et de travailler pendant l'opération elle-même. Des retouches nombreuses sont nécessaires ; elles sont faites extemporanément par le docteur Gay et son mécanicien, ce qui complique énormément la question.

Ajustage des deux fourches, antérieure et postérieure ; réglage de la longueur de la tige qui les réunit.

Mise en place de ces fourches au moyen de goupilles qui traversent les os (branche verticale et branche horizontale au niveau du menton).

3e Temps. — Fermeture soignée au catgut de la muqueuse buccale ; large désinfection de la plaie avec eau phéniquée forte.

4e Temps. — Fermeture de la plaie cutanée et drainage. Malgré de larges décollements en bout et en bas, la peau se tend sur l'appareil qui est trop convexe et épouse trop les formes du maxillaire abrasé.

Suites

Le malade a très bien supporté l'opération et son état général ne s'est pas ressenti de cette opération longue et assez mutilante ; pas de fièvre.

L'appareil tient parfaitement en place et l'articulation de la mâchoire supérieure et de la branche gauche de la mâchoire inférieure reste très bonne pendant les jours qui suivent.

Malheureusement les fils cutanés lâchent et la plaie de nouveau se reforme.

On reprend les soins de la plaie qui se cicatrise non pas, comme on l'espérait, sur l'appareil, mais sous l'appareil qui reste très bien toléré et remplit son rôle de tuteur d'une façon parfaite.

Cinq semaines après l'opération, la plaie cutanée est presque cicatrisée et il ne persiste plus en avant et en arrière que les orifices de sortie des fourches de l'appareil qui a maintenu le maxillaire inférieur au contact du supérieur d'une façon parfaite, résistant très bien à la rétraction des tissus qui se faisait aux dépens de la mâchoire inférieure.

Vers la fin de janvier, il se fait de l'ostéite raréfiante au niveau des extrémités osseuses et il est nécesaire d'enlever l'appareil.

Deuxième appareil. — Il faut maintenir le résultat acquis qui est très satisfaisant et ménager l'avenir. Pour cela le docteur Gay fait un deuxième appareil emboîtant les dents du maxillaire inférieur et du maxillaire supérieur, appareil qui, au moyen de lacs en caoutchouc, accrochés aux deux pièces constitutives, retient en bonne position la mâchoire inférieure gauche.

Dans quatre ou cinq mois, il sera alors possible de mettre une prothèse définitive interne remplaçant la partie droite du maxillaire inférieur, portant des dents et permettant la mastication.

B) *Réflexions. — Conclusions pratiques.*

Je désire tirer devant vous quelques conclusions pratiques de ce fait très instructif, à mon sens, pour nous tous qui avons eu, avons ou aurons à soigner vraisemblablement des cas se rapprochant de celui-ci.

La première conclusion, c'est que le médecin ou le chirurgien, dans ces cas extrêmement sérieux, à gros fracas, ne peut pas intervenir seul et que, *pendant l'évolution des plaies*, l'assistance d'un confrère, très versé dans les questions de prothèse, est absolument nécessaire. Je me suis félicité vivement du précieux concours du docteur Gay et de son mécanicien, que je ne saurais assez remercier, et je ne puis que vous engager à imiter ma conduite, le cas échéant.

Dans ces cas, en effet, il faut penser au présent et ménager l'avenir. Penser au présent, c'est faire le traitement des vastes plaies qui accompagnent de telles blessures et, ce faisant, éviter les complications plus ou moins graves, pouvant en résulter. Ménager l'avenir, c'est s'efforcer de guider la cicatrisation de telle façon que le blessé puisse, après guérison, avec le concours d'un appareil définitif de prothèse et les deux mâchoires s'articulant bien, mastiquer suffisamment et se nourrir comme il convient.

A ce sujet, deux questions se posent : quand faut-il y songer et comment faut-il essayer d'y parvenir ?

Il vous souvient que, de propos délibéré, j'ai attendu la cicatrisation de la plaie pour le faire. J'étais guidé par cette idée d'une prothèse interne et, les tissus suppurant, je ne voulais pas m'exposer à un échec certain. Or je calculais mal pour deux raisons. J'aurais pu, ainsi que nous le rappelait dernièrement le docteur Bonneau, opérer en pleine suppuration, mettre un appareil de prothèse et, la suppuration continuant, amener une cicatrisation en position favorable des mâchoires. Il vous souvient que je n'ai pu faire une opération aseptique, que la plaie opératoire s'est totalement dénouée et qu'après deux mois d'attente je me suis trouvé dans la même situation que si j'avais placé l'appareil quelques jours après l'entrée du blessé.

Mais je veux surtout insister sur ce fait que mon plan, s'il a été réalisé, l'a été par un procédé plus long, plus compliqué que celui que j'avais rêvé.

J'ai été obligé de procéder en deux étapes et de faire deux appareils : un appareil de prothèse interne à point d'appui sur ce qui restait du maxillaire inférieur, que j'avais la prétention de remplacer ; un appareil de prothèse intra-buccale prenant point d'appui sur les dents du haut et du bas et luttant contre la rétroaction cicatricielle par des lacs de caoutchouc.

Or, si j'avais commencé, et *de très bonne heure*, quelques jours après l'arrivée du blessé, par cet appareil intra-buccal, j'ai l'impression que je serais arrivé au résultat cherché, aussi bien, plus vite, et évitant au blessé les risques d'une opération externe, longue et difficile. Sans doute il eût été nécessaire, avant de mettre cet appareil, de séparer les deux fragments du maxillaire inférieur, mais c'eût été chose facile à une date assez rapprochée de la blessure.

Séance du 2 avril 1915

PRÉSIDENCE DU Dr HALLÉ

Au début de la séance, le Président fait part à l'assemblée du départ du docteur Deshayes, le dévoué secrétaire du Groupement médical.

L'assemblée s'associe aux regrets exprimés par le Président, qui remercie M. Deshayes et fait procéder à la nomination de nouveaux secrétaires. MM. les docteurs Lemaire, chef de laboratoire à l'hôpital Saint-Antoine, et Brinon, sont choisis par la Société.

Docteur Hallé présente deux malades atteints d'affections du cuir chevelu.

Le premier est atteint de *Favus*. C'est un tirailleur algérien chez lequel l'affection doit dater de l'enfance. Elle a donné lieu à une cicatrice de presque tout le cuir chevelu, sauf en arrière où existent encore des croûtes faviques avec des godets typiques de la maladie. Le Favus, devenu rare en France, est encore très commun en Algérie et au Maroc. Sur un contingent d'une centaine d'Africains qui ont passé à l'hôpital 42, on a trouvé au moins dix sujets portant des cicatrices de favus anciens. La cicatrice présente du malade offre les caractères de la peau sénile avec quelques cheveux épars, généralement rudes et secs, parfois enroulés sous l'épiderme. Il est certain que le favus serait en France une cause de réforme. Il ne paraît pas en être ainsi en Afrique.

Le deuxième malade est atteint d'une *Pelade* de la nuque, dont l'étiologie paraît des plus nettes et soulève l'intéressant problème de l'origine de la pelade. Cette plaque de pelade, de la taille d'une petite paume de main et qui paraît en voie d'arrêt, est survenue chez le militaire deux mois environ après une grave blessure de la nuque, blessure en sillon de plusieurs centimètres de longueur et ayant intéressé tous les téguments du cuir chevelu.

C'est à l'époque où cette plaie se fermait et à peine à deux centimètres au-dessus qu'est apparue très rapidement cette plaque de pelade. Il ne paraît pas douteux qu'il y ait une relation entre cette plaie et l'apparition de la maladie. Notre regretté confrère Jacquet eût été heureux d'ajouter cette observation à toutes celles qu'il a réunies pour faire triompher la théorie de l'origine trophonévrotique de cette affection.

Le **docteur Delas,** chargé du service des méningites cérébro-spinales à l'hôpital mixte d'Orléans, rapporte deux observations concernant deux malades dont l'affection s'est compliquée d'arthrites suppurées.

I. — C... (Gustave), de la 5e section d'ouvriers, entre à l'hôpital mixte le 15 décembre 1914. Début très brusque, remontant à quelques heures : douleurs vives, d'abord dans le coude droit, puis polyarticulaires, généralisées, avec frisson, courbature, fièvre élevée. A l'entrée, tableau clinique de rhumatisme aigu.

Secondairement, délire, céphalée croissante avec vomissements, photophobie, hyperesthésie. La ponction lombaire permet d'obtenir un liquide trouble, qui montre à l'examen direct des diplocoques caractéristiques. Sérothérapie.

Sous l'influence du traitement sérique, les phénomènes méningés se dissipent, mais après une accalmie passagère apparaît une recrudescence thermique avec état grave. Les manifestations articulaires sont plus marquées ; les deux genoux sont le siège d'un épanchement notable, qu'une ponction capillaire montre purulent, avec méningocoques à l'examen sur lames.

Nous essayons contre ces nouveaux accidents la sérothérapie sous-cutanée : 5 c. c. seulement, puis deux jours plus tard 10 c. c. de sérum spécifique, injectés sous la peau au voisinage d'un des deux genoux, amènent en 48 heures la résorption de l'épanchement articulaire, la chute thermique et la transformation rapide de l'état général.

La convalescence s'établit sans encombre.

II. — J... (Jean), du 2e d'infanterie, entre à l'hôpital mixte le 3 février 1915. Début remontant à vingt jours environ, symptomatologie toute rhumatismale, polyarticulaire avec prédominance aux deux genoux. Température, 38°-39. Depuis quatre jours, phénomènes méningés à gravité croissante ; arrive dans un état très grave : délire continuel carphologie, rétention d'urine, puis incontinence ; finalement début d'escarre sacrée.

Sérothérapie intensive et répétée (7 injections intrarachidiennes ont été faites successivement).

Trois jours après l'entrée, le genou gauche présente les signes d'un épanchement assez considérable, qui augmente les jours suivants. Une ponction exploratrice ramène du liquide très trouble qui, centrifugé et examiné, montre un dépôt de pus abondant.

Une injection sous-cutanée de 10 c. c. de sérum, au voisinage de l'articulation, amène une résorption rapide de l'épanchement ; celui-ci est tari au bout de trois jours.

Parallèlement on assiste à une régression rapide et complète des symptômes graves, et la convalescence s'établit sans autre incident.

De l'analyse de ces deux observations se dégage la précocité d'apparition des phénomènes articulaires évoluant au cours de la méningite.

Dans chacune, les premières manifestations de l'arthrite sont antérieures aux premiers signes de localisation méningée. L'arthralgie a précédé la céphalée soit de quelques heures, soit de plusieurs jours. Bien qu'en définitive la suppuration articulaire n'ait abouti que quelque temps après la suppuration méningée, il semble qu'il y ait lieu de considérer comme primitive la localisation périphérique.

Il nous a paru exister une indépendance complète d'évolution entre les deux foyers de suppuration : l'arthrite non influencée par la sérothérapie rachidienne malgré la voie d'absorption sanguine bien démontrée et continuant à évoluer avec une symptomatologie grave alors que la réaction méningée s'éteint graduellement et tend à disparaître. La sérothérapie rachidienne nous a semblé tout aussi inefficace contre l'arthrite à méningocoques que la sérothérapie sous-cutanée dans les accidents méningés.

Quant aux injections sous-cutanées de sérum antiméningococcique, pratiquées dans le tissu cellulaire de la cuisse au voisinage de l'articulation malade, elles nous ont paru dans les deux cas constituer vis-à-vis du processus articulaire un procédé thérapeutique de choix.

Docteur Hallé. — Il est assez commun d'observer des arthrites au cours de la méningite cérébro-spinale ; ce qui est remarquable dans l'observation précédente, c'est la prédominance des phénomènes articulaires et surtout leur précocité, puisque le malade s'est présenté d'abord avec l'apparence d'un sujet atteint d'un rhumatisme polyarticulaire du type du rhumatisme blennorragique. Déjà la question du traitement de ces arthrites à méningocoques a été agitée et, pour ne parler que de faits récents, je rappelle qu'à la Société de Pédiatrie de Paris, on a présenté plusieurs faits d'arthrite à méningocoques traités localement par le sérum. M. Comby a montré l'an dernier un enfant guéri d'une arthrite du genou, au déclin d'une méningite cérébro-spinale, par l'injection intraarticulaire de sérum antiméningococcique. Ces résultats sont remarquables ; toutefois, il ne faut pas exagérer la gravité de ces arthrites même suppurées, dues au méningocoque et apparaissant au déclin des méningites cérébro-spinales. Chez les enfants, les arthrites suppurées ont parfois une remarquable tendance à guérir et la restitution *ad integrum* se voit assez souvent, ce qui est bien exceptionnel chez l'adulte. Personnellement, j'ai observé une arthrite au décours d'une méningite cérébro-spinale qui a guéri parfaitement par la simple ponction ; le liquide cependant était sur la voie de la suppuration avec méningocoques. On ne fit pas d'injection locale de sérum et le malade guérit complètement. Il est probable que la vitalité du méningocoque est bien faible dans certaines de ces arthrites.

Le **docteur Hallé** demande à ses confrères s'ils ont observé des cas de polyomyélites dans la troupe depuis le début de la guerre.

Le **docteur Deshayes** dit qu'il a observé une quarantaine de cas chez des enfants pendant l'été et l'automne de 1914 (c'était une épidémie comme il n'en a jamais vu), mais il n'a rencontré aucun cas chez les militaires.

Le **docteur Brinon** a observé trois cas de polyomyélites dans la troupe : un soldat est mort avec des phénomènes bulbaires, la maladie avait revêtu chez lui les caractères de la paralysie ascendante aiguë de Landry. Chez deux autres malades, l'affection a débuté par les membres inférieurs comme dans la maladie de Landry, mais la paralysie s'arrêta dans sa marche ascendante aux membres supérieurs dont l'un fut touché. Chez l'un d'eux, le diaphragme était pris. L'un de ces malades, celui-là même qui avait présenté la paralysie diaphragmatique, s'améliora au bout de deux ou trois mois et recouvra une grande partie de la puissance fonctionnelle de ses membres inférieurs. L'autre est sorti du service complètement impotent de ses jambes.

Le **docteur Hallé**, à propos de la sérothérapie, demande à ses confrères s'ils ont observé souvent des éruptions sériques à la suite de la sérothérapie antitétanique. Il s'étonne de n'en avoir vu aucune depuis le début de la campagne. Quand on connaît la fréquence des accidents sériques avec le sérum antidiphtérique (15 % environ), on peut s'étonner de ne pas rencontrer plus souvent d'éruptions ou d'accidents sériques avec le sérum antitétanique.

Parmi les confrères présents, deux seulement ont constaté des éruptions sériques, du reste légères. Quand on songe que la presque totalité des blessés reçoivent du sérum, il semble bien que les accidents sériques soient assez exceptionnels.

Le **docteur Bonneau** demande à ses confrères s'ils ont observé des paralysies vésicales au cours de lésions des nerfs des membres inférieurs. Il rapporte le cas d'un soldat atteint d'une lésion du sciatique poplite externe et qui présenta des accidents vésicaux tenaces et sévères paraissant en relation avec des phénomènes de névrite sensitivo-sensorielle que présentait le malade dans les membres inférieurs.

Séance du 16 avril 1915

Présidence du Dr Hallé

A propos de 328 cas de fièvres typhoïdes soignées à l'hôpital mixte d'Orléans depuis la mobilisation jusqu'au 1er mars 1915.

Docteur Brinon.

Depuis la mobilisation jusqu'au 1er mars 1915, 344 malades atteints de fièvre typhoïde ont passé dans notre service.

Sur ces 344 malades, 16 ont été envoyés à la période de convalescence, évacués des hôpitaux du front où ils avaient fait leur fièvre. C'est donc 328 malades qui ont été soignés dans notre service.

C'est là un champ d'études excessivement riche qu'il nous a été donné d'observer et à tous les points de vue : étiologie, clinique, variétés de formes et de maladies, etc., nous avons pu tirer des observations qui nous semblent dignes d'intérêt.

Etiologie

Nous examinerons d'abord l'épidémie d'une façon globale, c'est-à-dire sans établir de distinction entre les typhoïdes éberthiennes et les paratyphoïdes, nous réservant de revenir ensuite sur cette distinction et de consacrer une étude spéciale à la classe des paras.

Disons toutefois, dès maintenant, qu'au point de vue étiologique spécifique nous avons trouvé, parmi les 328 cas de fièvres typhoïdes qui ont passé dans le service, 55 cas de paratyphoïdes, affirmés soit par l'hémoculture, soit par le séro-diagnostic ; celui-ci n'étant accepté comme valable que lorsque le sujet n'avait pas été vacciné. Nous n'avons d'ailleurs rangé dans les paras aucun cas où le séro-diagnostic avait donné un résultat mixte, c'est-à-dire une agglutination positive à la fois avec le bacille d'Eberth et avec un bacille para. Ces derniers cas ont été classés dans les Eberth.

C'est donc 273 cas de fièvre typhoïde éberthienne que nous avons vus et 55 cas de paratyphoïdes dont 40 paras B et 15 paras A.

Il est bien difficile, dans les circonstances où cette épidémie a éclaté, de tirer des conclusions intéressantes sur l'influence étiologique de l'âge, des lieux et des conditions spéciales d'éclosion de la maladie. Il est probable que tous les points de la ligne du front, tous les âges des soldats qui s'y sont trouvés ont payé à peu près également leur tribut.

Plus précis peut-être sont les renseignements que nous pouvons avoir sur l'importance étiologique des saisons.

Sur les 328 cas que nous avons eu à traiter, 41 ont été contractés dans le mois d'août ; 58 dans le mois de septembre ; 74 dans le mois d'octobre ; 68 dans le mois de novembre ; 72 dans le mois de décembre ; 15 dans le mois de janvier.

C'est donc en octobre, novembre et décembre que l'épidémie a battu son plein. Elle aurait peut-être été plus forte en août et septembre, mais, dans ces deux mois, les conditions favorisant l'éclosion et la propagation du mal n'étaient pas encore réunies, comme dans les mois suivants, dans leur maximum de quantité et de qualité. Ce qui est intéressant, c'est de voir l'épidémie tomber brusquement dans le mois de janvier pour se terminer presque complètement en février sans que les conditions extérieures aient changé parallèlement.

Pour expliquer ce phénomène, la question de la vaccination va se poser. Et, de fait, c'est dans les mois d'octobre, novembre et décembre que s'est généralisée, sur le front, la pratique de la vaccination. Mais cette question est trop importante pour que nous en parlions ici. Nous y reviendrons plus tard dans une étude spécialement destinée à ce sujet.

Symptomatologie

Nous n'avons rien à dire de particulier au point de vue de la symptomatologie proprement dite de l'épidémie. Nous n'insisterons que sur les caractères un peu spéciaux qu'elle a présentés et ces caractères ne résident guère que dans sa gravité et dans ses complications.

L'épidémie, telle qu'elle s'est manifestée à l'hôpital mixte d'Orléans, a revêtu un caractère de gravité particulière. On pouvait le prévoir, d'ailleurs, étant données les conditions extrêmement favorables qui devaient faciliter la propagation, la dissémination et l'absorption du bacille, étant données, par contre, les conditions éminemment défavorables dans lesquelles allaient se trouver les organismes pour résister à ces microbles, étant données enfin les graves difficultés auxquelles devait se heurter le service médical de l'avant pour l'évacuation rapide de ses typhiques et surtout les conditions défectueuses où allaient se trouver les malades avant d'arriver dans un centre où ils pussent être tranquillement et rationnellement traités.

Ce sont bien toutes ces conditions défavorables qui se sont réunies pour aggraver l'épidémie et nous donner une statistique de mortalité trop élevée.

L'échelle de gravité de cette épidémie peut être divisée de la façon suivante :

Cas légers. — 1° Tous les cas où la fièvre a été peu importante, aux environs de 38° et 38° 5, par exemple, en moyenne.

2° Tous les cas où, avec une fièvre plus forte, la maladie a été écourtée (défervescence, par exemple, dans les 2e et 3e septennaires).

Cas moyens. — Ce sont les cas où la fièvre s'est maintenue pendant trois semaines en plateau au voisinage de 39° sans phénomènes toxiques ou infectieux inquiétants.

Cas graves. — Tous les cas où la durée anormalement

longue de la fièvre, l'hyperthermie, l'intensité des phénomènes toxiques ou des complications graves ont donné des inquiétudes sérieuses.

Cas très graves. — Tous les cas mortels, toutes les formes rapides ataxiques, adynamiques ou ataxoadynamiques, les complications graves, péritonites, hémorragies, néphrites aiguës, etc. ; enfin tous les cas qui, sans être mortels, ont pu, à certains moments, être regardés comme désespérés.

Classés de cette façon, nos 328 malades se répartissent de la manière suivante :

Cas légers : 61, soit 18,70 %.
Cas moyens : 114, soit 35 %.
Cas graves : 89, soit 27,30 %.
Cas très graves : 62, soit 19 %.

Et l'on voit que le nombre des cas graves est presque égal à celui des cas moyens et légers réunis. D'ailleurs, ces deux nombres deviennent rigoureusement égaux si on en défalque les cas de paratyphoïdes, dont l'ensemble a un caractère un peu plus bénin.

L'épidémie revêt donc un caractère de gravité très sérieux. Il faut dire que ce caractère de gravité a été un peu accru par le mode d'alimentation de notre service. Quelques malades nous étaient en effet envoyés de certains services au moment où l'on s'apercevait que leur affection prenait une allure inquiétante. Nombre d'autres nous sont arrivés des Aubrais faisant partie de convois de malades dirigés plus loin ; ils étaient descendus à Orléans parce que leur état était trop alarmant et qu'il y avait danger à leur faire continuer leur route. Tout cela a eu pour conséquence de former un tri qui n'est pas précisément favorable à la constitution de ce que l'on pourrait appeler une belle statistique.

De cette façon, notre mortalité globale arrive au taux de 18 %, 58/328. Mais, comme je le disais, un certain nombre de malades nous sont arrivés mourants dans le service, 4 sont morts au bout de un jour (3 en état d'ataxoadynamie, un avec une péritonite déclarée au moment de son arrivée), 2 ont succombé au bout de deux jours (l'un de congestion pulmonaire double, l'autre d'ictus laryngé), 6 autres sont arrivés dans des états pour ainsi dire désespérés. ont résisté pendant quelques jours grâce aux moyens artificiels que nous avons mis en œuvre pour les soutenir, mais ont fini par succomber à l'intoxication profonde qui les minait. Un enfin est mort par suite d'une hémorragie secondaire provenant d'une blessure par éclat d'obus de la jambe gauche.

Si nous n'avions en vue que le souci de notre amour-propre de médecin traitant, nous serions presque en droit de défalquer de la liste de nos malades ces 13 cas vis-à-vis desquels nos soins étaient, par avance, fatalement frappés de stérilité.

Et notre mortalité descendrait alors au taux de *14* %.

Nous les retenons, cependant, pour montrer avec quelle rapidité une typhoïde peu devenir mortelle chez des sujets en état de moindre résistance. Et quelle clairvoyance le médecin doit apporter dans la rapidité de son diagnostic, pour établir le plus vite possible la médication rationnelle dont ces malades ont besoin, et, en tous cas, pour leur éviter des voyages trop longs et trop fatigants.

Les causes de mort se répartissent de la façon suivante :

	Nombre.	Taux par rapport aux morts.	Taux par rapport à la totalité.
1° Formes toxiques (ataxiques, adynamiques, ataxoadynamiques)..	21	36 %	6,4 %
2° Congestions pulmonaires ; la plupart venant compliquer des états adynamiques..................	8	14 %	2,4 %
3° Péritonites par perforations probablement	9	15,5 %	2,74 %
4° Hémorragies intestinales......	5	8,6 %	1,5 %
5° Morts subites : 2 dans le bain, 2 au lit.........................	4	7 %	1,2 %

	Nombre.	Taux par rapport aux morts.	Taux par rapport à la totalité.
6° Causes diverses : 2 myocardites, 2 affections laryngées, 2 œdèmes gangréneux, l'un isolé, l'autre évoluant sur une phlébite ; une péritonite aiguë par la propagation d'une collection purulente voisine..	8	14 %	2,4 %
7° Maladies intercurrentes : une méningite tuberculeuse, une diphtérie, une hémorragie mortelle provenant d'une blessure d'artère par éclat d'obus (opéré sans succès).	3	»	»

L'épidémie ne s'est pas montrée seulement sérieuse par la mortalité élevée qui la caractérise, mais encore par le grand nombre de formes compliquées qu'elle a présentées.

Nous insistons tout spécialement sur le nombre relativement considérable des formes toxiques (adynamiques, ataxoadynamiques) absolument incurables que nous avons trouvées. De plus, nous avons rencontré à peu près toutes les complications qui peuvent survenir au cours des typhoïdes ; et ce sont ces déterminations morbides locales, qui, par leur nombre et leur importance, donnent à l'épidémie un caractère spécial qu'il est utile de noter.

Nous avons relevé :

Du côté des organes respiratoires :

Larynx. — 8 cas de laryngites aiguës avec aphonie complète, 6 terminées par la guérison, 2 par la mort.

L'un de ces deux cas de mort survint à la fin d'une fièvre typhoïde à la période pour ainsi dire de convalescence. Le malade avait eu son larynx touché dès le début de l'affection, sa toux avait toujours été très pénible, et, plusieurs fois, il avait été pris d'accès de suffocation inquiétants. La fièvre avait d'ailleurs revêtu un caractère toxique assez grave et le cœur avait donné à chaque instant des inquiétudes. L'évolution pourtant de la maladie s'était opérée d'une façon satisfaisante ; on était arrivé au 64e jour, la température, les accidents toxiques, le cœur ne présentaient plus rien d'alarmant, lorsqu'un matin le malade fut pris de suffocation, de tirage sus et sous-sternal, et de tous les symptômes précédant une crise d'asphyxie laryngée. Les accidents s'apaisèrent sous l'influence de calmants ; mais, le lendemain vers deux heures de l'après-midi, nouvelle crise plus forte et surtout plus tenace. Je fis appeler M. le docteur Vacher qui constata une paralysie des dilatateurs de la glotte et décida de faire une trachéotomie immédiate.

Malheureusement, le malade mourut une heure après l'opération, d'œdème aigu du poumon.

L'autre cas mortel survint chez un malade arrivé dans le service depuis deux jours seulement avec une aphonie complète et dans un état ataxoadynamique grave. Les accidents mortels éclatèrent brusquement et prirent l'allure d'une hémorragie cérébrale ou d'une attaque d'éclampsie (convulsions de la bouche et des yeux), coma, œdème pulmonaire, etc. Mort en deux heures. A l'autopsie, on trouva des ulcérations laryngées, renfermant du pus qui à la culture donna de l'éberth.

Poumon. — Deux cas de pneumonie lobaire, l'un au début constituant un véritable cas de pneumo-typhus ; l'autre au 3e septennaire, tous deux guéris ; 28 cas de congestions actives graves : 14 simples, c'est-à-dire ne siégeant que d'un côté, 14 doubles, la plupart évoluant sur des formes toxiques et contribuant, à l'issue fatale de la maladie.

Plèvre. — Quatre cas de pleurésie :

2 très légers, arrivés au décours de la fièvre et dans lesquels la plèvre ne fut qu'à peine effleurée (souffle et signes d'épanchement pendant quelques jours, puis frottements ; plutôt pleurite que pleurésie).

1 cas de pleurésie avec épanchement séro-fibrineux. Cette complication survint vers la fin du 3e septennaire ou au commencement du 4e, dans le décours de la fièvre ; en tous cas, la température, qui était arrivée au voisinage de l'apyréxie, suivit une marche parallèle à l'augmentation du liquide, c'est-à-dire : ascension progessive, puis plateau, puis descente. Le liquide était sérofibrineux, contenant une assez

grosse quantité de lymphocites, il n'était pas hémorragique. Chose assez curieuse, son ensemencement donna du pneumocoque.

Enfin un cas de pleurésie purulente dont le liquide fournit, à la culture, du paratyphoïde. Cette complication survint chez un malade qui avait fait une fièvre longue et sévère et dont le séro-diagnostic était toujours resté négatif. Elle éclata d'ailleurs en pleine convalescence (le malade commençant à manger). Un empyème, pratiqué après deux ponctions aspiratrices inefficaces, ne put sauver le malade qui mourut brusquement avec tous les signes d'une péritonite aiguë.

A l'autopsie, on trouva en effet : 1° les lésions d'une péritonite purulente aiguë ; 2° un abcès sus-hépatique, communiquant avec la plèvre malade par une large ouverture siégeant dans le diaphragme au niveau de l'angle costo-vertébral ; 3° la plèvre droite siège d'une inflammation violente avec fausses membranes épaisses.

L'incision de l'empyème, faite trop bas, n'avait pas ouvert la cavité pleurale, mais l'abcès sous-phrénique. Enfin, sur la convexité du foie se trouvait une excavation profonde, du volume d'un bon œuf de poule, s'enfonçant dans l'intérieur de l'organe, se terminant par des diverticules remplis de pus à la coupe, et qui ne pouvait guère être autre chose qu'un abcès du foie.

Il est difficile de savoir exactement la marche des événements qui ont produit ces diverses complications. Au point de vue clinique, le malade fut pris d'abord de points de côté violents avec ascension thermique. Dès le lendemain, nous constations déjà de la matité dans le bas de la région thoracique ; et le surlendemain, un souffle caractéristique nous montrant l'existence d'une pleurésie. La ponction exploratrice faite ce jour-là amena du pus tout formé. Est-ce la pleurésie qui a débuté par localisation de l'infection générale et qui a produit l'abcès sous-phénique par propagation ? Ne serait-ce pas plutôt une infection ascendante, cheminant par les voies biliaires, qui aurait produit d'abord l'abcès du foie, puis l'abcès sous-phrénique et enfin la pleurésie ? Quant à la péritonite qui a causé la mort, il est certain qu'elle a de toutes façons été l'aboutissant terminal de l'un ou l'autre processus.

Du côté du système cardiovasculaire. — Sept cas de collapsus cardiaques survenant en dehors de formes ataxoadynamiques et constituant des complications inquiétantes dont deux furent mortelles.

Dix cas de phlébites, dont deux très légères, n'ayant fait qu'effleurer les veines, pour ainsi dire, et n'ayant produit que des œdèmes localisés ne durant pas plus d'une semaine ou deux.

Huit cas revêtant la forme de phlegmatia alba dolens typiques siégeant : six sur une seule jambe, un alternativement sur l'une et l'autre, un sur un bras.

Une des phlébites du membre inférieur se termina par des phénomènes gangréneux humides rapidement mortels.

Je note, en passant, cette fréquence des phlébites dans l'épidémie actuelle. A noter aussi qu'une de ces phlébites laissa derrière elle une pachydermie tenace avec raideur articulaire chez laquelle deux mois de massages rationnels n'ont amené qu'une amélioration insignifiante.

Trois cas d'hématomes des muscles de la paroi antérieure de l'abdomen dont deux se terminant par suppuration.

Du côté de l'appareil digestif. — De nombreux cas de pharyngites, les unes simples et banales, les autres avec muguet des piliers et du voile du palais, d'autres avec des ulcérations de Duguet.

Quatre cas de hoquets tenaces durant une grande partie de la maladie.

Quatre cas d'intolérance gastrique absolue pendant, quelquefois, toute la durée de la maladie.

Un cas d'ictère ayant duré tout le temps de la maladie et compliquant une forme adynamique et hémorragique de paratyphoïde A terminée par la mort.

(Pas de pigment biliaire dans les urines, pas d'urobiline non plus.)

Vingt cas d'hémorragies intestinales, tous sérieux. Ces hémorragies nous ont laissé l'impression que, tout en n'étant mortelles que rarement par elles-mêmes (un seul cas d'hémorragie foudroyante en dehors de toute autre complication), elles constituent un accident redoutable dans les formes adynamiques, contribuant à accélérer la déchéance du malade ; qu'elles sont souvent un symptôme précurseur de perforation (3 cas sur 9 cas de péritonite). Dans deux cas, au contraire, elles nous ont semblé salutaires. Un malade, ayant des allures adynamiques, s'est subitement amélioré après une hémorragie. Dans un autre cas, l'hémorragie a arrêté net la diarrhée du malade.

Neuf cas de perforations intestinales ou plutôt de syndromes péritoniques. (Je dis : syndromes péritoniques, parce que je n'ai pas eu le loisir de faire toutes les autopsies et que les quelques-unes que j'ai pu faire m'ont démontré une vérité très classique aujourd'hui, c'est qu'il ne faut pas trop s'avancer en affirmant l'existence d'une péritonite qu'on ne constate pas sur le cadavre.)

Deux autopsies, en effet, de malades, qui avaient semblé succomber avec tous les symptômes de péritonite, m'ont montré des péritoines sains et des intestins non perforés.

L'un de ces malades cependant était bien un péritonitique classique. D'allure adynamique, atteint d'une fièvre sévère avec congestion pulmonaire double, il avait été pris, trois jours avant sa mort, de vomissements incoercibles qui étaient devenus rapidement porracés, d'une douleur aiguë du ventre, douleur telle qu'il ne pouvait pas supporter la glace ni aucun objet sur le ventre, d'un ballonnement assez considérable de l'abdomen. Peu à peu, son facies s'était grippé, le pouls était devenu petit, filant, et le malade s'était éteint au milieu d'un cortège de symptômes qui imposait le diagnostic de péritonite.

A l'autopsie, rien du côté du péritoine, rien du côté de l'intestin, mais un hématome de toute la paroi antérieure de l'abdomen.

Chez un autre malade, les accidents mortels furent beaucoup plus rapides (nous ne pûmes constater ces accidents, étant absent ce jour-là de notre service), le malade fut pris de douleurs abdominales bientôt suivies de vomissements, le pouls chancela très rapidement, les vomissements s'accrurent au point qu'il fut impossible au malade de prendre quoi que ce fût et la mort arriva huit heures après le début des accidents. Le médecin de garde qui le vit, fit le diagnostic de péritonite.

A l'autopsie, rien du côté du péritoine, rien du côté de l'intestin, le malade a peut-être fait de l'insuffisance surrénale aiguë ou du collapsus cardiaque.

Je pourrais citer une autre observation, où les symptômes, pendant la vie, en imposèrent pour une péritonite. Le malade mourut de phénomènes ataxo-adynamiques et d'une congestion pulmonaire double. Il n'y avait rien dans le péritoine.

En revanche, une autopsie nous révéla l'existence d'une péritonite que nous n'avions pas soupçonnée. C'était un malade dont l'affection suivait apparemment son cours régulier et qui ne présentait aucun caractère inquiétant. Il était arrivé depuis cinq jours dans le service, venant d'un hôpital de la ville, où il avait fait d'abord une poussée assez forte de fièvre, puis une période de quatre ou cinq jours de rémission, puis une nouvelle poussée de température qui avait donné l'idée de faire faire son séro-diagnostic. Celui-ci ayant été positif, le malade avait été évacué aussitôt à l'hôpital mixte. A son arrivée, son ventre était assez sensible à la pression, notablement ballonné, mais cette sensibilité et ce ballonnement ne présentaient rien d'excessif, et l'état général était excellent, pas de vomissements, bien entendu ; rien dans l'urine et un pouls normal. Un matin, sans que rien ne fasse prévoir l'accident, le malade est pris subitement d'étouffements violents, il est en état d'orthopnée, les yeux largement ouverts, le facies angoissé, le pouls mauvais ; rien à l'auscultation pulmonaire, pas de vomissements, pas de hoquets ; la température était, ce matin-là, ce qu'elle était la veille, sans changement appréciable. On parvient, par l'administration d'adrénaline, d'huile camphrée et de spartéine, à conjurer cette crise, et le malade passe la journée tant bien que mal. Le soir, nouvelle crise semblable à celle du matin ; les toniques, cette fois, restent sans effet, et le malade succombe en deux heures. Nous trouvons, à l'autopsie, du liquide fécaloïde dans le péritoine et deux perforations intestinales dont une très large. Le malade n'avait jamais vomi et sa fièvre n'avait jamais revêtu l'allure toxique adynamique qui enlève parfois au malade sa sensibilité.

On voit, par là, que le diagnostic d'une péritonite est loin d'être toujours facile ; plusieurs auteurs, Rochard en particulier, ont insisté sur ce point. Quant à l'abaissement de température, qui coïnciderait avec l'éclosion d'une péritonite, quant au hoquet qui l'accompagnerait, nous avons pu constater que ces phénomènes sont loin d'être constants et qu'il ne faut guère compter sur eux pour établir un diagnostic certain. Et, alors, nous restons songeur devant les recommandations de chirurgiens qui affirment la possibilité de guérir, par suture intestinale, des perforations typhiques, à la condition, bien entendu, que l'opération soit faite dans un espace de temps très rapproché du moment de la perforation.

Du côté des organes génito-urinaires. — Quelques cas de néphrites aiguës, se manifestant par un taux d'albumine assez élevé, généralement bénignes. Toutefois, nous nous sommes trouvé en présence d'un cas de néphrite hémorragique très grave avec anurie. La fièvre typhoïde, une para B, avait même complètement disparu derrière les signes prédominants de la néphrite, la température était presque tombée à l'apyrexie. Aucune médication ne parvint à débloquer les reins et le malade succomba au bout de 5 à 6 jours par suite d'urémie.

Deux cas d'épididymite et un cas d'orchite suppurée.

Du côté des organes des sens. — Quinze cas d'otites suppurées bénignes pour la plupart, mais quelques-unes plus graves ayant amené de la surdité permanente par suite de perforation du tympan. Trois se sont compliquées de mastoïdites légères.

Complications purulentes. — Les complications purulentes ont été excessivement fréquentes, elles se sont montrées sur plus de 25 malades. Beaucoup d'abcès ont pris une allure torpide, presque froide. Ce n'était même pas toujours le malade qui s'apercevait de ces abcès, ou bien, lorsqu'il les sentait, ceux-ci étaient quelquefois déjà considérables.

Certains sont nés au niveau d'anciennes injections médicamenteuses (adrénaline et surtout huile camphrée) et ont pris souvent un caractère particulier. Au milieu d'une zone phlegmoneuse de moyenne intensité, apparaissait une espèce d'escharre jaune noirâtre de la grandeur d'une pièce de 0 fr. 50 à 2 francs ; l'incision de ces escharres donnait souvent des gouttelettes de graisse que nous avons pensé être de l'huile camphrée mal absorbée. Quelques jours après, des débris sphacélés s'éliminaient. Enfin l'escharre laissait à sa place une perte de substance à bords nets, comme taillés à l'emporte-pièce ; tout autour, la peau était décollée et la cicatrisation était d'une longueur désespérante.

Très souvent, ces abcès survenant, non pas à la convalescence, comme il arrive souvent, mais à la dernière période de la fièvre, nous ont paru agir favorablement sur l'issue de la maladie et avoir joué ainsi le rôle d'abcès de fixation.

Enfin, lorsqu'à cette liste de complications nous aurons ajouté : dix cas de rhumatismes polyarticulaires ou musculaires ou de névralgies (sciatiques tenaces, 2 cas), un cas de diphtérie, deux cas d'érysipèle : un de la face, l'autre de la cuisse évoluant sur une jambe phlébitique, un cas de méningite qui nous a semblé être de la méningite tuberculeuse, un cas de parotidite légère non suppurée, un cas d'ostéite costale non suppurée survenant pendant la convalescence, nous aurons à peu près passé en revue tout ce qui nous a paru saillant dans l'histoire clinique de cette épidémie.

Diagnostic

Je ne veux pas, bien entendu, parler, dans ce chapitre, du diagnostic de la fièvre typhoïde. Je voudrais seulement dire un mot des séro-diagnostics et des hémocultures.

On sait quel précieux concours ces deux procédés de diagnostic peuvent prêter à la clinique. Malheureusement, l'hémoculture n'est guère applicable que dans les premiers jours de la maladie et, comme nos malades ne nous arrivaient que 8 ou 10 jours, au moins, après le début, l'hémoculture n'a jamais été, pour nous, qu'un moyen de diagnostic très infidèle. Le séro, par contre, quoique moins sûr, nous a été beaucoup plus utile à cause précisément de son apparition plus tardive.

Malheureusement encore, l'époque de son apparition est très variable. Si, théoriquement, l'agglutination peut se faire dès le 7e jour de la maladie, trop souvent elle ne se fait que beaucoup plus tard, quelquefois même à la convalescence seulement. C'est dire que le diagnostic clinique, surtout en temps d'épidémie, est établi souvent bien avant que l'agglutination ne vienne le confirmer.

Dans ce cas, le séro-diagnostic ne nous apporte qu'un renseignement vraiment nouveau, c'est le genre de bacille éberth ou para, qui a engendré l'affection. Le séro, pourtant, nous a été très utile dans les formes très légères où on pouvait hésiter entre une typhoïde et un embarras gastrique, et c'est justement dans ces cas qu'il est le plus précoce. Dans les formes graves, toxiques, le séro-diagnostic ne devient positif souvent que quand la maladie s'améliore. On dirait que, tant que le mal est sérieux, le sang ne contient pas d'agglutinine de réserve disponible pour agglutiner les cultures d'essai. Mais, en pareil cas, la clinique se suffit à elle-même pour établir le diagnostic.

Nous avons pu constater d'ailleurs que le moment d'apparition du pouvoir agglutinatif du sérum malade avait varié d'une façon très nette aux différentes dates de l'épidémie. Pendant les mois de septembre et d'octobre, les séro-diagnostics ont tous été positifs dès la première tentative ; à mesure qu'on s'éloigne du début de la guerre, le retard commence à se faire sentir, il faut 2, 3 et même 4 tentatives à plusieurs semaines de distance pour obtenir des résultats positifs. En novembre et en décembre surtout, ces retards ont été frappants. N'y aurait-il pas un rapport direct entre la fatigue, l'épuisement des malades et l'affaiblissement du pouvoir agglutinatif entraînant un retard dans la formation d'agglutinines disponibles pour coaguler les cultures d'essai ? Ne serait-ce pas le même principe biologique qui, dans les cas de fièvre grave, retarde l'apparition du pouvoir agglutinatif et qui le retarde également dans les cas, même moyens, survenant chez des malades épuisés ? Ceux-ci, en effet, se trouvent, vis-à-vis d'une infection moyenne, dans la même situation de résistance qu'un homme fort devant une infection grave.

Quoi qu'il en soit, le pouvoir agglutinatif constitue un sérieux moyen de défense de l'organisme et les sujets qui peuvent le posséder de bonne heure et en excès se placent dans les meilleures conditions de résistance anti-infectieuse.

Or, les lois biologiques nous ont enseigné depuis longtemps que la résistance d'un terrain était en raison directe de l'équilibre parfait de ses fonctions vitales, qu'elle décroît avec toutes les causes qui peuvent troubler cet équilibre et notamment avec le surmenage, la fatigue, l'épuisement, etc. ; rien donc d'extraordinaire à ce que le pouvoir agglutinatif, qui est une forme de la résistance antiinfectieuse de l'organisme animal, suive les mêmes lois.

Traitement

La balnéation froide, ou plutôt froide mitigée, a été la base de notre traitement. Elle était appliquée toutes les fois qu'aucune contre-indication ne venait s'y opposer. Nous avions commencé au début de l'épidémie par donner nos bains à 25° toutes les trois heures pendant 10 minutes. Mais ayant été témoin de deux syncopes mortelles survenant, sans raison prévue, dans la baignoire, nous résolûmes de ne donner nos bains qu'à partir de 30°, nous réservant, en cas de besoin, de refroidir l'eau peu à peu de 30° à 25°, et même moins, pendant le bain. Tout le monde connaît l'effet hypothermisant et tonique du bain froid sans que nous ayons à insister sur ce point. C'est une méthode qui a donné trop de preuves de succès pour qu'on l'abandonne complètement et de parti pris, comme certains auteurs l'ont conseillé. Lorsque le bain était contre-indiqué, nous le remplacions, bien entendu, par des enveloppements humides ou encore par des applications permanentes de glace sur le ventre.

Ces applications de glace étaient d'ailleurs systématiquement faites en concomittance avec les bains lorsque la température du malade était très élevée.

Comme adjuvants de la balnéation froide, nous n'avons jamais hésité à nous servir de certains médicaments contre lesquels on a peut-être un peu trop systématiquement jeté l'anathème. C'est ainsi que le pyramidon nous a rendu les plus grands services ; ce médicament présente quelquefois de sérieux inconvénients, mais il suffit de le manier avec prudence et de ne pas lui demander plus qu'il ne peut donner. En tous cas, lorsque l'état général du malade est solide, quand ses reins sont indemnes, ce médicament, employé seul, ou plutôt associé à des toniques tels que caféine, adrénaline, peut faire merveille dans certains cas où l'hyperthermie est excessive et où le bain lui-même ne s'est pas montré à la hauteur de sa tâche. Les poussées de transpiration produites par le médicament ne sont pas toujours à déplorer, elles peuvent constituer des décharges puissantes de poison, et c'est presque toujours après ces crises que l'abaissement de température se produit. Il appartient au médecin, en tous cas, de surveiller l'action de son remède et il pourra toujours le rejeter dans les cas où son usage présenterait plus d'inconvénients que d'avantages. Quoi qu'il en soit, comme nous le disions, c'est un médicament que nous conserverons dans notre arsenal thérapeutique antithermique.

En même temps que nous cherchions à soulager le

malade du côté température, nous avons eu surtout le souci de soutenir le plus possible son pouvoir de défense, nous servant pour tous, mais surtout pour les gros malades, d'une potion quotidienne contenant (formule de Vernier, d'Hyères) de la strychnine, comme tonique, de l'arsenic et de l'iode comme excitants du pouvoir lymphocytaire auxquels nous ajoutions l'adrénaline comme soutien de la tension artérielle et comme adjuvant de l'action surrénalienne.

L'adrénaline nous semble un des médicaments les plus précieux que nous ayons à employer dans les états toxi-infectieux et nous l'employons préventivement en dehors de toute complication qui réclame son emploi. En tous cas, son action est puissante lorsque le cœur chancelle, que la tension artérielle s'abaisse, que la raie de Sergent apparaît et que ce syndrome se complique de vomissements. Maintes fois, nous avons eu l'impression d'avoir jugulé, par son emploi, des collapsus cardiaques menaçants ou plutôt des crises d'insuffisance surrénale aiguës.

Sur quelques malades, nous avons essayé aussi l'action de l'or colloïdal. Notre traitement a été appliqué à quatre sujets que nous avons choisis, sinon dans les plus graves, mais dans les sérieux.

Je ne sais quelle part il faut accorder à cette médication dans la guérison des malades : tous ont guéri et je dois dire, en tous cas, que je n'ai pas constaté l'action hyperthermique qu'on a reprochée à ce médicament.

Comme antisepsie, nous faisions faire, tous les matins, le nettoyage minutieux de la bouche de tous les malades ; nous n'avons jamais fait qu'un très petit usage des antiseptiques intestinaux, le benzonaphtol ne nous a jamais semblé bien méchant en pareil cas, et nous estimions que les médicaments, que nous avons énoncés d'autre part, étaient parfaitement capables de saturer la tolérance et la bonne volonté de nos malades, surtout si des complications quelconques ou des indications plus urgentes nécessitaient d'autre part, l'emploi de médicaments spéciaux, tels que médicaments pectoraux, diurétiques, antiseptiques, urinaires, cardiaques, calmants, etc., etc.

Au début, nous avions pris l'habitude de donner tous les jours à nos malades un lavage d'intestin avec une solution boratée. Un cas de perforation, qui nous a semblé avoir éclaté au moment d'un de ces lavages, nous a quelque peu refroidi. Pour la même raison de prudence, nous évitions de donner des purgatifs, même légers, aussi souvent que certains auteurs le conseillent. Lorsqu'on a fait un certain nombre d'autopsies de fièvres typhoïdes, la vue de ces plaques de Peyer, ulcérées quelquefois au point d'en être réduites à l'épaisseur de la séreuse, nous donne à réfléchir sur les conséquences que peuvent avoir les mouvements intempestifs de l'intestin sous l'influence de purgatifs ou de lavements, et je trouve beaucoup plus rationnel de traiter le ventre d'un typhique comme on traite une appendicite à chaud.

Enfin, comme alimentation, nous avons toujours administré à nos malades la diète liquide le plus abondamment possible sous forme de limonade gazeuse, d'infusion, de bouillon et surtout de lait lorsque celui-ci était bien supporté. Cette diète liquide était continuée pendant huit jours encore après l'apyrexie définitive. Nous n'avons jamais vu d'inconvénients à ne pas nourrir nos malades plus tôt, et nous sommes porté à mettre sur le compte des profits de cette méthode le peu de rechutes que nous avons eu à constater. Sur les 270 malades qui ont quitté le service guéris, une quinzaine ont eu quelques poussées fébriles dans les premiers jours de leur alimentation solide. Il n'y en a guère que 8 qui ont dû réintégrer le service pour fièvre persistante et, sur ces 8, 5 cas seulement peuvent passer pour des rechutes vraies (bénignes encore), les 3 autres étant plutôt des cas d'entérite chronique.

Docteur Vacher. — Externe de Glénard à Lyon, en 1871, j'ai assisté aux premières applications de la méthode de

Brandt et j'ai été frappé des excellents résultats obtenus. Je ne crois pas que les bains tièdes ou chauds puissent être aussi efficaces.

Docteur Bonneau. — Retenant le côté chirurgical de la question, je crois qu'il faut opérer sans hésiter, le plus tôt possible, toutes les perforations intestinales survenant chez les typhiques.

Docteur Jaulin. — Chargé en temps de paix du service des typhiques à l'Hôtel-Dieu d'Orléans, j'ai entièrement renoncé à l'emploi de tout antithermique chimique, en particulier à celui du pyramidon qui me paraît avoir des inconvénients sérieux. Je prescris les bains d'une façon systématique, les premiers à la température de 26°, les autres, très rapidement, à la température de 20°. Mon prédécesseur, le docteur Beaurieux, donnait des bains beaucoup plus froids et obtenait de bons résultats ; mais il faut reconnaître que ces bains très froids sont pénibles pour les malades.

Je réalimente les typhiques plus tôt que ne le fait en général M. Brinon : j'ai remarqué, en effet, comme nombre d'auteurs, que certaines hyperthermies traînantes de la convalescence disparaissaient rapidement dès qu'on alimente les malades.

Docteur Marre. — Au cours de l'épidémie observée par lui, M. Brinon a été amené à considérer les hémorragies intestinales comme ayant un pronostic très fâcheux. Peut-être faut-il attribuer à la gravité des cas actuels une certaine importance à ce point de vue. Toujours est-il que, dans certains cas, et même dans certaines épidémies, les hémorragies intestinales n'ont pas revêtu le caractère de gravité signalé par M. Brinon. Ici même, dans le service dirigé par M. Jaulin, avec qui j'ai eu la bonne fortune de collaborer, elles m'ont paru être, dans ces dernières années, anormalement fréquentes et anormalement bénignes. Très souvent elles ont semblé avoir une heureuse influence sur l'évolution de la maladie. Je me demande si la température relativement basse (20°) des bains donnés systématiquement toutes les deux heures n'entraîne pas, avec une vaso-constriction périphérique plus intense, une vaso-dilatation centrale susceptible de former les hémorragies.

M. Brinon a noté, d'autre part, l'arrêt brusque d'une diarrhée rebelle à la suite d'une hémorragie intestinale. Je crois que ce fait doit être attribué en partie au traitement de l'hémorragie (repos, diète), de même que l'amélioration observée chez les ulcéreux gastriques à la suite d'une hématémèse peut être due en partie au traitement de l'hématémèse (repos, diète).

La question de l'intervention chirurgicale dans les perforations typhiques de l'intestin est toujours très délicate. Les résultats n'en sont pas très brillants, et, d'autre part, il n'est pas sans inconvénient de laparotomiser inutilement des typhiques dont l'état est grave. Or, M. Brinon nous a rappelé les difficultés du diagnostic de la perforation.

Docteur Hallé. — Dans la statistique de M. Brinon, je relève le nombre relativement grand de laryngites, alors qu'il n'a été observé aucun cas de laryngo-typhus. Les trois cas d'hématomes de la paroi abdominale signalés constituent également une complication assez curieuse susceptible de rendre plus difficile encore le diagnostic de perforation intestinale. Il y a lieu de noter aussi, ce me semble, le retard croissant observé dans l'apparition du pouvoir agglutinatif du sérum à mesure que l'épidémie évoluait. Au point de vue thérapeutique, je me déclare partisan résolu de la balnéation et adversaire du pyramidon. Je ne proscris pas cependant tout antithermique interne et j'ai volontiers recours à la quinine, que j'ai vu administrer et que j'ai administrée moi-même aux Enfants-Malades à des doses relativement fortes avec des résultats qui m'ont semblé encourageants.

En terminant cette discussion, je crois que nous devons

féliciter et remercier le docteur Brinon du très gros travail qu'il a fourni pendant de longs mois pour donner à ses 344 typhiques des soins dont la très intéressante et très substantielle communication qu'il nous a faite aujourd'hui nous permet d'apprécier l'importance.

Docteur Raymond Bonneau. — Le lieutenant que voici a présenté un trouble de la marche assez particulier pour mériter votre attention.

Il est blessé le 25 septembre par un éclat de balle qui pénètre dans la cuisse droite sur le trajet des vaisseaux fémoraux et va se loger dans la masse des muscles postérieurs de la cuisse où il est encore actuellement. Le 20 octobre, le blessé est opéré près du front pour un anévrysme de l'artère fémorale profonde. L'opération, pratiquée sous cocaïne lombaire, a été douloureuse pour le patient et difficultueuse pour le chirurgien qui fut obligé de laisser plusieurs pinces à demeure. Cela n'empêcha pas les suites opératoires d'être excellentes puisque, sept semaines plus tard, la réunion était obtenue. Vous en voyez la marque par cette cicatrice située sur la partie moyenne de la ligature fémorale.

C'est le 10 décembre que la marche fut autorisée, et dès le premier jour est apparu le phénomène curieux qui motive cette présentation : une claudication intermittente qui, loin d'augmenter, a été en s'améliorant de jour en jour. Au début de février, le lieutenant D..., en convalescence à Orléans, m'est adressé par un de mes amis. A ce moment, il peut marcher d'un pas ralenti pendant près de 800 mètres, puis se produit une gêne dans le mollet droit, gêne qui augmente, devient une douleur et finalement arrête la marche. Après quelques minutes (environ 5 minutes) de repos, la marche peut être reprise sans difficulté, mais cette fois l'étape n'atteint pas même 700 mètres. Nouvel arrêt, nouveau repos, nouvelle reprise de la marche pendant 500 à 600 mètres et, diminuant d'étape en étape, la marche arrive à n'être plus du tout possible. Il faut un véritable arrêt de plusieurs heures pour le retour à l'état normal.

J'ai étudié attentivement les conditions de cette limitation des mouvements. Je fais déshabiller le blessé et lui demande de marcher rapidement dans la salle. Je le suis et le palpe tout en marchant. Bientôt je perçois une certaine dureté du mollet, dureté qui semble débuter à l'union du muscle triceps avec le tendon d'Achille et qui envahit rapidement toute la masse charnue. Le malade éprouve alors une certaine gêne et la claudication très légère commence. La crampe a pris alors tout son développement et la douleur apparaît, douleur profonde qui n'a rien d'aigu. Mais tout mouvement est devenu impossible. Le repos, même dans la station debout, calme la douleur. On voit alors la dureté fondre peu à peu sous la main et, en quelques minutes, le mollet récupérer sa souplesse normale. Il est impossible de constater quoi que ce soit d'anormal dans les autres groupes musculaires. Pendant cette crise, il n'y a aucun changement de coloration du membre, ni pâleur, ni cyanose, ni œdème. Du reste, au repos, rien non plus ne permet de constater de trouble circulatoire permanent. Les pouls pédieux et tibial postérieur sont parfaitement perçus et la circulation veineuse est tout à fait normale.

J'ai voulu suivre quelque temps ce malade avant de vous le présenter. L'amélioration a continué régulièrement. Aujourd'hui D... arrive à marcher une heure sans aucune boiterie. Sa convalescence expire dans quelques jours et c'est avec la plus grande joie qu'il va rejoindre son corps et reprendre campagne.

Il me faut maintenant attirer votre attention sur un complexus d'un tout autre ordre qui chez mon malade vient s'ajouter aux troubles circulatoires. Je veux parler des troubles nerveux. Dès les premiers jours qui ont suivi l'opération, le lieutenant D... a constaté une bande d'anesthésie sur la face antéro-interne de la jambe. Cette bande, large de trois travers de doigt environ, qui s'étend du genou à la malléole interne, répond au domaine du nerf saphène interne. Il est probable que ce nerf a été sectionné lors de la découverte et de la dissection de la poche anévrysmale sur laquelle, de par les données de l'anatomie normale, il appliquait sa spire. Cette hypothèse de la section est confirmée par les dires du blessé, qui, lors de l'opération sous anesthésie lombaire, sentait comme une décharge électrique dans la région du saphène interne chaque fois que l'instrument venait à toucher le nerf et qui, brusquement, n'a plus rien éprouvé, en même temps que le territoire énervé perdait sa sensibilité.

Dans la huitaine post-opératoire (sans qu'il y ait eu la moindre brûlure par boule d'eau trop chaude), on a bien remarqué à la face plantaire du talon antéro-externe, au niveau de l'extrémité antérieure du 5ᵉ métatarsien, une croûte noire. Vers le 1ᵉʳ janvier, la croûte tombant laisse à sa suite une ulcération et, quand j'examine le blessé un mois plus tard, je n'ai aucune peine à reconnaître un mal perforant typique avec son fond atone et son auréole d'anesthésie. J'attire l'attention du blessé sur ce qu'il ne considère que comme une chose sans intérêt puisque sans douleur et, cherchant à obtenir la cicatrisation par des moyens non chirurgicaux, j'ai l'excellente idée de m'adresser à la compétence en physiothérapie de notre confrère Jaulin. Au lieu de l'air chaud auquel je pensais, le docteur Jaulin a utilisé l'étincelle de haute fréquence et, grâce à elle, il a obtenu une bonne cicatrisation de cet ulcère torpide. Actuellement les tissus sont encore un peu scléreux et anesthésiés, mais le malade n'a plus besoin de pansements et on peut dire que c'est la guérison.

Au milieu de toutes ces péripéties, qu'est devenu le projectile et son existence peut-elle être incriminée en quoi que ce soit dans la genèse des accidents ? Je ne le pense pas. Le docteur Jaulin a localisé sa situation par l'appareil de Bergonié ; je l'ai localisée également par le procédé dont je vous avais autrefois entretenu. Nos localisations concordent parfaitement et l'aiguille indicatrice de mon appareil m'aurait, je crois, permis aisément de l'extraire s'il l'avait fallu. Je n'ai pas pratiqué cette extraction au début parce que j'étais peu désireux d'agir avec le bistouri sur un membre atteint de troubles circulatoires et de troubles nerveux, actuellement parce que le malade n'en éprouve pas la moindre gêne et se considère comme tout à fait apte à reprendre son service.

Telle est, Messieurs, cette observation assez particulière. S'il me fallait lui donner un titre, je dirais qu'il s'agit d'une claudication intermittente progressive à la marche par crampe et due probablement à l'ischémie fonctionnelle du membre. C'est bien vague comme pathogénie ! Nous avons plus d'une relation de malades auxquels on a dû lier la fémorale ou l'iliaque externe sans qu'il en soit résulté le syndrome ici présenté. Il y a donc, dans ce cas, quelque chose de particulier. L'association de troubles nerveux aux troubles circulatoires est peut-être nécessaire pour arriver à créer ce type morbide. Je n'ai pas connaissance qu'il y ait eu d'autres malades de ce genre, c'est pourquoi j'ai pensé utile de faire cette présentation, espérant que des observations ultérieures viendront jeter un peu de lumière dans cette question encore obscure.

Docteur Hallé. — Le très intéressant malade de M. Bonneau présente un syndrome qui n'est pas tout à fait ordinaire dans la claudication intermittente, et cependant c'est bien le nom que je laisserais pour étiqueter son malade. Cette crampe qui naît, puis grandit à la marche et amène le malade à s'arrêter, cela se voit dans une forme curieuse de névralgie qui porte le nom de méralgie paresthésique et a été décrite par Roth. L'étiologie de cette affection ne nous est pas connue, elle s'accompagne de phénomènes anesthésiques. Ici le syndrome paraît nettement en rapport avec une lésion artérielle et nerveuse.

Séance du 30 avril 1915

Présidence du Dr Mouchet

Docteur Berruyer présente un cas de parotidite chronique consécutive à des oreillons. Il y a déjà trois mois que l'infection ourlienne a eu lieu et cependant aucun traitement, jusqu'ici, n'est venu améliorer cette parotidite. Cependant M. Berruyer croit avoir obtenu un résultat satisfaisant par l'iodure de potassium, qu'il administre depuis une huitaine de jours.

Docteurs Hallé et **Mouchet** font remarquer la rareté des parotidites chroniques, sauf dans certaines intoxications, en particulier chez les saturnins.

Docteur Berruyer présente un deuxième malade atteint d'une tumeur de la moitié droite de la langue. L'infiltration des tissus s'étend déjà très loin en arrière et son évolution date de trois mois. C'est un néoplasme à n'en pas douter, intéressant à cause de l'âge du malade (34 ans). Celui-ci n'a jamais eu la syphilis ou du moins le docteur Berruyer n'a pu en déceler les traces.

Docteur Mouchet. — Les cas de néoplasmes de la langue chez des sujets de cet âge et même plus jeunes, ne sont pas excessivement rares. En tous cas, l'étendue de la lésion, sa rapidité d'évolution et l'âge du malade constituent ici, selon lui, autant de contre-indications pour une intervention qui aurait toutes les chances du monde de rester inefficace.

Docteur Coville présente des appareils prothétiques, imposés par l'autorité militaire et destinés à suppléer à l'absence de bras amputés. Il montre les défauts de ces appareils, qui, fabriqués sans avoir été essayés sur les malades auxquels ils sont destinés, sont gênants et incapables de rendre un réel service. Ce sera là une grosse dépense en pure perte.

A la suite de l'examen de ces appareils placés sur les malades, le Groupement médical, fermement convaincu de la vérité des observations faites par MM. les docteurs Coville et Rayneau, décide qu'un vœu sera adressé à M. le Directeur du Service de santé par M. le docteur Mouchet qui, comme Inspecteur, est le mieux indiqué pour cette démarche et tendant à ce qu'il soit sursis pendant la durée de la guerre à la délivrance de ces appareils et que des médecins soient désignés pour étudier l'amélioration de ces appareils, en collaboration avec les fabricants.

Rétraction en griffe consécutive à une blessure du nerf cubital au poignet. — Présentation du blessé.

MM. Jaulin et **Marre.**

L... (Louis), âgé de 24 ans, dactylographe, est blessé en Belgique, le 22 août 1914, par une balle de shrapnell. Cette balle, entrée à un centimètre et demi en avant de l'apophyse styloïde du cubitus, traverse le poignet horizontalement et vient se loger sous la peau à l'extrémité inférieure de la gouttière du pouls. Elle est extraite très simplement quelques heures après la blessure.

Au moment où il a été touché, notre soldat a éprouvé une sensation douloureuse en éclair dans toute la main et dans l'avant-bras jusqu'au coude. Immédiatement les quatre derniers doigts se seraient mis en griffe ; ils n'auraient jamais pu être étendus depuis.

Le blessé fut soigné dans un hôpital de Montauban jusqu'à cicatrisation de ses deux plaies : pansements simples, peu serrés, sans application d'aucun autre appareil qu'une attelle en bois fixée par un bandage peu serré à la face antérieure de l'avant-bras et de la main. Cette attelle laissait aux doigts leur attitude en griffe et corrigeait simplement la flexion de la main sur l'avant-bras. Antérieurement à l'application de l'attelle, il existait un œdème modéré de la main, œdème qui persista un certain temps et qui finit par disparaître spontanément.

Après cicatrisation de ses plaies, le blessé fut évacué sur le dépôt de son régiment qui nous l'envoya le 27 septembre 1914, cinq semaines environ après la blessure.

A son entrée à l'hôpital mixte d'Orléans, il présentait les signes suivants :

La main semblait être dès l'abord dans l'attitude classique de la griffe cubitale : première phalange étendue, les deux autres hyperfléchies. Mais chose bizarre, cette attitude, très marquée et non corrigeable au niveau des deux derniers doigts, moins marquée et à demi-corrigeable au niveau du médius, persistait encore, presque entièrement corrigeable, il est vrai, au niveau de l'index. Le pouce n'avait aucune position particulière.

Les mouvements de l'avant-bras sur le bras et ceux de la main sur l'avant-bras étaient absolument normaux. Ceux des doigts, au contraire, étaient très réduits et presque nuls, les doigts — les trois derniers tout au moins — ne pouvant ni se fléchir davantage, ni s'étendre, ni s'écarter les uns des autres. Et cela quelle que fût la position de la main, en hyperflexion ou en extension. Dans les efforts faits par le blessé pour mouvoir ses doigts, on ne percevait, ni par la vue ni par le toucher, la saillie des tendons fléchisseurs des doigts et de la main.

Aucun trouble, subjectif ou objectif, de la sensibilité.

Pas de troubles vaso-moteurs, mais une sudation exagérée et facile au niveau de la main blessée.

Réflexes normaux et égaux des deux côtés.

Pression artérielle à l'oscillomètre de Pachon un peu forte, mais égale des deux côtés.

Déjà il existait une atrophie généralisée de la main, surtout marquée au niveau de l'éminence hypothénar et qui est allée s'accentuant dans la suite.

Une radiographie montra l'intégrité absolue du squelette.

Faute d'une installation suffisante, l'électro-diagnostic ne put être pratiqué aussitôt.

Entre le 27 septembre et le 26 octobre 1914, c'est-à-dire

pendant un mois, sur le conseil de M. le médecin-inspecteur général Delorme, le blessé fut simplement soumis au massage et à la mobilisation. Cela sans aucun résultat.

Le 26 octobre, sur notre demande, le docteur Cœur découvre le nerf cubital au poignet et cette découverte montre l'intégrité et la liberté absolues du nerf dans son canal. Suture de la peau au crin, réunion *per primam*, mais aucune amélioration. A retenir que, sous l'anesthésie chloroformique, il avait été impossible d'étendre les trois derniers doigts.

Le 6 décembre 1914, avec un mauvais appareil faradique, nous faisons une première exploration électrique.

Un deuxième et un troisième électro-diagnostics sont pratiqués le 19 janvier et le 22 mars 1915, cette fois avec une instrumentation complète. Ces deux examens donnent approximativement les mêmes résultats.

Le premier examen électrique, incomplet, montrant au faradique une excitabilité normale pour le cubital, une légère hyperexcitabilité pour le médian, nous avons essayé prudemment de traiter le blessé par le courant galvanique, le pôle positif relié à la main. Quelques séances seulement ont été faites et ce traitement a été rapidement abandonné par crainte d'augmenter la contracture.

Le deuxième examen électrique (19 janvier 1915), fait dans de bonnes conditions, nous a montré, en même temps qu'une légère hypoexcitabilité du cubital au niveau du poignet, une réaction de dégénérescence très nette de sa branche profonde. Nous nous sommes alors demandé si le nerf n'était pas enserré par la cicatrice opératoire et nous avons prié le docteur Cœur de vouloir bien faire une deuxième intervention.

Celle-ci fut pratiquée le 26 février 1915 et montra, en effet, une certaine adhérence du nerf avec le tissu fibreux voisin. Cette adhérence fut libérée, mais un mois après environ, le 22 mars, l'examen électrique n'était pas modifié. Dans la crainte d'exagérer encore la production du tissu fibreux dans une région où il n'y a pas de tissu musculaire à interposer, nous n'osons plus intervenir.

D'autre part, en présence de la rétraction des doigts et malgré les signes de dégénérescence de la branche profonde du cubital, nous n'osons pas non plus recourir au traitement électrique. Dans ces conditions, nous avons eu recours aux bains chauds, au massage, à la mobilisation, tout cela sans résultat. Nous avons essayé les injections de thiosinamine, nous avons tâché de mobiliser la cicatrice cutanée sur les tissus sous-jacents par les douches d'air chaud sous pression et par le massage vibratoire. Rien n'a fait : la contracture s'est accentuée et l'atrophie est devenue plus marquée, gagnant même les muscles de l'avant-bras. Ayant épuisé tous les moyens thérapeutiques de nous connus, nous nous proposons de présenter notre blessé devant un Conseil de réforme.

Comment expliquer les accidents observés ? Le siège de la blessure, la douleur ressentie immédiatement, l'électrodiagnostic, les troubles trophiques incitent à penser qu'il s'agit d'une lésion nerveuse portant sur le cubital et inappréciable macroscopiquement. Il y aurait eu d'abord irritation, ensuite dégénérescence du nerf, en particulier des fibres de la branche profonde.

Mais, alors, comment interpréter l'extension des phénomènes observés au médius et à l'index qui ne sont pas du domaine du cubital ? Comment expliquer une contracture qui ne cède pas même sous le chloroforme et qui semble bien être une véritable rétraction ?

S'agit-il d'accidents analogues à ceux de la rétraction ischémique ? Il y a eu, à un moment donné, l'application d'une attelle destinée à corriger la flexion de la main. Mais, outre que le blessé ne s'était pas senti comprimé par cet appareil dont il avait même perdu le souvenir, l'application n'en a été faite qu'après l'installation des accidents. En outre, on ne perçoit pas la saillie des tendons fléchisseurs rétractés et devenus trop courts et — fait que nous avons spécialement noté — l'extension des doigts n'est nullement facilitée par l'hyperflexion de la main qui devrait remédier à la rétraction des fléchisseurs.

S'agit-il d'accidents d'ordre fonctionnel et pithiotique ? La brusque apparition des accidents pourrait le faire croire. Mais comment le blessé se serait-il éduqué si vite et à un moment (fin août et début de septembre) où l'on ne s'occupait guère des lésions nerveuses ? En outre, l'électro-diagnostic, la non-disparition de la contracture sous le chloroforme ne permettent guère d'adopter cette hypothèse.

S'agit-il d'une lésion du cubital exagérée ensuite par la suggestion et se compliquant peu à peu d'accidents de rétraction ischémique ?

Docteur Mouchet. — On pense, dans ce cas, tout naturellement à la rétraction ischémique de Volkmann et cependant les symptômes ne sont pas ici absolument concordants. C'est ainsi que, dans notre cas, les tendons ne sont pas saillants sous les téguments. On ne voit pas d'explication satisfaisante à cette complication. N'a-t-on pas appliqué d'appareil d'immobilisation prolongée au moment de la blessure ?

Docteur Marre. — Non, d'ailleurs il n'y avait pas d'indications pour ce genre de traitement, le squelette étant indemne.

Docteur Mouchet estime qu'il n'y a pas lieu de faire une nouvelle intervention. Il est certain que les doigts ne se défléchissant pas, même par des manœuvres violentes sous le chloroforme, il n'y a pas à penser à retirer un bénéfice quelconque d'une résection partielle du squelette qui est l'opération indiquée pour la rétraction de Volkmann.

Docteur Hallé demande que la Société cherche à préciser le moment de l'intervention dans les paralysies liées à la blessure des nefrs.

Docteur Mouchet pense qu'il faut intervenir le plus tôt possible après la cicatrisation de la blessure. Avant même que la suppuration soit complètement tarie, si on juge que ce qui reste de la suppuration ne peut pas nuire aux suites de l'opération faite sur le nerf.

Docteur Hallé déclare que c'est bien là son opinion lorsque la paralysie est complète ; mais où il est plus embarrassé, c'est dans le cas où une paralysie s'améliore peu à peu sous l'action des traitements physiques. Pendant combien de temps faut-il différer l'intervention, lorsque ces progrès, tout en étant manifestes, sont traînants ou peu accentués ?

Docteur Mouchet croit qu'on a tout à gagner à faire une intervention précoce. Il écarte, bien entendu, les cas où un simple traitement physique présente toutes chances pour amener une amélioration assez rapide et même la guérison.

Docteur Jaulin regarde l'examen électrique comme la véritable pierre de touche de l'intervention chirurgicale. Les signes de dégénérescence doivent faire conclure à une intervention immédiate. Il pense que, pour le traitement des paralysies consécutives à des traumatismes nerveux, il faut la collaboration intime de l'électricien qui surveille la réaction nerveuse, du chirurgien qui intervient le cas échéant et du malade qui doit se soumettre à tous les mouvements, à tous les petits travaux appropriés qu'on lui fait faire dans le but de hâter le retour de l'intégrité fonctionnelle du membre.

Docteur Mouchet ne voit que des avantages à opérer le plus tôt possible, car les lésions sont souvent plus sérieuses qu'on ne le supposait, et attendre c'est se mettre dans le cas de perdre tout le fruit d'une opération, sans compter les difficultés beaucoup plus grandes qu'on éprouve à disséquer un nerf profondément enclavé dans des zones fibreuses de cicatrisation. Cependant il est toujours bon, il le répète, d'attendre l'avis de l'électricien pour intervenir.

Docteur Raymond Bonneau. — A propos du traitement des plaies des nerfs, question bien trop vaste pour être discutée fructueusement aujourd'hui, je désire faire deux remarques.

La première a trait aux résultats obtenus par la névrotripsie dans les névrites douloureuses. Ce procédé d'écrasement du nerf douloureux, qui nous avait été recommandé par le médecin inspecteur Delorme et qui a donné un beau succès à notre confrère Touche, ne serait pas aussi merveilleux dans ses suites lointaines si l'on s'en rapporte aux publications récentes faites sur ce sujet ; il y aurait un certain nombre de récidives. Mais l'échec peut être immédiat comme en fait foi l'observation suivante :

Un pauvre garçon reçoit dans le genou droit deux éclats d'obus qui, pénétrant en dehors et en arrière de l'articulation, au-dessus de l'interligne, emportent un morceau du condyle externe, traversent obliquement le creux poplité et viennent se loger à la partie moyenne du mollet. V... a beaucoup souffert au moment même de sa blessure, survenue le 9 mars. Je reçois ce blessé le 11 mars et, suivant la ligne de conduite du débridement *immédiat* des plaies, que je vous exposais dans une précédente séance, je le fais transporter dans la salle d'opération et, sous chloroforme, j'ouvre largement le creux poplité. Les vaisseaux et nerfs de cette région sont intacts, mais toute la région est remplie de petites esquilles que j'enlève. Drainage. Incisions larges et désinfection d'autres plaies de la cuisse dans lesquelles se fait déjà de l'érysipèle bronzé. Les jours suivants apparaît une névrite du sciatique poplité interne avec élancements dans la cuisse et dysurie accompagnée de rétention. Une radioscopie, faite alors par notre confrère Jaulin, me permet de localiser les projectiles. Une seconde intervention a lieu dans laquelle, fendant largement le mollet sur la ligne médiane, d'une part, j'enlève les projectiles ; d'autre part, je vérifie l'état du nerf sciatique poplité interne qui est embroché par 4 ou 5 petites esquilles qui se trouvent ainsi avoir été transportées à 10 ou 12 centimètres de distance. Cette seconde intervention ne paraît pas soulager notablement le malade. La névrite persiste avec douleurs très violentes dans le talon et la plante du pied. La compresse d'eau froide recommandée par les névrologues de la Salpêtrière ne donne rien ; le bain chaud est plus efficace, mais son action n'est que temporaire.

J'ai dû, il y a douze jours, pratiquer une troisième intervention. J'ai fendu à nouveau le mollet très bas et procédé à une dissection minutieuse du nerf. L'ayant bien en mains, j'ai incisé sur toute sa longueur la partie malade qui mesurait environ cinq centimètres et était augmentée de volume d'un bon tiers. Grâce à l'éclairage artificiel, au miroir dont je me sers régulièrement, j'ai inspecté les tranches de section millimètre par millimètre, réincisant toujours dans la longueur tout point suspect, c'est-à-dire dur ou irrégulier. J'ai encore mis à jour deux toutes petites esquilles, la plus petite grosse non pas comme une tête, mais bien comme une pointe d'épingle. Suivant alors les conseil du docteur Delorme, j'ai mis un clamp à la partie haute des lésions, serré au dernier cran et maintenu une minute d'écrasement. Pas encore satisfait au toucher, j'ai écrasé un peu au-dessus pendant une demi-minute. Or le résultat est absolument nul. Mon malade souffre, dort mal et maigrit. Sa physionomie est entièrement changée par la douleur. C'est un objet de compassion pour tous ceux qui l'approchent. Si son état général s'affaiblissait, si dans quelques semaines l'état local restait le même, je me demande si je ne ferais pas bien de détruire volontairement un segment du nerf au niveau de la partie haute de la lésion en empiétant un peu sur la partie saine, acceptant, pour avoir la cessation de la douleur, de provoquer la paralysie des muscles postérieurs de la jambe et des muscles plantaires, muscles qui fonctionnent parfaitement actuellement. Mais je voudrais, une fois cette destruction obtenue, laisser à l'opéré l'espoir d'une régénération ultérieure et, dans ce but, au lieu de la résection d'un segment de nerf qui, ici, devrait mesurer 5 à 6 centimètres, au lieu de la section simple, je préférerais, je crois, faire un écrasement absolu, transformant le segment à détruire en une feuille de papier à cigarette pour que ce reliquat rubané de tissu nerveux puisse servir ultérieurement de guide au bourgeonnement et à la prolifération descendante des cylindraxes lors d'une réparation certes hypothétique. Cette opération pourrait être appelée une névrotripsie absolue, une destruction fonctionnelle et anatomique du nerf par opposition à l'opération précédemment effectuée de la névrotripsie relative ou destruction fonctionnelle, mais non atomique du nerf.

Ces considérations ne sont peut-être que des vues de l'esprit. Je les imagine sans grand plaisir, tout disposé à accueillir toute autre idée curatrice dans ce malheureux cas.

Le second point sur lequel je voudrais retenir quelques instants votre attention, c'est à propos de l'indication opératoire et du moment opératoire dans les lésions des nerfs. Me plaçant seulement en face des blessés qui nous arrivent du front avec des blessures récentes, c'est-à-dire datant de deux à six jours, je dirai que, débridant systématiquement ces malades dès qu'ils m'arrivent, non sans toutefois les avoir bien examinés cliniquement, je me trouve conduit à vérifier l'état de leurs nerfs dans les plaies quand j'ai constaté cliniquement les troubles de motilité ou de sensibilité qui en indiquent la lésion. Et jamais je n'ai eu à me repentir de cette manière de faire. Ici, j'ai trouvé un sciatique à moitié coupé que j'ai réparé séance tenante par un fil de lin ; là, j'ai enlevé une grosse esquille traversant le radial de part en part ; plus souvent, j'ai remis en place un même nerf radial entraîné et tordu dans un foyer de fracture de l'humérus. J'ai toujours trouvé des lésions anatomiques plus fortes que je ne m'y attendais et j'ai eu parfois du mal à « parer » la partie malade et à lui procurer un voisinage non nocif. Peut-être certaines de ces lésions auraient-elles guéri d'elles-mêmes sans laisser de traces ? Pour la plupart, je ne le crois pas. Pour les autres, je pense qu'elles ont mieux et plus rapidement guéri ainsi traitées méthodiquement. Maintenant, des lésions nerveuses m'ont aussi échappé dans ces opérations du premier jour et l'observation que je vous rapportais plus haut en est un bel exemple. Certes, ce malade souffrait notablement à son arrivée, mais combien d'autres n'auraient-ils pas souffert avec une fracture du condyle, une vaste plaie du creux poplité et deux projectiles dans le mollet sans lésion nerveuse ? Il remuait facilement ses orteils et rien ne justifiait cliniquement d'aller vérifier au delà des lésions constatées. Si encore j'avais su de suite que les projectiles étaient aussi bas situés, j'aurais peut-être trouvé, chemin faisant, pour les enlever, les lésions du nerf, mais n'ayant pas l'heureuse fortune de posséder sur place les rayons X, je ne pouvais m'engager dans des recherches au hasard qui seraient souvent plus préjudiciables qu'utiles. Du fait que certaines lésions nerveuses du début passent inaperçues et ne sont pas traitées le premier jour, raison de plus pour bien traiter celles qui sautent aux yeux et qu'il est facile d'atteindre dans une intervention justifiée, d'autre part, par des considérations qui sont surtout de prophylaxie locale contre l'infection.

Je dois dire en terminant que le traitement des lésions nerveuses à cette période primitive est facile si on le compare à celui des mêmes lésions à la période secondaire, période qu'on pourrait appeler à froid. Dans cette dernière période tout est souvent confondu, noyé dans la sclérose de réaction et c'est avec beaucoup d'artifice, c'est-à-dire en provoquant des dégâts certains, qu'on arrive avec peine à reprendre les choses. Au début, par contre, les organes ont leur forme, leur couleur, leur consistance, leurs rapports normaux, le nerf se différencie aisément des parties voisines et chaque variété de ces lésions peut être l'objet d'un traitement convenable. Traiter les lésions nerveuses au début, c'est enfin parer aux dégénérescences secondaires, aux troubles trophiques de toutes natures, aux attitudes vicieuses, etc. : toutes les lésions secondaires qu'on aurait bien tort de laisser s'installer si on peut les éviter dès le début.

Telles sont les raisons pour lesquelles je me rallie à la chirurgie précoce des lésions nerveuses.

Docteur Hallé. — Je crois que sur cette question de l'intervention, tout le monde est à peu près d'accord dans un certain nombre de cas, et d'abord quand il s'agit de paralysies douloureuses. Quand les malades souffrent beaucoup, il faut intervenir, parce qu'on a de très grandes chances de les soulager. Il y a lieu également d'intervenir toutes les fois qu'on est à peu près certain qu'il y a une suture nerveuse à faire. Assurément un électro-diagnostic absolument négatif, restant négatif après plusieurs examens, et une paralysie instantanée au moment de la blessure sont des signes qui plaident tout à fait en faveur d'une section nerveuse, encore qu'il y ait d'heureuses surprises. Dans ces cas, tout le monde est autorisé à intervenir. J'en dirais autant des cas où un névrome douloureux est nettement senti le long d'un nerf, ou quand un cordon fibreux serre fortement le nerf dans une cicatrice ; mais où le doute est permis, c'est dans les cas moyens d'intensité, quand la paralysie n'est pas absolue, quand l'électro-diagnostic ne montre qu'une réaction de dégénérescence limitée à un groupe de muscles et non à la totalité. Dans ce cas, je pense qu'il ne faut pas trop se hâter et voici à peu près la ligne de conduite que nous adoptons à l'hôpital du Lycée. Chaque malade a une fiche d'électro-dagnostic très complète faite par le docteur Dogny, et est soumis au traitement électrique et aux traitements adjuvants sur lesquels insiste avec raison le docteur Jaulin. Puis, tous les huit jours, on contrôle l'état des malades ; on fait, s'il y a lieu, un nouvel électro-diagnostic et c'est devant l'échec du traitement après seulement un mois, parfois beaucoup plus longtemps, quand les progrès se sont montrés trop lents, que nous nous décidons à intervenir. Des douleurs tardives apparaissent-elles, la cicatrice devient-elle plus serrée, le névrome paraît-il augmenter, nous intervenons. Il y a lieu de suivre et d'examiner chaque cas avec attention, et chaque malade soulève un problème de clinique fort difficile et intéressant. Toutefois, il faut bien le dire, il y a des surprises dans cette pathologie des nerfs. On voit des cas jugés très graves s'améliorer sans intervention et de même des cas où l'intervention paraît devoir être excellente, n'en pas bénéficier. Il y a des éléments de pronostic qui échappent encore totalement à l'examen clinique.

Docteur Bonneau dit s'être bien trouvé, dans un cas, de la pratique de la névrotripsie.

Docteur Mouchet, tout en rendant hommage à l'autorité du professeur Delorme, avoue que la névrotripsie est un moyen chirurgical qui lui répugne. Il préfère herser le nerf et plus il se perfectionne, dit-il, dans la chirurgie nerveuse, plus il s'aperçoit de la présence, dans les nerfs traumatisés, de petits fibromes qui sont pour lui la véritable cause des douleurs et qu'on arrive à enlever facilement.

Docteur Bonneau. — Avant d'écraser le nerf, il l'a examiné, l'a hersé attentivement et n'a pas trouvé de ces fibromes.

Docteur Mouchet appelle l'attention du docteur Bonneau sur la possibilité d'un nervosisme quelconque (hystérie) qui explique ces douleurs chez son malade. Il pense que ces douleurs disparaîtront peut-être avec le temps.

Docteur Raymond Bonneau. — L'appareil en plâtre de forme bivalve que je vous présente est une gouttière de marche amovo-inamovible pour fracture de jambe dont le cal est encore mou.

Nous savons que si la marche est capable parfois de ramollir légèrement et pour un temps un cal d'apparence solide, par contre, elle a sur les cals qui ne veulent pas durcir une action stimulante manifeste. C'est pourquoi, ayant reçu d'un hôpital où elle était en traitement depuis environ deux mois, sous un plâtre cache-misère, une fracture de jambe consolidée vicieusement comme attitude, mais avec un cal encore mou, et ayant jugé, d'autre part, que, dans ce cas précis, pour des raisons multiples, une intervention sanglante n'était pas à proposer, j'ai appliqué mon appareil. Je m'en suis bien trouvé et je regrette seulement que l'éloignement de « la Pomme de Pin » et l'absence de moyens de locomotion nocturnes m'empêchent de vous présenter le malade.

Au sujet des détails de construction, je renverrai ceux que la question intéresse à un travail publié dans la *Revue de pathologie comparée* en janvier 1912. C'est en somme une botte plâtrée emboîtant le pied fléchi à angle droit dont les orteils sont laissés libres et remontant sur la jambe jusqu'au plateau tibial. La botte a été modelée à plat sur sa plante de telle façon qu'elle peut se tenir d'elle-même en verticalité. Les bandes plâtrées ont été roulées sur le membre par l'intermédiaire d'un bas et, entre le plâtre et la laine, on pourrait intercaler, s'il le fallait, un peu de feutre au niveau, c'est-à-dire au pourtour, des saillies osseuses. La botte est fendue totalement en avant de la jambe et du pied et sous le pied.

En arrière de la jambe, le plâtre seul est coupé, le tissu du bas restant pour faire charnière. C'est avec des scies de Gigli interposées entre le bas et les circulaires plâtrées, lors de la confection de la botte, que la section s'exécute le plus facilement. On peut également tailler des fenêtres en certains endroits où l'on veut qu'il n'y ait aucune pression. Le malade ne met sa botte que pour marcher et il la fixe au serrement voulu par des lacs ou des bandes. Entre temps, le membre est pansé, massé, mobilisé, électrisé, chauffé, exposé à l'air et au soleil.

Ainsi la marche peut être employée hâtivement sans dangers, apportant son influence heureuse sur la consolidation du cal, sur la reprise du tonus musculaire, sur l'état circulatoire et trophique de tout le membre.

Quand il y a lieu, on abat le pied du plâtre, comme vous le voyez là, de deux coups de scie au niveau de la tibio-tarsienne qui reprend alors toute sa mobilité à la marche, la botte étant devenue une guêtre dont l'utilité certes moindre est encore appréciable.

BIBLIOTHÈQUE RF

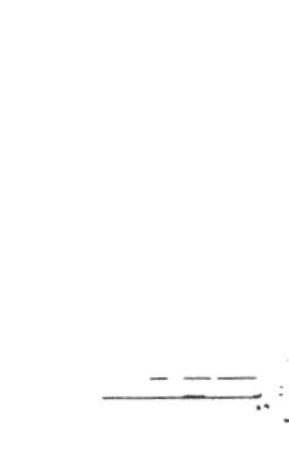

Séance du 21 Juillet 1916

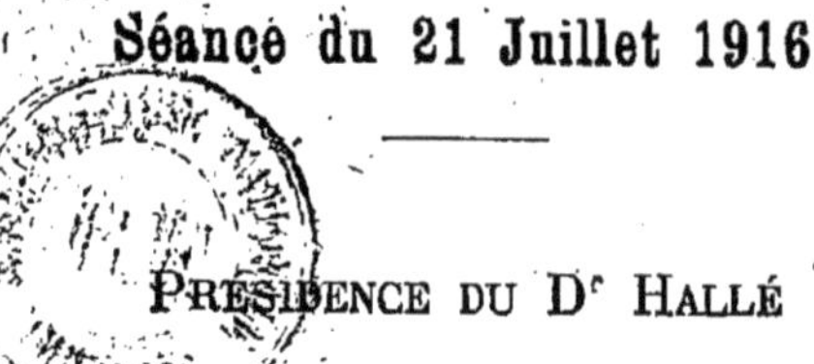

PRÉSIDENCE DU Dr HALLÉ

Le **Dr Hallé** donne connaissance d'une lettre de M. Vacher qui refuse la présidence.

Une nouvelle élection a lieu immédiatement, le Dr Hallé est élu président à main levée ; M. Vacher accepte la vice-présidence.

A propos d'un malade atteint d'arthrite chronique du genou

Le **Dr Rubens-Duval** présente un malade atteint d'arthrite du genou.

Dans le service de M. Hallé nous avons pu examiner un soldat atteint d'arthrite chronique du genou droit qui revêt tous les caractères cliniques de la tumeur blanche. Le genou est gros, globuleux. La synoviale est épaissie. Les masses musculaires de la cuisse présentent une atrophie marquée qui intéresse principalement le quadriceps fémoral. Dans le triangle de Scarpa, la palpation décèle de petites adénopathies.

Le premier diagnostic qui vient à l'esprit est celui d'arthrite tuberculeuse du genou. Ce diagnostic paraît d'autant plus vraisemblable qu'en interrogeant le malade, actuellement âgé de 29 ans, on apprend qu'à l'âge de 15 ans, alors qu'il était garçon épicier, il fut atteint de pleurésie. Du fait de cette pleurésie, il resta alité 20 jours puis passa en convalescence six semaines à la campagne.

A 21 ans, il eut, pendant son service militaire, un hygroma prérotulien qui fut incisé. Consécutivement, il y eut un peu d'atrophie de la cuisse.

Le 15 août 1914, ce soldat partit sur le front et il fit toutes les marches et supporta toutes les fatigues de la campagne jusqu'en décembre 1915. En ce mois, il fit un faux pas et eut une entorse du genou droit assez légère pour ne rester alité que quelques jours. Mais un mois après l'accident, le genou devint peu à peu gros et douloureux. Néanmoins, le malade continua de marcher et à faire son service jusqu'à la fin de février 1916. A partir de cette époque jusqu'au 12 mai, on ne lui fit faire qu'un petit service restreint, puis, comme il continuait de souffrir, il fut évacué, le 12 mai 1916, sur la zone de l'intérieur.

Jamais ce malade n'a été immobilisé, pas même dans les formations sanitaires par lesquelles il a passé ; jamais il n'a cessé de marcher plus ou moins.

Bien que le malade n'ai point été immobilisé, bien qu'il n'ait point cessé de marcher, il n'y a pas eu aggravation de son état. Depuis qu'il est à l'hôpital, il ne souffre pas. A la palpation, on ne trouve pas de points douloureux. La synoviale est très épaissie mais donne plutôt une sensation d'épaississement fibreux que de végétations fougueuses. Il existe bien à la racine de la cuisse quelques adénopathies mais si minimes qu'on ne peut leur attribuer garnde signification, d'autant plus qu'il existe aussi quelques ganglions perceptibles à la palpation du côté opposé.

Le diagnostic d'arthrite tuberculeuse du genou est vraisemblable ; on peut admettre qu'il s'agit d'une forme fibreuse de tuberculose synoviale. Cependant ce n'est pas là l'allure habituelle des tumeurs blanches dues au bacille de Koch et l'hypothèse d'une localisation articulaire de la syphilis vient à l'esprit. Le malade nie toute syphilis et l'examen clinique ne permet d'en déceler aucun stigmate. Mais la réaction de Wassermann a été nettement positive. En conséquence, un traitement fut institué par des injections intraveineuses d'arsénobenzol.

Le malade a actuellement reçu deux injections d'arsénobenzol. Le genou est moins gros, l'empâtement de la synoviale est moindre.

Il semble donc bien qu'il s'agit d'une tumeur blanche syphilitique du genou et non d'une arthrite tuberculeuse. Les cas d'arthrite chronique du genou de nature syphilitique ne sont pas exceptionnels mais sont souvent méconnus.

En présence d'une arthrite chronique du genou à type de tumeur blanche mais à évolution insolite, comme c'était ici le cas, il y a toujours lieu de penser à la syphilis.

Dr Hallé. — Je crois, comme M. Rubens-Duval, qu'il s'agit d'une arthrite syphilitique. Ces formes ne sont pas très rares chez les enfants, et les chirurgiens de Berck les connaissent bien. Souvent elles sont symétriques et rappellent les arthrites du rhumatisme chronique déformant.

Dans ces arthripathies spécifiques, il existe des fongosités ; mais on ne retrouve pas les points douloureux osseux caractéristiques de l'arthrite tuberculeuse.

Un cas de syphilis tertiaire maligne précoce.

Le **Dr Hallé** présente un jeune soldat qu'il a fait évacuer d'un hôpital de la région, où le diagnostic porté était impétigo rebelle et ecthyma.

Il s'agit d'un jeune homme jadis vigoureux et actuellement dans un état de santé tout à fait alarmant, anémie profonde, amaigrissement considérable, sueurs profuses, cachexie chaque jour s'accentuant, traits tirés, asthénie marquée au point d'empêcher le malade de se tenir debout, fièvre non constante, mais accès fébriles de durée parfois assez courte, avec température pas très élevée, diarrhée, inappétence.

Ce soldat présente sur la peau une éruption et des plaies d'aspects assez différents à la face et aux membres.

A la face, ces éléments bien isolés, assez symétriquement placés, ont les allures de l'iclhyma. Ils sont au nombre de 15 à 20, sur le front, l'arcade sourcilière, la joue, le nez, le menton. Ils sont arrondis, recouverts d'une croûte très adhérente de plusieurs millimètres d'épaisseur, recouvrant une ulcération assez profonde, rougeâtre, suppurant peu.

Peu ou pas de ganglions sous-maxillaires du cou. Quelques éléments analogues dans le cuir chevelu.

Aux membres supérieurs, on note des ulcérations arrondies, les unes couvertes de croûtes, les autres suintantes. On en trouve quelques-unes sur l'aine et sur les flancs, mais c'est aux membres inférieurs qu'elles sont les plus marqués. Aux jambes surtout, mais aussi aux cuisses, à la partie externe, existent plusieurs vastes plaies ulcéreuses profondes, samieuses, arrondies, de la taille d'une pièce de 2 francs à la taille d'une pièce-de 5 francs, sans rougeur inflammatoire périphérique, avec un fond rouge violacé, avec des bourgeons charnus à demi sphacélès. Pas d'odeur, à peine d'adériopathie. Pas de lynphangite.

Pas de plaques muqueuses ni à la gorge ni à l'anus, mais le malade raconte avoir eu, il y a trois mois environ, aux tranchées, une angine unilatérale qui aurait duré un mois environ.

Pour tout le monde, il ne peut s'agir que de syphilis, et en particulier de syphilis maligne précoce. Le cas ne laisse aucun doute ; mais l'intensité des lésions, la gravité de l'état général méritaient que le malade fût montré comme exemple des syphilis graves signalées aux armées.

L'épreuve de Wassermann, bien qu'elle soit parfois négative dans les syphilis malignes précoces, a été positive. Le malade mis aux injections de néoarsénobenzol, a supporté admirablement le traitement. Dès la première injection de 0,30 cent. un mieux réel se produit. Dès la seconde, on voit se sécher une partie des plaies. A la quatrième, toutes les ulcérations sont fermées. Ce qu'il y eut de plus remarquable, ce fut la reprise de l'état général dès la première piqûre. Cet homme, profondément infecté, anémié, cachectique, sans force, incapable de se tenir debout, fut en trois ou quatre jours déjà modifié. En quinze jours, on le vit renaître et au moment où le traitement fut cessé, on peut dire qu'il avait repris son poids, sa mine et son entrain. Le malade est actuellement retourné à son corps, gardant seulement les cicatrices de ses lésions.

Un cas de goître exophtalmique au début.

Dr Chevrey présente un malade atteint de goître exophtalmique au début.

D..., 43 ans, soldat au ..e territorial.

Antécédents personnels : Passé névropathique chargé. Ce malade ayant eu une existence très mouvementée et de nombreuses causes de dépression morale. Pas de maladies infectieuses, pas d'antécédents héréditaires.

Le début remonte à 3 mois environ. Jamais le malade ne s'était ressenti auparavant des troubles actuels. Après 10 mois passés en Argonne, il fut envoyé à Verdun et là les crises de tachycardie (pour lesquelles il fut évacué) prirent une amplitude énorme. Ces crises étaient exagérées par la marche, les émotions (même les plus futiles), au point de forcer le malade à se comprimer le cœur avec les mains. Il remarqua aussi qu'il devenait irritable et triste.

A l'examen, on est frappé dès l'abord par l'existence d'un tremblement marqué surtout aux mains et très nettement perceptible sur le tronc, tremblement à petites oscillations rapides, menues.

La tachycardie est très nette de 110 à 160 à la minute. En présence de ces symptômes, l'attention se trouve attirée du côté du corps thyroïde pensant à la possibilité d'un goître exophtalmique.

Et en effet l'examen du cou dénote une augmentation

de volume du lobe gauche avec des battements artériels très nets et un bruit de souffle, la tumeur est pulsatile, dure et augmente à plusieurs reprises de volume. L'exophtalmie est peu prononcée.

L'ensemble de ces signes permet de penser à une Maladie de Basedow au début, qui semble avoir reçu un coup de fouet du fait des fatigues de la campagne et des émotions de la vie des tranchées menée par le malade. Signalons encore quelques troubles de la parole et des taches de vitiligo.

Ce malade est à rapprocher de cas semblables observés au cours de la guerre actuelle par M. le Dr Hallé. Il semble que ces cas de Maladie de Basedow soient plus fréquents qu'on ne pense et il y aurait intérêt à rechercher chez tout malade présentant de la tachycardie, les autres signes de la Maladie de Basedow.

Masque préservateur de la région oculaire contre les petits éclats.

Dr Vacher.

J'ai l'honneur de vous présenter un masque en tôle d'acier de 7 dixièmes de millimètre d'épaisseur, imperforable par les petits éclats, que j'ai fait construire d'après les principes que j'indiquais dans la réunion des centres à Paris, le 7 juillet. La facilité de son emploi, sa simplicité, sa légèreté rendraient de véritables services, car, au premier juillet, sur 54 blessés hospitalisés ici, ayant perdu un œil, 29 auraient été complètement préservés, s'il en avaient été munis. Tous ces borgnes n'ont perdu l'œil que par la pénétration de petits éclats.

Description du masque. — C'est un véritable *loup de soirée.* La fente oculaire allongée, ovalaire, permet une vision très étendue qu'on pourrait augmenter encore par un coup de lime. Il préserve : la tempe, l'arcade sourcilière, la racine du nez, le tiers supérieur de la joue. Il est muni : 1° de deux fentes aux extrémités pour fixer les attaches ; 2° de deux fentes pour le passage des lunettes qui se placent en dehors du masque ; 3° de petits trous, espacés d'un centimètre, pour la fixation des fils qui maintiennent au pourtour une petite bande de tissu de capote pour empêcher le contact direct du métal sur la peau et le choc direct des petits éclats.

Moyen de fixation. — 1re manière : derrière la tête par un lacet quelconque, élastique ou autre, comme une lunette d'auto ; 2e manière : fixation au casque dans les anneaux qui portent la jugulaire, avec des lacets que le militaire serre plus ou moins pour obtenir la position qui convient le mieux à sa tête.

Positions que peut occuper le masque :

1° Si l'usage n'en est pas nécessaire, il se relève sur le front, comme une lunette d'auto, ou se place dans le casque, en tournant sur ses points d'attache, en arrière au fond, en avant ou sur le front.

2° En cas d'attaque, il se rabat dans sa position normale et adhère parfaitement à la région péri-orbitaire.

Il pourrait revenir à 40 centimes pièce. Son poids est de 70 à 75 grammes. De tous les masques proposés à ce jour, il a été reconnu comme le plus simple et le plus facilement accepté par les soldats.

Les Drs **Lévy-Sirugue** et **Lévy-Franckel** présentent deux observations de *myosite syphilitique tertiaire*.

Obs. I. — Q... (Pierre), sergent au 145e d'infanterie, a eu, il y a 18 ans, un chancre induré avec roséole. Traité par du sirop de Gibert ; en novembre 1915, apparition de lésions papuleuses de la verge, qui guérissent en laissant des cicatrices dépigmentées.

En avril 1916, apparut sur la verge une ulcération chancrelleuse suivie d'une adénite inguinale suppurée, pour laquelle il entre le 16 juillet à l'hôpital 50.

Cette adénite, à son entrée, est ouverte ; il existe encore sur la verge de petites cicatrices chancrelleuses. Mais le point intéressant est l'existence, depuis septembre 1915, dans l'épaisseur de vaste externe du quadriceps de la cuisse droite, d'une masse dure, occupant sur un travers de main toute l'épaisseur du muscle et située nettement à l'intérieur de celui-ci : elle s'immobilise complètement lorsque le muscle se contracte et ne présente aucune adhérence avec les téguments. La peau, à son niveau, ne présente aucune modification de coloration ni de température.

Cette masse est très dure, surtout en son centre, où elle présente une consistance analogue à celle de l'os. En aucun point, il n'existe de fluctuation. Pas de douleur, ni spontanée, ni provoquée, à peine une gêne des mouvements. L'extension de la tumeur est très lente, presque imperceptible et n'inquiète nullement le malade. La réaction de Wassermann est positive. Dans le courant de juin, le malade a eu, sans qu'il en résulte aucune modification, 21 piqûres de biodure Hg.

Grâce à un malade analogue, observé par l'un de nous précédemment, nous avons pu porter le diagnostic de myosite syphilitique tertiaire : l'évolution, l'absence de fluctuation, le siège de la lésion permettent, en effet, d'éliminer tout diagnostic de phlegmon, d'abcès froid ou de néoplasme.

Notre seconde observation éclaire, au point de vue du diagnostic et de l'histologie, le fait clinique précédent :

Obs. II. — X..., médecin aide-major, a eu, il y a 20 ans, un chancre suspect, traité par les pilules de protoïodure. En 1910, survint une épidydimite qui fut examinée par plusieurs médecins, qui portèrent le diagnostic d'épidydimite tuberculeuse. Reclus rejeta cette hypothèse et pensa, sans être absolument affirmatif, à la syphilis ; quoi qu'il en soit, la lésion guérit en dehors de tout traitement spécifique, par un séjour prolongé au bord de la mer. On note, dans les antécédents du malade, une fillette atteinte de coxalgie.

Le 12 février 1916, le malade entre dans une clinique,

à Amiens, pour une tuméfaction de la face postérieure de la cuisse gauche, existant depuis trois mois environ, augmentant lentement de volume et rendant la marche douloureuse et presque impossible.

A la palpation, on sent une masse allongée semblant siéger dans le grand adducteur, le long du canal de Hunter, donnant à sa périphérie une impression de fausse fluctuation dure et comme assifiée en son centre. Cette tumeur s'étend sur deux travers de main environ ; son bord supérieur reste séparé du pli fessier par quelques travers de doigts, son bord inférieur est mal limité.

Cette masse est située dans le tissu musculaire et s'immobilise par la contracture du muscle. Il n'y a pas de tendance à évoluer vers la superficie. Quand le malade marche, la température atteint 38°, pour redevenir normale quand il garde le repos. Peu douloureuse dans la journée, il existe dans la nuit des douleurs assez violentes ; quand le malade marche longtemps, des douleurs apparaissent au creux poplité et dans le mollet, sur le trajet des branches du sciatique.

Le Wassermann est négatif (6-2-16).

Le malade est examiné par plusieurs chirurgiens. On pense à une tumeur bénigne (myôme), à un abcès froid, enfin à un abcès par congestion ayant fusé à travers la grande échancrure sciatique, quoiqu'il n'existe, le long de la colonne vertébrale, aucun signe de localisation bacillaire.

Quoique le Wassermann soit négatif et à cause des antécédents douteux au point de vue spécifique, on commence le traitement spécifique :

12 piqûres biod Hg. à 0,02.

12 piqûres benzoate Hg. à 0,02 (sans résultat).

Puis 5 piqûres de Luargol (102 de Danyz) : 0,10, 0,20, 0,20, 0,30, 0,30.

Enfin, de l'iodure de potassium, malheureusement mal supporté.

A la suite de ce traitement, les douleurs disparaissent,

la tumeur semble mieux limitée. Dans son ensemble, elle ne semble pas avoir diminué de volume.

Le malade, impatient de reprendre son service, demande alors l'intervention d'un chirurgien. Celui-ci fait tout d'abord une ponction exploratrice, qui reste blanche. On décide alors une intervention chirurgicale.

On trouve une transformation fibreuse des deux tiers inférieurs du muscle demi-membraneux. Ce muscle est transformé en une masse scléreuse, ayant perdu sa souplesse et son élasticité. Le muscle est pâle, dur, crie sous le scalpel et ne se rétracte plus après la section. Microscopiquement (Dr Giraud), on constate un véritable cintrose du muscle, les éléments nobles ont complètement disparu, englobés dans la gangue fibreuse. Pas de morbiles gommeux. Mais la signature de la syphilis se trouve dans le point de départ de la sclérose, qui est périvasculaire, avec une épaisse zone de périactente. Il existe, en outre, une infiltration de la mesactère, ébauche de gomme minuscule...

Le muscle malade fut réséqué ; les suites opératoires furent bonnes et le malade put rapidement reprendre son service.

Ces faits de myosite tertiaire sont connus, et surtout étudiés par les chirurgiens : Lyct *(in Le Dentu-Delbet)*, Reclus, dans les *Quatre-Agrégés*, les décrivent complètement. Jullien les considérait comme très fréquents (2 fois sur 202 cas).

Cet auteur avait déjà noté l'insuccès du traitement spécifique, qui a échoué dans notre observation II : « dans la période d'hyperplasie, une médication énergique réussit à sauver le muscle ; mais, plus tard, lorsque la fibre striée a disparu, les désordres sont indélébiles ».

Nous avons tenu à rapporter ces observations, tant à cause des difficultés de diagnostics auxquelles ces lésions peuvent donner lieu, qu'à cause de l'insuccès du traitement qui, lorsqu'il y a gêne réelle, peut conduire à une intervention chirurgicale.

Lésions complexes des cinq nerfs de la face et du ganglion sympathique cervical supérieur. Perte de la vue et de l'ouïe du côté droit par balle de fusil.

Dr Houssay.

Le soldat R. L..., du 4e régiment d'infanterie, a été blessé, le 13 juillet 1915, par balle de fusil, à la Haute-Chevauchée. La balle est entrée exactement au niveau du bord inférieur de l'orbite droite, presque au point sous-orbitaire. Elle est sortie, par extraction, dans la région retro-auriculaire droite.

L'examen du blessé montre que la balle a offensé :

1° Par voisinage *l'œil droit*, entraînant la rupture de la choroïde, la formation d'un foyer de chario-rétinite au niveau de la macula. Il s'agit là de lésions incurables.

2° La branche inférieure du *trijumeau.*

3° La branche inférieure du *nerf facial droit* (paralysie du territoire musculaire).

4° Le nerf *grand hypoglosse* (hemiatrophie linguale droite).

5° Le ganglion sympathique cervical supérieur (syndrome de Claude-Bernard Horner).

6° Le nerf glosso-pharyngien troubles dysphagiques, anesthésie linguale).

7° Le nerf récurrent (dysphonie).

Certaines de ces lésions peuvent s'amender ; cependant, étant donné le temps écoulé et l'inefficacité des méthodes thérapeutiques appliquées, on ne peut escompter une amélioration notable.

Habituellement, les lésions de l'hypoglosse sont définitives.

La guerre et l'étiologie du psoriasis.

Le **Dr Hallé** lit un travail sur ce sujet.

On sait très peu de chose de l'étiologie du psoriasis.

Dans ces dernières années, on avait cru trouver une relation entre cette dermatose avec les deux grandes maladies des temps actuels, la tuberculose et la syphilis ; mais rien n'est plus douteux que ces relations. Actuellement, on ne croit plus guère à l'influence du régime alimentaire dans la genèse de cette maladie et, si le régime de ces malades a quelque importance pour éviter le retour des accidents, personne ne croit qu'une nourriture quelconque soit capable d'éveiller cette dermatose tenace qui déjoue tous les pronostics et dont on ne voit guère les relations qu'avec le rhumatisme chronique déformant, du moins une des formes de cette maladie.

Cependant, les auteurs anciens n'avaient pas manqué de remarquer l'influence des traumatismes et des grandes émotions sur l'origine du psoriasis , la guerre actuelle vient de confirmer cette donnée d'une façon vraiment remarquable et, depuis quelques mois, le nombre des cas graves de psoriasis éclos aux armées est devenu tout à fait saisissant. Déjà, plusieurs confrères de l'avant ont fait cette remarque ; les dermatologistes s'en inquiètent et, dans la région, mes tournées d'inspection m'ont permis de voir déjà d'assez nombreux malades atteints de cette maladie, et de formes particulièrement graves. Parfois, ces sujets avaient eu, antérieurement à la guerre, de petites poussées de psoriasis ; d'autres en étaient indemnes et la maladie s'est développée au front et généralement pendant une période d'émotion ou de fatigue extrêmes. D'après ce que j'ai vu, c'est à la suite de bombardements incessants et durant de nombreuses journées, que l'on voit certains sujets présenter le psoriasis ou généraliser une dermatose jusque-là discrète. J'ai observé, par exemple, le fait suivant qui montre bien le choc nerveux déclanchant la maladie. Un sujet vigoureux, sain et sobre, présente sa première poussée de psoriasis à la suite des attaques de Champagne en septembre 1914. Il est évacué et guéri. La campagne d'hiver se passe au front dans un secteur peu exposé. On l'envoie à Verdun et alors se déclare après quelques semaines une poussée formidable, généralisée. mineuses que les mouvements des genoux, des poignets et des doigts sont devenus presque impossibles. Cet homme a guéri en six semaines, après le traitement classique à l'huile de cade. Plusieurs faits de ce genre me paraissent éclairer l'étiologie de certains psoriasis qui, dès lors, viennent se ranger, par leur étiologie, à côté des dermatoses que mon maître Brocq désigne du terme de névrodermite.

Le **Dr Lévy-Frankel** a été chargé du service des maladies cutanées de la Ve armée ; il confirme les conclusions de M. Hallé.

En campagne, le psoriasis s'envenime par suite du frottement, du contact de linge sale, etc.

Il semble bien que le psoriasis ne reconnaisse pas toujours la même origine ; il peut aussi guérir à la suite de l'emploi de moyens thérapeutiques variés. M. Lévy-Frankel a observé l'évolution d'un chancre spécifique chez un malade atteint de psoriasis ; ce cas de syphilis primaire fut traité par l'arseno-benzol et le psoriasis disparut rapidement.

Dr Hallé. — Parfois le succès de l'arsenic et du mercure est remarquable, mais, à côté des cas favorables, il en existe dans lesquels ces médicaments ne donnent aucun résultat.

Séance du 4 Août 1916

PRÉSIDENCE DU Dr HALLÉ

Deux cas de troubles oculaires déterminés par des corps étrangers intra-craniens très bien tolérés.

Dr Jeandelize.

Le premier homme que je vous présente a été blessé le 29 juin 1916 par shrapnell, dit-il, et est porteur d'un petit éclat métallique intra-cranien, situé immédiatement en arrière de la partie postérieure de l'orbite gauche. La porte d'entrée, de 4 millimètres de diamètre, se trouvait au niveau de l'angle externe des paupières de l'œil gauche.

Ce corps étranger est bien supporté, sans grande réaction, à part un peu d'exophtalmie, de chémosis et de rougeur oculaire. Mais il existe des symptômes oculaires définitifs et très graves de l'œil gauche. Œil droit normal.

L'œil gauche est inéclairable, sans doute par suite d'une vaste hémorragie avec décollement probable de la rétine ; il n'a aucune perception lumineuse. De plus, il existe une ophtalmoplégie complète extrinsèque et intrinsèque avec ptosis total.

L'œil est absolument immobile et incapable d'aucun mouvement. Enfin, on constate une diminution de la sensibilité dans tout le territoire de l'ophtalmique.

Il s'en suit que le corps étranger en pénétrant dans le crâne, sans doute au niveau de la fente sphénoïdale, a lésé les nerfs : oculo-moteur commun, oculo-moteur externe, pathétique et ophtalmique ; et les symptômes cliniques expliquent très bien la localisation radiographique du projectile.

— Le deuxième blessé présente deux éclats métalliques intra-craniens : l'un du volume d'une lentille, situé, dans la fosse occipitale droite, sur la partie externe du cerveau, près de la table interne ; l'autre, de la valeur d'un grain de chènevis, sur la base du crâne en arrière de l'orbite droit. L'entrée de ces projectiles s'est faite par une plaie, actuellement cicatrisée, de un centimètre et demi de longueur, située un peu à gauche du sillon naso-génien et en-dessous de la paupière inférieure.

Blessé le 21 mars 1916, par éclat d'obus, le sujet a présenté des symptômes graves : demi-coma, signe de Kernig, pouls lent et irrégulier, fièvre, liquide céphalo-rachidien purulent, ainsi que du strabisme interne de l'œil droit et de la paralysie faciale droite totale (en particulier troubles de la motilité de l'orbiculaire). Ces symptômes s'amendèrent et disparurent. La paralysie faciale céda aussi vers le 21 avril suivant, et actuellement nous constatons une paralysie de l'oculo-moteur externe droit et une anesthésie du territoire de l'ophtalmique et du maxillaire supérieur droit. L'acuité visuelle est normale des deux côtés.

Il est intéressant d'établir le trajet du projectile, qui a déterminé ces troubles. Ayant pénétré, comme nous l'avons dit, au-dessus de la paupière inférieure gauche, il a suivi une ligne oblique passant très probablement en avant du ganglion de Gasser droit (lésion de l'ophtalmique et du maxillaire supérieur), lésant l'oculo-moteur externe (vers le sommet du rocher). Les troubles momentanés du facial peuvent s'expliquer, de préférence, par une action à distance de l'un ou l'autre des deux projectiles. Quoi qu'il en soit, ce cas est intéressant en tant qu'association de lésions périphériques de l'oculo-moteur externe et du facial.

— En terminant, il y a lieu de constater une fois de

plus combien certains corps étrangers intra-craniens, même multiples, finissent par être bien tolérés, fait sur lequel MM. Vacher et Boussy ont insisté ici-même en 1915.

A propos d'un cas de névrite rétro-bulbaire.

Dr Jeandelize.

A l'occasion d'un cas banal de névrite rétro-bulbaire que j'ai l'honneur de vous présenter, qui est nettement caractérisé par la pâleur du segment temporal des papilles, un scotome central contrastant avec un champ visuel normal, une diminution considérable de l'acuité visuelle (O. D. : V. = 0,04 ; O. G. : V. = 0,1 et qui est d'origine syphilitique probable, je désire poser la question de savoir si l'absorption des gaz asphyxiants, ou autre gaz employé par les Allemands, est capable d'entraîner aussi des troubles analogues.

Je me souviens, en effet, avoir vu dans un hôpital de spécialités de la ...e armée, un cas qui me permet de soulever cette hypothèse. Il s'agissait d'un homme qui avait été soumis à l'action des gaz asphyxiants et qui, consécutivement, sentit sa vue baisser rapidement. L'hôpital en question était en formation et je n'avais pas encore toute l'instrumentation nécessaire ; il me fut impossible d'établir l'acuité, mais ce que je puis dire c'est qu'elle était manifestement diminuée et qu'à l'examen ophtalmoscopique, je pus constater une pâleur spéciale du côté temporal des papilles. Il est bien évident qu'une enquête minutieuse aurait dû être faite auprès du médecin du corps sur la cause réelle de l'intoxication et qu'une étude approfondie aurait été nécessaire. Je n'ai pu me livrer à ces investigations, l'évacuation de ce malade ayant eu lieu suivant les besoins du service. Le souvenir que je conserve de ce cas est cependant suffisant. Or on sait que la névrite rétro-bulbaire peut être consécutive à une intoxication par l'iodoforme de vastes pansements, et que les gaz employés par nos ennemis sont souvent de la même famille que l'iode. Dans ces conditions, je me crois autorisé à soumettre simplement la question sans pouvoir actuellement la résoudre. J'ai cru bien faire en appelant l'attention sur ce sujet, dont l'importance n'échappera à personne, tout particulièrement au point de vue médico-légal.

Le Dr **Vacher** a peine à croire que l'intoxication courte par les gaz asphyxiants puisse produire une névrite. Pour entraîner une semblable lésion des doses fortes et prolongées de gaz asphyxiants lui paraissent nécessaires ; il est persuadé que le malade en question devait avoir depuis longtemps une mauvaise acuité visuelle et il insiste sur la nécessité qu'il y a, au moment de l'incorporation, de mesurer exactement l'acuité visuelle de chaque homme *œil par œil* et d'inscrire cette acuité sur le livret individuel.

Le Dr **Jeandelize** ne croit pas qu'en principe une intoxication de courte durée soit insuffisante pour faire éclore ces accidents.

Le Dr **Lévy-Frankel** fait remarquer que des malades ont été frappés de coma après avoir subi l'action des gaz asphyxiants. Ces derniers ont fait apparaître parfois des symptômes tels que le rythme respiratoire de Cheynes-Stokes et un myosis marqué et persistant, symptômes qui montrent une atteinte du système nerveux.

Le Dr **Vacher** rappelle, à propos des deux malades atteints de paralysies des nerfs de l'œil, combien il est curieux de voir des corps étrangers intra-cérébraux bien tolérés donner lieu à ces désordres fonctionnels graves, mais compatibles avec la survie.

Présentation de deux malades traités par la méthode du Dr Clovis Vincent.

Le **Dr Rieder** a appliqué cette méthode à quatre cas de pithiatisme.

Le premier malade présenté a été évacué pour rhumatismes le 20 mai 1914, il marchait complètement courbé en deux depuis une piqûre de vaccin antityphique ; il subit quatre séances de galvanisation qui amenèrent la guérison.

Le deuxième malade fut atteint de paralysie de la jambe gauche et du bras droit. Cette dernière étant une fausse paralysie radiale, il est actuellement en train de guérir.

Le **Dr Rieder** vante l'innocuité de la méthode et rend un juste hommage à M. Vincent. Il insiste sur la nécessité qu'il y a, après la galvanisation, à maintenir les progrès acquis par la gymnastique et la marche, tous ces exercices étant exécutés sous les ordres du médecin lui-même. Pour arriver à un bon résultat, il faut compter trois mois à trois mois et demi.

Dr Vacher.

Cette nouvelle méthode a remis à l'ordre du jour, en raison des incidents que vous connaissez, la question de la liberté individuelle du blessé et celle du droit qu'a le médecin d'employer un traitement douloureux pour guérir son malade. Vous connaissez mon avis et celui de la Société à cet égard, aussi je ne veux pas revenir longuement sur cette question.

Dr Rieder.

La galvanisation n'entraîne aucun danger, aussi doit-elle être appliquée si elle est jugée nécessaire. On ne demande pas à un blessé l'autorisation de réduire sa fracture et pourtant cette dernière intervention est douloureuse.

Dr Vacher.

Il semble bien qu'un soldat ne puisse pas refuser un traitement non dangereux qui lui permette de reprendre sa place au front.

Présentation de deux malades atteints d'affections cutanées des paumes des mains.

Le **Dr Hallé** montre deux malades atteints d'affections de la paume de la main.

Dans le premier cas, il s'agit d'un homme de 39 ans, atteint d'une affection bilatérale squameuse des paumes de la main, ayant une forme polycyclique, durant depuis deux ans, n'ayant jamais guéri complètement, mais subissant des alternatives d'amélioration et d'aggravation. En aucun point sous les squames on ne trouve d'ulcération dermique. Le pourtour est formé de cercles de rayons assez grands, se coupant sous des angles très largement ouverts. Il ne semble pas qu'il y ait d'infiltration dermique profonde. Autour de la zone d'extension du mal, il n'y a aucun phénomène inflammatoire.

Le diagnostic de psoriasis palmaire se fait par l'ensemble des caractères précédents et surtout par la coïncidence d'une plaque de psoriasis absolument typique au niveau du cuir chevelu, et d'un élément de psoriasis au niveau de l'oreille.

Le *second malade* est atteint de syphilide tertiaire ulcéreuse de la paume de la main droite. C'est un homme qui a eu la syphilis il y a 22 ans ; il ne s'est soigné que trois mois au début, mais, pendant sept ans, il a continué de prendre chaque année environ un litre en deux séries d'une solution d'iodure de potassium. Depuis 15 ans, il n'a plus fait aucun traitement.

En août 1915, il a présenté une fissure au niveau de la paume de la main droite qui fut guérie par le major de son régiment en trois semaines avec une médication qu'il ignore, mais l'ulcération était alors beaucoup moins profonde et étendue.

Un peu moins d'un an après, cette plaie de la paume de la main s'ouvrait à nouveau et prenait, en deux mois, l'aspect actuel.

Il s'agit d'une fissure profonde, à bords saillants de cinq centimètres de long sur un demi-centimètre de largeur, avec une infiltration dermique des bords de la plaie. Cette ulcération n'est pas douloureuse, elle ne s'accompagne ni de lymphangite du bras ni de la main ; elle gêne cependant beaucoup cet homme, qui est automobiliste, pour mettre sa machine en marche. Cette ulcération répand l'odeur fétide de la macération des épidermes épais des mains et des pieds, surtout depuis qu'elle est recouverte d'un pansement humide.

Le diagnostic de syphilis est certain et l'épreuve de Wassermann est nettement positive.

Deux piqûres de novarseno-benzol ont cicatrisé, en quinze jours, cette ulcération.

Courte note sur la radioscopie des projectiles de la région cardiaque.

Dr Lobligeois.

Les projectiles de la région cardiaque peuvent occuper quatre positions : en dehors du péricarde, dans le péricarde, dans les parois du cœur ou libres dans les cavités du cœur.

a) *En dehors du péricarde*, le projectile peut être alors dans le poumon, ce qu'on reconnaît à ce qu'il est animé de battements isochrones de ceux du cœur et que, de plus, il s'élève et s'abaisse avec les mouvements respiratoires. Quand le projectile est dans le médiastin, il peut être animé de mouvements isochrones à ceux du cœur, mais les mouvements respiratoires sont sans influence sur lui.

b) *Le projectile libre dans le péricarde* est une rareté : il m'a été donné d'en observer un : juxtaposé à l'ombre cardiaque, la balle de fusil, après quelques instants, occupait invariablement la position la plus déclive du péricarde, près de la pointe du cœur dans la station debout, et près de l'extrémité supérieure du bord gauche du cœur quand le blessé était dans le décubitus latéral gauche.

c) *Le projectile inclus dans les parois du cœur* est assez fréquemment rencontré : quelle que soit l'obliquité dans laquelle on pratique l'examen, le projectile, animé de battements isochrones des battements cardiaques, ne semble jamais « sortir » de l'ombre cardiaque. Certains de ces projectiles sont remarquablement tolérés et récemment j'en ai vu un qui, entré sous le mamelon quelque six ou sept ans auparavant, était inclus dans la paroi postérieure du ventricule *gauche* ; il faut donc admettre qu'il avait traversé de part en part le cœur sans amener d'ailleurs aucun trouble (il s'agissait d'une balle de revolver de six millimètres).

d) *Le projectile libre dans une cavité cardiaque* est une telle rareté que je n'en connais que deux exemples dans la littérature médicale spéciale, l'un de Ledoux-Lebard et l'autre de Barret ; tous deux ont paru dans le numéro 1 de l'année 1916 de la *Revue de Radiologie* et ils ont trait tous deux à des projectiles libres dans l'oreillette droite. Je viens d'en voir un cas qui m'a permis de voir le cours du sang dans le ventricule gauche : c'est à cause de ce problème de physiologie que je me permets de venir vous donner ici un bref résumé de mon observation.

Le projectile, une balle de shrapnell, était dans le ventricule gauche, près de la pointe du cœur, presque immobile à la fin de la diastole ; survenait la systole, brusque, aussitôt, la balle, en tourbillonnant, était projetée de gauche à droite, heurtait la cloison inter-ventriculaire, remontait vivement le long de celle-ci jusqu'à hauteur du point de Vaquez et Bordet où elle parvenait à la fin de la systole ; puis, dans la diastole et alors que le ventricule se remplissait de sang, la balle descendait lentement et obliquement de droite à gauche vers la pointe et y restait un temps appréciable, immobile jusqu'au moment où une nouvelle systole lui faisait brusquement reprendre sa révolution déjà décrite. Le blessé n'avait pas de tachycardie et l'on pouvait très aisément suivre le phénomène que je viens de décrire. J'ajoute que ce blessé qui, d'ailleurs n'était atteint d'aucun trouble imputable à ce projectile, a été réformé avec pension.

Il me semble inutile d'insister sur la grande supériorité de la radioscopie sur la radiographie pour l'examen des projectiles de la région cardiaque. En permettant l'examen sous toutes les incidences, elle permet de « décoler » les projectiles extra-cardiaques de l'ombre du cœur et de ne pas conclure, comme cela arrive trop fréquemment chez les radiographes non avertis, à l'inclusion cardiaque d'un projectile extra-cardiaque. D'ailleurs, *à priori*, quand on voit une image *nette* de projectile dans une aire cardiaque, on peut admettre que celui-ci est extra-cardiaque, car pour obtenir une image nette il aurait fallu, en cas d'inclusion dans le cœur, faire une radiographie instantanée que bien peu d'installations permettent encore de réaliser. Comme la radiographie cinématographique, sans être absolument impossible, n'est pas entrée encore dans la pratique courante, seule la radioscopie permet de voir les phénomènes observés dans le cas que je rapporte plus haut de balle libre dans le ventricule : il est même probable que cette balle serait passée complètement inaperçue à la radiographie ; d'où la nécessité, à mon avis, de faire précéder toute radiographie d'une radioscopie.

Séance du 18 Août 1916

PRÉSIDENCE DU Dr HALLÉ

Le **Dr Rozet** présente une petite fille atteinte d'une déformation très marquée du thorax, de nature rachitique. Il s'agit d'un thorax en entonnoir, sans gêne respiratoire marquée.

Le **Dr Rozet** présente un pilon provisoire en carton pour amputés de cuisse.

Le **Dr Lenormant** trouve l'appareil ingénieux et peu coûteux ; il pense qu'il serait bon de matelasser le point d'appui ischiatique ; le pilon provisoire aurait un grand avantage pour les blessés qui attendent une intervention secondaire.

Présentation d'un malade
atteint de complication médullaire rare
par blessure de guerre.

Dr Baudron.

Le malade que je vous présente m'a semblé mériter votre attention pour deux raisons : d'abord parce qu'il offre une complication rare de blessure de guerre, et ensuite parce que cette complication elle-même réalise une expression neuro-pathologique quelque peu inusitée.

Son histoire est la suivante :

Blessé le 22 mai devant Verdun, il est entré dans nos salles le 30 du même mois. Il était alors porteur, outre plusieurs blessures superficielles de la face et de la cuisse droite, de trois plaies pénétrantes siégeant : l'une au poignet droit, produite par un éclat d'obus entré face dorsale, au-dessous de l'apophyse styloïde du cubitus et sorti face palmaire dans l'angle supérieur de l'éminence thénar ; une autre à la racine du médius droit, par éclat d'obus entré face interne de la première phalange et sorti face dorsale, après fracture de l'article, pour aller se loger à la face palmaire de la deuxième phalange de l'index droit ; la troisième, au tiers inférieur de la face antérieure du bras droit, allant du bord interne au bord externe du biceps.

Toutes ces blessures étaient infectées et suppurantes et j'attire, dès maintenant, l'attention sur ce fait capital, qu'aucune ne se trouvait sur le trajet des troncs nerveux du membre supérieur.

L'examen radioscopique, outre qu'il apporta la confirmation de la fracture de la première phalange du médius, permit le repérage de quatre projectiles situés, l'un au bras droit, un autre au poignet, le troisième à l'index droit et le quatrième au tiers supérieur de la face interne de la cuisse droite.

Dès le lendemain 31, je pratiquai l'extraction des projectiles, à l'exclusion de celui de la cuisse, qui semblait être un éclat ancien enkysté et toléré, du reste ; je procédai au niveau de la fracture très comminutive de la racine du médius à une esquillotomie, aussi sobre que possible, et fis suivre l'enlèvement du projectile du poignet d'un drainage transversal de l'articulation. J'insiste sur cette particularité que ces diverses interventions furent pratiquées aisément, avec le minimum de délabrements possible, et complètement en dehors des zones nerveuses dangereuses. Un gantelet plâtré fenêtré réalisa ensuite l'immobilisation du poignet et du médius du 8 au 30 juin. L'évolution des plaies fut des plus favorables et leur guérison complète dès les premiers jours de juillet.

Or, quel ne fut pas mon étonnement, en enlevant l'appareil inamovible, de voir la main prendre l'attitude caractéristique de la paralysie radiale. Je crus d'abord que cette complication m'avait échappé lors de mes premiers examens ; mais, outre que cette hypothèse était peu vraisemblable étant donnés les soins assidus nécessités par les blessures multiples du sujet, aucune de ces blessures n'était de nature à donner, par son siège, l'explication de cette paralysie, à moins d'invoquer le développement d'une névrite ascendante consécutive aux lésions possibles des ramifications du nerf. Aussi, tout en faisant pratiquer des exercices de mobilisation du coude et du poignet, je me proposais bien de demander à l'électro-diagnostic l'explication du phénomène, lorsque je ne fus pas peu surpris de constater, quelques jours après, que le biceps lui-même était inerte et que l'avant-bras restait ballant sur le bras. Faute de mieux, je donnai à cette nouvelle complication la même explication qu'à la première et prononçai les mots de névrite ascendante du musculo-cutané.

Mais l'apparition d'un nouveau symptôme imprévu vint bientôt modifier complètement ma manière de voir.

Le 15 juillet, en effet, on me signale que mon blessé présentait, depuis quelques jours, une démarche difficile.

Je le fis lever sous mes yeux et constatai qu'effectivement il traînait péniblement la jambe droite, la pointe du pied déjetée en dedans, fauchant à la manière d'un hémiplégique.

Cette nouvelle complication nécessitait un nouvel examen approfondi, auquel je me livrai immédiatement et qui me permit de faire les constatations suivantes :

Le malade étant dans le décubitus dorsal, on note une déviation du pied droit en dedans par contracture du jambier antérieur. Il n'existe pas d'atrophie musculaire appréciable à la cuisse, à la jambe, ni au pied. Les réflexes plantaires, achilléen et rotulien sont nettement exagérés de ce côté. Le premier se fait en extension (Babinski), anomalie qui semble exister, du reste, également à gauche. Le trépidation épileptoïde est manifeste du côté malade, mais il n'existe pas de paralysie ni de troubles de la sensibilité (thermique, à la douleur, sens musculaire).

Au membre supérieur, les troubles sont beaucoup plus marqués. Ce qui frappe d'abord, c'est l'atrophie considérable des muscles sus et sous-épineux. Le deltoïde lui aussi est atrophié, quoique à un degré moindre, mais suffisant pour rendre l'élévation du bras impossible. Les muscles du bras et de l'avant-bras participent aussi à cette atrophie et la circonférence de ces deux segments du membre supérieur droit est inférieure de deux à trois centimètres à celle des segments homonymes du côté gauche. Enfin, la main est en pronation forcée, conséquence de la paralysie du biceps, bien que celle-ci, de même que celle du radial, semblent déjà depuis quelques jours en voie d'amélioration. Les réflexes long supinateur, fléchisseurs et biceps sont exagérés.

Enfin, le malade n'a jamais présenté ni troubles pupillaires, ni troubles sphinctériens [et il accuse seulement, depuis quelques jours, avec une inappétence rebelle, une céphalée persistante à forme vertigineuse].

Pour compléter ma documentation, je fis encore pratiquer :

1° Un électro-diagnostic, qui révéla l'intégrité de l'innervation des deux membres droits, sauf une légère diminution de l'excitation faradique au membre inférieur et des deux modes d'excitation, faradique et galvanique, au membre supérieur, mais sans réaction de dégénérescence ;

2° Un examen du liquide céphalo-rachidien, dont la formule cytologique fut trouvée normale ;

3° Un double Wassermann, avec le sang et le liquide céphalo-rachidien, qui fut nettement négatif.

Le tableau clinique se résumait donc, en fin de compte, à ceci :

1° *Au membre supérieur :* atrophie en masse, ayant succédé à une paralysie, déjà en voie de régression dans certains groupes musculaires, avec exagération réflexe et contracture secondaire des muscles fléchisseurs, sans lésion appréciable des nerfs périphériques, ni troubles sensitifs ;

2° *Au membre inférieur :* contracture spasmodique avec exagération réflexe et trépidation épileptoïde, sans paralysie, atrophie, troubles sensitifs, ni altération nerveuse.

Quelle interprétation y avait-il lieu de donner à ces symptômes quelque peu contradictoires en apparence et quelle part revenait au traumatisme dans leur genèse ?

En regardant les choses de loin, bien que la démarche fût un peu trop spasmodique, le blessé, avec son bras ballant et sa jambe traînante, donnait assez bien l'impression d'un hémiplégique ; mais, outre que le Wassermann était négatif, ni l'âge du sujet, ni l'état de ses vaisseaux et de son cœur n'autorisaient à penser à une lésion cérébrale. De plus, en l'examinant de plus près, il était facile de se convaincre que, si les phénomènes paralytiques (et ils le sont déjà moins aujourd'hui) étaient bien nets au membre supérieur, la force musculaire était presque intacte au membre inférieur et que l'impotence de ce membre était due surtout à une contracture avec signes d'excitation médullaire : contracture du jambier antérieur, trépidation épileptoïde, exagération des réflexes, en rapport avec une lésion des cordons latéraux (faisceau pyramidal, et qu'une affection cérébrale était incapable d'expliquer.

Le syndrome qui fixait en second lieu l'attention était celui que réalisaient la paralysie et l'atrophie des muscles de l'épaule et du bras, dont l'association évoquait assez bien l'idée d'une variété de type scapulo-huméral. Mais, ni le type scapulo-huméral de l'atrophie musculaire progressive d'Aran Duchenne, décrit par Vulpian, dans lequel les troubles sont symétriques et restent infiniment confinés à la racine des membres ; ni celui que revêt parfois dans sa forme adulte la myopathie atrophique progressive de Landouzy-Dejerine, qui évolue sans paralysie et avec une lenteur extrême, n'étaient de mise ici, et seule une lésion des cornes antérieures, au niveau des quatre dernières paires cervicales, origines des nerfs sus-scapulaire, circonflexe, musculo-cutané et radial, était susceptible d'expliquer cette paralysie et cette atrophie rapide, frappant d'abord en masse tout un segment du corps, pour régresser ensuite et se localiser sur certains groupes musculaires, sus-épineux, sous-épineux et deltoïde.

Nous en avons conclu qu'il s'agissait là d'une paralysie spinale aiguë de l'adulte, dont la phase initiale, confondue avec le mouvement fébrile produit par la suppuration, avait dû forcément passer inaperçue et dont la sclérose latérale secondaire descendante n'était qu'une complication, C'est le diagnostic auquel nous nous sommes arrêté après avoir pris l'avis de nos éminents confrères, MM. les docteurs Hallé et Nobero, qui voulurent bien visiter notre malade.

Quant à l'origine de cette poliomyélite, à défaut de névrite ascendante, dont l'électro-diagnostic nous démontre l'absence, nous pensons pouvoir la rapporter à une infection microbienne, qui, partie d'un des foyers de suppuration du membre supérieur, a gagné les cornes antérieures par voie lymphatique ou sanguine.

Il y a donc chez ce malade, comme je le disais en commençant : 1° une complication rare à distance d'une blessure de guerre ; 2° une localisation également rare de la poliomyélite de l'adulte ; 3° une lésion médullaire dégénérative secondaire peu fréquente en tant que complication d'une poliomyélite.

Indications de l'ostéosynthèse.

Dr Raymond Bonneau.

J'ai pratiqué, en chirurgie de guerre, vingt-deux opérations de suture osseuse avec l'appareillage de Lambotte légèrement modifié (1). Voici quelques remarques qui m'ont paru pouvoir en être tirées au point de vue des indications de cette opération.

Pour que l'ostéosynthèse soit indiquée, il faut deux conditions :

1° Que les fragments osseux aient été mis en bonne coaptation ;

2° Que l'appareillage externe soit insuffisant à maintenir cette coaptation.

Ce sont ces deux conditions que nous allons étudier successivement.

I. — Mise en bonne coaptation des fragments osseux.

L'ostéosynthèse n'est pas possible si la bonne coaptation des fragments n'a pu être obtenue.

Il importe, au préalable, de donner la signification de ce terme.

La bonne coaptation, c'est la mise en contact des fragments sur une étendue suffisante, dans un axe normal, avec un raccourcissement limité.

Précisons ces trois données :

1° La donnée du raccourcissement n'a pas une énorme importance. Le raccourcissement n'est fâcheux que quand les muscles et les tendons, devenus trop longs pour un squelette trop court, ne sont plus aptes à remplir leurs fonctions ou voient ces fonctions notablement réduites. A ce point de vue il y a des différences considérables entre le membre inférieur qui demande surtout de la solidité et le membre supérieur qui exige surtout de la mobilité. Un raccourcissement sur un fémur d'un homme de grande taille peut atteindre jusqu'à douze centimètres sans qu'il en résulte un gros préjudice ; le blessé marche en abaissant son bassin de deux à trois centimètres et en

(1) Les observations paraîtront dans le prochain numéro du *Paris-chirurgical*.

portant une chaussure surélevée de neuf à dix centimètres. S'il y a nécessité pour les parties molles de se plisser en accordéon autour du foyer de fracture, cela n'a aucun inconvénient quant aux vaisseaux et aux nerfs et si, par contre, il pouvait y avoir des inconvénients à ce que soit modifié le jeu des quadriceps et des fléchisseurs de la jambe, dans le sens du relâchement, ce relâchement se trouve ordinairement compensé par les raideurs péri-articulaires et les adhérences autour du cal. Chez un de nos blessés dont la fracture de la diaphyse fémorale s'était accompagnée de fissuration des condyles et pyarthrose du genou, il y avait même ankylose osseuse absolue du genou, si bien que la question du jeu des tendons de la cuisse ne se posait plus du tout. Même chose pour la jambe. A l'humérus, un raccourcissement de six centimètres chez un homme de belles proportions est déjà une chose sérieuse. Mais c'est à l'avant-bras, surtout à la partie inférieure de l'avant-bras, là où il y a les tendons presque sans muscles, qu'on observerait un trouble fonctionnel très appréciable avec une simple diminution de quatre centimètres.

Je répète que ces chiffres de raccourcissement maximum, que je fixerai à dix centimètres pour le membre inférieur, à cinq seulement pour le quart inférieur de la jambe, à six pour l'humérus et à trois pour le tiers inférieur de l'avant-bras sont approximatifs pour un sujet de dimensions ordinaires et varient bien de près de trois centimètres selon qu'il s'agit d'une forte taille ou d'une petite.

2° La condition d'axe est très importante. Il y a certaines fractures obliques dont les biseaux tendent toujours à faire l'angulation. Il est à craindre que cette angulation s'accentue pendant même la formation du cal et cela amènera des défauts d'équilibre dans les jeux des muscles voisins, ceux qui sont du côté de la concavité du cal étant raccourcis, les autres étirés. On peut craindre aussi la compression sur les vaisseaux et les nerfs. Cette tendance à l'angulation des fractures en biseau, je la crois beaucoup plus fréquente dans les fractures civiles, je veux dire non compliquées et c'est plutôt pour elles que la réduction opératoire avec le chloroforme, l'extension continue et même l'extension de force avec levier sont indiquées, nécessitant parfois le raccourcissement volontaire d'une des extrémités osseuses. Dans les graves fractures de guerre, je n'ai dû pratiquer cette taille de raccourcissement qu'une fois, il est vrai plus de deux mois après la blessure. Ordinairement, il y a plutôt perte d'os et la mise en bon axe est en général facile surtout si, comme c'est maintenant la règle, on met au point opératoirement le foyer de fracture en enlevant les esquilles détachées ou fichées de travers, ce qui supprime d'emblée la pseudarthrose par interposition d'esquille osseuse transversale, en libérant les fragments de muscles et d'aponévroses qui ont pu s'intercaler entre les fragments, ce qui prévient la pseudarthrose par interposition musculaire.

3° La condition d'étendue suffisante de contact entre les fragments mérite d'être précisée.

Et d'abord est-il nécessaire que les fragments soient au contact ? Cela est uniquement une question de périoste. Il a été publié de plusieurs côtés (Peraire in Paris chirurgical..., Walther in Société de chirurgie, etc...) des observations de cal formé entre deux fragments restant à distance. J'ai moi-même, dans mes notes, l'observation du soldat M... qui, après résection de la tête de l'humérus et d'une partie de la diaphyse, refit une ébauche d'extrémité supérieure osseuse lui permettant d'obtenir une sorte de néo-articulation. Mais ce ne sont là que des exceptions et bien rarement le traumatisme est assez adroit pour arracher un segment de levier osseux laissant une partie suffisante d'étui périostique et bien rarement la suppuration respecte-t-elle assez ce qui reste du périoste interfragmentaire pour que cette membrane puisse reprendre ses fonctions. Quant à penser que les périostes des fragments osseux à distance puissent proliférer au point de produire deux massifs osseux s'avançant l'un vers l'autre et s'unissant après un chemin de plusieurs centimètres, ce n'est là qu'une simple hypothèse et l'examen direct des faits ne le justifie pas. Tout ce qu'on observe dans ces pseudarthroses par manque d'os c'est que les tranches osseuses peuvent s'étaler et former battants de cloche, ainsi que j'en ai des radiographies démonstratives, mais il s'agit surtout d'épanouissement osseux latéralement, il n'y a presque pas d'avancée axiale.

Peut-on opératoirement reconnaître qu'il persiste autour de l'espace interfragmentaire des parties de périoste capables de reproduire le morceau d'os qui manque ? C'est extrêmement difficile et en somme ce sont surtout les esquilles interfragmentaires encore adhérentes aux parties molles qui viennent révéler que le tissu sur lequel elles sont fixées est bien une membrane germinative dont on peut tout attendre. Relisez les observations et documents radioscopiques des néoformations de grands cals interfragmentaires, vous verrez qu'il persistait ordinairement entre les extrémités osseuses des tâches obscures irrégulières multiples qui ne sont autres que de petites esquilles représentant des centres autour desquels commencera l'ossification.

J'insiste sur la nécessité pour l'opérateur de se rendre compte de visu de l'état des tissus interfragmentaires et à ce point de vue je rappelle encore l'utilité de l'éclairage artificiel au miroir frontal. De cette constatation appliquée sur ce qui peut rester de périoste résultera le choix entre deux thérapeutiques entièrement opposées : soit la mise à l'extension pour que le cal qui se formera lentement ait toute sa longueur soit d'emblée le rapprochement ait toute sa longueur ; soit d'emblée le rapprochemoyens appropriés, ce qui implique le raccourcissement du membre. Quand on hésite entre les deux thérapeutiques, c'est naturellement la première qui doit être employée et si elle « rate » on aura la ressource de la seconde. Voyons maintenant quel est le minimum de surface à exiger pour le contact entre les deux fragments. C'est un problème que j'ai eu plusieurs fois à résoudre, ce problème des contacts par des pointes. Il est difficile de formuler par des chiffres le minimum de contact nécessaire à la formation d'un cal. Un de mes blessés semble consolider en ce moment une fracture du tibia avec une surface de contact qui n'est pas supérieure à un centimètre carré. Bien entendu, il faut être d'autant plus exigeant pour l'étendue de la surface d'accolement, que le levier osseux fracturé a besoin de plus de force. Quand il y a moins d'un tiers de la tranche de l'os en contact, la chance d'un cal suffisant est minime. Mais je le répète encore tout est fonction du périoste voisin, car l'os ne naît pas de l'os mais du périoste interfragmentaire et du périoste des fragments. A ce sujet, je ne puis pas ne pas rappeler un fait des plus curieux dont j'ai déjà parlé ici (fractures graves du genou, page 435, observation VIII), la nécrose secondaire totale d'un fragment de diaphyse en tranche de saucisson et l'élimination du séquestre sans aucun inconvénient pour la solidité d'un membre dont la continuité osseuse se trouvait assurée à ce moment (six mois après la blessure), par un pont osseux néoformé, grâce au périoste restant. On pourra donc obtenir de bons cals avec des accolements osseux minimes, surtout si l'on a l'appoint d'une esquille latérale.

Telles sont les trois conditions d'une bonne coaptation. Si on ne les obtient pas dans la proportion que nous venons d'étudier, il faut travailler opératoirement jusqu'à ce qu'on les ait obtenues et si on n'y arrive pas encore, après avoir fait les travaux chirurgicaux nécessaires, il faut bien renoncer au cal correct et cela force le chirurgien à envisager trois hypothèses thérapeutiques qui sortent de notre sujet et qui sont :

L'amputation, un pis aller dont les indications doivent être de plus en plus exceptionnelles ;

La pseudarthrose, acceptée et compensée par un appareil de prothèse formant squelette externe en acier, bois, cuir, carton, etc. ;

La greffe, opération d'avenir, à l'amélioration de laquelle doivent tendre tous nos efforts (1).

II. Insuffisance de l'appareillage externe à maintenir la bonne coaptation

Le rôle de la suture à la plaque n'est pas de créer une bonne coaptation, cela c'est l'affaire de l'opération de mise au point de la fracture, mais c'est simplement de fixer la bonne coaptation lorsque les appareils externes sont incapables de cette fixation. *L'ostéosynthèse naît de l'insuffisance de contention par les appareils externes.*

Ce sont donc les conditions de cette insuffisance d'action des appareils externes que nous allons maintenant étudier. On pourrait schématiquement les ranger sous deux chefs selon que l'insuffisance d'action des appareils externes tient à une condition anatomique spéciale de la fracture à une sorte de vice redhibitoire s'appliquant à n'importe quelle variété d'appareil ou selon que l'insuffisance d'action tient à l'appareil lui-même.

Ce second chef n'est pas le moins intéressant car dans la pratique tel appareillage devenant déficient peut être parfois remplacé par tel autre qui est efficace, puis celui-ci peut lui-même après un certain temps avoir besoin d'être remplacé par un autre, voir même, chose curieuse, par le premier redevenant utile. D'autre part, le même appareil est bon entre certaines mains et mauvais dans d'autres, il y a le coefficient personnel de l'habileté, de l'habitude, de la persévérance. Nous n'allons pas passer en revue les divers procédés de contention des fractures

(1) Je signale à ce point de vue la très intéressante technique de notre confrère américain le Dr Albée.

par les moyens externes et nous dirons simplement que l'indication à la suture est en rapport inverse avec la valeur de l'équipe soignante de la formation sanitaire où se trouve le blessé. Théoriquement, ce chef d'insuffisance d'action due à l'appareil lui-même a dû disparaître après deux ans de chirurgie de guerre.

Mais il reste le chef des conditions anatomiques spéciales ne permettant pas aux meilleurs appareils d'agir. Ces conditions sont les suivantes :

Il y a d'abord les cas où des destructions musculaires laissent le groupe musculaire opposé prendre une action trop marquée et dévier en permanence un des fragments osseux ; prédominance d'action des fléchisseurs, des adducteurs, etc... On peut assez souvent y remédier par un bon plâtre.

Il y a ensuite les cas où la fracture n'a pu, par suite de raisons étrangères à fracture, être mise au point qu'un temps assez long (plusieurs mois) après la traumatisme. Dans ces conditions, l'attitude anormale acquise des parties molles, les adhérences vicieuses, les rétractions, etc., reproduiraient inévitablement la déviation si l'on n'y mettait ordre par un appareil de prothèse interne.

Considérons maintenant une fracture qui s'accompagne de destruction importante des parties molles au niveau de la région déclive du membre. Comme le squelette fracturé ne peut être soutenu qu'indirectement par l'intermédiaire des parties molles et que ces parties molles font défaut, le foyer de fracture s'effondre vers le bas, si l'on ne le fixe en rectitude par un tuteur interne.

Enfin, d'énormes destructions des téguments peuvent s'opposer à l'application des appareils externes.

Personnellement, avec le procédé de l'aluminium au contact direct des plaies, je suis arrivé à éviter à peu près complètement cette cause (1).

---

(1) Fractures de l'humérus, in *Paris-Chirurgical*, 2 juillet 1915.

Fractures du membre inférieur, in *Paris-Chirurgical*, 2 décembre 1915.

Reste une dernière indication à la plaque qui m'a paru se rencontrer très fréquemment puisqu'elle représente environ les deux tiers des indications sur mes 22 observations, c'est la pseudarthrose par manque d'os nécessitant le rapprochement au contact des fragments et corrélativement une diminution de longueur du membre qui peut être importante.

Dans ce cas, les parties molles plissées en accordéon forment de gros bourrelets hypermobiles dans lesquels jouent les fragments osseux. L'appareil externe n'a pas de prise sur des régions ainsi déformées et la plaque est indispensable.

Telles sont les réflexions qui m'ont été suggérées par les ostéosynthèses à la plaque que j'ai eu à pratiquer. L'absence de tout incident, même après des interventions effectuées à chaud ou à tiède, un ensemble de résultats satisfaisants eu égard à la gravité des cas, font de moi un partisan convaincu de cette excellente opération dont j'ai cherché à préciser devant vous les indications.

Le **Dr Lenormant** confirme l'opinion du Dr Bonneau. L'ostéosynthèse dans un foyer de fracture qui suppure lui paraît un procédé de nécessité pour corriger un déplacement marqué ; elle paraît utile quand il persiste un déplacement non corrigible par les appareils externes.

Le **Dr Bonneau** insiste sur ce qu'il ne faut employer la plaque que quand la fracture est réduite opératoirement, autrement on n'aboutit qu'à des échecs.

M. Bonneau a employé l'instrumentation de Lambotte ; il ajoute qu'il est préférable d'employer des plaques courtes qui traumatisent le périoste au minimum.

Séance du 1er Septembre 1916

Présidence du Dr Hallé

Un cas de filariose.

Le **Dr Hallé** présente un cas de filariose. Il s'agit d'un noir du Sénégal entré à l'hôpital mixte avec des ulcérations des membres inférieurs, les unes cicatrisées, les autres en train de se produire ; aucune d'elles ne paraît ni très profonde, ni très active. Le malade vient d'un hôpital où il a lui-même déjà retiré une filaire de sa jambe. Hier, à son entrée à l'hôpital, cet homme, qui ne parle pas français, a montré à la partie externe de sa jambe gauche une de ses plaies atone, de la taille d'une pièce de 20 sous, suppurant à peine et au centre de laquelle, j'ai pensé qu'il y avait peut-être une filaire. En fouillant dans le centre de cette petite plaie, j'ai cru voir un menu filament résistant que j'ai pu tirer légèrement avec une pince. Après quelques minutes d'une lente traction, j'étais sûr qu'il s'agissait bien d'une filaire ; j'ai employé la méthode classique d'extraction et je suis heureux de vous montrer le ver enroulé sur cette baguette.

L'extraction commencée vers midi n'a pu être continué jusqu'à l'extirpation complète. Vers le soir le malade faisant un mouvement a brisé le parasite. Le Dr Hallé montre sous le microscope de nombreuses larves de filaires obtenues par le grattage de la plaie cinq jours après que la filaire avait été extraite incomplètement. Il fait ressortir l'intérêt qu'il y a d'examiner au microscope le frottis de certaines plaies de jambe soupçonnées de filariose.

Bien que la filaire n'ait pas été retirée en totalité, au

bout de trois semaines, la plaie était tout à fait cicatrisée. Une seconde filaire longue seulement de 40 centimètres a été extraite depuis chez le même malade qui, guéri aujourd'hui, est retourné à son dépôt.

Paralysie diphtérique et pithiatisme.

Dr Hallé.

Il s'agit d'un malade évacué des armées à peine convalescent d'une grave diphtérie, ayant débuté le 19 avril, qui avait failli l'emporter. Il fut reçu à l'hôpital de Montrichard le 24 mai. La fatigue du voyage, jointe à une intoxication diphtérique dont la gravité n'avait peut-être pas été assez remarquée, fit qu'il arriva à peu près mourant. D'une pâleur livide, froid, le pouls imperceptible, les deux jambes inertes, œdémateuses, le cœur avec des battements insaisissables, les pupilles dilatées au maximum. Pendant deux jours, le malade faillit mourir ; je le vis le surlendemain de son arrivée à Montrichard et pus constater et approuver tous les efforts faits par notre confrère et les religieuses, pour ranimer le malade et relever son état général.

Toutefois, dès ce premier examen, un fait m'avait frappé, c'était l'impotence fonctionnelle complète des deux membres inférieurs ayant gros œdèmes, sans albuminurie. Ces symptômes pouvaient cadrer avec un pseudo-tabes diphtérique, avec un de ces œdèmes paralytiques et infectieux comme on en voit dans certaines grandes infections ; mais généralement la paralysie n'est pas aussi absolue. Elle était alors totale et flasque.

Après une semaine pendant laquelle l'état du malade fut très alarmant, on vit le malade reprendre des forces, tous les symptômes s'amendèrent, l'intoxication diphtérique céda petit à petit et quand je revis le malade quinze jours après, on pouvait le considérer comme sauvé. Toutefois, il continuait de présenter une forme de paraplégie qui ne semblait pouvoir cadrer avec aucun type de paralysie connue.

A la paralysie flasque des jambes avait succédé une contracture des deux membres inférieurs avec impossibilité de fléchir les genoux et de faire aucun mouvement des articulations de la hanche ; toute la partie inférieure du corps se trouvait donc immobilisée alors que la colonne vertébrale et les membres supérieurs avaient gardé tous leurs mouvements. Voulait-on lever le malade, il était impossible de le faire tenir debout malgré cette contracture et une attitude convenable des pieds ; il chavirait aussitôt. Voyant que j'avais affaire à un cas complexe, je fis évacuer, le 5 août, le malade sur l'hôpital mixte d'Orléans pour tenter de fixer ce diagnostic encore hésitant.

Comme vous le voyez, cet homme a maintenant repris bonne mine, il n'est plus question d'intoxication diphtérique ; il se tient debout maintenant, avec deux cannes qu'il ne veut lâcher à aucun prix ; mais il marche les deux jambes absolument raides, sans faire aucun mouvement des genoux, ni des cous-de-pied, ni des hanches, ce qui donne à sa démarche une physionomie bien spéciale.

Cependant, quand on l'examine, on voit qu'il a repris du muscle, que la sensibilité est intacte dans tous ses modes, qu'il n'a aucun symptôme pouvant faire penser à une polynévrite. L'examen électrique dû à M. Pérol, vient encore le confirmer. Il n'a aucune trépidation épileptoïde, le réflexe plantaire de Babinski est dans le sens normal, les réflexes partout normaux. Au lit, étendu, on arrive à fléchir les jambes et les cuisses, mais dès qu'on veut le mettre debout, la contracture réapparaît et il est impossible de faire faire aucune flexion des articulations.

En vain nous avons essayé de lui démontrer qu'il n'était pas plus difficile de fléchir les genoux debout que couché. Il est impossible d'obtenir que la contracture cesse quand le malade est debout.

Il résulte de tous ces faits qu'il ne peut s'agir que d'une contracture d'ordre psychique, survenue au cours de la diphtérie, peut-être à l'occasion des efforts tentés par le malade au moment où il présentait des symptômes de pseudo-tabes diphtérique, contracture devenue dès lors permanente et que le malade, cependant très désireux de guérir, ne peut plus arriver à faire céder dès qu'il cherche à se tenir sur ses jambes.

Il y avait là un diagnostic intéressant à faire avec un pseudo-tabes et paralysie diphtérique. C'est pourquoi nous avons tenu à vous montrer ce malade qui n'a que des contractures de nature névropathique.

Déjà, à certains petits symptômes, nous croyons qu'il sera possible de venir à bout de ces contractures. Nous avons la confiance du malade et c'est un point capital pour obtenir la guérison.

Anastomose hypoglosso faciale pour paralysie faciale périphérique.

Dr Laffite-Dupont.

L..., chute de cheval en février 1914.

Otite moyenne suppurée consécutive opérée à Vendôme le 31 mars 1914, puis le 1er juin 1915. Paralysie faciale consécutive à l'opération du 31 mars 1914.

Entré dans le service central d'Orléans le 8 septembre 1915. Cicatrisation incomplète, fistule, persistance de la suppuration articulaire, paralysie faciale présentant tous les signes de section du tronc. Cure radicale et suture hypoglosso-faciale le 23 septembre 1915. Hémiatrophie linguale consécutive.

Les mouvements ont commencé durant la convalescence. Rentré le 22 juillet 1916, on constate : Tonicité des muscles de l'hémi-face gauche récupérée partiellement. Disparition de l'épiphora. L'atrophie linguale du côté opéré a presque complètement disparu.

Examen électrique (Dr Pérol) : Inexcitabilité faradique du nerf et des muscles ; Inexcitabilité galvanique du nerf ; Hypoexcitabilité galvanique des muscles ; Inversion de la formule ; Secousses encore traînantes, quoique moins lentes qu'aux examens antérieurs.

C'est le deuxième cas que j'opère avec succès. Le premier cas concernait une jeune fille qui présenta de la nécrose d'origine bacillaire du temporal ayant nécessité une large escrete des oreilles moyenne et interne au courant de laquelle le facial avait forcément été sectionné.

Epidémie de stomatite et de glossite observée chez des prisonniers du camp des Groues.

Dr Hallé.

Grâce à l'obligeance de nos confrères, nous avons pu observer une curieuse épidémie survenue chez des Autrichiens internés au camp des Groues, près d'Orléans.

Les sujets qui en ont été atteints sont tous des Autrichiens venus en France après avoir été entraîné dans la retraite de l'armée serbe, séjourné à Corfou, puis en Sicile, enfin arrivés de Marseille à Orléans. Ces hommes, dont aucun n'est de langue allemande, mais parlent les idiomes du sud de l'Autriche, ont, paraît-il, souffert beaucoup, surtout pendant la retraite. Beaucoup de leurs camarades sont morts de maladies et de privations. A leur arrivée à Orléans, ils étaient encore dans un état de santé très médiocre. Mais depuis un mois, ils sont complètement remis et se félicitent d'avoir échappé à tant de dangers.

Il y a un mois environ, notre confrère le Dr X..., commença à voir venir à sa visite quotidienne du camp des Groues, des Autrichiens qui se plaignaient de la langue et de la bouche. Ces cas se multiplièrent bientôt beaucoup et on peut, de l'enquête que nous avons faite, établir que sur 200 prisonniers la moitié au moins a présenté l'affection que nous allons décrire pour avoir observé la maladie à tous ses stades et sur près d'une centaine de sujets.

L'affection est caractérisée par une stomatite qui devient très rapidement une glossite. Dans une seconde phase, qui peut manquer, la maladie se présente sous la forme d'une leucoplasie buccale transitoire. Cette affection contagieuse et épidémique ne semble répondre à aucun type morbide décrit dans les classiques, ce qui nous engage à en donner une description détaillée.

Voici comment évolue la maladie. Dans les premiers jours, le malade accuse une certaine gêne dans la bouche ; les aliments, quels qu'ils soient, le gênent, le piquent ou le brûlent ; il ressent un malaise général, de la fatigue, une légère fièvre qui ne force pas à s'aliter. L'appétit est diminué.

Si on observe la bouche à ce moment, on constate une légère angine érythémateuse qui prend beaucoup plus les piliers que les amygdales, le voile membraneux que le pharynx ; pas de réaction ganglionnaire, aucun exsudat. Souvent, ce sont des plaques d'un rouge éclatant sur le voile du palais avec intervalle de muqueuse saine. Ces plaques, au nombre de quatre ou cinq parfois seulement, ne s'étendent pas au delà du voile membraneux ; mais, parfois, elles ne se limitent pas à cette région, et on en trouve sur la muqueuse de la face interne des joues, au fond de la bouche, en arrière du canal de Stenon dont l'orifice reste normal. A ce moment, la langue est un peu sale, blanche et le malade a peu d'appétit. Ni diarrhée, ni fièvre marquée.

Trois ou quatre jours après, la langue se dépouille d'une façon uniforme, non pas par plaques comme dans la scarlatine, mais en desquamant en masse, très rapidement. C'est alors qu'on peut se rendre compte qu'il existe une véritable inflammation de la langue, une glossite d'un type bien défini.

La langue est rouge, d'un rouge intense, avec hypertrophie de toutes les saillies normales des petites papilles linguales qui sont turgescentes. C'est donc le contraire d'une langue lisse et vernissée. A cette phase les aliments salés, les pommes de terre, le vinaigre, les épices sont difficilement tolérés ; le malade prend son repas avec gêne, mais arrive cependant à s'alimenter.

Cet état de glossite qui ne s'accompagne ni d'œdème de la langue, ni d'augmentation de volume de l'organe, dure un temps très variable suivant la gravité du cas, une semaine dans les cas légers, de quinze jours à un mois au moins dans les formes plus rebelles. Généralement, quand la maladie est arrivée à cette phase les phénomènes d'angine disparaissent assez rapidement ou bien ont déjà disparus. Ils ne reparaîtront plus. Mais la maladie ne semble pas, dans un tiers des cas environ, s'arrêter à la langue et continue d'évoluer sur la muqueuse buccale. Au niveau des commissures labiales et souvent aussi sur les lèvres, à la face interne des joues, en arrière des commissures des lèvres, on observe alors une bande ou bien une plaque rougeâtre analogue à celles observées sur le voile membraneux, et pouvant atteindre le siège habituel des plaques blanches des fumeurs. Aux lèvres, on ne peut mieux comparer les lésions qu'à celles de la perlèche des écoliers ; même siège, même aspect. Ces localisations antérieures du mal sont de durée très variable, 15 ou 20 jours en moyenne, parfois moins. Puis tout peut rentrer dans l'ordre, la langue reprend son aspect normal ; les petites ulcérations croûteuses des lèvres guérissent et la maladie est terminée.

Telle est la description d'un cas d'intensité moyenne. Mais dans un nombre de cas notables, un tiers au moins à cette première phase de la maladie, en succède une autre, qu'on peut appeler : phase de réparation ou de leucoplasie qui n'est pas la moins curieuse.

Les parties atteintes des joues, des lèvres et la langue, perdent leur coloration rougeâtre, mais sans que toute inflammation disparaisse. On voit les parties malades changer de couleur et prendre l'aspect typique de la leucoplasie buccale. Il n'y a aucun doute sur la transformation que subit l'épithélium et la réaction qui se produit au niveau de la cenche de Malpighi et qui aboutit à cet état leucoplasique. Sur la langue, cette leucoplasie n'est pas habituellement généralisée, ni uniforme, elle se fait par bandes, avec un épaississement variable. Suivant les points et beaucoup de ces langues ont alors l'aspect de langues atteintes de syphilis tertiaire, sans en avoir ni l'infiltration, ni la dureté.

Cette leucoplasie a cependant comme caractère d'être essentiellement transitoire. Les malade peu atteints font parfois une très mince épidermisation leucoplasique qui dure une semaine ou deux. Mais, dans la majorité des cas, l'affection se prolonge et dure à cette phase trois semaines et même un ou deux mois. Puis tout rentre dans l'ordre et on peut dire que l'affection est guérie. Le malade n'a plus la gêne de la langue et de la muqueuse buccale qu'il ressent dans la première période, dès que cette leucoplasie momentanée est en voie de régression.

Cependant on peut observer des rechutes et des récidives. Plusieurs malades encore atteints ont vu au bout de 15 ou 20 jours leur maladie reprendre une phase aiguë, présenter une nouvelle poussée pharyngée, ou une nouvelle atteinte de glossite avec saillie des papilles. Quelques sujets qui paraissaient presque guéris complètement ont vu la maladie récidiver et la récidive avoir une durée et une inténsité égale à la première atteinte. Tous les malades sont actuellement guéris et on ne voit plus de nouveau cas. Depuis plusieurs semaines aucun malade ne vient plus montrer sa bouche et réclamer des soins.

Si nous cherchons à quelle affection de la bouche nous avons affaire, nous croyons qu'elle ne répond à aucun type classique bien défini et nous croyons être en présence d'une affection contagieuse et épidémique dont nous n'avons pas trouvé la description. Il ne s'agit évidemment ni de plaques muqueuses, ni de stomatite aphteuse, ni de stomatite mercurielle, ni de stomatite ulcéro-membraneuse, ni d'angine de Vincent. L'enquête a montré que ces prisonniers n'étaient pas en période secondaire de la syphilis. Nous éliminons les autres affections citées, qui sont des maladies exsudatives alors que l'affection qui nous occupe n'en est pas une, mais a le caractère inflammatoire, sans ulcération ni fausse membrane. Nous avons recherché si dans l'alimentation de ces prisonniers il ne pouvait pas y avoir une cause prédisposante ou occasionnelle de cette affection. Nous n'avons rien trouvé d'anormal à signaler. Les Autrichiens étaient dans un état très précaire en arrivant à Orléans ; c'est, deux mois après, quand ils furent remis de leurs fatigues qu'ils contractèrent cette maladie. Ils n'eurent aucune affection cutanée concomitante et leur régime alimentaire qui était celui de leurs camarades allemands cantonnés avec eux ne peut être imputé. Le tabac paraît totalement étranger à la maladie. Beaucoup de ces Autrichiens n'étaient pas fumeurs.

Nous ferons observer que le caractère contagieux de la maladie paraît résulter de la marche même de l'épidémie. L'enquête a montré que deux sujets étaient déjà malades en arrivant à Orléans ; ils racontent qu'ils commencèrent à souffrir de la bouche étant en Sicile où ils furent internés venant de Serbie. C'est quinze jours après l'arrivée à Orléans que les premiers cas se montrèrent d'abord assez légers, puis c'est deux mois après que l'épidémie atteignit près de la moitié de l'effectif ; enfin on assiste dans le courant de septembre, trois mois après le début, à la fin de l'épidémie qui s'éteint graduellement.

Ajoutons que la contagion ne semble pas se produire très facilement. Dans le même camp, sont internés également des prisonniers allemands. Ces hommes ont la même nourriture de même qualité. Or, aucun Allemand n'a été atteint. Il est vrai de dire que seul le régime alimentaire et la cuisine sont communs aux deux détachements ; mais Autrichiens et Allemands sont complètement séparés et ne communiquent pas.

Ajoutons que si l'affection est contagieuse, nous n'avons pu retrouver le mode de contage, chaque soldat ayant cuillère et fourchette individuelle.

Nous n'avons pu faire aucune recherche bactériologique ou histologique sur cette affection assez curieuse. Nous le regrettons, mais l'absence d'exsudat nous a fait hésiter à entreprendre des recherches qui dans les circonstances actuelles étaient bien difficiles à mener à bien. Signalons cependant le fait anatomo-pathologique assez curieux, croyons-nous, d'une leucoplasie transitoire. Assurément le fait existe, on sait que les cellules de la muqueuse buccale peuvent, sous certaines influences, se charger d'éléidine au point d'amener ce que nous désignons par état leucoplasique. Mais généralement, il s'agit de lésions qui persistent, ont une extrême tendance à durer et résistent au traitement. Il est vrai que les maladies qui donnent les leucoplasies ont agi en quelque sorte de l'intérieur vers la muqueuse comme la syphilis et qu'ici au contraire, il semble que l'affection atteigne la muqueuse par sa face externe.

Le traitement ne paraît pas avoir grande influence sur la marche et la durée de cette glossite. Au début, on faisait laver la bouche des malades avec des gargarismes variés, sans amélioration, ni soulagement, ce qui a paru calmer le mieux les brûlures de la langue ce furent les bains de bouche avec une solution alcaline assez forte d'eau carbonatée chaude. Disons cependant que le milieu buccal des malades avait une réaction normale au papier de tournesol et que l'alcalinité de ce gargarisme n'est peut-être pour rien dans les améliorations que nous avons cru obtenir par ces bains de bouche. Peut-être, simplement, l'épidémie était-elle à son déclin.

Séance du 15 Septembre 1916

Présidence du Dr HALLÉ

Supériorité de l'opération de Ricard sur les autres opérations ostéoplastiques de jambe

Dr Toupet.

L'opération de Ricard est la désarticulation inter-tibio-calcanienne, autrement dit, elle ne laisse du squelette du pied que le calcanéum qui est réarticulé dans la mortaise tibio-péronière. C'est une opération parfaite qui permet la marche directe sur le moignon sans appareil spécial et ne nécessite pas plus de peau plantaire que la sous-astragalienne, le Pasquier-Lefort ou le Jean-Louis Faure.

Inconvénients des autres ostéoplastiques

1° Pigoroff. — Le blessé marche sur le sommet du talon qui est un point d'appui déplorable.

2° Pasquier-Lefort, Jean-Louis Faure. — Le point d'appui est normal, mais la technique est plus complexe et on supprime la mortaise tibio-péronière, ce qui est un inconvénient grave pour la solidité du moignon.

Inconvénients des autres désarticulations partielles

1° Chopart. — Le renversement en équerre est d'une fréquence extrême, nous avons dû réopérer les 3 blessés porteurs de cette désarticulation qui nous sont passés entre les mains. Chez tous, nous avons pratiqué un Ricard avec un résultat parfait.

Autre inconvénient, le Chopart nécessite jusque sur la partie interne de la tête de l'astragale, l'incision passe à 1 cent. du bonnet de la malléole externe.

Libérer la peau. Enlever l'astragale, s'assurer que le calcanium s'emboîte bien dans la mortaise et le subluxer en avant, ce qui a l'avantage de raccourcir le bras de levier du tendon d'Achille. Si ce dernier oppose la moindre résistance, le sectionner, suturer en enlevant l'excès de peau et les ulcérations qui sont presque constantes.

2° En cas de traumatisme du pied

Inciser en gardant *toute la peau saine* ; on se préoccupera seulement, après, de retailler le lambeau.

Débarrasser de l'avant-pied par un Chopart.

Enlever l'astragale.

Essayer d'encastrer le calcanium dans la mortaise et s'occuper du lambeau. Si la peau est insuffisante, rogner le calcanium, d'abord le bec, puis la face supérieure jusqu'à ce qu'on puisse réunir. On peut ne garder que 2 centimètres de hauteur de calcanium, le résultat sera meilleur que celui du Pirogoff et ne demandera pas plus de peau.

Nous avons pratiqué 4 fois l'opération de Ricard sur 3 malades, il s'agisait de 3 Choparts avec renversement accentué rendant la marche impossible. Dans un cas, il y avait d'un côté un Chopart en équinisme ; de l'autre un Lisfranc en varus équin. L'opération a donné, dans tous les cas, un résultat parfait. Le blessé chez qui nous avons pratiqué un double Ricard notamment, martrès bien avec 2 cannes.

Un très grand lambeau.

2° *Sous-astragalienne.*

Le blessé marche sur la face inférieure de l'astragale qui se trouve recouverte en partie par la peau de la face interne du pied. Ce sont là des conditions déplorables. Cette opération doit être réservée aux cas où le calcanium n'est pas utilisable.

Avantages du Ricard.

Le blessé marche sur ses appuis normaux et la peau

a conservé avec la face inférieure du calcanium ses connexions normales.

La mortaise tibio-péronière maintient solidement le calcanium et l'empêche de verser. En enlevant des tranches de la face supérieure et du bec calcanium, on accommode l'opération à la quantité de peau disponible, ce qui est un avantage capital. L'opération est extrêmement facile. Une simple chaussure dont le bout est rembourré permet au blessé de marcher ; le raccourcissement n'est que de 3 centimètres environ.

TECHNIQUE

1° *En cas de rectification de Chopart.*

Inciser horizontalement depuis le bord externe du tendon d'Achille.

Sarcomes multiples et superficiels des extrémités

Drs Moréro et **Teissière.**

Le malade que nous présentons est un Arabe originaire de Tunisie, qui a été évavué du front pour de nombreuses petites tumeurs des pieds et des mains. Elles ont un aspect variable suivant leur degré d'évolution.

A la phase initiale, elles se montrent sous forme de nodosités intradermiques de la dimension d'un grain de mil à une lentille glissant avec la peau sur les plans profonds ; elles sont dures au toucher et toujours indolores.

Quand la tumeur augmente, la peau se tend sur elle, s'amincit et la nodosité apparaît alors avec une teinte brune ou ardoisée.

Elles sont localisées uniquement aux pieds et aux mains où on les trouve de préférence sur le dos et les faces latérales des doigts et des orteils. Jusqu'à présent, les faces palmaire et plantaire ont été épargnées, mais elles sont le siège d'une hyperhydrose marquée.

Ces tumeurs, au dire du malade, restent à ce stade cinq à six mois en moyenne, puis la peau s'ulcère à leur sommet, un bourgeonnement apparaît débordant bientôt l'épiderme, si bien qu'à un stade avancé l'aspect est celui d'une masse bourgeonnante supportée par un pédicule.

Cette masse peut atteindre deux à trois centimètres de diamètre ; sa surface irrégulière, mamelonnée est recouverte d'un mince enduit purulent. Si on enlève cet enduit, la tumeur est rougeâtre, saigne facilement et laisse écouler, d'une manière continue et assez abondante, une sérosité claire, un peu fétide, qui est peut-être de la lymphe.

Quand on recline la tumeur, on voit un pédicule très court et étroit constitué par un repli de la peau comme le montre la coupe macroscopique.

Sur les membres où la tumeurs sont intradermiques, les ganglions ne sont pas hypertrophiés ; ils sont un peu augmentés de volume sur les deux membres où les tumeurs sont végétantes. Cette légère réaction ganglionnaire doit être rattachée à l'infection secondaire. Jamais le malade n'a eu de poussée de lymphangite.

Au niveau du médius droit où siège une tumeur végétante, il existe un peu de périostie.

Cette affection a débuté il y a six ans, à l'âge de dix-huit ans, par un petit nodule à la face dorsale du pied gauche, puis les tumeurs se sont bientôt multipliées sur les deux pieds. Ce n'est que depuis quelques mois que de nouveaux éléments sont apparus sur les mains.

Ces tumeurs ne guérissent pas spontanément, elles augmentent sans cesse, mais lentement. Celles qui ont été excisées n'ont jamais récidivé sur place et la cicatrisation a été rapide.

Les cicatrices sont peu visibles ; elles sont unies, souples, un peu plus ou un peu moins pigmentées que la peau saine. Sur le pied gauche on en compte cinq dont une plus distante au niveau de la cheville.

Notre malade dit que dans son enfance il était souvent souffrant et actuellement il est légèrement anémié, fatigué et se nourrit peu.

Il est le seul de sa famille à être atteint de cette affection, mais il se rappelle avoir vu des cas semblables dans son pays.

Cliniquement cette tumeur bourgeonnante, pédiculisée, localisée aux extrémités, à évolution bénigne, simule la botryomycose ; mais le bourgeon botryomycosique est plus mou, de teinte vineuse, le pédicule est formé par la tumeur et séparé du tégument par un mince sillon. Ce sont des éléments de diagnostic sur lesquels le Dr Rubens-Duval, qui a vu et décrit plusieurs cas de botryomycose, a bien voulu attirer notre attention.

Histologiquement, la tumeur est un sarcome fasciculé à cellules fusiformes. Il est à remarquer que le sarcome de la peau que l'on a décrit jusqu'à présent en Europe ne ressemble pas cliniquement à notre tumeur ; il s'agit peut être d'un type de sarcome de la peau particulier aux Arabes dont le professeur Brault, à Alger, a déjà décrit des cas.

Sur un cas d'épithélioma du plancher de la bouche ; indications thérapeutiques.

Dr Rubens-Duval.

Les épithéliomas du plancher de la bouche sont particulièrement difficiles à traiter, ausi nous a-t-il paru intéressant, à propos d'un cas de cette affection, d'étudier quelle conduite doit être tenue dans ce cas particulier.

Le malade que voici est atteint d'un épithélioma du plancher de la bouche adjacent à la partie antérieure du bord latéral droit de la langue. Le néoplasme adhère à la langue qui a cependant conservé toute sa mobilité. Il n'y a pas de ganglions cliniquement appréciables. L'état général est aussi satisfaisant que possible.

Du fait du bon état général et de l'absence d'adénopathies, on serait tenté de conclure qu'il faut s'empresser d'intervenir chirurgicalement. L'intervention chirurgicale comporterait une mutilation bien pénible à faire accepter à un malade qui jouit, actuellement, de tous les mouvements de sa langue. Cette mutilation, on ne peut même pas la proposer avec de grandes chances de guérison. Les cancers du plancher de la bouche donnent, en effet, une mortalité opératoire élevée, car les infections du plancher de la bouche sont redoutables et difficiles à éviter. La récidive est d'autre part fréquente et serait d'autant plus à redouter, dans le cas présent, qu'il s'agit d'un épithélioma relativement mou, très vraisemblablement d'un épithélioma baso cellulaire (et il y aura lieu, avant d'entreprendre tout traitement, de vérifier, par l'examen d'une biopsie, le type histologique de ce cancer). Or ces épithéliomas, cliniquement mous, histologiquement à cellules peu différenciées, embryonnaires et qui n'aboutissent pas à la formation de globes épidermiques cornés, sont surtout ceux qui diffusent et récidivent après intervention chirurgicale. Malgré l'absence d'adénopathies, les dimensions modérées de la tumeur, le bon état général, il s'agit donc ici d'un mauvais cas pour le chirurgien.

L'emploi de la diathermie permettrait de conserver la majeure partie de la langue mais exposerait aux mêmes accidents d'infection du plancher de la bouche, et aux mêmes risques de récidive. En outre, la diathermie ne s'adresse qu'à la tumeur elle-même et il serait imprudent, bien que cliniquement il n'y ait pas d'adénopathies, de négliger de vérifier l'état des ganglions.

Les rayons X seraient d'un emploi bien difficile. On pourrait bien combiner les applications par voie buccale aux applications par voie externe à travers les téguments et toute l'épaisseur du plancher de la bouche, mais les applications par voie buccale seraient très difficiles à réaliser, détermineraient sans doute une radiodermite des muqueuses buccale et linguale et devraient être interrompues avant d'avoir fait notablement rétrocéder la tumeur. Les applications par voie externe seraient par contre bien tolérées mais peu efficaces. Difficile d'application, la radiothérapie aboutirait à peu près fatalement à un échec.

Les sels de quinine, le cuivre, le sélénium, la chélidonine, etc., peuvent avoir leurs indications comme adjuvants thérapeutiques mais on ne saurait, actuellement, leur demander plus.

Par élimination on arrive donc à se demander si dans le cas de ce malade le mieux ne serait pas de recourir à la radiumthérapie. On y est immédiatement incité lorsque l'on sait que les tumeurs molles, les tumeurs à évolution rapide, sont parmi les plus sensibles à l'action du radium.

Actuellement, seule la méthode du rayonnement ultra-pénétrant de Dominici est à employer. En effet, l'utilisation du rayonnement global du radium présente plus d'inconvénients que d'avantages et est à rejeter. Mais pour mettre en œuvre la méthode du rayonnement ultra-pénétrant de Dominici, il y a plusieurs procédés.

Le procédé le plus simple consiste à employer un dispositif radifère fixé à l'extrémité d'un petit manche. Le petit volume des appareils radifères permet de réaliser très aisément un tel dispositif. Grâce au manche dont il est muni, le malade peut le placer lui-même dans la cavité buccale, l'y maintenir exactement appliqué au contact de la tumeur, le retirer et le remettre en place toutes les fois que la salivation le nécessite, et faire ainsi sans fatigue des applications de plusieurs heures de durée, susceptibles d'être renouvelées suivant les prescriptions du médecin.

Par sa simplicité et la facilité de son application, ce procédé est très séduisant. Il est malheureusement à rejeter en raison de la mauvaise utilisation du rayonnement du radium et des inconvénients qui en résultent. En effet, le dispositif appliqué à la surface de la tumeur irradie non seulement cette tumeur mais encore la langue et les parties saines adjacentes. Une radiumdermite ne pourra être évitée. En elle-même elle sera peu grave car les radiumdermites déterminées par le rayonnement ultra-pénétrant guérissent bien. Mais elle sera un obstacle à la continuation du traitement qui perd toute valeur du fait de son interruption avant achèvement.

La meilleure utilisation du rayonnement ultra-pénétrant du radium consiste, suivant la technique de Dominici, en l'introduction d'un tuble radifère à parois métalliques dans l'épaisseur même de la tumeur. Ainsi le tube radifère étant inclus dans la tumeur, celle-ci est irradiée par la totalité du rayonnement qu'il émet. La majeure partie de ce rayonnement est absorbée par le cancer et la faible portion du rayonnement qui, après avoir traversé le tissu néoplasique, irradie les parties saines voisines, n'est constituée que par les rayons les plus pénétrants, c'est-à-dire par les moins nocifs. Les risques de radiumdermite sont donc réduits au minimum. Si une radiumdermite survient, son apparition est postérieure à l'application de radium, qui a été faite telle qu'il avait été décidé de l'effectuer, et dont la radiumdermite ultérieure n'a pu diminuer la durée. De plus, cette radiumdermite des tissus sains (peu sensibles à l'action du radium) et déterminée par une faible portion et la moins irritante du rayonnement émis par le tube radifère est tout à fait insignifiante par rapport à l'action considérable exercée sur les éléments sensibles de la tumeur par la totalité du rayonnement de l'appareil. Dans le cas présent, on peut espérer un résultat d'autant plus favorable qu'il s'agit vraisemblablement d'une variété d'épithéliome très sensible à l'action du radium.

La durée de l'application varie suivant la quantité du radium employée. Elle est de 24 heures, 48 heures ou même davantage. Seule l'introduction chirurgicale permet une application d'une aussi longue durée.

Pour introduire le radium dans la tumeur il est deux voies possibles. La voie buccale présente l'avantage de la simplicité. Il suffit, par une ponction, de planter le tube radifère dans la tumeur. Ce tube radifère est pourvu d'un anneau et d'un fil sur lequel il suffit de tirer pour enlever l'appareil lorsque le temps de l'application est terminé. Mais, si minime que soit la ponction, on risque, avec le tube radifère, d'introduire les microbes de la cavité buccale dans la profondeur ; mais le fil auquel le tube radifère est attaché sera tiraillé par les mouvements de la langue, des lèvres et le tube risque d'être rejeté par le malade d'autant plus que sa bonne fixation n'est pas très assurée ; mais enfin ce traitement néglige absolument les ganglions. Aussi, pour ces trois raisons, l'introduction par voie buccale est à rejeter.

Le procédé de choix est l'introduction par voie cervicale. Avant d'aborder la tumeur, on explore nécessairement les ganglions. Si, contrairement à ce que l'examen clinique nous permet d'espérer, les ganglions sont envahis ou suspects, le chirurgien peut les enlever et mettre dans la loge qu'ils occupaient un tube radifère, Puis la tumeur est abordée par sa face profonde et un tube radifère peut y être introduit avec la plus grande précision et bien fixé. Comme le chirurgien a soin de ne pas ouvrir la cavité buccale, il n'y a pas de risques d'infection de la plaie opératoire par les microbes de la bouche. La plaie cervicale est fermée par des points de suture entre lesquels passent les fils du ou des tubes radifères employés. Ceux-ci mis très exactement en place au cours de l'intervention ne risquent pas de se déplacer ; les fils recouverts par le pansement ne peuvent être tiraillés et la durée du séjour des appareils radifères dans les tissus sera celle qui aura été décidée. La tumeur étant irradiée plus encore par sa partie profonde que par sa partie superficielle, sa régression sera nécessairement plus importante à la partie profonde qu'à la surface. Or l'examen clinique permet aisément de constater et d'apprécier les modifications de surface et d'en induire l'état des parties profondes.

L'introduction par voie cervicale de tubes radifères dans la tumeur constitue donc le traitement de choix car ce traitement comporte un minimum de risques opératoires, permet de faire de la radiumthérapie rationnelle et plus que tout autre est susceptible de donner un bon résullat.

Le **Dr Toupet** fait remarquer qu'à son sens il n'y a pas lieu de tenter une intervention chirurgicale. Pour être radicale, cette dernière ferait fatalement communiquer la cavité buccale et le tissu cellulaire cervical ; cette communication entraîne par elle-même une mortalité considérable en raison de l'infection dont elle est cause.

En ce qui concerne le pronostic, la forme à globes épidermiques paraît plus bénigne cliniquement et ne récidive habituellement pas *in situ*.

Le **Dr Rubens-Duval** est heureux de confirmer ce que dit le docteur Toupet. Les néoplasmes de la langue et de la cavité buccale à globes épidermiques cornés qui constituent les variétés les plus favorables pour le traitement chirurgical sont d'autre part celles qui rétrocèdent le plus lentement sous l'inuflence du rayonnement du radium. Inversement, les épithéliomas embryonnaires qui sont de mauvais cas pour les chirurgiens sont les meilleurs pour les radiumthérapeutes. D'une manière générale, ainsi que l'a montré Dominici, une tumeur est d'autant plus sensible au rayonnement du radium que ses éléments sont moins différenciés. Ceci est vrai également pour les tumeurs conjonctives. Les sarcomes embryonnaires sont très sensibles à l'action du radium, les fibrosarcomes avec prépondérance du tissu fibreux le sont très peu.

Le **Dr Faugoin** demande quels sont les résultats éloignés que donne le radium.

Dr Rubens-Duval. — Les résultats éloignés de la radiumthérapie des cancers sont très encourageants.

Dominici possède les observations de nombreux malades qui présentent toutes les apparences d'une guérison complète se maintenant depuis plusieurs années. Personnellement, je me suis plus particulièrement occupé avec Chéron du traitement des cancers inopérables du col de l'utérus et, avant la guerre, plusieurs malades que nous avions traitées demeuraient cliniquement indemnes de toute manifestation cancéreuse depuis plus d'un an après la dernière application de radium et l'une d'elles depuis plus de quatre ans.

Dans un seul cas, qui a été publié, la guérison peut être affirmée, car elle a pu être rigoureusement démontrée. Il s'agissait d'une malade atteinte de cancer inopérable du col de l'utérus ayant envahi la base du ligament large droit, qui nous avait été confiée par le professeur Lejars. Deux applications de radium effectuées par introduction de tubes radifères dans l'épaisseur de la tumeur suffirent à en déterminer la régression complète. Ultérieurement, la malade entra dans le service du docteur Siredey et y succomba à des foyers de ramollissement des centres nerveux. L'autopsie suivie d'examen histologique minutieux ne décela de cancer en aucun point de l'organisme. Avant le traitement, une biopsie avait permis de confirmer histologiquement qu'il s'agissait d'épithélioma pavimenteux malpighien métatypique.

Séance du 29 Septembre 1916

Présidence du Dr Hallé

Le **Dr Hallé** présente un cas de *Lichen plan* des bourses et de la bouche.

Le **Dr Raymond Bonneau** présente les appareils pour fractures compliquées du membre inférieur qu'il envoie au Musée du Val-de-Grâce :

1° *Appareils plâtre et aluminium* composés de deux colliers plâtrés à distance des plaies, réunis par des attelles latérales en aluminium qui restent à distance des téguments, et par une attelle-socle qui court à la face déclive du membre, au contact immédiat avec les téguments. C'est cette attelle-socle qui constitue la partie originale de ces appareils. Sur elle repose la partie du membre intermédiaire aux colliers plâtrés, partie qui dans le Gourdet ordinaire reste en porte à faux.

Quatre types de ces appareils sont présentés :

Le grand appareil pour fracture de cuisse ou du genou ;

L'appareil pour fracture du tarse ou du cou-de-pied ;

L'appareil pour fracture de jambe avec vastes plaies de la cuisse et de la jambe ;

L'appareil pour fracture de jambe devenu gouttière amovible.

2° *Gouttière métallique* convenant à toute espèce de fracture compliquée du membre inférieur. Ses principales carectéristiques sont les suivantes :

Socle en aluminium pour que le membre puisse reposer directement peau contre métal ;

Volets latéraux se rabattant pour les pansements ;

Marche d'escalier au niveau de la fesse, ce qui permet,

d'une part, le support des fesses et sacrum par un coussin de caoutchouc posé dans la partie haute de la gouttière ; d'autre part, l'accès facile à la partie socle qui reste surélevé de 6 à 7 centimètres au-dessus du plan du lit ;

Poulie de suspension du pied qui se trouve soutenu par une bande de finetté collée au niveau de la plante. Ainsi le talon ne porte pas, le pied est à angle droit, l'articulation tibio-tarsienne se mobilise à volonté ;

Dispositif pratique d'extension.

L'appareil plâtre-aluminium et la gouttière métallique se complètent et se remplacent selon les indications du cas traité.

Un cas de pleurésie intarissable avec calcification de la plèvre.

Dr Hallé.

Le malade que je vous présente est atteint d'une forme de pleurésie assez rare que j'ai pu suivre successivement à Blois, dans le service du Dr Delthil, puis, à Orléans depuis plusieurs mois. P... était un soldat vigoureux de 28 ans, dont les antécédents sont bons, qui a fait campagne au 24e dragons, sans aucune blessure ni maladie, jusqu'au mois de décembre 1915. Pendant tout ce temps il se porta bien ; nous relevons seulement qu'on dut l'évacuer deux semaines à l'arrière, à la suite d'un coup de pied de cheval qu'il reçut au côté gauche et dont il ne se ressentit plus pendant toute l'année 1915.

Toutefois, à la fin de cette même année, il commença à voir sa santé s'ébranler ; il n'avait plus le même entrain, s'essoufflait un peu, mangeait moins bien, souffrait du côté, il maigrissait et ce n'est qu'à force d'énergie qu'il put rester à son poste. C'était un courageux, et il fallut que ses officiers le signalassent au médecin-major, qui constata une pleurésie droite et le fit évacuer à Châlons, où on fit une première ponction le 21 décembre. Mais l'épanchement se reproduisit très rapidement. Trois jours après il fallut recommencer, tant le malade était essoufflé. Puis, moins de sept jours après, on retirait encore 1.200 grammes, si bien que du 21 décembre au 12 janvier, on avait dû pratiquer la thoracenthèse déjà six fois. Les choses continuèrent ainsi d'abord à Châlons, puis à Blois, où le malade fut évacué le 18 février, à l'hôpital complémentaire 29, où notre distingué confrère, le Dr Delthil, me le fit examiner peu après. A ce moment, le malade avait de la fièvre, modérée du reste, un grand amaigrissement, de la gêne respiratoire, une douleur vive et persistante au côté, la voix couverte, un état général mauvais. Du côté gauche, on n'avait aucun signe pulmonaire anormal ; à droite, les signes d'un épanchement moyen, avec déjà rétraction de la paroi thoracique, abaissement de l'épaule du côté malade. Le Dr Delthil dut continuer les thoracenthèses, très fréquemment, tant le liquide se reproduisait, lorsqu'au début d'avril, il tenta plusieurs ponctions sans pouvoir retirer de liquide. Ayant revu le malade, qui n'avait pu être ponctionné depuis plus de trois semaines et dont l'état empirait manifestement, je conseillai de l'évacuer sur mon service à Orléans.

P... arriva essoufflé et souffrant beaucoup. Soupçonnant l'existence d'une pleurésie enkystée, je fis, avec l'aiguille n° 2 du Potain, une ponction qui parut nettement traverser une coque très épaissie et donna profondément issue à un litre et demi de liquide.

La ponction suivante se fit sans incident ; mais lorsque je voulus ponctionner environ un mois après, l'aiguille du Potain buta sur une substance ayant la consistance osseuse ou plutôt calcaire et je ne pus pénétrer dans la poche qu'avec une réelle violence. Depuis cette époque, il faut chaque fois, ou presque chaque fois, faire effort pour pénétrer dans la cavité ; on sent, et plusieurs de mes confrères l'ont senti avec moi, une résistance spéciale qui ne peut être due qu'à l'existence d'une véritable coque calcaire ou tout au moins à des plaques calcaires qui ne sont perçues qu'à plusieurs centimètres de profondeurs, après avoir traversé une zone indurée.

La radioscopie donne une idée assez nette de cette disposition anatomique. A la radioscopie, on a une ombre profondément située au centre de l'hémithorax droit, entourée d'une ombre moins épaisse qui se voit jusqu'à la paroithoracique. Quand on examine le malade peu après une ponction, l'ombre de la poche de forme à peu près triangulaire n'occupe qu'un tiers au plus du poumon, mais cette poche se distend sous la pression du liquide qui peut remonter parfois jusque sous la clavicule, pour laisser après évacuation la moitié supérieure du thorax droit d'une clarté assez nette.

Est-ce l'existence de cette coque qui nous a valu certains incidents de thoracentèse obscurs chez cet homme ? La chose est possible. Toujours est-il que cet homme nous a présenté une fois le phénomène de la pleurésie bloquée, impossible à évacuer. Peut-être était-ce déjà ce phénomène qui s'était produit à Blois. Lors d'une des ponctions, ayant l'aiguille nettement dans la poche, le liquide ne vint pas. Nous appliquâmes alors le procédé classique, qui consiste à mettre une seconde aiguille au-dessus de la première, deux espaces au-dessus, aiguille d'assez gros calibre. La thoracentèse, alors impossible, se fit sans incident.

Depuis le mois de décembre 1915, trente-trois ponctions ont été faites à ce malade. Le malade paraît le meilleur juge de l'opportunité de l'opération. Quand il se sent très essoufflé, ne peut dormir, que son pouls devient petit, malgré l'absence de fièvre, il réclame une ponction. Dans les premiers mois de 1916, il a fallu faire une moyenne de quatre à cinq ponctions par mois. Mais depuis le mois de juillet, on peut les espacer. Nous n'en avons plus fait que deux en août, et actuellement (novembre 1916), le malade vient de rester un mois sans ponction, ce qui est de bon augure.

La quantité de liquide retiré n'a jamais été bien considérable ; du reste si le foie a paru un peu abaissé, le cœur n'a jamais été bien dévié. D'une manière générale, on peut estimer à un litre le liquide retiré chaque fois, ce qui représente, en dix mois, de trente à trente-cinq litres de liquide.

Le liquide a été assez variable d'aspect. Dans les premiers mois de l'année, il était faiblement hémorragique. A partir du mois d'avril, il devint plus coloré et plus épais, tournant lentement vers la purulence. Au cours de l'été, il devint séro-purulent, mais les dernières ponctions faites ont montré que, de nouveau, il devenait plus clair, ce qui, croyons-nous, est un symptôme favorable. Nous avons examiné dernièrement ce liquide, qui est encore louche et hématique. On y trouve des hématies altérées, des polynucléaires surtout à toutes les phases de la désintégration cellulaire, et pas de microbes à l'examen direct. Les ensemencements néo-géloses sont restés sans culture. La recherche du bacile de Koch négative. Un cobaye a été inoculé sous la peau, qui n'est pas devenu tuberculeux.

Actuellement l'état du malade s'améliore lentement, mais de mois en mois. Il n'y a plus aucune élévation thermique, le poids augmente chaque mois, il atteint maintenant 63 kilos ; ce qui augmente c'est la déviation thoracique avec affaissement du thorax à droite, la chute de l'épaule et un degré déjà appréciable de scoliose. Le malade se lève maintenant presque tout le jour, sort par le beau temps, mais garde de l'essoufflement après les repas et toujours à la moindre marche. Nous comptons prochainement l'évacuer sur un climat du Midi, pour activer sa convalescence. Mais nous estimons qu'il y aura sans doute des ponctions à lui faire encore, tout en croyant que celles-ci ne doivent être faites qu'en cas de nécessité absolue.

L'histoire de ce malade, qui n'est pas encore près d'être terminée, est un de ces cas de pleurésie intarissable que le professeur Dieulafoy a décrit peu avant sa mort, en 1910.

Assurément notre malade ne peut être comparé avec le célèbre Blanchet qui en 10 ans, de 1900 à 1910, eut 102 ponctions, et qui probablement a survécu au savant clinicien de l'Hôtel-Dieu dont il était devenu un familier, sinon un ami. Mais notre malade nous a paru instructif à bien des égards, car il réunissait à la fin, le type de la pleurésie bloquée, le type de la pachypleurite avec coque calcaire, enfin le tableau de la pleurésie intarissable.

La nature de ces pleurésies est encore mal connue. Dans les deux cas qui ont servi de base au mémoire du Professeur Dieulafoy, il ne semble pas que la tuberculose ait été en jeu. Chez Blanchet, on trouva dans le pus, plusieurs années après le début, des germes variés, Streptocoques, Friedländer. Chez l'autre malade, l'inoculation au cobaye fut négative et on ne vit pas de microbes sur lamelles. Dans notre cas, il en a été de même ; mais la nature tuberculeuse de notre pleurésie nous paraît bien probable.

Avec le Professeur Dieulafoy, nous croyons qu'il faut être sobre de ponction chez ces malades ; vider la plèvre incomplètement, avant que l'épanchement soit très abondant, nous paraît sage. Dans notre cas, ce sont les symptômes ressentis du malade qui nous ont guidés.

Ajoutons une particularité très nette chez notre malade. P. sent parfaitement son liquide remuer dans sa poche calcaire ; en s'asseyant, en se couchant, il le sent se déplacer et il provoque un bruit de succession que nous n'avons jamais observé que dans le pneumothorax. Ce bruit n'est perceptible que si le liquide est en quantité faible ou moyenne dans la cavité pleurale. On en sent le choc sur la paroi et on l'entend même à distance.

Le pronostic de ces pleurésies est assez sombre. Toutefois Dieulafoy cite le cas d'un malade qu'il vit avec le Professeur Potain en 1880, et qui guérit. Notre malade paraît pouvoir être de ceux qui peuvent voir ce kyste calcaire s'affaisser, se sécher, et ce malade guérir au moins fonctionnellement.

Nous pensons que la cure marine et d'air que nous allons demander pour lui hâtera cette guérison encore incertaine.

Une forme vésico-rectale du syndrome de la queue de cheval.

Dr François.

J. P., du 209e d'infanterie. blessé le 12 juin 1916 par un éclat d'obus gros comme un haricot, ayant pénétré immédiatement sous l'épine iliaque postero inférieure gauche et logé dans le canal sacré sous le 3e trou sacré postérieur du côté droit. Le projectile a traversé le canal sacré et offensé les nerfs de la queue de cheval : les nerfs S 2, S 3, S 4, S 5 à gauche et S 3, S 4, S 5 à droite.

Les symptômes essentiels sont :

1° Une anesthésie en garniture autour de l'anus comprenant le scrotum et la verge ;

2° Une rétention complète d'urine qui est devenue par la suite incomplète avec résidu, en ce moment le blessé arrive à vider sa vessie en poussant. Il existe en plus de l'anesthésie vésico-uréthrale ;

3° Une constipation opiniâtre avec anesthésie ano-rectale et paralysie du sphincter anal et du releveur de l'anus. Ces symptômes ne se sont pas modifiés depuis l'accident ;

4° Absence d'érection et d'éjaculation depuis la blessure. Le blessé n'a pas présenté de troubles moteurs ni de douleurs dans le domaine des nerfs sciatiques.

Le Dr François insiste sur la régression spontanée des symptômes vésicaux dans ces lésions traumatiques par projectile des nerfs de la queue de cheval.

II. — *Greffe osseuse du radius pour perte de substance. Etendue, opération, guérison, présentation de l'opéré.*

Dr François.

K. Y., 1er génie. Fracture ouverte du radius gauche par éclat d'obus le 15 avril 1916. Esquillotomie large au front.

Entré à l'hôpital auxiliaire n° 5 le 18 avril 1916.

Le lendemain, on pratique un examen radioscopique qui montre une perte de substance du radius gauche de 4 cms, au niveau du tiers inférieur de cet os.

Le 17 mai, la plaie musculaire et cutanée est complètement cicatrisée. Le malade est envoyé en convalescence pendant deux mois.

Le 20 juillet, c'est-à-dire deux mois après la fermeture complète de la plaie, je lui pratique une greffe osseuse autoplastique.

1er temps. — Mise à nu des deux bouts du radius, résection des extrémités osseuses, terminées en cône ; ouverture, au moyen d'une fraise de Doyen, de la cavité médullaire obturée du fragment supérieur du radius.

2e temps. — Prélèvement à la scie sur la crête du tibia gauche, d'un greffon ostéo-périostique long de 9 cms, large de 1 cm et épais d'un demi cm.

3e temps. — Fixation du greffon.

L'un des bouts du greffon est taillé en pointe et enchassé dans le canal médullaire du fragment supérieur. L'extrémité inférieure est fixée sur le fragment inférieur du radius, par deux vis à mèche perforatrice de Lambotte. Fermeture des plaies sans drainage, immobilisation du bras en supination. Guérison par première intention.

Résultats fonctionnels :

Avant l'opération le blessé avait la main gauche pendante sur l'avant-bras, celle-ci en pronation exagérée, pendante sur l'avant-bras. Le fragment inférieur du radius faisait une saillie marquée sous la peau de la face dorsale de l'avant-bras.

Les mouvements volontaires de supination, de pronation et d'extension de la main étaient impossibles.

Après l'opération. — La main n'est plus pendante, l'extension de celle-ci est possible. Le fragment inférieur ne fait plus saillie sur la face dorsale du bras. La pronation et la supination tout en étant limitées reparaissent progressivement.

Le **Dr Bonneau** a vu opérer par Albee et dans des conditions parfaites. M. Bonneau insiste sur l'étude approfondie des pseudrathroses nécessaires pour poser des indications plus précises à la greffe osseuse. En ce qui concerne les pseudarthroses du radius et du cubitus, les premières entraînent des désordres fonctionnels bien plus graves que les secondes.

Anévrisme artérioso-veineux de la fémorale primitive.

Dr François.

Excision, guérison, présentation de la pièce anatomique.

M. J., 18e d'infanterie, blessé par une grenade le 12 mai 1916, entré à l'hôpital auxiliaire le 13 mai 1916.

On perçoit au palper une petite tumeur pulsatile de la grandeur d'une pièce de 2 fr., située au niveau de la partie moyenne du triangle de Scarpa. Cette tumeur présente un thrill caractéristique. L'examen radioscopique révèle la présence de deux petits éclats de grenade situés dans le voisinage de l'anévrisme et qui n'ont pas été extraits. Le malade est mis en observation. Au commencement de septembre, il présente les symptômes suivants :

Il ne peut pas porter la cuisse gauche en abduction ; il se plaint depuis peu d'une douleur le long du trajet de la fémorale ; le membre inférieur gauche est plus faible que le droit.

Au palper, on perçoit une tumeur pulsatile s'étendant du pli de l'aine au sommet du triangle de Scarpa, c'est-à-dire sur une longueur de 0.09 cm, et transversalebent, du bord externe du couturier au bord antérieur du moyen adducteur, soit sur une longueur de 12 centimètres.

Le thrill se perçoit sur toute l'étendue de la tumeur et sur la fémorale jusqu'au canal de Hunter ; vers le haut il est perceptible jusqu'à l'iliaque primitive. On ne sent pas la poplitée du côté gauche, mais bien la tiliale postérieure derrière la malcole interne.

Opération le 6 septembre, pratiquée par le Dr Lenormant et le Dr François.

Ligature de l'artère et de la veine fémorale primitive immédiatement sous l'arcade ; ligature de la veine et de l'artère fémorale au-dessous de la pointe du triangle de Scarpa.

Excision de la tumeur de haut en bas sans ouverture.

Hémorragie sérieuse au moment de la section des vaisseaux fémoraux profonds.

Hémostase. Tamponnement de la plaie à la gaze. Suture. L'opéré a présenté pendant les deux jours qui suivirent l'opération une tuméfaction dure très marquée du mollet gauche, sans œdème sous-cutané, qui a complètement disparue avtuellement.

La plaie est presque fermée en ce moment et le malade commence à se lever.

La poche, grosse comme un œuf de poule, est accolée à l'artère et la veine fémorale.

Un orifice qui admet facilement une sonde cannelée fait communiquer l'artère avec la veine. La paroi antéro-externe de cet orifice de communication a donné naissance à la poche, par dilatation successive.

Séance du 13 Octobre 1916

Présidence du Dr Hallé

Le **Dr Rubens-Duval** présente un malade atteint de gomme syphilitique de la parotide.

Les manifestations parotidiennes de la syphilis sont rares. En voici une observation particulièrement démonstrative :

Le 30 août 1916, entre dans le service de M. le Dr Hallé, un malade présentant une tuméfaction considérable de la région parotidienne droite comparable à celles d'oreillons de moyenne intensité, mais tuméfaction unilatérale. térale.

L'ouverture de la bouche est très limitée du fait d'un trismus également unilatéral. Le malade ne ressent aucune douleur, ni spontanément, ni à l'occasion des mouvements de la mâchoire inférieure. La palpation, qui n'est pas douloureuse non plus permet d'apprécier que la tuméfaction est due à deux masses distinctes. L'une, dure, de consistance cartilagineuse, bosselée et comme lobulée, est située dans la loge parotidienne immédiatement au-dessous du lobule de l'oreille. Le volume de cette masse est celui d'une fève. Les plans superficiels glissent sur elle, mais elle adhère aux plans profonds et fait corps avec la parotide.

L'autre masse est arrondie, de même volume à peu près que la première, mais située en avant du tragus au niveau du prolongement antérieur de la parotide et adhérente au masséter contracturé.

Le diagnostic clinique de tumeur de la parotide est facile, mais s'agit-il de tumeur au sens propre du mot ou d'une inflammation de la parotide ? Divers avis sont émis hypothétiquement par les médecins et chirurgiens qui examinent le malade et il est décidé de faire une biopsie. Celle-ci est prélevée, le 10 septembre, par le Dr Toupet, sur la masse située au-dessous du lobule de l'oreille. Au cours de cette petite intervention on constate que cette masse est constituée par la glande parotide elle-même nettement reconnaissable, mais très indurée.

L'examen histologique de la biopsie montre des lésions épithéliales et conjonctives assez complexes et sur lesquelles nous ne pouvons nous étendre ici, mais de l'analyse desquelles il résulte qu'il s'agit d'une inflammation chronique caractérisée par une sclérose dense, des plasmomes, des vascularites oblitérantes et des zones de mortification. En présence d'un tel processus inflammatoire il y a lieu tout d'abord de penser à la syphilis. Avec le sang du malade, la réaction de Wassermann fut donc recherchée, le 18 septembre, et fut nettement positive.

Aussitôt un traitement antisyphilitique fut institué. Une injection intraveineuse de 0,30 centigr. de novarsenobenzol fut faite le 21 septembre et, dès cette première injection, la tuméfaction parotidienne commença à disparaître avec une remarquable rapidité. Trois autres injections de novarsenobenzol furent faites pour compléter le traitement, mais cliniquement la tuméfaction et le trismus avaient complètement disparu avant l'achèvement de ce traitement.

C'est au cours de ce traitement que l'on apprit que déjà en décembre 1915 le malade présentait une tumeur de la parotide droite qui ne le gênait nullement et dont il ne se souciait guère, lorsque le 20 décembre il eut un ictus suivi d'hémiplégie. On fit alors le diagnostic de syphilis et, de fait, l'hémiplégie rétrocéda rapidement sous l'influence d'un traitement mercuriel en même temps que disparaissait la tumeur parotidienne.

Aussitôt guéri le soldat retourna sur le front ; mais peu à peu la tumeur parotidienne reparut et s'accrut. Le trismus survint alors et obligea le malade à consulter son médecin qui l'évacua sur l'arrière, le 19 août 1916.

On peut donc affirmer qu'il s'agit dans ce cas de double gomme syphilitique de la parotide : une gomme dans la masse principale de la parotide, une autre dans le prolongement antérieur de cette glande.

Dr Hallé. — Le grand intérêt de l'observation présentée par M. Rubens Duval est, que dans le cas actuel, il s'agissait *pour tout le monde* d'une tumeur parotidienne. Il y avait à prendre une grosse décision opératoire ; c'est la biopsie qui a permis d'éviter au malade une intervention des plus graves.

Sur un cas d'abcès du cerveau secondaire à une plaie de guerre infectée.

Dr Foucart.

P... (Marcel), maréchal des logis au hussards, est envoyé, le 5 octobre, à l'hôpital mixte (6e division) par l'hôpital auxiliaire n° 5, avec le diagnostic « méningite purulente sans méningocoques ».

Il se plaint, en effet, d'une céphalée frontale très vive avec irradiations violentes vers la nuque. La nuque elle-même est raide et le malade est dans l'impossibilité de tourner la tête. Le signe de Kernig existe ; les réflexes rotuliens sont exagérés et il y a un léger clonus bilatéral. On note quelques contractures des muscles de la face du côté droit ; il n'y a pas de raie méningitique, mais, en revanche, il existe une hyperesthésie cutanée marquée. Pas de troubles oculo-pupillaires ni de strabisme. Pas de vomissements, mais constipation tenace.

Température élevée 39° 9 avec un pouls bien frappé mais fréquent, 120, et légèrement inégal.

C'est en résumé le tableau d'une méningite dont la nature reste douteuse comme en témoigne le renseignement suivant donné par le laboratoire : liquide céphalo-rachidien trouble avec culot de centrifugation abondant ; polynucléaires très nombreux et bien conservés ; pas de bacilles de Koch et pas de méningocoques.

L'étude des antécédents du malade ne pouvait nous renseigner davantage ; en particulier on ne découvrait ni otite ni affection pneumococcique récente de nature à donner lieu à cette méningite purulente.

Mais le malade est porteur de trois plaies du bras droit dont deux ont été déterminées par des éclats d'obus ; la troisième est opératoire.

L'étude du dossier nous apprend en effet que, le 21 juillet, P... a été blessé ; transporté le lendemain à S. M, où on a reconnu une plaie du bras droit avec fracture complète de l'humérus à la partie moyenne, il a subi, sous chloroforme, une esquillotomie et a été radiographié sans qu'on ait pu découvrir de projectile dans son bras, et, le le 4 août. Là, à deux reprises, il a été radiographié sans qu'on ait pu découvrir de projectile dans son bras, et le 29 août, il est évacué sur Orléans où il est hospitalisé à l'hôpital auxiliaire n° 5.

Des pansements à l'huile goménolée sont régulièrement institués ; le 4 septembre, sous chloroforme, la plaie du bras est débridée ; quelques esquilles sont enlevées ; aucun incident opératoire à signaler sauf une hémorragie assez abondante ; la plaie est drainée ; pendant trois jours la température reste aux environs de 39°, puis revient à la normale. Le 18 septembre, soit deux mois après la blessure, le Docteur Geffrier constate, au-dessus du foyer de la fracture, l'existence d'un corps étranger et enlève ce même jour un gros fragment d'éclat d'obus.

Le 22 septembre une radiographie est faite de nouveau et montre une fracture en voie de consolidation et pas d'autre projectile. Le 29, le drain est enlevé, et les pansements à l'huile goménolée sont continués.

Entre temps, toutefois, un incident s'était produit et le 27 septembre le malade s'était plaint d'un très violent mal de tête frontal, d'ailleurs passager et apyrétique et qui se calmait le lendemain.

Ce n'était qu'une entrée en matière : le 3 octobre, le mal de tête réparaît très violent avec exacerbations atroces ; le 4, des vomissements se produisent en même temps que la fièvre s'allume ; la température qui était normale depuis le 9 septembre, monte à 38° 2 le matin, à 38° 9 le soir, le pouls restant à 80. La nuit du 4 au 5 est très agitée : il y a du délire, des vomissements ; les douleurs à la nuque et au front restent très violentes ; la ponction lombaire donne issue à un liquide trouble dont l'examen a donné le résultat déjà consigné. Dix centimètres cubes d'électrargol sont injectés dans le canal rachidien. C'est dans ces conditions que le malade nous est amené présentant le tableau clinique précédemment exposé.

Le lendemain de l'entrée, la température paraît baisser et n'est plus qu'à 37° 6, mais la nuit a été agitée, la céphalée augmente, les contractures de la face du côté droit deviennent plus fréquentes, les douleurs de la nuque plus marquées. Une nouvelle ponction lombaire est donc pratiquée et donne issue à un liquide hypertendu, légèrement purulent. Dans le doute sur la nature véritable de l'affection, on pratique une injection de 20 centimètres cubes de sérum antiméningococcique. L'examen du liquide céphalo-rachidien, fait le jour même ne décèle l'existence d'aucun méningocoque.

Cependant le sérum antiméningococcique paraît avoir agi favorablement et les deux jours suivants une détente semble se dessiner, le malade se trouve mieux, la céphalée disparaît presque, du moins au repos ; la nuque est moins raide ; la température descend progressivement à 37° 5.

Mais cette amélioration est de courte durée, et, le 10 octobre, brusquement, la température remonte à 38° 8 ; la céphalée reparaît et avec elle les contractures intermittentes de la face du côté droit ; les douleurs de la nuque augmentent et sont particulièrement marquées derrière les deux mastoïdes sans que la pression à ce niveau détermine une exagération de la douleur. Le pouls s'est ralenti et bat au rythme de 60 à la minute ; il est irrégulier et inégal. Pas de phénomènes oculo-pupillaires anormaux ;

pas de vomissements. En l'absence de donnée précise sur la nature de l'infection méningée en cours et vu la détente consécutive à la précédente injection de sérum antiméningococcique une nouvelle injection intrarachidienne de 30 centimètres cubes de sérum est pratiquée. Le liquide céphalo rachidien hypertendu, louche, est examiné dans l'après-midi ; le dépôt de pus y est toujours abondant, mais on n'y découvre pas plus de microbes que précédemment. Des bains à 38° et une application permanente de glace sur la tête sont ordonnés.

Le lendemain, la situation empire encore ; le malade ne sort pas d'un demi-coma ; son pouls est de plus en plus irrégulier ; la température reste toutefois peu élevée, aux environs de 38°. Dix centimètres cubes d'électrargol sont injectés dans le canal rachidien.

Dans l'après-midi le coma est à peu près complet et le malade meurt à sept heures du soir.

L'autopsie ne nous a montré aucune trace de méningite de la base ni de la convexité. Extérieurement même le cerveau ne présente rien d'anormal.

Mais, en pratiquant la coupe horizontale classique de Flechsig, on trouve, sur l'hémisphère gauche, au voisinage de la corne occipitale du ventricule latéral, une collection purulente, grosse comme une petite noix et remplie d'un pus vert, crémeux, très abondant. Cette collection purulente était ouverte dans le ventricule latéral dont la corne occipitale elle-même était distendue par le pus.

En poussant plus loin les investigations et en pratiquant des coupes frontales en série sur le type des coupes de Pitres, on découvre, dans le lobe occipital du même hémisphère, une autre collection purulente, plus petite, grosse comme une noisette et remplie d'un pus analogue.

L'examen du pus fait par M. Cochinal est négatif comme pour le pus du liquide céphalorachidien ; on n'y trouve ni méningocoque, ni autre microbe.

Enfin la dissection du bras nous a permis de découvrir quelques traînées purulentes profondes au niveau du foyer de fracture.

Nous nous sommes donc trouvés en présence d'un abcès du cerveau qui a cliniquement évolué à la manière classique suivant les trois phases d'excitation, de rémission et de coma, mais en brûlant les étapes ; chacune de ces périodes a duré, en effet, de deux à trois jours et la mort est survenue sept jours après l'apparition du premier symptôme morbide pouvant éveiller l'attention.

En l'absence de signes de localisation, le diagnostic n'a pu être établi et, à plus forte raison, le traitement chirurgical n'a pu être institué. Au surplus la multiplicité des abcès eût-elle rendu bien aléatoire toute intervention chirurgicale.

Quant à l'origine des lésions nécropsiquement constituées, elle ne paraît pas pouvoir être mise en doute : en l'absence de suppuration otique, de lésion du rocher, il faut incriminer des agents toxi-infectieux. On sait que, parmi les maladies infectieuses, les endocardites ulcéreuses, les affections pneumococciques et surtout les bronchectasies fétides peuvent donner lieu à des abcès du cerveau. Or, dans le cas qui nous occupe, aucune de ces lésions ne semble pouvoir être mise en cause. Il semble donc légitime d'admettre une infection primitive partant de la plaie du bras, infection rendue plus grave sein des tissus pendant plus de deux mois, entretenant une suppuration chronique et indéfiniment persistante.

L'authenticité de l'ostéomyelite traumatique de guerre

Le Dr **R. Bonneau** présente un travail sur l'authenticité de l'ostéomyelite traumatique de guerre.

Dans les traumatismes complexes de la guerre, il est assez difficile de faire la part que supporte chacune des parties du système osseux. Le tissu compact, le tissu spongieux, le périoste, la moelle sont ordinairement pris ensemble et donnent par leurs réactions simultanées des types qui sont loin d'être purs. La périostite, l'ostéite, la myélite ou ostéo-myélite peuvent rarement être autonomisées. C'est pourtant un type assez franc d'ostéomyélite traumatique que je viens vous présenter avec cette pièce anatomique et avec cette radiographie.

L'homme auquel elles appartiennent a été blessé le 17 mai et opéré le lendemain à l'ambulance (esquillectomies, drainage). Je l'ai reçu le 1er juillet de Lamotte-Beuvron avec le diagnostic : « fracture du col du fémur et du grand trochanter. Mauvais état général ». De fait c'était un mourant qu'on nous amenait dans un état de maigreur et de cachexie extrêmes ; diarrhée continuelle, muguet, escharres sur le membre et le bassin, insomnie, agitation nocturne nécessitant l'isolement. Le traitement général a consisté dans les soins incessants prodigués avec un dévouement absolu par les dames infirmières et particulièrement par la surveillante de la salle ; le traitement local, dans la pose d'une de mes gouttières métalliques et dans des incisions successives de collections développées autour du foyer de fracture.

Dans la nuit du 11 juillet, à 3 heures du matin, hémorragie grave par ulcération de l'artère fémorale : ligature immédiate du vaisseau. Dès le surlendemain rétablissement d'une circulation suffisante dans le membre.

Le 12 septembre, ouverture d'un phlegmon sous péritonéal avec fusée dans le petit bassin.

Le 7 octobre, profitant de 3 jours sans diarrhée, je pratique ma première opération réelle sur le foyer de fracture.

Les lésions sont bien évidentes sur cette radiographie : Il y a eu fracture du col du fémur droit au niveau de son union avec les trochanters ; le grand trochanter, fracturé en 3 fragments, a été porté dans la fosse iliaque externe ; la diaphyse fémorale qui a subi une ascension d'environ 4 travers de doigt sur le col, a embroché et traversé par sa pointe les téguments. Il s'est établie une certaine consolidation entre le col et la partie de la diaphyse en regard, c'est-à-dire en un point qui répond environ à l'union du 1/4 supérieur avec les 3/4 inférieurs du corps du fémur. Pénétrant par incision externe, j'enlève les 3 fragments du grand trochanter, puis je résèque le 1/4 supérieur de la diaphyse en cherchant à ne pas rompre les ostéophytes d'union du col au corps. Au moment où je sectionne le diaphyse, je constate que son canal médullaire est rempli d'une sorte de mastic noirâtre, infect, avec quelques gouttes de pus : il y a ostéomyélite nécrosante.

Je me mets en devoir d'enlever tout le tissu spongieux endo-diaphysaire ainsi altéré et pour ce faire au ciseau et au maillet, je fais une tranchée d'un travers de pouce de largeur dans la diaphyse dont la surface paraît saine. Or, j'ai beau descendre en trépanant, je trouve toujours la cavité médullaire remplie de ce sphacèle noirâtre infect. Ce n'est que près du condyle externe que j'arrive sur de la moelle qui n'est plus sphacélée mais qui paraît encore un peu grise, terne et œdémateuse. A la curette j'enlève soigneusement sur la cavité diaphysaire tout magma brunâtre. Je détruis de l'intérieur vers l'extérieur, c'est-à-dire de l'axe central vers la surface de l'os, l'ostéite noire, des travées spongieuses qui entourent la moelle nécrosée, et il vient un moment où je sens remuer sous ma gouge toute une partie d'os ancien contenu dans un étui d'os ancien renforcé par de l'os périostique néoformé et j'amène sans trop de difficulté cette pièce osseuse dont la surface est indiscutablement vivante. La pièce mesure 14 centimètres de long ; elle se continuait certainement avec la partie supérieure de la diaphyse que j'ai abattue ce qui lui aurait donné 22 ou 23 centimètres de longueur totale. Ainsi, elle constitue une preuve évidente d'une ostémyelite nécrosante autonome consécutive à un traumatisme et s'étant étendue à grande distance de la fracture qui, elle, je le répète, ne porte que sur le col et les trochanters.

A quel moment s'est produite cette ostémyélite ?

Si je m'en tiens au fait que je n'ai jamais vu se produire sous mes yeux chez des blessés en observation une pareille lésion, que, d'autre part, j'en ai observé chez des hommes venant d'être blessés, c'est-à-dire entrant 2, 4, 6 jours après la blessure, je suis porté à croire que ces lésions sont primitives.

Si cette hypothèse est vraie, elle doit inciter les opérateurs qui mettent au point des foyers de fracture à ne pas hésiter à se donner un jour osseux suffisant (esquillectomies d'inspection) pour vérifier l'état du canal médullaire. Plus je soigne des fractures et des fistules osseuses consécutives, plus je crois que c'est dans le canal médullaire qu'il faut chercher bien souvent la persistance des lésions : esquilles intramédullaires, débris vestimentaires tolérés pendant des semaines comme j'en ai un exemple actuel à l'hopital, ostéomyelites nécrosantes chroniques dont cette observation me paraît être un exemple démonstratif.

Synovite crépitante scapulo-thoracique de nature indéterminée.

Dr Hallé.

B..., est un jeune soldat de la classe 1915, ajourné en 1914 pour faiblesse générale et hémoptysie ; revu l'an dernier par la commission qui le trouva encore incapable de faire un soldat pour une affection de l'épaule, mais qui fut pris en juin 1916 et versé dans un régiment d'artillerie à Vannes, son pays d'origine.

Après avoir essayé d'entrainer cet homme, pendant un mois, on s'aperçut qu'il était incapable de suivre ses camarades à cause de l'affection qu'il présente encore, et on le versa au 13e d'artillerie pour être affecté au service automobile, où l'on pensait qu'il pourrait rendre quelques services.

C'est un jeune homme qui paraît avoir une assez belle santé, qui est grand et large, et chez lequel on ne trouve pas à l'auscultation des signes pulmonaires en rapport avec les hémoptysies qu'il a eues il y a deux ans, et encore il y a un an. Il n'a aucun antécédent rhumatismal personnel et l'affection douloureuse qu'il présente s'est installée, il y a un an, d'une façon lente et progressive, sans jamais avoir rétrocédé. Le malade se plaint de ne pouvoir se servir, sans souffrir beaucoup, de son bras gauche et les mouvements de son épaule sont en effet rendus très difficiles par la douleur. Vient-on cependant à explorer la région, on voit que le sujet fait effort pour immobiliser son omoplate sur la cage thoracique quand on mobilise l'articulation scapulo-humérale, et, en même temps, on entend dans la région des craquements intenses, qui se perçoivent à distance, comme si l'omoplate passait sur des ressauts. Or, l'exploration méthodique fait parfaitement constater que les mouvements de l'articulation sont libres et non douloureux, à moins que l'on mette le bras dans les positions qui nécessitent un déplacement du scapulum. Ce n'est pas dans l'articulation que les craquements sont perçus, mais bien sous l'omoplate, au-dessus de la partie moyenne des fosses sus et sous-scapulaires, plus exactement sous le scapulum lui-même. Il est du reste facile de se rendre compte du siège de ces craquements très forts et douloureux : il suffit d'ausculter la région en mobilisant le scapulum. De plus, s'il ne suffisait pas de l'oreille pour fixer le siège des craquements, la palpation permettrait de dire où ils se produisent. La main, placée à plat sur l'omoplate, sent avec une netteté évidente, les soulèvements du scapulum sur une surface rugueuse.

Il s'agit donc d'une lésion qui existe sous le scapulum, durant depuis plus d'un an, lésion fort douloureuse au point que le malade est hors d'état de s'habiller seul.

Disons qu'à la vue, on ne peut distinguer l'épaule malade de l'épaule saine. Cette affection ne s'accompagne pas d'atrophie musculaire des muscles du moignon de l'épaule. L'examen de la région et des mouvements de l'épaule exclut également l'idée d'une atrophie du sous-scapulaire et du grand dentelé. Ajoutons qu'aux rayons X, on ne remarque rien d'anormal du côté malade.

Quel est le siège exact et la nature de la lésion ? Sur ce point, nous croyons prudent de rester dans le doute. Nous croyons cependant pouvoir affirmer qu'il s'agit d'une synovite crépitante sous-scapulaire, mais nous n'osons dire si elle existe entre le scapulum et la cage thoracique ou bien entre le sous-scapulaire et le grand dentelé.

On sait qu'il peut exister de larges bourses séreuses sous l'omoplate ; il est infiniment probable qu'il en existe une ici. Mais, si l'on connaît, chez certains sujets une inflammation aiguë dans ce tissu cellulaire lâche, nous croyons qu'une synovite crépitante interscapulo humérale aussi tenace et aussi douloureuse, doit être bien exceptionnelle. Nous n'en avions pas encore vu d'exemple.

Quant à la nature de cette synovite, elle nous échappe. Assurément l'idée d'une inflammation chronique bacillaire est assez tentante du fait des hémoptysies antérieures ; et la marche lente et progressive de l'affection s'accommode bien de cette hypothèse. Nous faisons remarquer cependant que, depuis deux mois environ, le malade commence à se plaindre de l'épaule droite, comme de la gauche, et à droite, on peut également sentir sous le scapulum des crépitations encore faibles, mais déjà nettes. Ajoutons que nulle part ailleurs chez ce jeune homme, nous ne trouvons de lésions articulaires, ni péri-articulaires ; et qu'aucun traumatisme antérieur local ne paraît avoir été l'occasion de l'affection qui nous occupe.

Que peut-on faire de cet homme dans l'armée ? On l'a successivement ajourné, pris, puis versé dans l'automobile où il est du fait de l'impotence fonctionnelle de son bras, impotence bien constatée et bien réelle, incapable de rendre service. Nous avons tenté de le soigner, ce qui du reste avait été déjà fait dans sa famille. Nous n'avons rien obtenu par les applications d'air chaud, méthode thérapeutique qui paraissait assez rationnelle. Peut-être pourrait-on l'immobiliser dans un vaste appareil plâtré ? Nous n'avons pas l'espérance assez ferme d'un succès pour faire ce traitement et nous pensons que le mieux sera peut-être de réformer cet homme inutilisable temporairement.

Acné hypertrophique du nez

Le **Dr Hallé** présente un malade atteint d'une affection du nez et particulièrement du côté gauche du nez, de la narine et du bout du nez. Il s'agit d'un soldat par ailleurs bien portant. Il y a quelques mois, ce nez s'est mis à augmenter de volume et a fini par présenter l'aspect actuel. Les diagnostics les plus différents ont été portés par ceux qui ont observé le malade : lupus tuberculeux, syphilides tertiaires, épithélioma. Une première biopsie n'a pas tranché la question. Une seconde, due à l'obligeance de M. Rubens Duval, semble indiquer nettement qu'il s'agit d'acné simple hypertrophique, un début de rhinophima. Dans ces conditions, nous conseillons un grattage de ce nez qui doit être réduit mécaniquement à son volume et à sa taille normale, et soumis ensuite, s'il y a lieu, à des applications radiothérapiques. Nous ferons connaître à la Société l'histoire ultérieure de ce cas difficile.

Etat sanitaire de la classe 17.

Le **Dr Hallé** présente, au nom de M. le médecin aide-major Poirot-Delpech et au sien, des graphiques permettant d'étudier le coefficient de robusticité au 30e d'artillerie, chez les jeunes gens de la classe 1917, et chez les récupérés nouvellement arrivés au corps. Ces courbes ont été prises, lors de l'incorporation des deux contingents, au début de 1916 pour la classe 1917, et au mois de septembre pour les récupérés.

On sait que le coefficient de robusticité de Pignet varie entre 15 et 25 chez les jeunes gens de bonne apparence nouvellement incorporés. Pour la classe 1917, le chiffre moyen du Pignet, pour le 30e d'artillerie, a été de 18,5, chiffre remarquablement bas. Au contraire, le Pignet moyen des récupérés s'élève à 31. La majeure partie de ces jeunes gens ont un indice de 34, 35. Les chiffres les plus élevés ont été de 43, 45 et même 47. La superposition des deux courbes sur le même graphique, permet d'une façon tout à fait facile la comparaison de ces deux contingents. En établissant régulièrement tous les deux mois, des courbes analogues pour les récupérés, nous pourrons suivre les progrès physiques de ces soldats.

Séance du 27 Octobre 1916

Présidence du Dr Hallé

Note sur un corps étranger volumineux, enclavé dans l'hypopharynx et l'œsophage. Extraction par voie buccale.

Dr Vacher.

Je vous présente un os volumineux entouré de cartilage que j'ai pu extraire de l'hypopharynx avec la pince à polypes du larynx de Fauvel au moment où j'allais me décider à faire une œsophagotomie.

Nous savons tous que l'hypopharynx se termine à peu près à la hauteur du chaton du cricoïde par une véritable *bouche de l'œsophage* constituée par un sphincter circulaire visible dans certains cas sur le vivant sous forme d'un bourrelet saillant sous la muqueuse et qui est formé au détriment du muscle constricteur inférieur. Cette bouche est constamment fermée : 1° par la contraction permanente du sphincter ; 2° par l'accolement et le peu d'espace qui existe en ce point entre le chaton cricoïdien et la colonne vertébrale (Guisez).

Ce corps étranger était enclavé dans cette bouche œsophagienne. En mangeant gloutonnement un ragoût, il avait été avalé et, malgré de violents efforts, n'avait pu dépasser le sphincter. Cet état durait depuis 24 heures lorsque j'ai vu le malade dimanche dernier. Après m'être rendu compte de sa situation de l'impossibilité de le faire changer de place, j'eus l'idée de l'extraire avec la pince à polypes du larynx de Fauvel. Je parvins à le saisir solidement et par de légers mouvements de circumduction avec traction lente et modérée je parvins à l'extraire sans blesser l'œsophage. Les suites ont été très simples.

Note sur un cas de stase papillaire double.

Dr Vacher.

Je vous présente un soldat réformé n° 2 pour vue insuffisante, que je viens de faire admettre à l'hôpital mixte au compte de l'Etat, grâce à une circulaire récente. Depuis sa réforme, sa vue a notablement diminué et lui permet à peine de se conduire. Il a été réformé n° 2 parce que cette maladie n'a probablement pas pu être rattachée au service.

Son cas est très intéressant car à son arrivée au corps il a été noté comme ayant une vue normale, ou, du moins, suffisante et qu'il n'a fait aucune réclamation à ce sujet.

A l'heure actuelle, il est atteint de stase papillaire double très accentuée : sa vision n'atteint pas un dixième pour chaque œil, et malgré un traitement très énergique, une amélioration notable ne s'est pas encore produite.

Les fatigues de la campagne ont-elles été cause de ces lésions ? ou les ont-elles aggravées ? Il nous est impossible de le dire. Il y a là une question de responsabilité de l'Etat très difficile à juger ; mais, dans tous les cas, l'Etat lui devra une assistance qui ne lui fera pas défaut.

J'aurai probablement à vous le présenter de nouveau dans un ou deux mois.

Le **Dr Lenormant** insiste sur l'utilité qu'il y aurait à radiographier ce malade. La radiographie pourrait renseigner sur la possibilité de l'existence d'une tumeur de la base. En ce qui concerne l'opportunité d'une craniectomie, M. Lenormant se demande si, en l'absence de céphalée et d'hypertension, il n'est pas préférable de s'abstenir.

Trois cas de début d'Ophtalmie Sympathique.

Dr Dautnoy.

Les trois observations de début d'ophtalmie sympathique qui suivent nous ont paru intéressantes à rapporter, car, depuis le début de la guerre, les ophtalmologistes n'avaient pas ou presque pas eu l'occasion d'observer de cas d'ophtalmie sympatique, au point que quelques-uns de nos confrères sont venus à en nier l'existence.

Personnellement, nous n'avions pas eu l'occasion d'en observer sur plus de cinq mille blessés oculaires et au Centre ophtalmologique d'Orléans où près de quatre mille blessés furent hospitalisés, aucun cas ne s'était produit avant le mois d'août 1916.

En quelques semaines, nous constatâmes, chez trois blessés, des manifestations excessivement nettes d'ophtalmie sympathique, immédiatement enrayées par l'énucléation.

Chez les trois, il s'agissait de corps étranger ayant profondément lésé ou altéré le corps ciliaire.

Chez les trois, il y avait eu un chémosis inférieur très tenace et rebelle à tout traitement, masquant la porte d'entrée du corps étranger.

La lésion du corps ciliaire était déjà très connue comme provocatrice d'ophtalmie sympathique.

Le chémosis inférieur nous paraît un signe assez certain de corps étranger intra-oculaire, susceptible de provoquer de l'ophtalmie sympathique.

Observation de l'adjudant C... (Roger), du 20e rég. d'infanterie

Blessé, le 28 juillet 1916, à l'œil gauche, devant Thiaumont.

Entre, le 3 août, au service avec l'œil gauche entièrement congestionné, complètement inéclairable. On porte le diagnostic du choroïdite suppurée. La radiographie ne montre rien, mais le chémosis inférieur très prononcé attire l'attention et fait supposer la présence d'un corps étranger intra-oculaire. Le blessé est tenu en observation.

Le 16 août et les jours suivants, le blessé a des vomissements de plus en plus fréquents, des maux de tête intolérables et, enfin, du larmoiement, de la photophobie et des brouillards passagers de l'œil droit.

L'acuité visuelle baisse tous les jours et tombe à 0.4.

L'énucléation de l'œil gauche est pratiquée le 21 août. On trouve un petit éclat de pierre contre la rétine entouré d'un tractus fibreux partant du corps ciliaire et de la sclérotique en un point caché jusqu'alors par le chémosis par où était entré le corps étranger.

Aussitôt l'opération, les douleurs, les vomissements et les symptômes de sympathie cessent brusquement.

La vue de l'œil droit redevient et se maintient égal à 1.

OBSERVATION DU CANONNIER D... (HENRI),
DU 2e RÉG. D'ARTILLERIE COLONIALE

Blessé, le 4 avril 1916, à l'œil droit, à Esnes.

Reste dans un service de chirurgie pendant quelques semaines pour deux plaies de la cuisse droite.

A son entrée au service, le 1er mai, présentait un gros chémosis inférieur avec un peu d'ectropion de la paupière droite. Le chémosis est, pendant plusieurs semaines, rebelle à tout traitement.

Œil inéclairable, décollement de la rétine probable.

Le 19 juin, le blessé part chez lui avec deux mois de convalescence.

A son retour au centre ophtalmologique d'Orléans, en août, l'œil paraît normal, les mouvements sont normaux, l'acuité est toujours réduite à 0. L'autre œil présente un peu de rougeur, de photophobie.

Le malade a eu quelques brouillards passagers pendant sa convalescence. La radiographie pratiquée pour compléter son dossier montre un gros corps étranger mobile avec l'œil droit à la partie inférieure.

L'énucléation est faite le 13 septembre et on trouve un œil d'aspect extérieur normal avec un gros corps étranger fiché dans la sclérotique au niveau de l'intersection du droit inférieur qui était la cause du chémosis persistant et dont le point de pénétration avait été masqué par celui-ci.

Les phénomènes sympathiques s'amendent immédiatement.

Observation du caporal H... (Achille), du 89e rég. d'infanterie.

Blessé, le 22 mai 1916, à l'œil gauche, à Vauquois.

Stationne dans divers hôpitaux pour des blessures aux jambes et présente pendant très longtemps un fort chémosis de la conjonctivite inférieure.

Il est opéré, à Clermont-Ferrand, le 7 juin, de cataracte traumatique.

Après convalescence, il revient à son dépôt à Sens. L'oculiste de Sens qui le voit le 29 septembre conclut à « cataracte traumatique, extraction des masses, poussée d'iritis d'irido-cyclite, céphalée intense » et l'envoie au centre ophtalmologique d'Orléans, où il arrive le 30 septembre.

On lui fait un traitement approprié ; la radiographie concluant à l'absence de corps étranger décelable.

Jusqu'au 12 octobre, l'œil droit non blessé va bien. V = 1.

Le 13, il commence à rougir.

Les jours suivants, il se produit du larmoiement avec des troubles de vision passagers. Les milieux sont normaux. V = 07.

Les douleurs de tête augmentant et l'ophtalmie sympathique devenant de plus en plus manifestes, on se décide à énucléer l'œil blessé.

On trouve un vitré et des membranes absolument normales, mais on constate la présence d'un tout petit éclat de pierre dans le corps ciliaire.

Quelques heures après, toutes les manifestations sympathiques de l'autre œil avaient brusquement cessé et la vision était remontée à la normale.

Dr Vacher. — M. Daulnoy a eu raison d'insister sur les plaies du corps ciliaire ; c'est au cours de ces dernières surtout que l'on observe l'ophtalmie sympathique, tandis que cette affection ne se produit pas quand un œil suppure largement.

M. Vacher rappelle les symptômes cardinaux de l'ophtalmie sympathique : *rougeur*, *photophobie*, *lar-*

moiement, diminution de l'acuité visuelle ; pour énucléer, il faut attendre l'apparition de ces symptômes.

Au front, ajoute M. Vacher, on a certainement abusé de l'énucléation et, dans bien des cas, la technique de l'intervention paraît avoir été défectueuse ; les opérateurs n'ont pas veillé à conserver le plus de conjonctive possible.

Note sur quelques cas de paralysies oculaires.

Dr Jeandelize.

Je vous présente trois malades atteints de paralysies oculaires diverses, deux cas de paralysie de la troisième paire avec ptosis et déviation de l'œil en dehors ; un cas de parésie de la troisième paire avec ophtalmoplégie interne totale. Chez tous, l'origine syphilitique est nettement reconnue, et les lésions constatées sont attribuables soit à une syphilis survenue au début, soit à un tabes.

Je vous présente également deux blessés ayant aussi des paralysies oculaires. Le premier, consécutivement à une fracture du plancher de l'orbite droit, et atteint de paralysie du grand oblique, d'hypoesthésie dans la zone du trijumeau et de névrite optique ; le second a une parésie du droit interne consécutivement à une violente commotion (éclatement d'une pièce de 75).

Enfin voici un dernier cas intéressant au point de vue médico-légal. Il s'agit d'un homme qui, un mois et quelques jours après une forte commotion et une plaie superficielle du cuir chevelu, fut pris de vertiges et de diplopie. J'ai constaté une parésie du droit externe gauche. Malgré l'origine en apparence purement traumatique de cet état, et toutes les dénégations du blessé, je fis faire un Wassermann, qui fut nettement positif. Le traitement mercuriel fit d'ailleurs disparaître les accidents.

En terminant, j'insiste sur la nécessité qu'il y a d'établir toujours le schéma de la diplopie. Il arrive souvent qu'aucune déviation oculaire n'est apparente et où cependant la recherche de la diplopie met une légère parésie en évidence.

Essai d'un traitement de la névrite optique traumatique par la thiosinamine

Dr Jeandelize.

Dans deux cas de lésions traumatiques du nerf optique, j'ai tenté un traitement par la thiosinamine. J'ai fait des injections sous-cutanées à raison de 0 gr. 20 par jour, après m'être rendu compte qu'il n'y avait aucune contre-indication à ce traitement. Voici ce que j'ai constaté :

Chez un blessé, l'acuité qui était tombé à 0,4, devint normale après sept injections. Chez un autre, l'acuité qui était de 1/5, monta à 1/3 après 8.

Ces améliorations correspondent-elles à une coïncidence, c'est possible. Il faudrait un nombre plus considérable de cas pour pouvoir se prononcer, mais il m'a paru néanmoins intéressant de vous entretenir de ce premier résultat.

Le **Dr Vacher** insiste sur les bons effets de la thiosiamine sans pouvoir en préciser le mode d'action.

Le **Dr Lafite-Dupont** n'a guère essayé la thiosiamine que localement et sans résultat sensible.

Le **Dr Jeandelize** insiste sur ce que la solution dont il se sert n'est *aucunement douloureuse* et n'entraîne aucune réaction.

Un cas de cirrhose cardio-tuberculeuse de Hutinel

Drs Hallé et **François.**

Le Docteur Hallé présente en son nom et au nom de M. le docteur François un jeune garçon de 10 ans qui présente le type classique bien mis en relief par le professeur Hutinel et qui peut porter le nom de cirrhose cardio-tuberculeuse avec symphyse cardiaque. Cet enfant qui eut une pleurésie, il y a deux ans, et resta chétif à la suite de cette maladie, se mit à maigrir il y a quelques mois alors que son ventre augmentait de volume. Un épanchement ascitique assez abondant le fit montrer cet été au Dr François, qui voyant surtout dans cette symptomatologie un cas d'ascite essentiellement bacillaire proposa et fit peu après une laparotomie médiane. Il ne découvrit sur l'intestin et le foie qui apparut gros et dur, aucune granulation tuberculeuse. La maladie ne fut ni améliorée, ni aggravée du fait de l'opération et continua d'évoluer. Actuellement le diagnostic de symphyse cardio-tuberculeuse se fait des symptômes et signes suivants : matité cardiaque augmentée, circulation veineuse supplémentaire au niveau de la région précordiale, choc de la pointe impossible à trouver, matité cardiaque fixe ne se déplaçant pas dans les divers mouvements, ce que confirme l'examen radioscopique qui montre que la partie du cœur n'est pas libre. Pas de lésion d'orifice à l'auscultation, mais bruits du cœur sourds et lointains ; foie très volumineux, plutôt lisse, non animé de battements, descendant jusque dans la fosse iliaque. Rate un peu augmentée de volume. Amaigrissement marqué, ascite encore libre de quantité moyenne ; ventre non tendre, ascite libre. Peu ou pas de phénomènes pulmonaires ; pouls encore bien frappé et régulier. Urines en quantité insuffisante — pas de fièvre, mais essoufflement à la marche — pas de diarrhée.

La symphyse cardiaque, malgré l'absence de signes de certitude toujours absents, paraît très probable pour ceux qui ont observé déjà des faits de ce genre. Le pronostic est donc sombre. Ce jeune sujet est très probablement destiné à présenter tous les accidents d'une très lente asystolie de type hépatique. Tant que les urines seront abondantes, l'échéance pourra être éloignée et à ce sujet, notre expérience personnelle nous fait conseiller la théobromine qui peut être donnée d'une façon presqu'ininterrompue et suffit, pendant des mois, à maintenir le taux des urines.

Quant à une intervention chirurgicale destinée à libérer les feuillets péricardiques, elle nous paraît absolument impossible. Pour qui a suivi de ces malades et vérifié leurs lésions péricardiques à l'autopsie, il ne peut être question de faire sur un vivant une dissection qu'on n'arrive même pas à faire sur la table d'autopsie. Malgré l'autorité de M. le professeur Delorme, nous croyons toute tentative de ce genre absolument vouée à un insuccès.

Le **Dr Arnaud** estime que des résections costales suffisantes donnent des succès appréciables dans bien des cas, il a pu obtenir personnellement un résultat fonctionnel satisfaisant par une intervention aussi peu choquante que possible pour le malade.

De quelques réactions vaccinales antityphiques et de leur traitement par l'adrénaline

Dr Hallé.

On sait que la vaccination antityphique, qu'il s'agisse *de l'un ou l'autre vaccin employé*, ne donne lieu le plus souvent à aucune réaction ; que ces réactions, quand elles existent, se réduisent le plus souvent à un malaise léger, à un peu de courbature et de fièvre éphémère.

Très exceptionnellement, il existe des réactions vaccinales que l'on peut appeler fortes, et se traduisant par des symptômes plus marqués et plus durables. Enfin, dans certains cas, le tableau clinique est très particulier, si particulier que celui qui l'a vu une fois le reconnaît très facilement. Il y a comme un *choc vaccinal* que l'on peut opposer au choc anaphylactique et qui se traduit par l'ensemble des signes suivants :

Une heure ou deux après la vaccination, le sujet est pris de malaise, de fièvre élevée à plus de 40° ; il vomit, ne peut plus se tenir debout et présente les signes d'une asthénie remarquable avec tendance au collapsus cardiaque. Le malade pendant un jour, parfois deux, rarement plus, se trouve dans l'état suivant : il est couché au lit, souvent en boule, répondant à peine aux questions qu'on lui pose ; il exécute avec lenteur et l'expression d'une grande fatigue les mouvements les plus simples, il ne peut se tenir debout. Sur la face et le tronc existe une éruption érythématеuse discrète, s'atténuant aux extrémités. La peau est chaude, la langue sale, l'intolérance gastrique absolue, la diarrhée commune. Souvent un peu d'albumine apparaît dès les premières heures. L'état de l'appareil circulatoire est particulièrement frappant. Le pouls peut être insensible et on peut ne pas le sentir pendant un jour, parfois deux ; les battements cardiaques présentent un type embryocardique très net, ou sont très faibles et lointains. Vient-on à rechercher la raie blanche de Sergent, on la note toujours dans ces cas, avec une netteté extrême, durant jusqu'à 20 ou 25 minutes pour une excitation minime de la peau.

La fièvre dure 24 ou 36 heures très élevée, tombe généralement brusquement en une journée ; mais les phénomènes d'asthénie persistent après la chûte de la température. A ce moment peut commencer une phase d'hypothermie légère, d'un jour ou deux ; puis petit à petit, même assez rapidement, tout rentre dans l'ordre : l'albumine disparaît, le malade garde les aliments. Ce qui persiste le plus longtemps, c'est l'asthénie : le malade reste parfois plusieurs jours sans pouvoir se tenir debout ; la raie blanche peut s'observer encore très nette et durer longtemps, huit ou dix jours après le début des accidents.

Ces faits exceptionnels dont nous avons observé plusieurs cas depuis un an, viennent d'être signalés par M. Lejan, dans une réunion de médecins d'armée, et par M. Lœper, dans un article de la *Presse Médicale*. Nous avons cru devoir les faire connaître également à nos confrères qui auront peut-être aussi à les voir un jour. Toutefois, si nous sommes d'accord sur le syndrome lui-même, nous n'avons pas observé ces accidents de choc dans les mêmes conditions que celles de notre confrère Lœper.

En effet, M. Lœper pense qu'il s'agit d'accidents se produisant à la première piqûre. Il n'en est rien dans nos cas. C'est parfois à la troisième ou à la quatrième que le choc se déclanche ; rarement à la première. La dose paraît être sans intérêt ; de plus, contrairement à notre confrère, nous ne croyons pas que les conditions de contre-indications habituelles interviennent dans l'étiologie de ces accidents.

Assurément, nous reconnaissons toutes les contre-indications de la vaccination telles qu'elles ont été si judicieusement données ; mais nous avons observé ces réaction vaccinales chez des sujets sans tare aucune, parfaitement bien portants, reposés, jeunes et vigoureux, aussi bien que chez des soldats âgés. Il semble bien s'agir d'une disposition individuelle et même transitoire, puisque ce n'est pas à la première piqûre qu'on a vu les accidents et que parfois après une réaction, sinon forte, du moins nette, nous n'avons rien observé à la dose suivante. Le terme d'idiosyncrasie s'applique donc très bien à ces cas encore inexplicables.

M. Lœper a constaté comme nous la faiblesse du pouls, la raie blanche de Sergent et parle d'une asystolie surrénale. Il est certain que l'hypotension artérielle est ici un phénomène très marqué. Nous avons noté cette chute de pression et pu suivre au Pachon les tensions de plusieurs malades ; toutefois, nous croyons que ce phénomène est plus complexe qu'une insuffisance capsulaire suraiguë, et la présence de la fièvre élevée, des vomissements, des phénomènes gastro-intestinaux qui ne manquent jamais, impliquent l'idée d'un état inflammatoire qu'un mauvais fonctionnement surrénal n'explique pas complètement.

Toutefois, comme notre confrère, nous avons depuis de nombreux mois employé l'adrénaline pour combattre ces accidents. Nous donnons un milligramme sous la peau chaque jour, et 30 à 40 gouttes par la bouche ; en même temps, nous faisons des injections d'huile camphrée, de la spartéine.

Peut-on éviter ces accidents ? Nous ne le croyons pas, c'est le point sur lequel nous insistons. On peut peut-être en réduire le nombre, du reste très restreint, puisqu'à certains de nos confrères qui ont pratiqué des milliers de vaccinations n'en ont jamais eu un seul ; et cela, en redoublant de précautions dans l'examen des sujets à vacciner, mais on continuera un jour ou l'autre de voir des chocs vaccinaux. En tous cas, ils ne peuvent en rien modifier la pratique actuelle de la vaccination antityphique, telle que l'expérience de plusieurs années l'a établie.

Séance du 10 Novembre 1916

PRÉSIDENCE D'HONNEUR

DE M. LE MÉDECIN-INSPECTEUR LAFAGE
DIRECTEUR DU SERVICE DE SANTÉ

PRÉSIDENCE DU Dr HALLÉ

Le **Dr Vacher** présente un blessé sur lequel il a pratiqué une

Irido-capsulectomie à l'emporte-pièce.

Je vous présente un sous-officier de cavalerie victime d'une très grave blessure aux yeux par suite de l'éclatement d'un obus près de sa figure. Gravement brûlé à la face, et les deux cornées en partie détruites, j'ai eu le bonheur de le guérir et de lui conserver à un œil une petite partie de cornée transparente. Au bout de plusieurs mois de convalescence, j'ai opéré cet œil de cataracte traumatique et fait une iridectomie en face de la petite partie transparente de la cornée. Quelques semaines après, j'ai pu faire une nouvelle iridectomie plus étendue avec capsulectomie avec ma pince emporte-pièce. Ces deux opérations, qui ont été vraiment délicates et difficiles, ont donné un résultat très heureux puisque ce brave militaire a récupéré une vision de deux centièmes environ. Il voit à se conduire et distingue les grosses lettres avec des verres appropriés. Cet état va probablement s'améliorer encore, j'espère le faire sortir de la classe des aveugles et lui rendre au moins cinq centièmes de la vue normale. Du reste, il se déclare très heureux du résultat obtenu.

J'ajoute qu'en cas pareil il faut inciser la cornée dans sa partie opaque et respecter la partie périphérique au voisinage du tissu transparent, sans cela on s'expose à modifier la nutrition cornéenne et à perdre le peu de transparence qui persiste et qu'il est si nécessaire de conserver, puisque c'est le dernier espoir du blessé.

Un cas de méningite otitique guérie par intervention.

Drs Lafite Dupont et Rozet.

R..., 10 ans, de La Ferté-Saint-Aubin (Loiret), entrée à l'Hôtel-Dieu le 12 septembre 1916. Antérieurement, plusieurs inflammations aiguës du naso-pharynx.

Dernière poussée en juillet 1916, avec otite suppurée ouverte gauche, suppuration intermittente.

Dès le 17 août, début d'accidents du côté de l'oreille gauche, accidents sur lesquels on ne peut avoir de renseignements précis.

L'enfant entre dans le service avec des symptômes nets de mastoïdité gauche et de méningite.

Signes de méningite :

Fièvre, pouls.

Vomissements.

Kernig.

Raideur de la nuque.

Couchée en chien de fusil.

Photophobie très marquée.

Le 13 septembre : Ponction lombaire (M. Cochinal) : Albumine abondante, polynucléaires nombreux intacts. Dépôt notable de pus sans microbes à l'examen direct. La culture n'a pas poussé.

Intervention le 13 au soir par le Dr Lafite Dupont.

Détails de l'opération : curettage de la mastoïde, grande extension des cellules, résection étendue de la pointe jusqu'à la racine du digastrique, profonde brèche dans l'espace intersinuso facial, découverte du sinus, perméable à la ponction, large dénudation des méninges dans la région temporale, incision des méninges le même jour, abcès de fixation, trois ponctions blanches du cerveau, pas de suture, pansement gaze iodoformée.

Le 14 septembre et jours suivants : sérum adrénaliné, injections intrarachidiennes et intraveineuses d'or colloïdale. Incision de l'abcès par fixation. Chute de la température en deux jours. Disparition de tous les symptômes. Suites opératoires des plus simples. Cicatrisation presque terminée.

Deux cas de guérison opératoire de fistule parotidienne

Dr Lafite Dupont.

Premier cas. — Plaie de la mastoïde étendue à la loge parotidienne, guérison avec persistance d'une fistule juxta-angulaire. Injection par la fistule d'une solution de bleu de méthylène dans le but de déterminer l'étendue des lobes glandulaires tributaires de la fistule. Dissection des lobes colorés, fermeture opératoire complète. Guérison par première intention constatée un mois après l'opération.

Deuxième cas. — Plaie étendue de la joue intéressant le sinus maxillaire. Guérison avec persistance de fistule antérieure dont l'ouverture cutanée est située à 1 cent. ½ environ de l'ouverture buccale du Sténon ; par celle-ci, introduction d'un stylet de Galezowski qui perforant le Sténon ressort par la fistule. Il est laissé en place trois semaines. Après huit jours, vérification de la perméabilité du conduit artificiel.

Opération : dissection d'une collerette cutanée autour de la fistule. Un plan de suture rabat la collerette sur la lumière de la fistule. Un second plan ferme la peau. Réunion par première intention.

Guérison constatée un mois après.

Un cas de chancres mous extragénitaux

Dr Foucart.

D..., entre le 30 octobre à la section des détenus, porteur de chancres mous qu'il dit avoir depuis un mois. Les chancres, multiples, occupent la rainure balano-préputiale et constituent par leur réunion une sorte de collerette, d'anneau presque complet autour du gland. Le prépuce lui-même est douloureux, œdématié, tuméfié, sans présenter cependant l'aspect en battant de cloche, classique dans les cas analogues.

Mais là n'est pas l'intérêt du malade que nous observons. Ce dernier porte, en effet, sur la face antérieure de la cuisse droite, quatre plaies ulcéreuses datant, d'après ses dires, d'une quinzaine de jours, plaies peu douloureuses spontanément, mais déterminant des sensations de tiraillement pénibles lors des mouvements et très sensibles au toucher.

Ces plaies, lors du premier examen que nous avons pratiqué, n'avaient pas de caractères bien nets ; elles étaient recouvertes de croûtes noirâtres assez adhérentes, difficiles à détacher et ne permettant pas de juger de l'aspect des ulcérations elles-mêmes. Des pansements humides furent donc appliqués, et au bout de quarante-huit heures, les croûtes étant tombées, les ulcérations apparurent avec leurs caractères très particuliers qui ne laissaient aucun doute sur leur nature.

Ces ulcérations, en effet, sont de forme ovalaire, arrondies. Deux d'entre elles occupent la face antérieure de la cuisse droite et sont tangentes en un point de leur circonférence ; deux autres occupent le bord interne de la cuisse et sont distantes de un centimètre l'une de l'autre. Des deux premières, l'une est grande comme une pièce de un franc ; les deux dernières sont beaucoup plus petites et ne dépassent guère le diamètre d'une pièce de cinquante centimes.

Ces ulcérations sont limitées par un bord taillé à pic,

comme à l'emporte-pièce ; à leur pourtour dans un rayon d'un demi-centimètre, la peau est rouge et enflammée. Le fond des ulcérations est gris-jaunâtre, assez irrégulier et rappelant assez bien l'aspect classique du vieux bois mangé aux vers. Si on vient à palper la périphérie de ces ulcérations, on constate qu'il n'y a au pourtour aucune induration et qu'elles reposent sur une base souple.

Pour achever le tableau clinique, mentionnons la présence de ganglions inguinaux d'ailleurs assez peu nombreux et bien isolés, les uns appliqués contre l'arcade de Fallope et en relation avec les chancres préputiaux, les autres sous-jacents et indubitablement en relation avec les ulcérations que nous observons sur la cuisse.

L'aspect clinique de ces ulcérations ne nous a pas laissé de doutes sur leur nature : nous nous trouvons en présence de chancres mous extragénitaux.

Ces chancres mous extragénitaux sont, en somme, assez rares ; on en trouve cependant un peu partout : à l'abdomen, aux cuisses, aux pieds, à la bouche, surtout aux doigts où ils prennent l'aspect de vulgaires tournioles et où leur diagnostic peut devenir singulièrement malaisé.

Dans le cas présent, une seule affection pouvait prêter à discussion, il pouvait s'agir de pustules d'echyma ulcérées ; mais les ulcérations ecthymateuses sont moins profondes et elles succèdent à des pustules plus persistantes.

J'élimine rapidement les ulcérations tuberculeuses dont les bords déchiquetés et livides sont bien différents ; j'élimine aussi les ulcérations syphilitiques dont l'indolena, les bords non taillés à pic, le fond rouge sombre et lisse, luisant, sont bien caractéristiques.

Il s'agissait donc cliniquement de chancres mous extragénitaux. Pour confirmer notre diagnostic, nous avons fait appel au laboratoire et M. Cochinal nous a fait savoir que l'examen du pus de ces ulcérations lui avait montré de nombreux bacilles en navette ayant tout à fait l'aspect des bacilles de Ducrey, spécifiques du chancre mou.

Quant à la pathogénie de ces chancres extragénitaux, elle peut prêter à discussion. Dans l'espèce, on peut peut-être incriminer le processus suivant : cet homme nous est arrivé dans un état d'extrême malpropreté, couvert de phtiriase et de lésions de grattage qui ont pu être le point de départ d'auto-inoculations.

Le traitement suivi a été le traitement classique après chûte des croûtes, les ulcérations ont recouvertes de poudre d'iodoforme.

On a signalé que les chancres de la région sous-ombilicale du corps auraient plus de tendance à grandir et à creuser que ceux de la région sus-ombilicale, et guériraient moins vite que ces derniers. Le cas qui nous occupe paraît devoir infliger un démenti à cette assertion, et je compte que, dans moins de trois semaines, ces ulcérations qui sont en bonne voie de cicatrisation seront complètement guéries.

Les Drs **Hallé** et **Moncany** présentent un malade atteint d'anévrisme de l'aorte abdominale.

Il s'agit d'un soldat vigoureux qui fut blessé il y a un an par l'éclatement d'une grenade française qui se produisit tout contre lui par mégarde. Il reçut de nombreux éclats, et fut à la suite de cet accident hospitalisé près de deux mois avec une large ecchymose qui s'étendit au flanc, et à l'abdomen du côté droit. Guéri, il reprit son service qu'il fit sans incident depuis un an. Mais se plaignant parfois du ventre, de douleurs névralgiques en ceinture surtout à droite. Il fut évacué dernièrement à Blois dans le service du médecin aide-major Moncany, à l'hôpital 13, parce qu'au niveau d'un des éclats de grenade s'était formée à la paroi axillaire du thorax une petite plaie suppurée. Le malade s'étant plaint des malaises que nous avons rapporté, M. le docteur Moncauy examine complètement ce vigoureux soldat et fut étonné d'entendre un bruit de souffle systolique dans le dos du malade, qu'il crut d'abord la propagation d'un souffle cardiaque, mais son étonnement fut grand, quand il constata que ce souffle s'entendait dans tout le dos, avec maximum au niveau de la colonne vertébrale. De plus ce souffle augmentait vers la région du bassin et devenait intense, perceptible à distance au niveau des dernières vertèbres sacrées. C'est dans ces conditions que notre confrère nous fit voir le malade, et l'examen plus complet lui permit d'établir sûrement l'existence d'un anévrisme dans la cavité abdominale.

En effet, le palper abdominal fait sentir à droite de l'ombilic et un peu au-dessous, un battement avec trill, avec renforcement systolique très marqué ; le trill se perçoit dans toute cette région au palper profond jusqu'au niveau de l'artère fémorale à sa naissance. Cet anévrisme ne paraît pas très volumineux, du moins les battements se sentent sur une zone limitée à quelques centimètres au plus dans la direction des vaisseaux iliaques. Quant au souffle il est perceptible avec le stéthoscope au niveau des deux fémorales, plus fort à droite qu'à gauche, il l'entend encore au milieu de la cuisse, dans le creux poplité et même au niveau des pédieuses, surtout à droite. Dans le sens inverse, le bruit de souffle remonte très haut ; car on le perçoit encore entre les deux épaules, et même vers le milieu de la colonne cervicale. Assurément, la colonne vertébrale est l'agent de transmission de ce bruit.

S'agit-il d'un anévrisme traumatique ? Il y a tout lieu de le croire. L'épreuve de Wassermann a été négative. De plus c'est bien à droite au siège du traumatisme de l'an dernier qu'on sent les battements. Nous n'osons encore être très affirmatif sur la nature anatomique de cette cetarie. Peut-être s'agit-il d'un anévrisme artério-veineux ? C'est l'hypothèse la plus probable à cause de l'existence de ce thrill. Quel est le siège de cet anévrisme ? est-il aortique ou iliaque et iliaque primitive droite ? Nous n'osons encore le dire. Nous avons tenu à montrer aujourd'hui ce malade pour vous faire entendre ce souffle. Nous aurons occasion de vous en parler à nouveau.

Sur un cas d'agnosie visuelle et de cécité verbale.

Drs Jeandelize et Norero.

Ce soldat a été blessé en octobre 1914, par une balle qui a traversé l'hémisphère gauche d'avant en arrière. L'orifice d'entrée est à l'angle externe du front au niveau de la bordure des cheveux ; l'orifice de sortie est à 4 cent. en arrière et à 1 cent. au-dessus de l'oreille à gauche.

Histoire : Au sortir du coma, le malade ne comprenait pas ce qu'on lui disait, il parlait mal, il avait de la parésie du bras droit et des troubles visuels. A la fin de janvier 1915, on note sur une feuille d'observation : « ouie redevenue normale, mais persistent une légère parésie du bras droit, de la difficulté d'articuler les mots et surtout de la diminution de l'acuité visuelle ». Depuis sept mois, la parole est revenue et le bras reprend sa force ; mais le malade présente toujours ses troubles cérébraux de la vision. A noter qu'il est très attentif, comprend vite et bien tout ce qu'on lui dit.

L'agnosie visuelle, encore appelée cécité psychique, est la perte des souvenirs visuels, même familiers. Si on montre à notre malade un couteau, un crayon, il est obligé de les toucher pour les reconnaître et dire leur nom. S'il voit sa femme, ses enfants, le médecin qui le soigne, il ne les reconnaît qu'au son de leur voix. Il se perd même dans les lieux où il vit d'habitude. Bien plus, le malade ne peut évoquer le souvenir de sa femme, de ses enfants, ses anciens camarades, tout ce qui lui est cher ou familier. Son âme, en somme, est aveugle.

La cécité verbale n'est qu'un cas particulier de l'agnosie visuelle. Notre malade voit les caractères imprimés comme des dessins et les reproduit comme des dessins sans les transcrire en écriture cursive. Il ne peut se relire. La cécité verbale n'est plus chez lui tout à fait complète ; il reconnaît quelques lettres quand elles sont isolées, mais il ne reconnaît plus les syllabes ou les mots. Il me dit que depuis peu il écrit quelques mots que sa femme arrive à déchiffrer, mais il ne peut se relire et s'il s'arrête au milieu d'un mot, il est obligé de prier un camarade de lui dire où il en est.

L'examen visuel a montré que le fond de l'œil est normal. L'acuité visuelle est diminuée de 2/3. Le malade a des troubles de la perception des couleurs ; il distingue surtout le foncé du clair : jaune et vert clair = blanc ; le bleu = noir ou bleu. Il ne reconnaît pas le rouge.

Quelle est la lésion ? Les lésions prédominent certainement au niveau du pli courbe, centre de la cécité verbale, de la face externe du lobe occipital, centre des souvenirs visuels. Il est probable que la diminution de l'acuité visuelle et que les troubles de la perception des couleurs tiennent à une légère atteinte des centres des perceptions visuelles (sur les deux lèvres des scissures calcarines). Les radiations optiques doivent être indemnes parce qu'il n'y a pas d'hémianopsie.

Dans l'avenir, le malade pourra s'améliorer légèrement en se rééduquant. Comme la rééducation est difficile dans la cécité verbale, ce trouble ne s'améliore guère. Nous avons vu que notre malade emploie pour reconnaître les objets ou le raisonnement ou un autre sens que la vue. C'est ainsi qu'il arrivera peu à peu à suppléer aux souvenirs qui lui manquent. Peut-être se créera-t-il de nouveaux souvenirs visuels.

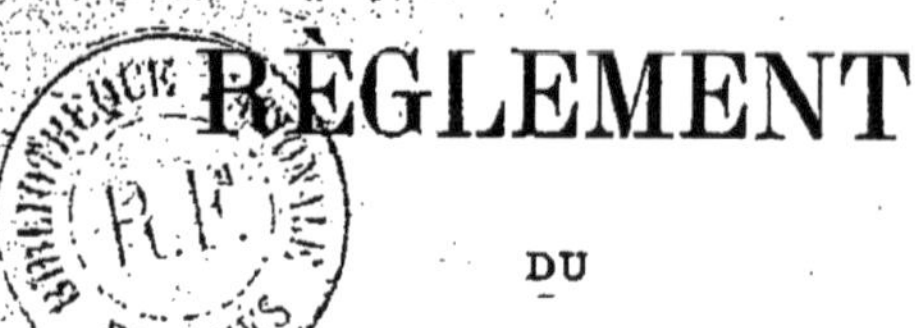

RÈGLEMENT

DU

GROUPEMENT MÉDICO-CHIRURGICAL DE GUERRE

DE LA 5e RÉGION

1° Le Groupement médical d'Orléans, fondé dès le début de la guerre par la Société de Médecine du Loiret, comprendra désormais tous les médecins militaires de la 5e région et les médecins civils s'occupant d'une formation sanitaire militarisée, qui voudront y adhérer ;

2° Il prend le nom de Groupement médical de guerre de la 5e région ;

3° Il se réunit le second vendredi de chaque mois, à 14 h. 30, à l'Hôpital mixte d'Orléans. Le Groupement médical d'Orléans ne se réunira plus qu'une fois par mois, le deuxième vendredi qui suivra la séance du Groupe régional. Les travaux des deux groupes seront publiés dans le même Bulletin ;

4° Le Bureau se compose : 1° de M. le Directeur du Service de Santé de la 5e région, président d'honneur ; 2° d'un Président ; 3° de deux Vice-Présidents ; 4° de deux Secrétaires ; 5° d'un Trésorier ;

5° Le Bureau est nommé pour un an, au scrutin secret, à la séance de décembre ;

6° Le procès-verbal de chaque séance est rédigé par l'un des secrétaires. Un résumé en est adressé immédiatement au sous-secrétariat d'Etat du Service de Santé. Les travaux du Groupement sont publiés, comme précédemment, dans un Bulletin remis à chaque membre. Le texte de chaque communication doit être remis en fin de séance au Secrétaire chargé du Bulletin. Tout orateur ayant pris part à la discussion devra faire parvenir son texte dans les quatre jours qui suivront la réunion, sous peine de non publication ;

7° Le Bulletin mensuel parviendra à chaque membre avant la séance suivante, ou lui sera remis le jour même ;

8° Les communications ne pourront durer plus de 10 minutes. Chaque orateur aura cinq minutes pour la discussion ;

9° A chaque réunion une ou plusieurs questions seront mises à l'ordre du jour de la séance suivante.

L'ordre du jour comportera : 1° la présentation des malades ; 2° la question à l'ordre du jour ; 3° les communications diverses soit sur des sujets de médecine ou de chirurgie militaires, soit sur des questions d'actualité intéressant le fonctionnement du Service de Santé ;

10° Les communications diverses ne seront inscrites à l'ordre du jour que si elles sont annoncées au Secrétaire par lettre au moins huit jours avant la réunion ;

11° La cotisation est fixée à 2 fr. par mois.

La première réunion aura lieu le 8 décembre, à 14 heures 30, à l'hôpital mixte d'Orléans.

Question mise à l'ordre du jour : « Attitudes vicieuses du pied, consécutives aux traumatismes du membre inférieur ».

Les officiers qui désireraient faire partie du Groupement médical chirurgical sont priés d'adresser d'urgence leur adhésion au Secrétaire du Groupement à l'hôpital mixte d'Orléans.

Les médecins chefs de places et des formations sont libres d'accorder l'autorisation de se rendre aux réunions du Groupement médico-chirurgical, à tous les officiers qui en manifesteraient le désir, sous réserve toutefois que le service médical soit assuré.

Orléans le 17 novembre 1916.

Le Médecin-Inspecteur,
Directeur du Service de Santé de la 5e Région,

LAFAGE.

GROUPEMENT MÉDICO-CHIRURGICAL

DE LA 5e RÉGION

Séance du 8 Décembre 1916

PRÉSIDENCE D'HONNEUR

DE M. LE MÉDECIN-INSPECTEUR LAFAGE

Election du Bureau pour 1917

Sont nommés :

Président. Dr VACHER.
Vice-présidents. Dr LENORMANT.
Dr LAUBRY.
Secrétaire général. Dr RUBENS-DUVAL.
Secrétaire adjoint. Dr FERRAND.
Trésorier. Dr NAST.

ALLOCUTION DU PRÉSIDENT

Je suis absolument confus, Messieurs, de la preuve de sympathie que vous venez de me donner. Notre Groupement avait été présidé la première année par M. le médecin-major de 1re classe Mouchet, chirurgien des hôpitaux, avec beaucoup de droiture et de savoir. Je n'ai pas à dire de vous, M. le médecin-major Hallé, médecin des hôpitaux, de quelle manière vous venez de présider pendant l'année courante. Ces Messieurs avaient des titres universitaires et scientifiques nombreux, alors que je n'en possède aucun, et je ne dois qu'à votre grande bienveillance le grand honneur qui m'est fait aujourd'hui. Soyez sûrs que je consacrerai à notre Groupement tout mon dévouement et toute mon activité.

Des attitudes vicieuses du pied consécutives aux blessures de guerre du membre inférieur. (Question à l'ordre du jour).

Le **Dr Lenormant** prend le premier la parole sur la question ; il commence à en rappeler l'importance en raison du *nombre considérable d'attitudes vicieuses du pied* que tous sont à même d'observer depuis le début de la guerre.

M. Lenormant classe les attitudes vicieuses du pied en deux grandes catégories :

1° Attitudes en rapport avec une lésion systématisée du squelette des muscles et tendons ou des nerfs et dont le mode de production est anatomiquement et physiologiquement facile à comprendre et qui étaient connues avant la guerre mais s'observaient avec une moindre fréquence.

2° Attitudes fonctionnelles d'origine ignorée, que nous ne connaissions pas avant la guerre.

Dans le premier groupe, il faut envisager tout d'abord :

a) Les cas classiques d'attitudes vicieuses du pied à la suite *de lésions ostéo-articulaires :* fracture de Dupuytren, arthrites tibio-tarsiennes.

Il est difficile de systématiser le traitement de ces pieds déformés d'après une formule générale. Des interventions variées permettent, dans presque tous les cas, de rétablir la marche sur la plante du pied et sur le talon.

b) Les attitudes consécutives à des lésions des nerfs.

Il s'agit de lésions des sciatiques poplités interne ou externe. Logiquement, l'intervention doit tout d'abord s'adresser au nerf lésé, mais la réparation du sciatique est longue et aléatoire, quand celle-ci ne survient pas, ces malades deviennent aussi « *orthopédiques* » que « *ner-*

veux ». M. Lenormant se demande si, en cas d'attitude vicieuse marquée dans les lésions totales du sciatique et qui va en s'accentuant avec le temps, il ne faut pas essayer d'ankyloser le pied sur la jambe pour corriger le pied ballant à l'aide d'une astragalectomie ou d'une arthrodèse.

c) *Les attitudes vicieuses consécutives à des lésions musculaires* sont particulièrement fréquentes. Celles-ci surtout sont justiciables d'un traitement *préventif*, en particulier dans les cas *plaies en séton du mollet* : si ce principe avait été appliqué toujours, beaucoup de pieds équins auraient été évités. Ce traitement préventif consistera dans l'application d'un appareil à traction élastique ou dans celle d'une bottine plâtrée immobilisant le pied à 85° sur la jambe.

Quand l'équinisme existe, il n'est pas facile de le corriger. En temps de paix, c'était la simple ténotomie que l'on pratiquait chez des enfants presque toujours.

En chirurgie de guerre, la ténotomie a donné de mauvais résultats ; très souvent, la soudure des deux extrémités tendineuses ne se fait pas en raison de sclérose musculaire et d'adhérences.

Pour cette raison, M. Lenormant préfère *l'allongement* du tendon d'Achille ; il l'a pratiqué trois fois en dédoublant le tendon transversalement. Les résultats de ces interventions sont encore trop récents pour pouvoir en juger.

2. *Pieds valgus réflexes.*

Cette deuxième catégorie compte d'innombrables exemples survenus à la suite de blessures insignifiantes souvent sans rapport avec le pied. Il s'agit, dans presque tous les cas, de *varus pur* dont la pathogénie est obscure.

M. Lenormant croit que c'est au moment où le blessé commence à marcher qu'il place son pied en attitude vicieuse pour éviter la douleur. Cette attitude *est toujours réductible sous chloroforme*, même après des mois ; toutefois, malgré cette réductibilité facile, la lésion est invétérée.

A ce stade, il convient d'essayer le traitement neurologique, habituellement insuffisant. M. Lenormant a employé au début les appareils plâtrés et a cru à leur efficacité ; il n'a eu, par cette méthode, aucun succès malgré les essais successifs.

Reste le traitement chirurgical, étudié par MM. Mouchet et Toupet. Ces auteurs ont employé d'abord l'astragalectomie seule puis l'arthrodèse sous-astragalienne et médio-tarsienne. Cette dernière intervention a permis, en plusieurs cas, une marche tout à fait favorable. Elle est certainement le traitement de choix des pieds valgus invétérés.

Dr Rocher. — 1° *Les attitudes vicieuses d'origine musculaire* peuvent se produire par trois mécanismes : *a*) Mauvaise attitude du pied survenue au cours d'une lésion grave du membre inférieur ayant nécessité une longue immobilisation au lit (défaut de surveillance médicale, cas malheureusement trop fréquent) ; *b*) Délabrements et pertes de substance musculaire remplacés par du tissu fibreux sur une large étendue et adhérent au squelette sous-jacent (groupe péronier ou antérieur de la jambe) ; *c*) Myosite cicatricielle retractile du mollet, le plus souvent produisant le pied équin.

Le traitement sera avant tout *préventif* : maintien d'une attitude correcte du pied pendant tout le temps de la cicatrisation musculaire. La réunion secondaire des muscles du mollet (*a* et *b*) pourra être faite en conservant l'attitude à angle droit du pied.

Contre le pied équin, *redressement orthopédique progressif* avec tracteurs élastiques combinés à l'attelle de Bœckel ou, si l'attitude vicieuse est irréductible, *ténotomie du tendon d'Achille* sous-cutanée haute, avec appareil plâtré jusqu'au-dessus du genou. Durée d'immobilisation, 30 à 40 jours. Veiller à la récidive ; traitement physiothérapique, éducation de la marche.

L'allongement du tendon d'Achille ne nous a pas paru donner de meilleurs résultats que la ténotomie.

Si, nécessaire, combiner ce traitement aux *aponévrotomies plantaires* (pied creux), aux redressements des orteils enraidis (greffe, attitude en marteau) : dans ce dernier cas, appareil plâtré, ténotomie des fléchisseurs des orteils. Exciser les cicatrices adhérentes, douloureuses, gênant le jeu musculaire : suture aponévrotique et cutanée (esthétique).

Pour les attitudes vicieuses de la catégorie *b*, la suture musculaire étant impossible, faire porter un soulier avec tracteurs élastiques ou à ressort.

2° *Les attitudes vicieuses d'origine ostéo-articulaires* par projectiles de guerre sont en rapport, pour les plus graves, avec des abrasions importantes, traumatiques ou chirurgicales, du squelette.

Traitement *préventif :* Obtenir la cicatrisation en bonne attitude (appareil plâtré à fenêtre ou à anses, appareillage américain).

Traitement de la difformité : a) *Soulier* orthopédique destiné à corriger le raccourcissement ou à combler la perte de substance du pied (calcaniectomie, métatarsectomie) ; *b*) Traitement orthopédique : 1° Dans le cas d'ankylose fibreuse tarsienne, *redressement forcé et tanoclasie* manuelle ou instrumentale combinée aux tenotomies et aponévrotomies ; appareil plâtré (trois observations) ; 2° Pour les pieds équins ou varus équins dûs aux ankyloses osseuses tibio-tarsiennes, *astragalectomie* ; 3° Pour le mutilations graves du tarse, transformé en un bloc osseux déformé et méconnaissable à la radiographie, *tarsectomie* cunéiforme ou trapézoïdale à base externe avec ablation de ce qui reste de l'astragale par incision dorsale externe. La *résection malléolaire externe* ou *diaphyse susmalléolaire* peut être nécessaire pour la reposition du pied en position de 90°. Appareil plâtré ; plus tard, soulier orthopédique.

Le Dr Rocher présente, à l'appui de cette dernière catégorie, les radiographies et photographies de deux blessé-

qu'il a opérés de tarsectomies avec résultat orthopédique très satisfaisant.

Dr Toupet. — Ayant été pendant six mois l'assistant de M. le médecin-major Mouchet, chef du centre orthopédique de la 5e région, j'ai eu l'occasion d'étudier un certain nombre de cas de déformations du pied consécutives à des blessures de guerre. Je me permets donc de prendre la parole pour vous dire ce que mon maître et moi nous avons observé et vous faire connaître nos idées thérapeutiques et nos résultats.

Laissant de côté les déformations consécutives aux lésions ostéo-articulaires de la tibio-tarsienne qui ne sont pas particulières aux blessures de guerre, nous étudierons successivement les déformations consécutives aux lésions nerveuses, les déformations consécutives aux lésions musculaires et enfin les déformations dites réflexes.

1° Déformations consécutives à des lésions nerveuses.

a) *Lésion du sciatique poplité externe.* — Cette lésion donne un pied varus équin paralytique. La première chose à faire à notre avis est de s'occuper de la lésion nerveuse et de faire, suivant les cas, une suture ou une libération. Le seul traitement orthopédique rationnel est l'arthrodèse totale pour ankyloser le pied en bonne position. Nous ne l'avons jamais pratiquée, jugeant qu'il faut attendre des mois et même des années avant de déclarer la lésion nerveuse définitive. Les blessés marchent beaucoup mieux avec une chaussure orthopédique qui conserve les mouvements de la tibio-tarsienne, qu'avec un pied ankylosé. Un simple ressort qui empêche la chute du pied, permet la marche normale et nous n'avons, jusqu'à présent, pas trouvé de cas justiciable de la triple arthrodèse.

b) *Lésion du tronc du sciatique et du sciatique poplité interne.* — La lésion ici est plus complexe et parfois incompatible avec la marche.

A l'équinisme s'ajoute souvent un pied creux très marqué avec flexion formée de toutes les articulations du pied et orteils en griffe. Souvent il s'y ajoute une flexion irréductible de la jambe sur la cuisse.

Là encore, la première chose à faire est de traiter la lésion nerveuse et d'empêcher, par des appareils plâtrés, les ankyloses en mauvaise position.

M. Mouchet et moi sommes intervenus dans un cas où il y avait enraidissement du genou à angle droit, ankylose en équinisme et pied creux très marqué avec orteils en griffe.

Une résection économique du genou et une astragalectomie ont remis la jambe et le pied dans l'axe. J'ai complété le redressement par une série d'arthrodèses portant sur les articulations scapho-cunéo, cunéo-métartasienne et métatarso-phalangienne du gros orteil. Le pied est maintenant en rectitude et le blessé marche.

Je n'ai aucune expérience du résultat des opérations sur le sciatique.

J'ai libéré deux fois le tronc du sciatique et je l'ai suturé une fois.

J'ai suturé une fois le sciatique poplité externe et je l'ai libéré une fois. Mes blessés ont été évacués et j'ignore le résultat des opérations.

2° Déformations consécutives aux lésions musculaires.

La blessure la plus légère des parties molles ou du squelette jambier peut entraîner l'équinisme. C'est une déformation que l'on doit prévenir en mettant par principe une botte plâtrée en talus léger. L'ankylose à angle droit gêne la marche, l'ankylose à 85 degrés ne la gêne pas ; c'est donc dans cette position qu'il faut toujours immobiliser la tibio-tarsienne.

Lorsque l'équinisme est constitué, mais avec une articulation mobile et un triceps suffisamment souple, il faut installer un appareil de traction élastique. Nous avons employé avec succès un appareil très simple à construire.

On fixe au pied, par quelques tours de bande plâtrée,

une planchette de 40 centimètres de long formant une semelle analogue à celle du célèbre Little Tich. A l'extrémité de cette planchette on visse un piton ; au niveau de la jarretière ou au-dessus du genou, quelques tours de leucoplaste fixent une anse qui est une simple bande de toile. Le piton et l'anse sont réunis par une traction élastique : gros caoutchouc ou ressort métallique. Le puissant bras de levier de la semelle fait bientôt céder la contracture des jumeaux.

Si ce moyen ne réussit pas endormir le blessé et suivant que l'articulation est mobile ou non pratiquer l'allongement du tendon d'Achille ou l'astragalectomie.

L'allongement du tendon d'Achille nous paraît très préférable à la simple ténotomie qui nécessite l'immobilisation pendant des mois pour permettre au tendon de se reconstituer et donne souvent des résultats médiocres car le tissu cicatriciel a une grande tendance à se retracter.

L'expérience de mon maître M. Mouchet m'a détourné de la ténotomie, même haute.

Nous dédoublons le tendon non pas dans le sens sagittal suivant le procédé classique mais dans le sens frontal. Quel que soit le degré d'équinisme, nous dédoublons le tendon sur toute sa hauteur, de façon à suturer de larges surfaces et non pas des bords. Il ne faut pas craindre d'allonger le tendon d'une façon excessive car l'équinisme a une tendance désespérante à la récidive, même quand on fait de l'hypercorrection. J'ai opéré un malade par ce procédé et M. le médecin-major Lenormant trois ; nos résultats ne datent que de quelques semaines et ne peuvent être considérés comme valables, je crois que le résultat sera bon, mais il faut une surveillance de *tous les jours* pour éviter la récidive, nous faisons porter à nos opérés des appareils à traction élastique pour maintenir le résultat.

En cas d'équinisme irréductible par opération tendineuse, c'est l'astragalectomie qui s'impose.

Contrairement à M. le médecin-major Rocher, mon maître M. Mouchet et moi, avons obtenu d'une façon presque constante non pas une *ankylose*, mais une *néarthrose* mobile et solide qui donne d'excellents résultats fonctionnels. Sur les quatre astragalectomies orthopédiques que nous avons pratiquées, trois fois la mobilité fut bonne puisque, mesurée au compas, elle était de 20 degrés ; le quatrième cas était défavorable, le pied se remit en varus après l'astragalectomie et je fus amené à visser la malléole externe et le calcanéum, ankylosant ainsi de parti-pris le pied à 85 degrés. Ces opérations datent de plus de huit mois et les quatre malades marchent très bien. On trouvera leurs observations détaillées dans notre mémoire des *Archives de Médecine militaire* (septembre 1916).

M. Mouchet était si satisfait des résultats de l'astragalectomie que, lorsque je suis arrivé dans son service, il avait renoncé à la ténotomie qui ne lui avait donné que des déboires. Pour obtenir un bon résultat, il faut, après l'ablation de l'astragale, faire une reposition du pied dans l'axe et non pas une reposition postérieure, c'est-à-dire ne pas subluxer le pied en avant dans l'intention de bien emboîter la face supérieure du calcanéum dans la mortaise tibio-péronière. Seule la reposition dans l'axe donne une mobilité utile avec un angle de 20 degrés, 80 de flexion, 110 d'extension, la reposition postérieure qui permet une extension à 120, limite la flexion à 90° ce qui est insuffisant pour une marche correcte.

Il est nécessaire de mobiliser le pied très vite ; c'est pour cette raison que nous immobilisons le membre sur une attelle de Bœkel et non pas dans un plâtre. Dès le dixième jour, petits mouvements de flexion et d'extension et, dès qu'il n'y a plus de mobilité transversale, c'est-à-dire vers le vingtième jour, nous commençons très prudemment les exercices progressifs, simple station debout d'abord, puis appui unilatéral sur le pied malade et enfin marche avec deux cannes. Le blessé gardera ces deux cannes *pendant des mois*, car il ne faut pas qu'il les abandonne avant que la douleur ait complètement disparu. C'est par une surveillance journalière, en graduant les exercices, en massant les muscles et surtout en veillant à ce que le blessé marche peu et correctement qu'on arrive à de très bons résultats.

3° Déformations réflexes.

Mon maître M. Lenormant a si clairement exposé ce qui caractérise ces déformations, leur point de départ souvent constitué par une lésion insignifiante, leur physionomie clinique avec attitude constante en varus plus ou moins équin, mais le plus souvent en varus pur ; cette association de parisie et de contractures tenaces mais réductibles que je n'y reviendrai pas. J'insisterai seulement sur le traitement.

Nous avons eu à traiter, M. Mouchet et moi, neuf cas de pieds bots varus dits réflexes. Toutes ces déformations remontaient à un an au moins et on avait épuisé contre elles toutes les ressources de la thérapeutique. Massage, électrothérapie, air chaud, appareils plâtrés pendant des mois, s'étaient montrés impuissants. On ne connaissait pas alors le traitement admirable de mon ami Clovis Vincent et aujourd'hui, quelques bons que soient les résultats que nous a donnés l'intervention sanglante, je ne prendrais pas le bistouri avant d'avoir essayé loyalement de la galvanisation intensive.

Nous avons employé deux méthodes de traitement : l'astragalectomie, l'arthrodèse sous-astragalienne et médio-tarsienne. Nous avons fait quatre astragalectomies avec les bons résultats que nous avons exposé précédemment, mais il m'a semblé qu'on pouvait obtenir, à moins de frais, un résultat parfait par la simple arthrodèse des articulations de torsion que m'avait enseigné mon maître M. Launay, lorsque j'étais son interne. J'ai adapté à l'adulte la technique qu'il avait décrite avec Ducroquet pour l'enfant et nous avons obtenu des résultats tout à fait remarquables.

Je ne vous exposerai pas dans ses détails la technique

de l'arthrodèse ; c'est une opération facile pour les chirurgiens familiarisés avec les interlignes complexes de l'arrière-pied ; les autres feront bien de lire attentivement notre article des *Archives de médecine militaire* et de répéter l'opération sur le cadavre avant de l'entreprendre sur le vivant. L'opération peut se résumer en quelques mots : Incision courbe dorsale externe, ouverture large de la sous-astragalienne et de la médio-tarsienne, avivement des surfaces, raccourcissement des péroniers latéraux. Eviter soigneusement l'ouverture de la tibio-tarsienne dont le jeu doit rester absolument normal. Le membre est immobilisé sur une attelle de Boekel et, dès le dixième jour, sans enlever l'attelle, on commence à mobiliser la tibio-tarsienne. Le vingtième jour, le blessé pose le pied par terre et on lui fait faire très progressivement des exercices de station debout, puis de marche avec deux cannes en prenant exactement les mêmes précautions qu'après l'astragalectomie.

Pendant *des mois*, le pied reste douloureux et le blessé doit conserver ses deux béquillons ; il ne faut pas qu'il boîte et que la douleur lui fasse prendre une mauvaise attitude. En quelques semaines, les articulations de torsion sont solidement ankylosées et la tibio-tarsienne a repris son jeu normal, la flexion et l'extension se font sans aucune difficulté.

Nous avons pratiqué cinq fois l'arthrodèse et nos résultats ont été constamment bons. Nos premières observations remontent à dix mois ; ces malades, qui se traînaient péniblement avec des béquilles, marchent, à l'heure actuelle, sans cannes et sans boiter ; sans doute ils se fatiguent encore vite, mais cela tient surtout à l'atrophie de leur membre et aux troubles trophiques variés qui accompagnent toujours les déformations réflexes.

Je suis, je crois, en droit de conclure que lorsque les autres traitements ont échoué, l'arthrodèse sous-astragalienne et médio-tarsienne est le traitement de choix des déformations réflexes du pied en varus. L'astragalectomie doit être réservée aux cas où le varus est irréductible sous chloroforme et où l'équinisme n'est pas corrigible par un allongement du tendon d'Achille. Ces cas doivent être l'exception et nous n'en avons pas encore rencontré.

Présentation de malades :

Deux opérés d'arthrodèse ;

Quatre allongements du tendon d'Achille par dédoublement frontal, dont trois opérés par M. Lenormant.

Dr Descoust. — Au point de vue étiologique, on peut diviser les attitudes vicieuses du pied consécutives aux traumatismes du membre inférieur en quatre grands groupes :

1° Attitudes vicieuses d'origine névropathique ;
2° — — — nerveuse organique ;
3° — — — musculo-tendineuses ;
4° — — — ostéo-articulaires.

***

I. — *Attitudes vicieuses d'origine névropathique.*

Il existe un certain nombre d'attitudes vicieuses dont le point de départ est bien un traumatisme, mais généralement un traumatisme léger en disproportion avec l'importance et la durée des accidents qu'il provoque.

On voit ainsi, tout d'abord, *la douleur* produite par une blessure légère, donner naissance à une attitude anormale, légitime et justifiée au début, quand le blessé souffre, mais qui persiste ensuite indéfiniment sans motifs.

Une seconde catégorie comprend les attitudes vicieuses en rapport avec ces paralysies ou contractures étudiées plus particulièrement et dénommées *réflexes* par Babinski et ses élèves : (amyotrophies considérables, troubles vasomoteurs, hypothermie très accentuée, exagération des réflexes et de l'excitabilité mécanique des muscles, troubles de sensibilité de tous les modes à forme segmentaire, subexcitabilité faradique des muscles, etc.). Ces contractures persistent pendant la narcose et même s'exagèrent pendant les tentatives de réduction sous chloroforme.

Une troisième catégorie comprend les attitudes vicieuses dites hystériques ou pithiatiques : là, le malade réalise l'idée qu'il se fait une attitude vicieuse ; il s'agit d'un phénomène psychologique cervical tandis que dans les paralysies ou contractures réflexes, il s'agit d'un phénomène purement local et périphérique. Aussi les signes cliniques diffèrent-ils : amyotrophie restreinte, troubles de sensibilité segmentaires, sans rapports avec la distribution nerveuse anatomique, intégrité des réflexes, hypothermie et troubles vaso-moteurs légers consécutifs à la simple immobilisation, réactions électriques normales des muscles et nerfs et enfin existence fréquente de stigmates de la névrose.

Donc un stade d'évolution ultérieure se constitue parfois une sorte d'amnésie motrice : le blessé a perdu le sens stéréognosique de l'attitude normale. Il semble qu'il s'y produit, comme l'a prétendu Sollier, un engourdissement des zones motrices du cerveau.

Enfin il reste à signaler les attitudes vicieuses volontaires : au début, la supercherie est généralement facile à dépister : surveillance de l'homme pendant le sommeil et absence de symptômes objectifs en rapport avec l'interruption pendant la nuit de l'attitude commandée.

Plus tard l'attitude commandée devient automatique et se fixe.

Au reste toute attitude vicieuse, quel que soit son mécanisme initial, finit par engendrer à la longue des modifications organiques : raideurs articulaires, ankyloses partielles, rétractions fibro-tendineuses, désharmonies entre les groupes musculaires antagonistes, modifications des réactions électriques normales pouvant aller jusqu'à la R. D., stases sanguines, œdèmes durs, etc...

A une époque éloignée de la date de la blessure tous

ces pieds contracturés, raidis et figés en attitude vicieuse se ressemblent et il est impossible au clinicien de dévoiler dans la longue odyssée du sujet quelle est la part du traumatisme, de la névrose, de l'exagération et de la simulation.

Le traitement de ces divers accidents variera selon leur nature :

Contre les attitudes vicieuses à point de départ de défense contre la douleur, rééducation du blessé à mesure que la sensation pénible s'atténuera, surveillance assidue, prohibition des cannes et béquilles.

Contre les attitudes vicieuses réflexes, les thérapeutiques connues et tentées n'ont donné que des résultats médiocres que ce soit la physiothérapie, le redressement par appareils plâtrés, les ténotomies ou plasties tendineuses. C'est ce qui justifie les opérations chirurgicales de fixation qu'ont préconisées Mouchet et Toupet telles que astragalectomies ou arthrodèses sous-astragaliennes.

Contre les attitudes vicieuses hystériques, isolement et séjour au lit du blessé, rééducation musculaire par le *médecin lui-même*.

Enfin, contre les simulateurs, exagérateurs et persévérateurs, si les menaces de sanctions disciplinaires sont insuffisantes, on fera appel à la galvanisation intensive préconisée par Clovis Vincent et en dernier ressort on les fera traduire en conseil de guerre.

D'une façon générale la curabilité de tous ces accidents diminue *avec le temps* et il vient un moment où *leur durée même les rend rebelles à toute thérapeutique*. Aussi convient-il d'agir le plus tôt possible et *d'appliquer précocement un traitement préventif* dont les principales indications seront :

1° L'immobilisation en bonne position ;

2° Eviter l'intertie prolongée du membre ;

3° Education de la marche correcte ;

4° Surveillance attentive des articulations sus et sous-lésionnelles.

II. *Attitudes vicieuses d'origine nerveuse organique.*

Les attitudes vicieuses du pied sont différentes selon le siège de la lésion nerveuse : pied bot ballant avec une paralysie totale du sciatique, varus équin avec une lésion de sciatique poplité externe et souvent le talon avec celle du sciatique poplité interne. Les signes cliniques de ces paralysies sont trop connus pour les décrire ici, mais il faut signaler qu'entre les paralysies, les névrites par irritation des nerfs sont susceptibles, elles aussi, d'amener des déformations et des attitudes vicieuses du pied.

Le traitement consistera, après un électrodiagnostic détaillé, à soumettre au courant continu le membre paralysé pendant un mois. Si, au bout de ce temps, il n'y a aucune amélioration appréciable de la motricité ou de la causalgie, on décidera l'intervention chirurgicale sur le nerf. Après cicatrisation, le blessé sera remis au traitement galvanique et aux bains de lumière pendant un minimum de trois mois au bout desquels on l'enverra en convalescence pendant deux mois. A expiration de son congé, le blessé revient suivre à nouveau le même traitement dans le même centre hospitalier.

Plusieurs séries de mutations de ce genre sont nécessaires pour assurer l'efficacité du traitement des paralysies organiques dont la cure est si longue et si difficile à obtenir et pour lesquelles la persévérance est souvent une condition du succès.

En même temps que le traitement psysiothérapique, on veillera à ce que le pied soit maintenu en bonne position : on utilisera des appareils de prothèse appropriés dont on devra faire l'application non seulement pendant la marche, mais aussi pendant le repos au lit afin que le pied ne reprenne pas, par son propre poids, l'attitude vicieuse de varus équin qui est sa position de repos.

BIBLIOTHÈQUE NATIONALE R.F. IMPRIMÉS

Présentation d'appareils.

Le **Dr Steibel** présente un fléchisseur automatique pour le traitement des pieds équins non paralytiques, suite de blessure de **guerre.**

M. Steibel rappelle qu'il a imaginé et expérimenté cet appareil en collaboration avec le Dr Gasne, chef du secteur chirurgical de Sens.

L'appareil décrit est un « *fléchisseur automatique pour pieds équins non paralytiques, sans ankylose totale, compliqués ou non de varus ou valgus à des degrés différents.*

Cet appareil a pour but, une fois appliqué, de provoquer nuit et jour la flexion du pied sur la jambe par l'intermédiaire du poids seul du membre inférieur.

Nous ne pouvons donner ici la description complète de l'appareil ; les avantages principaux consistent en ce que cet appareil constitue un traitement *rapide* et *indolore* du pied bot, il n'offre aucun danger et le blessé ne peut s'y soustraire en raison de l'action continue exercée par l'appareil.

Les variations de la tension artérielle sous l'influence de l'orthostatisme, de l'effort et de la fatigue envisagées au point de vue de l'aptitude militaire.

Drs Ch. Laubry et **Lidy.**

Dans cette épreuve de la tension artérielle, qui a partagé les mêmes vicissitudes que l'épreuve du rythme, remise comme elle en question, après un complet discrédit, nous avons procédé avec la même méthode que précédemment. Nous avons surtout voulu connaître les réactions des sujets normaux, leurs variétés souvent nombreuses, avant d'attribuer aux réactions obtenues chez les cardiaques ou supposés tels, un caractère anormal et pathologique.

Nous avons utilisé l'oscillomètre de Pachon, pour la mesure de la tension artérielle, en l'appliquant au bras de préférence, et en substituant à la manchette simple de l'appareil, la grande manchette à double chambre d'Enriquez et Cottet qui, étouffant habituellement les oscillations supra maximales, évite, dans les mesures comparatives, les causes d'erreur. Nous avons d'ailleurs confirmé certains résultats à l'aide de la méthode auscultatoire, bien que les mensurations prolongées, les alternatives répétées de compression et de décompression auxquelles le membre est soumis pendant l'épreuve et pour une durée de près d'un quart d'heure modifient souvent d'une façon sensible les phénomènes acoustiques et, probablement, les conditions circulatoires du membre. Nous n'affirmons pas qu'il n'en soit pas de même avec l'oscillomètre de Pachon et nous nous proposons ultérieurement de revenir sur cette cause d'erreur.

Nous avons apprécié la tension artérielle systolique et diastolique du sujet dans le décubitus dorsal et successivement dans les positions assis et debout. Le sujet était soumis ensuite aux épreuves d'effort (vingt mouvements de flexion du tronc sur le bassin) et de fatigue (course de 100 mètres au pas gymnastique) et sa tension, après chacune d'elle, notée de minute en minute jusqu'au retour à la normale. Nos données ont été enregistrées d'après les courbes classiques (chiffres des tensions en abcises, temps en ordonnées).

Sujets normaux. — Ce sont les vingt jeunes soldats, entraînés et résistants, exempts de toute tare organique, à tension normale, utilisés aux mêmes fins, dans l'épreuve précédente du rythme, qui ont été observés. Voici l'interprétation de leurs courbes.

a) La tension artérielle, dans le passage du décubitus dorsal à l'orthostatisme, ne subit que des variations nulles ou peu accusées, tantôt dans un sens, tantôt dans un autre. Augmentée de 1 centimètre parfois, elle baisse fréquemment de la même amplitude. Ces variations insignifiantes portent sur la systolique ou sur la diastolique ou sur les deux tensions.

b) La réaction qui suit immédiatement l'effort est très variable, accentuée quand l'élévation de tension dépasse 3 centimètres (4 cas), moyenne ou faible quand elle oscille entre 1 et 2 cent. ½ (11 cas), nulle lorsqu'il n'y a pas de réaction ou que celle-ci n'atteint qu'un demi-centimètre (5 cas). Lorsque la tension s'élève, manifestement ou non, cette variation porte surtout sur la tension systolique, la tension diastolique restant ordinairement la même ou n'oscillant qu'entre des limites plus étroites ou même subissant une oscillation inverse, s'abaissant quand s'élève la tension systolique.

Le retour à la normale est sujet aux mêmes variations. Indépendant du degré de la réaction, il s'effectue tantôt rapidement, en 1 ou 2 minutes, tantôt en 3, 4 et même, dans un cas, en 5 minutes.

c) La réaction de fatigue offre le même polymorphisme dans les courbes, mais avec des propositions différentes pour chaque modalité. La réaction nulle n'a été observée que dans un cas. En dehors de lui, l'élévation de la tension systolique était la règle, au-dessus de 5 centimètres (entre 5 et 7 centimètres), dans les réactions accentuées (13 cas) entre 2 et 5 centimètres), pour les réactions moyennes (4 cas) de 1 centimètre, 1 cent. ½ dans les deux derniers cas. Très rarement la tension diastolique subit une oscillation parallèle ; de même qu'après l'effort, elle reste immuable, ou monte relativement peu ou même s'abaisse de ½ à 1 centimètre, pour y demeurer.

Le retour à la normale se fait quelquefois, même dans les déplacements sensibles, en 1 minute, plus souvent il a lieu par une progression régulière en un délai qui varie entre 3 et 8 minutes, temps maximum de notre observation. Dans un cas, la tension initiale, après dix examens successifs d'une durée totale de 13 minutes, n'était pas atteinte.

Cardiopathies. — Nous réunissons à dessein dans un même groupe les cardiaques organiques et fonctionnels prélevés dans les deux groupes étudiés séparément au point de vue du rythme. Nous n'avons, en effet, remarqué ni chez les uns ni chez les autres, une modalité de réaction qui n'ait pas été notée chez les sujets normaux. Signalons quelques cas particuliers parmi les plus typiques.

Les trois insuffisances aortiques les plus sérieuses, ayant chacune des accidents cardiaques ou pulmonaires, et qui nous avaient donné une réaction rythmique normale, ont eu une élévation de 1 à 2 centimètres dans l'orthostatisme, de 3 à 4 dans l'effort, de 4 à 6 après la course. Deux d'entre eux ont eu un retour progressif à la normale, l'autre est resté deux minutes à sa pression maxima avant d'accomplir son cycle évolutif.

Même constatation chez nos mitraux dont les courbes de pulsations étaient déjà normales. Enfin deux hypertendus, l'un tachycardique (tension systolique, 24 ; tension diastolique, 14), l'autre albuminurique (tension systolique, 19 ; tension diastolique, 12 ½), n'ont offert également aucune anomalie, nous notons chez l'un : orthostatisme (tension systolique, 25 ; tension diastolique, 12) ; après l'effort tension systolique, 28 ; tension diastolique, 11) ; après la course (tension systolique, 28 ; tension diastolique, 12 ½) ; retour progressif à la tension antérieure en 3 minutes avec léger abaissement consécutif ; chez l'autre, après l'effort (tension systolique, 22 ; tension diastolique, 12 ½) ; après la course (tension systolique, 23 ; tension diastolique, 13) ; retour au point de départ en 3 minutes.

Parmi les tachycardiques, nous signalerons seulement ceux dont les réactions au rythme présentaient un caractère regardé comme défavorable. *Nous n'avons jamais observé des anomalies parallèles* de la tension artérielle. Cette particularité nous a surtout frappés chez trois tachycardiques avec légère hypertension, jeunes, mais souffrant, du fait seul de la légère fatigue de leurs épreuves, d'une forte dyspnée d'effort, présentant tous une accélération persistante du pouls ne cédant pas au repos. Voici, pour chacun d'eux, le schéma de leurs réactions.

Pemier malade couché, tension systolique, 18 ; tension

diastolique, 8 ; debout, tension systolique, 20 ½ ; tension diastolique, 8 ; après l'effort, tension systolique, 22 ; tension diastolique, 10 ; retour à 18-8 en 2 minutes ; après l'exercice, tension systolique, 26 ; tension diastolique, 11 ; retour en trois minutes à la tension de repos.

Deuxième malade, successivement, tension systolique, 19 ; tension diastolique, 10 ½ ; tension systolique, 19, tension distolique, 11 ½ ; après l'effort, tension systolique, 21 ½ ; tension diastolique, 9 ½ ; après la course, tension systolique, 22 ½ ; tension diastolique, 10 ½ ; retour à la tension de repos en 2 minutes.

Troisième malade : tension systolique, 20 ; tension diastolique, 9 ½ ; debout, tension systolique, 21 ; tension diastolique, 9 ; après l'effort, tension systolique, 25 ; tension diastolique, 10 ; retour en 3 minutes, malgré une dyspnée intense.

Sur ces mêmes exemples, on pourra constater que la tension diastolique subit les oscillations peu étendues sans règle fixe que nous avons signalées chez les sujets normaux.

Conclusions. — Les variations de la tension artérielle dans l'orthostatisme, l'effort ou la fatigue, ne nous ont donné aucun renseignement utile ni sur la capacité fonctionnelle du cœur, ni une adaptation, plus ou moins faible du système cardio-vasculaire. Nous n'avons trouvé, chez les soldats soumis à notre décision et observés à la faveur de cette épreuve, aucune modalité réactionnelle qui ne fût l'apanage de sujets sains et éprouvés.

Cette conclusion négative n'a pas lieu de nous surprendre, étant donné les facteurs multiples qui président à la régulation de la tension artérielle, mécaniques ou nerveux, cardiaques ou vaso-moteurs, centraux ou périphériques qui se suppléent mutuellement et suffisent à masquer telle ou telle insuffisance. Cette complexité même doit nous inciter à la prudence, nous interdire la création de catégories schématiques, où entreraient de par une vue de l'esprit, des types différents, les uns par exemple à vaso-motricité normale, les autres à vaso-motricité altérée. Mieux vaut, nous semble-t-il, laisser parler les faits, enregistrer leur contradiction et renoncer à une méthode qui en a de telles comme base. Ces réflexions nous sont surtout suggérées par le dogmatisme tranquille des auteurs allemands qui ont été les promoteurs de ces épreuves fonctionnelles basées sur la tension artérielle et qui disent en avoir obtenu des résultats aussi nets qu'invraisemblables.

Loin de nous, d'ailleurs, la pensée de faire le procès de la sphygmomanométrie. Nous prenons trop systématiquement la tension artérielle de tous nos malades pour ne pas lui attribuer souvent une importance capitale. Mais la constatation d'une hypertension permanente au repos, dont les mensurations répétées ont montré la réalité et la chronicité, a autrement de valeur pour nous que telle ou telle réponse à une épreuve passagère ou incertaine. Un hypertendu du type continu aura, sous l'influence de l'effort ou d'une fatigue, provoqué une réaction des plus nettes, une courbe de retour rapide qu'il n'en sera pas moins inapte au service armé : de même un tachycardique continu basedowien dont la réaction rythmique sera satisfaisante.

Chez les asystoliques, cette méthode qui nous fût infidèle peut à la vérité se révéler sinon plus utile, car elle est loin d'être le seul témoin de l'insuffisance cardiaque, du moins réellement anormale, s'abaissant notablement au moindre effort par exemple, puisque la fixité elle-même, nous venons de le voir, n'est pas pathologique. Mais ce signe, qui peut être tenu pour un signe de défaillance grave du myocarde, nous ne l'avons pas rencontré chez les malades dont nous avions à connaître. Dans les questions d'aptitude, qui se posent journellement dans notre service, l'épreuve de variation artérielle à l'effort, contrairement à l'épreuve rythmique que nous faisons parfois intervenir, ne nous a jamais fourni aucun élément d'appréciation.

Les variations du rythme cardiaque dans l'orthostatisme et l'effort, envisagées au point de vue de l'aptitude militaire.

Drs Laubry et Lidy.

Nous avons recherché systématiquement depuis plusieurs mois chez nos malades les variations du rythme cardiaque dans l'orthostatisme et dans l'effort. C'est une épreuve sur laquelle l'un de nous, dans le service de son maître Vaquez, avait acquis une opinion moins ferme et moins favorable que celle exprimée récemment par Martinet dans un article de la *Presse Médicale* (20 janvier 1916), moins conforme à celle de nombreux auteurs qui ont montré les contradictions et les incertitudes. Nous avons voulu, d'une part, connaître si la région d'actualité dont elle bénéficiait était mérité et, d'autre part, ne pas négliger, si faible fût-il, un facteur d'appréciation, de la valeur fonctionnelle du cœur.

La technique de la méthode est connue. La voici telle que nous l'avons appliquée : Numération des battements cardiaques à des heures déterminées et fixes, éloignées de la digestion, dans la station debout et dans la station couchée jusqu'à équilibre ; numération après une course de 100 mètres au pas gymnastique, le malade était couché. Nous avons employé parallèlement l'épreuve des vingt mouvements de flexion du tronc sur le bassin ; cette épreuve d'effort nous a donné dans dix cas, dans lesquels nous l'avons substituée à celle de la course à titre purement documentaire, des résultats comparables, sinon identiques, la différence provenant de la netteté ou de l'accentuation des réactions légèrement plus marquées dans la course.

Les chiffres obtenus ont été comptés par minutes, rapportées en abcisses sur des courbes. dont les ordonnées indiquent le temps. Afin d'éviter toute cause d'erreur, chaque sujet a été observé pendant vingt minutes à une demi-heure. Ce laps de temps est absolument nécessaire, pour obtenir un équilibre parfait dans chaque position, négliger les écarts dus à des causes extérieures, à des émotions, à des mouvements intempestifs, suffisants chez les instables cardiaques à modifier le rythme.

Nous avons recueilli plus de 150 courbes, dont nous publierons ultérieurement quelques reproductions significatives ; nous nous contentons ici de les interpréter en classant leurs données, selon qu'elles concernent des sujets exempts ou non de tares cardiaques organiques ou fonctionnelles.

***

Sujets normaux. — Nous avons pris tout d'abord comme base d'observation vingt jeunes soldats soumis à un fort entraînement, résistant à la fatigue, ne présentant aucune tare cardiaque ou autre et mis gracieusement à notre disposition par le commandement. Chez de tels sujets les réactions ne sont pas identiques et ne réalisent pas un type uniforme. Nous avons observé les modalités suivantes :

a) Le pouls se ralentit dans le passage de la station debout à la station couchée d'environ 8 à 10 pulsations. Cette modification se fait lentement en 3 ou 4 minutes ou brusquement en 1 minute.

La course accélère le rythme de 30 à 40 pulsations dans la première minute. Il revient ensuite à son point de départ (numération dans le décubitus dorsal) en une minute, tombant souvent dans ce court laps de temps au-dessous de cette normale pour y revenir à la minute suivante.

La courbe dessine ainsi un angle très aigu encadré par une horizontale. Cette modalité est considérée habituellement comme *l'expression de la normale.* Nous l'avons relevé dans 35 % des cas.

b) Le type classique précédent peut être *altéré par des caractères secondaires* importants à connaître, car certains pourraient être considérés comme des anomalies pathologiques.

b 1) L'orthostatisme peut ne pas modifier le rythme cardiaque, il peut même l'accélérer.

b 2) Après la course le pouls, accéléré dans les mêmes conditions, accomplit son cycle de retour dans le même laps de temps de une minute, mais ne retombe pas à la normale. Il se maintient à un rythme légèrement supérieur, ne dépassant pas ou dépassant faiblement celui de l'orthostatisme.

Dans quelques cas une réascension lente ou rapide succède à une chute classique au niveau ou au-dessous du point de départ.

b 3) La course accélère le rythme, mais le pouls ne revient aux environs de la normale qu'en 2 ou 3 minutes. Ce temps de retour élargissant l'angle des courbes constitue chez nos sujets normaux (10 % des cas) un maximum.

c) La course n'exerce aucune action sur le rythme cardiaque, ne l'élevant que de quelques pulsations, qui le laissent au-dessous du rythme orthostatique primitif. Dans certains cas mêmes, le repos exerçant toujours et passagèrement son influence sédative, la courbe n'est pas uniforme,et l'abaissement passager des pulsations dessine un angle à sinus supérieur, créant ainsi un *type paradoxal* de réaction.

d) Sur certains sujets nous avons, à des jours différents, mais dans les mêmes conditions, renouvelé nos épreuves et nous avons obtenu tantôt des courbes identiques, tantôt fortement dissemblables. Un sujet qui la veille avait présenté un type classique légèrement dévié, offrait le lendemain, après une réaction vive à la course, en même temps que des irrégularités respiratoires prolongées, un retour en 5 minutes à un rythme qui dépassait de 25 pulsations son rythme de départ pris dans le décubitus dorsal, et de 8 pulsations le rythme orthostatique, se maintenant pendant 1/4 d'heure à ce niveau.

Malades à cœur normal. — Nous avons contrôlé les données précédentes, en observant les variations du rythme, chez les malades de notre service soignés pour toute autre affection qu'une affection cardiaque : albuminuriques légers, dyspeptiques, fatigués. Nous avons obtenu les mêmes modalités dans des proportions différentes ; ainsi le type le plus fréquemment observé était celui du retour relativement lent à la normale, 2, 3 et même 4 minutes chez un albuminurique jeune, à cœur vigoureux et à tension normale. De même les dissemblances des courbes dans les épreuves successives sont moins rares, surtout chez les dyspeptiques nerveux, émotifs et forcément instables.

Cardiopathies organiques. — L'épreuve fonctionnelle a porté sur deux malades, atteints de lésions organiques dûment diagnostiqués et hospitalisés parce qu'ils souffraient de leur affection cardiaque (dyspnée d'effort, palpitations, sensation d'étouffement).

a) *Dans les affections mitrales* (insuffisance, rétrécissement, maladie mitrale), sur 10 malades observés, nous avons relevé 9 courbes, se rapportant trait pour trait aux courbes des sujets normaux : même ascension modérée ou orthostatique, même accélération variable, forte ou faible ; jamais nulle dans la minute qui suit la course, même retour rapide à la normale en moins de 3 minutes. La seule anomalie concernait une insuffisance mitrale bien compensée, chez un sujet jeune, plus résistant fonctionnellement que ses congénères, et chez lequel le pouls à 78 debout, tombe à 68 couché, à 102 après la course, revient à la deuxième minute à 68, pour remonter progressivement aux environs de 96. Il s'agit d'une déviation du type classique, constatée chez des sujets absolument normaux, plus accentuée à la vérité, mais qui ne nous paraît pas devoir être retenue comme pathognomonique.

b) *Dans les affections aortiques* (insuffisance rhumatismale, aortite spécifique), sur 8 malades, cinq réalisaient le type absolument classique, sans déviation secondaire. Chez deux malades l'épreuve de la course, fut suivi d'un retour extrêmement lent à la normale (12 minutes pour l'un, 15 minutes pour l'autre), le troisième, après une réaction peu intense de 66 à 88, eut une série d'oscillations entre 72 et 88, pendant 10 minutes, avant de remonter à la normale 66.

Il n'est pas sans intérêt de donner un aperçu clinique des affections aortiques soumises à notre observation. Très impartialement ce sont les plus graves, dont les courbes donnaient une réaction normale. Nous notons parmi elles une insuffisance aortique avec cœur énorme, dyspnée d'effort, palpitations, rythme accéléré à 136 qui s'abaisse par le repos à 108, remonte par l'effort à 160 et revient en 2 minutes à 108 ; une aortite avec double souffle qui, en deux mois, traverse deux crises graves d'œdème pulmonaire ; un rétrécissement de l'isthme de l'aorte avec troubles circulatoires dans les membres inférieurs, et un double souffle intense de la base ; deux aortites spécifiques, l'une avec crises angineuses, l'autre avec un double souffle, une hypertension et des troubles subjectifs qui l'obligent à un repos absolu : (chez ce dernier : pouls, debout, 104, couché 92, après la course 116, retour à 92 en 1 minute). Par contre, les courbes anormales ont été relevées sur des sujets atteints de maladie de Corrigan typique latente sur deux d'entre eux, pénible et mal supportée chez le troisième, malade nerveux impressionnable, calmé davantage par la psychothérapie, le bromure et la valériane que par la digitale.

c) En dehors des affections précédentes, nous avons eu l'occasion d'étudier trois hypertendus chroniques définitifs, et un anévrisme de l'aorte. Ils avaient tous une réaction orthostatique normale, une réaction à la course suffisamment accusée (15 à 20 pulsations), un retour au rythme primitif brusque et rapide. Ces caractères étaient particulièrement frappants sur un malade en état manifeste d'insuffisance cardiaque, présentant une dyspnée d'effort avec cyanose, qui ne put faire les 100 mètres de l'épreuve qu'au pas, chez qui nous devions ultérieurement substituer à la course les mouvements de flexion du tronc sur le bassin. Or, s'en tenir chez lui aux données normales de l'épreuve, c'était nier la réalité de ces troubles fonctionnels, cependant si nets, et confirmer l'impression que laissait l'absence de modification des bruits cardiaques. Un examen plus approfondi de la pression artérielle, de la circulation dans les membres supérieurs, la radioscopie nous permirent de déceler un anévrisme de la crosse, diagnostic confirmé par une réaction de Wassermann positive.

Cardiopathies fonctionnelles. — Elles comprennent la catégorie si troublante et si nombreuse des soldats incapables de suivre l'entraînement, évacués du front pour troubles cardiaques subjectifs et chez qui, apparemment, les signes objectifs n'existent pas. Comme, pour eux, l'épreuve fonctionnelle semble devoir être capitale, nous nous servirons d'elle pour créer, d'après ses modalités, plusieurs groupes parmi les 40 malades examinés.

a) Dans 45 % des cas, l'épreuve répond aux deux premiers types des sujets normaux (*a* et *b*), réaction nette souvent exagérée à l'orthostatisme, réaction accusée à l'effort, mais retour rapide en moins de 3 minutes à la normale, avec équilibre définitif ou ascension modérée consécutive. Il s'agit de sujets entre 20 et 40 ans, souffrant tous de palpitations, de douleurs variées dans la région précordiale, d'essoufflement, la plupart sans antécédents infectieux ; d'autres, au contraire, ayant eu soit la fièvre typhoïde, soit plusieurs attaques de rhumatisme articulaire aigu, ayant même subi l'atteinte grave successive de ces deux affections à complications cardiaques si fréquentes.

b) Dans 15 % des cas, la courbe peut revêtir l'aspect paradoxal signalé chez les sujets normaux (*c*) : réaction nette à l'orthostatisme, faible, nulle ou apparemment inverse à l'effort, le pouls après une ébauche d'ascension revenant au-dessous de la normale pour la dépasser sensiblement dans la minute suivante. Se sont ainsi comportés : des convalescents récents de typhoïde grave, des palpitants sans antécédents, une tachycardie avec forte hypertension (128 debout, 114 couché, 126 après la course, 120 dans la première minute, 118 consécutivement) et enfin deux tachycardies basedowiennes, dont la réaction à l'effort n'était pas plus accentuée que celle à l'orthostatisme.

c) Le dernier groupe comprend des réactions que nous n'avons pas rencontrées chez nos sujets normaux (40 %). La différence ne porte ni sur le ralentissement dans le décubitus dorsal, ni sur l'importance de l'accélération à la course, mais sur le retour à la normale qui dépasse tantôt de 2 à 3 minutes, tantôt de 8 à 10 minutes, le délai maximum qui nous a été fixé dans nos sujets témoins. C'est la même anomalie relevée chez quelques-uns de nos aortiques. Elle s'adresse ici à des sujets chez lesquels ni l'âge, ni les maladies antérieures : rhumatisme ou fièvre typhoïde, ne sévissant avec plus de fréquence que dans nos sujets du premier groupe, n'éveille davantage l'idée d'une atteinte myocarditique. Leurs troubles subjectifs sont peut être plus accusés, l'état général plus atteint, le système nerveux plus ébranlé par les fatigues, les émotions et les accidents de la campagne. Dans ce groupe ont pris place certains commotionnés par éclatement d'obus, à tachycardie persistante, modérée ou intense, selon les jours, mais offrant, quel que soit le rythme de départ, une réaction identiquement lente, une convalescence de fièvre typhoïde, un à tension normale, de nombreux palpitants simples.

***

Conclusions. — L'examen des variations du rythme chez les sujets normaux ou exempts de tare cardiaque ne permet de considérer comme une anomalie digne d'être retenue ni le degré élevé ou faible de la réaction, ni son absence, ni même une réaction inverse, ni enfin un retard dans la normale ne dépassant pas 3 à 4 minutes.

La seule anomalie de l'épreuve consiste soit dans un trouble définitif de l'équilibre rythmique, soit dans un retard exagéré au retour à l'équilibre antérieur qui suit l'accélération produite par l'effort. Doit-on voir dans cette anomalie un signe de faiblesse ou de fatigue du muscle cardiaque plutôt qu'un trouble du dynamisme nerveux du cœur ? La façon dont se comporte l'épreuve chez les cardiaques avérés ne permet pas cette conclusion. Certes, on objectera que les malades observés sont jeunes, que leur myocarde est sain et qu'il est naturel, pour eux, d'avoir des réactions favorables. C'est avec de tels raisonnements qui sont des pétitions de principe qu'on obtient, d'épreuves mettant en jeu toute une série de facteurs, des réponses soi-disant décisives et pour ainsi dire mathématiques. Nous ne doutons pas qu'on observe chez des cardiaques manifestement insuffisants des épreuves défavorables : l'un de nous en a observé autrefois de telles : elles s'effaçaient devant des symptômes autrement éloquents. Mais il est illogique d'en inférer que l'anomalie de l'épreuve, signe secondaire et contingent d'un côté, devient capital d'un autre, alors qu'il est isolé et n'est renforcé par aucun signe de défaillance myocardique. En réalité, nous ne sommes pas en droit de dire quel facteur de la diminution de la force de réserve du cœur ou d'une influence nerveuse complexe, joue un rôle prédominant ou exclusif dans une variation rythmique apparaissant comme défavorable.

Est-ce à dire que l'obscurité de sa pathogénie enlève à l'épreuve toute signification ? Nous ne le pensons pas. Nous y avons recours dans toutes nos décisions et nous continuerons d'y avoir recours, croyant sage d'interpréter ainsi ses données. *Est-elle mauvaise*, alors qu'elle est seule pour connaître de la valeur de sensations cardiaques accusées par le malade ? Nous nous assurons, à des intervalles plus ou moins éloignés, qu'elle correspond à un type fixe, nettement défavorable ; nous lui accordons alors la valeur d'un signe objectif suffisant à légitimer les autres symptômes. Pas plus qu'eux, elle n'a une valeur pronostique, mais graves ou non, nerveux ou non, les troubles cardiaques pénibles et réels n'en sont pas moins gênants et incompatibles avec le service actif. A plus forte raison si l'épreuve s'accompagne d'autres signes objectifs.

Est-elle satisfaisante ? Tant s'en faut qu'elle indique pour l'homme une aptitude définitive. L'examen des antécédents, de l'état général, la constatation du signe objectif cardiaque, sa provocation quand il n'est pas patent, l'étude des tracés comparatifs dans certains cas, d'autres éléments sur lesquels nous nous proposons ultérieurement d'insister ont une autre importance. Il faut se rappeler de ce que nous disions plus haut : que des cardiaques avérés, exposés à de graves accidents, ont eu une épreuve favorable, pour comprendre que, souvent, nous statuons sans elle et contre elle.

Présentation d'appareil.

Le **Dr Rocher** présente un appareil magnétique pour extraction des corps étrangers. Cet appareil réunit les avantages d'un électro-vibreur et ceux d'un électro-aimant attractif.

GROUPEMENT MÉDICAL D'ORLÉANS

Séance du 24 Novembre 1916

PRÉSIDENCE DU Dr HALLÉ

Thrombose cardiaque chez les grands blessés.

Dr Raymond Bonneau.

Si, dans une société d'étude comme la nôtre, les beaux résultats thérapeutiques servent de sujet d'émulation et d'enseignement, les mauvais cas, les cas mortels, sont au moins aussi instructifs et il y a tout intérêt à les faire connaître.

OBSERVATION I. — A..., 25 ans, blessé le 10 octobre 1915, arrive à l'hôpital 201 trois jours plus tard, portant la fiche suivante : « Plaies multiples par éclats d'obus : bords interne et externe du pied droit, face postérieure et externe de la jambe droite, plaies superficielles du genou droit et de la cuisse droite. » Le blessé est aussitôt mis sur la table d'opération, car sa jambe est en plein érysipèle bronzé. Sous chloroforme, je suis amené à trépaner largement le quart supérieur de la diaphyse tibiale ; la cavité médullaire renferme un éclat d'obus et une grande quantité de débris vestimentaires mélangés à une sorte de terre glaise. Il n'y a pas de fracture complète de l'os, l'articulation du genou est respectée.

Le résultat local paraît atteint car l'érysipèle bronzé cède et dès le lendemain on ne note plus aucune marbrure suspecte. La température qui était à 39° 3 avant l'opération, tombe à 38°, puis à 37° 3 le lendemain soir pour atteindre 36° 9 le surlendemain. Mais le malade semble devoir succomber par le cœur : le pouls qui était à peine comptable lors de l'opération, a disparu aussitôt après, même les battements à la fémorale sont mal perçus. Le blessé a toute sa connaissance. Il est d'une pâleur étrange que n'expliquent pas le sang qu'il a pu perdre lors de sa blessure ni celui qu'il a perdu lors de l'opération (bande hémostatique). Il respire mal sans qu'on trouve rien aux poumons et s'éteint environ 48 heures après son arrivée.

L'autopsie révèle un cœur droit complètement oblitéré par des caillots blancs. Absolument rien autre part.

Observation II. — B..., cultivateur, âgé de 32 ans, est blessé le 7 novembre 1914 par éclats d'obus à l'épaule droite. Opéré le 30 novembre à l'ambulance : ablation de projectiles ; résection de la tête humérale. Deux radioscopies ultérieures ont montré qu'il ne restait aucun projectile. Il entre à l'hôpital 201 le 20 janvier 1915. Je constate un gros fracas de l'épaule ; en plus de la résection de la tête humérale je note que la clavicule est intacte, mais que l'épine de l'omoplate fracturée à 4 travers en dehors de l'angle spinal et l'acromion chutent verticalement en bas ; l'apophyse coracoïde paraît respectée. Plaies multiples antérieures et postérieures. Incisions à la cocaïne de plusieurs abcès sus-claviculaires, sous-claviculaires et dorsaux. Le 10 février, opération sous chloroforme : j'enlève tout le fragment externe de l'omoplate et j'ouvre largement l'aisselle. Le 10 mars, érysipèle de forte intensité qui dure 10 à 12 jours. La fin mars et le mois d'avril sont meilleurs, la fièvre qui avait fait de grandes oscillations pendant deux mois, ne dépasse pas 38° le soir ; le blessé commence à se lever, les pansements sont espacés. Le 17 avril, le blessé reçoit la visite de sa femme qui lui apporte au déjeuner quelques coquillages de son pays, vers midi il doit se coucher, il a des nausées, vomit, se plaint d'étouffer. On le couche, le pouls est incomptable, l'hématose se fait très difficilement. Rien à l'auscultation. Mort par le cœur vers 15 heures.

L'autopsie ne révèle rien de particulier sauf une thrombose cardiaque accentuée : le cœur droit, ventricule et oreillette, mais surtout auricule, sont remplis de gros caillots fibrineux assez fermes, très adhérents aux parois de l'endocarde. Ces caillots fibrineux paraissent anciens et sont nettement différents des caillots cruoriques ou même jaunâtres dits caillots agoniques.

Recherchant alors dans l'observation de ce blessé les signes cardiaques qu'il a pû présenter durant sa vie, je relève qu'à son entrée à l'hôpital il avait une teinte blanc pâle d'anémie extrême, la figure particulièrement cireuse ; son état de dyspnée était si intense que l'on fut conduit à enlever d'urgence l'appareil plâtré qui immobilisait le thorax et le membre supérieur tellement on craignait de le voir succomber par le cœur. Ce teint pâle d'anémique a persisté jusqu'à la mort et le pouls est toujours resté un peu au-dessus de la normale comme fréquence, mais surtout très petit et très dépressible.

L'interrogatoire du blessé et de sa famille montre que B..., avant d'être blessé, était un homme robuste, nullement oppressé, et de teint coloré normal.

Observation III. — P..., 23 ans, manœuvrier blessé le 6 octobre 1915 par balle de fusil. Fracture de la cuisse droite. Opéré à l'ambulance. Il entre au 201 le 19 octobre. Une radioscopie ne révèle pas de projectiles. On le met à l'extension continue dans une gouttière. En novembre, deux cas de diphtérie font faire des examens de la gorge de tous les blessés et du personnel. P... est porteur de germes et isolé. En décembre, il rentre dans la salle. Les plaies donnent un gros écoulement et la fièvre fait encore de grandes oscillations. Etat général peu satisfaisant. Puis amélioration. Le thermomètre n'atteint plus 38°. Le 15 janvier il paraît en état d'être mis au point opératoirement. Sous chloroforme je trouve un foyer de fracture extrêmement mauvais : gros sphacèle osseux et fissuration de la diaphyse sur une grande étendue. Large drainage. Le lendemain, grosse réaction septique, poussées de lymphangite érysipèlateuse ; pansements humides de tout le membre. Or, l'état général est d'emblée mauvais. Des vomissements plus abondants et verts se produisent dans la seconde nuit, assez abondants pour nécessiter deux lavages d'estomac. Les vomissements cessent ; on peut donner un peu de liquide. Le pouls a cessé d'être perçu dès le lendemain de l'opération ; le surlendemain il a réapparu par moments pour *cesser définitivement pendant 6 jours*. Le pouls fémoral n'était presque pas perceptible, les battements du cœur sourds. Un fait très particulier fut noté : l'apparition de battements aortiques bondissants et dépressibles perçus à la vue et à la main. Teint jaune et cyanosé. Depuis l'opération, le blessé n'a émis qu'un demi-verre d'urine vers le quatrième jour après l'opération ; la palpation des reins et des uretères restant négative. Insomnie. Dyspnée. Le blessé a toute sa connaissance. Je pose le diagnostic de thrombose des artères rénales et de thrombose cardiaque. Mort au début du 9e jour après l'opération.

L'autopsie a montré un cœur gauche en systole, vide de sang, une aorte et des artères rénales vides de sang. Une énorme thrombose du cœur droit avec long caillot blanc jaunâtre engagé dans l'artère pulmonaire, l'oreillette et son ventricule sont particulièrement distendus. Rien autre à signaler dans l'examen des viscères : particulièrement les reins et les uretères paraissent normaux.

Observation IV. — G..., 23 ans, cultivateur, blessé le 5 septembre 1916 par éclats d'obus. Opéré le 17 septembre. « Plaie pénétrante de poitrine ; hémo-pneumothorax gauche en bonne voie de régression ». Il arrive au 201 le 30 septembre, extrêmement fatigué par le voyage : 39° 6, pouls à 120, petit ; Teint d'une pâleur extrême, oppression marquée. L'examen donne ce qui suit : plaie pénétrante à gauche, près de l'angle de l'omoplate, contre-ouverture en avant dans le 7e espace intercostal. Par ces deux orifices il s'écoule quelques gouttes de pus. On a tous les signes cliniques d'un épanchement pleural purulent, se vidant mal et surmonté d'un peu de pneumothorax. La radioscopie (Dr Garnier), révèle une opacité de liquide, occupant le tiers inférieur de la plèvre et surmontée par une zone de sub-opacité occupant le tiers moyen. L'ombre du cœur déborde le bord droit du sternum de 3 travers de doigt.

L'indication d'un drainage franc de la plèvre au déclive se pose. Je nettoie le foyer esquilleux postérieur, j'agrandis l'orifice fistuleux antérieur ; il sort un demi-litre de pus ; je précise le point déclive de la plèvre par une pince courbe dont le bec, butant au fond de la cavité par en bas, vient marquer exactement l'endroit de la déclivité, endroit où une résection costale est effectuée.

Cette intervention donne une grosse amélioration : la température tombe à la normale, le pouls entre 90 et 100. Mais le teint reste pâle, et il n'y a aucune infection ni aucune hémorragie qui puisse l'expliquer : il persiste un essoufflement notable. Lavages de la plèvre, drainée par gros drains en trois endroits. Quinze jours plus tard la température remonte et en une semaine elle a atteint de nouveau 39°, le pouls s'élevant à 130. Une radio faite à ce moment montre qu'il ne reste plus d'opacité de liquide ; qu'au-dessus des adhérences encore obscures de l'extrême base existe l'espace clair du pneumothorax et dans le tiers supérieur du thorax occupé par du poumon sain, on a la surprise de constater, au centre d'une petite masse obscure, un petit projectile que les opacités de la première radioscopie n'avaient pas permis de constater précédemment. Quant au cœur, il a toujours la même forme : son ombre déborde le sternum de 2 ½ à 3 travers sur la droite. On voit des battements, et je n'ai pas l'impression qu'il s'agisse d'un épanchement péricardique, car le côté gauche du cœur n'est pas dévié ; il n'y a pas d'encoche typique. Pas de signes stéthoscopiques d'une péricardite avec épanchement. Craignant un foyer purulent développé autour de ce projectile intrapulmonaire, je décide d'en pratiquer l'extraction et en même temps d'explorer le médiastin. L'opération a lieu deux jours plus tard. le 27 octobre, sous le contrôle de la radioscopie. Je résèque largement deux côtes, en unissant en une seule ouverture le 3 incisions précédentes ; de cette façon, je puis introduire ma main entière et mon avant-bras dans la plèvre. Je sens à travers le péricarde qui est souple, une pointe de cœur qui bat normalement, donc : pas d'épanchement péricardique. Je localise et j'enlève sous l'écran radioscopique à 4 centimètres de pronfondeur dans le parenchyme pulmonaire, un projectile de la grosseur d'un grain de riz, projectile parfaitement toléré sans aucune réaction pulmonaire. J'essaie alors de décoller la plèvre médiastine par l'arrière, et je trouve des adhérences anciennes fibreuses résistantes. La palpation à la main nue des diverses parties de l'hemithorax gauche ne me révèle aucune tuméfaction, aucune induration suspecte de la plèvre. Cette intervention pratiquée sous chloroforme précédé de 1 centigr, de morphine, a été parfaitement tolérée. La température tombe à la normale, le pouls revient à 120, puis 110, le blessé se sent plutôt mieux, tout en restant pâle et anhélant. Cinq jours se passent, puis le cœur faiblit en une demi-journée : le pouls qui est toujours resté petit depuis l'arrivée à l'hôpital, disparaît, la pâleur augmente, l'hématose ne se fait plus. Mort par le cœur. Les reins ont fonctionné à peu près normalement jusqu'au dernier jour.

Autopsie : Dès l'ablation du plastron sterno-costal, le cœur apparaît augmenté de volume du côté droit. Incision du péricarde : d'abord pas de liquide. En relevant le cœur on note cependant une exagération de liquide péricardique normal. Il y a environ 200 grs. à 250 grs.

de liquide ambré, transparent, sans aucune inflammation macroscopique de la séreuse. A l'ouverture du cœur : cœur gauche en systole, renferme très peu de sang rouge ; cœur droit énorme, surtout l'auricule qui fait comme une tête de brioche : les cavités droites sont remplies d'anciens caillots jaunes très adhérentes à la paroi de l'endocarde et qui semblent par place commencer à s'organiser ; il semble qu'il y ait des néo-capillaires à l'union des caillots avec l'endocarde. Un peu d'œdème du médiastin. Poumons normaux (tout au moins quant à ce qui reste utilisable pour le poumon gauche). Nulle part de collection purulente méconnue. Autres viscères normaux.

Réflexions

Depuis Hélidée de Padoue (1550), « les grands morceaux longs pituiteux du cœur » ont exercé la sagacité des cliniciens et des anatomopathologues.

Quand Pasta, en 1739, eût montré ce que pouvait être un phénomène cadavérique se reproduisant dans la palette de la saignée, on s'évertua à différencier les caillots agoniques sans intérêt, et les caillots préagoniques, ceux-ci vraiment pathologiques, ayant une cause et des effets. Or, dans le sujet qui nous occupe, c'est là un premier point à établir. Cette différenciation des deux variétés de caillots est loin, du reste, d'être toujours facile à établir.

Je lis dans Constantin Paul, 1883 : « A côté des caillots cruoriques, les caillots agoniques peuvent avoir une texture fibreuse élastique, une consistance solide, une couleur blanche ou rosée ; ils sont formés de couches stratifiées. » Sur les caillots préagoniques, C. Paul écrit : « Ceux-ci ont une consistance beaucoup plus ferme, comparable aux fausses membranes des séreuses, et, point essentiel, ils adhèrent aux parois, cette adhérence pouvant se présenter avec trois degrés :

« 1° Adhérence partielle facile à détruire avec séreuse endocardique sous-jacente normale.

« 2° Adhérence totale, assez résistante avec dépoli de l'endocarde sous-jacent.

« 3° Fusion complète nécessitant la dissection, fusion si intime qu'on a pensé que les caillots pouvaient s'organiser. »

Entre les caillots agoniques et les préagoniques récents, il semble donc qu'il n'y a pas une absolue séparation, d'autant plus que l'agonie peut-être une période assez longue.

Dans mes quatre observations, les constatations *post mortem* que j'ai pratiquées me permettent d'affirmer que les caillots que j'ai rencontrés différenciaient nettement des caillots agoniques habituels. J'ai signalé que le siège de ces coagulations était toujours le cœur droit et surtout l'oreillette et son auricule. Cela ne peut nous surprendre si l'on a présente à l'esprit l'expérience de John Simon : Un fil passé au travers d'une artère donne au bout de 24 heures quelques flocons fibrineux, un fil passé au travers d'une veine : un caillot. Le sang veineux coagule donc plus vite que l'artériel, et c'est dans l'auricule où la vitesse du courant circulatoire est réduite, que la coagulation se produit au maximum.

Quant à savoir la cause de cette thrombose cardiaque chez les grands infectés, je l'ignore absolument et crois qu'il y a là matières à recherches de laboratoire. En tous cas, je crois pouvoir éliminer dans cette pathogénie deux choses qui ont une autre allure clinique et qui, tout en étant assez près du type de thrombose cardiaque que je présente, en sont à côté. Ces deux choses sont : 1° L'embolie suite de phlébite même minime, l'embolus se fixant dans le cœur droit et devenant point de cristallisation, centre formateur de coagulation ;

2° La culture microbienne dans le sang avec localisation sur l'endocarde, c'est-à-dire l'endocardite qui peut aboutir à de fausses membranes sur les lésions d'endocardite. Ni par la clinique, ni par l'examen des pièces, je n'ai trouvé d'embolus central, ni d'endocardite.

Il est probable que c'est plutôt dans les modifications

chimiques de la crase sanguine que les recherches doivent être dirigées.

Cliniquement, la thrombose du cœur droit doit pouvoir se soupçonner et même parfois s'affirmer. La pâleur spéciale des téguments en est le premier signe. Ces blessés se reconnaissent en effet à distance. Cependant on est habitué à voir cette pâleur dans deux cas : chez les grands infectés fébricitants, chez lesquels le spasme capillaire toxique est très marqué ; chez les grands hémorragiques, ceux qui ont beaucoup et longtemps saigné ou qui saignent encore. Or, je crois que les thrombosés cardiaques purs, si tant est que ce type clinique se rencontre autonomiquement, n'ont ni les yeux excavés, ni le teint plombé terreux, ni le nez pincé, ni la fièvre des blessés en puissance actuelle de grande infection. Quant aux hémorragiques, ils sont cireux, refroidis, et puis il y a l'analemnèse et les constatations du pansement.

La petitesse du pouls, sa fréquence en dehors de tout symptôme bulbaire ; la dyspnée d'effort, l'anhélance par insuffisance d'hématose sans aucune lésion pulmonaire fait de ces blessés des cardiaques évidents. Il ne m'a pas semblé que le foie (lobe gauche) fut plus gros et plus sensible comme cela se voit au début des asystolies. Peut-être meurent-ils avant d'arriver à l'asystolie. Peut-être si la vie se prolonge, les caillots diminuent-ils de volume et arrivent-ils à devenir tolérés : je l'ignore.

Les bruits du cœur m'ont paru normaux, plutôt bondissants et un peu sourds. Ce sont des nuances. Mais il y a un signe qui peut-être va nous éclairer et qui, dans l'observation IV, fut très net. C'est l'examen radioscopique. Le syndrôme thrombose cardiaque put en effet se trouver appuyé par une image radioscopique spéciale : l'ombre du cœur débordant l'ombre du sternum de 2 à 3 travers de doigt.

Quelles conclusions thérapeutiques un pareil diagnostic peut-il porter ?

La chirurgie semble désarmée et, si un opérateur audacieux a pu, diagnostiquant une grosse embolie de l'artère pulmonaire, aller chez un moribond ouvrir les vaisseaux et retirer le coagulum, je ne crois pas que cette manière de faire trouve beaucoup d'imitateurs. Mais le traitement prophylactique de cette thrombose ou les tentatives de réduction thérapeutique de ces thromboses récemment produites, trouveront peut-être leur formule à la suite des constatations chimiques de l'état du sang de ces malades. On pourra discuter les indications de la médication anticoagulante en injection intra-veineuse, de la transfusion du sang, etc...

Je mets hors de propos tous les moyens habituels coupant court aux phénomènes infectieux et toxiques qui semblent la cause de cette coagulation intra-cardiaque et en première ligne les moyens chirurgicaux rapides, s'il le faut les exerèses larges et définitives.

Messieurs, je sens moi-même tout ce que ma communication a pu avoir par places d'hypothétique et d'incertain. Un fait me paraît néanmoins évident, à savoir que certains grands blessés meurent par le cœur et, pour parler avec précision, par thrombose du cœur droit. Attirer votre attention sur une si redoutable complication, susciter une discussion sur cette question encore bien obscure, tels sont les motifs qui m'ont engagé à prendre la parole.

Enchondrostéome du maxillaire supérieur.

Dr Lafite-Dupont.

Tumeur développée depuis sept ans sur la base de la branche montante du maxillaire supérieur, de la dimension d'une grosse noix verte, présentant les caractères de l'ostéome de cette région.

L'incision gengivo-labiale paraît insuffisante pour l'exérèse. J'y ajoute l'incision que j'ai préconisée pour la résection du maxillaire supérieur : Partant du milieu inférieur de la narine qui est incisée à fond, continuer l'incision verticalement en bas en divisant complètement la lèvre supérieure en dehors de la ligne médiane. Cette incision vient rencontrer l'incision gengivo-labiale, ce qui va permettre de soulever toute la joue, écarter à la fois l'aile du nez et la lèvre supérieure en sectionnant exclusivement la muqueuse nasale au pourtour externe de l'orifice pyriforme ; à mesure, ruginer les parties molles sur la face antérieure du maxillaire supérieur. Toute la joue est soulevée, le maxillaire mis à nu. Un très grand jour est créé, qui permet, dans bien des cas, de reséquer complètement le maxillaire supérieur, tout en conservant intacts les téguments de la face devant ultérieurement recouvrir la perte de substance créée par cette large exérèse.

Dans le cas particulier, la résection de cet ostéome, après dénudation, s'est faite classiquement : il a suffi de la saisir solidement et de la luxer à la loge osseuse dans laquelle il s'était développé et de laquelle il s'est énucléé facilement. La loge était indépendante du sinus maxillaire qui ne fut pas ouvert. La suture immédiate des parties molles a cicatrisé par première intention.

L'examen microscopique de la tumeur a montré qu'elle était formée de tissu osseux ayant constitué une coque bien délimitée entourant un noyau cartilagineux contenant des travées calcifiées. M. Rubens-Duval nous donnera ultérieurement des détails anatomiques sur la constitution intime de cette tumeur. Il est intéressant de rencontrer dans le squelette de la face, dont le modèle est exclusivement fibreux (os de membrane), des embryomes à structure enchondrale.

Rhinoplastie avec support cartilagineux.

Dr Lafite-Dupont.

Le blessé présentait une vaste plaie de la face s'étendant d'une joue à l'autre et comprenant, en son milieu, le dos du nez qui avait été emporté sur une grande étendue. Les fosses nasales étaient largement ouvertes.

Après désinfection, les plaies jugales furent suturées.

Dans une deuxième opération, je procédai à la rhinoplastie :

1° Décollement des téguments autour des orifices narinaux et suture au catgut ;

2° Mise en place du cartilage costal de la 9e côte. Ce cartilage, recourbé en forme de corne, terminé en pointe, se prête très bien à la reconstitution du dos du nez. Il a été prélevé en entier sur une longueur de plus de 5 centimètres ; par sa pointe, il a été insinué vers le lobule ; par sa base, il s'est articulé avec l'apophyse nasale du frontal.

3° Un lambeau frontal a été rabattu et suturé exactement au pourtour de l'orifice cruenté. Réunion par première intention ;

4° Petite retouche pour reséquer le pli de torsion du lambeau.

Résultat fonctionnel parfait ; résultat esthétique très satisfaisant.

Anévrisme diffus de la carotide externe.
Ligature. — Guérison.

Dr Lafite-Dupont.

Plaie de la région mastoïdienne par éclat d'obus ; tuméfaction sous-angulo-faciale s'étendant aux insertions supérieures du sterno, présentant un battement synchrome au pouls. A l'auscultation, souffle systolique et pas de thrill.

Tuméfaction de la paroi correspondante du pharynx, ecchymose de la luette et du pilier postérieur. Paralysie faciale gauche complète. Le diagnostic d'anévrisme diffus est posé.

Radiographie : Tout petit grain métallique profondément situé dans l'espace latéro-pharyngien gauche.

Sept jours après son entrée, le blessé fait une violente hémorragie spontanée par la gorge. La ligature de la carotide externe est décidée.

La recherche du vaisseau a été très laborieuse à cause de l'infiltration par les caillots anciens des aponévroses et de la gaîne celluleuse entourant la jugulaire et l'artère. La carotide externe repérée est liée au-dessus de la tyroïdienne supérieure.

Les battements ont disparu après la ligature, la tuméfaction a progressivement diminué. La paralysie faciale s'améliore surtout pour la branche inférieure.

Cette observation de plaie étanche d'une artère tributaire de la carotide externe ayant donné naissance à une hémorragie secondaire et ayant guéri par ligature du tronc, nous a paru digne d'être relatée.

Un cas d'uncinariose.

Dr Teisseire.

Le malade dont il s'agit est entré dans le service avec le diagnostic d'anémie profonde et endocardite probable.

Avant la guerre, il habitait le Vénezuela et au moment de la mobilisation, il rentre en France pour être incorporé dans un régiment. Peu après son arrivée, il séjourne à l'infirmerie et ensuite à l'hôpital pendant de longs mois ; mais de plus en plus incapable de faire du service actif, il est versé dans le service auxiliaire.

Ce qui frappe de suite en examinant le malade, c'est la pâleur des téguments. On a l'impression d'être en face d'un homme qui a perdu beaucoup de sang ; il présente, du reste, tous les signes qui suivent les grandes hémorragies : bourdonnements d'oreille, vertiges, palpitations, dyspnée. Cependant l'interrogatoire et l'examen le plus minutieux ne peuvent expliquer l'origine de cette anémie. Le malade ne se rappelle pas avoir jamais saigné et on ne trouve aucune trace d'hémorragie cachée. Les selles sont de couleur normale et la réaction de Weber, pratiquée deux fois, fut toujours négative.

On examine alors avec soin les différents organes pour dépister une tumeur possible, cause première de cette anémie ; mais le foie, les reins, les poumons, le cœur paraissent normaux ; il n'y a pas d'engorgement ganglionnaire ; du reste, le malade n'a pas du tout maigri, il s'alimente même beaucoup et sans troubles digestifs.

Seul le système nerveux présente des troubles appréciables.

L'intelligence est diminuée, la parole embarrassée et la mémoire peu précise. Il y a abolition complète des réflexes rotuliens et achilléens. L'insensibilité des membres inférieurs est presque totale jusqu'au niveau du bassin. Les pupilles réagissent à peine à la lumière. Pas de troubles des sphincters. La station debout dans l'immobilité est difficile et la démarche si hésitante que le malade préfère rester couché.

En présence de ces symptômes, on fait faire un Wassermann dont le résultat est nettement positif. Le liquide céphalo-rachidien est absolument normal chimiquement et miscrocopiquement. (Pas de lymphocytose. Albumine normale. Réaction de Wassermann, avec ce liquide, franchement négative). C'est enfin l'examen du sang qui devait nous mettre sur la voie du diagnostic exact. Le nombre des globules rouges est très diminué, mais non déformés et il n'y a pas de mégaloblastes. Nombreux hématoblastes. Le nombre des globules blancs est normal, mais avec une forte proportion d'éosinophiles. Cette dernière constatation fit penser à la possibilité d'une anémie parasitaire et l'examen microscopique des selles décela un grand nombre d'œufs d'ankylostomes et quelques œufs de trycocéphales.

Le traitement anthelmintique par la fougère mâle et ensuite par le thymol fut institué en même temps qu'on essayait de combattre l'anémie par le repos au lit, par l'administration de fer et d'arsenic à hautes doses. Les vertiges, les palpitations, la dyspnée disparurent, ainsi que les troubles de l'équilibre qui étaient dus à l'anémie. Le malade, actuellement, marche facilement sans la moindre hésitation. Les troubles de la sensibilité ont disparu, mais les réflexes sont toujours abolis.

On fait alors une série d'injections de néosalvarsan et le Wassermann, après cette médication, est encore nettement positif. Malgré tous ces traitements, l'anémie reste toujours aussi profonde, comme en témoignent l'aspect du malade et l'examen du sang à nouveau pratiqué, anémie due vraisemblablement à une toxine hémolysante sacrétée par l'ankylostome.

Présentation d'une vésicule biliaire calcifiée.

Dr Cœur.

La vésicule que je vous présente a le volume, la forme et la consistance d'une coquille d'œuf. Elle provient d'une femme de 62 ans qui n'a jamais été malade et qui n'a jamais eu de coliques hépatiques. La santé est seulement moins bonne depuis le mois de juin dernier. Elle n'a plus guère d'appétit et a beaucoup maigri, de 8 à 10 livres, dit-elle. En outre, elle sentait, au-dessous des côtes droites une grosseur très dure, légèrement douloureuse.

Je constatai très facilement cette grosseur qui avait le volume d'un œuf et qui occupait la région de la vésicule biliaire. Je n'aurais pas hésité à porter le diagnostic de vésicule lithiasique s'il y avait eu des coliques antérieures, mais comme les symptômes prédominants étaient l'anorexie et l'amaigrissement, j'ai fait des réserves en faveur d'un cancer, et j'ai prevenu la malade que l'acte opératoire serait dicté par le cours même de l'opération.

L'ouverture du ventre m'a montré d'abord des adhérences unissant le bord du foie à la paroi antérieure, puis d'autres adhérences collant le gros intestin et l'épiploon au-devant de la tumeur. Ce n'est qu'après un décollement minutieux que j'ai pu mettre celle-ci à nu.

J'ai enfoncé péniblement, à cause de sa dureté, la pointe d'un bistouri dans son intérieur et j'en ai fait sortir un liquide blanchâtre et visqueux. Le diagnostic était fait : il s'agissait d'une vésicule biliaire à parois calcifiées. Son extraction a été des plus faciles : je l'ai pratiquée au doigt par décollement sous-séreux, et en contournant aisément la vésicule durcie. Vous pouvez voir quelques petits calculs biliaires adhérents à la paroi, près du col, et vous remarquerez surtout la consistance pierreuse de cette vésicule qui devait être malade depuis longtemps pour être ainsi modifiée et pour avoir entraîné autour d'elle les adhérences inflammatoires que je vous ai signalées. Et pourtant aucun symptôme morbide n'a correspondu à cet état d'inflammation chronique et ancien.

C'est un point que je tiens à signaler dans cette observation, ainsi que la facilité avec laquelle j'ai pu faire le décollement sous-séreux.

Epilepsie jacksonnienne et gommes scrofuleuses de la peau.

Le **Dr Hallé** présente un soldat entré dans son service, il y a plusieurs mois, avec le diagnostic d'épilepsie jacksonnienne.

Cet homme, jadis vigoureux, avait fait campagne depuis le début de la guerre, puis avait dû être évacué, amaigri et sans force. A cette époque apparurent dans le membre inférieur droit des crises nerveuses ayant tous les caractères de l'épilepsie localisée, tantôt aux doigts de pied, tantôt à tout le pied, tantôt gagnant la jambe, parfois prenant tout le membre inférieur. Ces accidents revenaient quelquefois plusieurs fois par jour, sans cause provocatrice.

En même temps, cet homme montrait sur la peau plusieurs gommes scrofuleuses bien typiques, les unes déjà ulcérées, d'autres guéries.

Après trois mois de repos et de soins pendant lesquels les crises convulsives allaient plutôt en s'accentuant, au point que parfois l'épilepsie se généralisa et amena une perte complète de connaissance, on vit les gommes s'atténuer, guérir, les crises convulsives s'espacer et diminuer, et enfin, depuis deux mois, il n'y en a plus eu. L'état général est devenu très bon. Ces accidents cutanés sont guéris. Il s'agit bien, comme l'inoculation au cobaye l'a montré, de gommes tuberculeuses. Il reste encore un léger état de parésie du jambier antérieur. La lésion corticale, point de départ des accidents nerveux, semble avoir suivi l'évolution régressive des éléments cutanés.

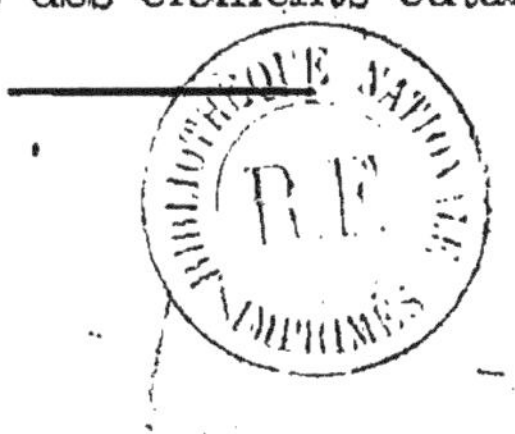
BIBLIOTHÈQUE NATIONALE R.F. IMPRIMÉS

GROUPEMENT MÉDICO-CHIRURGICAL

DE LA 5e RÉGION

Séance du 12 Janvier 1917

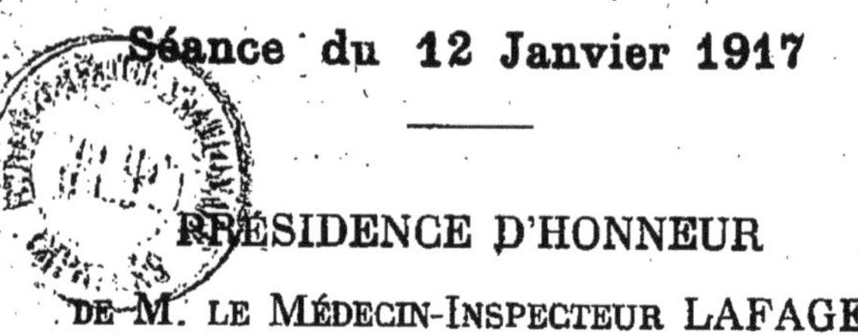

PRÉSIDENCE D'HONNEUR

DE M. LE MÉDECIN-INSPECTEUR LAFAGE

PRÉSIDENCE DU Dr VACHER

1° Présentation de malades et d'appareils.

Laryngectomie. Présentation de l'opéré.

Dr Lafite-Dupont.

Le nommé B., âgé de 41 ans, malade le 25 septembre 1916, est d'abord hospitalisé à Villeblevin, puis à l'hôpital 69 où il entre le 11 octobre 1916.

L'examen laryngologique montre alors une ulcération bourgeonnante du bord droit de l'épiglotte avec perte de substance partielle de cet organe. La lésion est étendue à la base de la langue et paraît inopérable en raison de cette propagation.

Le Wassermann est négatif alors que l'intradermo-réaction se montre positive.

La biopsie montre qu'il s'agit d'un papillome avec dégénérescence épithéliomateuse.

Un examen radiologique du poumon montre une légère diminution de transparence du sommet gauche.

Le 15 novembre. — L'élément inflammatoire a regressé sous l'influence du repos, la tumeur paraît plus circonscrite au niveau de la langue. Elle est jugée opérable.

21 novembre. — Laryngectomie totale en un temps. Ablation de ganglions médians ; extirpation du larynx avec l'épiglotte jusqu'au repli glosso-épiglottique où se limite le néoplasme. Pas d'incident opératoire spécial. (Anesthésie générale au chloroforme). Deux gros drains sont mis transversalement à la partie supérieure de la plaie.

L'examen histologique de la pièce a confirmé le diagnostic d'épithélioma du larynx, mais les ganglions extirpés indemnes de cancer montrent une tuberculose discrète.

24 novembre. — La suture pharyngée n'a pas complètement tenu ; les drains communiquent avec la bouche.

25 novembre. — Décollement du lambeau droit ; état phlegmoneux de la peau. Contre-ouverture dans la région sus-claviculaire sphacèle des bords de la suture de la trachée à la peau.

28 novembre. — Etat satisfaisant malgré le sphacèle ; la trachée paraît fixée à sa face externe. Pas de broncopneumonie.

29 novembre. — Ablation des fils.

7 décembre .— Suppression des drains.

8 décembre. — 17e jour. La sonde œsophagienne est enlevée.

9 décembre. — Les fistules sont fermées, œdème de la base de la langue.

27 décembre. — L'œdème de la base de la langue a presque totalement disparu. Quelques bourgeons persistent encore à la plaie trachéale. Attouchement au nitrate.

Extraction d'un éclat de grenade de la fente sphéno-maxillaire par voie transinuto-maxillaire et orbitaire.

C..., lieutenant. Blessé le 23 octobre 1916, par éclat de grenade.

Enucléé à l'ambulance.

Entre à l'hôpital mixte le 5 novembre 1916.

Je suis appelé en consultation car les ophtalmologistes ont constaté une bonne cavité orbitaire à conserver en vue de prothèse.

Examen radiologique : Eclat présumé dans le plancher de l'orbite ou dans la portion antérieure de l'étage moyen du crâne.

Ponction du sinus.

A l'examen sous l'écran le trocart est vu, mais il reste loin du corps étranger situé plus haut et en arrière.

L'opération a lieu sous écran le 20 novembre 1916. Ouverture très large du sinus maxillaire droit, effondrement du plafond du sinus. La pince, introduite par le sinus maxillaire dans l'orbite, est dirigée, sous le contrôle de l'écran, vers le corps étranger qui est extrait sans difficulté. Il était situé dans la fente sphéno-maxillaire, à cheval sur le bord du maxillaire.

Suite sans incident.

Guérison complète.

Correction par intervention chirurgicale d'une attitude vicieuse du pied, consécutive à une fracture de Dupuytren avec cal exubérant. Présentation de l'opéré et de radiographies.

Dr Lenormant.

Le maréchal des logis R... fit une chute dans une tranchée, le 17 mai 1916, d'où fracture de Dupuytren de la jambe droite.

Le 5 septembre 1916, le blessé entre à l'hôpital temporaire V, d'Orléans, pour consolidation vicieuse de sa fracture. A cette époque, le pied est fortement dévié en dehors ; la malléole interne est très hypertrophiée et accentue la déformation. La concavité du tendon d'Achille est exagérée. Il existe une impotence fonctionnelle de l'articulation tibio-tarsienne, caractérisée par la limitation des mouvements de flexion alors que l'extension est normale.

Le 11 septembre. — Intervention : incision en fer à cheval au niveau de la malléole interne. Au ciseau, on enlève copeau par copeau, la partie externe de la malléole en la dédoublant verticalement. Ostéotomie du péroné. Le pied est immobilisé en bonne position dans un appareil plâtré.

Suites opératoires normales. Au début d'octobre, le pied est entouré d'une bottine plâtrée plus légère qui permet la marche avec deux cannes.

Le 4 décembre, le blessé commence à marcher sans plâtre. Actuellement, la marche est correcte ; les mouvements de flexion du pied sont limités à 90°.

Présentation d'appareils à traction élastique pour correction d'attitudes vicieuses du pied et pour paralysie radiale.

Dr Bloch.

1° Soldat G.... Entré à l'hôpital pour rétraction de la jambe sur la cuisse et extension forcée du pied en équinisme, consécutive à une plaie légère des tissus supérieurs de la cuisse (face postérieure).

Présenté à M. le professeur Carrière, à MM. Lenormant et Hallé, il avait été conclu que ce malade n'était justiciable d'aucune intervention sanglante et qu'il y avait lieu de procéder à la correction par un appareil d'extension par traction élastique combinée avec la traction par ressort.

Nous avons opéré le redressement de la jambe par la

méthode de Vincent, de Tours, suivie de l'application d'un appareil combiné et construit à l'hôpital complémentaire 48, destiné à compléter le redressement du genou et à vaincre l'équinisme. Au bout d'un mois d'application, le talon, qui se trouvait à 6 centimètres du sol, n'est plus qu'à 1centimètre et demi, et la jambe complètement étendue sur la cuisse.

2° Soldat C.... Entré à l'hôpital 48 pour galvanisation intense (méthode Vincent) destinée à corriger une attitude vicieuse (rotation en dehors de tout le membre inférieur droit, qui fait avec la normale un angle obtus), position qui, de l'avis de tous les chefs de centre qui l'ont vu, n'a aucune explication pathologique. Le traitement de Vincent n'a rien donné, étant donné la difficulté d'atteindre les muscles rotateurs en dehors du membre inférieur.

L'appareil appliqué est basé sur la détorsion du caoutchouc qui ramène le membre en dedans. Notre infirmier Ferrand, étudiant en médecine, a imaginé cet appareil.

3° Nous présentons l'appareil de Privat pour paralysie radiale. Cet appareil construit à l'hôpital, donne d'excellents résultats.

Le Dr **Daulnoy** présente des blessés énucléés porteurs de moules pour dilater la cavité orbitaire.

Le Dr **Jeandelize** présente des blessés énucléés avec infection de la cavité orbitaire.

Le Dr **Vacher,** à propos de ces communications, insiste sur l'importance qu'il y a à énucléer le moins possible sur le front. Quand on énuclée, il faut à tout prix ménager la conjonctive et ne jamais bourrer la cavité orbitaire de mèches. Cette pratique est un obstacle à la prothèse future.

Dr Turin. — Présentation d'un appareil à anesthésie générale permettant l'emploi de tous les anesthésiques généraux, successivement ou en mélange.

Simple, de maniement facile, susceptible d'être surveillé, même dans la chambre rouge, par une personne quelconque.

Il se compose d'un masque étanche réuni, par un tube de caoutchouc, à un carburateur. La respiration se fait entièrement à travers ces trois pièces. Dans le carburateur, l'air inspiré se sature de vapeurs anesthésiantes. L'opérateur les laisse absorber pures ou mélangées à autant d'air qu'il le juge bon. Ce mélange se fait par le jeu de deux ouvertures, l'une dans le carburateur, l'autre à l'extérieur sous l'œil ou le doigt de l'anesthésieur, et se manœuvrent de telle façon que l'une se ferme au fur et à mesure que l'autre s'ouvre.

L'emploi de chlorure d'éthyle, chloroforme, éther, comme le juge bon celui qui endort le patient.

La simplicité du matériel sa facilité de construction, son emploi de jour et de nuit, dans toutes les positions, telles sont les qualités qui le distingueront des autres masques et qui s'ajouteront aux qualités des autres appareils.

Le Dr **Steibel** demande comment l'appareil permet de surveiller le rythme respiratoire ?

Le Dr **Vacher** remarque que cet appareil n'offre pas l'avantage de pouvoir se poser à côté du malade.

Dr Turin. — L'anesthésiste peut facilement fixer l'appareil à sa blouse et conserver la liberté de ses deux mains. Le bruit de souffle produit par la respiration du malade renseigne aisément sur le rythme respiratoire.

TRAVAIL DU SERVICE CENTRAL DU 1er SECTEUR MÉDICAL

Note sur une série de congestions pulmonaires à foyers multiples.

Drs Halbron et **Brin.**

Ayant eu l'occasion depuis un mois et demi d'observer, à l'hôpital 15, une douzaine de cas d'affections pulmonaires aiguës, nous avons été frappés de l'allure clinique spéciale qu'ont présentée cinq d'entre eux, catalogués congestions pulmonaires, et il nous a paru intéressant de les retracer ici.

Faisons remarquer que ces cinq cas se sont produits en une vingtaine de jours, entre le 17 novembre et le 7 décembre, à une époque où nous n'avions encore observé aucun cas de pneumonie vraie ou d'infection grippale. Trois de ces malades appartenaient au 32e d'artillerie, le quatrième au 121e d'artillerie et le cinquième au groupe des travailleurs indigènes de Bourron.

Voici d'abord résumées les observations de ces malades :

Observation I

N. Henri, 121e d'artillerie, classe 1917, salle 11, lit 105.

Rien dans les antécédents, qu'une bronchite légère il y a deux ans.

La maladie actuelle débute, le 13 novembre 1916, par de la courbature avec céphalée et température à 39°. Toux sèche sans expectoration : pas de point de côté.

Le 17 novembre 1916, le malade entre à l'hôpital 15 avec le diagnostic de courbature fébrile.

La céphalée a disparu. Troubles gastro-intestinaux. Point de côté à droite, d'intensité moyenne. T. à 40°. L'examen physique des poumons montre l'existence, à la base droite, d'un foyer de submatité avec râles sous-crépitants ; la respiration est diminuée à la base gauche. Le pouls bat à 132, bien frappé. Traces d'albumine dans les urines.

18-11-16. — Pas de modifications.

19-11-16. — Apparition de quelques râles congestifs à la base gauche ; pas de modifications à droite.

23-11-16. — Matité étendue à tout le poumon droit avec augmentation des vibrations. Nombreux râles sous-crépitants sur toute la hauteur avec souffle à la partie supérieure et respiration diminuée à la partie inférieure. Cœur normal. Crachats mousseux et sanguinolents. Température toujours aux environs de 40°. Albumine 0.

26-11-16. — La température tombe progressivement ; les signes locaux s'atténuent, le malade va bien.

Les jours suivants, l'amélioration continue. Le malade paraît en pleine convalescence.

6-12-16. — La température remonte brusquement à 40°. Rien de particulier à l'auscultation. L'état général est toujours bon.

7-12-16. — La température est toujours à 40°. Réapparition du souffle tubaire et de râles sous-crépitants à la partie moyenne du poumon droit : respiration diminuée à la base du même côté.

9-12-16. — Mêmes signes. T. à 39°. Ponction exploratrice négative à la base droite.

10-12-16. — Amélioration. La température tombe à 37,8 ; mêmes signes physiques. Bon état général.

13-12-16. — En trois jours, la température est redevenue normale. Disparition du souffle tubaire ; on ne note plus que quelques râles sous-crépitants. Le malade va bien.

16-12-16. — Reprise de la température, que rien n'explique à l'auscultation. Signes d'embarras gastrique.

19-12-16. — Température revenue à la normale. Plus de signes digestifs. A l'examen des poumons, on ne constate plus qu'un peu de matité dans la moitié inférieure du poumon droit ; les râles ont complètement disparu.

31-12-16. — Mêmes signes.

Examen radioscopique le 8-1-17. — Sommets et poumons absolument normaux : mouvements du diaphragme normaux. Adénopathie trachéo-bronchique.

Examen bactériologique. — Pratiqué à deux reprises au laboratoire de Melun, il a montré l'existence de streptocoques le 16-12-16, et de pneumocoques le 8-1-17, alors que le malade était complètement guéri. Pas de bacilles de Koch.

Observation II

W. Robert, 32e d'artillerie, Classe 1915, salle 11, lit 107.

Entré à l'hôpital 15 *le 28-11-16* avec une température de 40°,4 et le diagnostic de constipation opiniâtre. Le malade se plaint surtout du ventre, et aucun trouble fonctionnel n'attire l'attention du côté du poumon ; mais l'auscultation montre l'existence, à la base gauche, d'un foyer de matité avec râles sous-crépitants. Expectoration muco-purulente légère. Bon état général.

30-11-16. — La température est tombée aux environs de 38, sous l'influence de lavements, qui ont amené une débâcle abondante de matières. Mêmes signes à la base gauche.

3-12-16. — Atténuation des signes physiques de la base gauche. Apparition, sans aucun trouble fonctionnel, d'un souffle bronchique au hile droit et aux deux sommets. Température à 37,2. Bon état général.

4-12-16. — Le malade a encore fait hier une poussée de température à 38°5, coïncidant avec une reprise de la constipation, qui a cédé à un lavement. Mêmes signes stéthoscopiques.

11-12-16. — Le malade garde encore des signes de congestion au hile droit et aux deux sommets. Quelques râles à la base gauche. Température normale : bon état général.

18-12-16. — Les souffles bronchiques des deux sommets et du hile droit ont diminué d'intensité. A la base gauche, on note une zone de matité avec souffle aigre et égophonie. A la base droite, la respiration est diminuée ; on entend des râles sous-crépitants après la toux. Température normale.

19-12-16. — Les signes pseudo-pleurétiques persistent à la base gauche. Plus rien à la base droite.

26-12-16. — Il ne reste plus que quelques râles à la base gauche.

Examen radioscopique le 29-12-16. — Pas d'opacité de la base gauche ; poumons normaux ; diaphragme gauche peu mobile ; quelques paquets ganglionnaires, du côté droit avec ganglions calcifiés.

Examen bactériologique, fait au laboratoire de Melun, le 16-12-16, a montré l'absence de bacilles de Koch avec constatation de pneumocoques et de staphylocoques.

Observation III

A. Raymond, 32e d'artillerie, classe 1917, récupéré, salle 11, lit 109.

Déjà traité en septembre et octobre 1916, à l'hôpital 15, pour varicelle grave.

Début de la maladie actuelle le 25 novembre 1916 par un violent point de côté et température à 40°.

Le 30 novembre 1916, il entre à l'hôpital 15. Température à 40°, sans état grave ni aspect inquiétant. Diagnostic d'entrée : congestion pulmonaire. Aux deux bases, la respiration est diminuée avec quelques râles fins, très peu nombreux. Traces d'albumine dans les urines.

1-12-16. — Foyer de râles sous-crépitants et respiration soufflante à la partie supérieure du poumon gauche. Température à 40°.

2-12-16. — Mêmes signes. Hémoptysie légère.

4-12-16. — La température est tombée en deux jours à la normale. Le foyer du sommet du poumon gauche ne donne plus de signes à l'heure actuelle, mais il existe à la base droite un petit foyer avec râles et frottements.

10-12-16. — Persistance des symptômes de la base droite, souffle tubaire net avec râles sous-crépitants. Bon état général : température normale. Albumine 0.

14-12-16. — Etat stationnaire.

18-12-16. — Râles sous-crépitants à la base droite et au sommet droit.

22-12-16. — Râles fins au sommet droit. La base est complètement dégagée.

28-12-16. — Rien à l'auscultation.

Examen radioscopique le 29-12-16. — Adhérences de la base droite. Légère grisaille diffuse des deux poumons. Ganglions péribronchiques assez développés, dont deux très opaques. Médiastin normal.

Examen bactériologique (laboratoire de Melun). — Pas de bacilles de Koch.

Observation IV

Dellal ben Mohamed, tirailleur indigène, salle 11, lit 108.

Entré à l'hôpital 15, le 6 décembre 1916, avec le diagnostic de courbature fébrile.

A l'arrivée, température de 40°. Râles de bronchite disséminés dans toute la poitrine, sans signes de localisation.

7-12-16. — La température est toujours à 40°. On note toujours des râles de bronchite, mais il y a de plus à la base gauche une zone de submatité avec obscurité respiratoire, sans souffle ni râles. Etat général passable : traces d'albumine indosables dans les urines. Cœur normal.

9-12-16. — Mêmes signes à la base gauche. Respiration légèrement soufflante dans toute l'étendue du poumon droit. La température est aux environs de 38°.

12-12-16. — Apparition de souffle tubaire et de râles sous-crépitants (nombreux après la toux) du sommet droit. La température est toujours aux environs de 38°.

15-12-16. — La température baisse un peu : elle se tient aux environs de 37,5 Mêmes signes stéthoscopiques.

18-12-16. — Râles sous-crépitants dans toute l'étendue du poumon droit. Température revenue à la normale.

25-12-16. — Quelques râles seulement à l'auscultation.

Examen radioscopique le 8-1-17. — Forte opacité de la base gauche avec adhérences dans le sinus costo-diaphragmatique : le diaphragme est absolument soudé à la paroi. Opacité uniforme de la moitié supérieure du poumon droit : diaphragme un peu mobile de ce côté.

Observation V

B. André, 32e d'artillerie, classe 1916, salle 11, lit 104.

Malade depuis le 5 décembre 1916 ; point de côté violent du côté droit (exempt de service, 2 jours). Le 7 décembre, il est transporté d'urgence à l'hôpital 15 avec le diagnostic de congestion pulmonaire.

A l'arrivée, température à 40°. L'examen du poumon droit montre l'existence, à la base, d'une zone de submatité avec râles fins et respiration soufflante.

Etat général passable. Traces d'albumine indosables dans les urines.

8-12-16. — Etat stationnaire. Mêmes signes stéthoscopiques. La température est toujours aux environs de 40°.

10-12-16. — Apparition de nouveaux foyers. Le foyer principal est toujours celui de la base droite ; mais il en existe deux autres, un à la base gauche (râles sous-crépitants sans souffle) et un au sommet droit (souffle tubaire qui n'est pas la propagation de celui de la base, sans râles).

11-12-16. — Persistance des mêmes symptômes. T. 39-40°.

13-12-16. — Mêmes signes à la base droite. Disparition du souffle du sommet droit ; diminution des râles de la base gauche. La température est aux environs de 38°.

16-12-16. — Les signes sont localisés à la partie moyenne et inférieure du poumon droit : signes de congestion à la partie moyenne, signes d'épanchement à la partie inférieure.

18-12-16. — Souffle au sommet droit, et râles dans toute la hauteur du poumon droit. Souffle et râles au sommet gauche ; partie moyenne du poumon gauche normale ; râles à la base gauche. La température oscille entre 38° et 39°. Bon état général sans dyspnée.

22-12-16. — Quelques râles à la base gauche. Gros souffle tubaire à la partie inférieure du poumon droit avec broncho-égophonie.

27-12-16. — Foyer de râles à la base gauche.

2-1-17. — Le poumon droit est toujours pris dans son entier ; râles dans toute l'étendue et souffle tubaire dans la moitié inférieure.

5-1-17. — La matité persiste dans toute la base droite avec conservation des vibrations thoraciques. Brochophonie avec une zone d'égophonie à la partie moyenne. Mêmes signes dans l'aisselle. Température oscillant entre 38° et 39°.

8-1-17. — Etat stationnaire.

Examen bactériologique (laboratoire de Melun) : A montré l'absence du bacille de Koch.

Examen radioscopique (n'a pas encore été pratiqué, raison de l'état du malade).

Ces observations présentent, on le voit, un certain nombre de caractères cliniques communs, que nous pouvons maintenant facilement dégager.

Un premier fait à remarquer est que le *début* dans la plupart des cas, n'a été ni très brusque ni très caractéristique. Chez trois de nos malades (observations 1, 2 et 4), le point de côté faisait complètement défaut à la période initiale ; deux d'entre eux nous sont arrivés avec le diagnostic de courbature fébrile, et le troisième fut envoyé avec le diagnostic : constipation opiniâtre avec fièvre.

Les *signes fonctionnels* sont très atténués, lorsqu'ils existent : peu ou pas de dyspnée, pas de toux quinteuse. L'expectoration est peu abondante : elle fait même complètement défaut à l'heure actuelle chez celui de nos malades qui garde un gros foyer (observation 5). Lorsqu'elle existe, elle est le plus souvent muco-purulente, d'aspect banal ; chez deux de nos malades seulement, et seulement pendant une journée (observations 1 et 3), nous avons noté des crachats légèrement sanguinolents.

L'état général est satisfaisant chez tous. Pendant toute l'évolution de la maladie, le facies reste bon, le pouls est suffisant ; l'élimination urinaire est à un taux convenable et les traces d'albumine, notées au début chez quatre de nos malades (observations 1, 3, 4 et 5) disparaissent en quelques jours. Aucun de nos cinq malades n'a eu, à quelque moment que ce soit, l'aspect d'un infecté : en un mot, nous n'avons rien noté à ce point de vue qui rappelle la broncho-pneumonie.

Les *signes physiques* ont une allure et une évolution à peu près comparable dans nos diverses observations.

Il y a d'abord apparition d'un foyer fugace, que caractérisent quelques râles ou seulement une diminution du murmure vésiculaire ; puis fixation en un autre point où l'on trouve des signes manifestes soit de congestion, soit d'hépatisation, soit de spléno-pneumonie. Généralement ce foyer, secondaire en date, devient le foyer principal, soit qu'à distance se développent ultérieurement des foyers de moindre importance, soit que lui-même, après une période de résolution apparente, ne devienne le siège d'une nouvelle poussée fluxionnaire (observation 1). Dans l'observation 2, on note successivement un foyer de la base gauche, puis des foyers simultanés au hile droit et aux deux sommets, puis une reprise du foyer de la base gauche (foyer principal), en même temps que se manifeste un nouveau foyer à la base droite jusque là indemne.

Dans l'observation 3, on voit apparaître successivement des foyers fugaces aux deux bases, un foyer fugace au sommet gauche, puis une reprise du foyer de la base droite (foyer principal), suivie quelques jours après par l'apparition d'un foyer au sommet droit.

Dans l'observation 4, après un foyer fugace à la base gauche, on voit se constituer le foyer principal au sommet droit, mais seulement au bout de quelques jours.

Dans l'observation 5, le foyer principal est et reste toujours celui de la base droite ; mais l'on voit l'apparition de deux autres foyers secondaires, plus fugaces, l'un à la base gauche et l'autre au sommet droit.

La *température* suit dans sa marche l'évolution des foyers successifs. Mais ceci n'est vrai qu'à la période de début, car ultérieurement la fièvre tombe bien avant que ne disparaissent les signes physiques ou parfois même alors que l'on voit se développer de nouveaux foyers. Deux de nos malades (observations 2 et 3) sont bien caractéristiques à cet égard, n'ayant eu de fièvre que pendant trois ou quatre jours, alors que les signes physiques ont persisté pendant trois semaines environ.

La multiplicité des foyers et leur apparition successive, sur lesquelles nous avons longuement insisté à propos des signes physiques, constituent un premier caractère *évolutif* très manifeste dans tous ces cas.

Un autre caractère non moins net dans la plupart de nos observations est la disparition brusque des symptômes avec constatation rapide à la radioscopie, du retour à l'état normal : preuve de simples états congestifs (observations 1, 2 et 3).

De nos constatations *bactériologiques*, nous ne dirons qu'un mot, car elles ont été malheureusement incomplètes. Elles ont permis cependant d'affirmer dans tous ces cas, par plusieurs examens, l'absence du bacille de Koch et de constater, d'autre part, la pluralité des microbes à incriminer (streptocoques d'abord, puis, très tardivement, pneumocoques dans l'observation 1 ; pneumocoques et staphylocoques dans l'observation 2).

De même nous serons brefs au point de vue de la *thérapeutique* ; nous dirons seulement que nous avons obtenu les meilleurs résultats de la façon suivante : comme traitement local, enveloppements froids à la période aiguë, ventouses scarifiées et cataplasmes sinapisés à la période de résolution ; comme traitement général, large emploi de l'huile camphrée et de la digitaline à l'occasion.

Mais si, ayant envisagé tous ces cas dans leur ensemble avec leurs caratèces communs (apparition simultanée, marche symptômatique, évolution rapide au point de vue de la température, bénignité), nous voulons maintenant leur donner une étiquette précise, c'est alors que les difficultés commencent et c'est justement à ce point de vue que ces observations nous ont paru intéressantes. Elles posent, en effet, une fois de plus le problème des états pulmonaires aigus non classiques dont la place doit être faite entre la broncho-pneumonie d'une part, et la pneumonie d'autre part, avec, à côté d'elle, les syndromes classiques de la congestion à type Woillez et de la congestion à type Potain.

On ne saurait considérer ces cas au point de vue clinique comme *des broncho-pneumonies* (quoique, anatomiquement, ils puissent rentrer dans ce groupe), car ils s'en différencient complètement par les signes fonctionnels, l'état général, l'évolution et le pronostic essentiellement favorables.

Faut-il rattacher ces faits, tout au moins certains d'entre eux à la *pneumonie*. Il est classique, en effet, de décrire des foyers congestifs péripneumoniques et même des foyers congestifs à distance jusque dans l'autre poumon. Mais cette hypothèse nous paraît difficilement acceptable. Un de nos cas (obs. 1) ressemblait par beaucoup de points à une pneumonie classique de la base droite, avec rechute et reprise des phénomènes locaux ; mais dans ce cas l'examen des crachats à la période d'état a montré l'existence exclusive de streptocoques, et ce n'est qu'après guérison et au moment de la convalescence que l'on a constaté des pneumocoques dans les crachats. On pourrait de même à la rigueur, considérer, au point de vue physique notre observation 5, comme une observation de pneumonie avec un foyer d'hépatisation à la base droite et des foyers congestifs à distance à la base gauche et au sommet droit ; mais ni les signes fonctionnels ni l'évolution ne permettent d'admettre ce diagnostic.

Parler de *congestion grippale* dans ces cas n'est pas une explication. Et par ailleurs rien n'autorise semblable hypothèse, car il s'agit de cas isolés, non épidémiques et nous n'avons noté chez aucun de nos malades les phénomènes généraux et les caractères habituels que l'on est convenu d'attribuer à la grippe.

Il faut donc ranger nos cas dans *les congestions pulmonaires aiguës*, dont les cadres sont mal tracés et dont l'étiologie reste obscure.

La discussion de la question mise à l'ordre du jour « tuberculose pleuro-pulmonaire et aptitude militaire » est ajournée à la séance du 9 février.

Le Dr Laubry est nommé rapporteur.

GROUPEMENT MÉDICAL D'ORLÉANS

Séance du 22 Décembre 1916

PRÉSIDENCE DU Dr VACHER

Un cas de trophœdème chronique du membre supérieur.

Dr Foucart.

M., entre à la 6e division le 2 décembre, porteur d'un œdème localisé à la main droite ; cet œdème date du mois de mai, époque à laquelle le malade était soigné à Vichy pour lithiase urinaire. Les mois suivants, l'œdème subit des fluctuations diverses, apparaissant et disparaissant sans cause. En juillet, le malade est envoyé à Royat où il suit le traitement thermal, sans d'ailleurs en retirer aucun bénéfice. Rentré à son dépôt le 20 novembre, il ne peut y être employé à aucun travail ; il entre à l'hôpital le 2 décembre.

L'œdème occupe toute la main droite, y compris les doigts, et s'étend à deux travers de doigts environ au-dessus du poignet. C'est un œdème rosé, quelquefois légèrement violacé et un peu luisant ; c'est de plus un œdème assez dur et le godet qu'on cherche à y imprimer ne persiste guère. La peau est épaissie et on ne peut la pincer. Enfin, il n'y a que peu ou même pas de douleurs spontanées, seuls les mouvements de flexion des doigts sont douloureux ; encore est-ce plus une gêne qu'une véritable douleur. Il n'y a ni albumine ni sucre dans les urines ; le cœur est parfaitement sain, l'apyrexie absolue.

En résumé, nous nous trouvons en présence d'un œdème chronique, localisé à la main droite et à l'extrémité inférieure de l'avant-bras droit, chez un malade atteint par ailleurs d'un calcul de l'uretère gauche.

Le caractère chronique de cet œdème nous permet d'abord d'éliminer tous les œdèmes aigus : phlegmon diffus, érysipèle, traumatisme, phlegmatice, et même syndrome de Quincke, œdème toxique évoluant par poussées transitoires et successives comme une sorte d'urticaire.

Parmi les œdèmes chroniques, il nous était facile d'éliminer d'abord les œdèmes cachectiques, notre malade n'étant ni un tuberculeux ni un cancéreux.

Un œdème rénal ne pouvait être en cause, la recherche des chlorures urinaires donnant 10 gr. 83 par litre, la recherche des chlorures du sang 5 gr. 85.

L'absence de lésion cardiaque, éloignait toute idée d'œdème chez un asystolique.

La radioscopie enfin et l'examen clinique ne révélaient aucune cause de compression pouvant déterminer un œdème mécanique.

Force nous était alors de nous rabattre sur les œdèmes nerveux.

Nous avons éliminé les œdèmes qui, au cours de la syringomyélie, prennent part à la formation de la main succulente de Marie et Marinesco ; il n'y avait pas ici de symptômes de syringomyélie.

Restait alors cette affection rare, bizarre, décrite par Meige sous le nom de prophœdème chronique, caractérisée par un œdème dur, avec épaississement de la peau, peu ou pas douloureux, occupant un ou plusieurs segments de membre, tous caractères que nous retrouvons dans le cas de notre malade.

Pour être complet, nous devons ajouter qu'il est une dernière variété d'œdème à laquelle nous avons songé, c'est l'œdème par lien circulaire appliqué par le malade lui-même, manœuvre frauduleuse sur laquelle Sollier, à la réunion médico-chirurgicale de la 14e région, vient d'attirer l'attention ; cet auteur affirme même que tout œdème, localisé à un pied ou à une main, doit être tenu pour suspect à cet égard. Nous avons fait surveiller le malade aux heures les plus diverses, même en pleine nuit, et nous n'avons pu découvrir la moindre supercherie.

Le Dr **Vacher** demande si l'on a essayé de la suspension ?

Le Dr **Foucart** ne pense pas qu'il y ait œdème par compression artificielle au moyen d'un lien circulaire.

Dr Vacher. — Les œdèmes mécaniques laissent une trace persistante là où la striction s'est faite. L'œdème par constriction disparaît très vite par la suspension. Le trophœdème se modifie beaucoup plus lentement.

Dr Lafite-Dupont. — Perte de substance naso-frontale. Autoplastie. Présentation du malade ..

Dr Vacher. — Le malade a-t-il eu de la diplopie ? La poulie du grand oblique a-t-elle été touchée ?

Dr Lafite-Dupont. — Non. Le malade n'a pas eu de diplopie quoique la poulie du grand oblique ait certainement été lésée.

Dr Vacher. — Bien que la poulie du grand oblique ait été lésée, il n'y a pas eu de diplopie. C'est là un fait que j'ai déjà eu l'occasion d'observer plusieurs fois.

Le Dr **Vacher** présente des modèles de billet d'hôpital, de fiches à insérer dans le livret individuel et de feuille d'observation.

GROUPEMENT MÉDICO-CHIRURGICAL

DE LA 5e RÉGION

BIBLIOTHÈQUE ... NANTES

Séance du 9 Février 1917

PRÉSIDENCE D'HONNEUR
DE M. LE MÉDECIN-INSPECTEUR LAFAGE

PRÉSIDENCE DU Dr VACHER

Après lecture du procès-verbal, le Président donne connaissance d'une lettre de M. Lenormant, vice-président, démissionnaire en raison de son départ aux armées.

Dr L. Arnaud.

Présentation de trois blessés chez lesquels le Dr Lenormant et lui ont pratiqué des résections du coude pour ankylose.

Le premier opéré présentait une ankylose en extension à 150°. La pronation et la supination étaient partiellement conservées. De ce fait, une hémi-résection fut pratiquée. L'olécrane et une partie de l'épiphyse humérale (en tout 4 centimètres d'os environ) furent enlevés.

L'opéré fut mobilisé à son premier pansement, dès le quatrième jour. Actuellement, deux mois après l'intervention, le résultat est aussi satisfaisant que possible. La flexion et l'extension se font de façon presque parfaite. Il n'y a à peu près pas de mobilité latérale. La force d'extension du triceps n'est pas encore très considérable, mais celle-ci ne manquera pas de se développer sous l'influence des mouvements, de massage et de l'électrisation.

Le 2e opéré, un sous-lieutenant de 29 ans, présentait une ankylose à angle droit avec conservation assez complète de la pronation et de la supination. L'épiphyse humé-inférieure était très hypertrophiée. Décapitation de l'olécrane et résection intratubérositaire de l'épiphyse humérale inférieure. Un bloc osseux d'environ 4 centimètres a été abrasé.

Réunion par première intention. Mobilisation précoce, Les mouvements de flexion et d'extension atteignent environ 50°. La pronation et la supination sont parfaites.

Le 3e opéré présentait une ankylose complète du coude en extension, à 150° environ. La pronation et la supination étaient abolies. Résection totale du coude. Ablation d'un bloc huméro-radio-olécranien d'environ 4 cent. ½. Ensuite le radius est réséqué 1 centimètre plus bas que le cubitus, afin que soient assurées la pronation et la supination. Réunion par première intention. Mobilisation précose, mais l'opéré souffre et se laisse difficilement mobiliser. Tout d'abord la flexion du coude jusqu'à l'angle droit peut être obtenue ainsi qu'une pronation et une supination satisfaisantes ; mais peu à peu l'ankylose se reproduit et l'opéré, un peu moins de deux mois après l'opération, a le bras immobilisé à 145° environ, position qu'il a jugée la meilleure pour l'accomplissement de son métier.

Je voudrais faire suivre ces observations de quelques réflexions.

En présence des résultats obtenus, il semble que le chirurgien soit autorisé à proposer aux ankylosés du coude une résection orthopédique qui n'est pas grave et sera souvent suivie des meilleurs résultats.

Un mot sur la technique employée. La résection sera faite sous-périostée avec la rugine tranchante d'Ollier-Lyonnais, j'ai naturellement employé l'incision en baïonnette recommandée par le chirurgien et qui a l'avantage de ménager au maximum l'intégrité du triceps.

En raison de l'ankylose, l'opération comporte quelque difficulté. Au lieu de sectionner à la scie le squelette au niveau de la synostose, je me porte sur le squelette antibrachial et d'un coup de ciseau de Mac-Even, je fais sauter l'olécrane à sa base. J'ai toute facilité pour scier ensuite l'épiphyse humérale dont la luxation est dès lors facilement obtenue.

S'agit-il d'une ankylose complète, une résection totale est faite. Pour assurer la pronation et la supination, le radius sera complètement dégagé d'avec le cubitus et sectionné à un bon centimètre au-dessous de ce dernier. Si au contraire la pronation et la supination existent, l'articulation radio-cubitale supérieure sera respectée et une hémirésection faite au niveau de l'épiphyse humérale.

Quel sacrifice osseux faut-il faire ? Quelle devra être l'étendue de la résection ? 4 centimètres et demi à 5 centimètres, assez pour que l'ankylose ne se reproduise pas et pas trop de crainte d'un coude ballant.

Nous n'avons pas recours à l'interposition musculaire ou aponévrotique. L'opération terminée, le blessé est placé dans une gouttière placée en demi-flexion et en demi-pronation, ponce en haut. La mobilisation est faite de façon précoce, dès le premier pansement, au 3e ou 4e jour.

Les résultats de l'opération sont variables ainsi qu'en font foi nos trois opérés. On peut avoir des résultats parfaits, l'amplitude des mouvements se rapprochant de ceux d'une articulation normale.

D'autre fois, les mouvements semblent être plus ou moins limités, et l'ankylose même peut se reproduire. Il en va ainsi lorsque le sacrifice osseux a été trop économique. Ici intervient le pouvoir de régénération périostique variable avec chaque sujet et qu'il est difficile sinon impossible de présumer exactement. Mieux vaut pourtant pour la résection osseuse être trop économe que pas assez : une réankylose est de beaucoup préférable à un coude ballant.

Un point doit être mis en lumière : il faut n'intervenir

que sur des articulations refroidies longtemps après la blessure alors que la cicatrisation est parfaite et qu'a disparu toute trace d'inflammation. C'est pour avoir méconnu ce principe que, chez notre dernier blessé, trop impatient d'être opéré, s'est reproduite l'ankylose.

Le **Dr Kendirdjy** cherche à se faire une opinion sur les résultats de la résection du coude ; ceux qu'il a été à même d'observer sont des plus dissemblables. A côté de quelques rares cas très bons, les médiocres forment la majorité et les résultats mauvais sont nombreux. Avant d'entreprendre cette intervention, il y a lieu de tenir un grand compte de la profession du blessé ; certains métiers sont possibles avec un coude ankylosé, mais solide.

Dr Gilbert. — Les indications de la résection du coude doivent, en effet, varier avec la profession du blessé.

Le **Dr Huguier** préconise, au cours de la résection, l'interposition musculaire au moyen d'un lambeau du brachial antérieur ou du triceps. La résection devra être complète ; il faut toujours supprimer l'olécrane et particulièrement l'ankylose coronoïde. M. Huguier préfère l'incision postérieure médiane.

Dr Rocher. — J'ai opéré 3 ankyloses osseuses du coude par résection et interposition libre d'aponévrose fascia lata :

1° Sergent P..., blessé en septembre 1914. Ankylose complète à 100° du coude gauche. Intervention mars 1915. Résultat en juin 1915 : souplesse de l'articulation parfaite ; extension presque totale, flexion à 30° (mouvements volontaires).

2° Cl..., blessé en décembre 1914. Ankylose totale à 100° Intervention en mai 1915. Suites opératoires : suppuration ; la greffe aponévrotique s'élimine progressivement ; cause de l'infection : petit foyer d'infection latente (fongosités dans un nid osseux). La moindre infection amène l'intolérance de la greffe. Résultat en août 1915 ; amplitude des mouvements, 80°.

3° Nou..., blessé en janvier 1916. Ankylose osseuse à 45°. Intervention le 5 décembre 1916. Réunion par faisceaux. Mobilité très grande du coude ; le malade suit un traitement physiothérapique. La technique de la résection a été à peu près identique dans ces trois cas : incisions latérales, externe plus longue que l'interne ; résection de l'extrémité humérale ; modelage de celle-ci ainsi que du crochet olécranien que l'on façonne pour ne pas gêner le mouvement d'extension. Le lambeau aponévrotique coiffe en forme de bonnet l'extrémité humérale ; il est fixé aux muscles brachiaux (triceps, brachial antérieur).

L'extrémité radiale conservée dans l'observation I, fut réséquée dans l'observation II ; dans l'observation III elle fut modelée pour en faire un crochet olécranien, toute l'extrémité supérieure du cubitus ayant été abrasée par le traumatisme.

Drainage pour les observations I et III pendant 48 heures ; mobilisation rapide dès le troisième jour, relativement peu douloureuse.

Ces résections avec interposition aponévrotique libre présentent les avantages suivants : possibilité de résection économique, en diminuant les chances de réankylose postopératoire ; laisser intacte la musculature du bras, déjà compromise par l'atrophie d'inaction (l'interposition musculaire diminuant plus ou moins la valeur fonctionnelle du muscle).

Le Dr **Kendirdjy** présente un blessé atteint de *main bote radiale*, consécutive à une fracture par balle de la partie moyenne du radius droit, avec perte de substance de 5 à 6 centimètres. Le fragment inférieur du radius s'est fortement incliné vers le cubitus, en avant duquel il se trouve, et a entraîné avec lui la main, qui s'est ainsi sub-luxée en dehors, découvrant la saillie de la tête cubitale. Le fragment inférieur du radius jouit d'une certaine mobilité.

La gêne fonctionnelle est assez marquée. Néanmoins, le blessé constate une amélioration progressive des mouvements du poignet et des doigts.

Dr Rocher. — De préférence à une simple greffe osseuse qui nécessiterait un long greffon pour rétablir l'égalité de longueur des os de l'avant-bras et redresser l'attitude de la main bote radiale, je proposerais la greffe osseuse radiale combinée à une résection diaphysaire cubitale permettant le retour de l'interligne articulaire du poignet à une direction normale. De deux choses l'une : ou la greffe radiale prend, la main est redressée, le résultat fonctionnel serait alors parfait ; ou la greffe n'est pas tolérée ; la main a été redressée, pour éviter alors toute nouvelle déviation comme pour assurer la rigidité de l'avant-bras, compromise par l'insuccès de la greffe, je conseillerai le port d'un appareil en cuir moulé, prenant l'avant-bras et la main dans sa partie supérieure.

Dr Toupet. — Une greffe osseuse aurait peu de chance de rendre à cet avant-bras son intégrité fonctionnelle. Le blessé a conservé les mouvements de flexion et d'extension du poignet ; la greffe lui donnerait une main droite, mais probablement ankylosée.

Rétinite albuminurique et azotémie.

Dr Duclos.

La rétinite albuminurique fut traitée en rapport annuel au Congrès de 1912 par M. Rochon-Duvigneaud.

En cette séance fut exposé le résultat de recherches anatomo-pathologiques, et en cette circonstance s'éveilla une discussion serrée sur la genèse des lésions rétiniennes.

La tendance accréditée fut que les lésions étaient liées à l'altération du sang, éclatant sous l'influence d'une toxémie encore indéterminée au moment de l'éclampsie dans la rétinite gravidique avec ou sans albuminurie, ou d'une rétention azotée au cours du mal de Bright.

En raison de ces considérations, il n'y a rien d'étonnant que fût prononcé le mot d'exanthème rétinien, avec la papille optique comme centre.

Les altérations rétiniennes sont des œdèmes, des hémorragies, des exsudats fibrineux et des décollements partiels. Elles apparaissent lorsque le sang est chargé en urée ; elles sont d'un mauvais présage. Elles s'aggravent avec l'augmentation de l'intoxication. Non seulement le sang, mais le liquide céphalo-rachidien se sature d'urée et dans la rétinite gravidique, puisque la grossesse entretient l'azotemie, l'abaissement de la vision s'arrête avec l'accouchement. On a bien incriminé un état artérioscléreux, mais les lésions vasculaires peuvent n'exister que dans le rein et la rétine et dans l'œil les ruptures des canaux sanguins et leurs transudations semblent précéder l'altération de leurs parois.

A ce propos, il y a lieu de se rappeler que la rétine est tellement friable qu'elle se trouble, devient opalescente après la mort et que son territoire vasculaire se termine en cul-de-sac.

Avec la présence anormale de l'urée, les auteurs comme Widal admettent la possibilité d'un appel de liquide dans les tissus, d'où les œdèmes et les exsudats, d'autant plus susceptibles de se reproduire avec les coups de l'hypertension du sang et du liquide céphalo-rachidien. On a bien trouvé un excès de cholestérine dans les exsudats. Chauffard y a attribué de l'importance dans la genèse des lésions, mais il n'abandonne pas l'influence de l'urée, et le considère comme susceptible, tel une sensibilisatrice, de favoriser la fixation de la cholesterine dans les exsudats rétiniens.

Enfin, en pathologie générale, tendance analogue, et Guy Laroche, encore récemment, à l'occasion de ses recherches sur la diphtérie, a montré l'importance de la fixation des poisons sur le système nerveux.

Telles sont les idées en cours. Intoxication, azotemie sont considérés comme les principaux facteurs de la rétinite albuminurique, au point qu'avec Widal, il serait bien d'employer la dénomination de rétinite azotémique.

Au cours d'une conversation avec M. Hallé, sous l'influence de toutes ces discussions récentes, un malade de l'hôpital mixte, urémique et affecté d'une double rétinite albuminurique, a succombé et à ce propos, il nous a paru d'un intérêt général de faire faire l'analyse de ses liquides oculaires. Mais en abordant ce sujet, nous en avons vu le défaut ; il nous a fallu des points de comparaison et successivement, à l'occasion d'autopsies, nous avons déterminé le taux en urée du sang et de l'humeur vitré, tant de malades nettement atteints de lésions rénales, que d'autres azotémiques, que d'autres ayant succombé à une affection toute différente.

Ce sont ces observations que nous vous rapportons.

Nous n'avons pas connaissance que des recherches de la teneur en urée du vitré aient été faites ; nous n'avons trouvé sur ce sujet aucun renseignement dans les traités : Chimie biologique d'Armand Gautier, Encyclopédie ophtalmologique, Traité d'anatomie de Poirier.

Première Observation. — J., ouvrier, 33 ans, admis à l'hôpital mixte le 24 septembre 1916, pour embarras gastrique. Les symptômes à l'entrée sont : courbature, vomissements, céphalée, étourdissements, amblyopie, pollakisorée.

Le 26 septembre, examen ophtalmologique : rétinite albuminurique 0 D : acuité visuelle 0.08. Ob = 0.4.

Examen des urines le 29 septembre : albuminurie à 0.30 cg par litre.

Régime lacté absolu. Le 9 octobre ODV = 0.1. ObV = 0.7.

Le 15 octobre, nouvel examen des urines : 1.50 d'albumine par litre, présence de rares cylindres granuleux et hyalins.

Etat stationnaire jusqu'au 7 novembre : à cette époque, apparaissent des céphalées violentes, des crises nerveuses.

Le 10 novembre : Wassermann négatif.

Elévation de la température : son maximum fut le 11 novembre : 38°5 le soir.

État urémique. Analyse du sang : 3 gr. 50 par litre de sérum.

Vomissements et cécité presque complète.

A partir du 18 novembre, l'alimentation devient impossible, dyspnée.

Examen ophtalmoscopique OD 6 : trouble papillaire, exsudats hémorragiques et taches blanchâtres sur la rétine autour de la papille optique. Lésions moins marquées à gauche. Analyse du sang : 6 gr. 50 d'urée par litre ; sang visqueux. Mort le 20 novembre.

36 heures après la mort, l'humeur vitrée est prélevée pour analyse.

Le résultat fut 6 gr. 25 d'urée pour 1.000.

Toutes les recherches d'urée furent faites par M. Cochinal et exécutées à l'hypobromite de soude sur les liquides séparés de leurs albuminoïdes.

Deuxième Observation. — H., 44 ans, entré le 9 octobre à l'hôpital mixte pour bronchite suspecte et hémoptysie.

Dyspnée, bruits de galop, albuminurie.

M. Hallé considère ce malade comme un sujet atteint de néphrite chronique avec accidents cardio-rénaux, albuminurie, petite et grande urémie. Apoplexie pulmonaire constatée, grosse hypertension artérielle 25 maximum et 21 minimum, crises de dyspnée paroxystique, aphonie transitoire. Urée du sang 0.40 pour 1000.

Il entre de nouveau à l'hôpital le 11 décembre 1916 avec une respiration de Cheyeres-Stokes, coma et hémiplégie gauche, paralysie des sphincters, fièvre, hypertension.

Saignée : le sang contient 1 gr. 60 d'urée pour 1000 le 13 décembre.

Mort le 15 décembre.

Prélèvement du vitré : 3 gr. 20 d'urée pour 1000.

Troisième Observation. — V., 44 ans, a succombé après chute par suicide.

Tuberculeux pulmonaire avec hémoptysies. Pas de renseignements sur l'état des urines.

Prélèvement du sang après la mort : urée 1 gr. 25 pour 1000 ; dans le vitré, urée 0,63 pour 1000.

Quatrième Observation. — B., 17 ans, mort de tuberculose pulmonaire sans albuminurie.

Urée du sang : 0.50 p. 1000.
Urée de l'humeur vitrée : 0.23 p. 1000.

CINQUIÈME OBSERVATION. — X., 46 ans, mort de tuberculose pulmonaire.

Urée du sang : 0.41 par litre de sérum.
Urée de l'humeur vitrée : 0.25 p. 1000.

Tous ces prélèvements pour analyse chimique ont été sensiblement exécutés à la même époque après la mort.

A la lecture de ces quelques résultats, nous constatons donc que :

1° Chez un sujet non urémique, la quantité d'urée est dans l'œil environ moitié moindre que dans le sang ;

2° Avec la progression de la présence d'urée dans le sérum, la proportion s'élève dans le vitré ;

3° Cette augmentation quantitative dans le globe peut se faire rapidement ; ainsi dans notre deuxième observation, chez un sujet brightique hypertendu, près de la mort, le sérum contenait 1 gr. 60 d'urée et, 36 heures plus tard, au décès, le vitré en contenait 3 gr. 20 ;

4° Chez notre sujet urémique, avec lésions rétiniennes la proportion d'urée semblable à celle du sang était dans le vitré très élevé : 6 gr. 25.

Le Dr **Laubry** demande ce que, d'après ses recherches, le Dr Duclos pense de la pathogénie des rétinites albuminuriques. Y a-t-il relation de cause à effet entre la teneur en urée du vitré et la rétinite albuminurique ?

Dr Duclos. — Les recherches ne sont encore qu'à leur début et les cas observés ne sont pas assez nombreux pour qu'on puisse en tirer une conclusion pathogénique.

Un cas de gynécomastie chez l'homme.

Le Dr **Ferrand** présente de la part de M. Lenormant

la photographie d'un homme de 24 ans dont le sein gauche est hypertrophié.

C'est à l'âge de 17 ans que le jeune homme remarqua pour la première fois l'augmentation de volume du sein sans qu'on puisse attribuer celle-ci à un traumatisme. Depuis, l'état de la glande serait resté sensiblement stationnaire.

Au moment de l'entrée à l'hôpital, le sein atteint le volume d'une mandarine, il est globuleux, de consistance ferme, jamais il n'y a eu d'écoulement par le mamelon. Le sein droit est normal et n'a rien présenté de particulier.

Le sujet qui fait l'objet de cette observation est particulièrement vigoureux, très bien développé, sa taille est de 1m81 ; il n'existe chez lui aucune malformation.

Devant le très vif désir de son porteur, le sein fut enlevé par incision sous-mammaire. L'intervention fut des plus simples, la cicatrisation rapide.

M. Rubens-Duval a bien voulu examiner la glande enlevée. A *l'examen microscopique*, celle-ci est homogène, formée d'un tissu blanc nacré souple, très ferme, très résistant, de consistance uniforme sans points ramollis ni indurés.

L'examen histologique montre un tissus de sclérose dense nettement développé autour des conduits glandulaires comme centre. Cette disposition péricanaliculaire n'est toutefois reconnaissable que là où le processus scléreux est peu développé et où il persiste du tissu adipeux. On voit alors, au centre d'un bloc fibreux arrondi, la coupe d'un conduit glandulaire, à la périphérie un peu de tissu fibreux des blocs voisins. Mais presque partout le tissu adipeux a disparu complètement ; tous les îlots de sclérose sont fusionnés en une seule masse continue où l'on reconnaît çà et là la coupe des formations glandulaires. Celles-ci sont peu développées. Il y a toutefois un certain degré d'hyperplasie des epitheliums qui témoigne de leur irritation, mais celle-ci est légère et ne peut même pas être qualifiée d'adénome ; ce processus de sclérose est pur, il n'y a pas d'apport de cellules migratrices.

Etude de la question mise à l'ordre du jour : tuberculose pleuro-pulmonaire et aptitude militaire.

Dr Laubry lit son rapport :

Sur l'aptitude au service militaire
des tuberculeux pleuro-pulmonaires.

D[rs] Ch. Laubry et **L. Marre.**

La necessité de maintenir nos effectifs, a posé le problème de l'aptitude militaire des tuberculeux. Les modifications de nos conceptions sur la tuberculose, ont permis de le résoudre en partie et de donner aux exigences de la défense nationale, une satisfaction plus grande qu'on aurait osé l'espérer.

Avant de faire connaître quelles décisions nous prenons dans ce sens, il est naturel de résumer en quelques mots, les doctrines sur lesquelles nous avons successivement vécu, au point de vue de la tuberculose et dont la plus récente exprime moins une révolution qu'une évolution naturelle et scientifique des conceptions primitives.

Classiquement et schématiquement, depuis Grancher, on divise l'évolution de la tuberculose, d'après les phénomènes locaux, en quatre phases, bien connues de tous, de germination, conglomération, ramollissement et cavernes : les deux premières phases répondant à des lésions fermées, les deux dernières à des lésions ouvertes.

Ces quatre phases, Grancher et ses élèves, l'ont dit

et répété sans cesse, ne se succèdent pas de façon régulière et inéluctable. Elles peuvent s'étendre avec des périodes d'aggravation et des périodes de rémission ou même de latence complète, durant tout une vie. L'évolution morbide peut rester indéfiniment à l'un quelconque des stades successifs ou même aboutir à ces transformations fibreuses qui constituent suivant le cas, soit une forme particulière de la maladie, soit un mode de guérison. Au point de vue de l'aptitude au service militaire sont seuls en cause les malades au début et les malades guéris.

La période de début ou germination se diagnostique particulièrement d'après les signes cliniques, de perception délicate, d'interprétation discutée, mais d'importance considérable, sur lesquels Grancher a tant insisté Elle se diagnostique aussi d'après des signes généraux qui, en l'absence de signes physiques suffisants, ont fait désigner tant de malades, du nom fâcheux de « prétuberculeux ». Enfin nombre de bronchites répétées et tenaces, qui ne font pas leur preuve, sont rattachées à des lésions tuberculeuses ou qualifiées tout au moins de « suspectes ».

Les lésions sclérosées et les lésions guéries, ou tout au moins supposées telles, présentent, comme les lésions au début, de grosses difficultés dans l'établissement du diagnostic et du pronostic.

Avec la conception classique de la tuberculose pulmonaire, qu'il s'agisse de malades au début ou de malades déclarés guéris, il ne saurait guère être question de récupération militaire. Sont seuls susceptibles d'être incorporés, les sujets considérés indûment comme atteints de tuberculose pulmonaire, les faux tuberculeux.

Dans ces dernières années, les travaux de L. Bernard, Rist, Sergent, F. Bezançon et leurs élèves nous ont appris que : « la tuberculose de l'adulte est un réveil d'une tuberculose endormie depuis l'enfance ou une réinfection d'un organisme immunisé partiellement » ; elle évolue pendant toute une vie par poussées successives, les poussées étant généralement annoncées par l'apparition d'un ensemble de troubles et de symptômes qui constituent ce que l'on a appelé la prétuberculose.

Les atteintes antérieures tendent à la fois à immuniser l'organisme et à le sensibiliser, créant ainsi un état allergique ; elles l'immuniseraient contre les infections minimes et isolées tandis qu'elles le sensibiliseraient vis-à-vis des infections massives et des infections successives, répétées, additionnelles.

Dès lors, la marche de l'affection perd jusqu'à l'ombre de la régularité ; la notion dominante devient celle des poussées évolutives dont les signes doivent sans cesse être recherchés (1).

Dans des articles récents et retentissants, Rist se montre à bon droit, désireux de réagir contre la hantise de la tuberculose « la sournoiserie de ses débuts et l'infinité de ses déguisements », qui, à beaucoup de médecins a fait perdre leur sang-froid. Il omet à dessein les signes généraux pour s'attacher exclusivement aux signes objectifs classiques qu'il soumet à une critique rigoureuse, aux signes radiologiques dont il souligne à la fois l'importance et l'infidélité et surtout aux signes bactériologiques qu'il exige trop rigoureusement. Il arrive ainsi à des conclusions qu'on peut schématiser de la façon suivante :

1° Les trois ordres de signes : cliniques, radiologiques, bactériologiques sont réunis ; le malade est en poussée évolutive ;

2° Les signes cliniques et radiologiques existent sans

---

(1) La conception de Grancher et la conception nouvelle s'opposent du reste beaucoup moins qu'on ne serait tenté de le croire au premier abord, celle-ci se reliant à la première par nombre de points, on pourrait presque dire en dérivant, par une évolution logique dont on retrouve quelques étapes en lisant les publications successives de Grancher.

les signes bactériologiques : il s'agit d'une forme arrêtée. Rist, dit même, *guérie*.

Les signes cliniques existent seuls. Il s'agit alors de faux tuberculeux et l'on doit trouver ailleurs la cause de leurs troubles, cause qu'il est plus souvent facile de supprimer : lésions des voies respiratoires supérieures (nez et larynx), dislocation verticale de l'estomac, affection cardiaque ou rénale, maladie de Basedow, etc. De telles conclusions entraînent des décisions militaires qu'il est facile de deviner.

A lire les derniers articles de Rist, on ne peut s'empêcher de le trouver, malgré son autorité, trop rigoureux, trop radical. En pratique, il tient le plus grand compte des éléments de pronostic, anciens ou nouveaux, tirés de l'examen des divers organes et de l'état général, mais il n'en signale pas l'importance dans ses pages de vulgarisation, consacrées exclusivement à la séméiologie et qui risquent d'être prises trop à la lettre par le public médical.

***

Nous tenons compte de ces réserves et dans les propositions aux Commissions de réforme les sujets qui nous sont soumis peuvent être divisés en deux grands groupes :

(A) Ceux pour lesquels aucun doute n'est possible.

(B) Ceux pour lesquels s'impose un examen approfondi et une décision mûrement réfléchie.

(A) Dans le premier groupe se rangent : 1° Ceux qui manifestement sont *impropres à tout service* : ce sont les hommes chez lesquels on trouve les trois ordres de signes, cliniques, radiologiques, bactériologiques, quel que soit l'état général ;

2° Ceux qui, non moins manifestement, sont *aptes au service armé*, les faux tuberculeux, sans signes bactério-

et de nos hôpitaux que n'améliore aucun traitement local, où l'examen ne relève aucun bacille, franchement transparentes à l'écran et qui, par leur antécédents, leur état général sont souvent larvées de tuberculose.

3° — Enfin, nous ne saurions négliger tout en étant sévère à leur égard, certains sujets où les signes cliniques eux-mêmes sont douteux, mais chez lesquels la notion d'accident antérieur, d'une hémoptysie, par exemple, appelle sur l'état général une attention nécessaire.

***

Dans tous ces cas douteux il s'agit toujours d'une question d'espèces. Aucune loi ne peut et ne doit être formulée d'après les signes pulmonaires seuls. C'est l'examen général du malade qui doit fournir les éléments de pronostic et de décision. Voici ceux auxquels nous attachons la plus grande importance :

a) *Atteintes tuberculeuses antérieures ou concomitantes :* elles sont à retenir quel que soit leur siège. Sont d'importance moindre les localisations éteintes ; les adénopathies suppurées, les atteintes lupiques anciennes et guéries, sont même considérées par certains auteurs (Marfani), comme spécialement immunisantes.

b) *Associations morbides.* — Bien connu est l'influence du diabète, d'une syphilis récente. Une syphilis ancienne au contraire, n'aggrave pas le pronostic.

c) *Etat fonctionnel des divers organes.* — Dans cet ordre d'idées nous retenons : *le fonctionnement digestif.*

la *tachycardie persistante* non liée à un état fébrile, souvent accompagnée d'une épreuve d'aptitude cardiaque médiocre ou mauvaise.

l'état de la pression artérielle : normale ou forte elle ne contredit pas un bon pronostic ; il en est de même si, faible d'abord, elle se relève progressivement ; une pression basse, surtout une pression qui s'abaisse est de signification fâcheuse.

d) Poids. — Nos malades sont pesés régulièrement toutes les semaines et leur courbe de poids établie à la faveur d'une ration alimentaire suffisante est un précieux indice.

e) Température. — Voici pour nous le signe capital et nous y insistons à dessein.

La courbe thermique est dressée par des prises rectales biquotidiennes, soigneusement contrôlées, relevées souvent par nous-mêmes, avec des thermomètres vérifiés. Les heures des prises sont fixées de façon à coïncider avec les maxima et les minima nycthéméraux, de façon aussi, à éliminer l'influence perturbatrice des repas et de fatigue. Une demi-heure au moins avant le moment fixé pour la prise de la température nos malades sont couchés. A la faveur de ces précautions, nous nous croyons en droit d'attribuer aux légers mouvements surfébriles et fébriculaires, l'importance que leur ont attribuée tous les phtisiologues dans le diagnostic des poussées évolutives.

Lorsque, chez un sujet au repos, nous ne décelons pas d'état fébriculaire, nous le soumettons à l'épreuve de la marche pour provoquer l'instabilité thermique révélatrice d'une activité latente. Nous suivons la technique recommandée par Kuss : nous faisons faire une promenade d'une heure en terrain plat à l'allure habituelle de 4 kilomètres 500 à l'heure. La température rectale est prise au départ, à l'arrivée, puis au bout de 20, 40, 60 minutes. Nous rappellerons que chez un sujet normal la température rectale ne doit pas dépasser 38° à l'arrivée, 37°,6 au bout de vingt minutes, et atteindre la normale au bout d'une heure.

Dans certains cas il nous a paru nécessaire d'accélérer la vitesse de la promenade pour obtenir une épreuve plus satisfaisante. En effet, suivant la remarque de Kuss, chez l'homme sain comme chez le malade, l'hyperthermie fonctionnelle dépend plus de la vitesse de la marche que de sa durée.

Enfin nous nous proposons, pour avoir une garantie supplémentaire dans les cas douteux de recourir à l'épreuve de l'iodure de potassium, préconisée par Sergent (1 gr. d'iodure continuellement pendant 5 jours). Dans les cicatrices anciennes et solides il n'y aurait aucune élévation thermique : celle-ci serait de un demi à un degré dans le cas contraire. Bien entendu, l'épreuve ne doit être tentée qu'en dernier ressort, alors que les autres sont restées négatives, qu'il y a une forte présomption de torpidité. Sur une lésion en activité elle provoquerait une poussée congestive.

(f). *Réaction à la tuberculine.* — Il ne s'agit ici que de la cuti ou de l'intra-dermoréaction que nous n'employons nullement au point de vue diagnostic, car leur résultat positif est banal chez l'adulte, mais qui ont une certaine signification comme l'a montré L. Bernard au point de vue pronostic, l'intensité de la réaction devant être favorablement interprétée.

(g). *Etat psychique.* — Il présente à nos yeux, au point de vue particulier de l'aptitude militaire un intérêt qui ne saurait être négligé :

Ou bien, nous avons à faire à des tuberculeux d'avant guerre soignés depuis longtemps parfois à grands frais, avec de gros sacrifices, traités soit dans leur famille, soit dans les sanatoriums. Ils sont d'apparence bien portants, mais ils savent, et on le leur a répété, qu'ils sont dans un état d'équilibre instable, que leur santé exige des précautions constantes, qu'ils doivent se considérer comme d'éternels convalescents. Dès lors, l'incorporation leur apparaît comme un arrêt de mort ou tout au moins une cause fatale d'aggravation. Ils se dérobent aux décisions et sont des hospitalisés à perpétuité trouvant toujours, pour leurs craintes, l'oreille complaisante, sincère d'ailleurs, d'un des nombreux médecins qui les visite ;

Ou bien, il s'agit de tuberculeux se croyant devenus tels depuis la guerre. Leurs accidents ont entraîné des évacuations répétées et rapides, des hospitalisations longues, quelquefois complaisantes. Leurs billets d'hôpitaux mentionnent l'origine au cours des opérations de guerre. Pour peu qu'ils aient séjourné dans un hôpital sanitaire, ce sont des candidats impénitents à la réforme et à la gratification.

***

NOS DÉCISIONS

Nous ne parlerons ici, que des décisions qui ont nécessité la mise en jeu de tous les éléments du problème et qui ne s'imposent pas d'emblée. Quand il n'y a aucun doute, réforme ou aptitude complète s'imposent *de plano*.

1° Si les éléments d'appréciation sont *satisfaisants* ce qui est loin d'être le cas le plus fréquent : nous récupérons l'homme pour le service armé. Mais c'est là une décision à laquelle nous apportons prudence et tempérament. Nous en atténuons la brutalité en ménageant à la fois l'état physique et l'état psychique de l'intéressé dont la bonne volonté nous paraît indispensable. Le cas échéant, nous demandons qu'il soit considéré momentanément comme inapte à faire campagne et, qu'au lieu d'être immédiatement renvoyé au front, il soit soumis à un entraînement progressif dans les dépôts ou les centres d'instruction. Il serait même nécessaire qu'il fût là, l'objet d'une surveillance spéciale de la part du médecin-major, que celui-ci s'y intéressât, notant la température et au besoin répétant de temps en temps *lui-même* les épreuves thermiques ;

2° Si nos éléments d'appréciation nous donnent qu'une *satisfaction médiocre*, nous proposons l'homme pour le service auxiliaire en précisant qu'il ne doit pas être apte à tous les travaux. Nous entourons notre décision de précautions persuasives apaisant les craintes de l'intéressé et obtenant son adhésion volontaire et raisonnée à la décision qui le concerne ;

3° Enfin quand nos données sont *franchement mauvaises*, la réforme temporaire s'impose avec ou sans gratification suivant les cas.

Ceux qui en bénéficient, seront revus au bout de trois mois et à cet égard nous nous permettons une réflexion. Très souvent, alors que leur mise en réforme nécessite une observation prolongée, des examens minutieux, un séjour dans des services spéciaux, la seconde décision confirmant la première est prise en quelques instants par la commission de réforme. C'est là une pratique regrettable. Le médecin expert, même s'il connaît l'intéressé pour l'avoir examiné trois mois auparavant ne peut se rendre compte des modifications survenues et statuer sciemment sur l'état présent ; à plus forte raison s'il voit le malade pour la première fois, ce qui est la règle.

Aussi nous paraît-il indispensable, que le tuberculeux en état de réforme temporaire, contrevisité au bout de trois mois, soit hospitalisé huit jours avant sa comparution devant la commission de réforme, dans certains services : il y serait examiné avec le soin qu'exige une décision dont nous avons montré l'importance et la difficulté.

Discussion du rapport de M. Laubry sur la tuberculose pleuro-pulmonaire et l'aptitude au service militaire

Dr P. Halbron.

Je suis, dans l'ensemble, d'accord avec mon collègue et ami Laubry sur la question que nous discutons. Les difficultés que nous rencontrons proviennent de ce que nous manquons d'une base pour établir nos décisions.

L'instruction sur l'aptitude physique porte que : « La tuberculose pulmonaire, quel qu'en soit le degré, nécessite l'exemption et la réforme. » C'est beaucoup. Nous savons que soit aux autopsies, soit par les techniques délicates, comme celles de la tuberculine, on peut mettre en évidence la tuberculose chez la grande majorité des sujets *adultes*. D'autre part, la tuberculose pulmonaire n'est pas une maladie fatalement progressive, elle peut guérir, elle peut tout au moins s'arrêter dans son évolution. Faut-il en pareil cas prononcer l'exclusion de l'armée ?

Nous devons nous décider, sans aucune idée doctrinale, sur des faits définis, dans des cas d'espèces, comme des médecins militaires, opérant au trentième mois de la guerre.

Nous devons nous aider de tous les renseignements, des examens cliniques, de l'analyse des crachats et de l'exploration radiologique. A elle seule, aucune des méthodes n'est suffisante.

Lorsqu'il s'agit de tuberculeux avérés, ayant des signes cliniques indiscutables, crachant des bacilles, il n'y a point de difficulté : la réponse s'impose, la question de gratification restant seule délicate. Dans d'autres cas, le problème est difficile, la solution différera suivant les conditions de l'examen, suivant la catégorie de malades examinée, car nous avons des types de tuberculeux très variés, ne serait-ce que par l'âge, puisqu'il y a environ trente classes sous les drapeaux. Nous aurons à examiner trois grandes classes de militaires : des jeunes soldats, au conseil de revision ou à l'incorporation ; des hommes de tout âge évacués des armées sur l'intérieur avec le diagnostic de tuberculose ou plus souvent de bronchite suspecte, et enfin des soldats des dépôts, auxiliaires ou vieux territoriaux.

Les *jeunes soldats* sont rarement des tuberculeux avérés. A l'appel des dernières classes, les conseils de revision ont très soigneusement écarté les tuberculeux. On pourra observer quelques cas de tuberculose aiguë, qui seront d'un diagnostic facile.

Le problème habituel est de diagnostiquer la tuberculose chez des individus suspects. L'attention sera éveillée par l'aspect général, la fatigue facile, l'anémie, la toux. Comment établir le diagnostic ? L'auscultation soigneuse, avec la recherche des nuances si bien indiquées par Grancher fournira des renseignements ; mais les données en sont discutées. On a attribué les différences respiratoires à des lésions nasales ou on les a rattachées à des lésions anciennes, non en évolution. Il faut cependant, me semble-t-il, laisser leur valeur aux signes de Grancher, à condition qu'ils soient retrouvés identiques à plusieurs examens.

L'examen radioscopique pourra fournir une confirmation des signes sthétoscopiques, mais il pourra être douteux ou ne révéler que des lésions ganglionnaires ; non probantes.

La confirmation du diagnostic de tuberculose pulmonaire au début se fera surtout par l'évolution : la constatation d'une baisse régulière du poids, s'associant à des poussées fébriles.

En pareil cas il faudra proposer le jeune soldat pour la réforme temporaire. Quelquefois, le passage dans le service auxiliaire permettra de le faire ménager, tout en continuant l'observation. Mais le plus souvent, en pareil cas, la réforme temporaire sera nécessaire.

Les *tuberculeux évacués des armées* peuvent arriver à l'intérieur avec un diagnostic malheureusement trop sûr. A forme aiguë ou chronique, la tuberculose est évidente, les signes cliniques sont confirmés par la présence des bacilles dans les crachats. Seules les modalités de la réforme se discutent.

Beaucoup plus souvent, le malade est évacué avec le diagnostic de tuberculose au début, de bronchite suspecte, de bronchite des sommets, de bronchite avec amaigrissement, etc., etc. Le diagnostic est actuellement porté le plus souvent par un centre de triage spécialisé, qui envoie parfois les malades avec une observation complète ou un diagnostic confirmé par la bactériologie et la radioscopie.

Lorsque les bacilles n'ont pas été constatés, malgré les précisions de l'examen clinique lors de l'évacuation, il faut savoir attendre avant de prendre une décision. Et cette décision sera délicate à prendre.

Les signes cliniques sont très fuyants, variables ; ils indiquent le plus souvent, des lésions fibreuses ou des poussées congestives.

La radioscopie est d'une interprétation difficile : elle est très rarement négative, mais on trouve des ombres ganglionnaires des opacités diffuses. Or, l'histoire de ces malades est celle de vieux tousseurs, on y retrouve des bronchites, des congestions pulmonaires anciennes, des pleurésies. Il faut faire la part des cicatrices de ces vieilles affections dans la formation des taches radioscopiques. On n'a pas là d'indications sur l'état actuel.

L'état général à l'arrivée est souvent trompeur, et il l'est sans doute bien davantage au centre de triage. Le soldat y arrive fatigué, surmené, quelquefois débilité par une affection aiguë plumonaire ou digestive.

Il faut tenir compte de l'aspect du malade, mais seulement après un certain temps de repos.

Les troubles digestifs, les troubles cardiaques, tachycardie et hypotension, auront leur importance.

Mais les deux éléments essentiels seront la température et le poids.

Si le soldat ne relève pas de l'hôpital sanitaire par l'existence des lésions nettes, bacillifères, s'il a des signes pulmonaires légers avec bon état général, température normale, poids en augmentation après un séjour de deux semaines environ à l'hôpital, j'envoie le malade en convalescence d'un mois. A l'expiration de la convalescence on pourra juger dans de meilleures conditions de l'état réel de l'homme.

Si au contraire, l'état général reste précaire, si la température est irrégulière, avec des oscillations légères vers 38°, avec quelques poussées congestives à l'auscultation, la solution est la réforme temporaire.

En définitive, il me semble que ces militaires doivent être considérés comme des individus en puissance de tuberculose, mais de tuberculose torpide, fibreuse, arrêtée. Si l'absence d'évolution est nette, ils peuvent être conservés dans l'armée, et même repartir au front, pour une durée variable, mais ils restent susceptibles d'y rendre des services. On est loin, en pareil cas, de l'exclusion totale de l'armée que réclame l'instruction en cas de tuberculose pulmonaire.

Les tuberculeux des dépôts sont des évacués des armées, des auxiliaires ou des vieux territoriaux.

Les *évacués*, après décision retardée au moment de leur évacuation, peuvent au bout d'un certain temps devenir des tuberculeux confirmés et on arrive à les éliminer de l'armée. Cela ne me paraît pas un cas habituel. Ils restent des tuberculeux torpides, et le plus souvent repartent au front, avec plus ou moins de lenteur.

Un assez grand nombre gardent un mauvais état général, une grande fatigabilité, et ils finissent par être classés dans le service auxiliaire.

Enfin quelques-uns, surtout les plus âgés, se comportent comme les vieux territoriaux bronchitiques dont nous parlerons tout à l'heure.

Les *auxiliaires* demandent en général les mêmes solutions que les jeunes soldats prétuberculeux. Ce sont souvent des jeunes, à mauvais état général, anémiques, tousseurs, avec en général des signes physiques beaucoup moins démonstratifs que les signes fonctionnels. Ce sont les résultats de l'observation plus que les renseignements fournis par l'oreille, qui les font mettre en réforme. J'ajoute que bien souvent la solution médicale variera selon l'emploi du malade, plus ou moins en rapport avec sa force physique.

Les *vieilles classes* restées dans les dépôts, ou gardes-voies fournissent un tribut assez important de tuberculeux ou tout au moins de suspects.

Les *tuberculeux* vrais, en évolution, pouvant même évoluer de façon subaiguë ne sont pas très rares, nous en avons fait réformer un certain nombre, et en avons même vu mourir dans notre service.

Ce qu'on observe surtout, ce sont les bronchitiques chroniques.

Il y a tendance à considérer comme tuberculeuse la bronchite chronique, bronchite à répétition, peu fébrile ou apyrétique, diffuse, avec, parfois, des foyers congestifs, avec signes d'emphysème surajouté.

Nous devons dire que dans quelques cas nous avons trouvé des bacilles tuberculeux, dans d'autres cas nous avons vu une fièvre élevée, un amaigrissement rapide, et même sans la constatation du bacille, l'affection à symptômes bronchitiques évoluait avec tous les caractères d'une tuberculose pulmonaire. Ce n'est pas le cas habituel.

Ordinairement on constate des poussées de bronchite peu fébrile, avec des signes diffus, bruyants, une expectoration mousseuse, une température légèrement au-dessus de la normale et enfin un état général passable. Il y a de l'amaigrissement, mais c'est un amaigrissement lent, qui a fini, de par la durée de la guerre, par être considérable, mais qui pendant un séjour à l'hôpital ne se manifeste guère. Il s'agit, si tuberculose il y a, d'une tuberculose torpide, particulière, à forme fruste. Ces hommes n'étant pas allés au front et souvent ne devant pas y aller, on est tenté de les maintenir dans le service armé, entre les divers séjours à l'hôpital. Cependant par la répétition des retours à l'hôpital, on est conduit à les proposer pour le service auxiliaire.

Même là, ces hommes sont incapables de rendre les services qu'on attend d'eux, de remplir la plupart des emplois qui sont actuellement départis aux auxiliaires. Mis gardes d'usines ou de prisonniers, manœuvres dans des usines ou des stations-magasins, ils finissent toujours par revenir au médecin de secteur, en vue d'une décision. Un grand nombre d'entre eux passe l'hiver dans les infirmeries ou les hôpitaux, et bien souvent, de guerre lasse, on arrive à les proposer pour la réforme.

En résumé, on arrive à être pénétré de la complexité des problèmes soulevés par l'étude des rapports de la tuberculose pulmonaire et de l'aptitude au service militaire. La maladie est variable dans ses formes et dans son évolution, nous l'observons dans des conditions très différentes suivant l'âge des soldats : son aspect n'est pas le même chez l'adolescent qui arrive à la caserne ou chez le vieux poilu qui a fait deux ans de tranchées.

Les méthodes de diagnostic n'ont pas la même valeur appliquées à un organisme supposé indemne ou déjà éprouvé par des maladies antérieures ; en particulier, l'interprétation des résultats radioscopiques est toujours contestable.

Enfin, un tuberculeux peut être guéri et à ce titre être capable d'un bon rendement militaire.

Toutes ces raisons expliquent qu'il ne peut être question de prendre en matière de tuberculose des décisions uniformes et absolues. Le médecin, appelé à se prononcer, doit être opportuniste, il doit tenir compte avant tout de l'état général du malade, essayer de prévoir l'avenir par le passé, s'inspirer pour ses décisions de l'évolution de la maladie. Il ne faut rien négliger, mais il faut avant tout savoir attendre et observer, guidé par la bascule et le thermomètre.

Le Dr **Zimmern** insiste sur la technique radioscopique et estime que le désaccord entre les signes cliniques et les signes radioscopiques doit être très rare lorsque l'examen radioscopique est pratiqué avec la technique voulue dont il rappelle certains détails.

Le Dr **Halbron** voit ses malades à l'écran lui-même ; il a été surpris plus d'une fois de ne pas constater à la radioscopie des signes objectifs aussi accusés que l'auscultation permettait de le supposer.

Le Dr **Vacher** rappelle les trois facteurs principaux dont il faut tenir compte pour évaluer l'aptitude physique des hommes à l'incorporation. Ce sont : la taille, le poids, le périmètre thoracique, auxquels on doit ajouter la capacité respiratoire et la nutrition des sujets. Ultérieurement, il faut surveiller leurs variations de poids et leurs réactions thermiques.

GROUPEMENT MÉDICAL D'ORLÉANS

Séance du 26 Janvier 1917

PRÉSIDENCE DU Dr VACHER

Un cas de cardiopathie rare

Dr Foucart.

B... (Pierre), âgé de 20 ans, soldat de 2e classe au D. S. A., est entré en observation au service médical régional pour cardiopathie à mettre en observation.

L'affection dont cet homme est porteur est en effet singulièrement complexe.

Ses antécédents sont de peu d'intérêt ; il a été, pour la cardiopathie qui l'amène à l'hôpital, versé service auxiliaire le 25 octobre 1916 et bien qu'au D. S. A., il ait un travail très peu pénible, il affirme ne pouvoir s'acquitter des besognes qui lui sont confiées à cause des douleurs précordiales, des palpitations et de la dyspnée que détermine chez lui le moindre effort.

C'est un sujet de petite taille mais de bonne apparence, chez lequel la simple inspection ne permet de rien relever d'anormal. Il n'a pas d'œdèmes, pas de cyanose des téguments.

Par contre, l'auscultation du cœur est beaucoup plus instructive.

D'abord dans la zone susapexienne, un peu au-dessus et en dehors du mamelon, on entend un souffle présystolique avec dédoublement net du deuxième bruit ; double traduction clinique d'un rétrécissement mitral qui paraît indubitable.

Vient-on à déplacer l'oreille, on entend, cette fois, dans la zone sous-basale, sur la ligne médiane au niveau du sternum, à la hauteur des troisièmes cartilages costaux, un souffle systolique, très intense, superficiel, se propageant horizontalement d'une part, en haut d'autre part et à droite vers la base du cou et vers les gros vaisseaux.

Pour en finir avec le tableau clinique, ajoutons que la tension artérielle est plutôt faible : maxima 10, minima 6 au Vaquez. Pas d'albuminurie.

Ce souffle systolique peut être le fait soit d'un rétrécissement aortique, soit d'une maladie de Roger. Mais un rétrécissement aortique est bien rare à l'état isolé, de plus son foyer maximum serait plus élevé et plus externe, enfin sa propagation se ferait le long du bord droit du sternum et non pas horizontalement.

Au contraire, les commémoratifs nous révélant que le malade a toujours souffert du cœur, les caractères d'intensité, de superficialité et de propagation horizontale du souffle conduisent à admettre l'hypothèse d'une perforation du septum interventriculaire ou maladie de Roger.

Un cas de cancer gastrique à forme anémique avec métastase cancéreuse dans la moelle osseuse.

Dr H. Rubens-Duval.

Une dizaine de cas seulement sont actuellement connus de cancer de l'estomac à forme anémique avec métastase cancéreuse dans la moelle des os.

Un malade, qui nous fut adressé par notre ami le Dr R. Bonneau et qui succomba peu de temps après son admission à l'hôpital mixte, présenta une modalité de cancer stomacal à forme anémique, dont l'évolution clinique particulière se trouve éclaircie par des constatations anatomiques et histologiques.

Cet homme, âgé de 36 ans, entra le 23 décembre 1916 à l'hôpital mixte pour anémie. Il avait été classé dans le service auxiliaire au début de la guerre pour faiblesse et dyspepsie. Il souffrait de douleurs vagues, de pesanteurs d'estomac ; de loin en loin il avait quelques rares vomissements alimentaires. Il allait régulièrement à la selle.

Jamais, avant son entrée à l'hôpital, il ne fut constaté d'hématémèses, ni de méloena. L'examen local de l'estomac ne montra jamais rien d'anormal. Infirmier, il mangeait comme les autres infirmiers et s'abstenait seulement de boire en mangeant. Il fournissait un travail normal et paraissait être dans un état de santé assez satisfaisant pour qu'il s'en soit fallu de peu qu'il ne fût reclassé dans le service armé.

Assez brusquement, le 23 décembre 1916, le malade est pris de fièvre et de courbature et il s'alite souffrant de douleurs surtout lombaires. Dans la nuit du 24 au 25 décembre apparaît une masse ganglionnaire dans le creux susclaviculaire gauche. Le 27 décembre, le malade est envoyé à l'hôpital mixte ayant une température à 39°, un pouls à 84 et des traces d'albumine dans les urines. Il présente l'aspect d'un grand anémique ; les téguments sont d'une pâleur de cire. Il se plaint uniquement, mais beaucoup, de douleurs vives dans la région lombosacrée.

Les jours suivants, l'anémie s'accentue encore ; le malade maigrit rapidement et est d'une faiblesse extrême. Un examen du sang est fait obligeamment par M. Cochinal, le 30 décembre : globules rouges 2.000.000, hémoglobine 0.28 ; richesse globulaire (exprimée en millionièmes de millionigrammes d'hémoglobine), 19 ; globules blancs, 7.300 avec 6 % de myélocytes granuleux et 6 % d'hématies nucléées, normoblastes et mégaloblastes. Les globules rouges sont inégaux comme taille et comme teneur en hémoglobine ; il y a des poïkilocytes et des mégalocytes.

Le 2 janvier, le malade a une selle avec melœna. La masse ganglionnaire susclaviculaire est constituée par un groupe d'une dizaine de ganglions du volume d'un pois à celui d'une fève, durs, arrondis et roulant sous le doigt. La palpation du creux épigastrique n'est pas douloureuse et ne donne aucun renseignement. Le malade ne vomit pas et ne se plaint que de douleurs lombosacrées et de faiblesse. La rate est appréciable à la percussion. Il n'y a rien à noter à l'auscultation du cœur ni des poumons, mais à la palpation de la jugulaire droite on sent un frémissement et l'auscultation permet d'entendre un souffle anémique.

La température oscille entre 38° et 39° jusqu'au 2 janvier. A partir du 2 janvier, la température baisse tandis que le pouls s'accélère à 120. Du 3 au 5 janvier le malade présente une agitation vive mais sans délire. La mort survient le 5 janvier au matin par affaiblissement progressif.

L'autopsie montra un cancer situé sur la petite courbure, près du pylore, un envahissement cancéreux massif des ganglions de la petite courbure du canal thoracique. De là, par voie rétrograde, un envahissement des ganglions du médiastin avec lymphangite cancéreuse pulmonaire et sousplcurale et une cancérisation massive des ganglions susclaviculaires.

Les autres organes paraissent indemnes de cancer. Le foie, les reins le pancréas, etc., ne présentent rien à noter de particulier. La rate est augmentée de volume ; la pulpe est rouge vif et l'état de la rate contraste ainsi avec celui de la moelle osseuse sternale qui apparaît blanchâtre.

L'examen histologique de la tumeur de l'estomac et des organes envahis par le cancer (poumons, ganglions médiastinaux et sus-claviculaires) permet de comprendre comment les éléments néoplasiques ont pu essaimer de telle sorte, comment une anémie grave en est résultée. En effet, il s'agit d'un épithélioma d'origine glandulaire dont les cellules, arrivées à un état d'extrême anarchie cellulaire, non seulement prolifèrent dans les tissus sains qu'elles envahissent, mais ne s'y ordonnant même pas en groupements cellulaires, boyaux ou alvéoles. Les cellules épithéliomateuses demeurent libres de toute connexion entre elles et s'injectent ainsi aisément dans les voies lymphatiques, comme le feraient des leucocytes de dimensions anormales. Elles distendent de proche en proche les lymphatiques sans les obstruer, les rupturant plutôt, là où l'écoulement des cellules cancéreuses se fait moins vite que leur prolifération, pour se répandre alors dans les interstices conjonctifs voisins. Or l'examen histologique révèle que cette injection rétrograde n'intéresse pas seulement les ganglions médiastinaux et susclaviculaires et les lymphatiques pleuropulmonaires. Les coupes du sternum montrent que les éléments de la moelle osseuse du sternum ont été presque totalement chassés et détruits par une infiltration massive de cellules cancéreuses. D'où la teinte blanchâtre de la moelle sternale. Bien plus, cette infiltration massive s'accompagne d'une nécrose presque totale, d'ancienneté variable suivant les points examinés, tant des éléments cancéreux que des îlots où il persiste encore un peu de tissu myéloïde. Ainsi la cancérisation massive du sternum, que rien ne permettait de soupçonner ni cliniquement ni même macroscopiquement, a abouti à la disparition presque totale du tissu myéloïde (1).

Les lymphatiques des vertèbres et des côtes aboutissant d'autre part à la citerne de Pecquet ou au canal thoracique, on peut admettre, en raison des douleurs lombaires accusées par le malade, qu'il y a eu peut-être envahissement de la moelle de ces os et, par suite, suppression de la majeure partie du tissu myéloïde. L'anémie à évolution extrêmement rapide s'expliquerait ainsi. La myélémie et la poussée d'hématies nucléées dans le sang, correspondant non seulement à l'expulsion mécanique des éléments de la moelle osseuse mais encore à la réaction de la rate. Les coupes de la rate montrent en effet que la pulpe est en réaction myéloide intense. Les hématies nucléées, normoblastes et mégaloblastes, les myélocytes orthobasophiles et granuleux y sont en grand nombre et beaucoup se multiplient par karyokinèses. Les mégacaryocytes y sont par contre très rares.

Les constatations histologiques ont nécessairement été trop tardives pour qu'il ait été procédé à l'examen de la moelle osseuse vertébrale et costale. Cette observation

(1) L'envahissement de la moelle sternale s'est fait sans doute par voie lymphatique, car on voit des conduits gorgés de cellules cancéreuses à côté de vaisseaux sanguins qui eux ne contiennent pas de cellules cancéreuses ; mais la lecture des coupes est rendue difficile par la mortification de tous les éléments.

dont les détails cliniques et hématologiques concordent avec ce que l'on connaît des cancers de l'estomac avec métastase osseuse appelle de nouvelles recherches, dans des cas similaires, sur le type histologique du cancer, les modalités de sa propagation et l'état des organes hématopoïétiques.

Dr Raymond Bonneau.

Dans la communication de mon ami Rubens-Duval, il est un point que je veux mettre en relief : c'est la brusquerie d'apparition des ganglions sus claviculaires gauches.

Le premier jour de l'épisode aigu de la maladie, j'avais pratiqué un examen clinique complet et particulièrement j'avais fait mettre à nu le thorax pour voir s'il n'y avait pas de fièvre éruptive, j'avais palpé le cou en regardant la gorge ; or, j'affirme que tout était cliniquement normal. Le lendemain matin, à la visite, le malade me signale qu'il a « poussé quelque chose au cou » pendant la nuit ; et, en effet, je constate une volumineuse masse de 6 à 8 ganglions donnant l'aspect le plus typique de l'adénopathie inflammatoire banale avec périadénite. L'examen minutieux de la tête, du cou, de l'épaule et du thorax, ne montre aucune porte d'entrée pour une infection microbienne. Je suis obligé de penser à une poussée aiguë de lymphadénie. L'apparition quelques jours plus tard d'autres ganglions, dans les aines permettait d'asseoir ce diagnostic.

J'avoue n'avoir pensé aux ganglions cancéreux métastatiques que pour les éliminer, car la masse manifestement aiguë, je dirai même suraiguë, que j'avais sous les yeux, ne ressemblait en rien aux petits ganglions durs, indolores, bien limités, adhérents profondément, que sont les ganglions de Troisier. Et pourtant j'aurais dû me méfier, car je connaissais bien la lymphangite cancéreuse aiguë, fébrile, avec adénite aiguë cancéreuse ; j'en avais observé autrefois un cas absolument net sur un cancer aigu du sein. Il y a là une forme spéciale et particulièrement rapide d'envahissement des voies lymphatiques qui mérite d'être bien mise en valeur.

Présentation d'un malade opéré pour épithélioma détendu de la lèvre inférieure.

Dr Cœur.

Toute la lèvre inférieure du malade était couverte de productions épithéliomateuses qui atteignaient la commissure labiale gauche et un peu la lèvre supérieure du même côté. Il existait une double pléiade ganglionnaire très marquée.

M. Cœur opéra ce malade en deux temps ; dans le premier il enleva les ganglions, dans le second il pratiqua la réfection de la lèvre inférieure. Aujourd'hui, le résultat paraît meilleur que l'état du malade ne le faisait espérer d'abord. L'état fonctionnel est excellent, le malade mange aisément.

Corps étranger intrasacculaire.

Dr Raymond Bonneau.

La pièce que je vous présente n'a d'autre intérêt que sa rareté. Je n'en ai jamais vu de semblable ni entendu parler.

C'est une masse de couleur ambrée, de forme de fève, mesurant 2 centimètres ½ de longueur sur 2 centimètres de largeur et 1 centimètre d'épaisseur, dont la surface est lisse et la consistance est assez ferme mais élastique.

Je l'ai trouvée dans la partie déclive d'un sac de hernie inguinale funiculaire, oblique externe, congénitale, côté gauche dont je faisais la cure radicale à la cocaïne sur un soldat de 43 ans. Cet homme n'avait d'autre histoire pathologique antérieure que les oreillons avec double orchite dans l'enfance et une endocardite rhumatismale qui l'avait fait verser dans le service auxiliaire et qui m'avait paru contre-indiquer le chloroforme. Je signale également un peu de varicocèle à gauche, varicocèle non douloureux, bien supporté.

A l'incison du sac herniaire, je trouvai un peu d'épiploon parfaitement sain et réductible presque spontanément dans l'abdomen à travers un anneau assez large. C'est au moment où j'allais introduire l'extrémité de l'index gauche dans la partie funiculaire du sac que je rencontrai ce corps étranger qui sortit de lui-même du sac avec lequel il ne contractait aucune adhérence. Au reste, la paroi interne de ce sac, minutieusement inspectée, ne présentait pas la moindre bride ni le moindre dépoli ni quoi que ce fut d'anormal. L'examen histologique pratiqué par M. Rubens-Duval a révélé une masse constituée uniquement de cellules graisseuses, cellules dégénérées, n'ayant pas de noyaux, mais conservant encore leur enveloppe typique. En aucun point, il n'y avait trace de vaisseaux sanguins ou lymphatiques.

Tout porte à croire qu'il s'agit dans cette observation d'un morceau d'épiploon séparé du tablier et atteint de nécrose aseptique. Quant à expliquer le mécanisme suivant lequel une frange épiploïque a pu se pédiculiser à l'excès et ensuite se détacher par rupture du pédicule, j'en suis tout à fait incapable. J'ai souvenir d'avoir opéré autrefois à Saint-Louis une hernie crurale atteinte d'épiploïte enflammée récidivante et avoir trouvé un morceau d'épiploon complètement détaché du tablier par sphacèle dû à des étranglements ou torsions antérieures au niveau de l'anneau. Ce morceau épiploïque avait contracté des adhérences pathologiques avec le fond du sac et c'est grâce à ces adhérences déjà assez anciennes et traversées par des néo-capillaires qu'il conservait sa vitalité. Ici rien de tout cela à l'opération ; aucune trace d'inflammation à l'examen du sac et dans le passé de l'opéré, aucun souvenir d'étranglement.

GROUPEMENT MÉDICO-CHIRURGICAL

DE LA 5e RÉGION

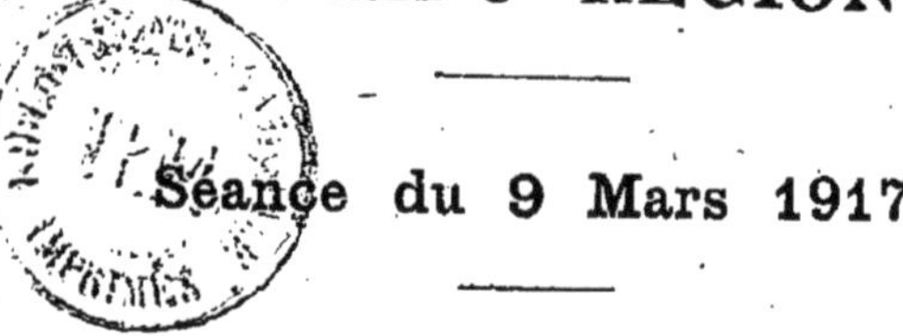

Séance du 9 Mars 1917

PRÉSIDENCE D'HONNEUR
DE M. LE MÉDECIN-INSPECTEUR LAFAGE

PRÉSIDENCE DU Dr VACHER

Présentation d'un malade.

Dr Zimmern.

Il s'agit d'un blessé ayant reçu un éclat d'obus dans la région pariétale droite, à la suite d'une explosion d'un 75.

Ayant présenté comme séquelles de la céphalée, des troubles vertigineux, de la parésie et de l'hypoesthésie des membres supérieurs et inférieurs, on fait une incision exploratrice, sans trouver de lésion osseuse.

Un an après, ce malade présentant des élancements dans la tête du côté de la blessure, de la fatigue intellectuelle rapide, de la lenteur de la parole, sans toutefois aucun signe organique, sans modification de la réflectivité, on le propose pour une réforme temporaire.

L'examen du vertige voltaïque dénote chez lui un symptôme anormal, et, je crois, inconnu.

Au lieu que l'excitation transcranienne détermine un

nystagmus dirigé vers le pôle négatif, les deux yeux effectuent un mouvement très net de convergence. Quant à l'inclination de la tête, elle se fait normalement du côté du pôle positif.

L'examen de l'apparel auditif n'ayant décelé aux diverses épreuves aucune altération, on peut de demander sous quelle influence se produit ce réflexe électrique insolite de conséquence.

Syndromes entéritiques chroniques et aptitude militaire

D[rs] Ch. Laubry et Louis Marre.

Le nombre augmente sans cesse, dans nos formations, des malades atteints de troubles entéritiques chroniques. Leur provenance est double : les uns sont atteints depuis très longtemps ; malades d'avant-guerre, exemptés et récupérés, ou appartenant au service auxiliaire, ils ne sont jamais allés au front ou n'y sont restés que peu de temps ; leurs troubles ont seulement continué d'évoluer ; les autres, bien portants avant leur départ en campagne, ont contracté au cours des opérations de guerre soit des infections intestinales aiguës, soit des infections générales à localisation intestinale prédominante ; d'où, des sequelles intestinales réalisant peu à peu le tableau de syndromes entéritiques chroniques analogues aux précédents.

Ces syndromes entéritiques sont mal connus, diversement dénommés, plus diversement décrits. Aussi croyons-nous indispensable d'en résumer les principaux traits, tels qu'ils apparaissent à notre observation journalière, avant d'exposer les décisions qu'ils nous semblent devoir entraîner.

Nous avons donc à étudier successivement :

A. — Les principaux syndromes entéritiques chroniques isolés cliniquement ;

B. — Les éléments du pronostic et de la décision ;

C. — Les décisions prises.

A. — *Les principaux syndromes entéritiques chroniques isolés cliniquement.*

Tels qu'on peut les décrire, ils ne sauraient répondre à des entités morbides. Les plus nets sont à prédominance colique ; ce sont des *colites* . les autres sont beaucoup plus difficilement isolables.

Il existe deux grands types de colites : la colite avec constipation et la colite avec tendance à la diarrhée. Au cours de leur évolution, on peut voir apparaître, d'une part, des accidents locaux dysentériformes et hémorragiques ; d'autre part, des accidents à distance variée, réactions générales d'origine colique.

Enfin, on observe communément des diarrhées chronique qui forment un groupe vaste et complexe d'interprétation particulièrement délicate.

a) *Les colites avec constipation.* — Le type le plus connu en est la colite muco-membraneuse ; il n'en est pas le plus commun, les muco-membranes manquant souvent, de façon constante ou passagère. Trois symptômes capitaux dans la colite muco-membraneuse : la constipation habituelle, l'expulsion de muco-membranes, disparition de crises douloureuses abdominales avec état spasmodique du côlon.

La constipation est l'élément fondamental. Encore faut-il s'entendre sur ce terme. Dans certains cas, quand les selles sont rares et dures, aucune discussion n'est possible. Mais si, après une période de constipation plus ou moins intense ou prolongée, surviennent des débâcles diarrhéiques, ces débâcles impressionnent le malade au point que celui-ci néglige les périodes de constipation, pendant lesquelles il ne se sent nullement gêné, pour ne songer qu'à une diarrhée qui le fatigue ou qui l'ennuie. Il peut arriver même que les périodes « diarrhéiques » l'emportent en durée sur les périodes de rétention. Dès lors il devient très difficile de mettre en évidence la constipation initiale, véritable condition des débâcles secondaires.

Un examen attentif des selles permettra d'échapper à l'erreur et de ne pas confondre avec la diarrhée vraie, une fausse diarrhée représentée par des débâcles. Les selles, en effet, ne sont pas à peu près homogènes, entièrement liquides ou pâteuses, comme dans la diarrhée vraie ; elles sont constituées par un liquide plus ou moins abondant dans lequel on remarque des fragments de matières solides. De cet aspect, il faut conclure que les matières ont été solides dans le côlon, mais qu'elles ont subi secondairement un nouveau délayage plus ou moins complet.

Les muco-membranes peuvent manquer, mais quand elles existent, elles se remarquent facilement à la surface des matières. Le mucus qui les constitue se présente sous une forme qui varie depuis les glaires ressemblant à du blanc d'œuf jusqu'aux membranes rubanées consistantes et aux tubes membraneux moules du conduit intestinal. Il est le plus souvent évacué en même temps que les selles, mais il peut aussi être évacué isolément sous forme de paquets muco-membraneux qui, d'ordinaire, effraient ou tout au moins intriguent les malades.

Les douleurs abdominales. — Elles sont sourdes et continues, ou vives et paroxystiques. Leur intensité varie avec le nervosisme des sujets et avec le spasme colique dont elles sont la manifestation subjective. Elles augmentent au moment des débâcles.

Objectivement, le côlon descendant contracturé donne la sensation classique de « corde colique ». Le côlon transverse et le côlon descendant, plus rarement. Le spasme ne peut plus être mis en doute lorsque l'on observe, au niveau du côlon, des alternatives de contraction et de relâchement se produisant sous l'influence d'excitations diverses.

Ce syndrome évolue par poussées aiguës successives qui

laissent entre elles des périodes plus ou moins longues de rémission. Il persiste un temps variable, mais toujours fort long, souvent rebelle ; il peut disparaître cependant sous l'influence d'un traitement approprié et suffisamment prolongé.

b) *Les colites avec tendance à la diarrhée.* — Ce sont celles que nous observons le plus souvent. Décrites par M. A. Mathieu, sous le nom de colites muqueuses, elles sont différentes des précédentes. Le syndrome est caractérisé par une tendance manifeste à la diarrhée. Les selles sont riches en mucus, mais en mucus non concrété et intimement mélangé aux matières ; le spasme est moins marqué, moins constant, les douleurs sont moins vives, moins paroxystiques. L'évolution est également spéciale : durée plus longue, récidives plus fréquentes, pronostic plus sérieux.

Les selles peuvent revêtir trois types : un type moyen avec tendance à la diarrhée, un type diarrhéique et un type avec rétention. Dans le type moyen, les malades ont en général deux ou trois selles par jour. La première, impérieuse, survient le matin de très bonne heure et avance souvent le moment du réveil ; la deuxième et la troisième surviennent d'ordinaire dans la première moitié de la journée, le plus souvent après les repas. Parfois, cependant, les malades n'ont aucune selle, mais c'est alors une selle très abondante qui représente la valeur de deux ou trois selles réunies.

Quel que soit leur nombre, ces selles ont un aspect analogue. Elles sont volumineuses, demi-molles, pâteuses ; elles s'étalent en tas, en « bouse de vache », sur le fond du vase ; enfin elles sont homogènes et très brillantes. Elles doivent leur volume, leur consistance et leur brillant à leur richesse en mucus non concrété et intimement mélangé aux matières.

De temps en temps, sous une influence minime et banale, le type moyen des selles est remplacé par de la diarrhée vraie qui dure plus ou moins longtemps et qu'il est souvent très difficile de supprimer. Enfin, mais beaucoup plus rarement, il se produit de la rétention stercorale. Cette rétention n'est jamais de longue durée et elle ne tarde pas à aboutir à une petite débâcle de matières qui conservent un aspect à peu près homogène. La première partie de la premièr selle est alors seule moulée, le reste vient en tas.

Le spasme colique est rare. Objectivement, on ne note rien, sinon parfois une certaine dilatation du cæcum. Les crises paroxystiques font place à un perpétuel endolorissement local, à des coliques vagues, à un état d'incertitude abdominale très pénible. Le malade craint sans cesse d'avoir à satisfaire un besoin impérieux ; il se constitue un régime alimentaire très sévère, une règle de vie stricte qui l'empêchent de participer à la vie sociale. D'où amaigrissement par alimentation insuffisante et dépression nerveuse souvent très accentuée.

L'évolution est extrêmement longue, la guérison est lente à se produire, les récidives sont presque de règle.

C. — *Les accidents locaux*

1° *Les colites dysentériformes.* — C'est, à l'état atténué, le syndrome qui revêt toute son intensité dans les dysenterie aiguës d'origine bacillaire. Il apparaît le plus souvent, soit à l'occasion d'une débâcle déterminée par une période de constipation préalable, soit après une période de diarrhée vraie résultant d'une fatigue, d'un écart de régime, etc.

Il se caractérise par des envies fréquentes et impérieuses d'aller à la selle avec parfois sensations d'épreintes et de ténesme. Chaque fois, le malade évacue une petite quantité de matières sanglantes ou sanguinolentes, rarement purulentes, d'odeur fade et fétide bien plus que fécaloïde. A chaque évacuation, il ne vient qu'une petite quantité de matières fécales. Celles-ci s'accumulent dans l'intestin et, lorsqu'on réussit à provoquer une évacuation vraie, cette évacuation est constituée par des matières solides, quelquefois même par des scybales.

Il existe des coliques d'intensité variable, mais elles sont fugitives ; l'état général n'est que faiblement altéré. A la palpation, le côlon est contracturé, sensible, mais beaucoup moins douloureux qu'au cours des dysenteries vraies.

2° *Les colites hémorragiques.* — C'est moins un syndrome univoque qu'une suite d'accidents hémorragiques survenant au cours des diverses colites et leur donnant un aspect clinique particulier. Il y a émission d'une quantité relativement considérable de sang pur sans phénomènes dysentériques. On peut observer du reste tous les intermédiaires entre les colites dysentériformes typiques et les colites vraiment hémorragiques.

Les hémorragies s'observent surtout :

1° Au cours des colites dysentériformes et ulcéreuses ; elles peuvent être intenses, durables, se reproduire pendant des semaines, des mois, des années.

2° Au cours des colites chroniques avec constipation : ce sont, tantôt des hémorragies isolées que M. A. Mathieu dénomme pittoresquement des « épistaxis coliques », tantôt des hémorragies paroxystiques avec syndrome dysentériforme, tantôt enfin des hémorragies répétées et tenaces, liées sans doute à des ulcérations coliques.

d) *Les accidents à distance : les réactions générales d'origine colique.* — Ce sont des troubles morbides, de localisation diverse, transitoires, répétés, variables suivant les sujets, mais revêtant généralement le même type chez un sujet donné. Ils éclatent sous forme de véritables crises dont les plus typiques prennent la forme d'indigestions gastro-intestinales : tantôt indigestions simples, tantôt indigestions graves avec perte de connaissance, tantôt indigestions accompagnées de vomissements paroxystiques. Si nous rappelons ces divers accidents, qui nous paraissent d'ailleurs particulièrement fréquents, c'est pour signaler l'origine colique de quelques-uns de ces troubles gastro-intestinaux qui sont trop facilement étiquetés d'emblée « gastro-entérites ».

Cette origine est cliniquement démontrée par l'existence constante d'une période de constipation préalable ; par concomitance d'une ou de plusieurs débâcles pseudo-diarrhéiques qui marquent tantôt le début et tantôt la fin de la crise ; par l'état spasmodique plus ou moins accentué du côlon ; enfin par l'efficacité rapide d'un traitement approprié à l'état intestinal.

e) *Les diarrhées chroniques.* — Ces diarrhées, que nous observons chaque jour en grand nombre, ne peuvent être l'objet d'une description clinique d'ensemble. Comme toutes les diarrhées, elles sont caractérisées par l'évacuation trop rapide de selles trop liquides. La vitesse exagérée du transit intestinal et la teneur excessive des matières fécales en eau en sont les éléments essentiels, ceux qu'on ne retrouve pas dans les fausses diarrhées.

Ces éléments sont sous la double dépendance du système nerveux et de l'irritation de la muqueuse intestinale. De là deux grandes variétés pathogéniques de diarrhées. Parmi les diarrhées d'origine nerveuse, les diarrhées réflexes, liées à l'existence d'une appendicite chronique, sont particulièrement fréquentes. Les diarrhées consécutives à l'irritation de la muqueuse intestinale sont soit d'origine infectieuse ou parasitaire, soit d'origine alimentaire. Dans ce dernier cas, par suite de l'insuffisance des glandes digestives, les aliments mal digérés deviennent irritants. Le plus souvent ce sont les substances albuminoïdes dont la transformation est incomplète : il en résulte des diarrhées putrides que vient exagérer encore la secrétion albumineuse de la paroi intestinale enflammée. Parfois, au contraire, ce sont les hydrates de carbone qui sont mal digérés : de là, des diarrhées par fermentation qui présentent quelques caractères particuliers et qui réclament un traitement spécial.

***

B. *Les éléments du pronostic et de la décision.*

Nous les empruntons à la clinique, à la rectoscopie, à la bactériologie et à la parasitologie, à la coprologie.

a) *Eléments cliniques.* — En exposant la classification clinique des entérites, nous ne perdions pas de vue le but spécial de ce rapport, car le type clinique est un des bons éléments du pronostic, donc un facteur important d'appréciation du degré d'aptitude militaire.

Ainsi, les colites avec constipation sont moins graves et moins rebelles que les colites avec tendance à la diarrhée qui leur succèdent d'ailleurs parfois. Les colites ulcéreuses sont d'une ténacité désespérante et parfois d'une telle gravité qu'elles conduisent à pratiquer un anus cæcal ou une appendicostomie. Les diarrhées putrides sont plus graves que les diarrhées par fermentation des hydrates de carbone, et, parmi les diarrhées putrides, celles qui résultent de la putréfaction de l'albumine secrétée par la paroi intestinale enflammée sont particulièrement sérieuses. On conçoit enfin que les diarrhées liées à la fois à la putréfaction des albuminoïdes et à la fermentation des hydrates de carbone donnent lieu à de très grosses difficultés d'alimentation et qu'elles entraînent une aggravation rapide de l'état général.

L'état général des entéritiques est l'élément capital de pronostic, celui qui résume tous les autres et qui, convenablement apprécié, entraîne nos décisions. Les malades, déjà amaigris depuis longtemps, éprouvent à s'alimenter des difficultés d'importance variable mais qui ne sont jamais négligeables. Ils tolèrent mal toute une catégorie importante d'aliments et arrivent, soit spontanément, soit à la suite de prescription diététiques successives, à restreindre de plus en plus leur alimentation. De là un amaigrissement progressif qui prépare l'organisme à toutes les complications, en particulier à l'éclosion d'une poussée tuberculeuse.

Aussi, surveillons-nous tout particulièrement le poids et la température de nos entéritiques. Nous sommes défavorablement influencés quand nous n'arrivons pas à provoquer des reprises de poids appréciables et persistantes, ou quand nous voyons apparaître des poussées fébriculaires successives, que celles-ci soient liées à l'état de l'intestin ou révélatrices d'une lésion tuberculeuse en évolution.

On ne saurait négliger l'état psychique des malades et se reposer sur le terme trop rassurant de névropathie. Sans doute leur système nerveux est indemne, mais leurs souffrances sont réelles, exagérées ou non. Ce sont parfois des malheureux ayant toujours vécu en marge de la vie sociale et destinés à vivre en marge de la vie militaire, trop préoccupés d'eux-mêmes pour pouvoir rendre à l'armée aucun service effectif. Ceux qui ont conservé un état psychique mieux équilibré ont cependant besoin de reprendre confiance en eux-mêmes ; à cette condition seulement, ils supporteront ensuite les fatigues et les épreuves de la campagne.

b) *Examen rectoscopique.* — Nous y recourons systématiquement car seul il donne des renseignements précis sur l'état anatomique de la muqueuse tectale et de la partie inférieure de la muqueuse sigmoïdienne, c'est-à-dire sur la partie de la muqueuse recto-colique qui est le plus atteinte au cours des syndromes dysentériformes ou hémorragiques.

La difficulté d'introduction du rectoscope peut déjà faire soupçonner l'existence de lésions de la muqueuse provoquant le spasme du conduit intestinal. Ces lésions, nous les avons observées souvent et nous avons fait à leur niveau des prélèvements de produits pathologiques destinés à des examens ultérieurs. Néanmoins, ce n'est pas le cas le plus fréquent et, dans nos entérites chroniques déjà anciennes, la muqueuse recto-sigmoïdienne nous est généralement apparue normale.

c) *Examen parasitologique et bactériologique.* — La découverte de l'amibe dysentérique ou de ses formes enkystées dans les selles ou dans les mucosités est pathognomonique. L'amibiase intestinale étant une maladie essentiellement chronique, à manifestations protéiformes, la recherche des parasites doit être pratiquée, non seulement, au cas d'accidents dysentériformes ou hémorragiques, mais aussi, au cas de syndromes colitiques habituels, en particulier dans les selles « bouse de vache » de la colite muqueuse. Malheureusement, dans les conditions où nous observons, il est rare que nous obtenions un résultat positif. Et cela ne tient pas seulement à l'insuffisance de la technique, mais aussi à l'ancienneté des lésions et surtout à la prépondérance des entérites banales non spécifiques.

Quant aux résultats obtenus dans les cas anciens après culture des selles sur milieux spéciaux ou après recherche de l'agglutination des divers bacilles, ils sont plus aléatoires encore et ils ont beaucoup moins de valeur.

Nous avons sur ce sujet une opinion différente de celle qu'ont publiée récemment MM. Carles et Froussard sur « les séquelles gastro-intestinales des dysenteries et des paratyphoïdes ». Peut-être, n'avons-nous pas observé les mêmes catégories de malades, à la même période de leur affection.

d) *Eléments coprologiques.* — Il ne faut demander aux recherches coprologiques, ainsi que le fait remarquer M. J.-Ch. Roux, qu'un résultat global. Mais elles sont simples et capables de fournir parfois des renseignements interssants.

Rien n'est plus facile en effet que de mesurer la durée de la traversée digestive par l'ingestion de charbon, d'apprécier la réaction des matières au papier de tournesol, une réaction acide ou neutre étant d'un meilleur pronostic qu'une réaction alcaline.

Dans les diarrhées putrides rebelles, il peut être utile de rechercher dans les selles l'albumine soluble. On admet que cette albumine est digérée et absorbée dans l'intestin grèle, lorsqu'elle est d'origine alimentaire. Celle qu'on trouve dans les matières ne peut dès lors provenir que de la paroi du gros intestin fortement enflammée. Elle provoque des putréfactions qui aggravent la diarrhée, gênent l'alimentation et assombrissent notablement le pronostic.

Pour le diagnostic de la diarrhée par digestion insuffisante des féculents, l'épreuve de la fermentation des matières fécales et la recherche microscopique des cellules de pommes de terre fournissent des renseignements utiles.

Enfin, l'insuffisance de la sécrétion stomacale nous est révélée par l'analyse du suc gastrique et par la présence dans les selles de tissu conjonctif non digéré.

La mise en évidence des troubles des sécrétions biliaire et pancréatique exige des méthodes trop complexes ou trop infidèles pour que nous les ayons utilisées.

***

C. *Les décisions.*

Les difficultés, parfois l'impossibilité, que comporte l'examen complet et prolongé des entéritiques, entraîne à prendre à l'égard de ces malades des décisions qui risquent d'être ou trop indulgentes ou trop sévères.

Il nous semble, mais ceci n'est qu'une impression, qu'à l'heure actuelle la tndance est à la sévérité. En tous cas les décisions sévères, qui sont prises très fréquemment, vont à l'encontre des intérêts de l'armée. Suivant une remarque récente de M. A. Mathieu, qui nous a autorisés à en faire état, un très grand nombre des entéritiques chroniques que l'on rencontre dans les formations sanitaires de l'intérieur sont déclarés guéris 10 fois par an. C'est dire qu'ils passent de formation en formation avec séjour de plus en plus court au front ou même dans les dépôts. Quelques-uns d'entre eux en viennent à se faire évacuer sur l'intérieur dès qu'ils sont arrivés à la gare régulatrice.

Personnellement, dans les propositions que nous sommes amenés à faire, nous tâchons d'adapter leur situation militaire à leurs possibilités. Suivant les cas, la décision s'impose ou se discute.

a) *La décision s'impose.* — C'est le cas des colites avec constipation et bon état général, que nous maintenons ou reversons rapidement dans le service armé. C'est aussi le cas de tous les syndromes chroniques dont l'état général demeure précaire ou s'aggrave : nous proposons alors la réforme temporaire, rarement la réforme définitive.

b) *La décision se discute.* — Nous pratiquons tous les examens possibles, nous conservons les malades tout le temps nécessaire, et ce temps est souvent fort long. Suivant les résultat obtenus, nous proposons, en connaissance de cause, les intéressés pour la réforme temporaire ou le service auxiliaire. Ressortissent à la première mesure, les malades dont l'état général est insuffisamment amélioré et dont l'alimenttion demeure difficile.

Nous paraissent devoir être versés dans le service auxiliaire les malades qui, sans avoir l'énergie physique et psychique nécessaires pour le service armé, peuvent s'adapter à des fonctions assez analogues à celles qu'ils remplissaient avant leur incorporation.

Toutes ces décisions sont soumises à une révision au bout de trois mois. A cet égard, nous insistons, comme nous l'avons fait dans notre rapport concernant les tuberculeux, sur la nécessité d'apporter, dans les décisions nouvelles, le soin et la méthode qui ont présidé à l'élaboration des décisions primitives. On évitera ainsi des mécomptes fâcheux et coûteux. Nous demandons donc que les révisions légales ne soient faites qu'après hospitalisation obligatoire dans certains services spéciaux.

Le **Dr Hallé** insiste sur la fréquence actuelle des dysenteries et sur l'utilité qu'il y a à faire des examens rectoscopiques et microbiologiques répétés pour dépister les cas d'amibiase.

Pour la conduite à tenir vis-à-vis des entériques, l'appréciation de l'état général doit guider encore plus que l'état des selles.

Le **Dr Halbron** se rallie aux conclusions du Dr Hallé.

Dr Laubry. — Le Dr Hallé a-t-il vu beaucoup de dysenteries dans les cas de diarrhée suspecte ? Les kystes amibiens se rencontrent-ils aussi fréquemment qu'on l'a soutenu à plusieurs reprises.

Dr Hallé. — Chez nombre de diarrhéiques chroniques, la recherche attentive des kystes amibiens a permis de déceler des cas d'amibiase méconnus.

Dr Laubry. — L'épreuve du traitement peut renseigner sur l'existence de la dysenterie amibienne.

Dr Hallé. — Les résultats du traitement sont souvent médiocres ; il est vrai que dans les services de l'intérieur, seuls les mauvais cas nous arrivent.

D^r Le Sourd. — La recherche des kystes amibiens est très délicate ; il faut répéter les examens, les multiplier et s'entraîner soi-même à la recherche des kystes. A l'arrière, on voit surtout les formes rebelles et dans ces dernières la recherche des kystes est plus difficile.

Dr Hallé. — Il y aurait intérêt à rassembler les dysentériques dans un même service où ils pourraient être suivis à l'aide de la rectoscopie et d'examens de laboratoire répétés.

Le **Dr Laubry** a déjà centralisé les entéritiques de son secteur dans un service dirigé par le Dr Marre ; il émet le vœu qu'outre les centres de cardiopathes et d'albuminuriques il y ait des centres de diarrhéiques chroniques.

Dr Marre. — Les cas de dysenterie amibienne ont augmenté, c'est un fait, mais les autres dysenteries n'ont pas disparu et il existe toujours des colites au cours desquelles peuvent survenir des accès dysentériformes. L'amibiase peut exister indépendamment de tout accident dysentériforme, ce terme de dysenterie est mauvais ; il y a des colites dysentériformes qui ne sont nullement amibiennes. Il existe des dysenteries bacillaires, des diarrhées chroniques consécutives aux fièvres typhoïdes et paratyphoïdes. Il y a même des affections amibiennes anciennes qui restent des diarrhées chroniques alors que les amibes ont disparu.

Contribution à l'Etude de l'affection dite « pieds de tranchées »

Dr Dubois.

En vous présentant quelques considérations au sujet de l'affection dite « pied de tranchées », je ne puis me défendre d'un certain scrupule, en me disant que je risque de vous faire parcourir des sentiers déjà battus, sans vous apporter des données réellement nouvelles.

Au cours de la guerre actuelle, cette affection a fait l'objet de nombreux travaux. Dès l'hiver 1914-1915, elle faisait sentir ses premières atteintes dans l'armée, le travail de Témoin, de Bourges, la communication de M. le médecin-inspecteur Delorme, d'autres encore que vous trouverez dans le tome 73 du *Bulletin de l'Académie de Médecine*, montrent qu'elle était l'objet des préoccupations de cette savante compagnie. Des études sur le même sujet furent publiées vers la même époque dans divers journaux médicaux. Concurremment, comme elle était observée à peu près dans tous les secteurs, elle faisait l'objet de discussions dans diverses sociétés médico-chirurgicales d'armées.

Vous trouverez divers articles dans le *Paris-Médical* d'avril 1916, et une excellente étude d'ensemble dans le travail très complet de Paul Sainton paru dans le numéro 2 de la *Revue Générale de Pathologie de Guerre* (Vigot frères, éditeurs).

J'arrête ici mes citations, jugeant oiseux de faire une bibliographie complète de la question. Je me contenterai à la fin de cette note de donner *quelques* références bibliographiques.

J'ai hâte d'arriver aux faits que nous avons observés personnellement.

L'hopital n° 71 à Jouarre a reçu le 24 décembre et le 1er janvier un nombre total de 200 militaires évacués du front avec les diagnostics : « gelure des pieds » ou « pieds de tranchées ».

Je vais maintenant vous donner connaissance de deux notes, rédigées sur ma demande, par les médecins traitants qui ont suivi ces malades, notes qui résument nos observations.

La première et due au médecin auxiliaire Woirin, médecin-traitant de la 4e division (château de Perreuse). Elle a trait à 84 cas entrés dans sa division le 24 décembre 1916 et le 1er janvier 1917.

Le tableau clinique de ces cas multiples, présentait, dit-il, de nombreuses modalités. Nous ne présenterons que l'observation du soldat G... 4e régiment de zouaves, parce qu'elle nous a paru un « pied de tranchée » et symptomatologie assez complète, très soigneusement observée.

Ce soldat entre le 24 décembre, venant de la côte du P... Le diagnostic se pose de suite par l'aspect et le volume des extrémités. Le pied tout entier est tuméfié, notablement augmenté de volume. Cet œdème est dur, sans godet persistant à la pression, luisant et chaud. Il est plus accentué au niveau de la face dorsale, au gros orteil tout particulièrement. Après avoir formé un léger bourrelet malléolaire, il disparaît progressivement à la partie inférieure de la jambe. Les téguments des pieds sont uniformément rouge vineux, recouverts de phlyctènes à grande surface, remplis de sérosité citrine. Seuls les talons restent blanchâtres, presque macérés.

A côté de ces troubles trophiques, existent des perturbations graves de la sensibilité : anesthésie plus ou moins complète, avec diminution marquée du réflexe achilléen et du Babinski. La pression forte est perçue et détermine de la douleur. Cette douleur est continue, avec paroxysmes. Le blessé la compare tantôt à une sensation de brûlure, tantôt à une piqûre d'épingle. Elle augmente la nuit, s'exagère par le voisinage ou le contact d'un foyer calorique, rend la marche impossible.

En même temps, l'état général est touché : élévation thermique vespérale à 37° 5-38° avec quelques troubles gastro-intestinaux, de l'asthénie et une diminution de la quantité urinaire.

Sous l'influence des pansements et d'une médication appropriée, l'œdème disparaît, les douleurs s'atténuent. La plupart des phlyctènes se dessèchent, après ouverture. Mais quelques-unes sont remplacées par une escarre brunâtre qui laisse apercevoir, en se détachant, une cavité sanieuse avec sphacèle des tissus voisins.

Après 42 jours d'hospitalisation le blessé sort guéri.

A côté de ces cas types, notre attention a été attirée tout spécialement par 8 cas, catalogués par les médecins de régiments sous des rubriques diverses et particulièrement « œdème douloureux des pieds » — « pieds gelés non guéris ». Ils reproduisent une modalité clinique atténuée du « pied de tranchée » avec symptomatologie incomplète.

Chez eux, le pied humide n'apparaissait pas comme le facteur étiologique principal, puisque ces soldats provenaient directement de régiments au repos, momentanément éloignés du front. Leur temps d'hospitalisation, remarquable par sa durée, dépassait chez la plupart 40 jours.

Chez ces malades, l'aspect des extrémités était différent du « pied de tranchée » : début obscur, œdème léger inconstant, un peu plus marqué au-dessus des espaces interdigitaux ; mais toujours coloration du pied allant du rouge vif jusqu'au rouge sombre, à l'exception du talon et des doigts, demeurés blancs. Refroidissement net des téguments qui, très souvent, sont le siège d'hyperhydrose. Troubles sensitifs : hypoesthésie plus accentuée au talon et au niveau des espaces interdigitaux, très franche à la face interne du gros orteil, s'accompagnant de phénomènes douloureux variables, sous forme de picotements, fourmillements, augmentant par une pression vigoureuse, et par la marche. Celle-ci est pénible, se fait sur la partie postérieure du talon et le bord externe du pied. L'état général est à peu près normal. L'évolution aboutit progressivement à la guérison.

Chez ces pieds de tranchées, les conditions climatériques (boue glacée, humidité et froid) paraissent jouer le grand rôle au point de vue étiologique. L'affection touche de préférence les sujets prédisposés par le lymphatisme, l'état variqueux des membres inférieurs, l'hyperhydrose, ou simplement l'hypotension, rencontrée fréquemment chez les fatigués, surmenés ou débilités. Mais l'éclosion paraît en dépendance directe de la constriction et compression des jambes et des pieds, résultant du port de chaussures trop justes, de bandes molletières mal ajustées ou trop serrées, qui jugulent l'afflux sanguin et entravent la circulation de retour, chez le soldat immobile et debout dans la tranchée. L'évolution des troubles trophiques immédiats, la persistance tardive des troubles névropathiques du « pied de tranchée non guéri » nous paraissent en rapport étroit avec la circulation.

C'est pourquoi, dans le traitement de cette affection, nous avons multiplié les adjuvants pour le rétablissement et la régularisation de l'onde sanguine. Dès le début, un notable soulagement des sensations douloureuse et une atténuation sensible de l'œdème ont été réalisées par *l'élévation permanente des extrémités atteintes* (un traversin ou deux placé sous l'extrémité des matelas constitue un dispositif de fortune facile à réaliser et à améliorer.)

Après diverses méthodes de réchauffement : pédiluves tièdes, progressivement réchauffés, air chaud pratiqué distance lentement rapprochée, — les plaies ont été traitées par les antiseptiques non irritants, de préférence par des solutions très étendues, tandis que la déperdition calorique était évitée par de volumineuses bottes ouatées.

L'état général, toujours atteint les premiers jours, avec une violence particulière dans les formes graves, a été remonté par la quinine (sulfate) aux doses de 0 gr. 25 à 0 gr. 50, donnée autant comme antipyrétique qu'à titre de vaso-moteur général.

Les résultats obtenus ont été satisfaisants, puisque sur 84 cas traités, nous avons constaté 78 guérisons après une durée moyenne d'hospitalisation de 28 jours environ. Six cas particulièrement graves ont dû cependant être évacués en vue d'exérèse.

Mais, avant la sortie de l'hôpital, aussi précocement que possible, nous avons pratiqué systématiquement le massage à l'huile camphrée, suivi de mobilisation active des extrémités, avec temps de marche à cadence militaire, en éliminant soigneusement toute cause de striction.

Ces ultimes précautions nous ont paru nécessaires pour la rééducation sanguine mécanothérapie circulatoire, contre les accidents névritiques ultérieurs et les récidives lointaines.

Voici maintenant la note de M. le médecin aide-major Bibet, médecin traitant de la 1re division :

Les malades que j'ai soignés pour gelures des pieds peuvent être divisés en plusieurs catégories :

1° Formes légères :

a) Pieds douloureux ;

b) Pieds macérés ;

c) Pieds livides.

2° Formes moyennes :

a) Pieds œdémateux blancs ou rouges ;

b) Gros pieds œdémateux phlycténoïdes et ecchymotiques.

3° Formes graves :

a) Avec gangrène circonscrite ;

b) Avec gangrène généralisée.

Le traitement suivant a été institué :

Pour les formes légères :

Repos absolu. Bains tièdes à 36°, pendant un quart d'heure tous les jours au début, en espaçant ensuite. Enveloppement ouaté.

Pour calmer les douleurs : analgésiques et hypnotiques. Les applications de salicylate de méthyle en liniment huileux ont donné de bons résultats. L'œdème a été combattu en maintenant le pied plus élevé que la hanche.

Contre les excoriations, la solution suivante a été employée :

Alcool,
Glycérine, } âa.
Formol, 5 %.

et contre les ulcérations, on a fait des pansements avec :

Alcool à 70°, 30 cent. cubes ;
Glycérine, 20 cent. cubes ;
Teinture d'iode, 1 cent. cube.

L'huile géménolée à 10 ou 15 % a donné également de bons résultats. La pommade de Reclus, le nitrate d'argent dans certains cas sont de bons agents de guérison.

Parmi tous les malades reçus, un seul a été évacué pour gangrène avec tendance à la généralisation. Un second a fait de la gangrène localisée et est encore en traitement à l'hôpital, en bonne voie de guérison. Tous les autres sont sortis guéris avec quelques jours de permission ou de convalescence, sauf deux, qui ont fait de la phlébite quelques jours après leur arrivée et sont encore à l'hôpital.

Les urines de tous les entrants ont été examinées. Quelques-unes présentaient des traces d'albumine. Mais ces albuminuries n'ont été que passagères et ont cédé à quelques jours de traitement.

Tous les malades avaient reçu, avant leur entrée à l'hôpital, une injection de sérum antitétanique, qui a été renouvelée chez les plus gravement atteints. Aucun cas de tétanos ne s'est manifesté.

Les deux notes que je viens de vous soumettre donnent, à mon sens, la vraie physionomie de l'affection telle qu'elle se présente dans une formation de la zone des étapes. Il est évident que dans un hôpital de grande chirurgie, on aurait à décrire des formes beaucoup plus graves. Mais je tiens à ne parler ici que de ce que j'ai été à même d'observer, laissant aux chirurgiens le soin de parler des phases ultimes des cas plus sévères, et de leurs conséquences.

Il me reste à dire quelques mots pour compléter et résumer les notes que je viens de vous lire.

Au point de vue étiologique, tout le monde est d'accord

pour attacher une importance primordiale aux cinq causes suivantes :

Humidité ;
Froid relatif ;
Station debout ;
Compression ;
Durée du stationnement.

L'humidité, la boue, jouent un rôle de premier ordre. Le froid ne vient qu'en seconde ligne et à titre d'adjuvant. Il est à noter, en effet, que pendant les périodes de grands froids, les « pieds de tranchée » diminuent, et alors on observe de véritables *gelures* d'un type bien différent, et moins nombreuses.

La station debout intervient également, par la stase passive qu'elle provoque dans les extrémités inférieures.

Enfin, la *compression* sous toutes ses formes est à l'avis unanime une condition nécessaire, sinon suffisante et déterminante de l'éclosion de cette affection.

On a beaucoup incriminé la bande molletière ; il est certain que cet effet, d'ailleur commode et utile dans beaucoup de circonstances, peut, une fois imbibé d'eau boueuse, et en séchant ensuite, devenir peu à peu un agent particulièrement efficace de compression, à la manière d'un appareil silicaté trop serré.

De même la chaussure, si elle est trop juste se retrécit sur le pied, et les multiples paires de chaussettes qu'on a conseillé d'y introduire peuvent constituer, dans certaines circonstances un élément d'aggravation du mal qu'elles sont destinées à prévenir. Je ne parlerai que pour mémoire des cordons qui garnissent le bas des caleçons, qu'un certain nombre d'officiers conseillent de couper afin d'enlever à leurs hommes la tentation de les serrer trop fortement.

Enfin, la *durée du stationnement debout* est également à considérer. Il est démontré que les corps les plus durement éprouvés (et l'on m'a cité des chiffres impressionnants) ont été ceux qui ont séjourné pendant longtemps dans des secteurs nouvellement conquis, mal organisés, et où les relèves fréquentes étaient difficiles en raison du bombardement et des tirs de barrage.

D'après la description qu'en donnent les médecins de régiment, la maladie débute par un stade d'œdème léger ou par une sorte de macération, et, disent-ils, il est bien certain que la gravité et le nombre des cas se trouveraient diminués si l'on avait la possibilité d'évacuer les hommes atteints et de relever le reste de la troupe avant que cette première phase fut dépassée.

J'ai à dessein réservé jusqu'ici l'hypothèse d'après laquelle l'affection serait causée par un agent infectieux, hypothèse qui a été émise et soutenue par Raymond et Parisot. Les circonstances ne nous ont pas permis de nous faire une opinion raisonnée sur ce point. Constatons cependant que jusqu'à présent cette idée ne paraît pas avoir rallié un grand nombre de partisans. Un vétérinaire militaire, M. Debas, auquel je parlais de la question, m'a dit qu'il pensait qu'on pouvait, d'après les symptômes observés, rapprocher le « pied de tranchée » du « javard cutané » qui existe chez le cheval. Il s'agit, dans l'espèce, d'une mortification des tissus de l'extrémité inférieure des pattes, particulièrement au niveau des paturons ; le mal atteint le tissu cartilagineux sous-jacent, et l'on observe souvent des phénomènes infectieux articulaires. Les conditions étiologiques paraissent à peu près semblables. A sa connaissance, aucun germe infectieux spécifique n'aurait jusqu'ici été découvert chez l'animal.

Nous n'avons rien à ajouter au sujet du traitement, cette question ayant été étudiée tout à l'heure. Insistons seulement sur les bons effets obtenus par la position élevée du pied malade.

Quant à la prophylaxie, elle tient en quelques mots : éviter les conditions étiologiques que nous venons d'énumérer. Les moyens en sont simples, mais, dans les circonstances de guerre, il n'est guère possible de prendre les précautions voulues qu'à certains moments et dans des secteurs extrêmement calmes.

En terminant, nous voudrions insister sur le fait signalé par M. Woirin, qu'il existe de fréquentes rechutes et des séquelles longues et douloureuses. Il faut donc se montrer très prudent dans l'affirmation d'une guérison définitive, et au besoin ne pas craindre de prolonger l'hospitalisation et le traitement approprié, si l'on ne veut s'exposer au risque de rendre aux corps de troupe des non-valeurs au lieu des fusils qu'ils nous réclament.

A propos de la communication du Dr Dubois

Sur l'origine mycosique du mal des tranchées.

Dr Le Sourd.

Dans une communication de l'Académie des Sciences et, plus récemment dans la *Presse Médicale* (1), MM. Raymond et Parisot ont soutenu l'origine mycosique du mal des tranchées.

Ils attribuent la névrite périphérique du mal des tranchées à un champignon, le « scopulariopsis koningi » qu'ils ont pu isoler des parties lésées et cultiver. Le mal des tranchées serait un mycétome comparable au pied de Madura, ce serait un « pied de tranchée ».

Ce scopulariopsis est un hyphomycéte que le Professeur Vuillemin (de Nancy) dans une classification récente range dans un genre voisin des Penicillum (2). On savait déjà que ce champignon pouvait devenir pathogène pour l'homme : Dès 1910, Brumpt et Langeron découvraient

---

(1) V. Raymond et Jacques Parisot, *Académie des sciences*, 1er mai 1916, et *Presse médicale*, n° 58. 19 octobre 1916.

(2) Voir pour plus de détails l'excellent ouvrage de M. Brumpt (*Précis de parasitologie*, 3e édition, page 902 et suivantes).

le scopulariopsis Erevicanlis dans deux cas d'onychomycose ; en 1911, Bruno Bloch retrouvait une autre variété dans les lésions d'une affection simulant la sporotrichose gommeuse ; enfin Janin, en 1912, isolait d'une gomme du poignet le scopulariopsis Konigi (décrit par Oudemans en 1902).

Le scopulariopsis konigi est un hôte habituel de la paille, de la litière et du fumier. Sa présence n'est donc pas pour nous surprendre au niveau des lésions du mal de tranchée ; mais est-il plus qu'un simple saprophyte ? Joue-t-il le rôle principal dans la genèse des troubles trophiques.

MM. Raymond et Parisot croient pouvoir l'affirmer en se basant sur les constatations suivantes :

1° Le parasite peut être isolé, par cultures successives, des lésions, surtout de la couche putrilagineuse des phlyctènes.

2° L'inoculation des cultures en cobaye donne des lésions (placard œdémateux, phlyctènes et escarres noires) rappelant les lésions humaines.

3e Les cultures provenant de ces lésions redonnent le germe inoculé à l'état de pureté.

4° Enfin, l'inoculation de produits directs provoque des lésions allant de l'œdème au chancre d'inoculation avec escarre noire (surtout par inoculation de putrilage).

Si l'on admet cette nouvelle théorie, la pathogénie du mal de tranchée devient très simple : l'eau qui stagne dans les tranchées, souillée par la flore tellurique dont fait partie le scopulariopsis, pénètre dans les chaussures, favorise, par macération de l'épiderme, la production des excoriations et permet l'implantation des germes.

Depuis la publication des recherches de MM. Raymond et Parisot, aucun travail confirmatif n'a paru. Peut-être après cet hiver, où malheureusement les cas de mal des tranchées ont été fréquents, de nouvelles recherches viendront-elles confirmer ou infirmer l'origine mycosique de cette affection.

9

Polynévrite après gelure

Dr Pophyllat.

Le nommé R..., dont je vous rapporte l'histoire, a perdu son père d'une affection cardiaque et sa mère des suites d'un ictus apoplectique.

Lui-même n'a eu aucune maladie antérieure.

Il a 26 ans ; et il est robuste d'aspect.

Le 6 janvier, il a eu les deux pieds gelés, d'ailleurs très légèrement ; évacué le 9, il avait passé 7 jours dans la boue et dans l'eau très froides, mais non gelées.

Il n'avait rien ressenti du côté des mains.

La gelure atteint principalement le gros orteil droit, et plus légèrement le deuxième orteil que recouvrent quelques phlyctènes.

Les deux pieds sont œdématiés, froids, insensibles.

La cicatrisation de ces phlyctènes survient en une quinzaine de jours. Mais dans l'intervalle, soit huit jours exactement après son accident, le malade est pris de phénomènes paralytiques à début progressif. Il s'aperçoit d'abord qu'il a de la peine à soulever certains objets pourtant légers, tels qu'assiettes, cuillers, qu'il tient très maladroitement et laisse tomber ; il devient incapable de se moucher ou de faire sa toilette. Puis il remarque un peu plus tard une impotence analogue des pieds qu'il a peine à soulever du lit. Au début de quatre à cinq jours, les avant-bras et les jambes sont complètement inertes, alors que le segment bras ou cuisse a gardé tous ses mouvements. A aucun moment, il n'y a eu de troubles des sphincters.

Au début, il y avait indolence absolue ; mais une dizaine de jours après l'apparition des phénomènes parétiques, toutes les pressions sur les muscles ou les nerfs deviennent douloureuses.

A son entrée à l'Hôpital 24, l'aspect général du malade est excellent. Il n'y a pas d'amaigrissement, la température est normale, les gelures sont complètement cicatrisées. Le malade, qui a été évacué couché, garde le lit, il est incapable de se tenir debout : il est également impotent de ses mains, et il faut le faire manger. Il ne souffre pas spontanément, ou très peu et seulement dans les parties déclives des avant-bras et des jambes qui portent sur le plan du lit, dont la pression est sensible. Mais toute pression exercée sur les muscles au-dessous de genoux et des coudes est très pénible. Il en est de même de toute pression ou pincement sur le trajet des nefs. Le radial, le cubital, le médian, le sciatique poplité externe qui sont plus accessibles sont aussi les plus douloureux.

La sensibilité au contact, à la douleur, à la température est intégralement conservée. Il m'a semblé seulement reconnaître un trouble de la sensibilité profonde, le malade étant incapable d'apprécier le poids des objets placés sur les segments des membres atteints.

Si l'on commande au malade de soulever les bras ou les jambes, on le voit lever les coudes et les genoux comme le manche d'un fléau dont la masse pendrait inerte. Les mains sont légèrement fléchies sur les avant-bras, et les doigts sur les mains, mais la flexion complète est aussi impossible que l'extension. Le pouce seul commence à esquisser un léger mouvement d'opposition, impossible encore les jours précédents.

Aucune pronation ni supination ; l'avant-bras reste dans une position intermédiaire aux deux.

Les jambes sont également inertes pour tous les mouvements autres que ceux de la hanche et du genou. Les pieds prennent une position d'extension en équinisme. Les orteils sont immobiles en position intermédiaire à la flexion et à l'extension. Aucun trouble de la miction ou de la défécation.

Quant aux réflexes, ils sont, au début, tous abolis ; tricipital, achilléen, médio-tarsien. L'excitation de la plante du pied ne provoque aucun mouvement des orteils. Mais dès les premiers jours de mars, les réflexes d'extension des doigts et de supination deviennent légèrement positifs.

Le réflexe cremastérien est normal.

Aucun trouble vaso-moteur ou sudoral.

Mais par contre les troubles trophiques sont très marqués du côté des muscles des deux avant-bras et des deux jambes avec prédominance, semble-t-il bien, de l'atrophie des extenseurs. Aux mains, les éminences thénar sont aplaties et très diminuées. Mais il y a intégrité de la peau, des poils et des ongles.

Le diagnostic de polynévrite ne paraît pas contestable : la paralysie prédominante aux extenseurs, l'abolition des réflexes tendineux, l'atrophie musculaire, la douleur provoquée par la pression des nerfs et des muscles, et plus encore que tout cela peut-être, l'évolution rapide vers l'amélioration sont bien la modalité de la tétra-polynévrite.

Il n'est pas facile d'établir la relation de cette complication avec l'accident causal, s'agit-il d'une action mécanique du froid sur les cylindraxes, action si intense qu'elle serait projetée de la périphérie sur les neurones, ceux-ci restant sidérés pendant quelques semaines ou quelques mois ?

Le cas actuel atteignant les nerfs des quatres membres ne cadre pas avec cette hypothèse, puisque les mains n'ont présenté aucun phénomène de gelure.

La névrite relève-t-elle d'une action vaso-motrice intense sur les cylndraxes ? On pourrait rapprocher de cette action le mécanisme de nécrose qui se produit fréquemment pour les pieds de tranchée sur le squelette des phalanges, lequel s'élimine complètement alors que les tissus mous qui le recouvre se réparent facilement.

Y a-t-il au cours des gelures une imprégnation toxique des nerfs, et par quel mécanisme agirait-elle sur les nerfs des membres, en respectant les nerfs craniens, bulbaires ou vago-sympathiques ? Autant de questions auxquelles je ne me sens pas en mesure de répondre. C'est à cause des problèmes que soulève cette complication des gelures, que M. Laubry m'avait prié de rédiger cette observation et de vous en donner lecture.

Note sur le traitement des « PIEDS GELÉS » par le « BAIN d'AIR CHAUD »

Drs Chenal, Pellegrin et **Ruffier.**

Nos observations sur le traitement des « *pieds gelés* » présentent quelque intérêt en raison de la simplicité des moyens employés à l'excellence des résultats obtenus.

Du 2 décembre 1914 au 15 février 1915, nous avons eu en traitement à l'ambulance 16/5, immobilisée à Lavoye, une soixantaine de cas de gelure des pieds.

Comme quelques divergences d'opinion se sont produites sur ce point, il ne nous paraît pas inutile d'indiquer que la cause essentielle de la gelure des pieds nous a paru être le *froid*.

L'humidité exagérant beaucoup la sensibilité des tissus à l'action nocive des températures froides ou chaudes doit être considérée comme la principale cause adjuvante de la gelure, en ce sens qu'elle rend nocive une température de 2°, 4° ou même 8°, qui serait sans inconvénient à l'état sec.

L'immobilité ralentissant la circulation et les échanges nutritifs, agissant, par conséquent, dans le même sens que le froid, doit être considérée aussi comme une importante cause adjuvante des gelures des pieds.

D'autres causes adjuvantes ont été signalées et à quelques-unes on a même attribué un rôle essentiel ; bandes molletières serrées, chaussures étroites, troubles circulatoires préexistants (varices), âge relativement avancé. Ces causes nous ont paru très accessoires, n'agissant, le cas échéant, que pour diminuer la résistances des sujets à la gelure, ou pour augmenter la gravité des lésions ; elles exigent toujours la concomitance du froid humide, tandis que la réciproque n'est pas vraie. Nous n'avons, en effet, relevé parmi nos malades que trois fois le port des bandes molletières et une fois le port des chaussures étroites, les varices étaient rares et les âges de nos sujets si variables qu'on ne pouvait rien en déduire.

La grande majorité avait passé 3 ou 4 jours dans des tranchées où l'eau, ou plutôt une boue très liquide, leur montait au-dessus des chevilles. Quelques-uns n'avaient subi ce bain de pied froid que pendant un jour et même quelques heures seulement, mais avaient dû garder chaussettes et chaussures mouillées pendant 4, 5 ou 6 jours.

La gravité des lésions étant assez variable, comportant schématiquement 4 degrés : *œdème*, *cyanose*, *phlyctènes*, *aspect nécrosé* (*orteils noirs et insensibles*). Cette gravité n'était d'ailleurs pas en rapport avec la durée du séjour dans l'eau, les prédispositions individuelles (âge, état de fatigue, insuffisance circulatoire) doivent surtout intervenir pour déterminer la gravité des gelures, puisque, soumis au même froid et à la même humidité, certains soldats échappent à la gelure, tandis que d'autres en sont atteints à des degrés divers.

Certains de nos malades ont été évacués sur notre hôpital immédiatement après l'accident ; d'autres ne nous sont arrivés qu'après une huitaine de jours.

Le premier traitement institué a été l'enveloppement dans des grandes compresses humides chaudes qui soulageaient notablement les douleurs parfois intenses dont se plaignaient les malades. Ce traitement, pour les cas de simple œdème et de cyanose, amenait la guérison apparente assez rapidement, mais il laissait persister le plus souvent des douleurs névritiques très vives siégeant surtout sous l'avant-pied, rendant la marche à peu près impossible et les nuit pénibles. Il avait encore pour inconvénient une dépense un peu large de pansements, les compresses devant être épaisses et fréquemment renouvelées.

Pour les cas de phlyctènes et d'aspect nécrosé, ces pansements humides, malgré le soulagement apporté, ne donnaient guère satisfaction ; car le derme rapidement macéré mettait à nu des ulcérations suintantes et l'élimination des escarres se compliquait rapidement d'inflammation et de suintement purulent. Pour éviter cette macération, on essaya des pansements à la pommade de Reclus sans en obtenir grande satisfaction.

C'est alors que songeant aux résultats obtenus sur les ulcères variqueux torpides et les gangrènes sèches diabétiques, nous décidâmes de traiter nos pieds gelés par les bains d'air chaud.

Nous établîmes très facilement et à très bon compte le matériel nécessaire :

Une boîte rectangulaire de 2 mètres de long, 50 centimètres de large, 50 centimètres de profondeur, séparée en deux parties égales dans le plan horiontal, la partie supérieure formant couvercle mobile. L'une des longues parois verticales est percée de six trous de 10 centimètres de diamètre environ. La paroi opposée est percée d'un trou semblable où est ajusté un tuyau de poêle, qui, coudé, sort de l'intérieur. La boîte est montée sur quatre pieds de bois qui l'élèvent à 70 centimètres environ du sol. Un réchaud, constitué par une boîte de conserves remplie d'une compresse roulée et imbibée d'alcool, se place extérieurement à l'embouchure du tuyau de poêle. Un thermomètre marquant jusqu'à 120 degrés pénètre dans la boîte par la paroi supérieure.

On peut traiter *six pieds* à la fois. Les hommes s'assoient sur un banc en face de la boîte ; une compresse est roulée autour de chaque jambe, on encastre chaque jambe au niveau de la compresse dans un demi-cercle de la moitié inférieure de la boîte, on pose alors le ouvercle dont les demi-cercles complètent l'emboîtement des jambes. On allume alors le réchaud. La température monte progressivement, 40° en 10 minutes, 60° en 15 minutes. On éteint généralement alors le réchaud et la température redescend en un quart d'heure environ à 35° ou 40°, moment où l'on cesse le bain d'air qui a duré une demi-heure environ.

La température est différemment supportée par les sujets. En cas d'ulcérations, d'escarres, 45° sont rarement dépassés. Les cyanoses simples tolèrent assez rapidement 50°, on peut monter jusqu'à 70° lorsque les pieds ne présentent plus de gonflement et qu'il ne persiste que des douleurs névritiques, de l'insensibilité, de l'impotence fonctionnelle. Notons toutefois que notre chauffage à l'alcool donnait un air chaud légèrement humide et que pour utiliser de hautes températures de 100° et davantage, il est nécessaire d'employer de l'air sec par chauffage électrique ; néanmoins, le bain d'air chaud de fortune que nous avons réalisé a donné d'excellents résultats.

Les premières réactions, consécutives au bain d'air chaud (dans lequel le malade accuse presque toujours un certain bien-être) sont assez douloureuses : fourmillements, lancinements et autres phénomènes analogues à ceux de l'onglée. Il nous a fallu insister auprès de quelques malades pour persister dans notre tentative.

Mais assez rapidement, au bout de 3 ou 4 séances le mieux se produit d'une façon manifeste. Ce sont précisément les phénomènes douloureux (lancinements, hyperesthésie) qui s'atténuent les premiers.

La disparition des œdèmes, de la cyanose est également rapide, ces lésions sont très satisfaisantes à traiter, car on voit de jour en jour les téguments se déglonfler, se dessécher, prendre une teinte normale, alors que le pansement humide entraîne une macération regrettable.

Mais ce sont surtout les résultats obtenus sur les escarres et les orteils nécrosés d'aspect qui nous ont paru intéressants.

Parmi nos malades, deux nous sont arrivés avec des petits orteils en voie d'élimination (sillon marqué et suppurant) ; ces deux cas semblent devoir aboutir à l'élimination d'une phalangette ; depuis qu'ils ont été soumis à l'air chaud, ces éliminations ont pris une allure plus nette, plus sèche qu'auparavant ; elles se réduiront à très peu de chose.

Mais dix-sept de nos malades présentaient un ou plusieurs orteils noirs, insensibles, d'aspect absolument nécrosé ; nous avons compté 83 orteils atteints de cette façon, parmi lesquels 20 nous étaient fournis par deux malades, dont les avant-pieds paraissaient gangrénés tout entiers.

Chez ces 17 malades, nous avons pu instituer le bain d'air chaud avant que le sillon d'élimination se fût marqué. Nous espérions seulement obtenir une élimination propre, sèche et rapide. Mais il est advenu que nous n'avons perdu aucun de ces orteils et que tous se sont régénérés. Les tissus superficiels se sont d'abord raccornis, durcis, puis la sensibilité est revenue à la base des ortelis ; puis assez brusquement et à des dates presque identiques (6 semaines après l'accident, un mois après le début de la'ir chaud), la carapace dure et noire qui recouvrait tous ces orteils est tombée, découvrant des orteils reconstitués, recouverts d'une peau rose et encore tendre, mais parfaitement saine.

Sans affirmer que quelques-uns de ces orteils d'aspect nécrosé ne se seraient pas reconstitués intégralement par d'autres procédés, nous pensons que la rapidité et la constance des résultats est remarquable et il ne nous paraît pas niable que quelques-uns d'entre eux auraient sans l'air chaud subi la lente élimination des tissus dévitalisés.

Un point encore remarquable, c'est que nos pieds gelés « graves » n'auront guère mis plus de temps à guérir que les cas légers. Comme nous l'avons dit, ces cas légers, lorsqu'ils sont apparemment guéris, s'accompagnent longtemps encore de lancinements et d'hyperesthésie qu'il faut encore traiter pendant 2 ou 3 semaines.

Or ces cas graves qui présentent les mêmes lancinements en sont guéris par l'air chaud en même temps qu'à lieu la reviviscence des régions d'apparence nécrosée, de façon que la régénérescence des orteils coïncide à peu près avec la disparition des douleurs. Nous avons eu aussi l'occasion de traiter quelques pieds gelés, guéris d'apparence, mais chez lesquels persistaient, deux mois après l'accident, un mois après la guérison apparente, une insensibilité complète et de l'insuffisance de la mobilité de plusieurs orteils ou de tout l'avant-pied. Un bain d'air chaud, pendant quelques jours, une dizaine au plus, ont toujours fait disparaître complètement ces troubes de la mobilité et de la sensibilité.

Nous croyons enfin devoir appeler l'attention sur la « *commodité* » du traitement par l'air chaud. Chaque malade a un bain d'une demi-heure à prendre par jour ; avec deux boîtes nous pouvions en passer 6 à la fois Lorsque la température à atteindre est fixée par le médecin et que les malades sont réunis par groupes à même température, on peut traiter aisément et efficacement un grand nombre de malades par jour, la méthode demande beaucoup moins de temps, de travail, de surveillance et d'infirmiers que le traitement par des pansements.

Le seul point que nous n'avons pas eu l'occasion d'élucider, c'est la date d'application. Conviendrait-il de donner ce bain d'air chaud le jour ou le lendemain de l'accident ? Nous n'avons commencé à appliquer le traitement que de 6 à 15 jours après la production de la gelure, non par idée préconçue, mais parce que nous n'avons songé à l'air chaud qu'à ce moment. Toutefois, en raison des réactions douloureuses que nous avons signalées à la suite des premiers bains appliqués même 10 jours après l'accident, il nous paraît utile d'appeler l'attention sur la prudence qui devrait présider, le cas échéant, à l'application immédiate de l'air chaud.

Nommé en mars 1916 médecin-chef de l'hôpital de physiothérapie n° 48, à La Chapelle-Saint-Mesmin (Loiret), 5e région, nous avons eu l'occasion de voir parmi les blessés qui sont entrés à notre hôpital, des hommes dont les gelures, remontant à des époques plus ou moins éloignées, avaient été traitées par les procédés courant : bains-pansements humides ou gras, et chez ces hommes nous avons appliqué notre procédé de traitement qui a donné les meilleurs résultats et a permis de récupérer pour l'armée et pour la nation des individualités d'ores et déjà perdues avant leur arrivée au 48.

Le Dr **Mathieu** a examiné 500 à 600 pieds de tranchée, la plupart ont été bénins ; il ne signale que 3 amputés dont deux doubles. Comme traitement, il a employé de préférence l'huile camphrée et l'eau d'Alibour ; il laisse tomber les escarres et n'intervient que le moins souvent possible. M. Mathieu rappelle que quand on ampute il faut amputer haut ; il signale en outre la grande fréquence du tétanos chez ces malades et l'utilité de leur faire deux injections de sérum.

La gravité de cette affection varie aussi suivant les sujets, sa gravité atteint son maximum chez les noirs, les algériens et les sujets jeunes.

Le Dr **Mathieu** désire savoir quel traitement appliquer aux névrites qui persistent après la cicatrisation des gelures.

Le Dr **Chenal** a employé l'air chaud dans une centaine de cas et a obtenu des résultats satisfaisants.

Le Dr **Kendirdjy** est d'avis de prolonger à outrance le traitement conservateur ; à propos des amputations de jambe, il discute le procédé à lambeau postérieur.

Le Dr **Mathieu** insiste sur ce que l'amputation à lambeau postérieur peut être faite à tous les niveaux.

Le Dr **Toupet** emploie le procédé à lambeau postérieur et pourra présenter deux de ses opérés.

Dr **Rocher**. — On pourrait se demander étant donné ce

que vient de nous dire M. Chenal sur le traitement thermothérapique dans les froidures des pieds, s'il n'existe pas dans certains cas des lésions artérielles associées (endactérite oblitérante) aux lésions névritiques. La façon différente dont les pieds de tranchée réagissent à l'élévation de température (suivant le degré des lésions) tendrait à le prouver, puisque les phénomènes de défense contre la chaleur (vaso-dilatation et sudation) sont intimement liés à l'intégrité de l'appareil circulatoire. Toutefois, on pourrait se demander si le système sympathique annexé aux vaisseaux ne serait pas primitivement en jeu ; d'où les troubles circulatoires et trophiques mentionnés dans la plupart de ces pieds de tranchée graves.

Quant au traitement ultérieur, il y a lieu d'envisager la cure de moignons vicieux, à cicatrice douloureuse, adhérente ainsi que celle des névrites (injection d'alcool à 90° dans le nerf, élongation nerveuse, etc.).

Le **Dr Hallé** a disséqué les artères d'un membre inférieur amputé pour pied de tranchée ; ni macroscopiquement, ni microscopiquement il n'a constaté de lésions.

Dr Halbron. — Au début des recherches, on attribuait un rôle important aux lésions vasculaires.

Dr Arnaud. — Avant de se résoudre à l'amputation, il convient d'employer les interventions à distance : hersage, élongation, etc.

Dr Vacher. — Dans la plupart des cas il n'y a pas lieu de se presser d'intervenir, il est bon d'attendre après avoir embaumé les plaies et les escarres.

Les lésions irréparables que nous déplorons eussent été moins fréquentes si l'on avait surveillé de plus près la *prophylaxie* ; il faut éviter la constriction des jambes et des pieds et porter des chaussures larges, l'interrogatoire des soldats montre toute l'importance de ces mesures.

Le **Dr Le Sourd** revient sur la pathogénie des pieds de tranchée, il rappelle que la constriction n'est pas indispensable et que les troubles qui se produisent au niveau des membres inférieurs ont été aussi observés aux membres supérieurs. M. Le Sourd s'étonne qu'on n'ait pas employé ce traitement ioduré puisqu'on semble admettre la nature mycosique de l'affection, il ne connaît aucun exemple des lésions artérielles signalées comme cause de pieds de tranchée. Il put exister des névrites secondaires mais aucun travail d'ensemble n'a encore été fait sur ce dernier sujet.

Le **Dr Kendirdjy** lit l'observation d'un cas de pleurésie méconnue.

Dr Laubry. — Souvent, le seul symptôme de ces pleurisées méconnues est la matité. Il s'agit de malades considérés comme des tuberculeux avancés ; même en l'absence de tout examen radioscopique, le diagnostic peut être fait par la ponction exploratrice.

Les examens hématologiques ici comme dans tous les cas de collutions profondes et particulièrement de phegmon perinéphrétique donnent des indications précises, la leucocytose infectieuse peut atteindre 50 à 70.000 leucocytes par millimètre cube.

Le **Dr Arnaud** a eu l'occasion de traiter par l'empyème un cas de pleurésie purulente méconnue ; le malade était soigné pour bacillase pulmonaire.

Dr Marre. — Chez les malades opérés d'empyème, la leucocytose tombe aussi après l'intervention pour revenir à la normale.

La mobilisation pratique de l'articulation scapulo-humérale.

Dr Louis Lièvre-Brizard.

Une pratique déjà longue, nous a permis d'observer que

parmi les articulations à mobiliser après un traumatisme, l'une des plus difficiles était celle de l'épaule et en particulier lorsqu'il s'agissait d'obtenir le mouvement d'élévation du bras. La plupart du temps, le blessé, quelle que soit la nature du traumatisme, ne récupère l'intégrité complète des mouvements qu'avec peine et à la condition surtout qu'il y mette une grande bonne volonté.

Or, si dans la pratique ordinaire, on se trouve en face de blessés qui ont hâte d'arriver à la guérison sans impotence il faut bien reconnaître que dans les circonstances actuelles avec les blessés de guerre nous nous trouvons souvent en face de blessés pour lesquels les délais normaux de guérison se différencient notablement des précédents. A quoi doit-on attribuer cette différence ? Au traitement ? Il ne saurait en être question. La cause doit être recherchée chez le blessé lui-même qui tend à faire prolonger son séjour dans les hôpitaux, pour obtenir soit son versement dans le service auxiliaire, soit un changement d'arme, soit enfin une réforme avec pension ou gratification. Et ceci est d'autant plus exact que nous avons pu constater, ainsi que nombre de nos confrères, des attitudes vicieuses, des impotences fonctionnelles consécutives à des traumatismes relativement bénins qui, jamais ne s'observent dans la pratique médicale ordinaire. A l'appui de cette thèse nous citerons des exemples d'entorses tibio-tarsienne, de fractures simples du péroné ou de la clavicule laissant après des soins excellents des séquelles qui mettent le blessé dans l'impossibilité de reprendre sa place parmi les combattants. Il est curieux, à ce propos, de citer les observations faites par deux de nos confrères, les Drs Bloch et Van Broock. Le premier, qui a eu un service de prisonniers allemands, n'a rapporté que chez aucun d'eux il n'a vu de résidus à la suite de lésions osseuses ou articulaires bénignes, alors que le second, qui, pendant qu'il était captif en Allemagne servit dans un camp de prisonniers français, fit la même observation. Il appert donc que chez le soldat prisonnier, par conséquent assuré d'attendre la fin des hostilités en toute tranquillité, l'attitude vicieuse où l'impotence fonctionnelle n'existe pas. C'est au médecin de lutter contre la tendance fâcheuse du soldat et, pour obtenir le résultat désiré, il doit employer tous les procédés qui peuvent conduire le blessé à la guérison, même malgré lui.

Si l'impotence d'une jambe a son importance, celle du bras est autrement grave, non seulement dans la vie sociale, où le travailleur a surtout besoin de ses bras, mais encore dans l'armée où un impotent de jambe peut, dans certaines armes, rendre des services, tandis que la limitation des mouvements d'un bras est toujours une gêne, quelle que soit l'arme où passera le blessé.

Si nous considérons ce qui se passe chez un blessé ayant été atteint d'un traumatisme quelconque qui met en jeu son articulation scapulo-humérale, nous observons que le blessé a toujours de la peine à décoller son bras du corps, qu'au bout d'un certain temps il arrive à élever son bras, mais que dès qu'on cherche à vouloir lui faire dépasser l'angle droit, on trouve une résistance considérable due à la force des muscles de la ceinture scapulaire contre laquelle le masseur ou le médecin doit lutter. A côté de la difficulté réelle qu'éprouve le blessé, il tend toujours à élever, non pas le bras, mais toute sa ceinture scapulaire ; l'humérus ne roule pas seul, comme il le fait à l'état normal, dans la cavité glénoïde, mais l'omoplate se soulève entraînant la clavicule qui bascule sur son extrémité sternale.

Mon regretté maître Lucas-Championnière recommandait, lorsque nous faisions exécuter des mouvements d'élévation du bras aux blessés, de maintenir l'épaule horizontale et de l'immobiliser. Pour ce faire, le blessé étant assis, l'opérateur se place debout derrière lui, applique à plat une main sur l'épaule et saisit de l'autre main le bras du patient au niveau du coude, l'avant-bras étant en demi-flexion sur le bras. La main qui tient le membre lui fait exécuter les mouvements, tandis que l'autre appuyant sur l'épaule la fixe, l'empêchant de suivre les mouvements d'élévation.

Ce procédé, devenu classique, est loin d'être parfait car lorsqu'on se trouve en présence d'un sujet fortement musclé il est difficile, pour ne pas dire impossible, à l'opérateur de résister d'une façon suffisante aux contractions des gros muscles de l'articulation scapulo-humérale. La lutte entre l'opérateur et le patient est inégale et il n'est pas rare de voir la victoire rester au blessé ; d'où l'origine de reliquats pour des lésions souvent très bénignes.

La mécanothérapie avec les appareils actuellement en usage ne permet pas d'obtenir l'immobilisation de l'épaule et le médecin peut d'autant moins y aider que le blessé travaille debout à l'appareil élévateur du bras.

Partant de ces faits, j'eus en 1902 à soigner une fracture de l'humérus et je recherchai alors le moyen d'obtenir un résultat à la fois rapide et complet dans le rétablissement de la fonction du bras. Je pensai alors à fixer l'épaule et j'imaginai un appareil fort simple.

Une cordelette solide de longueur suffisante pour passer sur l'épaule et sous le pied du blessé, celui-ci étant debout, était nouée à ses deux extrêmités, formant ainsi une longue anse dans laquelle étaient pris l'épaule et le pied. A la partie transversale du chambranle d'une porte je fixai une petite poulie très ordinaire sur laquelle roulait une corde se terminant par des anses à ses deux extrêmités. Le blessé se mit, revêtu de cet appareil fort simple, sous la poulie, saisit une extrêmité de la corde de chaque main et exécuta journellement des mouvements qui consistent en mouvements d'élévation et d'abaissement du bras, le bras sain faisant l'effort nécessaire pour soulever le bras blessé. Le scapulum étant fortement fixé par la corde épaulière, la tête humérale était obligée de rouler dans la glénoïde.

Tout d'abord, le résultat ne fut pas ce que j'espérais, car la corde roulant sur une seule poulie formait un angle aigu qui avait l'inconvénient de ne pas faire élever le bras dans l'axe désiré, la verticale.

En peu de temps, grâce à cette gymnastique et à l'appareil, les progrès furent très rapides, Petit à petit je substituai au bras sain des poids morts : livres, sacs de sable, etc., qui obligèrent à des mouvements actifs du bras lésé, celui-ci devant soulever par la traction des poids réglés d'avance et devant résister à leur descente qui produisait en même temps une élévation du membre.

Encouragé par le résultat obtenu, j'employai d'une façon systématique mon appareil de fortune chez tous les accidentés du bras ou de l'épaule ; chaque fois le résultat me donna pleine satisfaction, non seulement pour les résultats en eux-mêmes, mais encore pour le temps comparativement très court qui permettait de les obtenir.

En 1903, je communiquai à la Société de Médecine et de Chirurgie pratiques, puis la Société de Médecine de Paris, une série d'observations de lésions de l'articulation scapulo-humérale mobilisée par mon appareil.

L'appareil avait, dès lors, fait ses preuves, mais il offrait certains inconvénients dont les principaux étaient :

1° L'élongation de la corde de maintien de l'épaule dont le nœud s'étirait à la longue et que le blessé ne savait pas toujours régler convenablement, ce qui est un point capital, car il faut que, le blessé étant debout, les bras le long du corps, les deux épaules à même hauteur, la corde soit exactement tendue ;

2° La douleur provoquée par cette corde sur l'épaule, malgré le rembourrage fait par des serviettes pliées ou tout autre moyen.

C'est alors que je fis construire un appareil basé sur les mêmes principes, mais plus perfectionné, qui s'appela « Scapulo-Arthrolyseur » *(Scapulum-Arthros-lueindélier)* et se composant :

a) De deux poulies de bois, qui ont l'avantage sur le métal de ne pas couper ni user la cordelette.

b) D'une cordelette se terminant par deux poignées mobiles qui permettent de les remplacer à volonté d'un côté ou de l'autre par un poids inerte (sacs de sable, livres, etc...).

c) D'une épaulière en cuir moulé et coupée de telle façon

qu'elle puisse s'adapter indifféremment sur l'une ou l'autre épaule, cette épaulière est fixée à ses extrémités à une sangle inextensible dont la longueur se règle à volonté et suivant la taille du blessé par des coulisses très solides. Au niveau de la jonction de l'épaulière et de la sangle se trouve cousue une petite sangle placée perpendiculairement à la première et portant une série de boutons pression. Cette petite sangle se place autour de la poitrine de façon à éviter le glissement de l'épaulière.

d) D'un étrier en métal dont chaque branche reçoit un des chefs de la sangle réglable.

Le blessé pour revêtir l'appareil se place d'abord l'épaulière et la ceinture de poitrine, met son pied dans l'étrier de façon que celui-ci porte sur le centre du pied ; puis, se mettant debout, les bras le long du corps, les épaules à égale hauteur, une deuxième personne règle les coulisses de la sangle de façon que celle-ci soit tendue et bien également en avant et en arrière.

Ainsi revêtu, le patient se place sous les poulies fixées l'une par rapport à l'autre à une distance égale à l'écartement des deux épaules, saisit une poignée de chaque main et fait exécuter des mouvements d'élévation au bras blessé en tirant avec le bras bien portant sur la poignée du côté correspondant. Dans le mouvement de descente, il faut que le bras sain retienne assez fortement ; car, au début, la descente est, pour un bras blessé, presque aussi douloureuse que la montée.

Nous avons eu récemment, lors de notre passage au dépôt du 6e régiment de hussards, entre nos deux présences aux armées, l'occasion de faire employer notre appareil de fortune à des blessés rentrés incomplètement guéris soit de blessures de guerre, soit d'accidents ayant entraîné une raideur articulaire de l'épaule se traduisant toujours par la difficulté d'élévation du bras, les résultats furent toujours aussi nettement favorables, la raideur disparaissant en un temps relativement très court.

Le point essentiel st toujours la surveillance ou la bonne

volonté du blessé, car la régularité dans l'exercice joue un rôle prépondérant à la fois pour la rapidité de la guérison et pour l'excellence du résultat.

En résumé, il est possible d'obtenir, avec un appareil de fortune, ne nécessitant qu'une dépense presque insignifiante, une guérison totale de la grande majorité des raideurs, même très serrées, de l'articulation scapulo-humérale ou des blessures osseuses intéressant cette articulation, alors que, dans bien des cas, des lésions même simples, telle que l'entorse de l'épaule, laissent derrière elles des ankyloses partielles, point de départ de pensions ou de gratifications, qu'il s'agisse de blessures militaires ou d'accidents du travail.

Traitement des fractures du membre inférieur par la méthode de suspension et de traction.

Attelle du docteur Bruno.

Je tiens à présenter au Groupement chirurgical d'Orléans un appareil de suspension et de traction continue pour le traitement à l'hôpital des fractures simples ou compliquées du membre inférieur. La méthode de suspension et de traction continue a été employée couramment aux Etats-Unis depuis un grand nombre d'années, et nous devons surtout ses principes aux chirurgiens américains Sargent, Crosseby et Gordon Buck ; c'est surtout ce dernier qui a commencé à employer les bandes adhésives pour faire la traction sur le membre, vers l'année 1850. Avant cette époque ils employaient des bandes autour du pied et de la cheville, ce qui ne rendait pas toujours le résultat voulu et traumatisait les articulations. Dans les hôpitaux américains, nous employons presque uniquement les méthodes de suspension, et les appareils que nous employons sont : l'attelle de Cabot (fig. 1), l'attelle de Hodgens (fig. 2), l'attelle de Blake (modification de Thomas) (fig. 3) et l'attelle « chemin de fer » (fig. 4). Chacun de ces appareils a son mérite, mais aucun ne peut être employé pour toutes sortes de fractures.

Lorsqu'un blessé est admis avec une fracture, on se demande toujours quel sera le meilleur appareil à employer. Jusqu'ici nous avons toujours employé le Hodgens pour les fractures du fémur hautes, le Hodgens ou le Blake pour les fractures inférieures du fémur, le « chemin de fer » pour les fractures des deux os de la jambe, le Cabot pour les fractures autour de la cheville ou pour celles n'ayant pas besoin de traction.

Dans l'appareil que je vous présente (fig. 5), j'ai essayé de composer une attelle qui peut être adaptée pour toutes sortes de fractures du membre inférieur, depuis la hanche jusqu'à la cheville. Il peut être transformé en chacun des appareils mentionnés plus haut et a en même temps, de plus, les avantages suivants :

1° Il peut aller pour des membres de différentes longueur, grâce au dédoublement de la partie au-dessus du genou, comme un pied d'appareil photographique, et à la partie suportant le pied qui glisse sur les tiges au-dessous du genou.

2° Il possède le moyen d'articuler le genou et d'installer le membre à des angles de flexion différentes. Ceci permet aussi un mouvement précoce de l'articulation du genou.

3° Il y a aussi un attachement qui glisse sur la partie inférieure de l'attelle avec un tampon et qui peut causer la pression voulue sur un fragment qui serait trop dévié postérieurement, comme dans les fractures supracondylaires du fémur.

4° Le pied est suspendu dans le cadre pédal de l'appareil, empêchant ainsi le pied équin sans compromettre aucunement les mouvements du pied et de la cheville.

5° Il y a un arrangement spécial du matelas et du lit qui est montré dans la figure 6, permettant l'irrigation continue sans mouiller le lit, le pansement facile, la prise de radiographie sans déranger le malade de sa position. Les plaies peuvent ainsi être surveillées plus facilement ; le massage traitement électrique et les mouvements passifs peuvent être faits sans enlever la gouttière. La traction, on le voit dans la figure 6, se fait par des bandes adhésives collées au membre au niveau du fargment inférieur et par le poids tirant sur l'appareil lui-même. La contre-traction se fait par le poids du blessé.

Tous ces détails sont en plus des avantages particuliers de la méthode de suspension en général, qui permet une amélioration de la circulation de parties atteintes, le confort absolu du malade qui peut se tourner dans le lit, faire monter ou descendre le membre entier sans déranger la traction ; les pansements sont plus facilement faits, les plaies étant plus accessibles et l'appareil étant adapté à différentes régions lésées. Il y a aussi économie de matériaux, car il n'y a que la plaie et son voisinage direct qui demande un changement fréquent de gaze, les petits hamacs en toile et les bandes autour des autres parties du membre ne sont pas changés tous les jours.

Pour le traitement des fractures du fémur, on ne peut considérer comme correcte que la position du membre qui relâche les muscles de la cuisse et ceux du mollet. Ceci est obtenu par une flexion de la cuisse sur le corps et de la jambe sur la cuisse presque à angle droit ; ensuite la traction sur le fragment inférieur doit être dans une direction telle que ce dernier se pose en ligne avec le fragment supérieur. C'est ainsi par exemple que, pour les fractures hautes du fémur, la position à désirer est flexion, abduction, traction et suspension. Pour les fractures du tiers inférieur du fémur ou supracondylaire, la flexion du genou doit être assez grande, et ici le tampon mobile qui glisse en dessous de l'appareil permet de pousser antérieurement le fragment qui est souvent tiré en arrière par les muscles du mollet et que la flexion du genou ne suffit pas toujours à déplacer.

Nos observations ici nous ont montré que dans la plupart des cas de fractures du fémur il y a, après consolidation, une certaine raideur ou même ankylose du genou. Ceci peut être souvent évité, à moins qu'il n'y ait une condition pathologique influençant directement l'articulation, telle qu'une ostéite, une arthrite sévère ou une déformation des surfaces articulaires.

Je suis d'avis que le genou soit remué assez tôt, même dans certains cas avant que la fracture soit fortement consolidée. Rien n'empêche de commencer un traitement de massages, d'électrothérapie et de mouvements passifs, trois ou quatre semaines après la réception de la blessure et fracture, si la réaction inflammatoire initiale autour de l'articulation a disparu. Il faut lutter contre l'atrophie des muscles et les ankyloses ou raideurs des articulations dans le traitement des fractures qui demandent une longue immobilisation au lit, et pour cela évitons de garder la jambe étendue ou même fléchie dans une même position pendant de longues périodes de temps. Avec l'appareil présenté, il est permis de varier la flexion du genou petit à petit tous les quelques jours avant même des mouvements passifs sans déranger la traction continue ni la position relative des fragments.

Election d'un vice-président.

Le docteur Raynaud est élu vice-président du Groupement.

GROUPEMENT MÉDICAL D'ORLÉANS

Séance du 23 Février 1917

PRÉSIDENCE DU Dr VACHER

1) *Lupus pernio de la face.*

M. Lévy-Franckel présente, au nom de M. Lévy-Sirugue et au sien, un malade atteint d'une lésion érythémateuse de la face, datant du mois d'août 1916. L'érythème, violacé, livide, s'étend sur la lèvre supérieure et la partie avoisinante des joues. Les orifices glandulaires sont dilatés ; la peau est lisse, légèrement squameuse par places ; en saisissant les téguments, on sent une induration diffuse profonde. L'épreuve de l'iodure et celle de Wassermann, toutes deux négatives, permettent d'éliminer le diagnostic de syphilide tertiaire. Il s'agit d'un lupus à forme dite « lupus pernio », l'absence de modules tuberculeuses sépare le lupus pernio du lupus vrai, quoique ce malade présente quelques ganglions cervicaux et susclaviculaires. C'est en somme une forme anormale du lupus érythémateux, dont il se rapproche par son aspect et sa localisation. Il n'existe pas, d'après l'examen de M. Laffite-Dupont, de lésions de la muqueuse nasale.

Au point de vue thérapeutique, nous nous proposons d'employer les scarifications, associées si possible à la radiothérapie et les injections de novarsénobenzol qui, parfois, ont donné des résultats dans le traitement du lupus érythémateux.

Le **docteur Hallé** montre que cette lésion diffère des syphilomes tertiaires de la lèvre supérieure. Chez les enfants, la lymphangite chronique peut rappeler aussi le lupus pernio.

2) *Nœvus pigmentaire plan généralisé.*

M. Lévy-Franckel.

Ce nœvus, formé de macules pigmentes noires ou brunes, siège sur les régions couvertes des téguments ; cependant, au dire du malade, pendant l'été, la pigmentation apparaît sur les mains, actuellement indemnes ; il n'y a pas de pigmentation des muqueuses. Le père et le grand-père du malade auraient, dit-il, présenté une pigmentation analogue.

3) *Méningo-myélite subaiguë d'origine spécifique.*

M. Lévy-Franckel.

Le soldat S... entre à l'hôpital 50 le 6 novembre 1916, avec des troubles de la marche et des réservoirs datant du mois d'août 1916 : la marche était irrégulière, instable; il existait de la parésie des extenseurs ; le malade buttait en montant un trottoir ou un escalier. Cet état d'instabilité s'exagérait dans le demi-tour ; le tableau classique de la méningo-myélite subaiguë se complétait par l'exagération des réflexes patellaires, le clonus du pied. Le signe de Babinski était positif total des deux côtés. Peu de troubles de sensibilité. L'interrogatoire nous révèle l'existence d'une syphilis datant de 1912 et méconnue ; le Wassermann, pratiqué deux mois après l'apparition des chancres, étant resté négatif. Le malade est soumis au traitement spécifique (novarsénobenzol, 7 gr. 20 ; luargol, 1 gr. 40 ; 20 piqûres de biodure Hg et 26 frictions).

Actuellement, l'amélioration est manifeste, elle porte surtout sur les troubles sphinctériens, qui ont complètement disparu, aussi bien pour le sphincter vésical que pour le sphincter anal ; sur les troubles moteurs, très légers actuellement, les réflexes des membres supérieurs, exagérés à l'entrée du malade, sont redevenus normaux. Seuls, les réflexes patellaires, le clonus du pied, n'ont pas été modifiés. Le signe de Babinski est toujours positif des deux côtés.

Cette amélioration nette, obtenue par le traitement, permet de distinguer cette forme de la myélite d'Erb, insensible au traitement, et des formes de myélite transverse, dans lesquelles le malade est complètement impotent. Nous attirons l'attention sur l'inconvénient d'attacher une importance trop grande à une réaction de Wassermann négative : nous voyons fréquemment des malades porteurs d'accidents spécifiques primaires, secondaires ou tertiaires indéniables et présentant une réaction négative.

Nous nous demandions quel sera, au point de vue militaire, l'avenir de ce malade : il serait, croyons-nous, imprudent de lui demander de reprendre immédiatement un service actif.

M. Duclos présente une pièce anatomique de la consultation de M. Vacher : globe énucléé en janvier contenant un sarcome de choroïde, né au voisinage du corps ciliaire.

Polynévrite à forme quadriplégique à la suite d'un anthrax.

M. Hallé.

Parmi les infections qui peuvent occasionner les polynévrites, on connaît la diphtérie, la grippe, les pneumococcies. On a cité des cas à la suite d'infections à streptocoques (puerpéralité). Dans le cas présent on ne trouve qu'une cause, une infection longue et grave due au staphylocoque doré, un vaste anthrax qui a duré plus de trois mois. Nous n'avons pas vu signalé encore que ce germe fût à l'origine d'une polynévrite, ce qui nous a engagé à vous présenter ce soldat, encore malade, mais sur la voie de la guérison.

Pl... a fait campagne deux ans, sans incident qu'une blessure légère vite guérie sans séquelle aucune. A la fin d'avril 1916, on doit l'envoyer dans un dépôt d'éclopés pour un anthrax volumineux de la fosse sus-épineuse droite qui gagne la nuque, s'étend derrière l'omoplate et dont la cicatrice mesure 15 centimètres de hauteur sur 10 de largeur.

Cet énorme anthrax dure trois mois malgré les soins donnés dans diverses formations et en particulier à Neuville-aux-Bois, puis à Olivet. A la fin de novembre la guérison allait se faire, lorsque dans les premiers jours de décembre le malade qui allait à la promenade sent de la faiblesse dans les jambes, il commence à souffrir des cuisses et des mollets ; il doit rester au lit quelques jours après. Le 17 décembre, il ne peut plus se tenir debout ; ses jambes lui refusent tout service, il ne peut plus les remuer. La paralysie augmente et s'étend encore les jours suivants, gagne les membres supérieurs, si bien que le 21 décembre, la quadriplégie est complète et absolue. Les muscles de la paroi abdominale sont également pris, ainsi que les muscles du dos. Rien à la face, rien du côté de la sensibilité et du côté des réservois. Les reflexes sont totalement abolis à partir de cette époque. Sauf le reflexe crémastérien qui persiste diminué. L'atrophie musculaire apparaît bientôt et pendant deux mois la paralysie est complète ; pas de fièvre, peu de phénomènes douloureux. L'atrophie musculaire atteint autant la racine que l'extrémité des membres.

Le diagnostic de polynévrite paraît certain, il ne peut s'agir en effet ni d'hystérie, ni de tabes, ni d'affection myélopathique. Tous les symptômes montrent au contraire une atteinte des nerfs. L'épreuve de Wassermann est négative pour le sang et le liquide céphalo-rachidien qui a une composition normale.

Au début de février, on voit réapparaître quelques mouvements volontaires très légers et faibles dans les membres inférieurs ; puis dans les membres supérieurs. A cette époque, l'examen électrique montre une hypoexcitabilité faradique et galvanique, mais sans réaction de dégénérescence.

Depuis trois semaines, probablement favorisée par le traitement électrique régulièrement conduit, l'amélioration persiste et depuis deux jours le malade se tient debout. Tout fait donc espérer une guérison complète et définitive.

Ce qui permet d'invoquer cet énorme anthrax dans l'étiologie de cette polynévrite, ce n'est pas seulement la marche de la maladie, mais l'impossibilité d'invoquer une une autre cause.

L'alcoolisme doit être écarté, ainsi que le diabète, car à aucun moment de son anthrax le malade n'a été glycosmique. On peut facilement penser qu'une infection aussi sérieuse, qu'un tel anthrax soit de nature à atteindre le système nerveux ; car nous ne croyons pas que la staphylococcie ait été souvent signalée comme pouvant donner une polynévrite.

Traitement de la migraine.

Dr Nast.

L'étiologie de la migraine est une question certainement complexe. Il semble cependant hors de doute que « la grande migraine » a pour cause, dans la plupart des cas, une *intoxication alimentaire*, provoquée notamment par l'ingestion des matières protéiques de la viande et des végétaux.

En novembre 1916, dans la *Presse médicale*, M. Pagniez a relaté une observation extrêmement curieuse à propos d'un cas typique d'urticaire géante, dont les manifestations cutanées et vasculo-sanguines furent supprimées par l'action préventive de la *peptone*. J'ai cru intéressant d'expérimenter cette substance sur plusieurs migraineux, et en particulier sur moi-même, qui suis sujet à des grandes crises, très fréquentes et très douloureuses (crises tous les 5 à 6 jours, et durant de 24 à 48 h.). Voici ce que j'ai constaté en ce qui me concerne :

1° Le traitement a débuté le 5 décembre : un cachet de 0 g. 50 de peptone, une demi-heure avant chaque repas. — Au bout de deux jours *vif appétit* ;

2° Les digestions se font très facilement : plus de flatulences, ni de renvois, ni de douleurs épigastriques après les repas. Régularisation des selles. Plus de somnolences ;

3° Pendant 15 jours, *aucune ébauche de crise migraineuse*, alors qu'avant le traitement, je n'étais jamais tranquille plus de 5 jours de suite ;

4° Suspension du traitement du 20 au 25 décembre. *Nouvelle crise le 26 décembre.*

5° Reprise du traitement : constatation semblable à celle rapportée plus haut ;

6° Le 5 janvier, à 10 heures du matin, céphalée. A 11 heures, ingestion d'un cachet de peptone. Vers midi moins un quart, euphorie. Repos à midi. Pas de crise dans la journée. Il semble bien que la *crise ait avorté ;*

7° Depuis le 1er février, j'expérimente une préparation de peptone fluide, d'alcool et de teinture de noix vomique. Les résultats ne sont pas aussi satisfaisants qu'avec la peptone sèche ;

8° Constatations tout à fait semblables chez Mlle X..., infirmière : appétit extraordinaire, digestions parfaites, suppression des crises.

La migraine ne serait-elle pas un syndrome anaphylactique ? Et la peptone « n'amorcerait-elle » pas l'organisme ? Ne le préparerait-elle pas à recevoir le choc anaphylactique des substances albuminoïdes ?

Stérilisation des instruments et des gants par le formol.

Dr Marmasse.

M. Marmasse depuis 1913 stérilise ses instruments et ses gants à froid à l'aide du trioxyméthylène. Vingt-quatre heures sont nécessaires pour la stérilisation à froid ; afin d'obtenir un résultat plus rapide et tout aussi sûr, on peut porter le trioxyméthylène à une température de 35° à 40° pendant une demi-heure.

M. Marmasse a usé de ce procédé de stérilisation pour 300 interventions environ et en vante la simplicité en même temps que la sécurité.

Le docteur Vacher emploie le même procédé de stérilisation pour les gants, il a été à même d'en apprécier l'efficacité ; aussi encourage-t-il les membres de la Société à en user et met à l'ordre du jour pour la prochaine séance du Groupement d'Orléans « Les méthodes de stérilisaiton simples ».

GROUPEMENT MÉDICO-CHIRURGICAL

DE LA 5e RÉGION

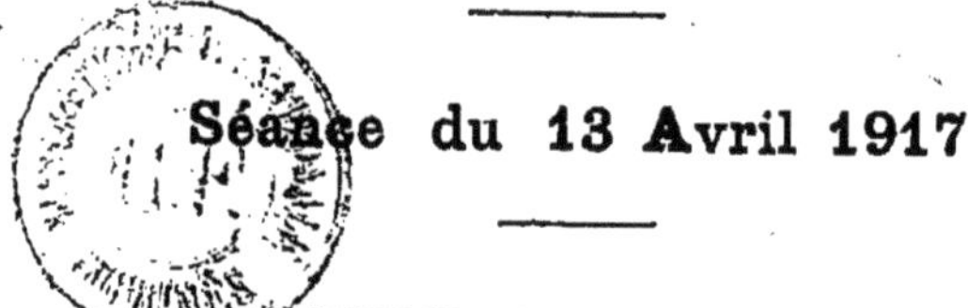

Séance du 13 Avril 1917

PRÉSIDENCE D'HONNEUR
DE M. LE MÉDECIN-INSPECTEUR LAFAGE

PRÉSIDENCE DU Dr VACHER

Rétraction du petit doigt due à l'adhérence du tendon fléchisseur à la paume de la main. — Libération et graissage du tendon à la vaseline. — Récupération presque intégrale des mouvements.

Dr L. Arnaud.

Le Dr A... présente un blessé qui à la suite d'une piqûre de la paume de la main présenta longtemps après des accidents de synovite plastique au niveau de la gaine du cinquième doigt. Celui-ci avait peu à peu vu diminuer l'amplitude de ses mouvements. Finalement, le doigt s'était placé dans une attitude en flexion à peu près irréductible. Le tendon faisait corps sous la peau à laquelle il adhérait.

Le Dr A..., par une incision s'étendant de l'articulation phalango-phalanginienne au talon de la main, libéra le tendon dans toute l'étendue de son adhérence. Celle-ci était complète non seulement au niveau de la peau mais aussi dans la profondeur. Latéralement, le tendon était fixé au muscle voisin par des languettes tendineuses s'étendant de côté et d'autre. Toutes ces adhérences sont soigneusement libérées jusqu'à isolement parfait du tendon. Pour en empêcher la reproduction qui semble inévitable, l'espace faisant défaut pour envelopper d'un manchon de graisse transplantée le tendon, celui-ci est *graissé sur toutes ses faces avec de la vaseline stérilisée.*

Réunion par première intention. Dès le huitième jour, la mobilisation du doigt est faite sans provoquer d'ailleurs de douleurs et sans difficultés.

Actuellement, cinq semaines après l'opération, le blessé a récupéré dans leur presque intégralité les mouvements du doigt impotent.

A... attire l'attention sur le procédé simple et facile de s'opposer à la reproduction des adhérences tendineuses si difficiles à éviter.

Dr Bonneau. — Le malade a été atteint de synovite plastique secondaire, c'est une affection assez exceptionnelle. Dans un cas semblable, M. Bonneau a employé avec succès l'huile de paraffine qui s'élimina. Le résultat fut nul.

Le **Dr Arnaud** pense que, dans le cas qui fait l'objet de sa communication, les adhérences se seraient reproduites sans le graissage à l'aide de vaseline.

Traitement des fistules urétrales

Dr Cathelin.

M. Cathelin rappelle : 1° La fréquence des blessures de l'appareil génito-urinaire externe, dont les lésions étaient peu connues autrefois ;

2° La prédominance marquée à l'urètre pénien et au pénis, dans la proportion de 40 sur 80 ;

3° Le nombre égal des blessures par balles et par éclats d'obus ;

4° Le déchet de moitié constaté dans l'érection et les éjaculations ;

5° La fréquence des plaies concomitantes du scrotum et des testicules ;

6° Les lésions concomitantes pour ainsi dire constantes des racines des cuisses ou du bassin ;

7° Le nombre élevé de blessures associées en d'autres points du corps (la moitié des cas.) ;

8° Les modes de traitement spéciaux aux fistules glandaires et aux fistules de la portion profonde de l'urètre ;

9° L'inutilité de plasties pour les fistules préputiales ;

10° Le rôle somme toute secondaire et très inconstant de la sonde à demeure ;

11° La valeur réduite des autoplasties anciennes par avivement et dédoublement, même avec les lambeaux recouvrants ;

12° La supériorité de la méthode imaginée par Braquehaye pour les fistules vésico-vaginales de la femme. Cette méthode de l'inversion ou du retournement, ou de l'enfouissement, lui a donné 21 succès sur 22 cas.

Le Dr **Lafite-Dupont** a appliqué une fois avec succès le procédé de Braquehaye pour la cure d'une fistule salivaire.

Surélévation congénitale des deux omoplates.

Le Dr **Rocher** présente un soldat de 22 ans atteint de surélévation congénitale double des omoplates coïncidant avec des dysplasies musculaires de la ceinture thoracique. L'examen de dos montre : dos plat, saillie très prononcée de la 7e cervicale, élévation scapulaire plus accentuée à gauche, et malformation des deux omoplates caractérisée cliniquement et radiographiquement par l'angulation du corps de l'omoplate au niveau de l'insertion de l'épine, l'atrophie comme dimensions de cet os, la forme en crochet de l'angle supéro-interne qui se rabat en avant du côté de la fosse sus épineuse, en soulevant le bord externe du trapèze. L'angulation du corps de l'omoplate se fait de telle sorte que la portion sus-épineuse forme avec la portion sous-épineuse un angle de 150° (déformation scephoïde) qui s'accuse également sur le bord interne.

Dysplasie très marquée (vue et palper) des muscles trapèzes (portion supérieure) et surtout des muscles qui fixent l'omoplate au thorax (rhomboïde, dentelé, trapèze inférieur, ce qui explique le scapulum alatum notable pendant les mouvements du bras (adduction, propulsion en avant).

L'examen de la face antérieure du thorax révèle une asymétrie due à l'inégalité morphologique des deux grands pectoraux : atrophie de l'hémithorax droit qui est aplati. De ce côté, le grand pectoral est presque réduit à sa portion claviculaire ; du côté gauche, dysplasie caractérisée par une diminution de la masse musculaire, surtout accusée pour les faisceaux moyens (d'origine sternale). Les extrémités claviculaires internes sont saillantes, pointues même et débordent largement la fourdielle sternale en hauteur.

Comme troubles életriques, hypoexcitabilité galvanique et faradique pour les muscles dysplasiés.

Cet homme, blessé le , a présenté un seton superficiel du moignon de l'épaule droite, n'intéressant aucun nerf. Il fut adressé à l'hôpital de physiothérapie de La Chapelle-Saint-Mesmin, à cause de certains troubles fonctionnels du membre supérieur droit : limitation de l'abduction (45°), de la propulsion (50°), et de la rétropulsion de son bras (35°).

Avant la blessure, le fonctionnement du bras était, paraît-il, normal ; quoi qu'il en soit, on ne saurait attribuer à la blessure cette impotence qui a, du reste, rétrocédé en partie sous l'influence du traitement suivi (physiothérapique). La déformation symétrique des omoplates associée aux dysplasies musculaires implique, sans aucun doute, l'origine congénitale.

DEUX CAS DE THROMBO-PHLÉBITE DU SINUS LATÉRAL A ÉVOLUTION APYRÉTIQUE

1° *Abcès extra-dural cérébelleux, thrombo-phlébite du golfe de la jugulaire et du sinus latéral à évolution apyrétique. Opération. Guérison.*

Dr Lafite-Dupont.

L..., bon tempérament, otite suppurée fugace il y a trois ans, ayant guéri en quelques jours.

L... a contracté une otite aiguë à Suippes, le 12 février 1917. Il arrive dans le service central d'O. R. L. le 28, où l'on constate une otite moyenne suppurée abondante, pulsatile, mais avec large perforation inférieure drainant bien. Il existe cependant une sensibilité de la mastoïde et de la région sous-auriculaire, céphalée, insomnie, hypoacousie.

Le 3 mars, douleurs retro-auriculaires atténuées.

Le 4 mars, douleurs limitées à la base de la mastoïde, affaissement de la paroi postérieure du conduit, pas de température, jusque-là le malade ne s'est pas alité.

5 mars, opération sous-anesthésie locale novocaïne, durée 1 heure 35, trépanation mastoïdienne large ; on trouve un abcès extra-dural de la fosse cérébelleuse ; au-dessous le sinus latéral thrombosé est ouvert jusqu'à sa partie horizontale où est atteinte la limite centrale du caillot.

En bas, la poursuite du caillot amène jusqu'au golfe d'où, prudemment, est extrait le thrombus.

Tamponnement à la gaze iodoformée. Pas de ligature de la jugulaire. Opération bien supportée. (Opr Lafite-Dupont ; aide, Dr Fessard.)

7 mars, tampons venieux enlevés ; pas d'hémorragie du golfe ; hémorragie du bout supérieur, tamponnement.

8 mars, dans le sterno, fusée purulente, contre ouverture au-dessous de l'incision primitive. La jugulaire est intacte ; à cette occasion la température monte à 38°8.

9 mars, tout tamponnement est supprimé. Pansement à plat.

13 mars, sans raison apparente, température 38°9 ; les deux jours suivants, 38°3 et 38°5. Pendant deux jours, injections intraveineuses d'électrargol, puis huile camphrée.

16 mars, la température revient définitivement à la normale ; actuellement guérison, tympan fermé, audition à la voix chuchotée à 20 centimètres.

L'intérêt de cette observation réside dans l'absence de température, au cours de l'évolution d'une thrombophlébite du sinus et du golfe de la jugulaire, probablement secondaire à un abcès extra-dural cérébelleux ayant lui-même évolué sans grande douleur chez un malade non alité.

Enfin, il est à remarquer l'absence de ligature de la jugulaire. Le danger d'embolie caillotique ou aérienne a été exagéré. L'extraction soigneuse du caillot en position déclive de la tête, la recommandation faite au malade, à ce moment, de respirer superficiellement, sont autant de conditions qui éloignent ce danger et font éviter les complications inhérentes.

2° Le second cas a trait à un travailleur marocain entré dans le service pour une otorrhée avec volumineux polypes de la caisse extraits le 11 mars. Douleurs de la mastoïde avec légère tuméfaction les jours suivants mais température normale, le malade n'est pas alité. Opération décidée le 16 mars. Au courant de la trépanation mastoïdienne, on trouve une thrombo-phlébite pariétale totale du sinus, curettage des deux bouts.

Le malade est en cours de traitement.

Méningite otogène. — Intervention, guérison

Drs Halbron et **Berruyer**.

Les auteurs lisent l'observation d'un cas de méningite otogène guérie après intervention (trépanation de la mastoïde et ouverture des méninges).

Le **Dr Lafite-Dupont** rappelle la classification des méningites aiguës dont la première étape consiste en manifestations méningées simples ou « méningisme ». Les méningites vraies ont été classées d'après la présence de pus dans le liquide céphalo-rachidien, ce dernier pouvant ou non contenir des microbes. Enfin, la notion de l'intégrité ou non-intégrité des polynucléaires a aussi son importance.

Quand on pense à la méningite otogène, on doit trépaner la mastoïde. Il est bon d'ouvrir les méninges. M. Lafite-Dupont l'a fait lui-même trois fois, mais cette pratique ne lui paraît pas avoir quelque efficacité sur l'évolution ultérieure de la méningite.

Dr Halbron. — Le méningisme paraît avoir actuellement vécu depuis que la ponction lombaire a permis d'étudier de plus près le mécanisme des réactions méningées. Il existe une forme de méningite plus bénigne, la méningite « puriforme aseptique ». Toutefois, quand cette forme succède à une otite, on doit la considérer comme un avertissement et intervenir très rapidement avant qu'elle ne se transforme en méningite purulente aseptique.

Dr Vacher. — Toutes les fois que l'oreille est en cause, on doit intervenir, on ne risque rien.

Dr Mathieu. — Il n'y a pas que les méningites otogènes qui se comportent ainsi, mais aussi les méningites par abcès cérébral. La méningite puriforme aseptique indique une lésion intra-cérébrale qu'il faut traiter.

Le **Dr Lafite-Dupont** présente une seringue modifiée, stérilisable pour anesthésie locale.

Le **Dr Vacher** rappelle que la seringue des dentistes est également précieuse pour l'anesthésie locale ; elle offre l'avantage de n'avoir qu'un petit volume.

Le **Dr Lafite-Dupont** estime que ce modèle de seringue est difficile à stériliser, car elle contient des rondelles.

Cure orthopédique des épaules ballantes par la résinsertion des muscles sur l'extrémité supérieure humérale.

Dr T.-M. Savage.

Je désire soumettre ici deux cas d'épaules ballantes, avec lesquels nous sommes parvenus à d'excellents résultats par la résinsertion des muscles.

Plusieurs cas sont arrivés à notre hôpital ayant déjà été opérés pour désarticulation de l'humérus et résection d'une certaine longueur de l'os, probablement dans le but de limiter le traitement septique, consécutif aux blessures des cavités articulaires, par éclats d'obus, balles ou autres projectiles.

Les cas dont je vais parler sont des blessures par éclats d'obus sans fracture de l'os, autant qu'il nous a été possible de le constater. Les opérations de désarticulation avaient été pratiquées longtemps avant qu'aucun signe de sepsie puisse être relevé. Dans l'un de ces cas, la résection de 8 centimètres d'os, comprenant l'extrémité supérieure humérale, avait été faite, et avec la partie enlevée, tous les muscles s'y trouvant attachés étaient rendus inutiles. A son arrivée ici, plusieurs jours après son opération, il se produisait une suppuration abondante et de gros drains étaient placés dans les plaies vives et ouvertes.

Ces blessés souffraient considérablement et ne pouvaient faire aucun mouvement du bras. Les bras furent tout d'abord entourés d'un bandage Velpeau et les pansements fréquemment changés. Au bout d'un mois ou six semaines, la suppuration avait considérablement diminué et un appareil fut appliqué dans le but de relâcher les muscles tendus et d'exercer sur l'os une pression remontante contre l'acromion et la cavité glénoïde. Nous pensions qu'ainsi il se formerait à nouveau de l'os et que l'extrémité humérale s'arrondirait par ce procédé. On peut voir d'après nos plaques de radiographie les bons résultats que nous avons obtenus. Nos espérances ont été surpassées et il s'est véritablement formé une nouvelle tête de l'humérus.

L'appareil consiste en un plâtre appliqué par-dessus l'épaule et autour du corps, passant sous l'autre bras. Deux boucles sont implantées dans le plâtre, légèrement en dehors de l'axe de l'humérus, de sorte que la tension de l'élastique attire l'extrémité de l'humerus vers la cavité glénoïde. Le bandage élastique passe sous le coude, l'avant-bras étant à angle droit, et les extrémités du bandage sont attachées dans les boucles, comme l'indique le dessin. Le rapprochement de l'os vers la cavité glénoïde devant se faire graduellement, ces boucles se trouvent être d'un grand secours.

Cet appareil, en dehors de la pression qu'il exerce de l'humérus contre la cavité glénoïde, possède l'avantage de permettre dans une certaine proportion un mouvement de balancement. Ceci tend à rendre unie et arrondie l'extrémité humérale à l'endroit de la cavité glénoïde. C'est en même temps un stimulant de la croissance de l'os, la guérison s'obtenant plus vite lorsqu'on peut produire un mouvement.

La légère douleur causée tout d'abord par cet appareil fut bien vite vaincue et l'extrémité humérale ne tarda pas à toucher l'acromion. Le bras fut continuellement suspendu dans cette position jusqu'à ce que le moment soit venu de procéder à l'opération qui n'a eu lieu que lorsque l'écoulement de la plaie eut cessé depuis un mois au moins.

A ce moment, avant de procéder à l'opération, le blessé essaya quelques mouvements limités du bras : l'avant-bras pouvait être fléchi (sans forcer), les triceps causaient l'extension de l'avant-bras (modérément), et le grand pectoral et le grand dorsal agissaient dans une certaine proportion. Le deltoïde ne soulevait pas le bras. L'os restait en place et une fatigue se produisait si le blessé laissait pendre le bras un certain temps. On peut remarquer ici, que lorsque le bras pend de cette manière, la tension et la pression causent des troubles des vaisseaux et des nerfs. La flexion dorsale du bras n'était pas possible.

Opération :

1° Incision d'environ 2 millimètres au-dessus et en suivant l'épine de l'omoplate et autour de l'acromion, à la jonction coraco-acromiale.

2° Incision partant d'un point à quelques centimètres en arrière de la tête de l'acromion, et allant jusqu'au repli axillaire pastérieur ;

3° Deltoïde coupé à environ 2 millimètres de l'épine de l'omoplate et de l'acromion. Le muscle soigneusement retourné en descendant. La cavité glénoïde, les muscles de l'omoplate et la nouvelle tête de l'humérus furent ainsi exposés ;

4° Séparation soigneuse des muscles sus et sous-épineux et petit-rond.

L'artère circonflexe et le nerf étant vus ainsi distinctement en dessous du muscle petit-rond ;

5° Fente longitudinale pratiquée dans le périostéum sur la surface antérieure et externe de l'humérus, descendant aussi loin que les muscles pouvaient s'étendre sans être tendus, et le périostéum légèrement soulevé ;

6° Résinsertion des tendons de ces muscles en commençant par le haut et en descendant : sus-épineux, sous-épineux et petit-rond, entre les deux bords du périostéum incisé, au moyen de catgut chromique ;

7° Suture du deltoïde à l'endroit qui avait été sectionné, avec catgut chromique ;

8° Insertion d'un drain « cigarette », à l'angle inférieur ;

9° Suture de la peau ;

10° Bras placé dans le plâtre à bandage élastique (appareil décrit plus haut).

Les plaies furent pansées dans les quarante-huit heures

et les drains enlevés. Au bout de sept jours, les points de suture furent enlevés et le bras fut maintenu en position pendant cinq semaines, toute traction supprimée sur les muscles nouvellement attachés.

L'appareil fut alors enlevé et on commença graduellement des mouvements du bras, le traitement électrique et les massages. Le bras conserva sa position et progressivement le blessé put le mouvoir.

Observations :

I. — La résection de la tête de l'humérus et d'une certaine longueur de l'os a été faite, avant qu'il n'y ait une raison définie.

II. — L'articulation de l'épaule ne doit aucunement être traitée différemment des autres articulations. La résection des articulations du genou, de la cheville ou du poignet ne se fait pas seulement par suite de fractures ou de l'entrée d'éclats. L'articulation de l'épaule est trop souvent traitée sur des bases différentes de l'articulation du genou — méthode radicale pour l'épaule et méthode très conservative pour le genou. Cependant on sait qu'un homme peut travailler ayant une jambe artificielle, tandis qu'un bras artificiel l'oblige à vivre aux dépens de la société. Nous croyons que l'appréhension qui existe généralement dans l'esprit du chirurgien, relativement aux blessures de l'épaule, et le traitement radical qu'il leur donne, sont dus à ce qu'il ne réalise pas que la pathologie de toutes les articulations est similaire, et à ce qu'il ne tient pas à s'avancer dans un terrain sur lequel on a beaucoup moins écrit que sur les autres articulations.

III. — Si la sepsie se produit, nous conseillons l'usage des irrigations avec la solution de Dakin pour stimuler la stérilisation des tissus affectés, permettant ainsi une guérison plus rapide et une formation moindre de tissu cicatriciel.

IV. — Nous avons trouvé les muscles de l'omoplate fermement attachés ensemble et incérés dans le tissu cicatriciel au bord de la cavité glénoïde, non pas attachés dans l'os.

V. — Nous avons constaté que les fibres supérieures du grand pectoral et du grand dorsal avaient été endommagés.

VI. — Nous conseillons une opération pour modifier l'insertion du deltoïde et la placer à un point inférieur de l'os afin de remédier aux points de levier défectueux, si le mouvement ne revient pas par l'électro-mécano-thérapie. Nous avions l'intention de faire cette opération, mais nos blessés furent évacués avant que cela nous soit possible.

VII. — Dans le premier de ces cas nous avons suspendu le bras dans un appareil qui maintenait le bras plus qu'à angle droit avec le corps, afin de permettre à l'extrémité humérale de rester dans la cavité glénoïde. Ceci causa une telle douleur et une telle gêne au blessé que nous avons dû l'enlever aussitôt.

Conclusions :

L'un de ces cas n'a plus à son bras de support d'aucune sorte depuis environ six semaines. On peut voir que la tête de l'humérus est toujours en place et qu'elle ne subit que très peu de déplacement.

On se rend compte des mouvements possibles. Le blessé peut s'habiller seul et prendre sa nourriture. Il peut mettre son col et sa cravate, lacer ses souliers, porter sa main à sa tête ou à son autre épaule, mettre sa main dans la poche de son pantalon. Il a une force relativement considérable pour pousser ou tirer et soulever. Il peut soulever son bras légèrement grâce au deltoïde. De plus, il a pu se livrer ici à de légers travaux, tels qu'étendre du sable avec une pelle et ratisser pendant un certain temps.

Nous croyons que la résinsertion des muscles est la seule bonne manière de remédier à ces sortes de blessures ; mais il est encore trop tôt pour dire si les muscles de l'omoplate sont les seuls avec lesquels on puisse obtenir ces résultats.

Dr Weill. — Le taux de la pension allouée aux réformés pour épaule ballante est élevé ; ne pourrait-il pas être abaissé après intervention chirurgicale.

M. le Médecin-Inspecteur Lafage. — En tous cas ces hommes doivent être réformés.

Le **Dr Mathieu** fait remarquer l'excellence des résultats obtenus. Toutefois, l'état des blessés peut se modifier après l'intervention, aussi doivent-ils être l'objet d'un traitement physiothérapique prolongé. M. Mathieu rappelle la pratique du Dr Coville qui a suturé le deltoïde au trapèze et le tout à l'acromion ; les résultats immédiats de cette intervention sont assez bons.

Dr Kendirdjy. — Avant Coville, Walther avait pratiqué la même intervention.

Le **Dr Bonneau** a également suturé une fois le deltoïde au trapèze.

Le **Dr Rocher** insiste sur l'utilité qu'il y aurait à faire porter à ces blessés un appareil qui contre-balancerait l'action nuisible du poids du membre.

Dr Cibrie.

QUE DEVONS-NOUS FAIRE DES PALUDÉENS ?

Avant la guerre, nous avions eu fort rarement l'occasion, nous du moins médecins du cadre de réserve, d'observer des cas de paludisme. Dans quelques régions de France, cependant, et en particulier dans celle où nous nous trouvons aujourd'hui, le paludisme était endémique ; mais le plus souvent il s'agissait de formes légères, limitées à une étendue de quelques kilomètres carrés et les manifestations graves de la malaria restaient extrêmement rares.

A certaines époques, et dans des régions jusque-là indemnes, apparaissaient quelques cas psoradiques ; quelque fois on a pu voir de petites épidémies lors de bouleversements importants du sol de villes ou de campagnes : telle fut l'épidémie de 1811 à Paris, lors du creusement du canal Saint-Martin, celle de 1840 quand on établit les fortifications, enfin ici-même, à Orléans, quelques cas sont apparus lors du percement de la rue de la République. Nous voyions enfin quelques cas de paludisme ancien chez des coloniaux, le plus souvent des Africains, et il s'agissait alors en général de la forme quarte, assez nette le plus souvent et dont le diagnostic n'offrait en général pas de difficultés trop grandes.

Mais, depuis un an, le paludisme de Macédoine est devenu d'observation courante dans toutes les régions de France, du fait des permissionnaires, convalescents ou rapatriés de l'armée d'Orient, et il semble bien que le moment soit venu, devant le nombre croissant d'impaludés, de s'occuper d'une façon toute spéciale, ici à l'intérieur, de cette catégorie de malades.

Et d'abord il est à remarquer que nous avons affaire a du paludisme récent atteignant des sujets éprouvés souvent par une campagne de plusieurs mois et susceptibilisés au moment des premières atteintes par les fatigues actuelles de la vie des camps ou même les opérations d'une campagne active.

Je n'ai ni l'intention ni la prétention, le cadre de cette causerie étant d'ailleurs extrêmement restreint, de vous présenter une monographie du paludisme même très incomplète, et je ne vous infligerai pas la fatigue d'entendre répéter ce que nous avons tous appris dans les traités classiques sur cette question. Je vous demanderai seulement la permission de rappeler en quelques mots, et sans y insister autrement, l'étiologie de cette affection, afin d'en préciser certains détails, utiles à avoir très présents à l'esprit lorsque nous discuterons tout à l'heure le traitement et jusqu'à un certain point la prophylaxie du paludisme.

Donc, nous savons tous aujourd'hui que l'agent du paludisme est l'hématozoaire de Laveran, et nous connaissons bien le rôle très important des moustiques du genre *anophèles* dans la transmission de la maladie. L'anophèles, qui vit en général loin des lieux habités est pour la généralité des auteurs l'hôte intermédiaire nécessaire, entre l'individu déjà infecté et l'individu sain. Le terme ultime de la transformation du parasite dans le corps du moustique est le sporozoïte directement inoculé par la piqûre. Ces sporozoïtes une fois lancés dans le torrent circulatoire se présentent et se comportent comme des amibes, pouvant se mouvoir à l'intérieur des globules rouges, — puis ces amibes grossissent, deviennent des « corps sphériques » qui sont la forme adulte de l'hémazoaire. Ces corps sphériques se segmentent bientôt formant une sorte de morula appelée « *corps en rosace* » et c'est cette parthénogénèse ou reproduction asexuée seule observée dans le sang, que l'on nomme *schizogonie*. Bientôt enfin le globule rouge éclate, laissant échapper les petits corps arrondis qui formaient le corps en rosace et que l'on appelle les *mérozoïtes*. Chacun de ces mérozoïtes attaquera à son tour un globule rouge, et le cycle, s'il n'y est mis bon ordre, se continue ainsi.

Nous ne discuterons pas ici la question de l'unité spécifique du parasite, à laquelle croit toujours M. Laveran.

La plupart des auteurs admettent trois espèces de parasites, espèces ou simples variétés, il faut savoir en tout cas que des formes différentes et suffisamment distinctes, de l'hématozoaire de Laveran sont observées au cours des attaques de paludisme ou même dans certains cas (corps en croissants en particulier) dans l'intervalle des accès ; et ces trois formes dont je me permets de vous indiquer le schéma, sont :

1° Le *Plasmadium vivax*..... parasite de la tierce bénigne, qui paraît être la forme la plus fréquemment observée en France, à l'heure actuelle ;

2° Le *Plasmodium Falciparum*, parasite de la tierce maligne, et c'est à celui-ci que l'on paraît avoir eu affaire le plus souvent à l'armée d'Orient ;

Enfin 3° le *Plasmodium Malariae*, parasite de la fièvre quarte.

Notez en passant que l'on peut en même temps observer la présence de deux parasites dans le sang, et l'association la plus fréquente est alors celle des deux « tierces ».

Je n'insiste pas autrement sur ces notions que vous connaisseiz déjà mais dont, étant donnée leur nature très spéciale, la mémoire a besoin d'être quelque peu rafraîchie.

Messieurs, le 20 novembre dernier, le soldat LH... (Maurice-Alexandre), du service automobile, était apporté à l'hôpital 4 (Service du Dr Teisseire) dans le coma. La veille, à midi, cet homme est tombé subitement, il a perdu connaissance, pendant plusieurs heures un violent frisson l'a secoué, frisson suivi bientôt d'une transpiration abondante ; 24 heures après, lorsqu'il entre à l'hôpital, il n'a pas repris connaissance. Quatre heures après son entrée, il sort peu à peu et lentement de cet état comateux, mais pendant des heures il n'a pas encore la notion précise de l'endroit où il se trouve. Il ne se rappelle son nom qu'avec difficulté et ce n'est que plus tard encore qu'il peut indiquer son domicile et sa classe de mobilisation. Il se plaint alors d'un violent mal de tête frontal, a envie de dormir, baille fréquemment quand on l'interroge, et s'il n'est pas distrait par l'interrogatoire, retombe immédiatement dans le sommeil. Il a des nausées fréquentes et a même eu, sans s'en apercevoir, des vomissements bilieux.

Depuis 36 heures, rétention d'urines absolue.

La toilette locale préparatoire au sondage réveille le

réflexe et le malade évacue de lui-même sa vessie : 1250 gr.

Pas de troubles réflexes. Pupilles normales. Un peu de Kernig. Sensibilité normale. Pouls régulier, 92. Température 38° 3. On essaie de faire une ponction lombaire, mais le malade se défend tellement qu'il faut y renoncer.

Le lendemain, le malade a complètement repris connaissance, mais il se plaint toujours de mal de tête frontal. Toujours un peu de Kernig. Les mouvements de la nuque sont souples. Au bout de quelques minutes, dans la position assise, le malade se plaint de vertiges et demande à se recoucher. La teinte est subictérique ; le foie augmenté de volume surtout le lobe gauche, non douloureux. Râte grosse. Les nausées ont cessé. La température est normale, La ponction lombaire est pratiquée et l'examen du liquide indique : Lymphocytose marquée. Albumine notable. Pas de microbes à l'examen direct. Le soir du deuxième jour, le malade a recouvré toute sa connaissance et raconte son évacuation de Salonique pour « paludisme », et un premier séjour à l'hôpital 41 d'Avignon pour fièvre, crise nerveuse avec perte de connaissance.

Il s'agissait là, comme l'avaient fort bien diagnostiqué dès le premier jour, MM. Hallé et Teisseire d'un accès pernicieux de paludisme. Ce malade a d'ailleurs fait ensuite quelques crises frustes à des intervalles variant de 10 à 15 jours.

Lors de l'accès que je viens de décrire, la recherche des hématozoaires dans le sang (obtenu par piqûre du doigt) avait été négative. . . . .

Si je me suis permis de citer entre plusieurs autres cette observation d'*accès pernicieux*, c'est que sa symptomalogie si variée et l'absence du parasite dans le sang ciruculant, me paraissent comporter un double enseignement sur lequel je reviendrai tout à l'heure.

Retenons tout d'abord que l'accès pernicieux peut présenter une symptomatologie très différente suivant les cas. Le plus souvent il semble que l'on ait affaire à une forme adynamique le malade étant dans le coma, pouls petit, peau froide, et l'accès pouvant se prolonger 48 heures comme dans le cas de M. Teisseire. D'autres fois, il semble que le malade fasse surtout une forme digestive, avec vomissements et diarrhée, ou bien ce sont des hémorragies cutanées ou viscérales qui forment le fond du tableau.

Toutes ces formes peuvent d'ailleurs varier, s'enchevêtrer, avec prédominance de l'un des types, nerveux, circulatoire ou digestif, et faciliter ainsi l'erreur de diagnostic.

Il faut donc toujours penser actuellement chez un malade de cette sorte, à du paludisme possible.

L'interrogatoire, et à son défaut le ou les billets d'hôpital que le malade aura généralement sur lui, préviendront le médecin, d'accès palustres antérieurs. L'examen de la rate quelquefois énorme (comme dans un cas de Bordeau à l'hôpital 42) le plus souvent très grosse, enfin l'examen du sang, confirmeront le diagnostic. Je dirai tout à l'heure un mot de ce dernier examen qui ne doit pas être borné à la recherche de l'hématozoaire schizontes ou gamètes, souvent absents.

Fort heureusement ces accès pernicieux sont encore assez rarement observés en France, mais leur fréquence relative étant cependant très augmentée par rapport à ce que nous voyions en temps de paix, il faut les bien connaître pour y penser, et sauver souvent par une thérapeutique appropriée et énergique, des hommes qu'une expectative trop prolongée amènerait infailliblement à la mort.

A côté de ces formes graves, heureusement rares, du moins à l'heure actuelle dans nos régions, le paludisme de Macédoine se présente à nous sous la forme soit de fièvre continue pouvant en imposer pour un embarras gastrique simple, une *dothiénentérie* atténuée, ou ce qu'on a appelé la fièvre des tranchées ; soit, sous la forme d'accès courts durant 12, 24 ou 48 heures et se répétant à intervalles *irréguliers*. « En présence des courbes vraiment fort irrégulières, de crises subcontinues ou à intervalles plus ou moins longs. nous pensons qu'li y aurait quelques subtilité et beaucoup d'artifice à vouloir ramener ces divers types d'accès aux différents schémas classiques de l'intermittence, du moins lorsqu'il s'agit de formes précoces et virulentes ». (*Carnot et de Kerdrel.*)

Cette opinion que j'ai déjà eu l'occasion d'exprimer paraît être celle de tous ceux de nos confrères avec qui je me suis entretenu de cette question, et qui ont observé ou traité depuis un an, un certain nombre de cas de paludisme. Rarement, très rarement, je devrais dire presque jamais, pour les 70 ou 80 cas auxquels je fais allusion, n'a été observée la courbe régulière que jusqu'alors nous avions cru très classique, permettant à simple inspection de la feuille de température le diagnostic de malaria et de sa variété. Même les cassures septanes que Grall a observées et décrites n'apparaissent que très rarement chez nos malades, et cela tient sans doute à un ensemble de causes parmi lesquelles il faut inscrire la jeunesse relative de l'infection primaire chez nos malades.

Retenons donc cet enseignement des faits actuels, un peu subversif, que l'irrégularité même dans les intermittences devra attirer notre attention vers le paludisme. Tout n'est cependant pas à rejeter dans les descriptions de nos traités classiques et très souvent l'accès lui-même se déroule avec ses phases bien connues et successives de frisson, chaleur, sueurs profuses. Ici cliniquement le diagnostic sera facile, la rate étant le plus souvent très hypertrophiée pendant toute la durée de l'accès. Le médecin expérimenté ou prévenu tiendra aussi grand compte de ces sensations subjectives si bizarres, variables suivant les sujets, mais généralement comparées par eux à une application de fer chaud le long du rachis, ou en ceinture, à une sensation de chaleur intérieure, accompagnée souvent d'une sorte de vide cérébral difficile à définir et fort pénible. Le paludéen déjà ancien décrira d'ailleurs au médecin son « aura » particulier et qui peut être extrêmement variable d'un sujet à l'autre.

Ces quelques symtômes peuvent d'ailleurs constituer à eux seuls des accès frustes qu'il faut savoir dépister.

Chez les sujets anémiés, cachectisés, il faudra, comme l'indiquent MM. Paisseau et Lemaire, rechercher avec soin l'insuffisance surrénale, asthénie, hypotension, douleurs lombaires, raie blanche de *Sergent*, et en tirer l'indication thérapeutique qui consiste dans un emploi judicieux de sérum adrénaliné.

Toutes ces formes, graves ou légères, typiques ou frustes, ont été parfaitement observées et décrites après Grall, par MM. Parisseau, Lemaire, Armand Delille, Abrami, etc..., dont les très intéressantes communications et les observations instructives ont été publiées au *Bulletin de la Société Médicale des Hôpitaux de Paris*.

Ici, comme presque toujours, la clinique seule devra permettre le plus souvent le diagnostic ou tout au moins le rendre suffisamment probable, pour permettre un début de traitement. Je suis de ceux qui pensent qu'il ne faut pas prendre pour habitude de demander au laboratoire un travail qui doit être fait par le clinicien. Le laboratoire ne doit intervenir que comme moyen de contrôle, pas toujours infaillible, dans les cas d'examens négatifs. Mais ceci dit, il faut reconnaître que le microscope nous rendra ici de réels services. Il nous permettra souvent, si le sang est prélevé (sur simple lame, par piqûre du doigt), un peu avant l'accès ou tout à son début, de reconnaître les schizontes ou les gamètes du Plasmodium falciparum ou du P. vivax, qui sont les parasites le plus fréquemment rencontrés actuellement. Mais il faut bien savoir qu'en l'absence de l'hématozoaire c'est la mononucléose considérable et pouvant aller jusqu'à 54 %, qui nous permettra d'affirmer le diagnostic. La recherche soigneuse de la formule leucocytaire est extrêmement importante. Variable au début de l'accès, elle constitue en général à ce moment une leucopénie notable ; bientôt les leucocytes augmentent rapidement allant jusqu'à 15 et 20.000 (maximum après le frisson quand il a lieu), caractère particulier *mononucléose* intense que je viens de vous signaler. (Billet a montré que cette monocluéose peut aller jusqu'à 60 et 65 % sous l'influence de la quinine). Je dois ajouter que les hématozoaires seraient presque toujours retrouvés si on faisait pendant l'accès des ponctions capilaires du foie et surtout de la rate.

Ces quelques notions que je m'excuse d'avoir un peu longuement développées devant vous, étant bien fixées dans notre esprit, le diagnostic de paludisme grave ou léger, ou d'anémie, ou de cachexie consécutive, étant posé, qu'allons-nous faire de nos malades, et d'abord comment allons-nous les traiter ?

Ici aussi, Messieurs, du moins à la période active de la maladie, on a peu ou pas innové au point de vue du traitement basal, et c'est toujours la quinine (employée depuis Louis XIV sous forme de quinquina — introduite à cette date en France par les Jésuites, d'où son nom de Poudre de Jésuites), c'est toujours la quinine qui est l'agent thérapeutique le plus employé et le plus sûr. Mais ici comme dans bon nombre de maladies, connaître l'agent de la « thérapia stérilisans optima » est bien ; savoir l'employer est mieux.

Comment doit-on donner la quinine ? Question très importante, à mon humble avis, et qu'il importe de discuter. Tout de suite ici, nous devons distinguer entre les crises graves au sujet desquelles l'accord thérapeutique semble établi, et les poussées ordinaires de l'infection.

Actuellement, en présence d'une crise grave, accès pernicieux ou gros accès franc, le mieux est d'employer la technique généralisée à l'armée d'Orient et que MM. Carnot et de Kerdrel ont contribué à faire appliquer en France. Dès le début de l'accès, injection intraveineuse d'un sel de quinine soluble. Plusieurs sels et plusieurs dosages ont été essayés ; le formiate de quinine et le quiniforme ont leurs partisans ; il nous paraît plus simple d'employer les ampoules de quinine-uréthane, que le Service de Santé peut mettre à notre disposition. Les ampoules contiennent :

Chlorhydrate basique de *quinine*	0 gr. 40
Uréthane	0 gr. 20
Eau distillée..............................	1 cmc.

Ici je ne puis mieux faire que de vous indiquer la technique employée par MM. Carnot et de Kerdrel, et que j'extrai du *Bulletin de la Société Médicale des Hôpitaux de Paris.*

La solution (il s'agit de celle dont je viens d'indiquer la formule), en général jaune, vire parfois au vert sous l'influence de la stérilisation à chaud : il n'y a pas lieu d'attacher grande importance à ce changement de coloration. On rejettera, par contre, toute ampoule dont le contenu n'est pas absolument limpide.

Cette solution, très concentrée (40 p. 100), pourrait s'injecter dans les veines telle qu'on l'emploie dans les muscles (et suivant la technique de Ravaut pour les injections intraveineuses concentrées d'arsénobenzol) ; mais nous préférons utiliser une solution plus diluée, tant pour les injections intraveineuses que pour les injections intramusculaires.

Le plus habituellement, nous diluons une ampoule dans 20 centimètres cubes d'eau salée physiologique ; le taux de la solution de quinine est ainsi ramené de 40 p. 100 à 2 p. 100 seulement ; si, par suite d'une faute de technique, quelques gouttes de cette solution filtraient sous la peau, on éviterait ainsi l'action irritante locale de la quinine concentrée ; l'injection veineuse devra être faite lentement (de trois à cinq minutes). Dans les cas graves (principalement accidents pernicieux, formes algides, formes bilieuses avec anurie, etc.), nous nous sommes bien trouvés de diluer beaucoup plus encore les solutions de quinine dans du sérum physiologique et d'associer ainsi le traitement quinique à un véritable lavage du sang.

Nous projetons alors une ou deux ampoules de quinine-uréthane dans un demi-litre de sérum tiédi ; le taux de la dilution est alors seulement de 1,6/1.000 ou 3,2/1.000. L'injection intraveineuse de sérum artificiel quininisé stimule et réhydrate le malade, réveille la diurèse et, par là-même, évite l'action sidérante de la quinine sur le rein, tout en utilisant son action stérilisante sur les hématozoaires.

L'injection veineuse, poussée lentement, devra être surveillée localement ; s'il se produisait le moindre œdème local, on exprimerait immédiatement par le trou de la piqûre, le liquide infiltré. Avec ces précautions, nous n'avons jamais observé ni irritation ou escarre locale, ni accidents généraux (sauf quelques vagues malaises et quelques nausées passagères à partir des doses de 0 gr. 80 de quinine). Même après injection de fortes doses, nous n'avons constaté *ni amaurose, ni anurie, ni hémoglobinurie* : dans des cas de néphrite hémorragique nous avons eu parfois une légère recrudescence passagère de l'hématurie, qui n'a même pas empêché la continuation du traitement.

Bref, la voie veineuse ne nous a jamais donné, sur plus de 300 injections, la moindre appréhension, ni le moindre ennui. Nous pouvons donc la recommander sans crainte, comme méthode systématique de traitement du paludisme.

Il est inutile de faire ressortir le gros avantage de l'injection intraveineuse : action rapide et apport direct du médicament dans la rate qui est l'organe dans lequel prolifèrent et s'embusquent le plus volontiers, les hématozoaires.

La méthode des injections intraveineuses est infiniment préférable à celle des injections intramusculaires. Outre que ces dernières, la quinine étant même associée à l'antipyrine, sont très douloureuses, il peut en résulter des accidents graves. Je veux bien que sur les 10 cas de paralysie douloureuse du sciatique avec atrophie musculaire et réaction de dégénérescence publiés par Sicart, Rimbaud et Royer, les piqûres avaient été faites sept fois par des infirmières insuffisamment expérimentées, mais le fait d'être obligé de réformer quelques hommes par suite d'une erreur de technique me paraît suffisant pour rejeter absolument, dans ma pratique, ce mode d'administration de la quinine.

J'indiquais, tout à l'heure, dans les formes sérieuses du paludisme, l'association aux signes habituels, du syndrôme surrénal sur lequel ont fortement insisté et avec raison MM. Paiseau et Lemaire. On se trouvera bien dans les cas de ce genre d'ajouter à la dilution de quinine-uréthane-sérum le contenu d'une ampoule de 1/2 ou 1 milligramme d'adrénaline.

Dans les accès graves ou dans les formes continues ou discontinues rebelles, Carnot a fait de véritables séries d'injection, série de 6 : 2 jours à 80 centigr. ; 2 jours à 60 centigr. ; 2 jours à 40 centigr.

Il laisse alors le malade se reposer et éliminer sa quinine, les croissants (qui dans ces formes-là persistent en général) se désenkyster et se développer. Il recommence au bout de 8 jours une série de 6 nouvelles injections afin de toucher les schizontes nouveaux, faisant ainsi une véritable tyndallisation de l'organisme.

Dans les formes moyennes le plus ordinairement observées c'est encore la simple ingestion de quinine qui est le plus communément employée. Les classiques, vous le savez, recommandent de donner la quinine à la dose moyenne de 1 gr. de sulfate ou de chlorhydrate, 7 heures avant l'accès. Je vous ai dit l'irrégularité de nos courbes de température et l'impossibilité de prévoir l'accès aussi longtemps à l'avance.

Quoi qu'il en soit, comment donner la dose nécessaire de quinine ? Faut-il donner des doses massives ou employer la méthode des doses fractionnées ?

Le Dr Nocht recommande les doses fractionnées : 0 gr. 20 données cinq fois par jour, de 2 heures en 2 heures, à partir du matin.

Les Drs Job et Hirtzmann donnent 25 centigrammes quatre fois par jour, traitant leurs malades généralement ainsi :

La 1re semaine,	6 prises	de 0 gr. 25	pendant	6 jours.
La 2e —	4 —	—	—	5 —
La 3e —	3 —	—	—	4 —
La 4e —	4 —	—	—	3 —

Le Dr Vincent estime à l'encontre des auteurs que je viens de citer, qu'il est toujours préférable pour obtenir un résultat certain d'employer une dose assez élevée de quinine, et il donne en une fois la dose de 1 gr. lorsqu'il la croit nécessaire, allant dans certains cas jusqu'à 2 gr. pris en deux fois.

Il estime, avec M. Laveran, que les fortes doses de quinine ont une action beaucoup plus certaine sur l'hématozoaire parce qu'elles font pénétrer dans le sang une proportion plus forte de l'agent thérapeutique spécifique.

Quelle que soit la façon adoptée, doses massives ou doses fractionnées, nous croyons avec nombre de nos camarades actuellement à l'armée d'Orient, que mieux vaut au début d'un accès, pratiquer une ou deux injections intraveineuses et commencer quelques heures après l'administration de la quinine par la bouche.

Nous avons tous vu un certain nombre de cas d'invasion récente ou ancienne, résister de façon désespérante à l'action de la quinine. Que faire dans ce cas ? Les collobiases d'or ou d'argent ont été employés quelques fois avec succès, mais il semble que dans ces cas le traitement de choix soit l'arsénobenzol ou le galyl. Je vous communique une feuille de température toute récente, d'un malade traité par M. Bordeau, à l'hôpital 42, et qui mieux qu'une longue observation vous indiquera l'action véritablement merveilleuse du novarsénobenzol dans un cas où la quinine semblait ne pas donner de résultat bien net. Dès la première et surtout la deuxième injection, soulagement très marqué, augmentation du volume des urines, relèvement de l'appétit, et sensation de bien-être que le malade dit n'avoir pas éprouvé depuis plusieurs années. (Il s'agit ici d'un Africain, déjà vieux paludéen.)

La médication arsenicale était employée depuis longtemps et les injections de cacodylate dans l'intervalle des accès sont de thérapeutique courante.

Mais il y a lieu, me semble-t-il, de faire profiter plus qu'on ne l'a fait jusqu'ici, les paludéens chroniques de la médication arsenicale forte par l'arsénobensol ou le galyl.

Je me suis bien trouvé dans des cas analogues à celui que je viens de vous citer, d'injections de galyl : 4 doses de 20 centigrammes à 4 ou 5 jours d'intervalle.

Je ne veux pas insister sur le traitement particulier des anémies ou des cachexies palustres où le fer, l'arsenic, le quinquina, et *le repos au grand air* donneront en général de bons résultats. Mais je me permets d'appuyer sur cette nécessité du grand air, de la cure à la campagne et non dans un hôpital urbain où les malades ne peuvent s'oxygéner suffisamment. Il semble que si l'on pouvait réunir ces « convalescents de paludisme » dans une sorte de station sanitaire et dans un endroit non impaludé naturellement, leur guérison y gagnerait en sécurité et en rapidité. Il ne faut pas oublier que le paludisme est une affection extraordinairement tenace et que du traitement des premiers mois et de l'anémie qui suit une série de crises, peut dépendre l'avenir tout entier du sujet.

Vous savez, Messieurs, qu'il existe en France, de nombreuses régions à anophèles, dont la carte qui a déjà été dressée, serait peut-être à refaire. Si ces régions ne sont pas toutes actuellement des foyers de paludisme, c'est que l'anophèle ne trouve pas toujours sous sa trompe un sujet impaludé où il puiserait l'hématozoaire qu'il disséminerait ensuite par inoculation à des sujets sains.

Malheureusement, dès ce printemps sans doute, et en tout cas aux saisons chaudes qui suivront, nombreux seront dans toutes les régions de France, les impaludés retour d'Orient.

Ces hommes, merveilleux porteurs de germes, seront un véritable danger pour la collectivité, et il est à craindre que nous n'assistions d'ici un an ou deux en France, à de grosses épidémies de paludisme.

C'est pourquoi je me permets d'insister tout particulièrement sur l'impérieuse nécessité de réunir et de traiter le plus complètement possible les impaludés que nous voyons actuellement, dans des régions judicieusement choisies et exemptes d'anophèles.

Pour conclure, et tâcher de tirer de cette courte étude sinon un enseignement, du moins un résultat pratique, je soumets à votre discussion les deux vœux suivants :

1° Grouper les paludéens dans un service ou un hôpital de la région, sous la direction d'un médecin faisant du laboratoire, ou à proximité en tous cas, d'un laboratoire ;

2° Lorsque les crises ont nettement diminué de nombre ou d'intensité, ou qu'elles ont même disparu laissant après elles un certain degré d'anémie, traiter ces anémiques *au grand air*, dans un hôpital soigneusement choisi, bien exposé, et situé loin de toute région à marais, — ceci afin d'éviter la diffusion des formes sévères dues au Plasmodium Falciparum.

M. le Médecin-Inspecteur Lafage remercie le rapporteur de son intéressante communication, il pense qu'il y aurait intérêt *au point de vue pratique*, à scinder la question du paludisme qui est considérable ; il n'y a en tous cas pas lieu d'installer un hôpital de paludéens dans la 5e région qui leur est contre-indiquée.

Le **Dr Lesourd** croît que le nombre des paludéens augmente dans la région depuis deux à trois mois.

M. le Médecin-Inspecteur Lafage. — Il faudrait dénombrer les paludéens, puis les grouper, afin de les envoyer dans une région dont le climat leur conviendra.

Le **Dr Vacher** propose de mettre à l'ordre du jour la question du traitement des paludéens.

Cette proposition est adoptée.

Le rapport sur le trachome est remis à la séance suivante.

GROUPEMENT MÉDICAL D'ORLÉANS

Séance du 16 Mars 1917

PRÉSIDENCE DU Dr VACHER

1° Présentation de malades.

Le **Dr Rubens Duval** présente deux malades atteints, le premier, de gomme syphilitique de la pointe de la langue ; le second, de tuberculose de la partie médiane de la face dorsale de la langue près du V lingual.

Chez ces deux malades le diagnostic clinique était difficile. Le malade atteint de gomme syphilitique ulcérée de la langue présente, en effet, de volumineuses adénopathies dures correspondant à la lésion linguale et un état général mauvais avec pâleur et amaigrissement. Cliniquement il y avait tout d'abord lieu de songer à l'épithélioma autant et plus qu'à la gomme syphilitique.

Le malade atteint de tuberculose linguale ne souffre pas, la lésion est verraqueuse et cliniquement il n'est pas possible de poser un diagnostic ferme.

Chez ces deux malades un diagnostic précis fut aisément établi par l'examen histologique d'une biopsie. Dans les cas similaires, il y a toujours le plus grand intérêt de pratiquer une biopsie avant d'instituer tout traitement.

Dans le cas du premier malade atteint de gomme syphilitique de la langue, une injection intra-veineuse de novarsenobenzol a déjà été faite et a amené une amélioration considérable ; mais en ce qui concerne le malade atteint de tuberculose linguale, le traitement peut être discuté et le Dr Rubens Duval demande l'avis de la Société.

Le **Dr Bonneau** s'étonne chez le premier malade de

l'importance des adénopathies qui rendent le diagnostic de syphilis particulièrement difficile.

Pour le second malade, après avoir discuté la longueur du traitement par les cautérisations au galvanocautère et considérant que dans le cas présent la lésion tuberculeuse est limitée, il se déclare partisan d'une exérèse chirurgicale. Il indique comment, à son avis, il faudrait procéder à cette exérèse en la pratiquant d'arrière en avant.

Le Dr **Lafite-Dupont** insiste sur l'utilité de la biopsie, notamment dans le cas du second malade chez lequel le diagnostic n'aurait guère pu être établi sans biopsie. Il estime qu'avant de décider d'une intervention chirurgicale par exérèse ou de l'emploi du galvanocautère il faut examiner ce malade au miroir laryngé pour voir jusqu'où va la lésion.

Il serait plutôt partisan du galvanocautère.

Le Dr **Vacher** considère que le second malade est, en réalité, atteint d'une sorte de lupus de la langue et que le traitement de choix est l'ignipuncture profonde au galvanocautère en allant de la périphérie vers le centre de la lésion.

Le Dr **Bonneau** demande des précisions sur la technique de l'ignipuncture et sur le temps qu'elle nécessiterait. Des mois, sans doute. Ne vaudrait-il pas mieux faire l'exérèse chirurgicale et l'examen histologique de la pièce opératoire. Si l'exérèse n'a pas été complète on pourrait traiter le reliquat par l'ignipuncture.

Dr Lafite-Dupont. — L'emploi du galvanocautère a l'avantage de déterminer la formation d'une zone scléreuse, d'une barrière fibreuse qui limite la lésion. Il faut faire de l'ignipuncture profonde destructive. Cette méthode donne d'excellents résultats pour les tuberculoses de la bouche et du larynx. Elle permet de limiter les lésions et d'oblitérer les vaisseaux périphériques ; par le bistouri on ouvre ces vaisseaux.

Discussion de la question mise a l'ordre du jour

2° *Stérilisation pratique des instruments de chirurgie.*

Dr Bonneau. — Pour la stérilisation des instruments métalliques, le plus pratique est de recourir à la chaleur sèche à 140°. La stérilisation des gants de caoutchouc est plus difficile si l'on veut avoir des gants secs. D'expériences faites avec le Dr Le Sourd, il conclut que la chaleur sèche à 120° est insuffisante pour détruire les microbes sporulés. Toutefois il critique la stricte application d'expériences de laboratoire à la pratique et il se propose de continuer ses recherches.

Le **Dr Lafite-Dupont** stérilise ses gants au formol et en est satisfait. Il se sert aussi de gants stérilisés à l'autoclave à chaleur humide à 120°.

Le **Dr Vacher** renvoie au travail de Gross, de Nancy, pour tout ce qui concerne la stérilisation au formol.

Le Dr Vacher a eu des accidents avec la stérilisation au formol.

Le Dr Beaudoin, de Charleville, donne dans sa thèse toutes les expériences relatives à la stérilisation par la chaleur, par les moyens physiques et chimiques. Il faut 160° pendant 45 minutes avec le Poupinel pour la stérilisation sèche. Avec la chaleur humide, 120° pendant 20 minutes stérilisent avec sécurité.

Les Drs Vacher et Denis stérilisent leurs instruments dans la glycérine. Si on prend de la glycérine contenant 10 % d'eau, on peut stériliser à 108° ou 110° et on a une sécurité absolue.

Dr Bonneau. — Non seulement il est désagréable d'avoir de l'eau dans ses gants, mais cela est un manque de sécurité, car dans le gant mouillé les téguments macèrent et des microbes venant de la profondeur peuvent souiller le liquide.

On peut avoir des gants secs et stérilisés en les stérilisant à la chaleur humide, puis en les séchant par le procédé de la détente brusque.

Le **Dr Vacher** vante l'appareil de Bellanger qui permet de réaliser aisément ce procédé.

Dr Jeandelize. — La chaleur obtenue par l'électricité stérilise commodément les instruments. Il faut chauffer à 160°.

Après la stérilisation au formol, il faut enlever le formol qui est caustique et cela est une cause de complications.

Pour les mains, l'alcool est précieux.

Dr Vacher. — L'alcool ne donne pas une sécurité absolue. Pratiquement, rien ne vaut la stérilisation dans un bain de borax. Le borax n'attaque pas les instruments comme le carbonate de soude.

Dr Lafite-Dupont. — Sur le front, on ne peut toujours pas stériliser ses instruments comme on le voudrait. On peut obtenir une stérilisation immédiate suffisante avec la teinture d'iode, suivie d'ammoniaque, pour nettoyer les instruments.

Le **Dr Faugouin** demande la valeur de la benzine pour stériliser.

Dr Vacher. — La benzine n'a pas plus de valeur que les autres substances chimiques. D'après des travaux récents, l'ammoniaque liquide aurait plus de valeur, comme agent de stérilisation, que le formol.

Le **Dr Lafite-Dupont** rappelle, à propos de la désinfection rapide par la teinture d'iode, que le mélange de teinture d'iode et d'ammoniaque est un mélange détonant.

Le **Dr Jeandelize** insiste sur l'importance du nettoyage minutieux et du dégraissage des instruments si l'on veut obtenir une bonne stérilisation.

Le **Dr Lafite-Dupont**, pour nettoyer rapidement les instruments, les jette dans du savon noir où ils se nettoient peu à peu, puis il les sèche avec la poudre de talc.

GROUPEMENT MÉDICO-CHIRURGICAL

D'ORLÉANS

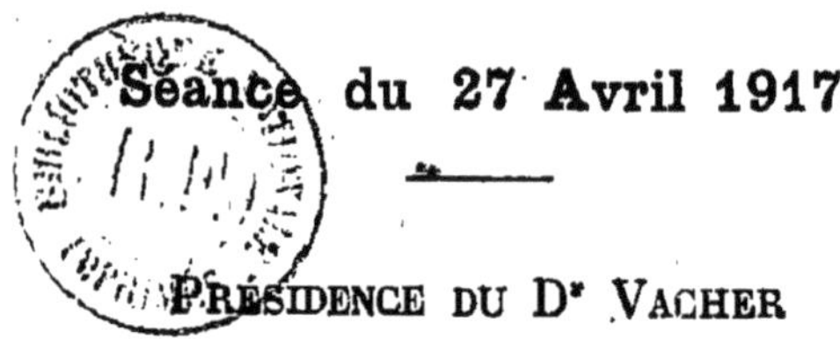

Séance du 27 Avril 1917

PRÉSIDENCE DU Dr VACHER

Fermeture par l'inversion d'une fistule vésicale sus-pubienne, datant de 5 mois, chez un blessé de guerre

Dr Cathelin.

La méthode imaginée par Braquehaye pour fermer les fistules vésicovaginales post opératoires ou méthode de la *collerette inversée* a été une idée féconde.

C'est en réalité une application à ces fistules de la méthode plus générale de *l'adossement large* des surfaces cruentées et séreuses qui a donné de si beaux résultats pour l'intestin.

Cependant le procédé de Braquehaye connaît les échecs, mais la méthode elle-même n'y est pour rien, et ceux-ci sont dus à des causes indépendantes d'elle, surtout au peu d'extensibilité du canal vaginal, à la profondeur des fistules et à leur latéralité, toutes conditions *mécaniques* rendant plus délicates l'exécution du procédé.

C'est ce qui fait que, pour les fistules vésicovaginales et surtout les fistules *hautes*, je préfère de beaucoup l'excision endovésicale de la fistule après taille sus-pubienne et le rapprochement des bords comme après résection partielle pour tumeur, à condition d'y adjoindre le cathétérisme urétéral bilatéral avec sonde vésicale de contrôle, le tout laissé à demeure au moins 15 jours.

Par contre, si la méthode de Braquehaye bien que très ingénieuse doit être abandonnée pour les fistules vaginales de la femme, il est possible de l'appliquer avec plein succès à d'autres régions, *à ciel ouvert*.

J'en ai déjà depuis 2 ans modifié la technique pour les fistules urétrales.

Je vous apporte aujourd'hui un cas où je l'ai appliquée, modifiée et avec succès dans une fistule vésicale sus-pubienne, suite de taille hypogastrique chez un blessé de guerre et qui durait depuis plus de 5 mois (24 septembre 1915). Opéré, le 13 mars 1917, dans le Centre d'Urologie d'Orléans, le malade a guéri en quelques jours et je vous en montre aujourd'hui les résultats à une époque où on peut le considérer comme définitivement guéri (1).

Un cas de rupture du Rein gauche et de la Rate
Présentation des dessins des pièces anatomiques

Dr Rocher.

Le 10 février 1917, à 11 heures du matin, le soldat Jules H... tombe d'un arbre (hauteur de 3 mètres) sur un gros tronc d'arbre. Le traumatisme porte sur la région de l'hypochondre gauche. Ce n'est qu'à 19 heures que le blessé est conduit à l'hôpital de Lamotte-Beuvron, le plus proche du lieu de l'accident. En présence de l'état extrêmement grave, le médecin le fait transporter en auto à Orléans, où il arrive vers 23 heures.

Etat d'anémie très prononcée, extrémités froides, muqueuses décolorées, pouls radial non perceptible, le blessé conserve sa connaissance. Aucun signe abdominal précis sauf un endolorissement de tout le côté gauche du ventre ; pas de matité dans les fosses iliaques ; pas de défense musculaire. Fracture

(1) Notre collègue Lafite Dupont a *opéré* dans les mêmes conditions avec succès une fistule salivaire.

des 9e, 10e et 11e côtes gauches au niveau d'une ligne verticale passant par la pointe de l'omoplate.

Traitement : réchauffement du malade qui frissonne de froid, sérum de Hayem, huile camphrée, etc... L'état du blessé ne se modifie pas. Le 11 février, à 5 heures du matin, il est vu par le Dr Toupet qui conclut à une rupture du rein gauche (vessie remplie de sang) et élimine le diagnostic de lésion de la rate en l'absence de signe abdominal, notamment de défense de la paroi.

A 8 heures, je vois le blessé, son état est désespéré : plus de pouls, perte de connaissance, faciès décoloré. Le cœur bat très lentement : 30. A 9 heures, mort.

Vu la marche rapide des événements, le siège de la contusion attestée par les fractures des côtes, je pensai que la mort relevait d'une rupture splénique par inondation sanguine intrapéritonéale.

Quant à la lésion rénale gauche, elle ne pouvait faire de doute, puisque le sang coulait de la verge et que la sonde avait ramené du sang presque pur. Etant donné le diagnostic clinique de rupture simultanée de la rate et du rein, il était intéressant d'en voir la confirmation par la nécropsie. Je voulus conduire cette recherche comme une véritable opération, semblable à celle que j'aurais entreprise si les événements l'eussent permise.

En cette occurrence, il fallait aller au plus pressé, c'est-à-dire à la rate et compléter l'acte opératoire par une néphrectomie par voie antérieure. Telle fut la marche que je suivis pour l'autopsie.

Une incision sur le bord externe du grand droit gauche permet de voir, déjà, par transparence, sous le péritoine, du sang répandu entre les anses intestinales. L'abdomen est ouvert, du sang y est accumulé en grande quantité, particulièrement dans l'hypocondre gauche. On note une infiltration sanguine sous-séreuse péricolique gauche.

La rate est saisie, son pédicule sectionné. Elle présente au niveau de son bord antérieur deux déchirures qui s'allongent (étendue de 2 et 5 centimètres) sur la face externe et qui se réunissent sur la face interne pour constituer un large sillon traversant obliquement presque toute cette face et aboutir au pédicule vasculaire. La rate est petite, rétractée.

Sur l'incision verticale primitive, je branche une incision

horizontale le long du rebord costal gauche. On accède facilement au rein gauche en décollant le péritoine pariétal. Toute la zone sous péritonéale lombo-iliaque gauche est infiltrée de sang jusque dans l'excavation pelvienne. La loge rénale contient une très grande quantité de sang coagulé.

Le rein présente à sa partie moyenne une rupture transversale légèrement oblique dans le plan antéro-postérieur. Cette rupture intéresse les 3/4 de sa largeur au niveau du hile, de telle sorte que les deux moitiés supérieure et inférieure sont réunies par une épaisseur parenchyme d'un travers de pouce, appartenant au bord externe du rein.

Le pédicule est dilacéré mais non sectionné. On aperçoit une grosse veine rénale déchirée, oblitérée par un caillot sanguin. Tandis que la portion inférieure du rein est d'aspect normal, la portion supérieure porte la trace d'une contusion massive attestée par des fissures et des craquelures nombreuses de la substance corticale ; cette lésion est surtout prononcée pour la face antérieure de ce segment supérieur.

En résumé, les lésions rencontrées à l'autopsie semblent bien démontrer que si l'on eût pu intervenir à temps, la splénectomie et la nephrectomie combinées étaient indiquées ; opérations menées hardiment et rapidement. Les circonstances n'ont pas permis de tenter cette grave intervention ; l'hémorragie interne fut sûrement très aggravée du fait d'un long transport en automobile au milieu d'une nuit très froide. Lorsque nous vîmes le blessé, toute tentative opératoire eut été vaine ; il expirait en effet une heure plus tard.

Le Dr **Cathelin**, à propos de la communication du Dr Rocher, insiste sur la difficulté du diagnostic de rupture simultanée de la rate et du rein. Les traumatismes du rein guérissent en général spontanément ; il n'y a pas à intervenir chirurgicalement et les deux seuls cas justiciables de l'opération sont : la rupture complète au niveau de la partie moyenne (hile) et la rupture en un grand nombre de points (broiement complet).

Tous les autres cas (ruptures corticale, polaire ou médiane) commandent l'expectation.

La voie chirurgicale la meilleure pour aborder le rein est la voie postérieure. Dans le cas du Dr Rocher, il y avait à faire une splénectomie ; il aurait donc fallu *exceptionnellement* aborder le rein par la voie antérieure en drainant, si besoin, par une boutonnière lombaire.

Dr Vacher. — Dans un cas semblable, tout transport doit être évité et le mieux est que le chirurgien se rende sur place pour visiter le blessé.

Dr Arnaud. — Il n'y a pas, en général, de grande contracture de l'abdomen dans les cas de rupture des organes abdominaux pleins. Les malades qui saignent n'ont pas de contracture abdominale marquée. Pour aborder la rate, la meilleure incision semble être l'incision sous-costale oblique. Cette incision est à employer lorsqu'on est certain d'une lésion de la rate.

Quand le diagnostic n'est pas certain, l'incision sur le bord externe du droit est préférable ; sur cette première incision, on branche une incision « en potence » s'il y a lieu. Dans les cas de plaies associées du thorax, on peut faire une ablution transdiaphragmatique. La splénorraphie est une mauvaise intervention qui expose aux hémorragies secondaires.

Dr Rocher. — Il est évident qu'il ne faut pas mobiliser les malades atteints d'hémorragie, mais le Dr Rocher n'a été avisé que lorsque le blessé était déjà transporté à l'hôpital.

Le **Dr Vacher** n'a pas fait la critique du cas particulier, mais a énoncé un principe général.

Côtes supplémentaires

Drs Rocher et Ferrand.

Observation. — Georges R..., 22 ans, a remarqué simplement que depuis l'âge de 13 ans, son bras droit était moins vigoureux que le gauche. Il y a deux mois environ, à la suite d'une vaccination antityphique, il a commencé à se plaindre de douleurs dans le bras droit avec irradiations dans la main et les doigts ; sensation de fourmillement surtout à la face postérieure du bras et de l'avant-bras.

A l'inspection, saillie anormale du creux sus-claviculaire caractérisée par un bombement peu prononcé de cette région; battements visibles de l'artère sous-clavière. Pas d'attitude vicieuse du cou, ni de déformation thoracique. Au palper, on sent une tigelle osseuse dirigée à peu près transversalement, un peu de haut en bas, de dedans en dehors et d'avant en arrière.

L'artère sous-clavière est anormalement élevée, elle passe sur un plan antérieur et légèrement en bas de l'extrémité antérieure de la tigelle osseuse, A ce niveau, le doigt *en un* même point l'oreille entend un souffle, frémissement et souffle systoliques, sans propagation, ne coïncidant pas avec une dilatation anévrysmale, mais plutôt en rapport avec un rétrécissement localisé du vaisseau au moment où il passe en avant de l'extrémité de la côte supplémentaire, peut-être en rapport avec une légère compression sur un trousseau fibreux sous-jacent qui relierait l'extrémité de la côte supplémentaire à la première côte thoracique sous-jacente.

Ce sont ces battements superficiels de l'artère sous-clavière, ce souffle, ce frémissement constaté par plusieurs de mes collègues qui ont attiré surtout leur attention, ont fait mettre ce soldat en observation ; la coexistence d'une dilatation anévrysmale avec la côte supplémentaire fut envisagée par certains. L'examen clinique attentif fait rejeter cette possibilité.

Le palper fait reconnaître un faisceau musculaire descendant obliquement du cou sur l'extrémité externe de la côte supplémentaire ; probablement une partie ou la totalité du scalène antérieur.

Quant au plexus branchial il passe au-dessus de la côte supplémentaire et se palpe très nettement ; à l'état de repos du bras, il ne paraît distendu par la formation osseuse. Toutefois lorsque le bras se met en abduction, la clavicule vient au contact de l'extrémité antérieure de la côte supplémentaire, expliquant les phénomènes de compression du plexus brachial et les douleurs névralgiques qui en résultent.

A ce moment, l'artère sous-clavière n'est plus perceptible, au niveau de l'extrémité libre de la côte supplémentaire, elle est masquée par la clavicule.

La radiographie, faite par le docteur Pérol, montre que la côte supplémentaire droite est composée de segments articulés entre eux sous un angle de 145°, ouvert en dedans et en bas. Le segment interne à 5 cent. ½ sur la radiographie ; l'externe à 2 centimètres. Leur jonction est pratiquée par un espace clair triangulaire à base externe où on voit un petit noyau osseux. Cette jonction est probablement assurée par du tissu cartilagineux, étant donné que la tigelle costale forme un tout rigide, sans aucune mobilité du segment externe.

Du côté gauche, malgré l'absence de toute constatation clinique au palper, il semble exister un rudiment de côte supplémentaire, grêle, transversale, dont l'extrémité dépasserait à peine le sommet de l'apophyse transverse.

Les troubles fonctionnels sont minimes, ce soldat accuse quelques douleurs névralgiques dans le membre supérieur droit à l'occasion d'efforts ou de travaux pénibles. Il est placé dans le service auxiliaire pour des blessures de guerre.

Aucun trouble de compression du grand sympathique ; légère diminution d'amplitude du pouls radial droit, pas de compression veineuse ; pas de scoliose.

Aucune anomalie des corps vertébraux à la radiographie. Ce soldat a refusé l'intervention chirurgicale.

Dr Arnaud. — Dans les livres classiques, il est dit qu'en cas de côte surnuméraire, l'artère sous-clavière passe toujours au-dessus de la côte.

Dr Rocher. — Dans le cas présent, la sous-clavière passait en avant et au-dessous de cette côte. Le plexus brachial passait, au contraire, au-dessus de la côte.

Dr Lafite Dupont. — Il est très intéressant de savoir si la côte passe dessus ou dessous. Embryologiquement l'artère doit passer au-dessus, car c'est l'artère d'un arc branchial.

Dr Rocher. — Elle ne passe ni dessus ni dessous, à proprement parler, mais plus exactement en avant de la côte surnuméraire.

Présentation d'un malade amputé de cuisse Amputation à combeau interne

Dr Arnaud.

Ce malade présentait des troubles trophiques très accusés que la lésion nerveuse (section du sciatique) ne suffisait pas à expliquer. L'examen de la pièce montrait, en outre, de l'endartérite oblitérante.

Dr Rocher. — A l'occasion de la présentation de cet amputé, expose l'utilité qu'il y a à faire marcher le plus tôt possible les amputés avec un pilon provisoire, au lieu de leur donner des béquilles.

Séance du 11 Mai 1917

Présidence du Dr Laubry, vice-président

Lecture d'une lettre du Dr Vacher, président, s'excusant de ne pouvoir assister à la séance.

Atrophies musculaires localisées au cours de la dysenterie bacillaire

Dr Hallé.

H..., est un homme de 43 ans, très vigoureux avant la guerre, qui a supporté 2 ans de campagne sans aucun jour d'indisponibilité, mais qui a dû être évacué à l'automne dernier pour une grave atteinte de dysenterie bacillaire à bacille de Shiga. Depuis, cet homme n'est pas guéri, garde encore 7 ou 8 selles glaireuses ou purulentes par jour malgré tous les traitements institués dans divers hôpitaux, et il a perdu du fait 37 kilos, malgré la reprise de l'appétit, l'absence de fièvre et le repos d'une longue convalescence, Ce qui est tout à fait anormal chez cet homme, c'est l'apparition lente et progressive de certaines atrophies musculaires qui sont telles, qu'une impotence fonctionnelle presque complète du bras gauche en est résulté. Cet homme qui n'a jamais souffert de l'articulation de l'épaule, ni du reste d'aucune articulation, ce qui exclue toute origine ab-articulaire de ses atrophies, ne peut plus soulever l'épaule gauche ni le bras gauche. Il a en effet une atrophie énorme du trapèze, du sus-épineux et du sous-épineux de ce côté. Le sterno mastoïdien, le deltoïde, et peut-être le biceps du même côté sont-ils un peu moins forts que du côté droit, mais c'est l'atrophie du trapèze qui est presque totale.

Les autres muscles de l'économie n'ont pas d'atrophie et l'examen de tous les viscères ne montre rien d'anormal.

Cette atrophie a comme caractère de s'être installé lentement, sans phénomènes douloureux. Electriquement, elle ne donne pas lieu à la réaction de dégénérescence, mais on trouve seulement une hypo-excitabilité galvanique et faradique dans les muscles malades. (Dr Cotonneau). Il semble donc s'agir d'une atrophie simple, sans qu'il soit possible d'invoquer une origine nettement névritique que du reste l'absence de systématisation nerveuse rend peu vraisemblable puisqu'il faudrait admettre que le spinal et le plexus brachial soient tous deux intéressés.

Quelle est l'origine de ces atrophies ? Il nous paraît impossible de ne pas les rattacher à cette dysenterie grave, qui résiste aux médicaments ; mais nous avouons n'avoir pas vu signalés des faits de ce genre. On connaît bien les arthropathies de la dysenterie bacillaire, les atrophies qui peuvent en résulter dans les muscles ab-articulaires ; mais ici rien de semblable : c'est l'intérêt de ce cas qui méritait d'être rapporté, car il semble ouvrir un chapitre encore peu ou pas connu des complications de la dysenterie bacillaire.

Neuf observations de plaies artérielles des membres

Dr H.-L. Rocher.

1. *Plaie de l'humérale gauche à sa partie toute supérieure.*

Fas M..., blessé le 16 avril 1917. Plaie en séton par balle de l'épaule, orifice de sortie sur la paroi externe de l'aisselle, au-dessous du bord du grand pectoral. Hématome artériel volumineux occupant la région axillaire, soulevant le grand pectoral, empiétant sur la paroi interne du bras. Animé de battements isochrones du pouls. Gonflement de tout le membre supérieur, large ecchymose interne ; pouls radial gauche plus faible et retardé. Phénomènes de paralysie dans le domaine des nerfs cubital et médian.

Intervention 24 avril 1917. (Assistance du Dr Bordeau). Mise à nu du paquet vasculo-nerveux axillaire par un longue incision qui suit le sillon delto-pectoral et sectionne le tendon du grand pectoral. Nettoyage du foyer hémorragique ; suspension de l'artère axillaire sur un gros catgut. Large plaie latérale de l'artère humérale dans sa partie haute au niveau de la naissance de l'humérale profonde. Résection du tronçon artériel blessé (2 cent. ½ environ) qui comporte la ligature de l'humérale profonde placé en regard de la plaie.

Section complète du nerf cubital : résection des bouts effilochés de ce nerf ; malgré libération en haut et en bas, les deux extémités nerveuses, grâce à des fils de lin ne peuvent être suturées : un rapprochement d'un demi-centimètre est seulement obtenu.

Le nerf médian présente une hémi-section interne et une forte attrition des fibres restantes ; suture au fil de lin des faisceaux nerveux sectionnés. Suture du tendon grand pectoral ; suture de la peau et drainage. Aucun phénomène anormal post opératoire au point de vue de la circulation du membre. Pouls radial non perceptible. Le malade est soumis à un traitement électrique pour sa paralysie du médian et du cubital.

II. *Plaie latérale de l'a. humérale droite à l'union des tiers moyen et inférieur.*

Camille M..., blessé le 20 août 1914. Plaie en séton de la face interne du bras. Hématome artériel, battement, affaiblissement du pouls radial, large ecchymose s'étendant de la région axillaire à la face antérieure de l'avant-bras.

Intervention 30 août 1914. Bande d'Ouzé ; après nettoyage du foyer hémorragique on ne voit pas la plaie artérielle. On lâche la bande ; volumineuse hémorragie. La bande est réappliquée. On trouve une longue déchirure latérale externe de l'artère. Suture au-dessus et au-dessous. Guérison. Pas de trouble dans la circulation du membre. Pas de pouls radial perceptible. Traitement électrique pour phénomènes nerveux relevant d'une contusion du nerf médian.

III. *Plaie latérale de l'a. humérale gauche au tiers inférieur.*

Alphonse L..., blessé le 16 avril 1917. Plaie en séton par balle. Hématome artériel : battements. Intervention le 27 avril : résection de l'artère humérale sur une longueur de 2 cent. : elle présente une plaie latérale interne. Guérison.

IV. *Plaie latérale de l'a. cubitale droite au tiers moyen.*

Adrien F..., blessé le 24 août 1914. Plaie en séton par balle, à direction transversale : fracture du radius. Hématome artériel volumineux distendant l'avant-bras. Le blessé a eu trois hémorragies importantes. Expansion systolique très nettement visible de la collection sanguine.

Intervention le 29 août. Large ouverture du foyer sanguin ; grande quantité de caillots sanguins ; petite plaie latérale de l'artère : ligature au-dessus et au-dessous. Surjet sous-cutané. Guérison complète. Pas de pouls cubital ; le nerf est intact, les fonctions de pronation et de supination s'effectuent en presque totalité.

V. *Plaie latérale de l'a. cubitale gauche.*

Louis R..., blessé le 24 septembre 1914. Séton par balle à la partie moyenne, trajet antéro-postérieur. Hématome artériel volumineux avec expansion systolique. Le 29, à l'occasion d'un éternuement, hémorragie abondante : intervention ; plaie latérale externe de l'a. cubitale ; section presque complète du nerf cubital. Quelques fibrilles nerveuses constituant le cinquième du nerf en maintiennent la continuité. Suture des plaies musculaires et de la peau ; guérison par puissant traitement électrique consécutif.

VI. *Plaie de l'artère poplitée à sa partie toute supérieure.*

Karl ..., allemand, blessé depuis cinq jours. Séton par balle de la région interne du genou droit ; a déjà eu plusieurs hémorragies sérieuses. Le malade exsangue nous est apporté à la salle d'opérations.

Intervention d'urgence le 15 nov. 1914. Anesthésie légère au chloroforme. Compression digitale de la fémorale ; recherche de la poplité très difficile au milieu de l'infiltration hémorragique de toute la région ; grande quantité de caillots accumulés dans la loge poplitée distendue. En lâchant la compression digitale, on s'aperçoit que le bout supérieur artériel a dû se rétracter du côté du canal de Hunter ; impossibilité de le saisir : ligature de la fémorale dans le canal de Hunter. On lie le bout inférieur de la poplité. Malgré la rapidité de l'opération et les injections de sérum, le malade succombe au choc hémorragique.

VII. *Plaie latérale de l'artère poplité dans le triangle supérieur poplité.*

Louis M..., blessé le 17 avril 1917, entre à l'hôpital auxiliaire 5 d'Orléans le 25 avril. Au niveau d'une large plaie située sur le côté externe de la région poplitée gauche, se produisent les 27, 29 avril et le 1er mai, des hémorragies artérielles, vite arrêtées par la compression. La palpation montre sous-jacente à la plaie, une tuméfaction pulsative grosse comme un citron ; pas de paralysie du sciatique poplité externe. Pas de pulsation sentie ni à la tibiale postérieure ni à la pédieuse.

Diagnostic : Hématome artériel en imminence de rupture ; on aperçoit en effet à la surface de la plaie bourgeonnante, une fissure par où l'on voit sourdre du sang vermeil.

Intervention 1er mai : Hémostase par tube élastique. La plaie agrandie, on tombe dans une cavité remplie de caillots rouges et noirs. La couche de caillots la plus externe s'est densifiée sur une épaisseur d'un 1/2 centimètre et forme poche. Le creux poplité nettoyé, on aperçoit une large déchirure de l'artère à sa partie moyenne, en regard de la naissance de l'articulaire moyenne, déchirure située sur sa face antéro-externe. L'accès sur l'artère étant difficile par cette voie latérale, incision médiane du creux poplité. Le nerf sciatique poplité interne est intact ainsi que la veine. Quelques collatérales saignent : ligatures.

Résection de 1 centim. 1/2 de l'artère poplité blessée : ligature de l'artère articulaire moyenne, nécessitée du fait de cette résection. La plaie est laissée largement ouverte. Suites opératoires normales. Pansements au Dakin. Aucune menace dans l'intégrité de la circulation du membre.

VIII. — *Plaies latérales de l'artère et de la veine poplitée gauches à la partie moyenne, fracas du genou droit et arthrite purulente.*

Henri B..., blessé par balles, le 17 avril 1917.

1° Séton du genou droit, fracture suscondylienne avec fissure transcondylienne interne verticale. Arthrite purulente ; 2° séton du creux poplité gauche. A l'entrée du blessé à l'hôpital complémentaire 49 (Orléans), état de profonde infection ; dans la nuit du 27 au 28 avril, *hémorragie intestinale abondante d'origine septicémique* (Dr Hallé). Le 1er mai, en enlevant le drain transversal poplité gauche, hémorragie abondante, application d'un garrot, intervention d'urgence. Résection de l'artère et de la veine poplitée sur une étendue de 2 centimètres. Ces deux vaisseaux présentent un plaie latérale, en regard de l'interligne articulaire. On profite de l'anesthésie pour faire la résection du massif condylien droit, séparé de la diaphyse par le trait de fracture : nettoyage rapide du foyer purulent articulaire.

Mort le 3 mai, à 4 h. 30, en hyperthermie.

IX. — *Plaies associées des artères tibiale antérieure et du tronc tibio-péronier.*

M. C..., blessé le 8 octobre 1914, entré à l'hôpital temporaire 19 (Bordeaux) le 17 octobre ; plaie pénétrante par balle de la jambe droite dans son tiers supérieur ; orifice d'entrée à 4 travers du doigt au-dessous du tubercule antérieur, en dehors de la crête tibiale. Gonflement très marqué de la région antéro-externe de la jambe (1/2 supérieur) ; expansion systolique ; la pédieuse n'est pas sentie. Il existe également une collection hémorragique dans toute la moitié supérieure de la jambe. Le 26 au soir, hémorragie par l'orifice de la balle. Le 27 au matin, intervention. Compression de la fémorale. Recherche du tronc tibio-péronier très difficile, étant donnée l'énorme infiltration sanguine de tous les plans anatomiques. Grosse accumulation de caillots au-dessous du muscle soléaire. Le tronc tibio-péronier est complètement sectionné et les deux bouts vasculaires très distants ; ligature. Par l'orifice du trajet de la balle au travers du ligament interosseux, du sang artériel s'écoule en abondance. Recherche de la tibiale antérieure par l'incision classique antérieure. Elle est sectionnée à quelques millimètres en avant du ligament interosseux ; ligature. Les plaies antérieure et postérieure sont drainées avec des mèches de gaze et suturées partiellement. Le 28, refroidissement du pied (orteils et moitié antérieure du métatarse). Le 29, gangrène gazeuse à point de départ des plaies opératoires ; infiltration de gaz dans toute l'épaisseur de la cuisse. On débride largement les plaies opératoires, incisions multiples et profondes de la cuisse, lavage à l'eau oxygénée. Mort dans la nuit du 30.

DISCUSSION

Dr Méry. — M. Rocher a-t-il observé des plaies artérielles par frottement du drain ?

Dans un cas que rapporte le Dr Méry, l'hémorragie se produisit tardivement.

D'autre part, M. Méry, dans un cas de plaie artérielle de la fémorale au canal de Hunter, sans doute par esquille, a pratiqué la ligature du vaisseau ; cette dernière entraîna la gangrène totale du membre.

Le **Dr Mathieu** a observé une lésion double de l'artère et de la veine poplitée au-dessus des articulaires, la ligature double de l'artère et de la veine ne fut pas suivie de gangrène ; d'une façon générale les lésions hautes, au-dessus des articulaires, n'occasionnent pas de gangrène.

Le **Dr Arnaud** insiste sur la gravité des ligatures dans le triangle poplité inférieur, les ligatures effectuées dans le triangle supérieur n'entraînent pas de gangrène habituellement.

En ce qui concerne les hémorragies secondaires attribuées aux drains, le Dr Arnaud incriminerait plutôt l'attrition de la paroi artérielle par un débris de projectile ayant contusionné l'artère au moment de la blessure, ou ayant ulcéré celle-ci par son contact dans la plaie.

Le **Dr Hallé**, au moment de la bataille de la Marne, a eu l'occasion de faire une ligature de la carotide primitive qui fut bien supportée quoiqu'elle eût été faite au milieu de fusées purulentes.

Le **Dr Lafite-Dupont** a par contre éprouvé un échec dans un cas de ligature de la faciale suivie de ligature de la carotide externe, sans que l'hémorragie ait pu être arrêtée.

Le Dr **Bonneau** a lié l'artère et la veine axillaires sans suites fâcheuses, le pouls radial était réapparu dès le lendemain.

Le Dr **Méry**, dans le cas d'hémorragie secondaire qu'il a relaté comme étant due au drain, ce dernier pouvait être seul incriminé, la blessure n'étant pas causée par un projectile.

Le Dr **Rocher** préfère opérer avec la bande d'Esmarck.

Le Dr **Arnaud**, qui depuis le début de la guerre a eu l'occasion d'opérer 17 cas d'anévrisme diffus primitifs ou secondaires, rejette l'emploi de la bande d'Esmarch. Par les troubles vaso-moteurs qu'elle provoque, elle rend difficile la recherche du point qui saigne et le traitement des hémorragies, peut-être même est-elle pour quelque chose dans les gangrènes consécutives aux ligatures artérielles. Dans un des trois cas de blessures punctiformes des vaisseaux qu'il a observées, la bande d'Esmarch l'empêcha de trouver la lésion artérielle ; il s'agissait d'une hémorragie de la cubitale au tiers supérieur. Etant intervenu en employant la bande d'Esmarch, il lui fut impossible, même après ablation de celle-ci, de trouver sur l'artère stupéfiée le point qui saignait. L'hémorragie s'étant reproduite, il intervint à nouveau sans bande d'Esmarch et vit un jet de sang au niveau d'une ulcération punctiforme. L'hémorragie ne fut arrêtée que par ligature au-dessus et au-dessous et même ligature d'une collatérale qui se détachait à ce niveau et qui dut elle-même être liée, car, à elle seule, elle suffisait à faire se reproduire l'hémorragie ; en aucun cas la ligature à distance de l'artère lésée ne saurait être considérée comme suffisante ; elle ne peut être qu'un pis aller.

Sans doute chez ces blessés, atteints d'anévrisme diffus et souvent très anémiés, doit être évitée la moindre perte de sang. L'hémostase préventive sera assurée ou bien par la compression à distance qu'exerce un aide de confiance ou par une ligature d'attente (ligature dans le canal de Hunter pour les hémorragies de la poplitée et à la base du triangle de Scarpa pour les blessures de la fémorale). Le fil qui sous-tend l'artère et qu'un aide soulève, un instant relâché, le moment venu, permet de trouver simplement et à coup sûr la lésion du vaisseau.

Le docteur A... pense en outre que l'ulcération des artères par les drains mis à leur contact est exceptionnelle ; le plus souvent l'hémorragie secondaire qui se produit est due non à la présence du drain, mais à la contusion de la paroi artérielle, par le projectile. Au huitième, dixième jour et plus tard, l'escarre se détache, l'hémorragie se produit et le drain est alors, bien à tort, incriminé. A l'appui de cette manière de voir, A... rapporte un cas d'hémorragie secondaire de la fémorale dans le Hunter, pour lequel la présence du drain aurait pû être invoquée. A l'opération, un éclat d'obus du calibre d'un grain de blé fut trouvé au contact même de l'artère ulcérée.

QUSTIONS A L'ORDRE DU JOUR

I. — Que faut-il faire des trachomateux?

Dr Jeandelize.

Les nécessités de la guerre ont amené en France, tant sur le front qu'à l'intérieur, des Arabes, des Marocains, des Annamites, etc... Ces hommes sont enrôlés soit comme militaires, soit comme travailleurs. Or chacun sait la fréquence ecessive du trachome chez ces peuples. Il est donc de la plus haute importance, étant donnée la contagiosité de la conjonctivite granuleuse, de s'en préoccuper. Ce sera le but de ce rapport.

Nous étudierons la question à deux points de vue différents suivant que nous envisagerons le trachome chez les militaires ou chez les travailleurs coloniaux. Cette distinction s'impose en raison du rôle si différent que remplit l'un et l'autre groupe des individus.

I. — TRACHOME CHEZ LES COLONIAUX MILITAIRES

Les différents rapports mensuels des médecins-chefs des centres d'ophtalmologie signalent des cas de conjonctivite granuleuse chez des militaires. Pour notre part, au Centre de la Ve région, nous en rencontrons assez fréquemment, particulièrement chez les Algériens, tant sur les Arabes que sur les Algériens proprement dits. Je dois également signaler la présence du trachome chez les Annamites ; nous avons actuellement au service un Annamite infirmier atteint de trachome floride et par conséquent contagieux. Il est important de signaler ce fait, en raison du grand nombre d'infirmiers annamites qui servent dans nos formations sanitaires.

Mais je dois ajouter, que si le trachome floride existe chez les militaires coloniaux, il n'est pas extrêmement répandu. Ce que nous voyons surtout, ce sont des conjonctivites simples chez des granuleux cicatrisés, ce sont les complications bien connues des lésions cicatricielles, en particulier le trichiasis et les kératites qui s'en suivent.

Vous rencontrerez donc, Messieurs, dans vos hôpitaux, soit parmi les blessés ou malades, soit parmi les infirmiers, des trachomateux. A cet égard, il était utile d'appeler votre attention.

Il y a lieu, également, d'insister sur un point de diagnostic important. Comme vous le savez, nous voyons, et surtout nous avons vu, des cas de conjonctivites suspectes provoquées. Ces cas malheureux, qui résultent de la faiblesse humaine, sont connus de longue date. N'est-il pas fait mention, en effet, dans une comédie d'Aristophane, d'une ophtalmie que certains provoquaient pour éviter de servir dans la marine (Haddou). Durant cette guerre, nous avons vu employer, par les simulateurs, des irritants de toutes sortes : l'ipéca, la cendre de cigarette, la terre, le pus, l'ammoniaque diluée, etc., etc. Or, comme le font remarquer, très justement, MM. C. Fromaget et Harriet, les conjonctivites provoquées par l'ipéca finissent quelquefois par ressembler au trachome ; c'est là un pseudo-trachome, qui se passe bien vite si l'on applique un pansement collodionné occlusif.

Mais puisque je parle du trachome dans l'élément militaire, je désire exprimer un vœu avec M. le major Caillaud, médecin-chef du Centre Ophtalmologique de la VIIe région.

L'article 84 de l'Instruction sur l'*Aptitude physique au service militaire* porte, en effet, que « la conjonctivite granuleuse ou trachome, à cause de sa contagiosité, entraîne l'exemption ou la réforme ».

Il me semble que cet article devrait être modifié de la façon suivante : « la conjonctivite granuleuse ou trachome à la période contagieuse ne pourra entraîner l'exemption ou la réforme qu'après insuccès d'un traitement suffisamment prolongé. » Ce serait sans contredit un moyen de conserver pour les effectifs un certain nombre d'hommes.

II. — TRACHOME CHEZ LES COLONIAUX TRAVAILLEURS

Là, où le trachome se rencontre surtout, c'est chez les travailleurs coloniaux. Comme vous le savez, le Gouvernement a dû faire venir un grand nombre de nos coloniaux pour prêter secours à la main-d'œuvre métropolitaine. Un nombre considérable de coloniaux a été ainsi débarqué à Marseille. On se préoccupa alors de la situation grave que pouvait créer cet état de choses. Mon maître, Morax, l'ophtalmologiste bien connu de Lariboisière, fut envoyé en mission à Marseille pour étudier les moyens à prendre pour se défendre contre le trachome. M. Morax eut la grande amabilité de me mettre au courant de la question, et de me communiquer son rapport.

Je tiens à le remercier d'une façon toute spéciale. Avec son assentiment, je ferai de larges emprunts à son travail.

Dans ce chapitre, nous étudierons :

a) La fréquence du trachome chez les travailleurs coloniaux ;

b) Les mesures prophylactiques prises ;

c) L'utilisation des travailleurs coloniaux trachomateux.

a) FRÉQUENCE DU TRACHOME CHEZ LES TRAVAILLEURS COLONIANX.

M. Poulard, médecin-chef du centre ophtalmologique de la XVe région, à Marseille, qui, comme je vous le disais, est chargé de l'examen des travailleurs coloniaux au débarquement, donne les chiffres suivants dans son rapport mensuel de février 1917 :

Travailleurs examinés du 4 janvier 1917 au 2 mars 1917

Nombre total : 11,241.
Trachomes : 2,773.
Ce qui fait une proportion de 24.66 %.

Détail par nationalités :

	TRAVAILLEURS.	Examinés.	Trachome.	Pourcentage.
Africains	Anglo-Malgaches	13	4	»
	Malgaches	362	18	»
	Marocains	1 519	563	»
	Arabes et Kabyles	698	252	»
	Algériens	1.162	491	»
	Tunisiens	1.295	534	»
	Totaux	5.049	1.862	36 87 %
Asiatiques	Indo-chinois	1.138	307	»
	Chinois	1.279	97	»
	Annamites	3.675	502	»
	Totaux	6.092	906	»
	Bulgares déserteurs	100	5	5 %

Ainsi qu'on le voit, c'est le quart des travailleurs coloniaux qui est atteint de trachome et, d'autre part, la proportion est plus forte chez les Africains que chez les Asiatiques.

Ces chiffres nous indiquent la grande fréquence du trachome en Afrique et en Asie, mais hâtons-nous d'ajouter que ce grand nombre de trachomateux comprend aussi bien les cas à l'état floride qu'à l'état cicatriciel. Or ce qui est important, c'est de connaître la proportion des premiers, seuls vraiment infectants. Nous pouvons nous faire une idée de cette proportion par la constatation que fit M. Morax de 181 cas de trachome contagieux sur 262 cas de trachome qu'il a personnellement examiné dans sa mission chez des Marocains ; ce qui fait une proportion de 69 % de cas contagieux.

Cette proportion de 69 % appliquée aux 2,773 cas de trachome cités plus haut, porte le nombre de trachomateux contagieux débarquésà Marseille du 4 janvier au 2 mars 1917, c'est-à-dire en 2 mois, à 1,913, soit 2,000.

Donc, en deux mois, 2,000 trachomateux contagieux auraient été constatés parmi les arrivant.

b) Mesures prophylactiques prises.

Une circulaire de M. le Sous-Secrétaire d'Etat (en date du 5 décembre 1916, n° 354 Ci/7) nous fixe sur les moyens prophylactiques prescrits : examen à l'embauchage ou à l'embarquement entraînant l'élimination des cas contagieux, examen au port, débarquement à l'arrivée, rapatriement des contagieux, institution des fiches pour les cas de trachome cicatrisé, groupement à faible effectif de trachomateux cicatrisés, qui seront employés au grand air et soustraits à l'influence des poussières, surveillance médicale étroite de ces hommes, surveillance des indigènes et des européens exempts de trachome atteints de conjonctivite d'apparence banale, et vivant dans le voisinage de travailleurs reconnus trachomateux.

Tel est l'esprit de la circulaire. Je ne puis ici en reproduire le texte, mais je dois louer son auteur des mesures recommandées. J'y note en particulier l'insistance spéciale avec laquelle il est demandé aux médecins examinateurs de *retrousser les paupières* de tous les travailleurs, moyen capital et primordial à employer pour dépister le trachome.

J'insisterai cependant sur quelques mesures prophylactiques prises ou à prendre.

1° *Inspection à l'arrivée.*

Ce chiffre de 2.000 trachomateux contagieux, débarqués en deux mois, nous prouve la nécessité qu'il y avait de se préoccuper de la question.

M. Poulard, médecin-chef du Centre d'Ophtalmologie de la XVe région, à Marseille, fut chargé d'assurer le service d'examen des travailleurs coloniaux à leur arrivée. *Les paupières de tous ces hommes sont retroussées.* En raison du nombre considérable des arrivants, il faut aller vite pour éviter l'encombrement, et en même temps bien faire.

Le médecin, qui examine les trachomateux, doit prendre toutes les précautions nécessaires afin de ne pas devenir un agent de propagation de la maladie, afin de ne pas contagionner ses examinés et lui-même. Lorsque l'on a un grand nombre de sujets à examiner, M. Morax conseille l'emploi de gants en caoutchouc, que l'on stérilise, entre chaque examen, en plongeant les mains gantées dans une solution antiseptique forte et en essuyant ensuite les gants avec une serviette, pour éviter le contact de l'antiseptique fort avec la conjonctive. De plus, pour lui-même, le médecin fera bien aussi, ainsi que le recommande Haddou, de se protéger par des verres.

2° *Inspection à l'intérieur.*

Le chiffre vraiement effrayant de 69 % de trachomateux contagieux débarqués, doit nous faire admettre qu'il existe actuellement en France un nombre considérable de contagieux, ayant été débarqués avant la mise en vigueur des mesures prophylactiques.

Il s'ensuit qu'à mon avis, un examen de tous les travailleurs devrait être fait dans chaque région. Cette inspection n'a pas été prescrite d'une façon générale. Je sais que, à la demande de M. le médecin-major Cantonnet, médecin-chef du Centre ophtalmologique de la VIIIe région, M. le Général commandant cette région a prescrit l'examen oculaire de tous les travailleurs coloniaux. Cette mesure devrait se généraliser ; elle a d'ailleurs produit les meilleurs résultats, et a eu pour effet de nous rassurer. Dans son dernier rapport mensuel (Mars 1917), M. Cantonnet constata un chiffre de contagieux relativement très faible ; « Ainsi, dit-il, sur 5.269 travailleurs coloniaux vus dans la VIIIe région en février et mars, il n'y a eu que 43 hommes reconnus contagieux et dirigés sur Marseille. » Ce qui constitue une proportion de 0,81 % de cas contagieux. Cet heureux résultat tient évidemment au triage très étroit établi actuellement à Marseille.

3° *Hospitalisation et rapatriement des travailleurs coloniaux contagieux.*

La question de l'hospitalisation des travailleurs coloniaux à la période floride, c'est-à-dire à la période contagieuse ne saurait se poser en raison de la longueur du traitement. Il s'en suit, ainsi que le prévoit la circulaire ministérielle indiquée ci-dessus, que le rapatriement des trachomateux porteurs de lésions en activité, s'impose à tous les égards.

Une commission établie à Marseille, dite *Commission de Marseille*, juge en dernier ressort de l'opportunité du rapatriement.

Ne devront être soignés dans les Centres d'ophtalmologie que les travailleurs atteints de lésions aiguës particulièrement graves, ou de lésions chroniques, telles que les déviations cicatricielles, pouvant être améliorées par une intervention.

Les Centres ophtalmologiques ne peuvent en effet s'encombrer de travailleurs atteints de cas contagieux, ils doivent réserver leurs ressources hospitalières aux militaires trachomateux déjà trop nombreux.

c) CONDITIONS SPÉCIALES PERMETTANT L'UTILISATION DES TRAVAILLEURS COLONIAUX TRACHOMATEUX.

Ainsi que le fait remarquer très judicieusement M. Morax, en raison de la fréquence excessive du trachome chez les coloniaux, « la Commission d'inspection ophtalmologique au débarquement estime qu'il y aurait inconvénient, pour la défense nationale, à se priver d'un pareil contingent de travailleurs ». Il y a donc lieu de rechercher le genre de travail compatible avec un trachome.

1° Interdire aux trachomateux l'industrie mécanique. L'industrie mécanique est dangereuse pour l'ouvrier lui-même ; la cornée des trachomateux est très fragile, et un corps étranger peut entraîner des désordres considérables ; d'autre part, dans les ateliers de mécanique, l'objet fabriqué, un obus par exemple, passe de main en main, ce qui entraîne forcément une diffusion du trachome.

2° Au contraire, l'industrie chimique, telles les fabriques d'explosifs, paraît compatible avec le trachome. En effet les manipulations se font le plus souvent avec des gants; d'autre part les substances chimiques employées ou produites constituent des désinfectants. Les gaz lacrymogènes ne semblent pas présenter d'inconvénients chez les trachomateux. Les travaux agricoles, les travaux de constructions, de terrassements paraissent également compatibles avec le trachome. Il est facile dans ces derniers cas de recommander l'emploi d'outils individuels.

CONCLUSIONS

1° En raison des conséquences graves du trachome, que personne ne peut se dissimuler, il y a lieu d'insister pour que tous les médecins apprennent à connaître ou au moins à se méfier du trachome. Il existe toujours dans les centres d'ophtalmologie des cas suffisamment nombreux pour permettre une éducation rapide.

2° Tout trachomateux reconnu devra être dirigé sur un centre d'ophtalmologie, qui jugera de l'opportunité du traitement, du rapatriement ou d'une mise en réforme.

3° Outre l'inspection passée par la commission de Marseille au débarquement, une inspection des travailleurs coloniaux par un oculiste s'impose dans chaque région. Cette inspection devra se renouveler, en raison des contingents nouveaux, et aussi en raión des récidives.

4° Employer les travailleurs coloniaux trachomateux de préférence dans l'industrie chimique, aux travaux des champs, dans les constructions, avec recommandations d'employer des outils individuels. Eviter pour eux l'industrie mécanique.

5° Autant que possible, grouper en même équipe les trachomateux.

6° S'inspirer, pour l'aptitude physique au service militaire, d'un réglement plus large et nous proposons le texte suivant marquant le trachome : « La conjonctivite granuleuse ou trachome à la période contagieuse ne pourra entraîner l'exemption ou la réforme qu'après insuccès d'un traitement suffisamment prolongé. »

Le **Dr Laubry** félicite le docteur Jeandelize de l'exposé si clair et si documenté qu'il a fait de la question et demande à la Société d'adopter les conclusions du rapport. Celles-ci sont adoptées à l'unanimité des membres présents.

II. — Que faut-il faire des paludéens (1)?

Sur le paludisme et son traitement

Drs Ch. Laubry et **S. Block.**

Comme beaucoup de nos collègues, nous voyons grandir dans notre secteur médical le nombre des paludéens chroniques évacués de Salonique. Une faible partie d'entre eux est apte à faire campagne et d'ailleurs il est rare qu'à l'occasion d'un violent accès elle ne bénéficie de l'hospitalisation, voire même d'une nouvelle évacuation à l'intérieur. Le reste végète dans les dépôts, ballotté entre l'infirmerie et l'inaptitude, l'hôpital territorial et la convalescence. Cette situation qui tend chaque jour à s'aggraver impose une série de mesures, les premières d'ordre administratif et militaire, les autres d'ordre médical. Sur ce double terrain, la question mérite d'être portée devant notre Société. Nous nous contenterons aujourd'hui de l'envisager au point de vue purement médical en nous appuyant exclusivement sur notre expérience personnelle. Elle est le fruit de nombreuses observations, les unes recueillies et suivies par l'un de nous au

(1) Voir dans le bulletin précédent le rapport du Dr Cibrie.

cours de ses visites régulières dans certaines formations du secteur, véritables foyers de paludisme, et où notamment il a pu contrôler les résultats des différents traitements conseillés par lui, les autres recueillis avec soin dans notre service central où ont été ramenés et concentrés les malades les plus frappés.

Nos considérations sont purement cliniques. Nous n'avons pas eu la satisfaction de compléter nos observations par l'identification du parasite, et cela, non par ignorance de la technique mais par défaut des moyens les plus élémentaires, à savoir de colorants. Ni dans notre laboratoire, ni au laboratoire de la Place, dirigé par notre collègue Scheffer, nous n'avons trouvé de colorants suffisants pour obtenir des préparations de sang faciles à interpréter. Nous saisissons cette occasion d'en exprimer le regret. A vrai dire, nos confrères de Salonique nous ont donné à cet égard des renseignements que nous n'aurions pu que contrôler. Des trois agents reconnus actuellement comme responsables du paludisme, le plus fréquemment rencontré par eux est le Plasmodium falciparum. Or sa virulence exaltée en milieu épidémique, sa vitalité, sa résistance au traitement s'accordent avec les caractères cliniques de nos observations, évolution longue, récidive fréquente, impuissance relative des traitements préventifs et curatifs.

***

Tous nos malades offrent des commémoratifs identiques. Arrivés à Salonique fin 1915, on leur fit absorber à tous, à partir du printemps 1916, des cachets de quinine à titre préventif, précaution vaine et insuffisante, puisque les uns au début de l'été, les autres au début de l'automne, ont été contaminés. Le début de leur affection paraît avoir été insidieux, quelque fois méconnu, rarement marqué par un de ces accès typiques qui imposent le diagnostic du paludisme. Ce n'est qu'au cours d'une évolution fébrile assez prolongée qu'éclatent les exacerbations caractéristiques. Soignés à Salonique, évacués dans les hôpitaux du Midi, envoyés en convalescence, ils ont été recueillis par leurs formations régionales avec une affectation déjà vieille d'une année.

On s'explique pourquoi la gravité du paludisme dans notre centre est toute relative. Il n'existe pas, tout au moins nous n'en avons pas trouvé, de continues palustres ou d'accès pernicieux. Les symptômes autour desquels rayonne l'affection sont l'accès banal connu et l'anémie. De la fréquence des accès, de sa répétition plus que de sa gravité, de son retentissement sur l'état général, de son association avec un degré plus ou moins prononcé d'anémie dépend seule la variété des formes du paludisme observés.

Les unes, les plus bénignes, sont constituées par l'accès unique qui motive leur entrée à l'hôpital et ne se renouvelle pas. Aucun indice extérieur ne révèle une atteinte profonde de l'organisme. Dans d'autres formes non moins bénignes, des accès bihebdomadaires ou hebdomadaires interrompent d'un brusque crochet une ligne thermique normale, à des intervalles que le traitement augmente de plus en plus. On ne trouve jamais chez tous ces malades, soit au moment, soit en dehors de l'accès, une augmentation de volume de la rate et du foie.

Plus sérieuses et rebelles sont les formes où les accès revêtent le type quarte, tierce ou même quotidien ; dans ce dernier cas le traitement modifie généralement l'aspect de la courbe thermique. La première ascension est élevée, les autres sont esquissés, comme avortées. A mesure que le traitement devient insuffisant, les accès ultérieurs reprennent leur caractère primitif.

Enfin soit par la répétition des accès, soit même sans accès apparents, s'installent l'anémie et la cachexie palustres : tantôt les téguments sont pâles avec décoloration des muqueuses et impression de bouffissure de la face et même œdème généralisé sans que les urines renferment d'albumine ; tantôt le teint est terreux, la peau amincie, l'amaigrissement prolongé et dans ce cas la rate est grosse, perceptible à la palpation, le foie débordant. Cet ensemble peut évoluer sans fièvre ou avec une légère élévation thermique continue ou subcontinue, ne dépassant pas 38°. Avec notre confrère, le médecin-major Colliez, nous avons été frappé de la fréquence de la cachexie chez des hommes ayant dépassé la quarantaine, qui semblent plus vulnérables et moins résistants à l'action continue et lente du paludisme.

Nous avons pu, dans des anémies graves, pratiquer un examen numérique du sang et nous avons été plutôt surpris de voir la diminution des hématies loin d'être en rapport avec le degré apparent de l'anémie. Jamais les globules rouges ne sont tombés au-dessous de trois millions par millimètre cube ; par contre, l'abaissement énorme de l'hémoglobine était la règle hors de proportion avec le chiffre des globules ayant comme conséquence une forte diminution de la valeur globulaire. Il semble qu'on ait à faire plutôt à une oligosidérhémie qu'à une anémie vraie.

Nous avons observé fort peu d'associations morbides du paludisme. Nous avons ramené dans notre service un cas de cachexie dont le paludisme n'était pas seul responsable, mais où se faisait sentir l'influence d'une dysenterie amibienne passée longtemps inaperçue et identifiée par la découverte du parasite : un traitement mixte et émétino-quinique l'améliora rapidement. L'un de nous eut l'occasion, à Gien, de surveiller une fièvre typhoïde chez un paludéen : son diagnostic fut délicat et ne put être établi de prime abord. La fièvre ayant débuté brusquement et apparemment à la faveur d'un accès typique chez un paludéen récemment évacué de Salonique, ayant ensuite persisté sans abaissement, il était naturel, au troisième jour, d'évoquer une continue palustre et de tenter le traitement par la quinine. Loin d'amener une sédation, les injections sous-cutanées semblèrent exalter la température et 8 jours plus tard, ayant constaté ce fait paradoxal, nous conclûmes, malgré l'impossibilité d'une culture de sang, malgré le peu de valeur du séro-diagnostic chez un sujet vacciné, à une fièvre typhoïde qui évolua normalement. La défervescence fut classique, mais la convalescence fut entrecoupée d'accès palustres typiques.

***

Nous avons conseillé ou eu recours chez nos paludéens en dehors des prescriptions hygiéno-diététiques courantes classiques et des plus utiles au double traitement quinique et arsenical tantôt isolément et successivement, tantôt de façon combinée. Nous exposons tout d'abord les ressources thérapeutiques dont nous avons usé et nous indiquerons ensuite les résultats que nous avons obtenus et l'opinion que nous nous en sommes faite.

1° TRAITEMENT QUINIQUE. — Nous avons expérimenté la quinine sous toutes formes, savoir :

a) Par *ingestion*, en cachets, à petites et à fortes doses, prescrits surtout dans les formes bénignes selon la méthode conseillée par Laveran, par série de quatre ou cinq jours. Dans les périodes de repos nous faisions prendre 2 ou 3 grammes de poudre de quinquina rouge par jour.

b) Par *injections sous-cutanées*, en faisant des séries de six injections, les deux premières de 0,75 centigrammes, les deux suivantes de 0,50 centigrammes, les dernières de 0,25 centigrammes, introduisant ainsi 3 grammes de quinine en six jours. La solution injectable était soit la solution concentrée de bichlorhydrate de quinine à 0,35 par centimètre cube, soit la solution quinine uréthane d'un formulaire militaire à 0,40 centigrammes par centimètre cube.

c) Par *injection intra-veineuse*. Nous avons utilisé :

La collobiase Dausse ; une ou deux ampoules de quinine colloïdale à 2 milligrammes 1/2.

La solution diluée recommandée récemment par Carnot et qui lui a donné dans les formes graves et les accès pernicieux des résultats remarquables (quinine uréthane 0,40 ctg dans 0,20 centimètres cubes de sérum physiologique tiède). Nous injectons dès le premier jour, si le malade est en accès, immédiatement après l'accès, deux ampoules de 0,40 ctg, soit 0,80 ctg, tantôt en une seule fois si le sujet est vigoureux, tantôt en deux fois le même jour, à une heure d'intervalle. Nous procédons ensuite par doses décroissantes : le deuxième jour 0,80 ctg, les troisième et quatrième jours, 0,60, les cinquième et sixième 0,40 ctg, les septième et huitième 0,20 ctg. Nous n'avons jamais observé d'accident. Les effets immédiats de l'injection sont ceux de l'ivresse quinique : pendant les 10 ou 15 minutes consécutives, les malades accusent de la céphalée, des vertiges, des éblouissements et quelquefois une sensation de constriction de la gorge. Une fois, nous avons enregistré une réaction assez violente avec frisson, élévation thermique courte, mais il faut se rappeler que la simple injection de sérum est capable de provoquer des accidents. Une autre fois, nous avons constaté une forte congestion de la face également passagère.

Récemment enfin, nous inspirant de la technique de Raveau pour les injections de néo-arsenobenzol en solution concentrée, nous avons supprimé la dilution dans le sérum et injecté directement dans la veine le contenu de l'ampoule, soit 0,40 ctg de quinine uréthane en 1 centimètre cube, nous n'avons jamais enregistré de suite fâcheuse.

La pratique des injections intra-veineuses dans le paludisme n'est pas récente. Bacelli avait déjà, en 1890, préconisé l'injection d'une solution au 1/10 de chlorydrate dans un sérum hypertonique à 7 gr. 5 p. 100, et Laveran qui rapporte cette tentative ne s'en montre pas partisan : il signale ses dangers et comparant, aux injections intraveineuses les injections intra-musculaires dont il proclame l'innocuité, ne les trouvant en aucune façon supérieures, il accorde la préférence à ces dernières.

Aujourd'hui que les injections intra-veineuses en général sont entrées dans la pratique courante, il est permis en se fondant uniquement sur les avantages techniques des deux méthodes de juger différemment. Les injections hypodermiques sont en effet douloureuses, pénibles pour certains malades, laissant quelquefois des nodosités qui témoignent d'une solubilité relative du sel employé, d'un enkystement et conséquemment d'un défaut ou d'une irrégularité d'absorption possible. Faites superficiellement, elles exposent à des escarres rebelles et dont l'un de nous a observé des exemples au cours de ses visites dans des formations sanitaires. Il n'en est pas de même pour les injections intra-veineuses. Elles ne sont pas douloureuses. Leur technique est simple, et nous confions volontiers les injections diluées à l'une de nos infirmières que nous avons dressée à cet égard. Alors même que du fait d'erreur qui peut arriver au plus habile, l'injection est poussée dans le tissu cellulaire, la forte dilution de la solution rend cet accident inoffensif et très supportable. L'avis des malades qui ont subi tour à tour les deux variétés d'injection ne laissent aucun doute sur le traitement qui a leur préférence.

2° Traitement arsenical. — Nous avons eu recours :

a) Aux *solutions arsenicales* données par injections et principalement la liqueur de Boudin prescrite rarement à des doses fortes, plus fréquemment à des doses moyennes et progressivement (de 20 à 200 gouttes par jour).

b) Aux *injections sous-cutanées* de cacodylate de soude ou d'arrhénal.

c) Aux *injections intra-veineuses* de Salvarsan, ou mieux de novarsenol-benzol par série de quatre injections à six jours d'intervalles, de 0,45, 0,60, 0,60, 0,90.

3° Nos résultats :

a) Traitement arsenical. — Il ne nous a jamais donné à lui seul, sous quelques formes qu'il fût tenté, de résultats satisfaisants. Il nous a paru, au même titre que d'autres toniques l'air, le régime et le repos, un excellent adjuvant de la cure quinique. Mais les succès qu'on a enregistrés à son actif, nous semblent du genre de ceux que Laveran, à juste titre, signale pour les succédanés de la médication quinique. Dans beaucoup de cas, comme l'a montré Chomel, toute thérapeutique a des triomphes faciles et la simple expectation est à elle seule le meilleur des succédanés.

b) Traitement quinique. — Pour apprécier l'efficacité de chaque préparation il faut, bien entendu, faire abstraction de ces formes auxquelles nous venons de faire allusion où les accès sont rares, où l'état général est bon, où l'hospitalisation et la diète seules ont raison des récidives. Il faut n'envisager que les cas les plus sérieux à accès rebelles subintrants, à cachexie prononcée.

Bien qu'il ne s'agisse pas de formes immédiatement graves, nous avons renoncé à ma médication par ingestion. Ou la quinine est donnée à faibles doses, et elle est forcément insuffisante, ou elle est donnée à dose élevée et mal tolérée par des estomacs de cachectiques, mal absorbée, et ses effets ne sont ni sûrs ni rapides.

Notre essai des injections de collobiase a été encore plus décevant, les doses préconisées sont insuffisantes et les effets nuls.

Reste le choix entre les injections sous-cutanées et les injections intra-veineuses de sels ordinaires. Nous avons déjà laissé entrevoir notre tendance à préférer les dernières. Et nous ne pouvons ici, de par les résultats obtenus, que confirmer cette tendance. Des accès rebelles définitivement arrêtés après une ou deux injections, alors que quelques-unes, rares il est vrai, résistaient à des injections sous-cutanées, des anémies transformées en quinze jours, avec augmentation de poids rapide, sensation de bien-être accusée aussitôt après les séries, fonte visible de la rate, réalisaient un ensemble qui nous permettait de comparer l'action des injections intraveineuses à l'action presque instantanée du Salvarsan, tout au moins des premières injections de 606 sur les accidents syphilitiques de tout ordre.

La comparaison est d'autant plus vraie que les résultats, au point de vue de la stérilisation définitive de la maladie, sont des plus comparables. On a fondé sur la *thérapia stérilisans magna* de grandes espérances et avec toute raison apparente. Nous avons fondé les mêmes sur notre traitement intensif et énergique par les injections intra-veineuses de quinine. Une observation longue et impartiale nous a déçus ; alors que nous avions jugulé des accès rebelles, obtenu une courbe termique longtemps satisfaisante, que nous pensions les malades guéris, nous éprouvions au moment de signer leur feuille de sortie les déboires les plus vifs.

A cet égard, nous insistons sur les causes occasionnelles variées déjà bien connues qui font réapparaître les accès. Un écart de régime, un excès de fatigue, un déplacement intempestif, une émotion brutale, une vaccination antitiphique ou antivariolique ont marqué chez nos malades le retour aggressif d'une affection que nous pensions définitivement éteinte.

En sorte que, dans les formes que nous observons du paludisme, formes vieilles, traduisant une installation à demeure du parasite, nous ne possédons pas d'agent stérilisant. Le traitement clinique est actif, utile, indispensable, mais ce n'est qu'un palliatif. Il atténue ce que l'évolution normale peut avoir de fâcheux, il permet à l'organisme une meilleure défense, mais c'est à ce dernier que revient le dernier mot dans la lutte longue et pénible qu'il doit soutenir. Le traitement du paludisme chronique est une affaire de durée et d'évolution spontanée. Ce n'est qu'après de nombreuses années que l'agent pathogène est vaincu, si tant est qu'il puisse l'être. Ce qui paraît possible, au dire d'auteurs compétents et nous en référons à notre excellent ami Abrami, dans les formes toutes récentes à savoir, la guérison réelle, à la faveur d'un traitement précoce et intensif, ne l'est plus quand le malade arrive dans nos formations de l'arrière. Mais cette conclusion décevante ne doit pas nous inciter, nous croyons l'avoir démontré, à rester inactifs.

Discussion

Dr Hallé. — L'excellent rapport du Dr Cibrie et l'exposé de notre confrère Laubry font ressortir ce fait que nous n'avons peut-être pas vu des faits tout à fait semblables. M. Laubry n'a pas observé d'accès pernicieux dans son secteur ; dans le nôtre, au contraire, ces cas ne sont pas rares et personnellement nous en avons vu plusieurs. Peut-être cela vient-il de ce que nous observons, à Orléans, des paludéens de certains régiments qui n'ont pas été dans les mêmes zones d'invasion malarique que ceux qui fournissent les malades de M. Laubry.

Les paludéens que j'ai observés dans mon secteur sont en majorité des Français et particulièrement des artilleurs, retour de Salonique, presque toujours entrés au décours de leur convalescence, pour des accès parfois pernicieux. Mais nous avons eu à soigner aussi des Allemands retour du Maroc, en petit nombre du reste, gravement anémiés et dans un mauvais état général. Nous voyons aussi comme paludéens des Malgaches, des Annamites et des indigènes d'Afrique. J'attire l'attention de mes confrères sur ces faits que le paludisme de Salonique n'est pas celui qu'ils ont appris dans les livres classiques de notre enfance médicale, et j'insiste entre autres choses sur cette notion qui résulte de nos camarades de l'armée d'Orient que ce paludisme a d'abord l'allure d'une fièvre continue, pendant une semaine ou deux, si bien qu'il en impose pour une fièvre éberthienne ou paraéberthienne. Il est rarement rémittent au début ; il le devient plus tard, mais sans prendre, du moins chez nos malades, la forme rémittente avec cycle régulier.

Deux autres caractères m'ont beaucoup frappé dans ce paludisme d'Orient. C'est d'abord le peu d'augmentation de volume de la rate chez nos malades. Très peu ont une rate très volumineuse ; la plupart n'ont même pas d'hypertrophie splénique et je m'élève contre ce dogme qui veut que tout paludéen aie une grosse rate et un gros foie. Le second caractère est l'absence de crise urinaire spéciale à la fin de l'accès. Les urines qui suivent l'accès sont généralement claires. abondantes, ou du moins peu foncées ; elles ne sont pas riches en hémoglobine, comme cela est de règle dans les accès du paludisme d'autres régions.

Les diverses questions relatives au traitement soulevées par nos confrères me paraissent fort délicates, et j'avoue n'être pas encore très fixé. Je crois cependant qu'il y a un facteur très important du traitement qu'on oublie trop. C'est la NÉCESSITÉ DU REPOS AU LIT.

Je crois que ce repos au lit est non seulement nécessaire chez les sujets atteints de cachexie avec anémie, mais aussi chez les sujets entrés pour des accès paludéens montrant seulement un retour offensif du mal. J'ai cru voir aussi que la quinine était utile lorsqu'elle n'était pas donnée par une seule voie, et je fais volontiers à la fois des injections sous-cutanées et administrer la quinine par la bouche. Enfin, j'use largement de l'arséno-benzol, non pas que je crois cet agent spécifique du paludisme, mais il m'a paru donner de très utiles résultats.

Quant au solutions militaires relatives au paludisme, je pense qu'elles sont encore à trouver. Je ferai d'abord remarquer qu'il résulte d'une enquête que j'ai poursuivie sur les paludéens de mon secteur, grâce à l'obligeance de MM. Bauer et Caban, que nos paludéens de Salonique ont été contaminés du sixième au huitième mois de leur séjour en Orient, du moins dans la majorité des cas. Je crois donc que que s'il était possible de relever les troupes plus souvent, en leur évitant de longs séjours dans les terrains impaludés, on diminuerait beaucoup le nombre des cas et les évacuations en France ; mais je crains que le commandement puisse arriver à cette mesure qui ménagerait cependant nos effectifs. Quant à l'époque où l'on peut rendre à son dépôt un sujet entré à l'hôpital, je crois qu'elle doit être différente, suivant les cas. Il est bien entendu que les sujets anémiés, plus ou moins en cachexie paludéenne doivent être gardés longtemps et s'il le faut réformés temporairement, mais je parle seulement de ces hommes entrés pour quelques accès graves, survenus au décours d'une convalescence. Je sais qu'il faut distinguer ceux d'entre eux qui ont des corps en croissant à l'examen du sang, et je pense que ceux qui ont des formes de résistance du parasite doivent être l'objet de soins plus prolongés. Enfin je terminerai par un vœu, c'est que ceux de nos soldats qui ont été évacués d'Orient pour paludisme ne retournent pas là-bas. Je crois du reste que c'est une mesure qui est prise de plus en plus par le commandement.

Le Dr **Halbron** voit dans son secteur moins de paludéens que les Drs Laubry et Hallé. Le paludisme de Salonique diffère beaucoup cliniquement du paludisme africain, la quinine n'a pas d'action préventive à l'égard du paludisme de Salonique contrairement à ce qui est la règle pour le paludisme Africain.

Le Dr **Marre** rappelle un article récent du Dr Abrami ; il insiste sur l'inefficacité du traitement préventif sur le paludisme salonicien.

Le Dr **Lévy-Frankel** a observé un cas d'accès palustre chez un syphilitique, les injections d'arseno-benzol n'ont eu aucune action sur les crises ; il pense que ce médicament agit plus sur l'anémie que sur l'hématozoaire.

Le **Dr Jeandelize** insiste sur deux faits que M. G. Etienne de Nancy a déjà publiés ; c'est d'une part la reviviscence d'anciens foyers paludiques en France, (Progrès médical, 5 octobre 1916), en particulier en Lorraine, dans la vallée de la Seille, et, d'autre part, l'influence des injections de quinine sur l'éclosion du tétanos (Soc. de médecine de Nancy, 10 mars 1915). Il y a lieu d'insister spécialement sur ce dernier fait, en raison de la fréquence actuelle du paludisme.

Un homme atteint de paludisme, diagnostic confirmé par la présence de l'hématozoaire dans le sang, reçut des injections sous-cutanées de bichlorhydrate de quinine, le traitement par ingestion ayant échoué. Dix jours plus tard, le tétanos se déclarait et la mort s'en suivit. Il ne faut pas dans le cas particulier incriminer une faute d'asepsie dans le mode des injections, les précautions nécessaires ayant été prises. Mais à ce propos, il y a lieu de rappeler les recherches expérimentales de Vincent « sur l'action favorable de la quinine, en injections seulement, sur la prose de virulence du bacille de Nicolaïer, chez les porteurs de germes latents. » En temps de guerre surtout, cette notion est utile à connaître ; et M. Etienne conclut que si on est forcé de recourir aux injections de quinine, on devra les faire précéder d'injection préventives de sérum antitétanique.

GROUPEMENT MÉDICO-CHIRURGICAL
D'ORLÉANS

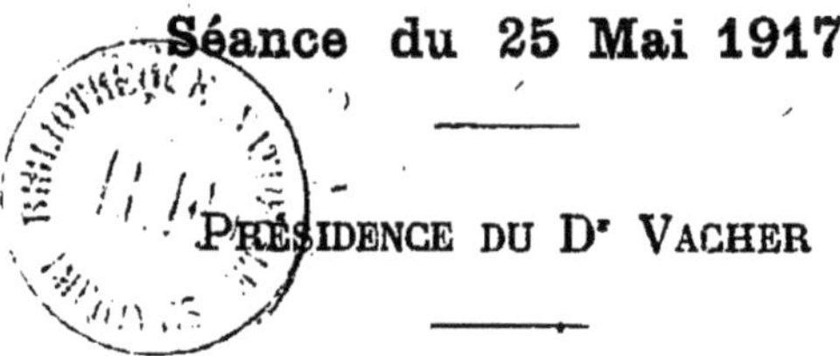

Séance du 25 Mai 1917

Présidence du Dr Vacher

Un cas de luxation ancienne du semi-lunaire

Présentation du malade

Dr Bonneau.

L'homme est un de mes anciens opérés civils dont j'ai présenté l'observation en 1908 à la Société de l'Internat des hôpitaux de Paris. Les hasards de la vie militaire me l'ont fait rencontrer ici, hier. Quand je le vis pour la première fois il présentait une luxation dorsale du grand os avec fracture du scaphoïde sans énucléation du semi-lunaire. L'accident remontait à 40 jours et les troubles de névrite de la main étaient tels que tout mouvement spontané ou provoqué des doigts était impossible, et que ces doigts pâles, froids, amincis, lisses, couverts de sueurs, étaient le siège de douleurs assez fortes pour que l'insomnie fût presque absolue. Deux très belles radiographies (face et profil) stéréoscopiques (si avantageuses pour étudier les rapports exacts des os entre eux) ne laissaient aucun doute sur le diagnostic.

J'enlevai par voie antérieure le semi-lunaire et le fragment interne du scaphoïde. Réunion per primam.

Ce n'est qu'au bout de quatre mois que les mouvements des doigts revinrent tout à fait.

14

Vous voyez que le fonctionnement de ces doigts est aujourd'hui « absolument normal » et qu'il ne persiste comme seul phénomène pathologique que certaines raideurs du poignet limitant à 45° la flexion-extension, et à 30° les mouvements de latéralité.

Présentation d'une artère axillaire liée [pour hémorragie secondaire tardive après désarticulation de l'épaule

Dr Bonneau.

La pièce que voici a été enlevée hier sur un blessé âgé de 21 ans et sans tare particulière, que je reçus à l'hôpital 201 il y a une dizaine de jours. Ce pauvre garçon, en plus d'une fracture du péroné avec fusées purulentes dans le mollet et d'un volumineux phlegmon de la cuisse, se présentait avec une désarticulation de l'épaule droite. La plaie de cette désarticulation était largement béante, on n'avait pas tenté de rapprochement des chairs. Au reste, la surface en était belle, tapissée partout de bourgeons charnus de bonne nature. Dans le fond, on apercevait une zone animée de battements qui répondait à la section de l'axillaire, mais cette zone était rose, granuleuse, en bon état.

Il y a 4 à 5 jours, je vis au milieu de cette zone apparaître un point brun sec, gros comme une tête d'épingle ; le lendemain le point grossit et enfin, hier matin, la plaque avait les dimensions d'une petite lentille. A ce niveau, pas de suintement, pas de douleur spéciale, pas d'œdème. Je fis le diagnostic de sphacèle sec, tardif, de l'extrémité de l'artère axillaire. Redoutant une hémorragie foudroyante dans cette plaie entièrement ouverte, je crus sage de procéder à une ligature de l'axillaire sous la clavicule, puis je disséquai et j'enlevai la pièce que je vous présente. Il n'y a plus trace de la première ligature (la désarticulation remontait à un mois). L'artère est saine sauf à son extrémité, où le thrombus qui paraît organisé est en voie de nécrose. Mon ami M. Rubens-Duval a bien voulu se charger du soin d'examiner histologiquement la pièce. Ses constatations aideront peut-être à établir la pathogénie de cette « gangrène sèche, tardive du moignon de l'artère ». Cliniquement, je crois le cas rare mais précis dans son indication thérapeutique.

Le **Dr Merry** a vu deux fois des hémorragies secondaires du moignon d'amputation et se demande si le catgut ne s'infecte pas plus facilement que la soie. Dans les deux cas, l'hémorragie a été arrêtée.

Le **Dr Vacher** préfère aussi la soie au catgut ; il a remarqué que le catgut lâchait facilement.

Dr Bonneau. — Ici, le fil ne peut être incriminé, car il était résorbé au moment où se produisait l'hémorragie. Cette observation est intéressante à rapporter, en raison du long espace de temps qui s'écoula entre l'amputation et le sphacèle artériel.

Présentation d'un malade atteint d'une luxation du semi-lunaire constatée par l'examen au rayon X

Le **Dr Renaud** présente un blessé porteur d'une luxation du semi-lunaire.

A la suite d'une chute, ce soldat, en plus d'une fracture de la clavicule, fut atteint d'un traumatisme du poignet mal déterminé par l'examen clinique, mais que la radiographie démontra être une luxation du lunaire.

A l'examen, existent tous les signes classiques de cette luxation ; le blessé se plaint de fourmillements dans le territoire du médian et présente une gêne notable des mouvements du pouce.

L'aspect des radiographies de face et de profil du poignet est typique, et montre en outre un arrachement de la styloïde cubitale.

Pour éviter des troubles névritiques du côté du médian et supprimer la gêne fonctionnelle existante, A... se propose d'extirper ce semi-lunaire luxé, car la réduction de la luxation est, en pratique, à peu près impossible et n'est pas en outre sans présenter des inconvénients.

Dr Rocher. — La meilleure thérapeutique est l'extirpation du semi-lunaire par la voie antérieure. Le Dr Rocher a observé chez une jeune fille une luxation typique du scaphoïde par rotation axiale, de telle sorte que par sa partie interne l'os saillait fortement en avant ; l'extirpation donna de bons résultats.

Dr Vacher. — En cas de luxation du semi-lunaire, la réduction non sanglante est possible.

Dr Arnaud. — La réduction du semi-lunaire anatomiquement possible est difficile à pratiquer. Il y a le risque de traumatiser le médian et celui de voir la luxation se reproduire.

Dr Rocher. — Dans les lésions du carpe, il faut avant tout éviter l'ankylose ; si l'on est appelé dès le début des accidents, on peut tenter la réduction non sanglante, celle-ci est très problématique ; ultérieurement, la réduction non sanglante, même au cas où elle réussirait, serait fâcheuse en raison des risques d'ankylose du poignet et du mauvais résultat fonctionnel. Elle paraît du reste impossible dans la généralité des cas.

Un cas rare de syphilis oculaire maligne rapide

Les **Drs Vacher** et **Jeandelize** présentent une malade atteinte d'une forme de syphilis oculaire rare. On constate à la paupière inférieure gauche une gomme ouverte et en dessous de cette paupière une série de papules. L'œil droit est complètement déformé ; tout le segment antéro-inférieur proémine à la façon d'une volumineuse tumeur ; si bien que la cornée est refoulée en haut et se trouve cachée par la paupière supérieure. La vision de cet œil est complètement abolie. L'existence de papules et de quelques lésions cutanées caractéristiques, le Wassermann positif, l'heureuse influence du traitement, font admettre le diagnostic de syphilis gommeuse : gomme de la paupière inférieure gauche, et probablement gomme du corps ciliaire droit ayant entraîné cette déformation considérable.

Fait intéressant : ces lésions seraient de date assez récente : janvier pour la lésion gauche, fin mars pour la lésion droite ; d'autre part, cette femme a été en contact avec un enfant en bas âge ne lui appartenant pas, vraisemblablement syphilitique, et qu'elle avait eu en garde dans le laps de temps août-octobre 1916. Il est très possible qu'elle ait contracté la syphilis à ce moment auprès de cet enfant.

Fracture double du maxillaire inférieur, ostéosynthèse, double bon résultat fonctionnel

Dr François.

Le nombre d'ostéosynthèses pour fracture double du maxillaire n'est pas très nombreux, c'est pourquoi je désirerais vous communiquer le cas suivant :

H. R..., 17 ans, réfugié belge, reçoit, le 10 mai 1915, un coup de pied de cheval sur la joue gauche. Je vois le blessé le lendemain, il ne présente pas de plaie, mais une asymétrie faciale marquée avec une discordance dentaire accentuée en avant. L'examen radioscopique montre : 1° une fracture paramédiane droite avec chevauchement de 1 centimètre vers le haut de la branche horizontale gauche ; 2° une fracture de la région de l'angle gauche avec ascension et déplacement interne de la branche horizontale gauche.

Il n'y avait dans la localité aucun stomatologiste ; je résolus de lui faire une ostéosynthèse double. Je n'ai qu'une confiance très limitée dans les nombreux procédés de traitement des fractures de maxillaire inférieur en dehors des appareils prothétiques et de l'ostéosynthèse ; c'est, en effet, une des fractures où la réduction doit être mathématiquement parfaite pour avoir un engrènement dentaire normal, permettant seul une bonne mastication. Anesthésie régionale à la néo-caïne.

Infiltration de la peau et des tissus au-dessus et en dessous du rebord inférieur médian et gauche du maxillaire inférieur. Pour annihiler les nerfs cervicaux, anesthésie des deux nerfs dentaires inférieurs au niveau de l'épine de Spix. Incision cutanée de 5 centimètres sur le bord inférieur du maxillaire au niveau de la fracture médiane.

Réduction parfaite de la fracture, fixation car une petite plaque en dur aluminium et trois vis en évitant les racines dentaires, mise d'un petit drain derrière le maxillaire. Traitement identique de la fracture de l'angle au moyen d'une plaque fenêtrée carrée en dur aluminium et 3 vis, ici pas de drain. Lavage de la bouche, alimentation liquide, une petite fistulette persiste après l'enlèvement du drain, elle se ferme après trois mois.

Résultat après quatre mois : Fistulette fermée, cicatrices peu perceptibles. Face symétrique, ouverture facile et large de la bouche. Engrènement des dents normal à droite et en avant, à gauche l'arcade dentaire inférieure est déjetée en dedans de 2 millimètres environ. L'engrènement des dents n'étant plus tout à fait parfait, la mastication en a souffert légèrement un an à peu près, pour redevenir parfaite il y a un an, date à laquelle il a été incorporé et reconnu apte au service armé.

Nonobstant ce bon résultat, je crois que les stomatologistes, rompus aux travaux de prothèse et d'orthodontée, obtiennent des résultats aussi bons, sinon meilleurs, et sans opération sanglante. Si ce traitement ne peut être appliqué, je crois qu'il faut recourir à l'ostéosynthèse perdue.

Dr Lafite-Dupont. — Il est très intéressant de voir l'engrènement des dents d'abord défectueux devenir progressivement satisfaisant.

Nous devrions avoir sous la main l'appareillage nécessaire pour des cas semblables, car ces blessés sont exposés à attendre trop longtemps leur évacuation sur un centre maxillo-facial.

Dr Vacher. — Il existe un appareillage aisé à constituer, c'est la couronne plâtrée à laquelle on joint une fronde formée de bandes également plâtrée.

La stérilisation par le formol en chirurgie de guerre

Dr H.-L. Rocher.

La stérilisation chirurgicale, au moyen des vapeurs de formol, a actuellement fait ses preuves et mérite de retenir l'attention des chirurgiens par sa valeur pratique et économique.

Son efficacité a été prouvée expérimentalement par les travaux de Janet, Albanan, Pedrix, Barthélemy et surtout de G. Gross.

Pour plus ample documentation, nous renvoyons le lecteur aux travaux suivants : 1° la stérilisation par les vapeurs de formol dans la pratique chirurgicale (*Revue de Chirurgie*, janvier 1913) ; 2° étuves à stérilisation par les vapeurs de formol (G. Gross, *Revue Médicale de l'Est*, 15 avril 1913) : 3° stérilisation par les vapeurs de formol (G. Gross et Barthélemy, *Association française de Chirurgie*, octobre 1913) ; 4° la stérilisation par les vapeurs de formol en chirurgie de guerre (G. Gross, *Académie de Médecine*, 13 avril 1915.)

Cette stérilisation s'obtient au moyen de la poudre de trioxyméthylène. Plusieurs dispositifs peuvent être employés pour l'obtenir. La poudre incorporée dans un petit sachet de gaze à pansement est placée au fond d'une boîte métallique de préférence et fermant hermétiquement. Un treillis métallique ou une plaque métallique (fer, aluminium) ajourée, forme double fond à cette boîte et sur lui seront déposés, sans être tassés et comprimés, les objets à stériliser.

Si les boîtes ne ferment pas hermétiquement, il est nécessaire de les clore avec une bande de papier collée ou avec de l'adhésif à l'oxyde de zinc. Dans toute stérilisation au formol, il faut une fermeture hermétique pour permettre la concentration des vapeurs de formol.

Il faut enfin éviter de chauffer directement la paroi de la boîte sur laquelle repose la poudre de trioxyméthylène. Le moindre excès de chauffe amènera la sublimation du formol sur les objets qui y sont contenus.

Il existe des étuves à formol semblables au modèle de G. Gross, construit par la maison Collin, ce sont des boîtes métalliques rectangulaires de forme et de dimensions variables, qui s'ouvrent par une portière placée sur la face antérieure de la boîte et qui renferment plusieurs tiroirs glissant sur des rainures ; le fond de ces tiroirs est en treillis métallique afin de favoriser la diffusion des vapeurs de formol. A la partie inférieure ou à la partie supérieure de l'étuve se trouve le plateau sur lequel on dépose une mince couche de trioxyméthylène recouverte de quelques couches de gaze, afin d'éviter que quelques particules viennent en contact avec les objets inclus.

L'étuve Poupinel peut être utilisée comme étuve à formol ; les instruments y sont déposés sur les casiers ou placés dans des boîtes ouvertes.

Une boîte contenant le trioxyméthylène est placée à côté d'eux. L'étuve doit fermer hermétiquement, de manière à maintenir concentrées les vapeurs de formol, c'est là un mode d'utilisation pratique lorsque le Poupinel ne peut être mis en service pour la stérilisation à 130°, faute de gaz ou de lampe à vapeur d'essence, type Primus.

Quel que soit le dispositif employé, la stérilisation est obtenue : à froid, c'est-à-dire température ambiante de 17°, au bout de 24 heures (48 heures pour certains chirurgiens) ; à 25° au bout de 2 heures ; à 55° au bout d'une demi-heure. Il convient de ne pas dépasser la température de 60°, à cause de la décomposition du formol en carbures.

Lorsque la température dépasse 55°, un autre incident peut se produire : les vapeurs de formol se condensent, sur les instruments, les gants en caoutchouc, en un piqueté blanchâtre. Ces particules de formol venant en contact de la peau des mains ou des plaies peuvent produire des lésions d'irritation dues à leur pouvoir caustique. Il convient dans ce cas d'essuyer gants et instruments, de les débarrasser de piqueté de formol, au moyen d'une compresse imbibée d'eau bouillie.

Pour la stérilisation à chaud, 55°, qui a nos préférences, il est indispensable d'avoir un thermomètre qui renseigne sur le degré de l'atmosphère de l'étuve ou de la boîte. Pour éviter que les instruments se rouillent, nous recommandons de chauffer au préalable l'étuve ouverte sans le formol pour en aviver la sécheresse ; l'étuve est refermée lorsque la température est revenue aux environs de 55°, après qu'on y a introduit la poudre de trioxyméthylène. Celle-ci doit être renouvelée lorsque l'odeur du formol ne sera plus nettement perçue.

L'application de cette méthode est des plus étendues.

1° *Stérilisation de tous les instruments* et surtout des instruments tranchants et piquants (ciseaux, aiguilles, bistouris), nécessité de bien sécher les instruments, de les dégraisser parfaitement, avantage de la méthode sur la stérilisation au Poupinel (à moins que celle-ci ne soit très bien réglée) pour les petits instruments dont le taillant n'est pas altéré. Nous nous servons pour la stérilisation des instruments d'une étuve type Gross ou de plusieurs boîtes métalliques plates à double fond dans lesquelles nous les mettons par catégorie, ou encore d'une grande étuve Poupinel dans laquelle nous pouvons mettre plusieurs boîtes d'instruments ouvertes ;

2° *Stérilisation des gants de caoutchouc*, procédé éminemment économique (tout le monde sait combien s'usent vite les gants soumis à l'ébullition ou à l'autoclave). Après son usage, le gant est savonné, bien séché, talqué, un tampon d'ouate non hydrophile le maintient entr'ouvert, la manchette est retournée et garnie dans son pli d'un petit bourrelet d'ouate, chaque paire de gants est entourée d'une gaze. Toute boîte métallique suffisamment grande et munie du double fond pour le sachet de formol peut servir pour la stérilisation des gants au formol. Le gant peut encore être monté sur un moule en fil de fer ou garni de tubes à drains qui maintiennent le gant béant. Lorsqu'une paire de gants a servi pour une opération très septique (gangrène gazeuse par exemple), il est nécessaire de les soumettre à une ébullition de 5 à 10 minutes, après quoi ils sont soumis à la stérilisation ordinaire au formol. Il est bon d'avoir deux séries de gants pour les opérations aseptiques et pour les septiques.

On peut avoir pour drains ordinaires ou tubes perforés (méthode de Carrel-Dakin) des boîtes à formol. Dans nos services de chirurgie, un grand nombre de drains ont été récupérés et traités de cette façon.

3° *Stérilisation des fils de lin.* — Pour nos sutures nerveuses, tendineuses, aponévrotiques, nous nous servons d'aiguillées toutes préparées, séparées par des feuilles de papier ; éviter surtout le tassement. Les boîtes qui les contiennent sont de simples boîtes rondes dont le couvercle est percé de nombreux trous ; ces boîtes sont placées dans une boîte ou étuve à formol.

4° *Stérilisation des leucoplastes*, imperméables caoutchoutés, diachylon, silk protective. Il faut éviter que ces objets soient comprimés : les placer en chiffon ou séparer leurs couches par des bandes de coton. Immerger par précaution le silk protective dans le sérum de Hayem avant de l'appliquer sur une surface vive, pansement des greffes d'Ollier-Thiersch.

5° *Stérilisation des compresses, de l'ouate hydrophile* et des rouleaux de coton gazé. Ces rouleaux sont très commodes pour la confection des grands pansements ;

leur stérilisation dans de grandes boîtes à formol est des plus pratiques. Nous n'avons employé la stérilisation au formol que pour ces rouleaux. L'ouate, les compresses, les champs opératoires ont été stérilisés par nous à l'autoclave, bien que G. Gross se déclare enchanté du formol pour ces articles. La condition nécessaire pour obtenir leur stérilisation effective est la possibilité pour les vapeurs de formol de se diffuser facilement dans toute la boîte et de bien les imprégner. J'ai vu à M... une armoire métallique, construite par des malades, qui constituait une magnifique étuve à formol, de très grand modèle, où toute la stérilisation pouvait se faire.

Depuis deux mois, il n'y a pas de gaz dans la localité et il n'y en aura pas jusqu'à la fin de la guerre.

Les compresses et l'ouate, dans cet hôpital, étaient stérilisées au four du boulanger, ce qui est peut-être suffisant, je ne le nie pas, mais les instruments étaient flambés ou bouillis. On me dira : les lampes Primus ou semblables peuvent servir pour l'étuve Poupinel ou l'autoclave ; parfait, mais ne parlons pas toujours comme si l'on pouvait toujours tout obtenir.

Le Dr François m'a montré, à Orléans, une armoire en bois lui servant d'étuve à formol, chauffée par lampes électriques et dans laquelle il stérilise : plateaux, cuvettes, instruments, bocks, coton, gaze, etc.

6° *Stérilisation des sondes.* — Lorsqu'elles ont servi, les savonner, les sécher ou, si elles sont infectées, les faire bouillir cinq minutes avant de les mettre à la stérilisation au formol. En résumé, considérée comme moyen de fortune ou comme adjuvant des stérilisations utilisées d'une façon générale dans toute formation chirurgicale importante (autoclave, étuve Poupinel), la stérilisation, par le formol, en chirurgie de guerre, mérite d'arrêter notre attention par sa valeur pratique, économique et sa puissance antiseptique.

Dr Bonneau. — La stérilisation au formol est évidemment économique.

Le **Dr François** regrette que le formol rouille fréquemment les instruments d'acier.

Dr Jeandelize. — Nous sommes obligés de faire des économies ; le formol est pratique mais non parfait. La chaleur sèche stérilise fort bien les fils sans les altérer. Le Dr Jeandelize fait remarquer que pour les pansements, la stérilisation au formol est illusoire si les pièces de gaze sont un peu trop tassées. Quant aux instruments, s'ils ne sont pas suffisamment dégraissés, la stérilisation risque d'être défectueuse.

Le **Dr Vacher** rappelle que l'ébullition dans une solution de borate de soude est aussi un bon moyen de stérilisation. Ce sel n'abîme pas les instruments comme le carbonate de soude qui est impur et contient du chlore. Le sel de Vichy qui, par ébullition, devient du carbonate très pur, n'abîme pas non plus les instruments. L'ébullition dans ces conditions est aussi rapide et aussi satisfaisante que la stérilisation au formol.

Un cas de maladie de Hansen.

Présentation du malade.

Dr Lévy-Franckel.

J'ai l'honneur de présenter à la Société, au nom de M. le médecin-major Levi-Sirugue et au mien, un homme atteint de maladie de Hansen. Il est originaire de Cô-Toung, province de Nam-Niuh (Tonkin) ; il est en France depuis neuf mois, et nous a été envoyé de l'hôpital temporaire n° 10, par notre confrère Pauly, pour vérification de son diagnostic.

Les lésions constatées, et qui datent de deux mois, sont de deux ordres, cutanées et nerveuses :

1° Sur les téguments, à la face postérieure de la cuisse et de la jambe gauches, sur la fesse, existent des lésions circinées, à bords légèrement surélevés, légèrement infiltrés, et rappelant au toucher la sensation que donne un placard érysipélateux ; ces bords sont de couleur violacée, allant du violet pâle jusqu'au lie de vin. Au centre de la lésion existe de l'atrophie cutanée. La peau, lisse et mince, est nettement en dépression par rapport au tégument environnant.

Sur toute l'étendue des placards, on constate une anesthésie absolue à la piqûre.

Sur la joue gauche existe un placard d'atrophie cutanée, de la dimension d'une pièce de cinq francs, violet pâle, anesthésique, répondant à l'aspect clinique connu sous le nom de *morphée*.

Enfin, dans l'épaisseur des téguments, on perçoit des nodosités, de la dimension d'un gros pois, assez rares, qui sont des tubercules lépreux au début de leur évolution. Au moins en ce qui concerne le type de la réaction inflammatoire observée, mais la biopsie ayant été pratiquée sur un léprome sans doute trop ancien, il n'a pas été possible de mettre en évidence de bacilles de Hansen sur les coupes.

2° Lésions nerveuses :

L'examen du système nerveux montre, outre l'existence des placards d'anesthésie déjà notés, une sciatique névrite de sciatique poplité externe gauche ; dans la région de la gouttière cubitale, on perçoit un chapelet de nodosités échelonnées, paraissant siéger sur le nerf cubital. Cependant, on ne peut affirmer qu'il ne s'agit pas de ganglions épitrochléens, lésion très fréquente chez ces indigènes, même en dehors de la syphilis.

Il n'existe pas d'atrophie musculaire de la paume de la main, non plus que de rhinite lépreuse.

Le diagnostic des lésions cutanées avec l'herpès circiné parasitaire se fait par l'infiltration des téguments, leur couleur, la tendance atrophique du centre de la plaque. La syphilis tertiaire peut devenir des lésions dont l'aspect se rapproche de celles que nous observons ici.Mais dans ce cas, il n'y a ni atrophie cutanée, ni anesthésie. La réaction de Wassermann a été négative. La réaction de fixation avec l'antigène lépreux (réaction de Gaucher-Abrami), que nous avons demandé à M. Nicolas de pratiquer, n'a pu encore être faite. L'examen histologique, fait par M. Rubens-Duval, confirme le diagnostic de lèpre :

Nous concluons, en somme, à l'existence de lésions de lèpre mixte. L'apparition des accidents, sept mois après que le malade a eu quitté le Tonkin, n'a rien qui puisse nous surprendre, étant donnée la lente incubation de la maladie.

Nous avons isolé le malade en attendant son évacuation. Cependant les cas de contagion de lèpre dans nos climats sont exceptionnels ; la Société de dermatologie de Paris n'admet pas la possibilité de la contagion en France.

Séance du 8 Juin 1917

PRÉSIDENCE DU Dr LAUBRY, VICE-PRÉSIDENT

Deux cas de maladie de Basedow

Présentation du malade

Dr Chevrey.

Le Dr Chevrey présente en son nom et au nom du Dr Hallé, deux malades atteints de goitres exopthalmiques.

Le premier est parti au front indemne de toute lésion de son corps thyroïde. Il s'agit donc d'un cas qui a été aggravé, même déclanché par les fatigues de la guerre.

La symptomatologie est au complet et très marquée.

Ce malade est amélioré par le traitement électrique.

Le deuxième malade, atteint avant la guerre, présente surtout de l'exophtalmie ; il est intéressant parce qu'il est un exemple de ces cas rares de maladie de Basedow « familiale » : il a une sœur morte de Basedow ; ayant eu des enfants, dont plusieurs sont atteints de cette maladie, l'un d'eux a été réformé pour « Basedow » ; enfin le fils du malade lui-même, âgé de 5 ans, dont on montre la photographie, présente une saillie très notable des globes oculaires et a déjà des symptômes de Basedow (dit, son père).

Ce dernier malade, au point de vue thérapeutique, s'est bien trouvé de l'hémato-thyroïdine.

Ces cas deviendront de plus en plus fréquents, ils devront être recherchés avec soin, car souvent ils arrivent avec le diagnostic symptomatique de palpitation ou tachycardie. diagnostic symptomatique de palpitations ou tachycardie. C'est par la recherche des autres symptômes qu'on pourra les dépister.

Dr Weill. — Quelle conduite doit-on adopter en ce qui concerne la situation militaire de ces hommes atteints de maladie de Basedow ?

Au point de vue réforme l'embarras est grand ; on peut discuter l'influence des fatigues du service sur l'apparition du goitre exopthalmique.

Dr Lafite-Dupont. — Avant de réformer ces malades, il y a lieu de les soigner. Comme traitement, M. Lafite-Dupont préconise la radiothérapie.

Dr Hallé. — J'ai vu vingt cas environ de goitre exopthalmique *de guerre* en général d'intensité moyenne. Les différents traitements employés : rayons X, électrisation, salicylate de soude n'ont donné que peu de résultat. M. Hallé ne se rappelle pas qu'un seul de ces malades ait été réformé *définitivement*, plusieurs ont été versés dans l'auxiliaire ou réformés temporairement.

Dr Halbron. — Dans le cas du malade cité par M. Weill, l'évacuation avait été faite pour « bronchite suspecte », les symptômes, en particulier l'état général, attribués à celle-ci seulement, n'étaient-ils pas dus en grande partie au goitre ?

Dr Weill. — Le malade dont je parlais ne présente plus maintenant aucun signe de bronchite ; il ne souffre plus que de son goitre exopthalmique.

Dr Hallé. — La maladie de Basedow doit être recherchée d'autant plus qu'il s'agit habituellement de cas frustes.

Dr Arnaud. — Au point de vue du traitement, que donne la radiothérapie ?

Dr Hallé. — Les résultats sont variables.

Dr Arnaud.

Je viens d'examiner les malades du Dr Hallé. L'un

d'eux, le plus atteint, présente de chaque côté un gros ganglion au niveau de la bifurcation de la carotide, en plus d'une hypertrophie fort appréciable du corps thyroïde. Ces ganglions me paraissent avoir les caractères d'une adénopathie tuberculeuse. Je souligne le fait et ne puis m'empêcher de rappeler que mon maître Poncet, frappé par des faits cliniques analogues qui sont loin d'être une rareté, y voyait plus que des coïncidences et faisait figurer la tuberculose au nombre des facteurs étiologiques du goitre exophtalmique.

En outre, un mot sur la thérapeutique de cette affection. Je demanderai à MM. les radiologues quels sont, pour le goitre exophtalmique, les résultats de la radiothérapie ; j'ajoute que si celle-ci se montre insuffisante dans les cas graves de maladie de Basedow mais dans ceux-là seulement, toute question de traitement général mise à part, la chirurgie reprend ses droits et que par des interventions à cette heure bien réglées (ligatures thyroïdiennes, hémi-thyroïdectomie) elle peut grandement améliorer l'état de ces malades.

Dr Jeandelize. — A-t-on essayé le traitement au moyen de serum d'animaux ethyroïdés ?

Dr Zimmern. — Il n'existe aucun traitement spécifique du goitre exopthalmique ; le traitement chirurgical ne s'adresse qu'aux cas graves.

Pour des cas légers et moyens, la radiothérapie est d'application bien délicate ; je ne crois pas que les résultats donnés par ce traitement soient meilleurs que ceux obtenus par le courant galvanique à dose moyenne.

Présentation d'une malade porteuse d'une corne cutanée sénile de nature épithéliomateuse

Dr Cottenot.

La malade que présente le Dr Cottenot est porteuse d'une

corne cutanée sénile développée sur la région frontale droite, remarquable par ses dimensions et par sa rapidité d'évolution.

Cette femme, âgée de 68 ans, a vu en effet sa lésion débuter, il y a quatre mois, par un petit « bouton » apparu en peau saine, dit-elle, mais il est à noter qu'elle présente sur le front de nombreux points de kératose sénile.

Aujourd'hui nous voyons une corne volumineuse, de forme conique, à sommet mousse, de coloration grisâtre, ayant 3 centimètres de hauteur et 3 centimètres de diamètre à la base. Cette base repose sur un épais bourrelet rouge, très dur, auquel elle adhère solidement. Le bourrelet cutané indique la nature épithéliomateuse de la lésion, et celle-ci peut être considérée comme un épithélioma papillaire corné revêtant un aspect particulier du fait de l'exubérance de la production cornée.

Le Dr Cottenot propose comme traitement, après l'arrachement de la corne, l'ablation à la curette du bourrelet, suivie de l'application d'étincelles de haute fréquence.

La destruction des tumeurs cutanées par l'étincelle de haute fréquence est en effet un traitement commode, rapide, et qui donne de fort belles cicatrices.

Extraction d'une schrapnell situé dans le sommet du poumon. — Guérison

Dr L. Arnaud.

Le Dr A... présente un blessé chez lequel il a enlevé un shrapnell logé dans le sommet du poumon droit.

Ce soldat, blessé 15 mois auparavant, ne présentait plus que de légères douleurs, mais il était grandement préoccupé par la présence du projectile. Celui-ci, repéré, se trouvait à 8 centimètres de la paroi thoracique antérieure, sensiblement en arrière et un peu en dehors du milieu de la clavicule, c'est-à-dire dans la projection des vaisseaux axillaires. C'est là ce qui semblait devoir compliquer l'opération.

Sur les instances du blessé, celle-ci fut cependant pratiquée sur la table radioscopique avec l'assistance du docteur Claret.

Incision de la paroi thoracique antérieure au niveau de la quatrième côte afin que soient évités les vaisseaux axillaires ; la côte est réséquée par la méthode sous-périostée sur une longueur d'environ 4 centimètres. Ouverture punctiforme de la plèvre afin que le pneumothorax ne s'installe que lentement. Pas d'adhérences pleurales. Le sommet du poumon est facilement extériorisé et le shrapnell, perçu à la palpation, enlevé. Pas d'abcès autour du projectile. Suture du parenchyme pulmonaire. Fermeture de la paroi, sans drainage, en trois plans : pleural, musculaire, cutané. La suture des deux premiers plans est particulièrement pénible car les lèvres de la plaie tirent fortement.

Suites opératoires simples, aucune température. Au dixième jour, lors de l'ablation des crins, on constate qu'un des points musculaires, situé sensiblement au milieu de l'incision, a lâché sans qu'il y ait pourtant de fistule pleurale, la suture de la plèvre ayant tenu.

A la même date, on constate l'existence d'un petit épanchement pleural. A cette heure, cinq semaines après l'opération, la guérison est complète et il ne persiste plus qu'une légère obscurité respiratoire de la base droite, d'ailleurs antérieure à l'opération et due à des adhérences pleurales résiduelles.

Cette opération prête à quelques considérations. Malgré le bon résultat obtenu, le Dr A... pense que l'extraction des projectiles intra-pulmonaires ne doit pas être pratiquée de façon systématique. L'abstention opératoire semble de mise, lorsque ces corps étrangers sont bien tolérés (pas d'hémoptysie, pas de fièvre, pas de densification pulmonaire à l'examen radioscopique).

Les douleurs accusées par le blessé sont souvent d'ordre psychique. Le blessé, fort préoccupé par la présence du corps étranger qui le gêne, dit-il, et lui cause en tout cas des inquiétudes, peut quelquefois forcer la main au chirurgien. Ainsi en fut-il dans le cas rapporté.

Quoi qu'on en ait dit, l'intervention n'est pas sans faire

courir de risques au blessé. Même entre les mains d'un opérateur exercé, elle peut être pénible, dramatique. Ce n'est pas l'abord, la recherche et l'extraction du projectile qui présentent des difficultés, mais bien la fermeture complète de la paroi thoracique qui doit être cependant obtenue de toute nécessité.

Personnellement, pour l'abord du poumon, le Dr A... se déclare partisan résolu de la résection costale. Plus que l'incision à travers l'espace intercostal, la résection donne du jour et, faite à la rugine, n'entraîne ultérieurement pas d'insuffisance pariétale.

Cette résection doit être aussi économique que possible. 4 à 6 centimètres suffisent à toutes les manœuvres intrathoraciques, voire même à l'abord du cœur. Par contre, le Dr A... proscrit en tous cas la taille d'un volet costal qui, outre le délabrement pariétal qu'il nécessite, expose à l'hémothorax et partant à l'infection.

La cage thoracique ouverte, le plus simple est d'attirer dans la brèche le poumon qui se laisse facilement extérioriser et saisir à pleines mains. Cette manœuvre simplifie grandement l'ablation du corps étranger qui, s'il a quelque volume, est senti à la palpation. Le parenchyme pulmonaire est ensuite, s'il y a lieu, nettoyé à l'éther et suturé.

Dans ces cas, la brèche pariétale doit être fermée sans drainage, cette suture pariétale constitue le temps le plus délicat de l'opération. Les lèvres de la plaie tirent grandement, mais la résection costale facilite ce temps opératoire et c'est là un argument de plus en faveur de cette résection.

Pour lutter contre le pneumothorax point n'est besoin d'aspirer l'air résiduel, celui-ci a tôt fait de se résorber spontanément.

Dr Laporte. — Que faut-il faire de ces opérés ?

Dr Hallé. — Ces hommes sont le plus souvent *inaptes*

au service armé ; les suites opératoires des extractions sont variées : on observe des épanchements pleuraux, des adhérences thoraciques.

M. Hallé a observé un malade dont le point douloureux intense ne cédait qu'à la compression ; d'autres fois, on observe des hémoptysies à répétition.

Dr Cathelin. — D'après la statistique opératoire de M. Petit de la Villéon, un seul blessé a été réformé sur deux cents opérés.

Dr Hallé. — Il est possible qu'un seul blessé ait été réformé ; combien de temps ceux qui ont été déclarés aptes le resteront-ils ?

Dr Arnaud. — Les résultats extraordinaires de M. Petit de la Villéon tiennent à une technique qui lui est particulière. Quant à lui, il n'oserait pas chercher un corps étranger ainsi au bout d'une pince.

Le **Dr Laubry** partage la manière de voir de M. Hallé. On a parfois des surprises et il cite le cas d'un blessé qui eut des hémoptysies un an après l'intervention. On doit écarter du service militaire actif tous les anciens blessés de poitrine.

Le **Dr Lafite-Dupont** cite un sergent atteint de plaies pulmonaires avec pneumothorax qui a repris du service actif.

Dr Laubry. — Ce blessé est rentré dans le service actif à ses risques et périls, mais lui, médecin, ne le lui aurait pas conseillé.

Dr Vacher. — En ce qui concerne la technique de Petit de la Villéon, il estime qu'on doit s'efforcer à acquérir la même habileté opératoire que ce chirurgien.

M. Vacher rappelle que son procédé de cure radicale de la sinusite frontale par voie indo-nasale, maintenant pratiqué couramment, a d'abord été jugé d'une difficulté excessive.

Plaie artérielle sèche de la fémorale. Thrombose artérielle. — Gangrène consécutive. — Projectile inclus dans l'artère tibiale postérieure. — Présentation de la pièce anatomique.

Dr Coudert.

Quand un projectile frappe une artère et détermine sur elle une plaie latérale, l'hémorragie ne constitue pas toujours, immédiatement et fatalement, le symptôme qui traduit la lésion vasculaire. Il arrive parfois, surtout quand l'agent vulnérant est un éclat d'obus, que le vaisseau blessé ne saigne pas ; les tuniques moyenne et interne de l'artère déchirée et contuse laissant flotter des lambeaux qui vont s'accoler, oblitérer la lumière du vaisseau et favoriser la formation rapide d'un caillot. Ainsi se trouve constituée une plaie vasculaire sans hémorragie, « une plaie sèche de l'artère ».

Cliniquement, ces plaies sèches des artères sont souvent méconnues ; ni hématome, ni hémorragie interne, rien n'indique l'existence de la blessure d'un vaisseau. Seuls, le siège de l'orifice d'entrée du projectile, la direction générale de la plaie conduisant au voisinage d'un gros vaisseau ou croisant son trajet, attirent l'attention. Malgré un examen clinique attentif et une exploration minutieuse de la plaie, le plus souvent le diagnostic est en défaut et la lésion vasculaire méconnue. Celle-ci se révélera malheureusement 10 ou 15 jours plus tard par une hémorragie secondaire souvent fort grave.

Voici l'observation d'une plaie sèche de l'artère fémorale.

B..., 2e classe, 149e d'infanterie :

Blessé le 20 mai 1917, au Chemin-des-Dames, par éclat d'obus. Premier pansement par médecin à l'ambulance 9/20.

Hospitalisé jusqu'au 12 mai à l'hôpital 32 à Mont-Notre-Dame, et de là ramené sur l'intérieur. Entre à l'hôpital 11, le 23 mai.

Dans la pochette :

1° Une fiche rouge de l'ambulance 9/20 portant : petite plaie pénétrante, par éclat d'obus, de la cuisse gauche. Débridement. Pansement à l'éther. A évacuer sur Mont-Notre-Dame.

2° Un billet d'hôpital portant : plaie pénétrante de la cuisse gauche, face antérieure. Exploration. Pas de plaie apparente des vaisseaux.

De plus la pochette porte : Radio. Pas de projectile visible.

3° Une feuille de température : le 21, 37°4, 38°2 ; le 22, 37°4.

A l'arrivée. Plaie de face antéro-interne de la cuisse gauche au tiers inférieur. Cette plaie est sanieuse ; les bords en sont sphacélés. Dans la profondeur de cette plaie en entonnoir, nombreux débris sphacélés qui sont immédiatement enlevés. Nettoyage et épluchage de la plaie.

Mise en place d'un drainage à la Carrel.

Renouvellement quotidien du pansement.

La plaie se déterge progressivement et rapidement. Le 2 juin, la plaie est saignante, sans suppuration aucune.

Pendant ce laps de temps, pas de fièvre, maximum 38° le 29 mai. Le malade s'alimente convenablement.

Insomnie les premiers jours en raison d'une douleur, d'ailleurs très supportable, dans le mollet gauche. Aucune réaction inflammatoire, aucune augmentation de volume de la jambe. Fonctionnement parfait des articulations du genou, du cou-de-pied et des orteils.

5 juin, état superbe de la plaie, d'un rouge saignant, sans aucun suintement. On décide de faire une suture secondaire.

Le 6 juin, à 19 h. 30, brusquement, et sans que le blessé ait fait un effort quelconque, hémorragie abondante au niveau de la plaie.

Mlle Jeanne B..., infirmière présente dans le service, applique immédiatement un lien de caoutchouc à la racine de la cuisse. Ce garrot est laissé en place environ 1 h. 1/4.

A 21 heures, je défais le pansement. Je vide la plaie des caillots qu'elle contient. Débridement en haut et en bas. Le garrot est retiré. Aucun suintement sanguin. Plaie absolument étanche. Compressses stériles tassées dans la plaie. Pansement sec légèrement compressif.

Je me fais montrer les linges et le pansement imbibés du sang ; la quantité totale de sang peut être évaluée à 250 grammes environ. L'état du pouls, qui bat régulièrement et bien frappé à 90, témoigne du peu d'abondance de l'hémorragie. Cependant le blessé, au début de l'hémorragie, a eu deux syncopes et un état de Shock, tout de suite très prononcé.

Traitement : 500 grammes de sérum, 10 centimètres cubes d'huile camphrée, piqûre d'éther. Le blessé est réchauffé. Boissons alcoolisées chaudes.

Nuit du 6 au 7, le blessé ne dort pas. Aucun suintement sanguin.

7 juin, le matin, pansement. Aucun suintement. Pansement sec légèrement compressif.

Le blessé accuse une douleur plus vive dans le mollet. Le pied gauche est insensible, le gros orteil blanc ; les orteils ne peuvent se remuer. Quelques traînées bleuâtres se dessinent à la face postérieure de la jambe dans son tiers inférieur.

Le diagnostic de gangrène possible par ischémie est porté. Le membre est entouré d'ouate et de boules d'eau bouillante.

Dans l'après-midi, somnolence. Température, à 16 heures, 40° 2. Pouls rapide, filant, très mauvais à 140. Teint terreux. Le membre inférieur est dans le même état que le matin. Huile camphrée à haute dose.

Dans la nuit du 7 au 8, la situation s'aggrave rapidement.

8 juin, à la visite du matin, situation désespérée. La gangrène a fait des progrès extrêmement rapides. Toute la jambe est bleuâtre, et le pied parsemé de phlyctènes.

Immédiatement et sans anesthésie, amputation de la cuisse, en saucisson au tiers moyen. Injection de sérum adrénaliné (1,000 gr.) dans la veine fémorale. Pansement.

Mort du blessé 10 minutes après.

Séance tenante, on procède à l'examen anatomique du membre amputé. La section de la cuisse passa au niveau de l'extrémité supérieure de la plaie. Dissection du canal de Hunter, dans lequel on trouve les vaisseaux fémoraux entourés par une gangue de tissu conjonctif très serré. Dissection de l'artère qui présente un pertuis presque complètement obturé par un caillot ancien et le tissu de nouvelle formation voisin. L'artère est suivie, puis la poplitée, puis les vaisseaux tibiaux postérieurs. Ces vaisseaux sont indurés, moniliformes, distendus, donnant l'impression des vaisseaux injectés sur le cadavre, et préparés pour la dissection.

Les artères ouvertes sont remplies par un caillot de date ancienne, cylindrique, en boudin et moulant la lumière du vaisseau dont il se détache spontanément. A la partie supérieure de la tibiale postérieure, on trouve dans le vaisseau un éclat métallique, rectangulaire, à arêtes tranchantes, mesurant : grand côté, 9 millimètres ; petit côté, 7 millimètres ; épaisseur 3 millimètres, et fiché par l'un de ses angles dans la paroi de l'artère, qui est amincie à ce niveau. Distance entre le point d'entrée vasculaire du projectile et le point d'arrêt : 21 centimètres. Aucune réaction inflammatoire périvasculaire.

La dissection est continuée au-dessous du point d'arrêt du projectile. La sensation au doigt est toute différente ; on n'a plus l'impression d'une artère distendue par un contenu solidifié. De fait, il existe une coagulation, moins ancienne, s'étendant sur 4 centimètres de hauteur ; au-dessous, le vaisseau reprend ses dimensions et sa perméabilité normale.

Nous ferons plusieurs remarques à propos de cette observation :

I. Nous tenons à signaler d'abord l'extrême rareté du trajet suivi par le projectile. Celui-ci a pénétré dans l'artère fémorale au niveau de la partie moyenne du canal de Hunter. Suivant le courant sanguin, il a successivement traversé la partie terminale de la fémorale, toute la longueur de la poplitée et la partie supérieure de la tibiale postérieure, faisant dans la lumière de ces vaisseaux un trajet de 21 cm. et ne s'arrêtant que quand son volume a dépassé celui du vaisseau dans lequel il était inclus. Au cours de son trajet intravasculaire il n'a pas déterminé de lésion au niveau de la tunique interne des vaisseaux. Un caillot oblitérant obturait la lumière du vaissseau du point d'entrée du projectile à son point d'arrêt ; aucune réaction périvasculaire.

II. S'il est admis généralement que l'hémorragie secondaire est favorisée par l'infection et la suppuration des plaies, le caillot obturateur baignant dans les liquides septiques de la plaie, se ramollissant, perdant peu à peu ses adhérences au pourtour de la plaie vasculaire et ouvrant finalement la barrière au sang, il semble bien que ce mécanisme ne soit pas à invoquer dans tous les cas sans exception. En effet, le blessé qui fait le sujet de notre observation a été traité suivant la méthode Carrel ; si, à son arrivée, la plaie était sanieuse, fétide, sphacélée, de vilain aspect, elle fut en 12 jours transformée en une plaie nette, saignante, aseptique, dont nous allions faire la suture secondaire quand l'hémorragie est survenue. L'infection ne saurait être ici mise en cause, et il semble que, l'état général du blessé s'étant considérablement amélioré par le traitement, ce soit l'augmentation de la pression sanguine qui a vraisemblablement déterminé le détachement du caillot.

III. L'examen anatomique des vaisseaux nous a montré l'oblitération des gros troncs du membre inférieur depuis le canal de Hunter. Notre blessé se trouvait donc au point de vue circulatoire dans les conditions d'un blessé qui aurait subi la ligature de la fémorale. Aurait-il fait plus tard de la gangrène par ischémie ou des accidents généraux ou locaux du fait de son projectile inclus dans la tibiale postérieure ; il est difficile de le dire. Mais en revanche, nous n'hésitons pas à incriminer dans notre cas, comme cause de la gangrène à marche rapide qui est apparue, l'application pendant 1 h. 1/4 d'un garrot à la racine du membre. On a déjà beaucoup écrit sur les méfaits du garrot et on écrira encore beaucoup. Il est hors de doute que l'attrition directe des tissus, la cessation prolongée de toute circulation artérielle et veineuse, la brusque interruption par compression de l'influx nerveux sont les facteurs habituels de la gangrène ; à plus forte raison la gangrène apparaitra-t-elle si on applique le garrot sur un membre dont la circulation artérielle est déjà fortement compromise. On a recommandé aux infirmières de nos hôpitaux de faire, en présence d'une hémorragie, de la compression directe dans la plaie et d'éviter l'emploi du garrot. Cette recommandation demeure souvent inopérante. Quel que soit leur dévouement, quelles que soient leurs qualités professionnelles, les infirmières s'affolent presque toujours à la vue du sang qui coule à flots, et dans la crainte légitime de voir mourir entre leurs mains le blessé qui leur est confié, elles appliquent le garrot, bien qu'en connaissant les dangers, mais ayant par devers elles la satisfaction de ne pas voir le blessé succcomber immédiatement. Le garrot, agent d'hémostase est un mal, mais un mal qui, en raison des circonstances, sera, hélas, souvent nécessaire.

VI. La conclusion pratique, chirurgicale sera : il faut, (et c'est maintenant l'opinion des chirurgiens de la zone de l'avant), en présence d'une plaie qui aboutit ou dont le trajet croise un gros vaisseau, faire la découverte du vaisseau, systématiquement, l'explorer, et s'assurer ainsi s'il y a ou non plaie vasculaire sèche.

Dr Arnaud. — Cette observation est très intéressante ; elle vient à l'appui de l'opinion précédemment émise, qu'il ne faut pas mettre le garrot en cas de plaies artérielles non seulement pour éviter tout risque de gangrène mais aussi pour pouvoir, le cas échéant, découvrir une plaie punctiforme.

Considérations sur la stupeur des nerfs périphériques d'origine traumatique et les troubles sensitivo-moteurs et électriques consécutifs.

Dr Descoust.

Résumé

1° Absence, au moment de la blessure, de la sensation de décharge électrique dans le membre intéressé comme lorsqu'il y a choc direct avec lésion anatomique du nerf.

2° Troubles moteurs généralement moins accusés que les troubles sensitifs.

3° Troubles moteurs : motricité affaiblie plutôt qu'abolie ; dissociation fréquente des troubles : dans la paralysie médiale, par exemple le triceps est indemne ; le blessé a la main tombante, mais avec un angle radio-carpien moins aigu ; ébauche d'extension des doigts, mais la fatigue ne permet pas de garder longtemps cette position et la main retombe.

4° Pas d'hypotonie à proprement parler, quelques contractions fébrillaires.

Un certain degré de surexcitabilité mécanique des muscles.

5° *Sensibilité.* — a) *Subjective* : douleurs sous forme de tension dans le membre atteint avec sensation d'engourdissement localisée surtout aux extrémités ;

b) *Objective* : hyperesthésie plutôt qu'hypo, avec prédominance aussi aux extrémités.

La pression profonde des masses musculaires désagréable plutôt que douloureuse.

Fourmillement, aux extrémités surtout, à la pression du nerf à son point moteur ou sur son trajet.

Il n'y a pas de fixité des troubles sensitifs.

6° Pas de troubles circulatoires ni vaso-moteurs.

7° Un peu d'hypersécrétion.

8° Température locale normale.

9° Pas de troubles trophiques ni des muscles ni des phanères.

10° Les réflexes ne sont jamais abolis ; ils sont diminués, paresseux.

11° L'électrodiagnostic révèle de l'hyperexcitabilité galvanique plutôt que de l'hypo (comme cela arrive souvent dans la phase de début des paralysies).

Quelquefois même de la R. D., mais toujours partielle, avec secousses, non pas absolument lente, mais ralentie, paresseuse.

Egalité polaire plutôt qu'inversion franche, et jamais de réaction paradoxale des antagonistes à la faradisation tétanisante (conservation d'un certain tonus des muscles atteints).

12° Dissociation fréquente des troubles :

Pour le radial, long supinateur et triceps indemnes ;

Pour le médian, les muscles de l'éminence thénar sont seuls atteints ;

Pour le S. P. E., dans un cas, les péroniers étaient indemnes.

13° Plus grande fréquence d'atteinte du radial au membre supérieur et du S. P. E. au membre inférieur (prédominance curieuse sur le radial et le S. P. E. des troubles sensitifs sur les troubles moteurs, alors que généralement ce sont les nerfs médian et S. P. E. qui sont les plus sujets aux troubles sensitifs.

14° Association fréquente à ces diverses troubles organiques de symptômes fonctionnels pithiatiques ou physiopathiques.

Importance de l'administration immédiate d'un traitement pour empêcher la fixation de ces phénomènes.

15° Bons résultats du traitement galvanique simple et rythmé qui, administré de suite, a permis en 3 ou 4 semaines la récupération de blessés pour le front qui auraient certainement été évacués sur l'intérieur sans l'intervention électrique rapide.

Conclusions

a) L'état de stupeur des nerfs, consécutif à un retentissement indirect sur le nerf, du traumatisme d'un membre ou segment de membre, est un syndrome défini, caractérisé cliniquement et à l'électrodiagnostic par des symptômes particuliers.

b) La nature organique de ces troubles n'est pas douteuse, mais ils se présentent sous une forme pour ainsi dire atténuée et il est facile de les différencier des troubles nerveux organiques consécutifs à des lésions anatomiques par traumatisme direct des conduits nerveux (section complète ou partielle ou compression serrée).

c) Il y a souvent, dans les cas de stupeur nerveuse, association organo-pithiatique ou organo-réflexe.

d) L'influence d'un traitement électrique immédiat amène une résolution rapide des lésions et empêche, s'il y a association de troubles fonctionnels, le sujet de s'autosuggestionner, de « méditer sur son cas » et par conséquent de fixer définitivement ses lésions.

e) Dans les hôpitaux de zone d'étapes, à la condition absolue que l'examen et le traitement en soient immédiats, les paralysies par stupeur nerveuse peuvent souvent s'améliorer suffisamment dans les délais prévus de trois ou quatre semaines pour éviter l'évacuation à l'intérieur des blessés de cette catégorie.

QUESTION A L'ORDRE DU JOUR

Laryngites chroniques et aptitude militaire

Dr Lafite-Dupont, rapporteur.

Je vais passer en revue rapidement les affections du larynx pour lesquelles nous devons prendre des décisions comme médecins militaires.

Ce point de vue spécial me fait rejeter une classification scientifique et adopter une simple énumération des différentes laryngites que nous sommes appelés à traiter.

Pour la même raison, la description en sera rapide et volontairement écourtée.

Laryngites catarrhales.

Parmi celles-ci nous observons les laryngites catarrhales aiguës prolongées. Il en est d'origine tabagique, s'accompagnant de pharyngite catarrhale simple ou hypertrophique ; d'autres, quoique d'origine catarrhale pure, sont aussi entretenues par le tabac et souvent aussi par le malade lui-même qui, échappant à la surveillance, sort et prend froid. Le meilleur traitement est de mettre le malade au lit avec un gros collier d'ouate ; l'effet moral est efficace.

Le catarrhe laryngé causé par les gaz asphyxiants ne se différencie pas des troubles inflammatoires quelconques, mais il est très tenace et s'accompagne souvent de troubles parétiques persistants. L'élément inflammatoire disparu, il persiste de l'aphonie marquée. Le simple soldat peut être remis dans le rang ; mais, pour le gradé, se pose la question d'aptitude.

On pourra prescrire une cure thermale, — soit sulfureuse, s'il s'agit d'une forme hyperplasique et atone éloignée de la période inflammatoire, — soit arsenicale, dans les cas post-infectieux et consécutifs à aspiration de gaz asphyxiants.

Traumatisme.

Les blessures de guerre atteignant le larynx peuvent amener à leur suite des rétractions cicatricielles ; légères, elles compromettent la voix ; le sujet est un aphone plus ou moins complet à classer suivant la gêne fonctionnelle ; graves, elles réclament un traitement fort long par la laryngostomie.

Les lésions du récurrent sont beaucoup plus fréquentes ; nous allons en parler à propos des lésions nerveuses.

Les *néoplasmes* du larynx sont relativement fréquents. On a signalé une recrudescence des tumeurs malignes sur les mobilisés. Ne peut-on pas invoquer que les malades étant militaires sont plus examinés que s'ils étaient civils — la négligence des campagnards est bien connue — sans voir là le résultat des fatigues de la campagne.

S'agit-il d'une tumeur minime opérable par les voies naturelles ou la laryngotomie, on doit intervenir et la guérison opératoire obtenue, on réforme le malade n° 2.

Si la tumeur a déjà envahi le larynx largement, la question est plus délicate.

Pour ma part, j'ai observé trois cas d'épithéliomas laryngés avancés nécessitant la laryngectomie totale. Ma conduite dans ces cas a été la suivante : après avoir expliqué au malade l'opération qu'il devait subir sous peine d'aggravation sérieuse de son état, je lui ai donné le choix entre la réforme qui lui permettrait de se faire opérer chez lui, et l'opération dans mon service. Le premier malade a accepté l'intervention dont il a guéri ; j'ai eu l'honneur de vous le présenter ici. Il est chez lui actuellement en bonne santé.

Le second attend la réforme.

Le troisième va être opéré ces jours-ci.

Je n'ai pas jugé le service responsable et j'ai proposé pour la réforme n° 2.

Les *laryngites syphilitiques* sont exceptionnelles. La question d'affectation se pose suivant la gravité des troubles fonctionnels consécutifs à la guérison.

Les rétrécissements cicatriciels sont justiciables de la laryngostomie dont les soins post-opératoires réclament des mois ; la réforme n° 2 s'impose ensuite.

Les *laryngites paralytiques* se distinguent en organiques et inorganiques.

Les troubles organiques de la mobilité peuvent avoir une cause locale dans une inflammation de la muqueuse, en particulier à la suite d'aspiration de gaz asphyxiants ; le processus s'étend à la sous-muqueuse et, selon la loi générale, il peut s'établir de la myosite dans les muscles sous-jacents, en particulier dans le thyro-aryténoïdien interne, essentiellement vocal.

Les troubles paralytiques sont très tenaces, ne cèdent qu'à du repos vocal prolongé. Le Mont-Dore a une heureuse influence sur eux et améliore aussi la dyspnée qui les accompagne.

Mais bien autrement fréquents sont les troubles fonctionnels consécutifs à la laryngite catarrhale légère inflammatoire ou après aspiration des gaz asphyxiants. C'est alors le groupe des adducteurs qui est pris au complet. Nous y reviendrons tout à l'heure.

Les paralysies de cause nerveuse sont organiques ou inorganiques.

Parmi les organiques nous observons des lésions centrales et tronculaires.

Les lésions corticales, causes de troubles laryngés, ont été observés dans les traumatismes du crâne ayant atteint la zone lenticulaire ou zone de l'aphasie motrice. Il se produit ce que Pierre Marie a appelé l'anarthrie, c'est-à-dire une incoordination des muscles vocaux, sans paralysie vraie, si la lésion s'étend en arrière à la zone de Wernicke, — ce qui est fréquent, — il s'ajoute des troubles aphasiques intellectuels. Tandis que ceux-ci sont quelquefois incomplètement curables, l'anarthrie a un pronostic favorable ; la parole réapparaît en règle générale après un temps variable ne laissant qu'une légère dysarthrie.

Le fait que l'anarthrie consécutive à une lésion corticale est passagère, s'expliquerait par l'opinion des auteurs que chaque côté du cortex participe à la motricité des deux moitiés de la glotte, soit d'une façon égale (Semon, Horsley), au moins d'une façon inégale avec action prédominante hétéro-latérale (Massini, Brissaud, etc.) ; la récupération fonctionnelle s'établirait par l'hémisphère opposé.

Dans les cas d'anarthrie, il ne faut pas se presser de pronostiquer et ne réformer que temporairement.

Les paralysies bulbaires nous intéressent moins souvent. Nous pouvons les observer, non à titre de blessure de guerre, mais comme complication de la diphtérie dans le tabes, la sclérose en plaque.

Leur pronostic est des plus sombres quant à la récupération fonctionnelle. S'il s'agit de diphtérie, le traitement par le sérum devra être institué. Son échec demandera la réforme temporaire.

Les paralysies périphériques peuvent avoir encore une origine infectieuse, névritique, qui en indique le pronostic ; elles sont la conséquence de blessure par projectile ayant atteint le pneumogastrique et ses branches à différents niveaux de leur long trajet.

Au-dessus de l'émergence du laryngé supérieur, la lésion du pneumogastrique détermine une hémiplégie motrice et sensitive du côté du larynx s'accompagnant de troubles cardiaques, etc., de paralysie vélo-palatine (syn-
troubles cardiaques, etc., de paralysie vélo-palatine (syn-
drome d'Avellis), du sterno-mastoïdien (syndrome de Jackson), tous états justifiant la réforme n° 1.

Le projectile ayant atteint le pneumogastrique à la base du crâne, peut toucher en même temps d'autres nerfs crâniens. La décision militaire est la même avec accentuation.

La lésion peut atteindre isolément le nerf laryngé supérieur. Il se produit des troubles moteurs et sensitifs : paralysie du crico-thyroïdien, relâchement de la corde vocale, voix voilée sans importance, mais aussi une hémi-anesthésie laryngée et de la base de la langue ; d'où absence de défense des voies respiratoires, aspiration dans la déglutition exigeant l'alimentation à la sonde œsophagienne, rendant grave la situation du malade.

Réforme n° 1 avec catégorie élevée.

Les lésions du récurrent par plaie sont relativement fréquentes ; elles sont directes ou indirectes par névrite ascendante. La paralysie de la corde correspondante, les troubles respiratoires, vocaux qui s'en suivent, classent le malade dans le service auxiliaire.

Si la paralysie récurrentielle est bilatérale, la situation est plus grave, surtout au début, l'irritation nerveuse mettant les cordes en adduction et provoquant l'asphyxie. Il est donc nécessaire de garder ces malades en observation jusqu'au moment où se produit la paralysie flasque qui libère la glotte et assure une respiration relative.

Cas de réforme à catégorie élevée.

Les troubles paralytiques de nature inorganique sont très fréquents. Ils peuvent se produire : 1° en dehors de toute espèce de lésion locale, à la suite d'une commotion par éclatement de projectile ; 2° à la suite d'une laryngite toute espèce de lésion locale, à la suite d'une laryngite catarrhale plus ou moins intense, inflammatoire ou postérieure à l'aspiration de gaz asphyxiants ou lacrymogène.

Le terrain psychopathique joue un rôle prépondérant ; objectivement, le larynx peut présenter un aspect normal ; l'élément inflammatoire est nul ou a disparu, les adducteurs sont paralysés ou n'agissent plus synchroniquement avec les muscles expirateurs.

La suggestion immédiate échouant, il faut traiter par le repos, l'isolement relatif du malade, les exercices de respiration et de phonation.

Des malades traités à l'Ecole de rééducation annexe du service d'O. R. L. ont récupéré la voix, mais certains ont résisté au traitement.

Les soldats peuvent être versés service auxiliaire. La situation des gradés est plus difficile. On peut les proposer pour un travail de bureau.

Le Dr **Laubry** croit que la tuberculose laryngée est plus fréquente que semble le faire croire M. Lafite-Dupont. Il ne pense pas qu'aucun de ces malades puisse être récupéré même pour le service auxiliaire.

Le Dr **Halbron** demande quelle est la fréquence des laryngites chroniques non tuberculeuses ?

Le Dr **Berruyer** dit que ces dernières sont nombreuses ; il s'agit de catarrhe chronique laryngé entretenu par des causes diverses (lésions du pharynx et des amygdales, abus du tabac). Cet état peut s'accompagner de la parésie d'une corde vocale. M. Berruyer considère cette catégorie de malades comme devant rentrer dans le service armé.

Dr Vacher. — Souvent il existe des lésions tuberculeuses de l'épiglotte indépendantes de toute lésion laryngée ou pulmonaire. Dans ce cas là, le malade a des chances sérieuses de guérison tant que les poumons ne sont pas pris.

Dr Cathelin. — Pourquoi la rareté de la tuberculose laryngée par rapport à la fréquence de la tuberculose pulmonaire, alors la tuberculose rénale s'accompagne toujours de cystite tuberculeuse ?

Dr Lafite-Dupont. — Les lésions laryngées résultent le plus souvent d'une tuberculisation lymphatique ou sanguine.

GROUPEMENT MÉDICO-CHIRURGICAL

DE LA 5e RÉGION

Séance du 13 Juillet 1917

PRÉSIDENCE D'HONNEUR

DE M. LE MÉDECIN INSPECTEUR LAFAGE

PRÉSIDENCE DU Dr VACHER

1° *Présentation de malades*

Anévrisme de la carotide interne gauche. — Section du pneumogastrique gauche. — Paralysie de l'hypoglosse et du glossopharyngien gauche. — Hémiplégie droite. — Extirpation de l'anévrisme avec résection des carotides et de la jugulaire interne. — Opération à l'anesthésie cocaïnique à 1/300.

Le **Dr Rocher** présente un blessé S... (Armand) (du 15 avril 1917) par éclats d'obus dans la région cervicale gauche.

Perte de connaissance ; immédiatement hémiplégie droite totale avec aphasie, avec paralysie gauche de la langue (lésion du nerfhypoglosse). L'hémiplégie regresse progressivement dès le 8e jour, ainsi que l'aphasie. Développement d'un anévrisme de la carotide interne. Paralysie des muscles du pharynx, de la langue (parésie) et paralysie récurrentielle du côté gauche. Pas de troubles cardiaques appréciables. Pouls

96, tendance au rythme fœtal lorsque le pouls s'exagère. L'anévrisme progresse, intervention le 23 juin 1917. Anesthésie locale et régionale cocaïnique 1/300 de toute la région carotidienne gauche. L'extirpation du sac anévrismal du volume d'un gros œuf de poule nécessite la résection de la jugulaire interne, de tout le système carotidien : ligature en bas de la carotide primitive, en haut des deux carotides externe et interne. Dissection du pneumogastique : on ne trouve que le bout inférieur, qui est congestionné, gonflé névrome terminal en forme de pinceau effilé. La dissection profonde du sac, très adhérente à l'aponévrose prévertébrale, a nécessité le clivage de l'anévrisme entre les muscles et l'aponévrose prévertébrale.

Au début de l'anesthésie, 1 centigr. de morphine ; au bout d'une heure, 2e injection de 1 centigr. de morphine. L'opération a duré 1 h. 45. Suites opératoires normales et extrêmement simples. Pas de gêne respiratoire, pas de troubles cardiaques ni encéphaliques. Irritation du sympathique gauche ; diminution de fente palpébrale et myosis. L'hémiplégie rétrocède toujours : le blessé marche, se sert de son membre supérieur gauche avec peu de gêne. Un des éclats d'obus a déterminé un petit abcès dans la partie supérieure de la loge amygdalienne gauche et a été facilement extrait à la pince. Le deuxième éclat restant est situé au niveau de l'apophyse transverse gauche de la troisième cervicale, ne gêne pas le blessé et sera enlevé ultérieurement.

L'hémiplégie immédiate droite avec aphasie semble être en rapport, soit avec une embolie (caillot ou débris de paroi artérielle lésée), soit à des phénomènes d'ischenie cérébrale passagers.

La lésion de la carotide interne est représentée par un orifice de la dimension d'un petit pois siègeant à 1 centimètre au-dessus de la naissance de la carotide interne. Sac anévrismal contenant de nombreux caillots en voie d'organisation dans leurs courbes les plus périphériques ; sac peu épais, fibreux.

En dehors de l'intérêt très particulier de cette observation clinique par la coïncidence d'une telle série de lésions, il faut retenir qu'une si large intervention a été faite grâce à l'anesthésie locale et régionale de toute la région carotidienne, à laquelle furent adjoints 2 centigr. de morphine. Le calme le plus parfait régna pendant toute l'opération.

Cranioplastie par greffon tibial (PROCÉDÉ DELAGENIÈSE)

Le **Dr Rocher** *présente un blessé (du 1er septembre 1916) par éclat d'obus dans la région frontale supérieure droite.* Esquillectomie immédiate et ablation de l'éclat d'obus.

Ce blessé était porteur d'une perte de substance plus grande qu'une pièce de 2 francs avec cicatrice cutanée, très déprimée, mince, adhérente à la dure-mère. Phénomènes névralgiques dans toute la zone frontale.

Intervention le 14 juin 1917 à l'anesthésie locale cocaïnique à 1/300. Du côté du crâne, la cicatrice est extirpée après dissection minutieuse, avivement du rebord osseux de trépanation, dissection circonférentielle du péricrâne sur une étendue d'un demi-centimètre.

Un greffon tibial périostéo-osseux, très mince, est pris sur la face interne du tibia au niveau de son tiers supérieur. Suture du périoste tibial au périoste cranien, par points séparés. Suture de la peau (crâne et jambe). Réunion per priman.

La brèche cranienne est actuellement bien fermée et la radiographie montre très nettement le greffon en place.

A noter que le greffon a été mis face osseuse contre la dure-mère. Il n'est nullement mobile.

Le **Dr Lafite-Dupont** est satisfait de la novocaïne qui lui a donné de bons résultats ; à propos du premier malade présenté par M. Rocher, il insiste sur la paralysie du glosso-pharyngien que présente ce malade.

Dr Kendirdjy. — Je ne saurais être de l'avis de M. Rocher sur l'emploi de la cocaïne. Cette substance qui traîne derrière elle un mauvais passé doit être abandonnée. Entre les mains les plus habiles et les plus prudentes, et même à de très faibles doses, elle peut donner lieu à des accidents sérieux. Et surtout, il est quantité d'opérations qui sont, pour moi, du domaine courant de l'anesthésie locale, et auxquelles je me verrais obligé de renoncer si je n'avais à ma disposition que la seule cocaïne, car ces opérations nécessitent l'injection de très fortes doses d'anesthésique. Et je ne parle pas des interventions exceptionnelles telles ces amputations de cuisse, pour gangrène diabétique, dans lesquelles j'ai injecté *soixante-quinze centigrammes* de novocaïne.

De toutes les substances anesthésiques dont la chimie nous a dotés dans les quinze dernières années, je n'en retiens que deux dont j'ai une longue expérience : ce sont la stovaïne et la novocaïne. Aucune d'elles, employée seule, ne vaut la cocaïne à dose égale. Il leur faut, pour être parfaites, l'adjonction, *au moment d'opérer*, de quelques gouttes d'*adrénaline*. Mais, par contre, quelle sécurité dans leur emploi !

Reclus, en abandonnant la cocaïne en 1903, avait adopté la stovaïne, découverte par M. Ernest Fourneau. Puis, vers 1908, il avait renoncé à la stovaïne pour recourir à la novocaïne.

Pour ma part, depuis le début des hostilités, j'ai employé de nouveau la stovaïne selon la formule devenue classique (1), et je dois déclarer, malgré une expérience de six ans de la novocaïne dans le service de Reclus, que la stovaïne peut soutenir la comparaison avec cette dernière.

Entre un anesthésique français la stovaïne, et un anesthésique allemand la novocaïne, ayant même pouvoir et même faible toxicité, je pense que personne ne peut hésiter.

---

(1) Sérum physiologique : 100 cent.-cubes.
Stovaïne : 0 gr. 50 centigr.
Adrénaline au millième : XXV gouttes.

Dr Mathieu. — La néocaïne est un produit français qui donne d'aussi bons résultats que la novocaïne.

Le **Dr Lafite-Dupont** reproche à la stovaïne la vaso-dilatation qui gêne pour les interventions ainsi que son mauvais goût qui fait vomir les malades et en empêche l'emploi en oto-rhino-laryngologie. Le pouvoir vaso-dilatateur persiste malgré l'adjonction d'adrénaline.

Dr Hallé. — Chez le malade présenté par le Dr Rocher et opéré pour anévrisme carotidien et dont le X et le sympathique ont été sectionnés, il serait intéressant d'étudier l'état cardio-pulmonaire.

Le **Dr Laubry** a suivi au point de vue cardiaque et pulmonaire un malade chez lequel le pneumogastrique et le sympathique avaient été sectionnés, il n'a constaté aucun trouble cardiaque et pulmonaire.

Dr Vacher. — De tous les sels employés pour l'anesthésie locale par la voie hypodermique, c'est certainement la cocaïne qui rend les services les plus réguliers et les plus complets. J'ai employé aussi l'alipine, la novocaïne, la stovaïne. Mais l'action vaso-dilatatrice de cette dernière doit la faire rejeter toutes les fois qu'on opère dans des régions très vasculaires, comme la muqueuse nasale par exemple. On est souvent obligé d'ajouter quelques gouttes d'adrénaline qui donne un champ opératoire exsangue. Il est prudent, dans ce cas, de pratiquer ensuite un tamponnement régulier et complet pour ne pas s'exposer à des hémorragies tardives très ennuyeuses.

Qu'il me soit permis à propos de la cocaïne de rappeler que j'ai été le premier ou l'un des premiers à pratiquer les injections hypodermiques de chlorydrate de cocaïne bien avant Reclus, qui aurait pu me citer, car mon article dans la *Gazette hebdomadaire* date du 28 novembre 1884.

Nouveau procédé de plastie pour atrésie post-traumatique du conduit auditif externe
Présentation de l'opéré

Dr Lafite-Dupont.

Les autoplasties pour atrésies post-traumatiques du méat et du conduit auditifs ont donné jusqu'ici des résultats décevants. Le cercle cicatriciel se resserre avant l'épidermisation. Le bourrage, correcteur de l'atrésie, ulcère, irrite et retarde la prolifération de l'épiderme ; il faut alors le modérer ; finalement, la guérison ne s'obtient qu'au prix d'une certaine atrésie : le résultat est nul ou médiocre.

La clef du problème est de couper le cercle cicatriciel constricteur ; en l'interrompant sur une certaine étendue, le bourrage perd ses inconvénients et la partie est gagnée. Dans ce but, j'ai interposé un lambeau de peau saine dans le cercle cruenté.

Opération : section rétro-auriculaire habituelle, décollement du pavillon, ablation des synéchies et des cartilages plus ou moins déformés, résection systématique de la paroi postérieure du conduit dans la partie atrésiée de celui-ci ; cette partie est mesurée dans sa profondeur ; cette mesure donnera la longueur du lambeau qui va être découpé : l'incision de tout à l'heure est continuée verticalement de la longueur utile. Une deuxième incision parallèle à la première et en arrière d'elle commence un peu au-dessus d'une horizontale tangente à la partie supérieure du conduit auditif et se termine au niveau de la précédente ; une incision transversale unit les deux extrémités inférieures des deux incisions verticales. Le lambeau ainsi circonscrit est mobilisé et attiré au niveau de la paroi postérieure du conduit dont il va constituer le recouvrement. Ses bords seront découpés pour s'ajuster au mieux avec les sections de la peau des parties restantes du conduit. Le pédicule de ce lambeau est légè-

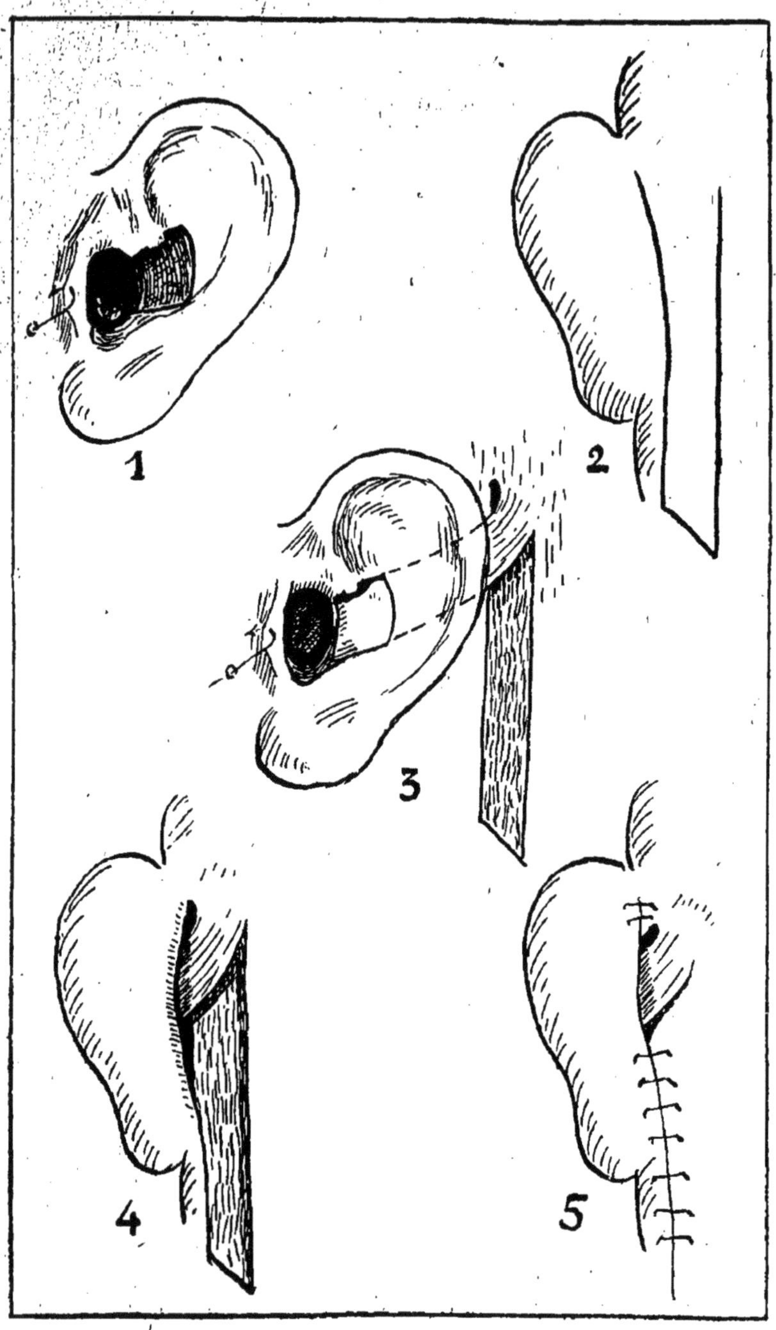
1
2
3
4
5

rement retourné, il assurera sa nutrition et sera sectionné ultérieurement. Suture des parties cruentées cervicales et suture rétro-auriculaire au-dessus et au-dessous du lambeau dont le pédicule interrompt la suture et qui sera sectionné ultérieurement. Le lambeau est maintenu par un bourrage méthodique. 15 jours après on le découpe, on avive la partie cruentée de la conque en tâchant de faire coïncider la section du lambeau avec celle de la conque ; deux ou trois points de suture à la soie maintiennent les deux bords. Ce qu'il y a de trop du lambeau est retiré en arrière, réséqué et, après avivement de la peau du sillon, il est suturé à celui-ci.

Extraction d'éclat d'obus de la fosse zygomatique

Dr Lafite-Dupont.

Le soldat K... a été blessé le 25 mai 1917 par plusieurs éclats d'obus dont l'un a pénétré dans la joue droite, a traversé le sinus maxillaire et est allé se loger profondément dans la région postérieure de la fosse zygomatique. La radiographie, vue de profil, le montre immédiatement en avant du conduit auditif externe, a plus de 3 cent. ½ de la face postérieure du sinus maxillaire. La radiographie, vue de face, indique que cet éclat se trouve sur un plan sagittal tangent à la paroi externe du sinus maxillaire, ce qui paraît indiquer qu'il est en dehors de l'aileron pharyngien, par conséquent des gros vaisseaux. Il est aussi assez bas situé pour être au-dessous de la maxillaire interne. Ces considérations permettent de tenter son extraction au travers du sinus maxillaire.

Opération : L'extraction est pratiquée le 22 juin. L'instrument employé est constitué par deux tiges glissant l'une dans l'autre, recoudées à leur extrémité à angle droit. Pour l'extraction, sous écran, le crochet que forme leur extrémité est très visible ; le corps étranger est encadré et enfin saisi.

Soins consécutifs : le sinus est laissé ouvert pour permettre la surveillance du trajet profond. Suites simples.

Le 11 juillet, complément de sinusite maxillaire traumatique. Communication sinuso-nasale, suture de l'incision gengivo-labiale.

J'ai enlevé, par cette voie, six projectiles de la fosse zygomatique ou ptérygo-maxillaire.

Celui-ci était le plus profond.

Cette région est dangereuse en haut où passe la maxillaire interne et en dedans de l'aileron pharyngien où se trouvent les gros vaisseaux.

Présentation d'un malade atteint de zona guéri par la radiographie. — Traitement général des névralgies par la « Radiothérapie radiculaire. »

Par MM. Zimmern, Pérol et Cottenot.

Ce malade a été traité par nous pour une névralgie rebelle consécutive à un zona du membre supérieur droit. Les douleurs ont débuté à la fin de février, et une quinzaine de jours après apparaissait, dans la région du coude droit, une éruption de zona qui s'étendait sur la face postérieure du bras et la face postéro-externe de l'avant-bras ; ces éléments éruptifs ont laissé comme trace des cicatrices pigmentées que l'on voit encore.

Après la guérison du zona, les douleurs névralgiques ont persisté, assez violentes pour empêcher le malade, qui est officier attaché à un état-major, de reprendre son service. C'étaient des fourmillements presque continus ressentis au bord externe de l'avant-bras avec des irradiations dans l'index et le médius, et de temps en temps des élancements très pénibles.

Le malade fut envoyé à la fin de juin par M. Hallé pour tenter un traitement électrothérapique, tous les traitements mis en œuvre pendant quatre mois étant demeurés sans effet. Il fut alors soumis à la radiothérapie, mais les rayons X ont été appliqués sur la région d'origine des nerfs au niveau de la colonne vertébrale, et non sur la région douloureuse. C'est une méthode générale de traitement des névralgies que MM. Zimmern et Cottenot ont décrite sous le nom de « radiothérapie radiculaire ».

La première irradiation fut pratiquée le 28 juin ; dès le lendemain, les douleurs étaient moins vives ; au bout de quelques jours, le malade ne ressentait plus que de légers fourmillements, et, après une seconde séance, dix jours après la première, les douleurs ont complètement disparu.

MM. Zimmern et Cottenot ont traité avec un égal succès, avant la guerre, par la radiothérapie radiculaire, un assez grand nombre de névralgies, parmi lesquelles : 1 névralgie du nerf occipital, 3 névralgies du trijumeau, 2 névralgies du plexus brachial, 1 névrite traumatique du cubital, 1 prurit localisé sur le domaine du plexus brachial, enfin 21 sciatiques. Il s'agissait dans tous ces cas de névralgies rebelles, ayant résisté à de nombreux traitements ; certaines s'accompagnaient de troubles de sensibilité à disposition radiculaire ; dans un cas, on avait trouvé de la lymphocytose du liquide céphalo-rachidien ; dans beaucoup de cas de sciatique, le réflexe achilléen était diminué ou aboli.

Les névralgies du zona paraissent être tout particulièrement justiciables de cette méthode de traitement, puisque c'est certainement une radiculite qui est en cause, ou mieux une ganglio-radiculite.

Pour expliquer l'effet analgésiant des rayons X, on ne peut guère invoquer une action directe sur le tissu nerveux ; celui-ci paraît être, en effet, très peu sensible à l'influence des rayons, ainsi qu'en témoignent les recherches expérimentales entreprises jusqu'ici sur ce sujet. Il est plus logique de penser que les rayons agissent sur les phénomènes inflammatoires, ayant pour siège les tissus qui entourent les racines, et qu'ils dégagent ainsi le tronc nerveux comprimé.

Il peut s'agir parfois d'une compression intra-rachidienne par altération inflammatoire des méninges, mais il semble que le plus souvent, et c'est l'opinion de Sicard, le nerf soit lésé dans son trajet funiculaire, c'est-à-dire dans la portion de la racine comprise dans le trou de conjugaison, ou encore immédiatement en dehors de celui-ci. Que la compression soit due à de la cellulite, ou de la périostite, ou à des phénomènes inflammatoires articulaires ou péri-articulaires ayant leur origine dans l'articulation sacro-iliaque, c'est à une lésion des racines à ce niveau que l'on tend de plus en plus à attribuer bon nombre de sciatiques.

Dans ces cas si fréquents de sciatique ou d'autres névralgies ayant pour point de départ une irritation des racines, la radiothérapie radiculaire paraît être le traitement de choix.

Dr Lafite-Dupont. — Dans les cas de névralgie du trijumeau, faites-vous le même traitement ?

Dr Laubry. — Cette application de la radiothérapie est connue ; j'ai eu l'occasion de l'employer dans un cas de névralgie consécutive à un cancer du sein.

Dr Zimmern. — Cette méthode est surtout indiquée dans ces névralgies vraies.

Dr Vacher. — M. Zimmern a-t-il traité par cette méthode un tic douloureux de la face ? — Dans cette affection et dans la névralgie consécutive au zona opthalmique, les injections alcooliques de Sicard donnent de bons résultats.

Dr Rayneau. — Dans un cas de tic douloureux de la face amélioré par les injections d'alcool, la guérison est survenue brusquement, en même temps que le malade était pris de délire de persécution avec hallucination.

Deux cas de troubles réflexes ou physiopatiques

Dr Norero.

Voici deux cas de troubles physiopathiques que je désire vous montrer, l'un est une contracture de la main droite qui a les caractères décrits par Babinski et Froment, l'autre est un œdème trophique de la main droite avec contracture des petits muscles de cette main.

1° D. Vincent, 24 ans, blessé le 15 juillet 1916, d'un éclat de bombe qui a traversé le poignet au niveau de la 1re rangée du carpe où existent de petites lésions osseuses. En plus, il existe une lésion du nerf cubital qui n'est décelable qu'à l'examen électrique.

A la suite de la blessure, la main était en bonne position et non raidie. Au bout de quelques jours, doigts et main ont un peu enflé sans qu'il y ait de suppuration, puis, peu à peu, en 2 mois, la main a pris l'aspect actuel. Dos de la main en hyperextension et un peu portée en dehors (action des m. radiaux). Pouce et doigts sont fléchis presque à angle droit au niveau de leurs métacarpo-phalangiennes, leurs autres phalanges allongées ; le pouce est dans la paume. — Amaigrissement de l'avant-bras droit de 1mm 5 ; léger œdème mou du dos de la main ; les éminences à la paume n'ont qu'un amaigrissement diffus. Tous les 5 doigts sont effilés, peau amincie, avec bourrelet sous les ongles, sans différence entre les premiers et les derniers. La main et les doigts, comme mouvement, n'arrivent à faire avec un fin tremblement qu'une très légère flexion des doigts 2 à 5. Mécaniquement, on mobilise un peu les doigts. — Le malade présente une desquamation et une sudation exagérée de la face palmaire. La main, surtout les doigts, sont plus froids. En hiver, la main est toute violette. Il y a une hyperexcitabilité mécanique très marquée des m. à la main et même à l'avant-bras.

Au point de vue clinique, on reconnaît la lésion du nerf cubital exclusivement à l'hyposthésie dans la zone cubitale et à ce que, à la percussion, les m. hypothénariens donnent une contraction beaucoup plus lente que celle des m. thénariens externes. Les réactions électriques montrent une contraction lente des m. hypothénariens et adducteurs du pouce (Dr Cottenot).

2° D. Marien, 37 ans, blessé le 30 juin 1915 par une balle qui a traversé le 2e espace intermétacarpien de la main droite. Quelques jours après la blessure, les doigts, la main et même l'avant-bras étaient très enflés et violacés. L'œdème n'a jamais disparu complètement. Le malade se rappelle que les doigts se sont déformés et ont pris l'attitude actuelle il y a un an. A remarquer que ce malade présente un certificat d'un centre important de neurologie, daté de déc. 1916, portant comme diagnostic « œdème hystérique avec cyanose »

L'attitude de la main est ainsi : main dans l'axe de l'avant-bras et assez mobile sur le poignet, paume creuse, pouce un peu en abduction, doigts écartés et un peu fléchis au niveau des métacarpo-phalangiennes, sauf le petit doigt qui est fortement fléchi et fait l'opposition (on voit les plis de contraction des m. hypothénariens). Les deuxième phalanges des doigts 2 à 4 sont en hyperextension (contracture des m. interosseux) et même la radiographie montre que les deuxièmes phalanges sont subluxées sur les premières.

La main est œdématiée, surtout le dos de la main, et cet œdème remonte en se perdant sur l'avant-bras. Les doigts sont enflés, boudinés, œdème mou. Cet œdème est, suivant les saisons, plus ou moins bleu. La surface latérale et dorsale des doigts est couverte de fines dilatations capillaires qui donnent une couleur bleu noir aux doigts. — La peau de la face palmaire est épaissie ; bourrelet sous tous les ongles. Pas d'hyperhydrose. On ne trouve pas d'hyperexcitabilité musculaire à la percussion, mais peut-être l'infiltration œdémateuse explique-t-elle cette absence. Réactions électriques normales (Dr Cottenot). Réflexes tendineux normaux à l'avant-bras. Au point de vue moteur, le malade ne fait qu'une légère flexion trémulante des doigts ; il a les mouvements des m. thénariens.

Loin de moi l'idée de faire la pathogénie précise de ces deux cas. Cependant, on peut imaginer dans la première observation qu'il s'est produit une sorte de névrite des terminaisons nerveuses trophiques des nerfs de la paume, car à cette main émaciée et contracturée on reconnaît un certain nombre de caractères que l'on retrouve dans des cas d'irritation du médian ou du cubital ne s'accompagnant pas de paralysie. Par contre, dans la deuxième observation, je crois assez volontiers que la lésion principale porte sur les nerfs vasomoteurs.

Dr Kendirdjy. — L'opération de Leriche ne serait-elle pas indiquée chez le deuxième malade ?

COMMUNICATIONS

Médecin inspecteur Lafage.

Je n'assistais pas à la séance du 11 mai où l'intéressante communication de M. Laubry a fort à propos ramené l'attention sur la question du paludisme. C'est donc par la lecture du compte rendu que j'ai connu ce qui avait été dit sur ce sujet. Il a été émis certaines idées que je considère comme erronées ; de plus, il m'a paru qu'il existait un certain flottement, qu'on tâtonnait beaucoup trop, qu'on hésitait à s'engager avec toute l'énergie et la persévérance nécessaires dans la voie du traitement par la quinine, le seul qui donne des résultats certains. Il semble, en outre, que certains médecins tendraient à réduire la quinine au simple rôle d'accessoire, la base du traitement étant constituée par l'arséno-benzol, le galyl...

Pour toutes ces raisons, il y a peut-être un certain intérêt à mettre les choses un peu mieux au point, à apporter un peu plus de précision dans la question. C'est ce que j'essaierai de faire le plus brièvement possible, en prenant pour guide ce qui a été dit dans ces derniers temps à la Société de pathologie exotique et en me basant sur la longue expérience, je ne parle pas de la mienne, ce qui ne serait pas suffisant, mais de celle de tous ceux qui ont longtemps vécu en pays paludéens, aussi bien en Macédoine que dans les diverses régions du globe où le paludisme est endémique.

I. — « Le paludisme de Salonique, a dit M. Hallé, n'est pas celui que nous avons appris dans nos livres classiques », et la plupart de ceux qui ont pris la parole semblent partager cette manière de voir, qui, en réalité, ne saurait être admise. Rien, en effet, dans ce que j'ai lu, ni dans les conversations que j'ai eues avec des camarades ayant observé en Orient, ne permet de penser que le paludisme de là-bas diffère de celui qui règne en Afrique, à Madagascar ou ailleurs. Et le médecin inspecteur général Grall, dont la grande compétence en la matière est indiscutable et indiscutée, et qui vient d'accomplir plusieurs missions à Salonique, m'écrivait il y a quelques jours à peine : « Il n'y a rien de nouveau, ni même d'imprévu dans ce qui se passe en Macédoine ; c'est la réédition de ce qu'on a vu dans les précédentes expéditions coloniales, et même en Crète quand nous y avons tenu garnison »..

Mais, dites-vous, le début est insidieux, rarement marqué par un accès typique. Evidemment, et ce serait une grosse erreur de croire qu'il n'en est pas de même ailleurs. Les manifestations de l'impaludation au début sont très fréquemment frustes, il faut les rechercher, les dépister. Il est facile de méconnaître le paludisme au début et on continuera à le méconnaître si on ne pense à lui que lorsqu'on assiste à un accès typique. Cette notion du début insidieux du paludisme n'est pas nouvelle. Le peu d'augmentation de la rate et du foie ne doivent pas non plus nous surprendre ; la rate n'est grosse en permanence que chez les paludéens chroniques, chez ceux qui s'acheminent vers la cachexie. Il n'est pas très rare de voir la rate augmenter de volume au cours d'un accès, mais elle rentre presque toujours rapidement dans ses limites normales. Quant au foie, soyez assurés que lorsqu'il est gros chez un paludéen de bonne heure, c'est presque toujours parce qu'il y a une complication ou plutôt une association : l'amibiase.

En somme, il y a simplement en Macédoine du paludisme. La seule particularité à notre avis, c'est sa grande virulence. Mais les causes de cette virulence ne sont pas difficiles à trouver : installation des troupes dans des localités à index paludique élevé sans qu'aucune précaution ait été prise ; multiplication des infections ; fatigue et surmenage aussi bien physique que moral d'hommes dépaysés pour la première fois, probablement passages répétés sur un terrain neuf, absence de tout traitement pendant plusieurs mois, le paludisme ayant été méconnu beaucoup trop longtemps, absence de toute quinisation préventive pendant une longue période (Grall).

Ces idées sont admises par tous les hommes compétents : Laveran, Craig, etc...

II. — J'ai hâte de passer au traitement qui est en somme ce qui importe le plus aux malades, tout au moins à ceux qui ont le désir de guérir. Ici naturellement la discussion pourra continuer encore longtemps à propos des formules de ce traitement. Mais il est un point qui doit tout de suite être mis hors de doute, hors de toute controverse, sur lequel il faut que l'accord soit unanime : c'est que la quinine est le seul spécifique du paludisme, c'est que c'est le seul médicament qui donne des résultats certains.

Il faut d'abord que les médecins des dépôts surveillent attentivement tous leurs rapatriés d'Orient, car il n'est pas rare que des hommes portent leur fièvre sur pied pendant plusieurs jours et à diverses reprises. Il y a le plus grand intérêt à instituer le traitement le plus tôt possible, et à prendre pour point de départ de ce traitement le début de la crise. Or, il arrive fréquemment que des malades considèrent comme de simples malaises les manifestations de la fièvre.

Si l'on prend avec soin la température à 8 heures, 14 heures, 20 heures, on constatera fréquemment, la veille des accès, comme une tentative d'accès, qui sera l'indication que la rechute est imminente. (Grall.)

Comment doit-on, à mon avis, administrer la quinine ? à quelles doses ? à quelles heures ?

Nous savons qu'injectée sous la peau, la quinine est

d'abord absorbée un peu plus rapidement que lorsqu'elle est donnée par la bouche ; mais qu'au bout d'une heure il n'y a pas de différence et que de la 6e à la 10e heure, cette absorption est plus lente. L'élimination dure plus longtemps. Par conséquent, la quinine se trouve accumulée dans le sang en moins grande quantité à un moment donné. Donc, action moins massive. Ces faits sont unanimement admis par tous ceux qui ont la pratique du traitement du paludisme colonial. (Grall.)

Il est certain, en outre, que les accidents consécutifs aux injections sous-cutanées ne sont pas rares, quelles que soient les solutions employées et malgré toutes les précautions d'antisepsie. Tout le monde a pu voir des noyaux d'induration plusieurs mois après les injections ; certains malades ont les fesses, les cuisses véritablement farcies de noyaux. De vastes ulcérations, des délabrements considérables nécessitant un long traitement s'observent trop fréquemment. Véritables lésions nécrotiques avec très souvent des névrites des nerfs du voisinage.

C'est assez dire que, sauf indications contraires dont je dirai un mot dans un instant, je préfère, en général, la voie buccale.

Comme nous avons à faire à des formes rebelles, à rechutes fréquentes, le traitement doit être intensif et de longue durée, mais discontinu, de façon à éviter ce que nous appelions l'accoutumance et que Grall appelle l'anaphylaxie thérapeutique. Je pense, d'accord avec tous les observateurs coloniaux que les doses de 1 gr. à 1 gr. 50 sont nécessaires et suffisantes. En injection sous-cutanée ou intra-musculaire, les doses doivent être à peu près les mêmes. Cette dose sera donnée tous les soirs, entre 18 heures et 20 heures, en deux prises assez rapprochées ; ou à la menace de crise. Pendant les 5 jours suivants, ou à la menace de crise. Pendant les 5 jours suivants comme, en France, les hommes ne sont plus qu'exceptionnellement exposés à des réinfections, on remplacera la quinine par le quinquina (poudre ou décoction).

Reprendre la dose initiale pendant 4 à 5 jours et continuer ainsi pendant 4 à 5 semaines. J'insiste sur la nécessité de poursuivre le traitement avec intensité et pendant longtemps. C'est à peu près la méthode que M. Laubry a employée, mais je crois que si les résultats qu'il a obtenus ne sont pas très satisfaisants, cela tient pour bon nombre de cas certainement à ce que le traitement n'a pas été poursuivi avec toute l'énergie voulue pendant un temps suffisant. J'estime que M. Laubry a employé des doses trop faibles dans ses injections sous-cutanées. 3 grammes en 6 jours, c'est tout à fait insuffisant ; c'est au moins le double qui est nécessaire. Il faut rechercher une action massive. Or les malades ainsi injectés n'ont reçu, à certains moments, que 0 gr. 25. La quantité qui ces jours-là a pu se trouver réunie dans la circulation est à peu près insignifiante.

Certains médecins, au lieu de faire prendre toute la quinine le soir, n'en donnent qu'une partie et administrent le reste le matin. Mais je crois que l'horaire que j'ai indiqué est préférable pour la raison suivante :

C'est aux premières heures du jour, parfois même plus tôt que se fait la pullulation des parasites ; il faut donc qu'à ce moment la quinine se trouve en aussi grande quantité que possible dans la circulation. Or, c'est environ 9 à 10 heures après l'ingestion que cette accumulation est réalisée. Il semble donc que l'heure optima est bien 18 heures à 20 heures. Mais on ne saurait trop répéter que quel que soit le mode d'administration, la quinine doit être donnée à assez forte dose et longtemps. C'est le manque de persévérance qui, dans bien des cas, est la cause des insuccès.

Pour que le traitement soit réellement bien conduit, il faut recourir fréquemment au microscope qui permet non seulement d'établir un diagnostic exact, mais de reconnaître l'espèce d'hématozoaire, de savoir quels malades sont porteurs de gamètes et par conséquent peuvent être un danger de contamination s'il existe des anophèles.

Chez ceux-là il y aura lieu de forcer la dose du médicament ; d'après Craig, il est nécessaire de donner 2 gr. de quinine pendant au moins trois semaines pour ramener le chiffre des gamètes à un taux assez bas pour que les moustiques ne puissent plus s'infecter sur ces malades.

J'appelle l'attention des médecins des dépôts sur la grande utilité qu'il y aurait de soumettre la plupart des rapatriés d'Orient, tout au moins ceux qui ont des antécédents paludéens, à un traitement prolongé et discontinu par la quinine, en diminuant toutefois un peu les doses.

Dans leurs familles, les convalescents devraient également suivre un traitement analogue ; et les médecins devront nettement l'indiquer en envoyant les hommes devant la Commission.

Il peut se présenter, et il se présente certainement des cas où ce traitement même très prolongé semble ne pas donner de résultats. Il est alors nécessaire soit de forcer les doses, soit de modifier le mode d'administration surtout si l'on n'est pas absolument certain de sa prise régulière par le malade.

Mais très souvent cet insuccès tient à une autre cause ; et c'est presque toujours l'association amibienne. Songez qu'on l'a rencontrée sur au moins 25 % des impaludés de Salonique. D'après Grall la marche de la température donne à cet égard des indications précises. Une chute notable se produisant à 20 heures, ou un peu plus tôt, indique qu'on se trouve en présence du seul paludisme. Une courbe irrégulière et surtout une détente se produisant plus tard que 20 heures signifie généralement l'amibiase. Dans ce cas, examiner le foie et rechercher le parasite dans les selles. Il n'y a qu'à instituer le traitement par l'émétine et on obtient des résultats rapides ; il faut y recourir même en cas de doute.

Je voudrais que, systématiquement, à supposer qu'ils ne le fassent pas déjà, les médecins recherchent l'amibiase chez tous les paludéens dès qu'ils sont soumis à leur obsertion. On les mettrait ainsi presque sûrement à l'abri de la vation. On les mettrait suppurée dont on ne tardera pas à constater d'assez nombreux cas si l'on méconnaît l'amibiase. Ce sera en outre une mesure prophylactique de première nécessité, car il est extrêmement dangereux de laisser en circulation les hommes porteurs d'amibes qu'ils sèment dans leur entourage.

Je disais à propos de la voie buccale, pour l'administration de la quinine, que les contre-indications de ce mode d'administration sont peu nombreuses. Il n'y en a en effet, que deux : 1° Intolérance gastrique ; 2° Perniciosité et hémoglobinurie.

L'intolérance cède le plus souvent et rapidement après l'administration d'un ipéca. C'est par là que les médecins coloniaux débutent presque toujours dans le traitement du paludisme et ils ne craignent pas d'y revenir par la suite toutes les fois que les malades présentent des symptômes gastro-bilieux.

Dans les cas de perniciosité, comme il faut agir vite, c'est à l'injection qu'on doit avoir recours : 1 gr. 50 à 2 grammes sous la peau, ou 0 gr. 75 à 0 gr. 80 dans la veine. Je n'ai personnellement aucune expérience des injections intra-veineuses ; mais la plupart des hommes compétents sont d'accord pour ne pas introduire plus de 0 gr. 80 de quinine dans la circulation sous peine d'accidents toxiques.

Bien entendu, dans les cas de perniciosité, tout en s'attaquant au parasite il faut s'efforcer de lutter par tous les moyens appropriés contre l'algidité, l'hyperthermie, les phénomènes cérébraux, etc..., je n'insiste pas.

Quand on utilise la voie buccale, on doit s'assurer que le médicament est bien pris par le malade ; l'administration doit en être surveillée par un médecin ou, à défaut, par un gradé ou une infirmière de toute confiance. Quand cette condition ne peut être remplie, je renonce à la voie gastrique malgré ma préférence, et j'ai recours aux injections.

Je ne discuterai pas le traitement par l'arséno-benzol, le galyl, etc..., malgré qu'en France — je ne dis pas aux colonies, ni même en Macédoine — malgré qu'en France, et dans la 5e région, certains médecins, peu nombreux, je crois, manifestent une tendance à les substituer à la quinine comme base de traitement, ce dernier médicament étant réduit au rôle modeste d'accessoire. J'estime que c'est une erreur qui peut être grosse de conséquences. La quinine est le seul destructeur certain et reconnu jusqu'à ce jour de l'hématozoaire. C'est une vérité qu'aucun médecin n'est autorisé à méconnaître. L'arséno-benzol et les autres médicaments préconisés ne sont que des adjuvants plus ou moins utiles.

En résumé, nous nous trouvons en présence d'une infection rebelle, à rechutes fréquentes, se renouvelant pendant longtemps. Il faut donc la traiter énergiquement et avec persistance. Pour cela vous n'avez qu'un seul moyen efficace, la quinine. Administrer des doses de 0.25 ou 0.30 centigr., comme cela se fait trop souvent, c'est perdre son temps. Il faut absolument qu'au moment de la rupture des schyzontes il y ait dans la circulation la plus grande quantité possible de quinine accumulée. Tout procédé qui réalise cette accumulation est bon. Mais jusqu'à présent, je crois que celui que je conseille est le meilleur, et je suis absolument convaincu qu'il est à même de donner des résultats dans beaucoup plus de cas que ne semble le croire M. Laubry dont la conclusion est trop pessimiste. Ce traitement doit et peut être pour beaucoup des paludéens retour d'Orient, plus qu'un palliatif. Il faut d'ailleurs espérer que, le paludisme étant de mieux en mieux soigné en Orient, nous recevions de moins en moins de ces hommes dont l'état général si fortement atteint est un des principaux obstacles à l'efficacité du traitement quinique. Il est probable, en outre, que le paludisme étant reconnu dès le début, les malades seront rapatriés de bien meilleure heure et par suite beaucoup moins difficiles à guérir.

III. — Je voudrais maintenant dire quelques mots à propos de la prophylaxie. Cela me paraît d'autant plus nécessaire, qu'à la séance du 11 mai, on a en quelque sorte proclamé la faillite de la quinine préventive. MM. Halbron et Marre ont déclaré que la quinine n'a pas d'action préventive à l'égard du paludisme de Salonique. C'est une erreur qu'il ne faut pas laisser se propager car, s'ils étaient convaincus de cette inefficacité, les médecins et en particulier ceux des dépôts pourraient se croire autorisés à ne pas apporter tout le soin et toute l'attention désirables dans cette quinisation préventive à laquelle, par une circulaire du 10 juin dernier, le Ministre vient de prescrire de soumettre 8 jours avant leur départ tous les hommes désignés pour l'Extrême-Orient.

Il est admis par tous les hommes compétents, et c'est un fait démontré, que la quinine tue le parasite ou empêche son développement chez les malades. Si donc, comme le dit Craig, la quinine a le pouvoir de faire disparaître les parasites lorsque les symptômes de l'infection se sont déjà manifestés, à fortiori doit-elle les détruire avant qu'ils soient assez nombreux pour faire apparaître ces symptômes.

L'expérience a depuis longtemps confirmé ce que la simple logique faisait prévoir.

En ce qui concerne ma pratique personnelle, je ne possède pas ici les documents me permettant de donner des chiffres. Mais je peux affirmer qu'au cours de diverses opérations auxquelles j'ai pris part, au Soudan, au Congo, et durant mon séjour dans plusieurs postes, toutes les fois que j'ai pu donner la quinine préventive et en surveiller l'administration, le nombre des impaludés a été tout à fait minime ; le nombre des cas graves et par suite des décès, presque nul.

A Cuba, aux Philippines, Craig a fait les mêmes constatations.

Tout le monde sait qu'en Italie où depuis 1905 on applique la méthode de Celli (0.40 de quinine par jour), la morbidité et la mortalité paludiques ont été abaissées dans des proportions vraiment sensationnelles : alors qu'en 1902, dans l'armée, on comptait près de 28 % de paludéens, en n'en trouvait plus en 1911 qu'un peu plus de 3 %.

A Java et à Sumatra, les Hollandais ont enregistré les mêmes résultats.

Il est absolument certain que toutes les fois que la quinine a été administrée *d'assez bonne heure*, *à doses suffisantes* et *d'une manière régulière*, la plus grande partie des hommes ont été mis à l'abri de l'infection.

Si les résultats ont varié, la cause en est dans l'inobservation de l'une ou l'autre de ces conditions. C'est le cas des hommes dont a parlé M. Laubry qui, arrivés à Salonique en 1915, n'ont commencé à prendre de la quinine qu'au printemps 1916.

Mais pour ces contingents eux-mêmes, il est presque certain que, bien que commencée trop tard et probablement mal surveillée, la quinisation préventive n'a pas été sans utilité, ni sans profit. Le nombre des cas graves et par suite des décès a dû être très faible, par comparaison avec les contingents qui n'avaient pas pris de quinine du tout.

Les moyens prophylactiques à mettre en œuvre en France, et en particulier dans notre région, sont pour nous d'un intérêt plus immédiat.

Il est évident que la première chose à faire c'est de s'efforcer de supprimer les sources d'infection, et c'est par le traitement des malades, par leur guérison qu'on y arrivera. Mais cette guérison est longue à obtenir et il restera toujours des cas rebelles à toute médication. Il faut donc lutter contre la dissémination de la maladie et pour cela :

1° S'assurer de la présence des anophèles ; rechercher s'il en existe à l'intérieur et autour des casernes et des hôpitaux ;

2° Rechercher les gites et les faire disparaître.

3° Détruire les moustiques adultes.

Les moyens à employer sont aussi nombreux que variés. Je ne m'arrêterai pas à les passer en revue.

Toutes les demandes qui seront adressées à cet effet à la Direction seront satisfaites, sauf impossibilité.

4° Protéger les malades au moyen de moustiquaires. Il faut se hâter d'en installer partout où il y a des paludéens, si cela n'est pas déjà fait ;

5° Rechercher, par des examens répétés du sang, les hommes porteurs de parasites infectants pour le moustique. Redoubler de soins et de précautions à l'égard de cette catégorie de malades ;

6° Grouper dans des salles spéciales tous les paludéens, en attendant que des hôpitaux leur soient exclusivement affectés.

La reviviscence en France d'anciens foyers paludéens, signalée par M. Jeandelize, ne peut que nous inciter à ne rien négliger pour lutter contre le paludisme.

Enfin, il n'est peut-être pas inutile que je dise un mot de l'observation de tétanos post-quinique, publiée par M. Etienne (de Nancy), et sur laquelle M. Jeandelize a appelé l'attention.

Je crois bien que le travail de Vincent sur le réveil de la virulence du bacille tétanique chez les porteurs de germes par les injections de quinine remonte à une dizaine d'années. J'en ai entendu parler pour la première fois en 1909 ou 1910 alors que je me trouvais à Saïgon. Et mon étonnement fut grand comme celui de tous mes camarades, vieux coloniaux. Je fis appel à mes souvenirs et aux leurs ; je compulsai les archives de l'hôpital de Saïgon, archives fort bien tenues et remontant à plusieurs années. Nulle part je n'ai trouvé trace d'un cas de tétanos post-quinique et personne n'a pu m'en citer un seul. Depuis cette époque il n'en a pas été davantage signalé dans les colonies où l'injection de quinine est d'usage journalier, du moins à ma connaissance.

Si on pouvait faire le total des injections pratiquées rien que dans nos colonies, depuis seulement 20 ans, on arriverait à un chiffre vraiment formidable. C'est par milliers qu'il faudrait compter. Or, je ne connais pas encore un seul cas de tétanos survenu à la suite d'une injection.

J'ajoute qu'aux colonies, partout où règne l'endémie palustre, la plupart des médecins, persuadés à tort ou à raison, que le traumatisme réveille le paludisme, pratiquaient des injections de quinine à presque tous leurs blessés ou accidentés à une époque bien peu éloignée où ils n'étaient cependant pas immunisés par l'injection de sérum antitétanique. On n'a pas davantage constaté de cas de tétanos à cette occasion. Ce n'est pas un cas isolé, qui peut fort bien n'être qu'une coïncidence, qui me fera hésiter, par crainte d'un danger aussi incertain, à faire une injection qui peut sauver la vie d'un malade.

Quant à l'injection préventive antitétanique que M. Etienne conseille de pratiquer, je pense qu'elle ne serait indiquée que si la réalité du danger, auquel je ne crois pas, était démontrée.

Dr Laubry.

J'ai écouté avec beaucoup d'intérêt la communication de M. le médecin inspecteur Lafage, et je le remercie d'avoir apporté dans notre débat sur le paludisme les éléments qu'il puise dans sa grande expérience personnelle. Puisqu'il a bien voulu faire allusion à ma communication, je me permettrai de le suivre dans la voie clinique, thérapeutique et prophylactique où il nous a entraînés.

Au point de vue clinique, je ne fais nulle difficulté de convenir que, pour lui, le paludisme tel qu'il s'est présenté, et tel que nous l'avons observé, n'a pas été une surprise. Pour nous, qui jusqu'à ces temps derniers l'ignorions, qui en avons abordé l'observation avec une éducation presque exclusivement livresque, il n'en a pas été de même. Nous avons été surpris de voir des débuts insidieux, alors que nous croyions au début solennel, des accès se développer et se multiplier sans cette hypertrophie splénique qu'on nous a vite signalée comme constante et classique, et nous l'avons noté de bonne foi, non pas comme des découvertes inédites, mais en médecins faisant leur apprentissage au contact des réalités.

De cette inexpérience préalable viennent, d'ailleurs, nos incertitudes au *point de vue thérapeutique*. Je vous ferais aujourd'hui une communication sur le paludisme que je ne poserais plus les mêmes conclusions et avec la même assurance. Certes, je suis heureux d'entendre M. Lafage proclamer la suprématie incontestable de la quinine, sur les médications mêmes les plus nouvelles comme l'arséno-benzol. J'ai assez dit ma méfiance et mes désillusions à leur égard. Quant à la médication quininique j'ai naguère parlé des injections intra-veineuses comme d'une méthode de choix, et même avec M. Bloch, j'ai préconisé l'injection directe de la solution concentrée dans la vene. Or j'ai abandonné cette dernière technique qui m'a donné des indurations étendues, sans danger d'ailleurs, de la paroi veineuse. Je suis resté fidèle à l'injection de la solution diluée, telle que la conseille Carnot, mais j'admets volontiers que, contrairement à mes affirmations, il est difficile d'en généraliser l'emploi, de l'appliquer à tous les cas et de ne pas le réserver aux malades d'hôpital, assez graves, qu'on a sous la main, au point de vue repos et hygiène et chez lesquels on veut obtenir une action sûre et rapide.

Dès lors que nous reste-t-il, sinon la méthode par ingestion ? Car je confirme de plus en plus ma manière de voir à l'égard des injections sous-cutanées méthode barbare, dangereuse, désastreuse ! Je n'avais abandonné la méthode si simple de l'injection qu'après des essais qui m'avaient paru infructueux. Dans un de mes rapports mensuels, j'avais signalé la nécessité, de faire venir les paludéens à l'infirmerie ; j'avais insisté sur la mission de confiance qui devait être dévolue au médecin major pour faire absorber lui-même les cachets de quinine aux hommes. Ces précautions ont-elles été mal observées, ou les doses données étaient-elles insuffisantes, toujours est-il que je n'avais guère été satisfait des résultats enregistrés. Et c'est pourquoi, constatant en même temps que, en dépit de grandes espérances, mes injections intra-veineuses n'enrayaient pas définitivement les accès, malgré un traitement suivi et un séjour hospitalier prolongé, j'avais laissé percer sur la cure du paludisme tel que nous l'observons à l'arrière un certain scepticisme. J'étais encouragé verbalement dans cette manière de voir par mon excellent maître et ami le professeur Würtz, qui possède une certaine expérience en la matière, et je me demandais comme lui si le changement de climat, le repos, l'hygiène, le séjour à la campagne, une médication tonique par l'arsénic ou le quinquina comme on nous le conseillait chez les rares paludéens que nous voyions échouer dans nos hôpitaux parisiens, ne faisait pas *vieillir* le paludisme presque aussi sûrement que des cures quiniques suivies.

Cette conclusion décevante ne me satisfaisait qu'à moitié, je l'avoue, et je suis heureux d'entendre M. le médecin inspecteur Lafage, m'en donner un autre et nous encourager à revenir aux cachets de quinine et, je fais volontiers, sous son impulsion à cette méthode pratique, une amende honorable que j'étais bien près de faire spontanément. Ce qui m'encourage à me montrer docile aux indications de M. Lafage, c'est qu'il insiste sur deux points qui n'ont très probablement pas été suffisamment respectés dans ma pratique : la dose suffisante ; les précautions dont on doit entourer les prises du médicament pour être sûr que le soldat ne s'y soustrait pas. C'est affaire de conscience de la part des médecins des infirmeries, et me propose d'y veiller.

Au point de vue prophylactique, j'avais été un de ceux qui avaient proclamé l'inanité de la quinine préventive, mais, encore une fois, je l'avais fait d'après les observations et les dires de mes malades, qui confirmaient ce qu'a écrit Abrami à ce propos, et qu'a rapporté M. Marre dans l'une des dernières séances. Que ce traitement prophylactique ait été appliqué dans des conditions défectueuses, qu'ainsi s'explique son échec, je n'en disconviens pas, et avoue m'en être rapporté aux faits que je constatais, et à une expérience de trop fraîche date. Pour toutes les autres mesures qu'expose M. le médecin inspecteur Lafage, création de centres hospitaliers, surveillance du malade en dehors des accès, contrôle de sa guérison par le laboratoire, emplacement adéquat des hôpitaux spéciaux, et précautions contre la contagion, je ne puis qu'y souscrire. Je me contente de souhaiter, pour l'emplacement futur de ces hôpitaux, qu'il soit dressé une sorte de carte entomologique de la région, qui nous fixerait sur la présence de larves d'anophèles dans les cours d'eau situés à proximité des formations hospitalières choisies pour les paludéens. On pourrait à cet égard généraliser le travail utile que MM. Léger et Mouriquand ont accompli dans le secteur de Grenoble.

Le Dr **Harvier** n'a jamais eu d'aussi beaux résultats que depuis qu'il donne la quinine à très fortes doses par la bouche, c'est-à-dire deux grammes par jour pendant trois jours par semaine et pendant plusieurs semaines.

D^r Le Sourd. — La quinine doit être prise avec surveillance ; quand on s'assure que la quinine est bien prise, on voit les résultats changer du tout au tout.

Le Dr **Cottenot** rappelle ce qu'il a vu à l'armée d'Orient. Les Anglais ont obtenu de bons résultats avec des solutions de quinine qui sont peut-être mieux absorbées que les comprimés. L'adrénaline est un excellent adjuvant de la quinine en raison de l'hypotension habituelle des paludéens.

Dr Vacher. — Permettez-moi d'ajouter quelques mots après avoir remercié M. le Directeur du service de santé de la communication si intéressante et si documentée qu'il nous a faite.

Je suis un vieil Algérien, et en 1881 j'avais la bonne fortune d'être à Constantine l'aide-major du Dr Laveran. Je puis dire que j'ai été un des premiers à voir, sous le champ du microscope, les mouvements de l'hématozoaire qu'il venait de découvrir.

Si mes souvenirs ne me font pas défaut, voici comment nous procédions pour l'emploi de la quinine. Il fallait d'abord se rendre compte du type de fièvre auquel on avait à faire : quotidienne, tierce, quarte, et administrer une dose massive 6 à 8 heures avant le début de l'accès ou la donner à la fin de la sudation. Cette médication avait lieu 5 ou 6 jours de suite, même plus, jusqu'à ce que le type de fièvre fut modifié par le médicament. A ce moment on n'employait presque exclusivement que le sulfate de quinine additionné d'un peu d'acide tartrique. Mais ce sel ne contient que 73 pour cent de quinine alors que le chlorhydrate, beaucoup plus soluble, en contient 81 pour cent. On joignait à ce traitement le quinquina, l'arsenic, le café, etc.

Les injections hypodermiques offrent peu d'avantages et ont au contraire beaucoup d'inconvénients. On ne les employait que dans les accès pernicieux.

Un signe de certitude de la mort réelle

Dr Ricardo Villa-Zevallos.

C'est pour moi un honneur de m'adresser à votre Société et, tout d'abord, je dois manifester ma gratitude tant à son honorable Président qu'à ses membres, d'avoir bien voulu m'admettre parmi eux. J'ai aussi la satisfaction de me compter parmi les médecins, bien que le dernier et le plus modeste, qui contribuent au bien-être de l'armée française toujours si héroïque et si digne de voir le succès final couronner ses efforts.

L'objet de ma communication est de faire connaître une épreuve pratiquée pour la première fois par un médecin espagnol et qui apporte enfin une solution satisfaisante à un problème de grand intérêt général, posé depuis longtemps déjà.

Cette épreuve est due au Dr Lecha-Marzo, professeur de médecine légale à la Faculté de Grenade. Elle prouve la mort réelle d'un individu de la façon la plus simple. Elle est basée sur les modifications que subissent les parenchymes, le sang et les larmes aussitôt après la mort. On sait que aussitôt après celle-ci, les tissus et les humeurs d'alcalins deviennent acides.

On place sur l'œil du cadavre, entre le globe oculaire et la paupière, un petit morceau de papier bleu de tournesol. Au bout de deux ou trois minutes le papier devient rouge. La réaction est d'autant plus rapide et plus forte que le décès remonte à plus longtemps. Jamais cette réaction ne se produit sur le vivant, ainsi que l'affirme le Dr Lecha-Mazo et ainsi que nous avons pu le vérifier nous-même en maintes occasions. Même dans les instants qui précèdent immédiatement la mort, cette réaction ne se produit pas, la sécrétion lacrymale gardant son alcalinité normale.

Dans certains cas que nous avons constatés personnellement, la réaction acide a été positive peu de temps après la mort. Une demi-heure après la mort nous avons pu nous assurer que cette réaction était déjà positive, par trois fois en Espagne et une autre fois ici même dans cet hôpital. Dans la majorité des cas, nous pensons que cette réaction est positive dans le courant de l'heure qui suit la mort.

D'autres médecins en Espagne ont eu recours avec succès à cette épreuve que nous estimons nettement préférable à tous les moyens proposés jusqu'à ce jour.

La méthode d'Icard basée sur la réaction sulfhydrique n'est pas une méthode sûre. Elle peut se produire sur le vivant en état de mort apparente ; sur le cadavre par contre elle n'apparaît le plus souvent qu'au bout d'un temps assez long, surtout en hiver. Parfois même, si la température est trop basse elle fait défaut. Le procédé de la fluorescine est également défectueux car, dans certains cas de mort apparente, il peut y avoir un long arrêt de la circulation et par suite absence de coloration des téguments et des yeux.

Dans la *Revue de Médecine et de Chirurgie pratiques de Madrid* le Dr Francisco Massana rapporte cette opinion que le médecin de l'état civil ne se fonde que sur des probabilités pour faire sa constatation, faute de signes manifestes de décomposition et qu'ainsi on peut dire que l'inhumation est autorisée souvent non sur des signes de certitude de mort mais sur des signes d'extrême probabilité.

Le Dr Lignières dans son ouvrage « La mort réelle et la mort apparente » cite cette phrase d'un médecin français : « Sur vingt corps pour lesquels on délivre le permis d'inhumer, il n'y en a qu'un, en moyenne, qui présente les caractères certains de la mort ».

Le Dr Massana dit avec beaucoup de raison que le procédé du Dr Lecha-Marzo donnera peut-être satisfaction à tout le monde et même à l'Académie de Médecine de Paris qui a exprimé le désir de connaître et offert de récompenser d'un prix spécial « un moyen simple et capable d'être mis en pratique par de pauvres paysans sans instruction pour reconnaître de façon certaine la mort réelle ». Cet auteur ajoute que la constatation de l'acidité oculaire a la même valeur que la réaction acide des parenchymes et du sang et que jamais elle n'a lieu sur l'être vivant, même en état de mort apparente. Cette recherche de l'acidité des parenchymes ne peut se faire qu'en employant des moyens auxquels les familles s'opposent presque toujours.

Le Dr Lecha-Marzo affirme que l'acidité oculaire « témoigne que la mort est certaine et manifeste. Il résulte d'une des premières modifications que subit l'organisme au début de la décomposition cadavérique. Même en empoisonnant un animal en lui administrant un acide énergique, je n'ai jamais obtenu l'acidité du plasma et des larmes si ce n'est après la mort ». Et cela ne doit pas nous étonner puisque l'acidité du plasma sanguin est incompatible avec la vie.

Sur les cadavres des noyés on constate le même signe à condition toutefois que la mort soit survenue depuis assez longtemps pour que l'acidification des tissus ait eu lieu.

Ce processus d'acidification des tissus s'observe d'abord dans la rate (parfois 8 minutes après la mort), puis dans les reins, les yeux, le cœur, les poumons, le foie.

Le Dr Alvarez de Toledo, aide du Dr Lecha-Marzo, dit cependant que dans quelques cas cette épreuve a été négative surtout en hiver, de même que pour la méthode du Dr Icard. Nous devons ajouter pour notre part que dans quatre cas observés par nous ici-même, aux jours les plus froids de cet hiver, la réaction s'est produite dans les 12 heures, les cadavres étant soumis à la température du dépôt mortuaire.

S'il peut se faire que ce signe (que nous n'avons jamais trouvé en défaut) ne soit pas d'une constance absolue, nous ne croyons pas que son absence, possible dans quelques cas, puisse le discréditer puisque lorsque ce phénomène se produit, il témoigne d'un état des tissus absolument incompatible avec la vie. C'est ce qu'affirme le Dr Lecha-Marzo et je n'ai pas connaissance qu'il ait jamais été contredit.

Nous avons cru devoir divulguer ce procédé non parce qu'il est dû à un médecin espagnol, compatriote de celui qui a l'honneur de s'adresser à vous, mais en raison des services qu'il peut rendre à ceux qui y auront recours.

Tel était l'objet de cette communication que nous désirions faire à votre Société, espérant qu'elle serait digne de retenir votre attention et désirant vous apporter la contribution des médecins espagnols et contribuer moi-même à la constatation avec certitude de la mort réelle, certitude toujours si nécessaire à établir et surtout au cours de cette guerre où les cas douteux peuvent être si nombreux.

Il ne nous reste plus qu'à remercier votre Société qui nous a fait l'honneur d'accueillir cette communication. Nous en sommes doublement flatté car le nom du Dr Lecha-Marzo d'Espagne en est rehaussé, lui dont le désir, comme de tout le corps médical, est de faire toujours le plus grand bien possible à l'humanité et de contribuer au progrès de la science.

Quelques observations sur le traitement de l'épididymite blennorragique par le « Dmégon »

Dr Dubois.

L'hôpital 71, à Jouarre, comporte une division de 80 lits, réservée au traitement des complications de blennorrhagies.

Les malades y sont admis à des stades divers de leur affection, et, le plus souvent, après avoir passé une quinzaine de jours dans deux ou trois formations différentes.

Une des complications les plus fréquentes pour laquelle les malades entrent à l'hôpital est l'orchi-épididymite, complication fâcheuse à double titre, puisque, d'une part, sa propre guérison exige un temps assez long et que, d'autre part, pendant toute sa durée, elle met obstacle au traitement sérieux de l'affection causale ; ausssi longtemps que dure l'orchite, il est en effet de règle de s'abstenir de lavages ou autres topiques sur le canal, et notre action se borne à l'emploi des balsamiques et antiseptiques urinaires dont les résultats sont le plus souvent aléatoires.

Jusqu'à ces derniers temps, le traitement de l'orchite blennorragique se bornait pour nous aux moyens classiques, c'est-à-dire aux compresses humides et chaudes, lavements chauds contre l'état congestif du début ; aux pommades diverses (gaïacol, belladone, cicüe, onguent napolitain), avec emploi de suppositoires calmants et résolutifs ; à l'immobilisation du testicule en position élevée, sur planchette, avec ou sans enveloppement ouaté.

Nous nous abstenions systématiquement d'employer d'autres moyens préconisés par divers auteurs, comme peu efficaces ou difficilement applicables en milieu hospitalier, tels que le stypage, les mouchetures au thermocautère, ou l'injection intra-épididymaire de solutions de sels d'argent colloïdaux.

A l'intérieur, nos principaux moyens étaient : les antiseptiques urinaires et, plus tard, les balsamiques, à doses modérées ; les purgatifs et laxatifs doux. Le repos absolu au lit était de rigueur pendant toute la période aiguë ; et ensuite un suspensoir devait être conservé longtemps après la disparition des phénomènes douloureux et inflammatoires.

L'emploi de ces divers moyens nous donnait des résultats assez médiocres, en tous cas une durée de traitement fort longue.

Une conversation avec M. le médecin major Mortier, de la direction du service de santé de la D. E. du G. A. N., nous suggéra un jour l'idée d'essayer un vaccin préparé d'après les travaux de MM. Nicolle et Blaisot, et spécialisé par les établissements Poulenc frères, à Paris, sous la dénomination de « Dmégon ».

Ce médicament appartient à la classe des vaccins microbiens fluorurés, et on trouve une étude complète de sa préparation et de ses propriétés ainsi que de son mode d'emploi dans les archives de l'Institut Pasteur de Tunis du 1er août 1914 (1), ce qui nous dispense de nous étendre plus longuement sur ce sujet.

Grâce à la générosité de l'administration des établissements Poulenc, nous avons obtenu une certaine quantité de ce vaccin, ce qui nous a permis d'en faire l'essai

(1) Tome IX, fascicule 1.

sur quelques malades du service, pris au hasard parmi les plus gravement atteints.

Nous avons réuni et nous vous présentons ici sept observations de malades dont le traitement a été contrôlé et suivi méthodiquement.

L'observation I est celle d'un cas d'orchite pris au hasard et destinée à servir de « témoin » aux observations suivantes.

Cet essai a été entrepris dans un esprit absolument impartial, et même avec un grand scepticisme. Notre grand désir serait d'être à même de pouvoir le continuer, en le faisant porter sur un plus grand nombre de malades.

De la lecture des observations se dégage d'abord ce fait (que les résultats antérieurement publiés par divers auteurs faisaient du reste prévoir), que le « Dmégon » n'a aucune action préventive ou curative sur l'écoulement uréthral, ni sur les phémonènes de cystite quand ils existent.

Il semble, par contre, avoir une action très nette, spécifique presque, sur les réactions inflammatoires ou sanguines dues à la présence du gonocoque, dont la plus fréquente est l'orchi-épididymite.

Nous avons le regret de n'avoir pu appliquer ce traitement du rhumatisme blennorragique. Aucun cas de ce genre ne s'est présenté à nous pendant la période de nos essais. Le cas échéant, nous n'hésiterions pas à l'expérimenter.

Un autre fait remarquable est l'absence presque générale de réaction fébrile ; dans le cas où elle s'est manifestée, elle a été constamment très minime et tout à fait fugace.

Les doses de vaccin employées ont été celles indiquées par les auteurs, soit 1/2 c. c. de vaccin, dilué dans 2 c. c. 1/2 de sérum physiologique. Les boîtes livrées par le fabricant contiennent du reste des ampoules de cette contenance, toutes dosées, et d'un emploi commode.

Nous avons, dans tous les cas, utilisé la voie hypodermique, comme la plus facile, avec les précautions usuelles d'asepsie. Aucun accident local n'a été noté. Dans quelques cas, les malades ont accusé un peu de douleur dans les premières heures après l'injection. Ce phénomène nous paraît dû à un léger défaut d'isotonie du liquide employé ; il semble possible d'arriver, par tâtonnements, à supprimer complètement cet inconvénient, en modifiant le titre de dilution du vaccin. Le lieu d'élection nous paraît être le tissu cellulaire sous-cutané des parties latérales de l'abdomen.

Quant aux résultats obtenus, il semble que les observations soient assez éloquentes par elles-mêmes. On a constamment noté une disparition ou une diminution très notable de la douleur, dans les 12 à 24 heures consécutives à la première injection, un seul malade, grand nerveux, n'a pas manifesté ce soulagement.

On note dans tous les cas, souvent après la première injection, et d'une manière constante à la suite de la seconde, une diminution très sensible des phénomènes inflammatoires : les tissus deviennent moins rouges et moins tendus, l'hydrocèle symptomatique disparaît, et la phlegmasie tend à une résolution progressive, comme le montre le palper, qui permet au bout de peu de jours de dissocier nettement l'épididyme du testicule ; ces organes reprennent peu à peu leur volume normal, leur consistance physiologique, en même temps que toute douleur disparaît.

En résumé, et pour rester dans le domaine strictement militaire, le « Dmégon » nous paraît mériter une attention toute spéciale.

Ce vaccin semble, en effet, susceptible d'abréger la durée de la maladie dans de notables proportions, tout en offrant de sérieuses garanties de guérison définitive. D'où économie de journées d'hôpital, possibilité d'instituer plus hâtivement le traitement curatif de l'uréthrite, et, ce qui est notre préoccupation constante, de rendre aux corps de troupe, dans un délai minimum, des hommes valides et aptes à reprendre immédiatement leur service.

Observation I

Malade non traité par le « Dmégon », R..... A....., sergent 355e régiment d'infanterie :

Blennorragie contractée le 25 février 1917.

Le 1er mars, apparition d'une orchite du côté gauche.

Le malade est hospitalisé à l'hôpital du Luxembourg à Meaux. Traitement : urotropine, onguent napolitain.

Hospitalisé à Jouarre le 4 avril.

Traitement : compresses chaudes, lavements chauds, immobilisation (planchette).

Onctions à la pommade gaïacolée, puis avec une pommade aux extraits de cigüe, belladone thélaïque (âa 1 gr./30).

L'orchite se termine le 15 mai, *soit après 2 mois et demi*, laissant un épididyme un peu gros et légèrement douloureux.

Pendant les six dernières semaines, le malade a pris des capsules de Santal (par jour, par séries de 10 jours, urotropine dans l'intervalle).

Il présente un suintement uréthral purulent avec gonocoques. Sous l'influence des lavages au permanganate de potasse, cet écoulement disparaît définitivement le 6 juin.

Observation II

L....., classe 1906, 85e régiment d'artillerie :

Entré à l'hôpital 71 le 3 juin 1917 pour orchite blennorragique gauche.

Testicule augmenté de trois fois son volume, rouge et douloureux. Léger écoulement uréthral. Recherche du gonocoque positive.

Traitement local : compresses humides, immobilisation par planchette. Urotropine à l'intérieur.

1re *piqûre de Dmégon le* 15 *juin*. — Aucune réaction fébrile Diminution de la douleur après 24 heures. La consistance de la masse testiculaire devient plus souple.

2e *piqûre le* 18 *juin*. — Les phénomènes inflammatoires continuent à s'atténuer. Le malade peut se lever.

3e *piqûre le* 21 *juin*. — L'amélioration continue. A la date du 26, les douleurs ont totalement disparu. Le testicule est à peu près revenu à son volume normal, à peine plus gros que le testicule droit. Epididyme souple. L'orchite peut être considérée comme guérie. Les lavages au permanganate sont institués pour tarir l'écoulement uréthral.

Observation III

G..... P....., 29 ans, 5ᵉ cuirassiers à pied :

Blennorragie en 1912, traitée par urotropine, santal, lavages au permanganate. Pas de complications. Durée de la maladie, 2 mois et demi.

Récidive le 5 mars 1917. Soigné pendant 20 jours à l'infirmerie de son régiment, le malade est ensuite évacué, pour bronchite, sur un hôpital où il ne signale pas sa blennorragie et ne la fait pas soigner. Il part dans ces conditions en congé de convalescence. A son retour, le 22 mai, il est atteint d'une orchite du côté droit. Envoyé à Noisy-le-Sec, puis à Meaux, il est finalement dirigé sur l'hôpital de Jouarre *où il entre le 2 juin 1917.*

A son entrée on trouve un testicule très douloureux, très enflammé, à peu près triplé de volume, avec une peau rouge et tendue. Un léger écoulement uréthral persiste (gonocoque). Le malade est mis au repos, avec application de pommade gaïacolée ; urotropine à l'intérieur.

Le 2 juin, 1ʳᵉ injection de « Dmégon » pratiquée le soir même de son entrée. Légère réaction fébrile (38°). Dès le lendemain matin, soulagement notable ; le malade dort et souffre beaucoup moins.

Le 4 juin, 2ᵉ injection de « Dmégon ». Légère réaction (38°2). Le volume du testicule a diminué de moitié, l'aspect inflammatoire a disparu. Plus de douleur. Consistance plus souple au palper ; l'épididyme se distingue nettement du testicule.

Le 15 juin, l'orchite peut être considérée comme guérie, les organes ayant repris leurs caractères normaux. Un léger écoulement qui persiste encore est soumis à une série de lavages de permanganate.

Observation IV

F... L..., 21 ans, 155e régiment d'infanterie.

Blennorragie en 1912, guérie au bout de deux mois, sans aucun traitement (?).

Seconde blennorragie le 8 mars 1917, traité par le santal à l'hôpital de X... où il était hospitalisé pour blessure. Le 20 mai, il ne persiste qu'une goutte matinale très claire. Le malade part en congé de convalescence. Le 25 mai, il constate une orchite gauche. Il est successivement hospitalisé à Noisy-le-Sec et Meaux. Entré à l'hôpital de Jouarre le 2 juin. A son entrée, on trouve le testicule gauche extrêmement douloureux, quadruplé de volume ; la peau du scrotum est rouge et tendue. Le malade est mis au repos, avec un gramme d'urotropine par jour. Compresses humides chaudes. Lavements chauds.

Le 2 juin, 1re injection de « Dmégon ». Légère réaction fébrile (38°). Le malade accuse un soulagement dès les premières vingt-quatre heures. Diminution du volume et de l'inflammation de la région malade.

Le 4 juin, 2e injection de « Dmégon ». Réaction très légère (37°6), plus de douleur. L'inflammation a presque complètement disparu. L'épididyme et le testicule presque repris ont leur consistance et leur volume normal, et sont très distincts l'un de l'autre. Le malade se déclare complètement soulagé. Il persiste une goutte matinale, avec humidité constante du méat, qui cède aux lavages à l'oxycyanure de mercure.

Guérison complète le 16 juin.

Observation V

T..... (Algérien), classe 1917.

Première blennorragie en 1912, orchite gauche, traité par application de compresses humides chaudes.

Durée de l'orchite : 40 jours ; guérison de la blennorragie en 5 jours.

Deuxième blennorragie le 13 avril 1917 ; traité à l'infirmerie de son régiment, par le copahu. Une orchite se déclare le 22 avril. Repos et compresses humides. Le malade est évacué le 22 mai, passe par Noisy-le-Sec et Meaux *et entre à l'hôpital de Jouarre le 2 juin.* On constate une orchi-épididymite gauche, volumineuse et très douloureuse. Le malade est mis au repos avec compresses humides.

Le 2 juin, 1re injection de « Dmégon ». Légère réaction (37°6). Pas d'amélioration sensible ; la douleur semble cependant avoir un peu diminué.

Le 4 juin, 2e injection de « Dmégon », aucune réaction (37°). Le testicule a diminué de moitié, mais reste encore le double de son volume normal. Les douleurs ont disparu, le malade se déclare tout à fait soulagé. La rougeur et la tension de la région sont considérablement atténuées. La résolution s'accentue de jour en jour, jusqu'au 24 juin, date à laquelle le malade est évacué sur un centre ophtalmologique, en raison d'une affection oculaire grave, étrangère à la maladie actuelle. L'inflammation testiculaire persiste, mais très diminuée. De son propre aveu, le malade se livrait fréquemment à la masturbation, ce qui ne pouvait que contribuer à la persistance des accidents.

Observation VI

X....., artillerie.

Entré à l'hôpital de Jouarre le 25 mars pour cystite d'origine blennorragique. L'affection causale a été contractée à Paris en janvier 1917. Il a été traité d'abord à l'infirmerie du corps. Léger écoulement ; un prélèvement, fait le 28 mars, est douteux quant à la présence du gonocoque. La cystite est traitée par des injections intra-vésicales d'huile goménolée. Amélioration sensible. Disparition de l'écoulement et des signes légers de cystite qu'il présentait.

Le 30 avril, à la suite d'une fatigue, l'écoulement reparaît. Prélèvement douteux. Lavages à l'oxycyanure de mercure. Diminution de l'écoulement.

Le 24 mai, une orchite gauche se déclare.

27 mai, 1re injection de « Dmégon ». Aucune réaction fébrile. Le malade se dit soulagé après 24 heures. Très légère diminution de la douleur, du volume et de la consistance de la région malade.

29 mai, 2e injection de « Dmégon ». Pas de réaction. L'amélioration est plus marquée, tant au point de vue de la douleur qu'à celui de la diminution de la consistance et du volume.

31 mai, 3e injection de « Dmégon ». Pas de réaction. Le volume de la masse est diminuée d'environ moitié. La résolution se fait lentement. Le traitement par le « Dmégon » doit être abandonné, à notre grand regret, la provision de ce médicament étant épuisée. Le cystite persiste, ainsi qu'un léger écoulement matinal. Sous l'influence de lavages avec une solution faible d'oxycyanure de mercure, ces phénomènes s'atténuent et le malade peut sortir de l'hôpital pour rejoindre son corps le 26 juin. Le testicule et l'épididyme restent encore légèrement augmentés de volume et un peu sensibles.

Observation VII

G..... G....., 285e régiment d'infanterie.

Blennorragie en mars 1917.

Orchi-épididymite le 19 mai, à la suite d'une injection au protargol.

Hospitalisé à Jouarre le 22 mai 1917 pour orchite gauche. Traitement : repos, urotropine, pommade au gaïacol. Pas d'amélioration. Ecoulement assez abondant avec présence de gonocoques.

22 mai, 1re injection de « Dmégon ». Pas de réaction, aucun changement dans l'état du malade.

31 mai, 2e injection de « Dmégon ». Pas de réaction. Les douleurs sont moins vives, et on constate une notable diminution de volume. La résolution s'accentue peu à peu.

L'écoulement, qui n'a subi aucune modification, est alors traité par les grands lavages de permanganate de potasse à dose faible.

Le malade quitte l'hôpital, guéri, le 26 juin.

Observation VIII

Ch..... P....., 22 ans, 119e régiment d'infanterie.

a) *Blennorragie le 3 juillet 1913*. Traitement : urotropine, salol, puis santal et lavages au permanganate de potasse.

Au douzième jour de l'affection, épididymite gauche. Repos ; pommade gaïacolée. Trois jours après, épididymite droite. Les deux épididymites sont réduites en 13 jours. Guérison de la blennorragie en 45 jours. Il persiste quelques troubles de la miction qui font que le malade croit à un rétrécissement.

b) *Le 16 avril 1917*, après une incubation de 15 jours au cours de laquelle le malade a subi de grandes fatigues du fait des marches, *apparaît un écoulement* qui va en s'accentuant rapidement. Santal et lavages au permanganate de potasse. Après 15 jours, amélioration notable. Une nouvelle période de marches avec impossibilité de se soigner amène une recrudescence de l'écoulement et une épididymite gauche.

Le testicule est triplé de volume.

Hospitalisé à Jouarre le 22 mai 1917. Etat général mauvais, température 39°9. Repos, urotropine, pommade gaïacolée.

28 mai, 1re injection de « Dmégon » ; aucune réaction. fébrile. T = 36°8 ; soulagement immédiat dès le 29 au matin.

30 mai, 2e injection de « Dmégon » ; aucune réaction. L'épididyme est revenu à son volume normal et est très distinct du testicule. Il n'existe plus aucune douleur.

La résolution est complète le 1er juin.

Chaque piqûre est légèrement douloureuse pendant deux ou trois jours, sans rougeur de la peau. L'écoulement est traité ensuite par de grands lavages au permanganate faible.

Une épidémie de scorbut parmi les prisonniers de guerre

Dr Harvier.

J'observe actuellement, dans un des hôpitaux de mon secteur, une épidémie très importante de scorbut parmi des prisonniers de guerre allemands.

La plupart des médecins de ma génération ne connaissent du scorbut que sa forme infantile : la maladie de Barlow. Or, le scorbut des adultes ne rappelle que de loin celui des enfants et j'avoue humblement que j'ai méconnu les premiers cas qui m'ont été présentés.

C'était le 28 mai dernier : en visitant un des hôpitaux de M..., j'examinai dans le service de mon confrère, le Dr Marcus, deux ou trois prisonniers, qui portaient sur les membres inférieurs des traces de purpura et de pétéchies et accusaient de vagues douleurs pseudo-rhumatismales. Je ne remarquai pas d'autre symptôme particulier et après un examen rapide, trop rapide, portai le diagnostic de « purpura rhumatoïde ».

A ma visite suivante, le 5 juin, le Dr Marcus me signalait de nouveaux cas de purpura entrés dans son service pendant la semaine précédente, dont la plupart (10 environ) avaient été évacués sur l'intérieur, mais dont quelques-uns restaient en traitement dans ses salles. L'un me parut encore un purpura rhumatoïde ; un autre cependant éveilla mon attention, car, outre du purpura, il présentait trois ulcérations sur le bord antérieur d'un tibia et j'émis alors une hypothèse ridicule : celle de lésions provoquées. A ce moment, on amenait dans la salle un jeune prisonnier de 21 ans, fatigué, extrêmement anémié, incapable de se tenir debout. Les membres inférieurs, en demi-flexion, étaient couverts de purpura, les articulations du genou violacées et tuméfiées et une large ecchymose s'étalait sur toute l'étendue de la face postérieure de la cuisse droite. La palpation de la partie inférieure du quadriceps gauche révélait l'existence d'un œdème douloureux, dur, de consistance ligneuse. L'examen de la bouche montrait les gencives supérieures et inférieures tuméfiées et fongueuses : le diagnostic de scorbut était évident, indiscutable.

Je retournai examiner avec plus de soin mes « purpuras rhumatoïdes » ; l'un avait des gencives intactes, mais l'autre présentait une gingivite fongueuse très caractérisée au niveau des molaires cariées.

Je partis le lendemain visiter le camp d'où ces prisonniers avaient été évacués. 184 d'entre eux étaient couchés, exemptés de travail. Je demandai le registre de l'infirmerie ; en face de leurs noms étaient inscrits les diagnostics suivants. « Plaies, abcès des jambes, ecthyma, lymphangite, œdème des genoux, rhumatismes, etc... » J'examinai tous ces malades : tous étaient des scorbutiques. Le même jour, avant mon départ du camp, je remarquai un détachement de 285 hommes qui revenaient du travail, dont un certain nombre marchaient avec peine ou se traînaient en fléchissant les genoux. Je les fis aligner sur deux rangs, et, dans l'impossibilité où j'étais de les examiner tous, je me contentai de leur faire ouvrir la bouche et d'en passer l'inspection : 48, soit près de 28 %, étaient atteints de lésions gingivales. Je vous cite ces chiffres pour vous donner une idée de l'importance de l'épidémie qui débutait à cette date. Bien que n'ayant pas encore de statistique exacte, j'estime rester au-dessous de la vérité, en vous affirmant que 95 % de l'effectif a été atteint et a présenté à un degré quelconque des manifestations scorbutiques. Cet effectif comprenant 817 hommes, les cas les plus légers ont été soignés sur place à l'infirmerie du camp. Les cas les plus sérieux ont été hospitalisés. Nous avons jusqu'ici étudié avec le Dr Marcus 110 scorbutiques traités dans son service et c'est en son nom comme au mien que je voudrais vous exposer l'histoire de ces malades.

***

Dans les cas les plus sérieux, l'*anémie* est le symptôme qui attire l'attention : les téguments sont pâles, les muqueuses décolorées. Certains malades ont une anémie qui rappelle celle de l'anémie pernicieuse ou de certaines leucémies. Beaucoup sont en même temps cachectiques ; les traits sont tirés, les membres amaigris, les masses fessières flasques et tombantes.

Les manifestations scorbutiques sont, avant tout, des lésions hémorragiques des membres inférieurs. Je vous les décrirai rapidement, car les photographies et les aquarelles que je vous présente vous donneront de ces lésions une idée beaucoup plus précise que ma description. Ces lésions hémorragiques sont constituées par du purpura, des pétéchies, des ecchymoses, des œdèmes, des nodosités sanguines.

I) Les *taches purpuriques et pétéchiales* sont comparables à celles du purpura rhumatoïde. Cependant le purpura du scorbut est spécial, dans certains cas, en ce sens que l'hémorragie se fait dans un follicule pileux. Les membres sont alors couverts d'un fin piqueté hémorragique et chaque tache paraît centrée par un poil : c'est un « *purpura pilaire* ». Ces lésions cutanées sont prédominantes et irrégulièrement dessiminées sur les membres inférieurs ; je les ai plus rarement constatées sur les membres supérieurs, exceptionnellement sur le thorax ou l'abdomen.

II) *Les ecchymoses* sont les unes volumineuses, très étendues, occupant par exemple toute la totalité du membre inférieur à sa face postérieure, depuis le pli fessier jusqu'au voisinage du tendon d'Achille ; les autres, plus limitées, siègent sur les cuisses au voisinage des articulations des genoux, au niveau des creux poplités, sur les jambes, sur les régions des malléoles. Elles se rencontrent aussi, mais plus rarement, sur les membres supérieurs. Leur coloration varie avec leur âge : d'abord rosées ou lie de vin, elles prennent ensuite une teinte violacée verdâtre, jaunâtre, etc... A leur niveau, la peau est chaude, lisse et tendue. Certaines se résorbent rapidement sous l'influence du traitement ; d'autres, plus lentes à s'effacer, laissent après elles une pigmentation bronzée, « terre de sienne », qui n'avait pas disparu à la sortie des malades.

III) *Les œdèmes* constituent un des symptômes les plus curieux du scorbut. S'ils sont souvent associés aux ecchymoses, ils existent aussi sans elles. Voici leur siège de prédilection : la partie inférieure de la face antérieure de la cuisse au-dessus de la rotule, la face interne des cuisses, les mollets, la face dorsale des pieds. Quel qu'en soit le siège, ces œdèmes ne se laissent pas déprimer : ils constituent des masses irrégulières, dures, de consistance ligneuse, donnant à la palpation l'impression d'une région sclérodermique de l'adule ou sclérémateuse du nouveau-né. J'ai même observé des œdèmes étendus à toute la cuisse et à une grande partie du mollet, si bien que tout le membre inférieur prenait, de ce fait, un « aspect phlébitique » : la mensuration accusait une différence de volume de 3 à 4 centimes par rapport au côté opposé. Je range ces œdèmes parmi les lésions hémorragiques, parce que, même dans les cas où ils existent sans ecchymoses des téguments, ils me paraissent déterminés par une hémorragie profonde intra-musculaire ou tout au moins sous-aponévrotique.

IV) *Les nodosités sanguines* ont des dimensions qui varient de celles d'un petit pois à celles d'une noix. Leur forme est irrégulièrement arrondie, quelquefois elliptique à grand axe longitudinal. *Dans tous les cas, elles sant saillantes et c'est là leur caractère important.* Elles constituent, suivant leur volume, des « *pustules* » ou des « *bosses sanguines* » de coloration violacée ou noirâtre. On compte deux ou trois seulement chez certains malades ; chez d'autres 40 ou 50 disséminées sur les membres inférieurs, par ordre de fréquence : les jambes, les malléoles, le dos du pied, le creux poplité, plus rarement sur les cuisses. Elles siègent exceptionnellement sur les membres supérieurs, sur l'abdomen ou sur le dos.

Ces nodosités se résorbent le plus souvent sous l'action du traitement : elles s'affaissent, s'aplatissent et, en 15 à 20 jours, perdent leur caractère saillant : elles laissent après elles des taches pigmentées, brûnatres ou bronzées qui persistent longtemps.

Chez d'autres malades non traités, les nodosités s'ulcèrent. Ce sont ces *ulcérations scorbutiques* qui ont été confondues avec l'ecthyma et cependant la différenciation est facile : elles siègent sur des bosses sanguines ; leur fond est d'abord rouge et saignant ; puis, l'hémorragie ayant cessé, la coagulation du sang à leur surface forme une croûte cruorique noirâtre. La croûte enlevée, le fond apparaît tapissé de bourgeons charnus, rose vif, de bel aspect. (La suppuration est très rare.) Les bords sont de niveau avec le fond de l'ulcération ou presque ; ils sont irréguliers, violacés, de teinte lilas, puis bordés par une petite collerette épidermique au moment où la cicatrisation s'achève. Enfin, beaucoup de ces ulcérations sont entourées d'une zone d'étendue variable soit ecchymotique, soit pigmentée. Elles se cicatrisent en 3 ou 4 semaines et font place à des taches analogues à celles qui suivent la résorption des nodosités non ulcérées.

V) La *gingivite scorbutique* est la lésion classique la plus connue de l'affection. Cette gingivite peut manquer cependant : elle faisait complètement défaut dans 12 de nos observations. Elle n'existe pas sur les parties édentées des gencives et présente son maximum au niveau des dents cariées. Les cas légers sont caractérisés par une tuméfaction de la gencive ou par la production de bourgeons rouge vif, semés de points hémorragiques, comparables dans quelques cas à de petits « épulis » ou à des « nœvi vasculaires ». Ces lésions guérissent en 10 à 15 jours. Dans les cas plus anciens, les gencives sont des formes encore plus intenses : gencives ulcérées et sanieuses. Deux de nos malades ont perdu chacun deux dents. Chez d'autres, les dents branlaient dans leur alvéole par suite du décollement des gencives au niveau de leurs racines. Chez deux ou trois sujets, les lésions de la muqueuse étaient si proliférantes, que les bords antérieur et postérieur de la gencive formaient comme une double rangée de « papillomes » ou de « polypes » saignants ou sanieux, entre lesquels étaient enchâssés les dents plus ou moins branlantes.

La réparation de ces lésions est cependant très rapide : même dans les formes intenses, la transformation est saisissante sous l'action du traitement anti scorbutique. En quatre ou cinq jours, les gencives sont améliorées ; elles restent tuméfiées ou forment dans les interstices des dents comme une série de bourgeons saillants, de coloration lilas ou encore comme un bourrelet à la sertissure des dents ; puis la guérison s'achève entre 20 et 30 jours.

La gingivite n'est pas la seule lésion buccale : j'ai observé sur le voile du palais (portion osseuse ou membraneuse), sur les piliers antérieurs, même sur la face interne des lèvres, soit un piqueté hémorragique, soit des ecchymoses.

J'ai eu en vue jusqu'ici les symptômes objectifs du scorbut. Les symptômes subjectifs se réduisent aux *douleurs*. Celles-ci siègent surtout dans les muscles et les tendons périarticulaires du genou et du cou de pied, dans le mollet et aussi dans la région lombaire. Elles sont telles que beaucoup de scorbutiques sont, à leur entrée à l'hôpital, incapables, de marcher : ils avancent à petits pas, péniblement, les genoux raident et demi-fléchis. D'autres ne peuvent même pas se tenir debout. Après 10 à 15 jours de traitement, ces malades impotents se lèvent, travaillent dans la salle, servent leurs camarades.

Je n'ai constaté aucun trouble digestif, sauf de la diarrhée au début de la maladie dans quelques cas. Les malades s'alimentent et digèrent bien. La recherche du sang dans les selles ou dans les urines a toujours été négative. Celles-ci ne refermant pas d'albumine. La température oscillait aux environs de 38° à l'entrée, puis en quelques jours revenait à la normale. Pas de modifications du pouls ni de la tension artérielle.

Comme complications, je n'ai observé qu'un certain nombre d'*hémarthroses du genou* : l'articulation, en demi-flexion, chaude, dure, tuméfiée, très douloureuse au palper, présentant le phénomène du choc rotulien, a l'aspect d'une arthrite suppurée et un seul cas de *pleurésie hémorragique*, encore actuellement en observation,

Tels sont les symptomes présentés par nos scorbutiques. Tous n'existent pas simultanément : certains malades ont du purpura, des pétéchies et de la gingivite ; d'autres n'ont que des ecchymoses avec ou sans œdème ; d'autres des nodosités sans œdème ni purpura ; d'autres enfin présentent une seule ou plusieurs ulcérations scorbutiques.

La guérison de ces malades a été très rapide : 27 d'entre eux, entrés depuis le 5 juin dernier, sont aujourd'hui rentrés au camp guéris. Quelques-uns cependant sont encore hospitalisés, parce qu'ils ont conservé un certain degré d'anémie et qu'ils sont soumis actuellement au traitement ferrugineux.

Il me resterait à vous parler de nos constatations hématologiques ; je serai bref, me réservant de revenir plus tard sur ce point particulier. L'anémie scorbutique est caractérisée par une diminution du nombre des globules rouges (3.500.000 à 4.500.000 par mmc.) et une diminution du taux de l'hémoglobine (65 % à 80 %) au Tallqvist. Le chiffre des globules blancs est augmenté (8 à 15.000 par mmc.). La formule leucocytaire tend vers la mononucléose. Je n'ai pas observé de réaction myéloïde.

La coagulation sanguine, étudiée par ponction veineuse, est normale ; elle se fait entre 5 et 7 minutes, sans sédimentation, avec rétractilité et sans redissolution du caillot. Je n'ai observé que dans certains cas très rares, un début de coagulation plasmatique. La mesure de la coagulabilité sanguine par la méthode de Bloch décèle un indice normal. L'épreuve du « purpura provoqué » de Weil et Chalier fut toujours négative. La particularité la plus intéressante est l'étude du temps de saignement chez ces malades : l'*épreuve de Duke montre un temps de saignement presque toujours augmenté, quelquefois doublé par rapport à la normale*, et, à ce point de vue, le scorbut paraît se rapprocher davantage de l'hémophilie que des autres symptômes hémorragipares.

Le traitement appliqué aux scorbutiques a été des plus simples : repos au lit et adjonction au petit régime de l'hôpital d'une salade et d'un demi-citron par homme et par jour. Je suis heureux de rendre ici hommage à la générosité des dames anglaises de l' « Œuvre de la Goutte de café », qui ont offert gracieusement aux prisonniers allemands ce supplément alimentaire. Le demi-citron était consommé intégralement (jus, pulpe et zeste). Les malades atteints de douleurs trop vives recevaient en outre, pendant quelques jours, de faibles doses de salicylate de soude ou d'aspirine, qui semblaient calmer les symptômes douloureux.

Il me reste à vous préciser les origines, les causes de l'épidémie et les mesures prises pour l'enrayer.

Tous les prisonniers atteints ont été capturés près de Verdun entre les mois d'octobre et de décembre 1916 et sont arrivés dans la région, les uns le 4 avril, les autres le 1er mai pour travailler à l'exploitation d'une ballastière de la Compagnie de l'Est. Chaque prisonnier est à la tâche et charge chaque jour 10 tonnes de ballast. Le premier scorbutique est entré à l'hôpital de M..., le 19 mai. Mais, en compulsant les registres de l'infirmerie et les bulletins, modèle 46, j'ai retrouvé 5 ou 6 malades qui avaient été évacués, à partir du 9 avril, avec le diagnostic de lymphangite ou d'œdème des jambes et, par l'interrogatoire de nos malades, nous avons appris qu'un grand nombre d'entre eux avaient ressenti les premières douleurs ou présenté les premières traces d'hémorragie vers le mois d'avril. *C'est donc entre 4 et 6 mois après le début de leur captivité que ces prisonniers sont devenus scorbutiques.*

La cause de la maladie est, à n'en pas douter, le régime alimentaire, essentiellement scorbutigène donné à ces prisonniers. Ce régime est le suivant : 600 grammes de pain environ ; 400 grammes de riz ou de pâtes alimentaires (macaroni) et 174 grammes de viande par homme et par jour. A peine mangeaient-ils des pommes de terre à un seul repas tous les 8 ou 15 jours environ. *Ils étaient absolument privés de tout aliment végétal frais.*

Les mesures prises au camp pour enrayer l'épidémie ont consisté dans une hygiène alimentaire mieux comprise. Les commandants de compagnie ont ajouté au régime ordinaire : des salades, des choux, des carottes, des oignons crus et un quart de citron par homme et par jour. Les prisonniers étaient conviés, en outre, à consacrer leurs centimes de poche à l'achat de citrons et d'oranges. Ce régime, d'abord appliqué aux malades, a été étendu à tout l'effectif à partir du 12 juin. A l'infirmerie du camp, les ulcérations étaient pansées avec une solution de sulfate de cuivre ou de zinc à 1 % et les gencives badigeonnées avec une solution d'acide citrique au 1/20e.

Les résultats obtenus ont été remarquables. L'épidémie est actuellement en décroissance notable et paraît devoir être complètement terminée d'ici quelques semaines.

J'ai appris que d'autres scorbutiques étaient actuellement hospitalisés dans différentes formations sanitaires en dehors de mon secteur, mais je crois savoir que le foyer scorbutique le plus important est celui que nous avons observé.

Médecin inspecteur Lafage. — Le travail pénible ou non pénible n'est pour rien dans les accidents scorbutiques, et des épidémies de scorbut se produisent chez des hommes qui ne travaillent pas. La cause essentielle est la privation de légumes frais et l'alimentation insuffisante.

Le **Dr Hallé** a vu quelques malades atteints de scorbut et chez l'un d'eux une périostite hémorragique ; chez un autre une pleurésie hémorragique guérit à la suite d'une seule thoracenthèse et du traitement antiscorbutique. Les malades observés par M. Hallé ne mangeaient que très rarement des pommes de terre et des haricots.

Dr Harvier. — Le travail est une cause adjuvante du scorbut, ainsi qu'en témoignent les documents qu'il apporte.

Séance du 22 Juin 1917

PRÉSIDENCE DU Dr VACHER

Traitement des plaies infectées par la graisse d'oie iodée

Dr Méry.

La préparation noire et fluide, que j'ai l'honneur de présenter à la société, est une combinaison assez spéciale, que nous employons, avec des résultats très intéressants, depuis plusieurs mois à l'hôpital 39.

L'idée de cette préparation est venue à mon ami et collaborateur, le Dr Pauly qui, après diverses expériences, a choisi comme véhicule de l'iode, la graisse d'oie.

C'est sur son conseil que j'ai expérimenté ce produit, dont les résultats m'ont paru remarquables.

Voici la technique employée par le Dr Pauly et M. Bélier, pharmacien aide-major, qui a collaboré à la préparation :

On commence par faire fondre la graisse dans un récipient quelconque et on filtre sur papier. On obtient une graisse fluide et on incorpore une partie d'iode métallique à 10 parties de cette graisse. Le mélange se fait à chaud, et il faut le poursuivre longtemps avec le pilon. On obtient ainsi un produit encore assez peu homogène, et dont il est facile de dissocier l'iode de la graisse. On met le mélange dans des flacons que l'on bouche hermétiquement, et que l'on porte *à l'autoclave à 130°, pendant une demi-heure*. C'est seulement au sortir de l'autoclave que le produit est obtenu : c'est un véritable corps nouveau, dont on ne peut plus dissócier l'iode.

Les préparateurs n'ont pu reprendre aucune trace d'iode, ni par le chloroforme, ni par la térébenthine. Si l'on frotte ce produit sur la peau, on ne laisse aucune trace d'iode.

On n'obtient ce produit, combinaison organique d'iode et de graisse, qu'avec la graisse d'oie. Les huiles, les graisses animales, comme l'axonge et la lanoline ne dissolvent l'iode qu'en quantités infinitésimales.

Enfin, la graisse d'oie ne rancit pas ; elle reste fluide à froid, propriété précieuse, pour les facilités de l'usage quotidien.

Son prix de revient l'hiver dernier, car c'est à cette saison qu'il faut en faire la récolte, était de 2 francs le kilogr.

En pratique, ce produit a des qualités extrêmement intéressantes : Appliqué sur les plaies infectées, il est désodorisant et n'a pas d'odeur par lui-même. Il n'est en aucune façon caustique. Les pansements sur les plaies où l'on a versé de la graisse iodée n'adhèrent pas et ne sont jamais douloureux.

Il est inutile de dire que le traitement par la graisse iodée ne dispense en aucune façon du traitement chirurgical de nos plaies de guerre. Le drainage au point déclive, les débridements larges les extractions de corps étrangers et d'esquilles libres, sont naturellement le premier temps de tous nos traitements.

Mais, ceci fait, la graisse d'oie iodée transforme immédiatement l'aspect des plaies qui deviennent roses et lisses, et se cicatrisent avec une rapidité très grande. Les pansements peuvent être faits très rarement : ils ne sont jamais douloureux, et l'évolution avec des soins minimes est parfaite.

J'ai appliqué ce traitement dans de nombreux cas : plaies musculaires, anfractueuses, plaies osseuses, plaies viscérales. Je citerai quelques exemples particulièrement intéressants :

Nous avons soigné un malade qui, à la suite d'une application de teinture d'iode sur le scrotum, avant une cure radicale d'hydrocèle, avait eu une brûlure assez étendue de la peau des bourses. Un petit hématome avait compliqué la situation, et l'aspect général de la plaie était assez peu brillant. En vingt-quatre heures, grâce à la graisse iodée, cette brûlure par l'iode était guérie, preuve éminente et assez piquante de la non-causticité du produit, et la guérison se produisait dans les délais normaux.

Le Dr Pauly a vu très rapidement une plaie infectée des tendons extenseurs du pied, guérie sans aucune infection des gaines pourtant ouvertes. Nous avons guéri aussi très vite des fistules pleurales qui duraient depuis longtemps.

J'ai expérimenté, il y a quelques temps, la graisse d'oie iodée dans un cas d'appendicite suppurée très grave. Malgré une ouverture et une appendicectomie précoces, la plaie était malodorante et d'aspect médiocre. Tout s'est arrangé très vite ; les chaires sont devenues roses et l'évolution a été très satisfaisante. J'ai pû verser, chaque jour, dans ce péritoine, 4 où 5 centimètres cubes de graisse iodée, sans aucune réaction inflammatoire.

Je citerai, enfin, le cas d'un blessé atteint d'un véritable effondrement de l'os frontal, avec écoulement de matière cérébrale : malgré une trépanation et une esquillectomie, d'ailleurs limitée, la plaie avait mauvais aspect ; une hernie cérébrale s'était constituée, et il y avait beaucoup de sphacèle dans la plaie. Tout ceci fut transformé par la graisse d'oie iodée. Le blessé s'est cicatrisé avec une étonnante rapidité.

Je pourrais citer beaucoup d'autres résultats analogues ; ceux-ci sont parmi les plus démonstratifs.

J'ajouterai que si nous avons expérimenté la graisse d'oie iodée à 1/10e, c'est pour montrer la remarquable innocuité de ce produit, même avec le taux élevé de la teinture d'iode actuelle du codex ; il est possible, et nous l'essaierons bientôt, que des effets analogues soient obtenus avec un mélange sensiblement plus faible.

Schrapnell pulmonaire extrait par la méthode Petit de la Villéon. — Éclat d'obus pulmonaire au sein d'un abcès Extraction par l'électro-aimant.

Le Dr **Rocher** présente un blessé, Gabriel C... (du 16 avril 1917), chez lequel il a extrait, sous le contrôle de l'écran et avec la pince de Petit de la Villéon, un shrapnell de la base du poumon gauche repéré à 9 centimètres de profondeur. Voie d'accès par le dixième espace intercostal ; réunion par primam.

Comme suites opératoires, pouls ralenti à 50 pendant quatre jours, crachement léger de sang pendant trois jours lever au huitième jour. Actuellement, trois semaines après l'opération, la radiographie démontre un poumon et un cul-de-sac costo-diaphragmatique normaux avec ampliation complète des mouvements diaphragmatiques. Sous l'influence de gymnastique respiratoire et de rééducation, mouvements respiratoires normaux. Le malade marche, court, saute sans essoufflement. L'intervention a été faite à cause d'oppression, douleurs dans le décubitus gauche ; elle a été réclamée par le patient. L'opération tout entière a demandé cinq minutes. A signaler ce fait que le projectile semblait fuir devant la pince qui cherchait à le prendre ; on peut se demander, en conséquence, s'il n'irait pas loger dans une scissure pulmonaire.

Le Dr Rocher rapporte une autre observation d'extraction d'éclat d'obus du poumon gauche situé au milieu d'un abcès. L'extraction en a été faite le 10 mars 1916 au moyen d'une résection de côte (VIe) ; on tombe d'abord en plèvre saine : Pneumo-thorax partiel ; immédiatement au-dessus, la plèvre est adhérente et épaissie, incision de l'abcès au travers d'une épaisseur de 2 centimètres de poumon. Le corps étranger est retiré au moyen d'une tige conductrice articulée avec l'électro-aimant ; un drain dans la plèvre libre, entourée de compresses ; un autre dans l'abcès.

Evolution normale de la plaie. Guérison complète vers le 20 avril 1916. Diminution très légère du murmure respiratoire et de l'ampliation thoracique : résultat parfait.

Le **Dr Vacher** se demande pourquoi on a adopté la proportion du dixième comme pour la teinture d'iode ? Il lui semble que le vingtième serait préférable.

Le **Dr Rocher** montre un produit iodé, l'iodargol, qui a l'avantage de ne pas être caustique.

Explication de la fiche otologique.

Dr Lafite-Dupont.

M. Lafite-Dupont passe en revue les différents procédés d'acoumétrie.

Bacillose laryngée

Nous donnons sous ce titre, la suite de l'article de M. Lafite-Dupont sur « Les laryngites chroniques et l'aptitude militaire » paru dans le numéro précédent du *Bulletin*. Dans un dernier paragraphe, M. Lafite-Dupont envisage « La bacillose laryngée ».

Sa fréquence est relativement peu considérable. La difficulté de diagnostic du début exclut beaucoup de cas des statistiques.

A la réunion médico-chirurgicale de la 5e armée, du 2 février dernier, dans un travail présenté sur les formes cliniques de la tuberculose observées sur les soldats du front, la bacillose laryngée est citée comme une des formes exceptionnelles au même titre que les formes méningées et osseuses. A l'arrière, elle est plus fréquente.

Le *diagnostic* est, au début, dans certains cas, impossible ou très difficile ; l'examen pulmonaire, la radioscopie, l'intra-dermo-réaction le confirment quelquefois ; mais l'observation prolongée d'une laryngite catarrhale suspecte fournit le meilleur élément de diagnostic.

Les formes catarrhales seront tenues en observation et

traitées ; après amélioration, elles réclameront la réforme temporaire.

Dans les formes polypeuses, on fera l'ablation des polypes dont on pratiquera l'examen biopsique. Le malade, après l'opération, sera versé dans l'auxiliaire ou mis en réforme temporaire.

Les formes confirmées primitives sont très rares. Presque toujours le poumon est atteint et, vis-à-vis d'une décision, il faut savoir la lésion qui domine : laryngée ou pulmonaire ; ces deux lésions impliquent la réforme.

Le classement de ces bacillaires se fait d'après la contagiosité. Les non-contagieux fermés devront être traités dans les services de laryngologie, tandis que les formations sanitaires recevront les contagieux : ulcéreux du larynx, ouverts des poumons.

Les formes fermées seront distinguées en curables et incurables, réserve faite de la difficulté d'appréciation de ce pronostic ; les curables sont celles qui présentent des lésions légères ou atones sans inflammation, sans œdème et s'accompagnant d'un état général bon. Pour celles-ci, un traitement local doit être institué.

La guérison de la bacillose laryngée est en effet possible dans des cas assez nombreux. Cette notion est trop oubliée des médecins.

La cure doit être tentée ; localement, c'est surtout la cautérisation galvanique faite par un spécialiste au courant de cette thérapeutique délicate, accessoirement, l'héliothérapie. Ce traitement est institué dans les services de laryngologie existants, mais il gagnerait à être fait ailleurs. Il existe des stations sanitaires pour bacillose chirurgicale ; il devrait être adjoint à ces formations une annexe pour laryngites bacillaires.

Enfin, pour les améliorés, les cures de travail méthodique seraient à instituer dans des formations agricoles dont les exemples, venant d'Angleterre, nous ont été si fidèlement rapportés par notre collègue Cantonnet.

Les non-curables, les contagieux laryngés comme les

pulmonaires seront traités dans un hôpital sanitaire. Les mêmes décisions militaires seront prises pour eux : la réforme.

Parmi les non-contagieux, ceux dont leur situation de fortune permet de pourvoir à leur traitement chez eux, peuvent, sur leur demande, être réformés temporairement 1re catégorie ; ou 2e, si leur séjour au régiment permet d'apprécier la part qui revient, dans leur état, aux fatigues du service.

Il serait nécessaire de créer des hôpitaux sanitaires spéciaux où seraient groupées ces bacilloses laryngées : deux ou trois pour toute la France seraient peut-être suffisants. Il faudrait disposer d'un climat marin et d'un climat d'altitude. Un spécialiste compétent serait affecté à ces formations.

A la sortie, ces malades seraient classés suivant leur état : amélioration très marquée, réforme temporaire ; amélioration relative : réforme définitive.

Peut-être, quelques rares malades dont la guérison sera obtenue, pourront être mis service auxiliaire inaptes à leur retour de réforme temporaire. Mais une observation étroite devra être longtemps exercée pour surveiller la consolidation de la guérison.

Séance du 27 Juillet 1917

M. Lévy-Frankel est élu trésorier en remplacement de M. Nast.

L'impotence fonctionnelle dans les pseudarthroses flottantes du cubitus

Dr François.

M. Destot, un des premiers, a attiré l'attention sur le peu de troubles qu'entraînent les pseudarthroses lâches du cubitus, il les a appelées les « pseudarthroses providentielles ».

Dans une communication récente, faite à la Société de chirurgie de Paris, M. Ombrédanne a montré le peu de déficit fonctionnel des mouvements de l'avant-bras et de la main, consécutif aux pertes de substance de l'extrémité inférieure du cubitus. Devant la même Société, M. Le Fort a présenté trois blessés atteints de pseudarthroses étendues du tiers inférieur et moyen du cubitus. La pronation et la supination étaient intactes, les mouvements de la main étaient très satisfaisants.

Au cours de la discussion sur la communication de M. Cotte à la même Société, M. Mauclaire a légèrement assombri l'avenir des pseudarthroses cubitales, en affirmant que l'on voit survenir chez ces blessés de la contracture des cubitaux qui dévie la main en dedans.

J'ai eu l'occasion d'observer cinq cas de pseudarthroses cubitales, trois consécutives à des lésions cubitales étendues, et deux cas de pseudarthroses thérapeutiques destinées à rendre à des malades atteints de synostose radio-cubitales. J'estime que la résection de 2 cent. de cubitus au-dessus de la synostose radio-cubitale inférieure et moyenne est un moyen curatif plus efficace et moins difficile dans son exécution que la résection de la synostose.

1re Observation. — J. R... Vaste plaie par éclat d'obus sur la face dorso-interne de l'avant-bras gauche, ayant nécessité une large esquillectomie du tiers moyen et inférieur du cubitus.

Pas d'ossification du périoste.

Malgré une cicatrice longue de 20 centimètres et adhérente, malgré un délabrement des muscles postéro-internes de l'avant-bras, les mouvements de la main et du poignet sont très satisfaisants, les mouvements de supination et de pronation sont complets ; pas de déviation de la main.

2e Observation. — N..... Plaie en séton par éclat d'obus, partie inférieure de l'avant-bras. Esquillectomie primitive. Perte de subtance de trois travers de doigts de la partie inférieure du cubitus.

Résultat fonctionnel :

Pronation et supination presque complètes.

Mouvements du poignet et des doigts parfaits.

Pas de déviation de la main.

3e Observation. — R..... Plaie en séton par éclat d'obus, avant-bras. Fracture esquilleuse des deux os de l'avant-bras. Ostéosynthèse des deux os en milieu infecté au moyen de plaque de Lambotte vissée et ligaturée. Enlèvement des plaques après 2 mois. Le radius est consolidé, le cubitus ne l'est pas, pseudarthrose assez serrée.

Mouvements du poignet et des doigts un peu limités par des adhérences musculaires au niveau de la vaste cicatrice du dos de l'avant-bras, les muscles ont été entamés profondément par le projectile. Mouvements de pronation presque complets, supination complète.

Pas de déviation interne de la main.

4e Observation. — A..... Plaie en séton, avant-bras, par éclat d'obus. Evacué à l'auxiliaire n° 5, avec une synostose radio-cubitale inférieure complète, foyers d'ostéite radiale et cubitale avec séquestres, paralysie cubitale. Opération : séquestrectomie et évidement des deux foyers d'ostéite ; dégagement du cubital enclavé dans la cicatrice. Résection de 2 centimètres de cubitus au-dessus de la synostose.

Résultats fonctionnels : Supination complète ; Pronation active limitée de moitié, pronation passive presque complète. Pas de déviation de la main.

5e Observation. — Blessure du poignet. Résection du poignet faite au front. Synostose radio-cubitale inférieure. Adhérences des tendons extenseurs au niveau du carpe réséqué. J'ai pratiqué la résection de 2 centimètres de cubitus au-dessus de la synostose et dégagé les tendons extenseurs. Ceux-ci ont été enduits de vaseline stérile avant la suture de la peau.

Résultats fonctionnels :

Supination complète.

Pronation presque complète.

Mouvements des doigts un peu améliorés.

Pas de déviation de la main.

Conclusions

Les pseudarthroses cubitales inférieures et moyennes compromettent très peu la pronation et la supination, ainsi que les mouvements du poignet et des doigts.

Dans les synostoses radio-cubitales inférieures et moyennes, la pseudarthrose opératoire cubitale est un moyen facile et efficace pour ramener la pronation et la supination. Je n'ai pas observé de déviation interne de la main à la suite des pseudarthroses cubitales.

GROUPEMENT MÉDICO-CHIRURGICAL

DE LA 5e RÉGION

[stamp]

Séance du 10 Août 1917

PRÉSIDENCE DU Dr LAUBRY, VICE-PRÉSIDENT

Présentations de blessés et de malades

Fracture partielle de l'épine tibiale (Arrachement du tubercule interne)

Dr H.-L. ROCHER.

Le soldat L... (Jean-Baptiste), après une chute de cheval sur la pointe du pied droit, le 30 décembre 1916, a fait une hémarthrose volumineuse du genou droit ; il se présente à la consultation de chirurgien de secteur, en juillet 1917, souffrant de son genou et boîtant : impossibilité de faire son service.

A l'examen, atrophie de la cuisse (3 centimètres), du mollet (1/2 centimètre). Pas de gonflement du genou actuellement, cependant à l'occasion de fatigue et marche prolongée, hydarthrose. Limitation des mouvements de flexion à 140° ; l'extension n'est pas complète (— 25°) ; lorsqu'on dépasse ces angles, douleur vive intraarticulaire ; pas de craquements. Pas de laxité latérale, le genou étant en extension. Les mouvements de rotation de la jambe au-dessous du genou — mis en flexion — à 70° sont très exagérés, surtout pour la rotation interne. On a l'illusion d'une laxité latérale interne ; mais cette laxité articulaire est le fait d'une laxité des ligaments croisés, due à la lésion que nous révèle la radiographie.

En effet, il existe une fracture partielle du massif de l'épine tibiale. Ce tubercule interne forme un fragment quadrilatère, complètement séparé du tibia, légèrement basculé par le haut vers la partie centrale de l'article. Le trait de fracture s'aperçoit à la base du massif osseux spinal, s'avançant même au-dessous du tubercule externe de cette épine. On aperçoit également un intervalle blanc entre le tubercule interne arraché et le tubercule externe, cet intervalle correspond probablement à un cal fibreux.

Sur le bord interne du profil du tubercule interne, comme sur le bord externe du profil du tubercule externe, on aperçoit une petite masse surajoutée, donnant l'impression de penostoses traumatiques.

Il n'existe aucune lésion ni sur les faces des condyles et notamment pas d'arrachement du côté de la gorge intercondylienne. Rien à signaler du côté de la tubérosité antérieure du tibia.

Le blessé pour marcher raidit tout son membre inférieur droit pour éviter les mouvements de latéralité et de torsion du genou, mais il marche avec une légère flexion. Lorsqu'il se laisse aller, au contraire, pendant la marche, on remarque un mouvement de rotation et de déclanchement du genou en dedans, dû justement à la laxité des ligaments croisés. Cette laxité est encore mise en évidence d'une façon très nette lorsque le blessé étant étendu, on fléchit à 120 le genou et qu'on imprime au tibia un « *mouvement de tiroir* » au-dessous du fémur. Cette possibilité de déplacer le tibia en avant et en arrière du fémur atteste lorsqu'il est accentué, une laxité des ligaments croisés.

J. Tanton dans son traité des fractures 1916, a étudié ces fractures de l'épine tibiale, il décrit des fractures totales et des fractures partielles, celles-ci les plus fréquentes surtout pour le tubercule interne comme dans le cas présent.

Le fragment reste appendu au ligament croisé antérieur ou postérieur suivant le cas, il peut y avoir concomittament arrachement sur une face intercondylienne. Lorsque le fragment osseux s'est fortement mobilisé il joue le rôle de corps étranger intra-articulaire.

Primitivement chez ce blessé le traitement a été institué normalement — y compris la ponction de l'hémarthrose. Par ailleurs, l'état anatomique et fonctionnel pour une telle lésion est satisfaisant. Il sera nécessaire de munir cet homme d'une genouillère, peut-être pourra-t-il faire un service auxiliaire excluant marche et station debout prolongées. En tout cas, il n'est nullement question chez lui de lui faire, ce qui a été déjà fait dans certains cas, soit ostéosynthèse (Robson, Pringle, Jones), soit résection du tubercule fracturé puisque la consolidation, radiographie en main, s'est faite normalement.

Luxation récidivante double de la mâchoire inférieure

Le **Dr H.-L. Rocher** présente un soldat qui offre une luxation récidivante double du maxillaire inférieur depuis le mois de mai 1916. Chez ce malade il existe une malformation du maxillaire inférieur caractérisée par une implantation oblique très accentuée des incisives (obliquité de haut en bas et d'avant en arrière) et un applatissement de la courbe formée par le corps du maxillaire dans sa portion horizontale droite. De cette double anomalie, résulte une articulation tout à fait défectueuse des dents surtout pour les incisives et les molaires droites inférieures, ces dernières étant reportées en dedans des molaires supérieures, les incisives inférieures au contraire s'articulant par leur face linguale avec les incisives supérieures.

Cette malformation est congénitale comme du reste la dysplasie capsulaire qui a entraîné cette luxation récidivante.

Tout d'abord ce malade a subi des massages, de la faradisation des muscles masticateurs : aucune amélioration. Puis il a porté une fronde élastique devant frener tout mouvement trop ample d'ouverture de la bouche.

Le 23 juin 1917, je l'ai opéré du côté droit. Anesthésie au choroforme. Incision angulaire de Farabeuf comme pour la résection du condyle on recline la partie supérieure de la parotide ; l'articulation est découverte. J'incise longitudinalement la capsule. Le ménisque se présente sous la forme d'une lame fibreuse extrêmement mince, coiffant le condyle et le suivant dans sa propulsion antérieure pendant l'abaissement de la mâchoire. Le condyle n'est pas modifié dans sa forme. La capsule articulaire est rétrécie et suturée par le procédé du doublement (conseillé par Mikulicz pour l'épaule) au moyen de

3 fils de lin. Suture de l'aponévrose parotidienne ; suture de la peau.

Au bout de 15 jours, les trois fils de lin se sont éliminés — sans phénomènes inflammatoires — à peine, en un point, petit écoulement séro-purulent.

Le fonctionnement de la mâchoire inférieure est actuellement normal, au dire du malade. Il n'est pas possible toutefois de se prononcer sur le caractère définitif de la guérison, vu la date récente de l'opération.

Sur un cas de rétrécissement congénital de l'orifice aortique

Drs Ch. Laubry et **Louis Marre.**

Nous avons l'honneur de vous présenter un jeune soldat récemment incorporé et atteint d'un rétrécissement aortique.

Le diagnostic de l'affection ne fait l'ombre d'aucun doute. La percussion décèle une légère hypertrophie ventriculaire gauche, et la palpation, un frémissement cataire systolique localisé à l'extrémité interne du deuxième espace intercostal droit, expression tactile d'un souffle holosystolique à timbre rude propagé au sternum, mais surtout vers la clavicule droite et dans la région cervicale. En dehors de ces signes positifs, des signes négatifs non moins instructifs, savoir : un pouls normal, une tension normale, 19-10 au Pachon, un 2me bruit aortique d'une netteté indiscutable, une aorte que l'orthodiagraphie, qui confirme la percussion relativement à l'hypertrophie ventriculaire gauche, montre régulière et plutôt petite, un tracé jugulaire avec les trois soulèvements classiques. Malgré le caractère en apparence banal de cette affection cardiaque, nous la croyons cependant très digne d'intérêt à plusieurs points de vue.

1° Nous signalerons tout d'abord l'absence d'antécédents infectieux chez notre malade, ce qui nous permet de le rapprocher de deux cas analogues étudiés complètement par l'un de nous, en collaboration avec son ami Pezzi, sous le nom de rétrécissement orificiel congénital de l'orifice aortique. On retrouvera dans ce mémoire (1) les caractères que nous avons assignés à cette affection, qui en permettent le diagnostic et en rendent légitime l'interprétation étiologique. Nous remarquons cependant que celle-ci s'appuyait surtout sur une enquête minutieuse auprès des malades, de leurs parents, sur l'absence d'antécédents infectieux et l'assurance que la maladie de cœur avait été reconnue à une période très rapprochée de la naissance. A ces arguments, d'ordre plutôt négatif, et que nous retrouvons chez notre malade, s'ajoute pour lui une preuve nouvelle ; une malformation congénitale, qui est un bec de lièvre compliqué, opéré à 11 ans, stigmate net et précieux qui nous permet de considérer en dehors des éléments de probabilité déjà spécifiés la lésion cardiaque comme étant de même ordre ;

2° Nous insistons à cette occasion sur la rareté du rétrécissement pur de l'orifice aortique chez l'adulte. L'un de nous s'était déjà demandé si les cas signalés comme tels n'étaient pas toujours l'expression d'une affection congénitale. Une observation clinique attentive et impartiale nous a confirmé depuis cette impression. Il est naturel qu'une inflammation des valves aortiques entraîne une atrésie orificielle, mais il semble difficile qu'elle se limite à l'anneau, qu'elle n'atteigne pas les valves, et modifiant dès lors si peu soit-il leur souplesse, n'entraîne pas une insuffisance concomitante. En sorte que l'existence d'un double souffle de la base n'excluera pas l'origine congénitale, car une malformation peut ultérieurement se compliquer d'endocardite, ou d'aortite, mais l'absence dûment constatée du souffle diastolique doit éveiller, en présence

(1) Ch. Laubry et C. Pezzi. — Sur deux cas de rétrécissement congénital de l'orifice de l'aorte. (Soc. méd. des hôpitaux de Paris), 3 juillet 1914.

d'un souffle holosystolique indubitable, l'idée d'un rétrécissement congénital. Comme un tel diagnostic, étant donné la rareté relative de toute affection congénitale, est un diagnostic d'exception, on comprend que l'un de nous n'ait pas hésité à en déduire indirectement cette règle pratique pour l'identification des souffles de la base (1), siège électif des souffles extra-cardiaques, que tout souffle basal léger, douteux, qui n'est pas suivi d'un souffle diastolique, doit être considéré de prime abord comme un souffle anorganique ;

3° Une dernière question se pose à l'égard de notre malade : celle de son aptitude au service militaire. De toutes les affections valvulaires, les mieux tolérées relativement, quand elles permettent une survie notable, sont les affections congénitales. Le rétrécissement aortique n'échappe pas à cette règle et notre malade nous en fournit un exemple. De forte constitution, la poitrine bien développée, ne sentant pas son cœur, n'éprouvant pas de dyspnée d'effort, supportant merveilleusement les épreuves d'aptitude cardiaque, dont les courbes chez lui ne diffèrent pas des plus normales, il semble abusif de l'éloigner de l'armée. Cependant à cet égard, le règlement est formel, et nous devons de plus en plus l'appliquer à la lettre : toute lésion valvulaire motive l'exemption et la réforme. Il semble que ce paragraphe si impératif du règlement ait besoin d'une révision, ou d'une explication laissant à l'expert une certaine latitude dans son jugement et son appréciation de l'aptitude fonctionnelle cardiaque. Il y a là une intéressante question d'espèce qui demanderait à la vérité pour être tranchée une utilisation plus sage et plus rationnelle de ces sujets dans le service auxiliaire.

---

(1) Ch. Laubry. — Notions pratiques pour la valeur et le diagnostic des souffles cardiaques, Paris-médical, 5 août 1917.

Affection congénitale du cœur droit

Drs Ch. Laubry et Louis Marre.

Notre deuxième malade offre une lésion congénitale du cœur droit, connue, classique, et nous ne vous le présentons que pour l'opposer au précédent.

Sa lésion est complexe et constituée très probablement par un rétrécissement de l'artère pulmonaire et une communication interventriculaire. Ce diagnostic s'appuie :

1° Sur une matité relative qui déborde assez nettement à droite la ligne sternale, ce qui implique une certaine distension des cavités droites ;

2° Sur l'image orthodiagraphique qui confirme et précise cette impression ; elle nous montre en position antérieure le cœur en sabot, allongé transversalement avec saillie gauche de l'infundibulum pulmonaire, image de la lésion complexe différente de la silhouette quasi sphérique de la maladie de Roger ; en position O. A. D. un espace clair médian rétréci à la partie moyenne par la saillie de l'ombre cardiaque

3° Sur les signes d'auscultation : on entend un souffle holosystolique, bruyant, vibrant, à maximum médiosternal, 3me espace, qui ne semble pas se décomposer en deux foyers distincts, mais possède un double sens de propagation, l'un transversal et l'autre vers la clavicule droite, celle-ci s'extériorisant par un frémissement net.

Tous ces signes sont classiques, et nous n'insistons pas. Néanmoins ce malade, d'un type connu, nous le répétons, nous permet de formuler également quelques réflexions. Nous avons pris chez lui comme chez le précédent un tracé jugulaire et sphygmographique, à l'aide de l'appareil de Mackensie, qui fonctionnait ainsi pour les deux malades dans les mêmes conditions. Le tracé jugulaire net dans les deux cas, l'est d'une manière frappante, beaucoup plus pour notre deuxième malade où vous remarquez quatre soulèvements a. c. v. et v. extrêmement accusés. L'un de nous avec Pezzi a insisté sur ce phénomène de l'accentuation de l'onde a. du phlébogramme, et nous l'avons retrouvé non seulement chez ce malade mais encore chez tous ceux atteints de lésions congénitales du cœur droit que nous avons eu l'occasion d'examiner. Nous n'en faisons pas un signe pathognomonique, car on peut le retrouver dans d'autres affections qui n'ont rien de commun avec une lésion congénitale droite ; mais nous le considérons, au même titre que la silhouette orthodiagraphique, comme un solide appoint au diagnostic. Si parfois, il fait défaut, comme Lenoble (de Brest) l'a signalé, il faut incriminer une technique ou un appareil défectueux, procéder comme nous l'avons fait par comparaison, opposer un soulèvement d'apparence normale recueilli dans une maladie de Roger à un soulèvement beaucoup moins net et à peine accusé, recueilli chez un sujet sain dans les mêmes conditions, et rendre ainsi évidente l'exagération relative de a. qui est l'indice d'une réplétion des cavités droites.

Chez ce malade comme chez le précédent se pose la question de l'aptitude militaire. Elle sera facilement résolue, non qu'une lésion congénitale du cœur droit entraîne de prime abord plus qu'une lésion du cœur gauche une inaptitude définitive. La loi d'adaptation des maladies congénitales qui veut que, lorsqu'elles sont tolérées, compatibles avec la vie, elles soient de toutes les lésions valvulaires les moins gênantes, ne souffre pas de distinctions. Mais ici apparaissent des éléments qui motivent un pronostic réservé. Ce sont : 1° Les troubles subjectifs, palpitations, dyspnée d'efforts, tendance aux lipothymies; 2° Un léger degré de cyanose, qui confirme la distension des cavités droites dont nous avons déjà donné tant de preuves, et le reflux qui ira en s'accentuant du sang veineux dans les cavités gauches ; 3° Un aspect général assez malingre avec thorax plutôt étroit, clavicules saillantes. Voilà un cas où la réforme s'impose, et nous n'avons aucun regret de l'avoir prononcée..

Le **Dr Lévy-Frankel** a étudié l'aortite syphilitique héréditaire, il a retrouvé des lésions chez des adolescents hérédo-syphilitiques. Le bec de lièvre peut d'ailleurs être d'origine syphilitique.

Dr Laubry. — Je n'ignore pas les travaux de M. Lévy-Frankel sur les aortites syphilitiques héréditaires, et je leur ai fait la part qu'ils méritaient, c'est-à-dire très large, dans le rapport que j'ai eu l'honneur de rédiger avec mon maître Vaquez sur les aortites syphilitiques, rapport au Congrès de Bruxelles dont la guerre a ajourné, sinon supprimé, la publication. Mais il n'y a, pour ma part, rien de commun entre le rétrécissement aortique, que je présente, et que j'ai décrit, et de telles affections. Il s'agit ici d'une malformation congénitale, au même titre que l'affection du cœur droit dont je vais, avec M. Marre, vous donner un exemple.

Je sais bien que l'école à laquelle appartient M. Lévy-Frankel, rend la syphilis responsable de telles malformations — comme de beaucoup d'autres et en particulier du bec de lièvre. Quand j'ai présenté avec M. Marre à la Société médicale des hôpitaux, un rétrécissement congénital de l'isthme de l'aorte, alors que par une enquête minutieuse chez les ascendants, par une réaction de Wassermann négative j'avais pris soin d'éliminer les probabilités de syphilis, M. Gaucher, qui présidait, n'en a pas moins affirmé la nature syphilitique de l'affection. Ce sont là des affirmations purement gratuites. Certes, je ne nie pas le rôle très grand de la syphilis héréditaire dans l'apparition des malformations congénitales, mais elle n'est pas la seule infection en cause. D'autres infections, d'autres intoxications au même titre qu'elle, peuvent jouer un rôle prédominant, et, pas plus que pour l'appendicite, on ne saurait généraliser une étiologie syphilitique qui peut être en effet dans certains cas hors de doute.

Septicémie streptococcique et abcès de fixation

Drs Ch. Laubry et P. Chapron.

L'observation, dont nous ne ferons que signaler les points intéressants et dans laquelle l'action thérapeutique d'un abcès de fixation paraît avoir été manifeste, concerne un canonnier évacué du front par courbature fébrile et soigné à l'hôpital auxiliaire 105, à Sens.

A son entrée, il présente l'aspect d'un typhique, avec céphalée intense, état de stupeur, langue rôtie, ventre ballonné, rate douloureuse et légèrement hypertrophiée, température élevée à 40°, pouls faible et dicrote et peu en rapport avec la température à 100°. Cette impression est infirmée à la fois par les *signes pulmonaires*, qui d'abord sans caractères et représentés par queques râles sous-crépitants fins des deux bases se précisent le lendemain sous forme d'un souffle assez rude de la base, avec matité limitée, exagération des vibrations et bronchophonie par l'*examen bactériologique* :

L'hémoculture faite en vue d'une fièvre typhoïde ou paratyphoïde donne une culture pure de streptocoques (1).

Il y a d'ailleurs une discordance manifeste entre l'intensité des phénomènes généraux et le caractère superficiel et limité des signes locaux. Le diagnostic de septicémie s'impose au point de vue clinique, la broncho-pneumonie n'en paraissant qu'une manifestation incidente et secondaire.

L'évolution confirme ce diagnostic. Pendant huit jours la température reste élevée en plateau entre 39 et 40, le pouls s'accélère, devient petit et atteint 130-140 pulsations, la langue reste sèche, le tuphos est aussi marqué, avec un aspect terreux cachectique et une dyspnée de 50 respirations par minute ; des urines rares, sans albumine. Les signes pulmonaires sont fugaces et superficiels. Le

(1) Les examens bactériologiques ont été pratiqués au laboratoire de Sens successivement par les médecins majors Nicolas et Van Steenberg, que nous tenons à remercier.

souffle de la base gauche disparaît après avoir pris un timbre égophonique sans qu'il eût liquide à la ponction. On constate tour à tour un souffle limité avec des râles sous-crépitants au sommet droit, puis gauche ; puis la disparition presque totale de tout bruit anormal pulmonaire, sauf quelques crépitations démesurées. Deux hémocultures pratiquées dans cet intervalle ont été chaque fois positives et ont révélé la présence du streptocoque.

Le 9e jour, l'état devenant syncopal avec chute relative de la température à 38°, rapidité anormale du pouls (160) tendance au collapsus, stupeur prolongée, les médications usuelles locales (révulsions, enveloppements froids) et générales (huile camphrée, strychnine, collobiase d'or), paraissant ne donner aucun résultat, nous décidons de provoquer un abcès de fixation. Une première tentative échoue ; l'injection de 2 cent. cubes d'essence de térébenthine à la cuisse droite n'amène aucune réaction. Une seconde faite deux jours après au même endroit a plus de succès, le lendemain matin la tuméfaction inflammatoire débute et aboutit rapidement à un volumineux abcès, sur lequel on pratique une ponction exploratrice 5 jours après sa formation, qu'on incise au bout de 15 jours et qui donne alors écoulement à près d'un litre (exactement 900 gr.) de pus.

Parallèlement au développement de l'abcès, l'état du malade subissait une amélioration sensible, lente et progressive. Dès le 4e jour, il semblait sortir de son état typhoïde et s'intéresser au monde extérieur. La température oscillait autour de 38°, devenait normale le 6e jour et restait telle, le pouls diminuant lui aussi pour se maintenir à 100 ; les urines atteignaient en même temps 1.500 gr. Au 8e jour, alors qu'il était toujours porteur de son abcès, le malade entrait en convalescence et sortait de l'hôpital le 19 juillet dans un état très satisfaisant, conservant cependant un certain degré de tachycardie et d'instabilité cardiaque.

L'examen bactériologique du pus de l'abcès pratiqué

au 5e jour de sa formation (pus recueilli par ponction) et au 15e jour, au moment de l'incision, a été négatif. Deux hémocultures faites à ces mêmes dates ont été la première positive, décelant la présence toujours constante du streptocoque, la deuxième négative.

L'intérêt de cette observation ne réside pas dans le caractère clinique de l'affection, mais dans l'action qui nous a paru des plus nettes d'une thérapeutique sur laquelle beaucoup de mal et beaucoup de bien ont été dits. Il est toujours difficile de parler avec certitude d'une action thérapeutique, le champ des coïncidences étant tellement vaste et l'évolution naturelle des maladies vers la guérison étant une loi trop souvent méconnue et à dessein par les promoteurs d'une panacée nouvelle. On ne juge en cette matière que sur des impressions. Les nôtres sont d'autant plus sincères que nous nous sommes montrés toujours réservés à l'égard des abcès de fixation et que presque jamais nous n'y avons eu recours. On ne pouvait avoir trop de méfiance à l'égard d'une médication qui fait ses preuves dans la pneumonie, c'est-à-dire dans une affection qui tend spontanément et quelque fois en dépit des apparences vers la guérison. Mais ici, il ne s'agissait ni de pneumonie, ni même à proprement parler d'une broncho-pneumonie. Etait en cause une des septicémies considérées avec raison comme des plus graves, et qu'un cortège de symptômes généraux prédominants faisait apparaître telle. Nous avions toute raison de penser après échec des médications les plus réputées classiques, à une terminaison fatale. Un revirement inattendu dans cette évolution prévue s'est produit à la faveur de l'abcès de fixation et en rapport étroit avec la marche de l'inflammation locale.

On peut certes parler de phénomènes critiques concomitants et alléguer la chute thermique apparente, notée où la médication était tentée. Ces crises dans les septicémies streptococciques, si rebelles, si tenaces, si prolongées, sont bien peu probables au 9e jour, et d'ailleurs en dehors de cette chute thermique incomplète, où tous les symptômes s'accordaient à marquer une aggravation notable et persistante de l'état général. Les examens bactériologiques toujours positifs pendant près de 10 jours, puisqu'ils ne furent négatifs qu'au moment de l'ouverture de l'abcès, indiquaient, eux aussi, la persistance d'une évolution sévère. Ce sont ces éléments, plaidant ainsi contre la coïncidence, qui nous permettent d'affirmer autant qu'on peut le faire en clinique, que l'abcès de fixation a exercé une influence curative réelle et que dans les cas similaires, dans les septicémies graves, on peut et on doit y avoir recours. Ajoutons que l'échec d'une première tentative dans la provocation de l'abcès ne doit pas faire renoncer à des tentatives ultérieures et croire à l'impossibilité d'obtenir la réaction locale salutaire.

Dr Kéndirdjy. — J'ai eu l'occasion de recourir à la méthode de Fochier, principalement dans des cas de septicémie puerpérale sans lésions pelviennes justiciables d'une intervention chirurgicale. Toutes les fois que l'injection de térébenthine, même répétée, n'a été suivie d'aucune réaction locale, j'ai vu les malades succomber. Au contraire, la formation d'un abcès a toujours coïncidé avec la guérison des malades. Il y a là, à mon avis, un élément de pronostic précieux. Faut-il considérer l'injection de térébenthine comme un moyen thérapeutique ? La chose est possible.

QUESTION A L'ORDRE DU JOUR

Traitement des ostéomyélites chroniques de guerre

Dr H.-L. Rocher, rapporteur.

Le traitement des ostéomyélites chroniques de guerre doit être envisagé sous deux aspects, suivant la date à laquelle remonte la blessure. Le chirurgien de l'intérieur se trouve en effet en présence de deux types de lésions, suivant qu'il s'agit d'un *blessé frais*, porteur d'une ostéomyélite traumatique subaiguë, dont la lésion date de un à deux mois déjà, ou d'un *vieux blessé*, porteur d'une ostéomyélite fistuleuse avec cal consolidé depuis longtemps, le plus souvent hypertrophique et parfois vicieux ; dans ce cas, la blessure peut remonter au début des hostilités.

Existe-t-il un traitement préventif de ces longues suppurations osseuses ? autrement dit, quelles sont les méthodes actuellement employées dans le traitement des fractures récentes par projectiles de guerre ? *Deux écoles* se trouvent en présence l'une *radicale*, l'autre *conservatrice*. Pour la première, dans toute fracture devant être considérée comme infectée, de par la nature de l'agent vulnérant et de par la dimension des plaies projectilaires, le traitement consisterait en une *large esquillectomie primitive*, comprenant esquilles libres et adhérentes, *esquillectomie d'exploration et de prophylaxie*, étalant le foyer médullaire ; à plus forte raison, si la fracture est cliniquement infectée, cette large esquillectomie devient l'opération idéale de drainage. Pour la seconde, l'*esquillectomie* dans tout foyer de fracture, est surtout réservée aux *esquilles libres ;* en général on conservera les esquilles adhérentes et après drainage de la plaie, un traitement antiseptique, variable suivant les chirurgiens, sera institué (méthode de Dakin, liquide de Mençière, pommade de Reclus, etc.

Leriche, défend ardemment la première technique ; avec lui nous admettons d'une façon indiscutable que la guérison d'une fracture infectée ne saurait se faire par une simple immobilisation. De toute nécessité, il faut déterger et drainer dans la plus large acceptation de ces termes le foyer osseux. En un tel milieu infecté les esquilles libres doivent être toutes extirpées ; aucune d'elles n'est susceptible de devenir greffon ou d'apporter un certain appoint à l'ostéogenèse du foyer fracturaire.

Jusqu'ici tous les chirurgiens sont d'accord avec lui, mais la plus grosse critique que l'on peut élever contre sa méthode est la crainte de la pseudarthrose. En effet, il conseille de supprimer les esquilles adhérentes qui gênent l'exploration, et l'ouverture large du foyer médullaire.

Et pour démontrer la valeur de sa méthode, il montre l'infection partie du foyer de fracture, nécessitant souvent l'amputation, parfois entrainant la mort, ou les conséquences de cette infection prolongée, consistant soit dans la stérilisation de la moelle ou du périoste, conduisant à la pseudarthrose; soit dans la production de nécrose secondaire des extrémités diaphysaires et la production de cals volumineux douloureux et fistuleux, avec rétention des esquilles du corps étrangers, laissés inaperçus.

Leriche se basant sur sa statistique, ses constatations cliniques et radiographiques, nous affirme qu'à une esquillectomie rigoureusement sous-périostée, succède un segment osseux peut-être diminué dans l'épaisseur, mais non dans la longueur, rétablissant la continuité de la diaphyse, en évitant les cals exubérants et ostéomyélitiques. Il n'est pas douteux en effet que les pseudarthroses sont souvent le fait d'esquillectomies imprudentes ou souvent brutales.

En face de cette technique radicale, se place la pratique des chirurgiens qui poussant à fond le nettoyage des foyers de fracture : détersion et épluchage des parties molles, contuses et attritionnées, faisant l'ablation de tous les corps étrangers libres, intra et péri - fracturaires (esquilles libres, projectiles) conservent, pour l'édification du cal, des esquilles adhérentes dont ils empêchent l'ostéite raréfiante, la nécrose grâce à des liquides ou topiques antiseptiques.

Du fait de la perte de substance osseuse, la cavité médullaire se trouve en général suffisamment drainée ; les esquilles adhérentes en instabilité vitale entrent dans l'organisation du cal, l'infection diminue progressivement. Lors d'une visite d'étude à l'ambulance de La Panne, le professeur Depage et ses collaborateurs nous disaient qu'ils ne faisaient qu'une esquillectomie prudente et que d'ailleurs grâce à la méthode Carrel, ils avaient des guérisons assez rapides, sans complications ostéomyélitiques, rarement avec expulsion secondaire de sequestres. Dans certains cas ils pouvaient obtenir des réunions secondaires.

Telles sont les deux méthodes. Les connaissant toutes deux, s'inspirant des avantages de chacune, le chirurgien ne peut qu'améliorer ses résultats dans le traitement des fractures. Mais vouloir admettre la suppression des suppurations tardives osseuses, serait peu connaître la pathologie osseuse, ses difficultés et ses désenchantements ; ce serait également nier la multiplicité et les diverses modalités des infections osseuses, ainsi que leur étendue, leur gravité et leur ténacité.

Pour conduire correctement une intervention osseuse, en matière d'ostéomyélite chronique, *deux conditions* préliminaires nous paraissent indispensables :

1° *Voir ce que l'on va opérer*, c'est-à-dire être muni d'*épreuves radiographiques*, en général de face et de profil ;

2° *Voir bien ce que l'on opère*, c'est-à-dire posséder l'éclairage frontal au moyen du *miroir de Clar*.

La radioscopie est tout à fait insuffisante, elle ne pourrait être utile que pour localiser un corps étranger devant être enlevé au cours de l'intervention osseuse.

La radiographie seule, peut donner l'architecture osseuse des ostéomyélites, cal vicieux, cal hypertrophique, décalcification osseuse, ostéite condensante, au pourtour des chambres osseuses, contenant sequestres ou corps métalliques ; elle indiquera le nombre, la situation, la forme et l'étendue des foyers osseux ; dans les foyers de date récente, elle montrera les esquilles libres, qui entretiennent la suppuration, projetées plus ou moins loin dans les masses musculaires et le début d'ossifica-

adhérentes que sur les extrémités diaphysaires qu'elle engaine, en haut et en bas.

Dans certains cas, il sera utile (cal hypertrophique d'ostéite condensante, petite lésion d'ostéite) de pratiquer la radiographie, après injection de pâte bismuthée, ou placement d'un stylet, de manière qu'il n'y ait point d'hésitation sur l'accès de la lésion. Certains trajets fistuleux sont en effet très longs, ou ont un parcours très contourné.

La question d'éclairage est aussi primordiale dans la plupart des cas ; pour les foyers en surface et de petite étendue, la chose importe peu. Pour des lésions étendues d'ostéomyélites, nous estimons que le chirurgien ne peut travailler au ciseau et à la curette qu'en ayant une plage lumineuse qui lui permette l'exploration des cavités osseuses les plus profondes et l'examen des différentes modifications du tissu osseux. Faute de quoi, il travaille souvent sous une nappe de sang, au son de la curette et de la sonde cannelée, alors que seule la vision nette permet de renseigner utilement le chirurgien sur la présence de culs de sac fougueux parsemés au niveau de la cavité osseuse évidée (conduisant par l'intermédiaire du stylet, dans des cavités secondaires avec sequestres inclus), sur l'existence d'ostéite nécrosante, aux extrémités diaphysaires ou en un point d'anciennes esquilles adhérentes. C'est grâce à elle souvent, qu'en fin d'opération, un petit sequestre peut être décelé dans un petit nid, en bordure de la trépanation osseuse ou interposé dans une fissure osseuse ou encore accolé intimement à la face interne de la cavité et de couleur ivoirée ; du bout d'une fine spatule il est facile de mobiliser cette nécrose lamellaire qui à elle seule aurait entretenu longtemps encore un trajet fistuleux.

L'éclairage électrique présente encore cet immense avantage de montrer nettement là où le tissu osseux redevient normal ; de ce fait le chirurgien ne fera pas d'évidement plus large que ne le comporte une lésion souvent minime, il ne franchira pas la zone infectée de l'ostéomyélite, inoculant une cavité médullaire non protégée par une zone d'ostéite condensante de réaction inflammatoire.

Traitement de l'ostéomyélite traumatique subaiguë

Il s'agit d'un blessé arrivé depuis quelques temps d'une formation de l'avant. La fracture remonte à un ou deux mois et a été traitée dès le début, dans les premières 48 heures, par une large esquillectomie.

Le membre est immobilisé, le cal est en voie d'organisation comme le démontre la radiographie et la captation des fragments paraît parfaite, ou tout au moins leur direction indique dans le cas de perte de substance osseuse importante, que les deux fragments sont dans l'axe.

Mais par un point de la plaie bourgeonnante qui a donné jadis accès au projectile ou au bistouri, s'écoule sans cesse du pus jaunâtre, peu épais, sans que le segment de membre intéressé ne présente des phénomènes inflammatoires. Un examen rapide avec exploration au stylet, indique au chirurgien que la cause de cette suppuration persistante est soit des esquilles libres, soit un corps étranger, soit de l'ostéite nécrosante secondaire des extrémités diaphysaires ou des esquilles adhérentes.

Le foyer osseux est infecté, sur une étendue variable ; il y a de la médullite subaiguë. Quelquefois apparaissent, dues à des rétentions partielles ou totales, des collections inflammatoires aiguës entourant directement les fragments diaphysaires, ou décollant des espaces musculaires.

Que faut-il faire ? L'esquillectomie tardive de complément ; cette intervention doit parfaire la première œuvre accomplie dans la formation de l'avant. Il y a intérêt à reprendre la voie chirurgicale déjà suivie. En l'agrandissant on tombe sur le foyer de fracture dans lequel sont disséminés les esquilles libres, au milieu d'une masse de bourgeons charnus, saignants et mous, se présentant parfois sous l'aspect d'une couche fongueuse violacée diffluente. Le curettage du tissu osseux infiltré d'une moelle purulente doit être continué jusqu'à ce que l'œil constate l'existence de tissu sain ; pour ce faire, il sera nécessaire souvent d'enlever quelques esquilles adhérentes qui avaient repris vie, ou de trépaner en gouttière l'un ou les deux fragments diaphysaires. Souvent dans le canal médullaire on trouve des esquilles nécrosées, parfois projetées assez loin dans son intérieur.

Les esquilles adhérentes dont une certaine étendue sur les bords ou la pointe paraît de vitalité douteuse doivent être enlevées après depériostage prudent ou, si elles sont trop volumineuses, reséquées en dépassant leur territoire suspect.

Il conviendra de poursuivre également les fissures osseuses qui contiennent des fongosités et quelquefois des petits sequestres ; il faut en un mot faire un nettoyage parfait, et enlever définitivement tout ce qui est ou doit se nécrobioser. La guérison est à ce prix ; sinon l'intervention incomplète conduira fatalement à une ostéomyélite fistuleuse chronique et aux récidives opératoires inévitables.

Il convient de retenir qu'un foyer d'ostéomyélite d'origine récente n'est nullement limité du côté du canal médullaire par une barrière résistante de tissu condensé ; du reste, les constatations opératoires viennent confirmer celle de la radiographie. Donc si le chirurgien a la prétention de n'arrêter l'action de sa curette que s'il rencontre en haut et en bas une couche résistante d'os, il a grande chance d'évider sans profit et souvent avec danger une grande partie du canal médullaire, d'où ces ascensions subites de la température, après des interventions de cette nature, se maintenant pendant une semaine aux environs de 39° alors que le sujet était apryétique avant son intervention.

Le chirurgien a inoculé le canal médullaire, dépassant

la zone infectée ; c'est à la suite de ces réveils d'infection que l'on voit se produire une poussée de médullite étendue à toute diaphyse où d'arthrite plastique ou purulente dans le cas où le foyer était épiphysaire ou bulbaire. C'est pour toutes ces raisons que le chirurgien doit connaître tous les aspects que peut présenter le tissu osseux dans la lésion elle-même et à son pourtour : ostéite raréfiante ou condensante, dégénérescence graisseuse et décalcification osseuse, moelle congestive ou purulente.

Si, du fait de l'intervention, la solidité de l'os laisse un doute, ou si la consolidation du fait de l'infection a subi un certain retard, il est nécessaire d'immobiliser le membre, soit dans une gouttière, soit dans un appareil plâtré, à fenêtres ou à anses, toujours dans l'attitude physiologique devant permettre ultérieurement le meilleur rendement fonctionnel.

A quel moment, par rapport à la date de la blessure et de l'esquillectomie primitive, doit-on pratiquer l'esquillectomie tardive de complément ?

L'expérience clinique nous montre qu'à moins d'indications urgentes (drainage de collection purulente périosseuse, névrite douloureuse ou paralysie dues à la compression de tronc nerveux, extension du processus aigu d'ostéomyélite et notamment évolution d'une médullite progressive avec phénomènes septicepticomiques) le moment propice de cette intervention seconde est entre la 6ᵉ et la 8ᵉ semaine. A cette époque le chirurgien se trouvera en présence d'un foyer osseux où les lésions de nécrose osseuse sont définitivement constituées ; les esquilles libres sont cueillies. La nécrose des extrémités diaphysaires ainsi que celle des esquilles adhérentes est bien évidente ; le mort est séparé du vif.

L'ostéite fongueuse s'est localisée, bordée par place d'un travail de réaction de défense attestée par un début d'ostéite condensante.

L'intervention menée suivant les règles que nous avons indiquées, peut guérir le blessé d'une façon décisive.

Si elle est incomplète au contraire, ou si l'infection ostéomyélitique continue à évoluer, l'ostéomyélite chronique fistuleuse s'installe : *dans la plupart des cas, la persistance de la suppuration est, il faut bien l'avouer, le fait d'intervention incomplète ou mal conduite.*

Traitement de l'ostéomyelite chronique fistuleuse

La blessure date de 6 mois, un an et davantage. Le blessé a fait de nombreux hôpitaux, a subi de nombreuses interventions d'importance inégale (grattage osseux, trépanation ou évidement), son séjour dans les hôpitaux a été parfois entrecoupé d'une cure thermale ou d'un retour à son dépôt. Parfois l'infection éteinte et paraissant définitivement chose jugée, s'est rallumée à l'occasion d'un traumatisme ou de fatigues ; c'est un ancien blessé qu'on évacue du front. *Ces ostéomyélites chroniques constitueront le gros lot des blessés d'après-guerre.*

La lésion dont ils sont porteurs, peut être schématisée en quelques traits de la façon suivante : cal consolidé le plus souvent hypertrophique, parfois vicieux, auquel aboutissent une ou plusieurs fistules présentant des alternatives d'ouverture et de fermeture par lesquelles des séquestres sont expulsés spontanément à des intervalles variables ; cal recouvert d'une musculature atrophiée, scléreuse, surtout pour certains groupes. Au niveau du cal, se produisent des poussées inflammatoires, aiguës, phlegmoneuses ou subaiguës, susceptibles de résorption ou évoluant vers l'abcès à l'allure froide.

De longues périodes de silence peuvent exister entre les diverses manifestations de l'ostéomyélite chronique. Par ailleurs, le membre peut présenter des troubles de circulation, de l'œdème, de la raideur ou de l'ankylose des articulations voisines.

L'ostéomyélite chronique est entretenue par différentes causes : esquilles séquestrées d'ancienne origine; esquilles libres ou adhérentes, secondairement mortifiées, reconnaissables à leurs bords et à leurs surfaces lisses ; séquestres de formation tardive dûs à l'évolution de l'ostéite nécrosante progressive, développée sur les fragments diaphysaires du foyer de fracture ainsi que sur les esquilles adhérentes qui ont survécu ; ces nouveaux séquestres se reconnaissent à leur bord dentelé et à leur surface rugueuse.

Que faut-il faire ? L'évidement ostéomyélitique.

a) Hémostase provisoire.

Nous n'employons que rarement la bande hémostatique. L'hémostase provisoire facilite évidemment l'intervention dans les grosses lésions ostéomyélitiques du fémur ou du fait de l'hyperostose, la diaphyse fémorale a doublé et triplé de volume, ainsi que dans les régions bulbaires du fémur et du tibia, où souvent l'hémorragie du tissu spongieux peut gêner pour rechercher un petit foyer fougueux ou un corps étranger. En opérant à blanc, le chirurgien voit mieux au fond de l'évidement qu'il a pratiqué, dépistant tous les nids fougueux et les trajets secondaires qui se greffent sur la cavité principale.

Un autre avantage de cette hémostase provisoire, appliquée dans les ostéomyélites avec fièvre, suppuration abondante, est d'éviter ou de réduire dans la large plaie opératoire qu'il est nécessaire de faire, l'absorption de toxines, des produits septiques et des microbes par les nombreuses voies vasculaires qui sont ouvertes. L'acte opératoire est suivi d'un abondant lavage chaud (45° à 50°) au sérum de Hayem ou à l'eau oxygénée diluée.

Si le chirurgien est sûr de n'avoir intéressé aucun vaisseau important dans la traversée cutanée-musculaire, l'intervention se termine, le pansement compressif est appliqué, tandis que la bande reste encore appliquée sur le membre. Sinon, la bande est enlevée, les ligatures sont faites et le pansement de la cavité osseuse est alors pratiqué. A ce moment, une pluie sanguine abondante se produit au niveau de la plaie et surtout du tissu spongieux. Celle-ci cesse au bout de quelques minutes de patience par le simple compressement compressif.

A part ces quelques cas spéciaux, je ne fais pas d'hémostase provisoire et je dois ajouter que lorsqu'on a un bon aide qui sait bien éponger le fond d'une cavité osseuse, et un bon éclairage qui ne laisse dans l'ombre aucun recoin de celle-ci, toutes les opérations d'évidement se passent d'une façon correcte.

b) Voie d'accès de la lésion.

Il faut en général, comme le dit Broca, aborder l'os par sa face chirurgicale, se souvenant des rapports des vaisseaux et des nerfs et sachant qu'il n'est pas indifférent de mettre à découvert un nerf contre lequel frotteront des mèches au cours de longues suppurations (danger de névrite) ou un gros vaisseau (artère ou veine) qu'un drain pourra ulcérer à la longue. Très souvent, le trajet fistuleux coïncide, ainsi que la balafre cicatricielle qu'il centre, avec la face chirurgicale de l'os.

Si la lésion est minime, il y a intérêt à suivre exactement le trajet fistuleux qui conduit directement sur la petite cavité fongueuse et le corps étranger inclus (esquille, projectile). Dans d'autres cas, l'épreuve radioscopique avec stylet dans la plaie ou après injection de pâte bismuthée guidera le chirurgien sur la voie d'accès, la structure osseuse du foyer ostéomyélitique ne donnant pas de renseignements suffisants sur la localisation de la lésion. Dans les foyers profonds, dans les cals très volumineux où la radiographie décèle un ou plusieurs foyers, quelquefois très étendus, il convient de tenir compte non seulement de la voie d'accès la plus rapide, mais de préférer toujours celle qui assurera avec le minimum de dégâts osseux, les meilleures conditions de drainage. Exemple : les ostéomyélites fistuleuses de la surface poplitée du fémur que l'on attaquera par une incision latérale externe ou postéro externe, en veillant bien au nerf sciatique poplité externe.

c) *Opération.*

L'incision passera soit au niveau d'une ancienne cicatrice où s'ouvre un ou plusieurs trajets fistuleux, fendant une couche souvent épaissie de tissu fibreux qui solidarise peau et périoste, soit en une zone de la couverture cutanéo-musculaire du membre jusqu'ici indemne et qui a été jugée la voie d'accès la meilleure et la plus directe.

Dans le premier cas, la gangue cicatricielle qui constitue les deux lèvres de la plaie, périoste compris, est décolée largement à la rugine tranchante au niveau du foyer ostéomyélitique. L'os apparaît rugueux, irrégulier de forme ; sa couche extérieure est formée le plus souvent de productions osseuses de tissu condensé très dur comme de l'ivoire, d'autres fois de tissu spongieux, encore mou du fait du peu d'ancienneté de la lésion. Ces périostoses engainent les extrémités diaphysaires ; un ou plusieurs petits nids fongueux indiquent l'entrée des trajets fistuleux qui conduisent au centre du cal contenant fongosités, esquilles, lésions de nécrose et corps étrangers.

Dans certains cas, la tâche du chirurgien est éminemment facile, vu la superficialité de la lésion : foyer fongueux sous-périosté contenant une ou plusieurs esquilles libres.

A côté de ces deux types classiques de lésions bien bien différentes par leur gravité et la nature de l'acte opératoire qu'ils nécessitent, il en existe une infinité d'autres. Ne pouvant m'étendre sur ces différentes physionomies anatomo-pathologiques de l'ostéomyélite chronique fistuleuse, je ne donnerai dans cet aperçu opératoire de l'évidement ostéomyélitique que les grands principes qui doivent toujours guider les chirurgiens.

La rugination large du périoste doit être suivie de l'*excision des vineux fibreux qui bordent les lèvres opératoires :* on met à découvert de chaque côté le bord des masses musculaires rouges ou roses suivant leur degré d'atrophie et de sclérose.

Guidé par le stylet, par l'examen des radiographies, le chirurgien ouvre progressivement dans l'os une large tranchée : en chemin, il enlève les périostoses accolées à la zone osseuse décollée ; tout ce travail doit se faire en y voyant bien. Après avoir travaillé ainsi au ciseau, à la pince gouge, à la curette tranchante, tout le couvercle de la lésion a sauté. Le foyer est nettoyé de toutes les fongosités qu'il contenait, les corps métalliques sont extraits ; il y a intérêt dans le cas de recherches difficiles de pratiquer l'intervention sur table radioscopique afin de ne point faire une intervention incomplète. Le chirurgien doit obtenir un *foyer net en cuvette ou en large gouttière* sans arête, sans cul de sac, qui aboutirait à des zones de rétention et à des difficultés pour le comblement de la cavité osseuse en ce point.

Il se méfiera de tout diverticule qui pourra conduire le stylet dans une galerie de sous-sol où gîtent un autre séquestre, un nid fongueux. Le chirurgien ne se pressera jamais de terminer son intervention avant d'avoir inspecté deux fois plutôt qu'une, toute la surface de sa cavité d'évidement.

Lorsque le foyer osseux est bordé d'une couche d'ostéite condensante que l'œil et la curette reconnaissent facilement, le chirurgien ne peut avoir d'hésitation sur le moment où il doit s'arrêter.

Mais dans certaines lésions, même anciennes, des diaphyses ou des épiphyses. cette barrière n'existe pas ; il faut donc à tout prix que le chirurgien sache distinguer le tissu spongieux malade infiltré de pus ou de fongosités du tissu spongieux simplement congestionné ou encore raréfié, à mailles envahies par une moelle graisseuse, tissu spongieux ne résistant pas devant la curette qui avance toujours. Or ces nuances histologiques ne peuvent se distinguer qu'avec un aide qui vous éponge correctement et un miroir qui vous éclaire bien.

Et c'est probablement parce que certains chirurgiens ne tiennent pas compte de ces nuances qu'ils veulent pour l'ostéomyélite chronique fistuleuse des évidements *considérables, formidables*. Je m'élève contre de tels termes qui peuvent induire en erreur ceux qui voudraient s'initier à cette chirurgie osseuse. Le chirurgien doit suivre pas à pas la lésion une fois qu'il y a pénétré au cœur ; la mise à jour et l'évidement du foyer principal et de tous ses prolongements tant en profondeur qu'en longueur, nécessiteront peut-être de très larges brèches osseuses d'autant que toujours elles doivent être parées en vue d'une cicatrisation régulière pour le bourgeonnement progressif, ces brèches parcoureront parfois les 2/3 d'une diaphyse ou aboutiront à la résection d'une moitié d'épiphyse ; mais il reste bien entendu pour nous que c'est là un sacrifice nécessaire et exactement proportionné à l'étendue des lésions et c'est pour cela qu'il faut non seulement bien voir ces lésions ostéomyélitiques et les modifications histologiques adjacentes, mais les bien juger.

Il faut être autant que possible conservateur du tissu osseux, étant données les difficultés de réparations et de régénération de ce tissu.

Si j'insiste tant sur cette question de l'éclairage dans l'évidement ostéomyélitique, c'est que j'estime capital ce point de technique. D'après ce que j'ai vu autour de moi depuis le début de la guerre, je suis convaincu que nombre de chirurgiens se lancent dans des interventions osseuses, qu'ils ne savent pas et qu'ils ne devraient pas pratiquer ; ils ignorent que le petit trajet fistuleux cache le plus souvent des lésions profondes ou difficiles à traiter. Le vulgaire curettage, encore pratiqué par ceux qui sont peu familiarisés avec la chirurgie osseuse, doit être absolument condamné. La chirurgie des ostéomyélites chroniques fistuleuses ne doit être faite que par des chirurgiens connaissant cette chirurgie aussi simple que bien d'autres, mais que l'on doit apprendre.

La cavité ostéomyélitique est évidée complètement. Comment se comportera le chirurgien en vue du comble-

ment de la perte de substance. De deux choses l'une : ou il *attendra la fermeture lente de la plaie opératoire par bourgeonnement qui devra se faire de la profondeur vers la superficie pour s'épidermiser progressivement*, ou il *pratiquera le recouvrement de la cavité osseuse au moyen de lambeaux cutanéo-périostiques* ou de *lambeaux musculo périostiques qu'il y invaginera après décollement et qu'il maintiendra par un pansement compressif.*

Dans la première manière de faire, *la cavité se comble par ossification spontanée :* les bourgeons provenant de la prolifération de la moelle sous-périostée, des canaux de Havers, du tissu spongieux et du canal diaphysaire évoluent lentement vers la phase cartilagineuse et osseuse, mais bien souvent ce travail d'ossification est incomplet et il n'est pas rare de constater à la radiographie d'anciennes cavités osseuses d'évidement encore claires au bout de deux ans. Il nous est arrivé dans un cas d'ouvrir à nouveau un bulbe tibial inférieur douloureux que nous croyons habité par un abcès fongueux alors qu'il était entièrement occupé par du tissu fibreux.

Ce mode de cicatrisation est le seul que l'on puisse utiliser pour les évidements des épiphyses des grands os, des os courts tel que le calcanéum du massif iliaque postérieur et du sacrum. Toutefois, qu'il s'agisse de lésions diaphysaires ou épiphysaires, c'est à ce mode de cicatrisation que nous devons les 3/4 de nos résultats.

Dans la deuxième manière de faire, le temps nécessaire au comblement et à la cicatrisation de la cavité osseuse est notablement raccourci en y faisant pénétrer les parties molles voisines : lambeaux cutanéo-périostiques si la face diaphysaire de l'os évidé est superficielle dans toute son étendue (cubitus, face interne du tibia) ou lambeaux périostéo-musculaires, lorsque l'os évidé est partout entouré d'un manchon musculaire (fémur, humérus) ; on peut tenter alors la réunion immédiate partielle ou totale de la plaie cutanée en assurant le drainage de la cavité osseuse ou de l'espace sous-cutanée.

Les otologistes emploient une méthode semblable pour le traitement des évidements mastoïdiens, presque tous faisant la fermeture immédiate et totale avec drainage de la plaie opératoire. Nous renvoyons le lecteur au merveilleux petit livre de Broca sur les « séquelles ostéo-articulaires des plaies de guerre » (collection horizon) livre dans lequel il a étudié ces deux modes de traitement des cavités osseuses d'évidement ostéomyélitiques.

Parfois il est nécessaire soit d'attaquer la lésion par deux voies d'accès distinctes qui évitent une trop large tunellisation, inutile (gros fémur) soit de contre-drainer sur la face opposée à la lésion principale, notamment dans les lésions ostéomyélitiques de l'aile iliaque ; dans ce cas, il peut exister un large foyer fongueux ou purulent, situé à la face interne de l'os qui réclame d'être vu et traité par une incision dans la fosse iliaque interne.

Enfin certaines ostéomyélites chroniques fistuleuses du sacrum, de l'os iliaque (ischion) des corps vertébraux sont particulièrement difficiles et longues à guérir, tant du fait de l'extension de l'ostéite fongueuse et nécrosante, que de l'importance des délabrements osseux et de leur voisinage dangereux (canal rachidien, plèvre médiastine, émergence des racines nerveuses).

TRAITEMENT DES CALS VICIEUX OSTÉOMYÉLITIQUES

Lorsque le chirurgien se trouve en présence d'un foyer de fracture ancien, consolidé vicieusement et présentant le redressement du membre (cal, en crosse du fémur ou de l'humérus, génu valgum ou varum, main bote radiale ou cubitale) doit se poser à l'occasion de l'évidement. Si, du fait de cette dernière intervention et notamment de l'ablation du massif de périostose qui engaine les extrémités diaphysaires, celles-ci sont presque libérées, une ostéoclasie manuelle, une ostéotomie facile en général ou une traction par les mouffles avec contre-extension à la racine du membre, permettront sinon de remettre les fragments diaphysaires bout à bout, du moins de rétablir l'axe du membre avec diminution du raccourcissement, le membre est bien entendu immobilisé après correction dans un appareil plâtré.

Quelquefois il sera utile d'appliquer une plaque de Lambotte ou de faire une suture osseuse pour mieux maintenir la coaptation des fragments.

Cette manière de faire peut éviter au blessé deux interventions successives à quelques mois d'intervalle ; il faut d'autre part savoir qu'une ostéotomie du cal lorsqu'il y a eu jadis un processus ostéomyélitique, de plus ou moins longue durée peut raviver une infection latente. Les chirurgiens qui comme nous se sont attaqués à la cure des pseudarthroses ou des ankyloses osseuses ont en effet constaté que bien souvent les bouts diaphysaires présentaient, alors que toute infection semblait être éteinte, de petits foyers fongueux contenant encore des séquestres menus. Et c'était là, du fait du réveil du microbisme latent, une cause d'échec pour la suture osseuse, la greffe ou la résection avec interposition libre de fascia lata.

TRAITEMENT DES PSEUDARTHROSES OSTÉOMYÉLITIQUES

Il n'est point question ici des pseudarthoses dues à de larges pertes de substance osseuse ou à la stérilisation par infection d'un département étendu du manchon périostique. Ce sont là des membres ballants à cal fibreux, mou et long, qui réclame un traitement spécial ; nous visons dans ce paragraphe les cals mous et fistuleux dans lesquels les extrémités diaphysaires noyées dans des formations de périostose quelquefois très développées ne peuvent arriver au bout de 2, 4 mois et davantage à se fusionner et à constituer un cal solide.

L'élément nocif est ici l'infection ostéomyélitique. Il faut nettoyer le foyer de fracture de toutes les esquilles libres nécrosées interposées entre les fragments diaphysaires, ainsi que des corps étrangers. Quelquefois une bande de tissu fibreux représente un segment musculaire dégénéré, embroché par l'un des fragments; une esquille adhérente oppose encore sa face périostée au travail de prolifération osseuse d'un des fragments diaphysaires, Lorsque le nettoyage du foyer ostéomyélitique est achevé, complété par l'avivement et la résection des extrémités osseuses, celles-ci seront coaptées, immobilisées l'une vis-à-vis de l'autre, soit au moyen d'un appareil plâtré à fenêtres ou à anses, soit au moyen d'une suture osseuse, d'un cerclage par fil métallique ou catgut chromé, soit encore au moyen de plaque de Lambotte. Fils métalliques et plaques devront être enlevés secondairement à partir du 25e jour lorsque l'on juge le travail de consolidation suffisamment amorcé ; un appareil plâtré terminera la période d'immobilisation. On doit être toutefois averti que souvent le fil métallique se rompt ou se rupture par oxydation ; les vis peuvent dans la diaphyse osseuse se segmenter par ce double processus. Plus souvent encore, il est nécessaire de faire des retouches pour un petit foyer d'ostéite.

TRAITEMENT DES PÉRIOSTÉOMES FISTULEUX

A la suite de lésions tangentielles des os par balles ou par éclats d'obus (contusion, abrasion, sillon, éclatement de saillies apophysaires) peuvent se développer des formations osseuses plus ou moins volumineuses : sous l'influence du traumatisnu seul ou du traumatisme suivi d'infection (lésion d'ostéomyélite) le périoste irrité fabrique de l'os nouveau dans la zone contuse, mais ce qui différencie ces hyperproductions périostiques des hypériostoses banales qui accompagnent toutes ostéomyélites chroniques c'est *leur forme et leur volume*. Le périostéome à la forme d'un chou-fleur, d'un gros éperon, d'une masse arrondie ovoïde, accolée au squelette ou d'un véritable bloc uniforme, coulée osseuse au devant de la région du squelette traumatisé ; parfois, il affecte la forme d'une lame ajourée d'orifices dans lesquels on trouve des nids de fongosités, ou bien il se développe sous la forme d'une traînée osseuse s'étendant le long du trajet parcouru par le projectile et prenant son point d'implantation sur le point du squelette que le projectile a atteint. Le périostéome est constitué soit de tissu compact, soit de tissu spongieux. Ces aspects sont facilement décelables aux rayons X. Le plus souvent leur structure est mixte. Dans le cas de périostéome fistuleux, on aperçoit soit un sillon, soit une cavité correspondant au trajet fistuleux ou à la loge osseuse comblée de fongosités avec de petits séquestres, quelquefois contenant un débris projectilaire. Le stylet qui pénètre dans le trajet fistuleux peut atteindre une surface osseuse dénudée.

Ces périostéomes fistuleux commandant l'intervention chirurgicale, c. a. d. la *résection de la tumeur osseuse*, soit en bloc après décortication des fibres musculaires qui la coiffent, soit par morcellement à la grosse pince-gouge ou au ciseau ; cette exérèse doit être totale, détachant le périostéome, recouvert de sa couche fibro-périostée, à sa base d'implantation et elle doit être complétée par le nettoyage méticuleux de tous les foyers adjacents d'ostéite fongueuse. On pourra fermer partiellement la plaie opératoire et on attendra son occlusion par bourgeonnement progressif.

Nous avons ainsi traité 7 cas de périostéome fistuleux : 1 de la région deltoïdienne, 3 de la crête iliaque, 3 de la région du grand trochanter.

TRAITEMENT DES OSTÉOMYÉLITES CHRONIQUES COMPLIQUÉES DE LÉSIONS NERVEUSES

Cette coïncidence s'offre souvent au chirurgien qu'il s'agisse de lésion du médian, du cubital, du radial, conlésion du nerf sciatique concomitante d'une ostéomyélite du fémur.

Chirurgiens et neurologistes sont à peu près tous d'accord pour dire qu'en présence d'une lésion grave du nerf qui ne s'est pas améliorée au bout de 3 mois, il convient d'agir. Or, tandis que le dégagement et la décompression d'un nerf englobé dans une formation hyperostosique, tendu sur un cal volumineux, une aspérité osseuse ou irritée par la saillie d'un fragment diaphysaire, d'une esquille, donnent des résultats incontestables et rapides dans les névrites douloureuses et les paralysies, il en est bien autrement lorsqu'on est en présence de sections partielles ou totales. Le chirurgien se trouve parfois en présence de difficultés insurmontables. Tout d'abord le voisinage d'un foyer infectieux va compromettre presque fatalement le résultat de la suture, en admettant même que par un dédoublement musculaire il puisse mettre à l'abri du foyer ostéomyélitique sa suture nerveuse. D'autre part, dans ces tissus enflammés chroniquement, voisins de la lésion osseuse, il est difficile sinon impossible, lorsque la perte de substance est importante, de libérer les bouts nerveux sur l'étendue nécessaire et de les affronter. Enfin leur recherche est véritablement difficile lorsqu'il faut les suivre en sculptant l'os. Parmi cas de lésions associées que nous avons eu à traiter, nous nous souvenons d'un Allemand dont le bout central d'un nerf radial sectionné à la gouttière de torsion, était venu s'inclure dans une cavité ostéomyélitique fongueuse contenant plusieurs séquestres. Le névrome central était renflé en battant de cloche ; le névrome périphérique, terminé en pointe de pinceau, se perdait très loin dans la masse du brachial antérieur. La continuité du nerf ne put être assurée que par un dédoublement du bout inférieur formant greffon, mais malgré l'enfouissement musculaire de notre suture, le résultat que nous ne connaissons pas, n'a pu être que très problématique, étant donné l'extension à toute la plaie opératoire de la suppuration partie du foyer à ostéomyélitique évidée.

Il semble donc résulter de tout ce que nous avons vu et fait, que le résultat des sutures nerveuses traitées au cours d'évidements ostéomyélitiques, sont très hypothétiques malgré les précautions opératoires, alors que les autres interventions pour nerf comprimé et enclavé sont couronnées le plus souvent de succès rapides.

TRAITEMENT DES CAVITÉS OSTÉOMYÉLITIQUES A LA PÉRIODE D'ASEPSIE DE LA PLAIE D'ÉVIDEMENT OU A LA PÉRIODE DE CICATRISATION.

Certaines cavités d'évidement (diaphyse du fémur, extrémité supérieure du tibia), étant données leur étendue et leur profondeur n'arrivent pas à s'épidermiser complètement ou bien, cicatrisées, elles constituent des dépressions très disgracieuses.

Dans le premier cas, le bourgeonnement qui devait combler la vaste cavité ne s'est pas fait, il existe sur toute la surface de l'os évidé une mince couche bourgeonnante rouge ou rosée ne saignant pas. Il n'y a pas de suppuration et l'asepsie de cette surface est pour ainsi dire parfaite. En ce cas, si la surface restant à recouvrir est minime, le mieux est d'y déposer quelques *greffes dermo-épidermiques ;* si elle est plus étendue, y faire descendre deux *lambeaux cutanés qui glissent après libération* plus ou moins large des téguments bordant l'orifice de trépanation. Cette greffe cutanée doit être appliquée par pansement compressif sur la cavité osseuse. Nous avons essayé dans un cas de cavité ostéomyélitique profonde du fémur aussi bien aseptisée que possible, de combler le trou par un lambeau musculaire pris dans le muscle biceps et pivotant autour de son pédicule (car, au niveau de ce gros fémur évidé, il n'y avait plus de quadriceps, celui-ci étant réduit à une mince nappe fibreuse). Cette autoplastie musculaire avait été recouverte à grand'peine par des lambeaux cutanés, acquis péniblement du fait de nombreuses balafres cicatricielles qui couturaient le membre ; le résultat fut nul.

Je crois au contraire que les autoplasties musculaires et surtout les greffes graisseuses peuvent donner quelques résultats esthétiques lorsque les cavités osseuses sont cicatrisées et épidermisées depuis un certain temps, le réveil du microbisme latent osseux pouvant ainsi être écarté.

COMPLICATIONS POST-OPÉRATOIRES

A la suite des interventions pratiquées pour ostéomyélite subaiguë ou chronique, peuvent se produire différentes complications qu'il nous suffira d'indiquer.

1° *Réviviscence de l'infection* : poussée aiguë d'ostéomyélite, pandiaphysite due à des opérations incorrectes et ayant inoculé le canal médullaire par un curettage intempestif : arthrite subaiguë ou suppurée dans le cas où le foyer évidé est voisin d'un interligne articulaire. Parfois, dans certaines ostéomyélites, particulièrement du membre inférieur (fémur), malgré de larges interventions de drainage, des évidements étendus du canal médullaire, l'état septicémique du blessé, l'infiltration purulente du membre, l'étendue des lésions ostéomyélitiques sont tels que l'amputation est le seul parti sage à prendre.

2° *Inflexion du cal, fracture dans le foyer d'évidement.* Dans le premier cas le tissu osseux restant ne peut lutter contre la tonicité d'un groupe de muscles vigoureux ; c'est ainsi que nous avons observé dans la semaine qui suivit un évidement pour foyer ostéomyélitique sous-trochantérien une déformation en crosse du fémur sous l'influence de la contracture des adducteurs. La rectitude du membre fut obtenue aussitôt par quelques jours d'extension continue et maintenue dans un grand appareil plâtré.

Dans le deuxième cas, la diaphyse évidée à une résistance très diminuée : soit en fin d'opération, soit à l'occasion d'un pansement ultérieur, un craquement se produit, la fracture se révèle en général par une déformation du membre, une exagération des douleurs pendant sa mobilisation. Aussi préventivement, dans tout évidement important, prenons-nous la précaution de mettre le membre pendant un certain temps en gouttière ou dans un appareil plâtré. Il n'est pas rare de voir une poussée aiguë d'ostéomyélite se produire à l'occasion de la fracture, poussée que la feuille de température enregistre très nettement.

3° *La suppuration persiste* soit que l'opération ait été incomplète, cas le plus fréquent, soit que, du fait de pansements irréguliers ou mal fait, une ostéite nécrosante secondaire se soit produite. Celle-ci est souvent le fait d'un drainage défectueux ou d'une fermeture trop rapide de la plaie.

4° La cicatrisation de l'évidement osseux s'est faite normalement, mais il reste un *cal douloureux* souvent gros. La pathogénie de ces névralgies osseuses est difficile à expliquer : congestion osseuse, étranglement de petits filets nerveux intra-osseux par ostéite condensante. Elles ne commandent à nouveau l'intervention (trépano-ponction) qu'après application prolongée des traitements thermaux et physiothérapiques.

5° Enfin il faut bien savoir que *bien des cals douloureux ne sont que des cals infectés ;* le blessé souffre parce que l'ostéite congestive annonce le réveil d'une infection latente plus ou moins ancienne, celle-ci va se traduire au bout d'un certain temps par des phénomènes inflammatoires au niveau de l'ancien foyer de fracture : la distension de la cicatrice, l'issue d'un peu de pus par un ancien trajet réouvert. Et c'est là l'histoire de tous les jours, qu'il s'agisse d'un ancien blessé en instance de réforme ou d'un homme venant du front ou du dépôt après une période quelquefois longue d'apparente et complète guérison.

LA TECHNIQUE DES PANSEMENTS DES OSTÉOMYÉLITES CHRONIQUES

Le premier pansement — le *pansement opératoire* — doit être avant tout un pansement *compressif.* Le tissu osseux sectionné, curetté, et surtout le tissu spongieux, saigne abondamment ; si le chirurgien ne prend pas la précaution de tasser méthodiquement les mèches de gaze dans la cavité d'évidement, il aura un pansement traversé par le sang, souillant le soir même le lit du malade ; quelquefois l'hémorragie peut devenir assez importante pour nécessiter une inspection du foyer opératoire, un pansement complet ; parfois une artériole musculaire passée inaperçue devra être liée. Dans un cas d'ostéomyélite humérale au 2/3 supérieur, nous dûmes lier pour des hémorragies récidivantes l'artère circonflexe postérieure qui avait due être lésée par un contre drainage postérieur.

Si le suintement sanguin est au contraire peu abondant, un pansement compressif superposé ou la réfection partielle du pansement opératoire sans toucher aux mèches intraosseuses, mais en accentuant la compression du bandage, permettront au chirurgien de se rendre maître facilement de l'hémorragie.

A quelle date doit-on renouveler le pansement d'un évidement osseux ?

Suivant les indications fournies par le foyer osseux, nous faisons le premier pansement soit avec des mèches imbibées (mais bien exprimées) d'eau oxygénée ou de solution de Dakin, soit avec des mèches de gaze imprégnées d'éther iodoformé. Dans le premier cas (évidement dans une lésion présentant encore un certain degré d'infection aiguë ou subaiguë) le pansement est renouvelé au bout de 48 heures. Et, à dater de ce moment, les pansements sont faits quotidiennement soit avec des mèches largement imbibées de Dakin ou d'eau oxygénée, soit en utilisant la méthode d'instillation discontinue (liquide de Dakin, sérum hypertonique, permanganate de potasse). Ces pansements fréquents sont continués jusqu'à suppression de la suppuration qui suit habituellement les interventions osseuses, surtout lorsqu'il a été nécessaire de faire de larges évidements.

Dans le second cas (évidement dans une lésion chronique très peu infectée) nous utilisons de préférence à l'éther iodoformé. Le premier pansement n'est changé qu'au bout de 4 à 5 jours, les autres sont faits suivant la réaction opératoire tous les 3 à 6 jours.

Parfois du pus bleu apparaît dans le foyer opératoire ; la solution de cyanure de mercure à 1 % nous a paru le meilleur et plus rapide traitement : pansements humides au cyanure, mèche imbibée de cette solution dans la cavité d'évidement. Au cours de la deuxième semaine qui suit l'évidement, la surface osseuse est déjà recouverte d'une fine couche de bourgeons charnus rouges, petits, grenus, saignant peu quand on les touche de la pointe du stylet. Ce tapis bourgeonnant devient lentement de plus en plus épais, la cavité va diminuer progressivement d'ampleur, se comblant non seulement par bourgeonnement de la profondeur vers la superficie, mais également par rétrécissement concentrique des berges de l'entonnoir opératoire. Il convient de faire évoluer de front et symétriquement les deux processus d'occlusion des cavités ; il faut lutter énergiquement contre le rapprochement trop rapide des lèvres cutanées. Dans ce dernier cas, par défaut de drainage, la cavité osseuse s'infecte à nouveau, l'ostéite nécrosante se manifeste au stylet, sous la forme d'une surface dénudée, de la poussière d'os s'élimine ou de petits sequestres sont en voie de formation ; il faut alors dilater la brèche opératoire par des mèches très serrées. L'installation d'une mèche antiseptique qui peu à peu cède sa place devant le bourgeonnement ascendant de la cavité osseuse est la condition d'une cicatrisation régulière et sûre. Le pansement quotidien, par quelque technique que ce soit, doit céder le pas au pansement rare lorsque l'aspsie clinique, c'est-à-dire la suppression de la suppuration, est obtenue au niveau de la cavité osseuse évidée. Suivant les cas, nous employons l'éther iodoformé, le liquide de Calot, la liqueur de Mencière, la pommade de Reclus, ou simplement la mèche de gaze stérilisée. Le retour de la suppuration et d'un processus inflammatoire aigu, nécessite la reprise des pansements quotidiens demi-humides ou humides.

Ce qu'il ne faut pas faire lorsque l'on approche de la cicatrisation d'une lésion osseuse, c'est maintenir indéfiniment dans les trajets osseux des mèches de gaze, ces petits serpents de gaze comme les appelle Broca ; il suffit alors de les enlever pour obtenir la guérison définitive. A côté de ces retards de cicatrisation faciles à solutionner, il se présente des cas où le trajet fistuleux constitué du tissu fibreux cicatriciel ne peut pas s'oblitérer spontanément. En pareille occurence, de petites instillations avec la seringue de Pravaz de chlorure de zinc, de nitrate d'argent ou d'iodargol ont pu amener l'ecclusion tant désirée de ce trajet.

Enfin, entre la période du drainage par mèche et celle de la suppression de la mèche, nous installons souvent le drainage capillaire par crins de Florence.

Dans les larges évidements, dans les plaies osseuses infectées nécessitant un travail de réparation énergique, le pansement solaire nous paraît indiqué. L'héliothérapie exagère la phagocytose et amène assez rapidement la stérilisation des plaies comme l'a montré Leriche (Soc. de Chir., 16 mai 1917). En résumé, il existe ni tonique ni liquide antiseptique spécifique dans le traitement des ostéomyélites. Leur guérison ne dépend pas seulement d'une opération parfaite et complète, mais du soin et de la vigilance avec lesquels sont pratiqués les pansements jusqu'à *cicatrisation définitive.* Celle-ci demande un *temps proportionnel à l'étendue et à la profondeur de l'évidement osseux* ; dans les petites diaphyses (cubitus, radius, péroné) on peut obtenir des guérisons au bout de deux mois ; dans les grandes diaphyses (fémur, tibia, humérus), la guérison exige trois à quatre mois. Mais ces moyennes ne peuvent être que très approximatives, étant donné qu'on peut se trouver en présence d'une lésion minime sur un fémur, et de lésions très vastes sur un radius. Etant donné que le tissu osseux se régénère lentement et qu'il est un des tissus de l'organisme se défendant le moins bien contre l'infection, il faut savoir que la cicatrisation est longue et les réinfections faciles.

Les pansements des ostéomyélites opérées, souvent difficiles et délicats, ne doivent être confiés qu'à des médecins entraînés à la chirurgie osseuse, ou à des infirmières ayant acquis auprès d'eux le doigté et l'habileté nécessaires. Les soins post-opératoires confiés en des mains inexpertes peuvent compromettre totalement le résultat de l'intervention la mieux conduite et la chronicité des fistules osseuses, si fréquentes dans nos hôpitaux, dépend tout autant d'une intervention incomplète et mal conduite que de pansements mal faits (1).

TRAITEMENT HYDRO-MINÉRAL

La circulaire n° 477 Ci/7 du Sous-Secrétariat d'État au Service de Santé mentionne au paragraphe lésions osseuses ou articulaires les différentes stations thermales dont peuvent bénéficier les blessés atteints d'ostéite de guerre ou porteurs de sequelles (œdème, raideur articulaire, troubles circulatoires, etc.). Lorsque l'on consulte les travaux qui ont été écrits sur la valeur curative de certaines eaux thermales telles que Barèges, Salies de Béarn, etc., on voit que les médecins qui ont rapportés des observations de blessés atteints d'ostéomyélites chroniques, leur reconnaissent une triple valeur :

1° *Valeur expultrice* (sequestres, projectiles) ;

2° *Valeur cicatrisante* (plaie atones, susjacentes à des hyperostoses traumatiques) et ostéogénitique (ostéites fongueuses tarsiennes ou d'une grande épiphyse) ;

3° *Valeur décongestionnante* amenant la résolution des œdèmes, infiltrations péri-articulaires et exsudats intra-articulaires et la régularisation de la circulation (troubles vaso moteurs, cyanose).

Je crois l'action expultrice illusoire ; on ne saurait

(1) Je n'ai jamais employé le sérus polyvalent de Leclainche et Vallée, ce traitement dans les fistules osseuses a été jugé par Broca et Mouchet. (Soc. de chir., avril 1915).

Bazin tout dernièrement, à la Société de biologie, mars 1917, a conseillé comme traitement des ostéites rebelles l'auto-vaccin préparé avec du pus prélevé sur l'os lui-même.

admettre, en effet, qu'un ancien blessé qui présente une ostéomyélite chronique, se fistulant par intermittences, adopte comme traitement une cure thermale de plusieurs années qui l'aura satisfait sous prétexte qu'un séquestre a été expulsé durant la cure annuelle.

Il faut supprimer le foyer où sont incluses les esquilles et corps étrangers et où s'élaborent tous ces sequestres de nécrose secondaire. S'il y a un corps étranger, il faut aller le chercher. Grâce à la radiographie, les contre-indications ne paraissent plus exister comme jadis. Du reste, Molinéry (de Barèges), dans une note qu'il a bien voulu nous adresser, nous dit d'une façon très nette que le traitement de Barèges, pour les ostéomyélites chroniques, ne doit se poser que lorsque l'on a épuisé toutes les ressources de la chirurgie. Si donc la radiographie montre dans une diaphyse anciennement fracturée un sequestre ou un corps étranger, cause d'une suppuration intarissable ou de phénomènes subinflammatoires à répétition ou de névralgies osseuses, un seul traitement s'impose : l'intervention chirurgicale. Par contre, si d'anciennes lésions et notamment des ostéites du tissu spongieux (tarse, épiphyses) traînaient en longueur après opération correcte, nous sommes partisans pleinement du traitement thermal ; nous estimons même qu'*appliqué dans les suites post-opératoires immédiates*, comme je l'ai lu dans certaines observations d'Amémie-les-Bains, le *traitement hydro-minéral peut avoir une action cicatrisante très nette sur le tissu osseux*. Enfin, il est un point indiscutable pour tous, c'est que le traitement hydro-minéral, combiné ou non au traitement physiothérapique, réalise les plus heureuses transformations au point de vue des sequelles ostéo-articulaires et des troubles circulatoires.

Dr Raymond Bonneau.

Par suite de mes fonctions chirurgicales dans un hôpital de fistuleux, j'ai pu observer divers types de *fistules osseuses* :

1° AU POINT DE VUE ANATOMO PATHOLOGIQUE, ces types sont les suivants :

— Type à esquilles mortes formant corps étrangers infectés.

— Type à séquestre intra-osseux, tel le cas que j'ai présenté ici en septembre 1916, suite d'ostéomyélite nécrosante.

— Type à séquestre lamellaire superficiel par suite de destruction plus ou moins étendue du périoste.

— Type d'ostéomyélite diaphysaire sans séquestre ou dont on ne constate pas actuellement la nécrose osseuse. L'os est dénudé sans qu'on sache s'il vivra ou non.

— Type d'ostéomyélite épiphysaire ; l'épiphyse s'en va lentement en bouillie, fonte purulente progressive pouvant, à un moment, gagner l'articulation.

— Type d'ostéite des os plats avec perforation de l'os et lésions en bouton de chemise.

— Type d'ostéite du moignon dans lequel la néo-production exagérée d'os par un périoste enflammé joue un rôle capital.

— Enfin, type de cavité centrale à paroi rigide qu'on a appelé os bulleux, os soufflé : ce type est celui que j'ai rencontré le plus souvent sur mes blessés, soit seul soit associé avec d'autres. C'est, à mon avis, le plus intéressant, celui qui explique l'échec des thérapeutiques chirurgicales exécutées à plusieurs reprises (dans un cas jusqu'à 13 fois de suite) pour la même lésion et même entre des mains chirurgicales de profession. Je me permettrai de décrire avec précision ce type pur. A l'opération, voici comment se présentent les choses : Dans l'épiphyse ou dans la diaphyse, l'ancien foyer de fracture forme une grosse cavité centrale qui est vide d'esquilles ou de corps étrangers. Les parois sont formées par de l'os qui peut être sain et peut même être recouvert d'une membrane qui fait comme un épiderme intérieur ; cette membrane, épaisse de 1 à 2 millimètres, présente une surface superficielle un peu rouge et comme macérée par le séjour dans le pus, une surface profonde adhérente à l'os et vascularisée par l'os, car quand on l'arrache, il perle un peu de sang des tranches osseuses mises à nu et saines d'apparence. Parfois la cavité centrale a traversé l'os de part en part et il y a un endroit dans la profondeur où la paroi est constituée par les parties molles de la face opposée du membre, parties molles tendues comme une peau de tambour sur les bords de la fenêtre osseuse et n'ayant aucune tendance à combler la cavité.

Ces détails anatomiques si intéressants ne sont visibles que si l'on opère méthodiquement sous le contrôle de l'éclairage artificiel et en maniant prudemment curette et compresses. Dans la cavité il y a du pus et quelques fongosités. Le trajet fistuleux qui, de l'extérieur, conduit dans la cavité, est constitué par un bloc cicatriciel immobile, figé, adhérent d'une façon définitive à la surface de l'os et faisant une barrière absolue à l'approche de tout tissu souple. Un épiderme blanc nacré, solide, recouvre partie ou totalité du trajet fistuleux. Il est souvent irrité par les mèches ou les antiseptiques qu'on insinue dans la fistule.

Tel qu'il est ce type de cavité centrale ne peut guérir, car *de nulle part rien ne peut venir la combler*. Il n'y a rien à attendre ni de l'os (moelle et tissu osseux) qui a terminé et cicatrisé sa tranche, ni du périoste qui a terminé son effort et perdu tout pouvoir ostéogénique, ni des parties molles maintenues à distance par une barrière infranchissable qui colle en un même tissu fibreux peau, parties molles et os autour de la fistule, ni des parties molles retro osseuses s'il y a perforation totale, car elles restent scléreuses et tendres en rideau rigide sur l'os. Par contre, le drainage permanent est assuré : abandonné à lui-même le blessé ne fera jamais d'abcès.

C'est autour de ce type essentiel que gravite toute la thérapeutique des fistules osseuses.

Le diagnostic en est des plus faciles. La radio faite sous plusieurs incidences montre l'espace clair intra-osseux.

Le stylet introduit sous la radio pénètre dans cette cavité avec facilité et y évolue en tous sens.

2° TRAITEMENT CHIRURGICAL. — Je serai bref, procédant par affirmations :

— Le curettage est un mot qui pour les fistules osseuses doit être banni de la langue chirurgicale.

— La bande hémostatique à la racine du membre, tenu préalablement en l'air, est indispensable si l'on veut s'épargner les suintements sanguins venus des sinus veineux béants dans le tissu de cicatrice, sinus qui ne peuvent être ni pincés ni liés tant qu'on n'a pas mis au jour le tissu sain.

— L'éclairage artificiel au miroir de Clar est indispensable pour voir ce que l'on fait.

— Le lavage à grande eau au bock avec une bonne pression, est indispensable, au cours de l'opération pour connaître la valeur macroscopique exacte du tissu osseux qu'on travaille ; après l'opération pour détacher à la curette, sous le jet, les petits copaux d'os que l'opération a pu disséminer dans le champ opératoire, les croûtes de sang collées aux travées osseuses et sous lesquelles l'infection se produirait.

— L'acte opératoire comprendra la résection large, effroyablement large, du tissu scléreux jusqu'à mise à nu de parties vivantes vasculaires et suffisamment souples.

— La transformation de la cavité centrale en une cavité plate n'ayant plus de berges, ce qui comporte parfois d'assez gros sacrifices de tissu osseux (c'est-à-dire la destruction d'un des 2 ponts d'os qui bordent la cavité.

— L'aplanissement méthodique et absolu de la plaie osseuse ainsi qu'on le pratique dans une opération de mastoïdite bien faite, cela ne peut être exécuté qu'avec un seul instrument : le ciseau à froid à section courbe et le maillet (je fais cependant des réserves pour la grosse fraise électrique dont je n'ai pas l'expérience).

— Enfin la libération des parties molles voisines, il m'est arrivé exceptionnellement de pouvoir, séance tenante, terminer l'évidement chirurgical par une autoplastie à lambeaux cutanés graisseux et même aponévrotiques et musculaires, à pédicules inclinés. Dans un quart des cas environ la greffe à pédicule incliné sera de mise un ou deux mois après l'opération, de façon à hâter la guérison.

— En terminant je veux dire un mot sur la retaille des moignons fistulés. Cette retaille comporte la résection large en un seul bloc des parties molles scléreuses et du battant de cloche oseux. Il faut avoir soin que les lambeaux musculaires qu'on laisse soient dépouillés du tissu périostique enflammé qui y adhère et qui reproduirait les lésions.

Dr Mathieu. — Ma pratique diffère peu de celle de M. Rocher.

Le traitement d'une ostéite fistuleuse d'un os long, comme le fémur par exemple, comporte pour moi un temps préparatoire pendant lequel j'essaie d'atténuer autant que possible l'infection locale. J'utilise à cet effet le pansement des fistules par injections de sérum de Vallé et Leclainche. J'évite toujours d'opérer en période d'infection suraiguë.

Le traitement opératoire doit consister non pas en un curettage, mais en un « large évidement de *tout* le foyer osseux. Aussi, ai-je toujours sous les yeux une bonne radiographie de la lésion, avec stylets opaques se rendant au fond des fistules. Si longue que soit la portion d'os épaissie, j'évide toute sa longueur, de façon à obtenir un entonnoir, un creux à pentes douces, dans lequel il ne restera plus aucun point suspect. Je réséque largement les tissus lardacés autour du trajet fistuleux.

L'opération est très hémorragique. Il est donc nécessaire de mettre en place un tamponnement serré pendant quelques jours. Ensuite je me suis très bien trouvé de traiter ces larges évidements par l'irrigation continue à l'aide de liquides variés (hypochlorite de soude, chlorure de magnésium, hypochlorite de magnésium, nitrate d'argent). Je fais varier le liquide au cours même du traitement.

Il est frappant de constater le bon état local des plaies (absence de pus, souplesse des tissus, bourgeonnement rapide), l'amélioration rapide de l'état général des blessés, apyrétiques dès le 3e ou 4e jour du traitement, et enfin l'absence totale de complications.

Il convient de favoriser le bourgeonnement dans la profondeur de la plaie, d'éviter que celle-ci se referme trop vite. Il y a une technique spéciale du pansement de ces blessés.

Je ne dis pas que d'autres procédés ne puissent donner d'aussi bons résultats. Je suis trop satisfait de ceux que j'ai obtenus par cette méthode pour ne pas persister à l'appliquer.

Le **Dr Huguier** emploie le même traitement que M. Mathieu. Pour combler les cavités osseuses, il a eu recours à différents procédés. Plusieurs essais de greffes graisseuses ont été faits sans succès ; il en a été de même de la masse de Delbet. L'emploi des greffes ostéo périostiques a donné à M. Huguier un seul succès.

Comme traitement adjuvant, M. Huguier emploie l'héliothérapie. Il signale la difficulté de guérir d'une façon complète les fistules ostéomyélitiques de la colonne vertébrale et de la ceinture scapulaire.

Dr Kendirdjy. — Avant d'opérer les fistuleux je fais une injection préalable à la pâte de Berck, puis une radiographie, cette méthode me permet de dépister tous les diverticules. M. Kendirdjy insiste sur l'importance des soins post-opératoires, sur la nécessité de maintenir à la cavité sa forme d'entonnoir. Cette méthode est généralement suivie de succès. Il faut cependant avouer qu'il existe des cas extrêmement rares au-dessus des ressources chirurgicales ; c'est à eux que s'adressent comme adjuvants le traitement hydrominéral et l'héliothérapie.

Dr Lafite-Dupont.

Les *ostéomyélites des os de la tête* ont des caractères particuliers suivant les points où on les observe. Celles de la face et de la base sont différentes de celles de la voûte. Cette distinction dualiste paraît parallèle à la double origine embryologique de ces os : pour les premiers, développement par modèle cartilagineux ; pour les os de la voûte, origine membraneuse.

Au maxillaire et à la face, l'ostéomyélite ne se différencie pas de celle des os des membres, sauf que la plaie osseuse se trouve en rapport avec la bouche, avec les cavités nasales ou leurs accessoires (sinus), avec les cavités de l'oreille. Le traitement aussi ne sera pas sensiblement différent : immédiat ou médiat, ce sera l'ablation des esquilles libres, ménagement des esquilles périostées ou adhérentes, surtout aux maxillaires ; quelquefois, ces esquilles sont dangereuses à extraire par leur dimension et leurs connexions. De grands fragments mobiles doivent être laissés en place afin de voir leur destinée ultérieure : soudure ou séquestration. Dans ce dernier cas, l'extraction se fera, non sans danger. J'ai extrait du rocher un séquestre de la base du crâne comprenant toute l'oreille moyenne, la mastoïde et se poursuivant jusqu'au trou déchiré postérieur et au canal carotidien dont les moitiés externes étaient comprises dans ce séquestre. Après son ablation, la jugulaire et la carotide apparaissaient nues au fond de la plaie.

Dans un autre cas, deux séquestres mobiles furent trouvés dans l'oreille moyenne et comprenaient le massif du facial et le labyrinthe ; ils durent être extraits.

Dans les fractures du maxillaire inférieur, les fragments à enlever doivent être exclusivement ceux qui sont entièrement dépériostés ; les autres seront laissés jusqu'à vérification de leur mortification totale.

Pour les os de la voûte, frontal, pariétal, écaille du temporal, occipital, il est entendu que l'opération immédiate doit enlever les esquilles libres.

Dans les cas d'infection superficielle, de fêlure, de fracture de la table externe ou des deux tables, une ostéomyélite à marche lente peut se produire sous le couvert d'une cicatrisation apparente presque complète.

Des mois après la blessure, on trouve une toute petite fistule obturée par une croûtelle ambrée ; souvent la suppuration est nulle ou très discrète ; l'os est légèrement douloureux autour. Le blessé va et vient et n'accuse pas toujours de douleur de tête. Il peut être un blessé qui a été porté « sortant guéri » depuis longtemps de son hôpital.

Sous cette apparence de guérison, l'ostéomyélite a progressé insidieusement et, lorsqu'on opère, on rencontre l'os atteint d'ostéomyélite. Il présente des caractères particuliers : os rouge, mou, friable et saignant. Il faut enlever toute la partie qui n'est pas normale ; la pince mord facilement dans ce tissu osseux malade ; elle ne doit s'arrêter que lorsqu'elle rencontre un os normal comme couleur et consistance ; cette ostéomyélite peut être limitée en surface et en étendue.

En surface, il n'y a de malade que la table externe et le diploé ; c'est un cas rare : la curette y suffira. Plus souvent, toute l'épaisseur de l'os est atteinte d'ostéite et la résection doit aller jusqu'aux tolérantes méninges qui sont peu atteintes, simplement congestionnées, mais non fongueuses. De larges surfaces osseuses sont ainsi réséquées, laissant à nu, sans danger, les méninges. La mobilisation de l'épicrâne permet le plus souvent le rapprochement des lèvres de la plaie, la réunion complète et la guérison par première intention. Celle-ci obtenue, il pourra être indiqué de faire plus tard une greffe cartilagineuse ou osseuse.

Livrée à elle-même, cette ostéomyélite des os de la voûte du crâne n'a pas de tendance à la guérison spontanée. Cette affection était déjà connue comme une rareté sous le nom d'ostéomyélite chronique envahissante des os du crâne. Elle se développait spécialement à la suite d'opération pour sinusite frontale ; on tenait sa guérison pour impossible, parce qu'on ne savait pas faire la large exérèse qui seule permet de l'obtenir. Les résections timides et parcimonieuses alternaient avec les périodes de longue et stérile temporisation. Pendant les mois de traitement le malade, guetté par la méningite intercurrente, devenait un jour sa proie et succombait.

Sur les ostéomyélites de guerre du pubis et les fistules ostéopathiques de la vessie

Le **Dr Cathelin** rappelle d'abord la fréquence des blessures de la vessie, avec d'ailleurs un orifice d'entrée du projectile plus souvent postérieur qu'antérieur.

Dans les cas où la pénétration est antérieure, tantôt la vessie est embrochée par une esquille du pubis ou d'une des branches osseuses voisines, tantôt elle conserve des fragments osseux mobiles qui, suivant les cas, peuvent être retirés par taille ou avec le lithotriteur ou même être expulsés spontanément, tantôt enfin le réservoir communique avec un *foyer ostéomyélitique* de l'os par une fistule que Legueu, qui les a tout particulièrement bien étudiées, a appelées *ostéopathiques*.

Ces fistules se voient d'ailleurs mieux à la cystoscopie qu'à la lumière du jour.

Or, quand la plaie cutanée est fermée, mieux vaut n'y pas toucher, bien que de la *poussière d'os* ait tendance à tomber dans la cavité vésicale, et à être génératrice de pierres secondaires.

De plus, ces fistules s'accompagnent d'une large adhérence de la vessie à la face postérieure de l'os qui, à l'opération, exigerait des décollements étendus amenant des difficultés souvent insurmontables pour fermer ultérieurement le réservoir.

Dans ces conditions et malgré la possibilité de récidive calculeuse, il vaut donc mieux ne pas intervenir chirurgicalement et faire la lithotritie, opération bénigne.

Si Guyon a pu parler autrefois, à propos des pierres « civiles » récidivantes par suite dés défectuosités de l'évacuation mécanique du réservoir des *abonnés de la lithotritie*, l'existence de fistules ostéopathiques en communication avec le pubis nous fait penser que nous aurons probablement aussi plus tard les abonnés de la lithotritie pour calculs secondaires développés autour de petits séquestres osseux ou de poussières d'os, suite de lésions du pubis par *projectiles de guerre*.

Séance du 24 Août 1917

PRÉSIDENCE DU Dr RAYNEAU.

Présentation de malades et de blessés.

Dr Chevrey. Un cas d'insuffisance surrénale à marche rapide.

Homme de 28 ans. Récupéré, n'ayant pas d'antécédents spéciaux. Pris le 13 juillet brusquement de sensation de fatigue et d'asthénie profonde. Tendances lipothymiques et même plusieurs syncopes.

Entré à l'hôpital, le malade présente une asthénie profonde avec douleurs lombaires.

Pas de vomissements, mais présence de taches brunâtres très nettes sur le corps avec pigmentation bronzée de la face et des organes génitaux. Raie blanche de Sergent très nette. Deux taches dans la cavité buccale.

Pression normale. Pachon = 15°.

A ce propos le Dr Ch. rappelle un cas semblable tout récemment observé dans le service.

Ce malade eut un début brusque également en pleine santé et l'affection fit des progrès si rapides qu'elle exigea l'hospitalisation un mois après.

A l'examen. Homme amaigri, teinte bronzée de la face, pas de pigmentation autre qu'une petite tache comissurale, mais asthénie intense, syncope. Pouls absolument absent. Pachon = 0. Etat grave qui nécessite médication d'urgence. Piqûres d'huile camphrée. Un milligramme d'adrénaline et surrénaline, cinq centigrammes.

Amélioration les jours suivants, la pression se relève. Le Pachon monte à 6, puis à 8 ½, 10.

Le malade sort amélioré le 10 août.

Ces deux cas semblent bien être des cas d'insuffisance surrénale à début brusque, à marche rapide, heureusement influencés par la médication.

2° Parotidite suppurée au cours de l'appendicite

Jeune soldat atteint le vendredi d'une crise appendiculaire grave. Le mardi on constate un large gâteau péritoneal occupant toute la fosse iliaque droite. Température 39°.

Glace diète hydrique. 2 jours après la température est à 37° mais se relève le lendemain en même temps qu'apparaît une tuméfaction de la région parotidienne droite.

Rapidement une collection se forme, par expression de la glande en fait sourdre par le canal de Sténon du pus blanc crémeux (streptocoques, tétragènes), le Dr Hallé qui voit le malade recommande l'abstention chirurgicale malgré la présence de la collection et une température de 40° ; il préconise l'*expression* douce de la glande par massage affirmatif et la bénignité de l'abcès parotidien et sa prompte disparition ainsi que le pronostic favorable que la venue de cet abcès permet de porter pour l'appandicite. L'événement lui donne raison, en deux jours, la tuméfaction parotidienne disparaît, la fièvre tombe et parallèlement l'empâtement peri-appendiculaire disparaît.

Actuellement le malade est guéri. 4 semaines après le début.

Le Dr Ch. rapproche ce cas de deux autres observés par lui au début de la campagne, parotidite suppurée survenue chez de grands blessés et, sur les conseils du Dr Yselin, traités également par expression et qui guérirent rapidement sans intervention.

Dr Jandelize. — Conseillez-vous l'intervention pour l'appendicite dont le malade est atteint ?

Dr Chevrey. — Il y a intérêt à l'opérer à froid.

Dr Gaultier. — Quelle pathogénie invoquez-vous dans ce cas de parotidite ?

On constate assez souvent chez des malades atteints

d'affections gastriques et soumis à des diètes sévères des cas de parotidite sans doute dûs à des infections buccales.

Dr R. Bonneau. — Les modifications de l'alimentation et surtout l'abstention d'alimentation hydrique favorisent les infections parotidiennes. L'absence d'eau entraîne la diminution des sécrétions glandulaires d'où modifications de la salive favorisant, elles aussi, la pullulation microbienne.

Il y a utilité à donner de l'eau par voie rectale, pour obvier à l'impossibilité d'en donner par la bouche.

Dr R. Gaultier. — Il est heureux d'avoir soulevé la question de la pathogénie, car de cette pathogénie découle l'indication de thérapeutique prophylactique.

Dr François. — Dans les cas rapportés, il s'agit plutôt de parotidite parenchymateuse que d'abcès de la parotide. La parotidite parenchymateuse analogue en cela à la prostatite doit être traitée médicalement par l'expression.

L'abcès doit être ouvert chirurgicalement.

Dr Bonneau. — Le diagnostic des indications thérapeutiques est difficile. La rougeur et le gonflement sont tels que l'on est tenté d'inciser ; l'examen de l'orifice du canal de Sténon donne de précieux renseignements.

Dans la parotidite médicale tout comme dans la prostatite l'expression fait sourdre d'abord un liquide clair puis du pus. Dans la forme chirurgicale, l'expression ne provoque l'écoulement d'aucun liquide trouble ou autre.

Dr Rayneau. — Les parotidites surviennent assez souvent chez les mélancoliques anxieux. Il faut alimenter ces malades avec la sonde et lorsqu'on a réussi à les alimenter la parotidite guérit spontanément.

Le **Dr Rubens Duval** présente un Malgache atteint de

lèpre maculeuse. Les manifestations lépreuses sont apparues après l'arrivée de cet homme en France. Actuellement, on observe chez ce malade des lésions de lèpre maculeuse avec achrocnie. Les macules sont ourlées à la périphérie d'une bordure de petits lipomes faisant une légère saillie. Les mains atteintes d'amyotrophies notamment des interosseux présentent les déformations caractéristiques de la griffe lépreuse. A la face dorsale des doigts et des mains et même à la paume de la main droite il y a des ulcérations, peut-être traumatiques, probablement lépreuses. Il s'agit de lèpre anesthésique. L'anesthésie douloureuse et thermique est complète aux mains et au niveau des plaques achromiques. La sensibilité est anormale là où les téguments présentent leur coloration normale. Les nerfs cubitaux sont épaissis et irréguliers.

Dr François.

J'ai l'honneur de vous présenter un malade qui depuis un an, était atteint de tenesme rectal presque constant, 4 à 5 fois par jour il évacuait du sang mélangé de glaires et de pus. Il présentait en outre une constipation marquée ; il n'évacuait des matières qu'au moyen de purgations journalières. Un toucher rectal, pratiqué par mon excellent camarade le Dr Arnaud, lui permit d'atteindre tout à fait à bout de doigt une petite masse qui fuyait devant le doigt. Il pensa au polype rectal et me demanda de vérifier son diagnostic un peu hésitant, par la rectoscopie Celle-ci nous montra à 10 centimètres de l'anus une petite masse rouge vif, d'aspect muriforme de la grosseur d'une noisette, pédiculée. Il s'agit sans aucun doute d'un polype du rectum. Je pratique l'exploration soignée de toute l'ampoule rectale et de la moitié inférieure du colon sigmoïde afin de rechercher la présence d'autres polypes plus haut situés, ou encore d'un néoplasme sus-jacent. Versé, nous a montré, en effet, que dans un tiers des cas de polype rectal, il y a coexictence d'un cancer rectal ou sigmoidien. Le résultat de cet examen fut négatif.

L'implantation de ce polype étant haut situé, je crois que la dilatation anale sous anesthésie n'aurait pas permis de saisir facilement le polype, et surtout de passer un bout de fil autour de son pédicule pour l'étreindre. Cette thérapeutique a l'inconvénient de ne pas détruire la base d'implantation du polype. Nous savons, en effet, que certaines tumeurs épithéliales, peuvent se présenter sous l'espect du polype vulgaire. Il y a tout intérêt à enlever le polype avec sa base d'implantation à travers un tube rectoscopique large, éclairé par la lumière externe. Après anesthésie de la muqueuse rectale entourant l'implantation du polype, j'ai saisi celui-ci au moyen d'une pince tire-balle et sectionné son pédicule, par un thermocautère spécial. J'ai terminé en cautérisant soigneusement la base du polype. Le malade a pu rentrer immédiatement à pied à l'hôpital mixte où il était hospitalisé. Les suites ont été des plus simples, sauf une petite hémorragie rectale huit jours après l'enlèvement : elle avait été provoquée par la chute de l'escarre. L'ulcération qui en résultat fut badigeonné à deux reprises à la teinture d'iode ; elle cicatrisa rapidement.

Les évacuations de sang, mélangé de pus et de glaires ont disparu ainsi que le tenesme rectal et la constipation.

La rectoscopie est indispensable pour le diagnostic des polypes haut situés, un adjuvant précieux pour les polypes bas situés. C'est le seul moyen que nous possédons pour explorer le haut rectum et l'anse sigmoïde afin d'éliminer la coexistence d'autres polypes ou d'un cancer.

L'extirpation des polypes rectaux et signiordiens par le galvanocautère où le thermocautère, grâce à la rectoscopie est infiniment plus simple que les autres procédés chirurgicaux. Elle ne nécessite ni anesthésie générale, ni dilatation du rectum, elle évite la rectotomie postérieure dans les polypes très haut situés.

Le Dr **Bonneau** présente un blessé auquel il a fait une

greffe cartilagineuse pour perte de substance du frontal.

La perte d'os siégeait au-dessus du rebord orbitaire, côté gauche et avait l'étendue d'une pièce de 5 francs. Comme le projectile qui avait provoqué cette fracture avait ensuite défoncé la voûte orbitaire en arrière du rebord, il y eut une certaine difficulté à enchasser le greffon, car le cercle osseux n'était pas complètement fermé. Au cours de ces manœuvres. il y eut issue de quelques gouttes de substance cérébrale. *Réunion per primam.*

L'opération date de treize jours.

A signaler une névralgie intercostale très vive au niveau de la prise du greffe, névralgie qui a duré trois jours pour disparaître complètement.

GROUPEMENT MÉDICO-CHIRURGICAL

DE LA 5e RÉGION

Séance du 14 Septembre 1917

PRÉSIDENCE D'HONNEUR
DE M. LE MÉDECIN-INSPECTEUR LAFAGE

PRÉSIDENCE DU Dr VACHER

Présentation de malades

Dr H.-L. Rocher.

1° Deux fistules artério-veineuses fémorale et poplitée traitées par la resection et la quadruple ligature.

OBSERVATION I. — Doro Deu..., blessé le 26 mai 1917. Plaie en séton de la cuisse gauche par balle, au tiers moyen.

Examen le 1er août 1917. Perception d'un « thrill ». Auscultation d'un souffle continu à renforcements systoliques, dont le maximum correspond à l'intersection des vaisseaux fémoraux et du trajet en séton de la cuisse. Le thrill se sent tout le long des vaisseaux fémoraux ; le souffle se propage vers l'arcade de Fallope et au milieu du mollet. On ne sent pas de tumeur anévrysmale.

Diagnostic clinique : fistule artério-veineuse. Au-dessus du siège de cette fistule on sent l'ondée systolique, dans la fémorale, beaucoup plus intense que du côté sain. Il existe une très nette augmentation de température locale à la cuisse gauche. Pas d'œdème. Pas de dilatation veineuse. Le malade ne boite pas, mais étant donné que la blessure est récente, on ne peut dire s'il ne présenterait pas de troubles, après une marche prolongée. Il n'existe aucune lésion osseuse ni nerveuse. Diminution de l'amplitude du pouls à la tibiale postérieure et à la pédieuse.

Intervention le 3 août 1917. — Anesthésie à l'éther.

Au niveau du trajet qui réunit les deux orifices de perforation cutanée du projectile, on trouve les deux vaisseaux adhérents sur une étendue d'un centimètre. La veine a, comme dimension, un volume double de celui de l'artère ; ses parois sont épaissies ; on tente de séparer complètement l'artère et la veine, pour pouvoir faire la suture isolée de ces deux vaisseaux. Une hémorragie abondante qui provient de branches veineuses collatérales de la grosse veine fémorale, veines à paroi mince et se déchirant dès qu'on essaie de les isoler, ne permet pas la dissection nécessaire à la suture séparée de ces vaisseaux. On pratique donc une ligature au catgut sur l'artère et la veine fémorales, au-dessus et au-dessous de leur communication.

Résection d'environ deux centimètres sur la longueur de ces vaisseaux.

Suture de l'aponévrose fémorale et des téguments.

Guérison *per primam.* Le malade court et marche normalement.

L'examen de la lésion montre que les parois veineuses sont artérialisées. La communication entre les deux vaisseaux se présente sous la forme d'un orifice ovalaire ayant une longueur de sept millimètres. Sur les bords de l'orifice, du côté de la veine, on perçoit une petite végétation de l'endothélium ; on remarque sur la paroi interne de l'artère, en face de la fistule artério-veineuse, une petite dépression en forme de fente, correspondant à la cicatrice laissée par le projectile : cicatrice déprimée, comblée par de petits bourgeons fibreux. L'endothélium, à ce niveau, au lieu d'être lisse est verruqueux.

Il est difficile d'être renseigné sur les troubles qui pourraient survenir à la suite d'une marche prolongée. La chaleur anormale de la face interne de la cuisse n'existe plus ; on ne sent plus le pouls de la tibiale postérieure, ni de la pédieuse. Mais il faut dire que les pulsations de ces artères, du côté opposé, sont très peu vigoureuses. Consécutivement à l'opération aucun trouble d'ischémie. La circulation du membre semble donc se faire d'une façon normale.

Observation II. — René P..., blessé le 6 septembre 1914. Plaie en séton du creux poplité droit, par balle de fusil, pendant que cet homme courrait. Cette indication rend compte dès maintenant de la discordance entre le trajet du séton et le niveau de la blessure des vaisseaux fémoraux. La fistule artério-veineuse ayant été constatée à un niveau inférieur par rapport au trajet du séton.

Ce n'est qu'en 1915, vers le mois de juin, que le diagnostic d'anévrisme artério-veineux fut posé. Toutefois le malade se souvient avoir perçu, un mois environ après sa blessure, un frémissement particulier dans sa cuisse, et constatait de l'œdème du mollet.

Le blessé fut alors réformé n° 1, et, depuis cette époque, travailla comme manœuvre chez un marchand de bois.

Progressivement se sont développés et accrus les troubles suivants : crampes douloureuses dans le mollet ; lourdeur du membre inférieur ; gêne pour la marche et la station debout prolongées. Développement de l'œdème du mollet et du pied, accusé surtout le soir : varices, troubles cardiaques. A ce dernier point de vue, le blessé nous dit que, le soir, lorsqu'il s'étendait, il éprouvait une oppression qu'il l'obligeait à se relever au bout de quelques instants et à marcher dans sa chambre pendant une demi-heure ou trois quarts d'heure. Il se recouchait et pouvait ensuite s'endormir. Dans la journée, lorsqu'il était fatigué, il essayait de s'étendre, mais la même gêne respiratoire se produisait et l'obligeait à se relever.

Examen le 2 août 1917. — Vu les troubles croissants énumérés ci-dessus, le blessé est hospitalisé ; on constate tout d'abord, une augmentation de volume de la jambe droite (mollet droit 36 cm, mollet gauche 33 cm.) Au niveau du canal de Hunter et du creux poplité, on aperçoit des battements systoliques. Dans cette dernière région on perçoit un « thrill » continu, très vibrant, à renforcement systolique qui a son maximum au niveau de l'interligne articulaire ; le « thrill » s'accompagne d'un souffle continu à renforcement systolique avec maximum à la partie médiane du creux poplité. Le thrill et le souffle se propagent et se perçoivent d'une façon intense jusqu'à l'arcade crurale et même plus haut dans la région iliaque. Ils se constatent également jusqu'à la partie moyenne du mollet. Les battements de la fémorale droite, à la base du triangle de Scarpa, sont plus marqués que du côté opposé. Le « thrill » est très intense à ce niveau sur la veine fémorale. On ne constate pas de sac anévrysmal.

Diagnostic clinique. — Fistule artério-veineuse poplitée. Les veines superficielles de la jambe droite sont dilatées ; et au niveau des plus dilatées, du côté interne, on constate des battements systoliques. Il existe de l'œdème à la moitié inférieure de la jambe et du pied, œdème peu accentué, s'accompagnant d'une teinte rosée due à une légère cyanose des téguments. Le pouls de la pédieuse et de la tibiale postérieure sont perceptibles, mais plus faibles que du côté sain ; ils sont retardés par rapport au pouls radial.

L'examen de la pression artérielle faite par le Docteur Hallé, médecin des hôpitaux de Paris, donne les résultats suivants : Tension de la radiale à l'oscillomètre de Pachon :

Maxima : 14.
Minima : 7.

La pédieuse gauche fait osciller le Pachon à 14.

La pédieuse droite fait osciller le Pachon à 12.

Les oscillations de gauche sont notablement plus grandes. Examen du cœur : normal.

Intervention le 9 août. — Anesthésie à l'éther.

Incision médiane du creux poplité. La recherche de la fistule artério-veineuse est faite tout d'abord en regard des deux orifices cutanés du seton. L'artère et la veine sont adhérentes sur une certaine étendue ; vu le très gros volume de ces deux vaisseaux, deux pinces clans sont mises au-dessus et au-dessous du point où l'on suppose la communication vasculaire. Après dissection des deux vaisseaux, ainsi isolés, on s'aperçoit que la fistule siège plus bas. En effet, on rencontre l'adhérence de ces deux vaisseaux à 3 cm plus bas encore, et on resèque les deux vaisseaux sur une étendue de 1 cm ½.

Ligature des quatre bouts vasculaires au catgut.

Cette erreur de localisation de la fistule artério-veineuse tient à l'adhérence intime de l'artère et de la veine poplitée et à la difficulté, malgré une dissection prudente, d'avoir pu reconnaître, au début de l'intervention, le point de communication des deux vaisseaux. Elle s'explique par le fait que la balle a traversé le creux poplité au moment où la jambe était en flexion sur la cuisse ; d'où, relâchement du paquet vasculaire et dénivellement de la lésion vasculaire par rapport aux orifices du projectile, le membre étant replacé en extension. Il semble donc que la circulation dans ces vaisseaux poplités, ait été interrompue sur une étendu de 5 cm dans leur portion, au-dessus de l'interligne articulaire.

Suture de l'aponévrose poplitée, drainage, suture des téguments, réunion *per primam*.

Suites opératoires. — Aucun trouble ischémique du côté du membre inférieur, chaleur normale du pied. On ne sent plus le pouls, ni de la tibiale postérieure, ni de la pédieuse. L'examen du 12 septembre, fait par le Dr Hallé pour la tension artérielle au Pachon, donne le résultat suivant :

Tension de la radiale : maxima : 14 ; minima : 10.

Tension du membre inférieur gauche, côté sain : maxima : 15 ; minima : 7.

Au membre inférieur droit, il n'existe aucune oscillation, ni au niveau de la tibiale postérieure ni de la pédieuse. Le malade a commencé à se lever le 5 septembre ; les progrès de la marche se font chaque jour.

Il existe encore un peu d'œdème de la jambe gauche et du pied, surtout le soir. Le blessé ne présente plus les troubles d'oppression qu'il avait avant d'être opéré. Les constatations opératoires et l'examen de la pièce montrent qu'en regard de la fistule artério-veineuse, il existe une dilatation de la paroi antérieure de la veine poplitée. Etant donné que celle-ci ressemblait plutôt à une ectasie qu'à un sac pédiculé, nous admettons qu'on doit préférer le diagnostic de fistule artério-veineuse, à celui d'anévrysme artério-veineux.

2° **Fistule broncho-cutanée** suite de plaie pulmonaire et de large résection costale.

Félicien W..., blessé le 20 mai 1916. Parmi les nombreuses blessures qu'il a eues, une, particulièrement grave du poumon gauche, plaie pénétrante par éclat d'obus, pour laquelle il a été soigné, jusqu'au mois de décembre 1916 en Allemagne et qui a nécessité quatre interventions successives, mérite d'attirer notre attention, bien qu'aujourd'hui il soit complètement guéri et prêt à partir pour un centre d'appareillage. En effet, sur la paroi postérieure du thorax, côté gauche, il existe une importante perte de substance de la paroi costale qui s'étend depuis l'angle de l'omoplate jusqu'à la base du thorax et présente la largeur de la main. Cette vaste dépression (18 cm sur 13), est due à la résection des 7e, 8e, 9e et 10e côtes ; elle est centrée par une longue cicatrice.

La dépression s'accentue pendant l'inspiration ; elle disparaît et est remplacée par une voussure pendant l'effort et la toux. A son niveau, l'auscultation perçoit le murmure vésiculaire presque normal, et on a l'impression que le poumon est accolé directement à la face profonde des téguments sans trop d'épaisissement pleural, comme le démontre la radioscopie.

Derrière l'angle inférieur de l'omoplate, en un point de la cicatrice opératoire, on aperçoit un petit orifice gros comme la tête d'une épingle d'acier, par où sort, parfois, une petite gouttelette de mucus. Mais, lorsque le malade tousse, un petit jet d'air est projeté en produisant un sifflement caractéristique.

Cet orifice correspond très certainement à une fistule broncho-cutanée, reliquat de l'ancienne plaie opératoire, faite en septembre 1916, pour traitement d'une pleurésie purulente compliquant la plaie pulmonaire. (Malheureusement nous n'avons pas le dossier médical de cet homme).

Le blessé n'étant pas incommodé par cette fistule minime, il sera apareillé avec une ceinture orthopédique destinée à combler par une pelote, la large dépression thoracique.

3° Quatre cas de Cranioplastie par greffon ostéo-périostique tibial.

Observation I. — Charles I... blessé, le 5 mai 1917, par éclat d'obus dans la région pariétale à sa partie supérieure ; plaie tangentielle. Il a été opéré ce même jour à l'ambulance de S... On a fermé primitivement la plaie. Il a présenté une monoplégie brachiale droite et des troubles du langage ; ces derniers se sont améliorés rapidement.

Le 25 juillet, on constate une perte de substance cranienne ovalaire, de la surface approximative d'une pièce de 5 francs avec cicatrice adhérente douloureuse ; petits troubles vertigineux, surtout lorsque le blessé fait effort ou baisse la tête. Monoplégie brachiale encore très accentuée. Pas de troubles de sensibilité. Cyanose et refroidissement de la main droite

Le 31 juillet. — Incision cruciale au niveau de la perte de la substance cranienne avec excision des anciennes cicatrices opératoires qui nécessitent cette forme d'incision. La dissection des téguments est très difficile, surtout à la partie centrale ; en un petit point, ouverture des espaces méningés.

Prise d'un large greffon ostéo-périostique tibial.

Suture à points séparés du catgut, du périoste tibial et du péricrâne. Suture des téguments après large libération des lambeaux.

Le 12 septembre 1917. — Aucun changement du côté du bras paralysé. Suppression des troubles vertigineux et des douleurs de tête.

Toutefois, le greffon qui paraissait être très tendu et très résistant quinze jours après l'opération (une radiographie faite le 10 août montre très nettement le greffon osseux dans la brèche cranienne) semble avoir subi une résorption osseuse puisque, actuellement, la perte de substance est oblitérée par une membrane fibreuse tendue, résistante, mais au niveau de laquelle on perçoit quelques pulsations et de l'expansion à la toux.

Observation II. — Marcel B..., blessé le 22 avril 1917, par éclat d'obus, dans la région pariétale gauche.

Opéré le 23 avril. Esquillectomie. Déchirure de la dure-mère et plaie du cerveau.

A présenté une monoplégie brachiale droite avec phénomènes aphasiques. Crise épileptiforme le 28. Amélioration progressive de l'état local et général. Cicatrisation avec persistance des phénomènes dysarthriques et parésie du membre supérieur droit. Perte de substance osseuse à la partie moyenne de la région pariétale, de la largeur d'une pièce de 2 francs.

Cicatrice adhérente douloureuse au contact. Difficulté de baisser la tête. Répercussion des efforts au niveau de la cicatrice cranienne.

30 juillet 1917. — Intervention au chloroforme.

Excision ovalaire de la cicatrice adhérant aux méninges.

Libération étendue des téguments craniens, pour pouvoir combler ultérieurement la perte de substance cutanée.

Excision des tissus fibreux qui recouvrent la membrane jouant le rôle de dure-mère.

Dissection de la collerette péricranienne sur le pourtour de l'orifice osseux.

Greffon ostéo-périostique tibial ; suture par points séparés, au catgut, du périoste et du péricrâne. Suture des téguments sous tension, qu'on est obligé d'imprimer aux lambeaux pour leur réunion.

La guérison a lieu par première intention.

Etat le 14 septembre. — La perte de substance cranienne est fermée par le greffon qui est solide, donnant l'impression de résistance osseuse, n'est pas douloureux à la pression. Amélioration des troubles cérébraux (douleurs, vertiges).

Pas de changement au point de vue de la parésie.

Observation III. — Augustin G..., blessé le 18 juillet 1915, par éclat d'obus, dans la région occipitale.

Ce blessé, retourné au front le 21 février 1916, est blessé une seconde fois le 27 mars (blessure légère à la cuisse). Depuis cette époque, il a été alternativement hospitalisé et renvoyé à son dépôt.

Examen le 14 août 1917. — Dans la région occipitale gauche, perte de substance osseuse, un peu moins grande qu'une pièce de 2 francs, recouverte par une cicatrice adhérente en forme d'X, dont une portion large comme l'extrémité du pouce est déprimée ; à ce niveau, battements, expansion à la toux, cicatrice douloureuse, en regard de la perte de substance osseuse.

Cet homme a eu trois crises épileptiques : l'une en juillet 1916 ; l'autre en avril 1917 ; la dernière en juin 1917.

A l'occasion de mouvements brusques, il accuse des vertiges et souffre de la tête en se baissant.

L'examen de l'appareil visuel, nécessité par le siège de la lésion, démontre : 1° l'inégalité pupillaire (gauche plus large) ; 2° le rétrécissement du champ visuel et de l'asthénopie accommodative ; le tout indiquant une réaction du côté cérébral et un état de névrose traumatique (Dr Duclos, médecin-major du centre ophtalmologique).

Opération. — Anesthésie locale à la cocaïne à 1/300.

Dissection des téguments craniens avec excision des portions chéloïdiennes de l'ancienne cicatrice. Libération des téguments. La face externe cicatricielle de la dure-mère est excisée par épluchage jusqu'à ce qu'on obtienne une membrane mince à travers laquelle on aperçoit le liquide céphalo-rachidien.

Greffon ostéo-périostique tibial. Suture du périoste au péricrâne. Suture de la peau. Drainage filiforme (enlevé au bout de trois jours). Guérison par première intention.

Etat actuel. — Le 14 septembre, les vertiges n'ont plus reparu ; le greffon tient solidement, est très résistant et non douloureux.

Observation IV. — Marius B..., blessé le 1er septembre 1916.

Perte de substance de la région pariétale droite, plus grande qu'une pièce de 2 francs.

Opéré le 14 juin 1917, par anesthésie locale cocaïnique. Au moyen d'un greffon ostéo-périostique tibial.

Réunion par première intention.

Actuellement (14 septembre 1917) l'état du blessé est excellent. Les névralgies frontales ont disparu. De plus, le greffon est résistant. (Observation déjà publiée dans le *Bulletin du Groupement Médico-Chirurgical.* p. 271.)

Le **Dr Lafite-Dupont** rappelle la technique qu'il emploie pour la crânioplastie. Il applique la surface cruentée du greffon contre la dure-mère. De cette façon la suture des deux périostes est plus aisée.

Le **Dr Mathieu,** pour une très grande perte de substance, par exemple des dimensions d'une paume de main, doute que le greffon tibial soit suffisant à la combler. Il estime que dans ce cas le procédé de Delagenière est préférable. rable.

Dr Kendirdjy.

Fracture de l'humérus droit et paralysie radiale par lancement de grenade. Présentation du malade.

Le **Dr Kendirdjy** lit l'intéressante observation de ce malade.

Le Dr **Chenal** donne l'état des réactions électriques chez ce blessé.

Dr **Laubry.** — Peut-on dire que cliniquement les mouvements du poignet et des doigts sont réellement récupérés ?

Le Dr **Méry** a eu aussi l'occasion de voir un malade analogue qui s'était fracturé l'humérus par lancement de grenade. Il eut également une paralysie radiale, le nerf était seulement comprimé dans le cal. A noter que chez ce malade la réaction de Wassermann était positive. Ce malade est actuellement guéri.

Le Dr **Zimmern**, en réponse à la question du Dr Laubry, déclare que la motricité volontaire revient toujours la première et précède le retour des réactions électriques. Toutes les affirmations contraires résultent d'erreurs d'interprétation ou de technique.

Dr **Descoust.** — Le signe du fourmillement décrit par M. Tinel est assez constant au moment de la régénération des nerfs sectionnés. Le Dr Descoust demande la formation d'un service spécialisé où les blessés des nerfs pourraient être suivis.

Le Dr **Mathieu** s'associe aux conclusions du Dr Descoust et appuie vivement la proposition de création d'un service spécial *médico-chirurgical*.

Dr **Lafage.** — Le centre de neurologie de la Ve région a été supprimé. Les blessés atteints de lésions nerveuses doivent être évacués sur les régions où les centres appropriés existent.

Le Dr **Descoust** insiste sur l'utilité de la création d'un service d'observation neurologique afin d'éviter les décisions prématurées.

Le **Dr Zimmern** estime que d'une façon générale, il s'écoule trop de temps entre le départ du blessé du front et son arrivée au service spécialisé ; or, pour être efficace, la suture nerveuse doit être précoce.

Dr Lafage. — En attendant que le centre désiré existe, il faut faire de son mieux.

Dr Vacher. — La question dévie, il s'agit des décisions prématurées de réforme temporaire. Si l'on prenait toutes les informations voulues on ne risquerait pas d'envoyer en réforme temporaire un blessé qui a encore besoin de soins.

Le **Dr Mathieu** en ce qui le concerne prend toutes les garanties nécessaires avant décision, mais regrette de voir trop souvent des blessés à qui une réforme temporaire a été préjudiciable.

Dr Descoust. — On nous demande notre avis, mais souvent on n'en tient pas compte.

Dr Lafage. — Vous avez mis votre responsabilité à couvert.

Dr Vacher. — Ne proposez jamais une réforme temporaire sans avoir épuisé tous les moyens de traitement.

Le **Dr Norero** a examiné pendant la discussion le malade présenté, et estime qu'il ne présente aucune récupération nerveuse.

Le **Dr Vacher** propose que le Dr Descoust soit chargé d'un rapport sur la régénération nerveuse. La question est mise à l'ordre du jour de la prochaine séance et M. Descoust nommé rapporteur.

Conférence de M. le Médecin principal Durand-Fardel

Sur les eaux minérales.

La conférence est écoutée avec la plus grande attention et le Président félicite M. le Dr Durand-Fardel de son très intéressant exposé.

COMMUNICATIONS

Drs Halbron et **Sourdel**.

Un cas de paludisme autochtone.

A mesure que se multiplient les observations de paludisme chez les militaires rapatriés de l'armée d'Orient, la fréquence augmente des cas d'infestation chez des hommes qui n'ont jamais quitté l'armée métropolitaine depuis la guerre, qui n'avaient jamais habité avant leur incorporation dans des régions suspectes d'endémie palustre.

Nous venons d'en observer deux cas presque simultanément. Le premier se rapporte à un malade qui est entré dans notre service au décours d'un accès fébrile, mais qui n'a pas présenté durant son séjour dans nos salles de symptômes nets de fièvre intermittente. Dans le second cas, au contraire, nous avons pu assister au début de l'affection, et depuis ce moment poursuivre nos observations de très près.

Observation. — Th., 34 ans, 246e régiment d'infanterie, mobilisé au début de la guerre, part immédiatement sur le front. D'abord dans la région de Saint-Mihiel, il passe successivement par Soissons, Crouy ; séjourne en Artois pendant toute l'année 1915 ; occupe, en 1916, le secteur du bois des Buttes, puis retourne dans la région de Saint-Mihiel. Actuellement, il vient de Verdun. Pendant ces trois années, il n'a jamais entendu parler dans son voisinage immédiat de camarades revenus de l'armée d'Orient, ou des colonies souffrant de fièvres intermittentes. Il est arrivé à Fontainebleau pour une permission de 7 jours le 28 août.

Trois jours après son arrivée à Fontainebleau, il est pris dans la journée d'un accès de fièvre avec frisson initial de courte durée, sans autres troubles qu'une sensation de fatigue extrême et une inappétence absolue. Pendant trois jours, il reste chez lui ; ne prenant pas sa température, il ne peut préciser l'intensité de la fièvre, dont il affirme cependant l'existence continue. Le médecin appelé auprès de lui conseille son admission à l'hôpital, où il entre avec le diagnostic d'embarras gastrique fébrile.

A son arrivée, Th., ne se plaint de rien, sinon d'être très fatigué. Il reste somnolent, sans appétit. La température qui était de 39°, tombe progressivement. Le 5 septembre 38°, le soir. Le 6 au matin, le malade se plaint d'avoir été pris, pendant la nuit, d'un frisson très intense qui a duré une grande heure. Il a eu ensuite la sensation d'une poussée de fièvre très vive qui est maintenant calmée. L'examen des différents appareils ne montre rien de particulier. Les poumons et le cœur sont normaux. Le foie et la rate non augmentés de volume : le malade a eu deux selles normales. Désirant vérifier les assertions du malade, nous faisons prendre sa température toutes les trois heures. Le 7, nous constatons que la température, normale à 14 heures et à 17 heures, s'élève brusquement, à 20 heures, à 41°, étant encore, à 23 heures, à 39° 5. Cette élévation de température s'est accompagnée de céphalée, de frissons caractéristiques de l'accès palustre. L'examen du sang pratiqué le matin même, nous permet de constater la présence des hématozoaires en grande quantité. La plupart des éléments sont de formes très jeunes, des shizontes annulaires, quelques formes amiboïdes. Dans la soirée du 7, malgré l'administration de 2 grammes de chlorhydrate de quinine, les mêmes symptômes se reproduisent à la même heure. Depuis ce jour, le malade a pris régulièrement 2 grammes de quinine par jour. Les accès n'ont pas reparu. La température ne s'est pas élevée au-dessus de 37° 7.

Le 10, l'examen du sang montre seulement des globules rouges déformés (anisocytose, poïkilocytose) sans parasites. La fomule leucocytaire est normale. L'examen des différents appareils ne décèle aucun trouble. La rate est très peu augmentée de volume, sensible à la percussion.

Il s'agit donc d'un cas de fièvre intermittente, provoquée par un hématozoaire qui paraît être le plasmodium vivax.

Où ce malade a-t-il été contaminé ? Le début peut être daté du 31 août. Or la période d'invasion qui suit l'inoculation est, d'après les classiques, de 10 à 15 jours. Entre le 16 et le 21 août, le malade était à Verdun. Peut-être doit-on faire remonter l'origine de la maladie à ce moment. Th. affirme cependant ne pas s'être trouvé, dans cette région qu'il occupait depuis plusieurs mois, en contact avec des malades impaludés. D'autre part, l'un de nous a observé, durant son séjour à Salonique, un cas de fièvre intermittente ayant débuté le jour même de son débarquement, chez un homme qui n'avait passé que deux jours sur le littoral méditerranéen (à Marseille) avant de s'embarquer. Or, la traversée, dans le cas auquel nous faisons allusion, n'avait pas duré plus de cinq jours. Par conséquent, il ne nous paraît pas impossible, sans pouvoir l'affirmer, que notre malade ait été infecté à Fontainebleau, où les anophèles existent en grande quantité.

Cliniquement, deux symptômes sont importants dans cette observation, parce que presque constants dans le paludisme primaire : la fatigue musculaire et l'anorexie absolue. Ce sont-là, évidemment, des signes qui appartiennent tout aussi bien au tableau de l'embarras gastrique fébrile, et qui, par là même, prêtent le plus souvent à confusion. Toutefois, il est bien certain qu'ils prennent, dans le paludisme primaire, une intensité toute particulière. S'ils persistent pendant plusieurs jours, ils doivent attirer l'attention de l'observateur averti.

L'examen de la courbe thermique doit être fait alors de façon très minutieuse. Telle qu'elle est établie ordinairement, cette courbe indique la guérison progressive de notre malade, qui serait actuellement considéré comme convalescent, à la suite de la courbature fébrile pour laquelle il était entré. Ce n'est qu'en faisant prendre la température toutes les trois heures, aussi bien la nuit que le jour, que nous avons pu déceler une très forte élévation, durant pendant les six premières heures de la nuit.

Enfin l'examen du sang immédiatement pratiqué nous a permis de mettre en évidence des parasites nombreux, aux différents stades de leur évolution (shizontes, corps amiboïdes et corps sphériques, sans gamètes). Etant donnée l'abondance des parasites, la variété des formes en présence, l'hypertrophie des globules rouges parasités, nous pensons être en présence d'un cas de fièvre intermittente provoquée par le plasmodium vivax, fièvre tierce bénigne.

L'examen du sang, le 13 septembre, montre une diminution notable du nombre des globules rouges, 3,700,000. Les hématies sont déformées inégales. Les globules blancs sont au nombre de 6,000. La formule leucocytaire donne pour 100 éléments 68 polynucléaires, 27 grands mononucléaires et 5 lymphocytes. Les polynucléaires présentent des granulations neutrophiles. Beaucoup d'entre eux sont éclatés. Il existe de très nombreux hématoblastes. Nous n'avons pas trouvé un seul hématozoaire.

En résumé, ce cas nous a paru intéressant à rapporter. Sous l'allure d'une affection tout à fait banale, à type d'embarras gastrique fébrile, se cachait une crise nette de paludisme qui ne pouvait être soupçonnée, en dehors des signes dont nous avons parlé que par l'étude minutieuse de la température, et affirmée que par l'examen du sang.

En dehors de la sanction thérapeutique individuelle que comporte cette affection, sa connaissance entraîne la nécessité des mesures prophylactiques. Les cas de paludisme autochtone disparaîtront, quand les paludéens seront isolés. Les malades doivent être considérés comme des porteurs de germes qui, longtemps après la guérison apparente de la maladie contagieuse, peuvent être l'origine de nouveaux foyers épidémiques.

Le **Dr Rubens-Duval** a observé un cas semblable chez un homme qui n'a jamais quitté la France et a été d'abord à Marly, et, en dernier lieu, au camp de Cercottes.

Le **Dr Vacher** rappelle l'existence en Sologne et en d'autres régions de la France, d'anciens foyers de paludisme.

Communication sur certains accidents cutanés produits par les nouveaux gaz toxiques dénommés *Gaz à la moutarde*.

Drs Bruneau et Lanos.

L'entrée à l'hôpital complémentaire n° 80 de Provins, depuis le 7 août 1917, d'une centaine de malade ou blessés par gaz toxiques a donné lieu pour quelques-uns d'entre eux à des constatations qui sont le résultat de l'emploi de nouveaux gaz (désignés unanimement par les soldats sous le nom de gaz à la moutarde).

Les observations suivantes font ressortir :

1° L'influence de l'humidité sur le développement de ces accidents ;

2° L'apparition de réactions cutanées ;

3° L'effet tardif de ces gaz.

Observation I. — Lieutenant O..., ...^e^ régiment de génie, entré à l'hôpital complémentaire 80, le 17 août 1917.

Voici en quels termes l'officier raconte les circonstances de sa blessure :

Le 3 juillet 1917, la région de Vauquois est bombardée par des obus à gaz. Ces obus à faible éclatement ne dégageaient pas de gaz à odeur connue et il n'était pas constaté d'effets d'intoxication immédiate ; ce n'est que le lendemain que plusieurs hommes se trouvaient indisposés par les voies respiratoires, mais la grande majorité par brûlures partielles sur différentes parties du corps.

En ce qui me concerne je fus appelé à faire une reconnaissance dans un endroit boisé, qui, la veille, avait été bombardé par ces mêmes obus à gaz.

A la suite de pluie, les arbres de petite futaie me mouillèrent la jambe gauche pendant le parcours ; je ne ressentis pas immédiatement de brûlures, ce n'est que le soir, la douleur étant assez vive, que je fis voir ma jambe au médecin de la compagnie qui constata au tiers supérieur et à la face antérieure de la jambe gauche une brûlure avec une phlyctène contenant un liquide jaune citrin et de la grosseur d'un œuf.

Je fus évacué.

Je tiens à faire cette remarque :

« *Ces obus sont chargés avec une substance jaune, en* « *poudre ; par suite de l'éclatement, cette poudre est projetée* « *sur les objets du voisinage et se transforme au contact de* « *l'eau en un produit X... provoquant la brûlure.*

« *Les Allemands bombardent avec ces obus par temps de* « *pluie.* »

A l'arrivée du blessé à l'hôpital, le 7 août, on constate sur la face antérieur de la jambe gauche et au tiers supérieur une plaie ulcérée causée par brûlure, de bon aspect et de 0m 11 de largeur sur 0m 06 de longueur.

Cette plaie aurait été précédée de grosses phlyctènes. Toute la région périphérique est le siège d'une rougeur diffuse et légèrement œdématiée.

Le 1er septembre il n'y a plus de trace d'inflammation périphérique et l'ulcération qui s'est recouverte d'une escharre maintenant tombée, ne présente plus que les dimensions d'une pièce de 5 francs et commence à s'épidermiser.

Cette brûlure a été soignée comme une vulgaire brûlure du deuxième degré : pansements aseptiques et humides ; les derniers jours, emploi de l'ambrine.

OBSERVATION II. — (Service E.) — Soldat M..., ...e régiment d'infanterie, classe 1917.

N'a jamais été malade ni blessé. — Se trouve en ligne au bois d'Avocourt et est exposé, le 18 août 1917, à un bombardement par obus spéciaux (dits à la moutarde).

Sa compagnie étant relevée dans la nuit du 18 au 19 août, au cours de la relève il s'égare dans la forêt de Hesse et erre une partie de la nuit à travers les futaies humides.

Le 20, il n'a encore rien éprouvé.

Le 21, ressentant des brûlures internes et atteint d'une toux persistante, il se fait porter malade.

Ce n'est que le 22 août qu'il ressent en avant de la poitrine et à la région postérieure du cou une légère sensation de cuisson.

Evacué sur Provins, il arrive à l'hôpital complémentaire n° 80 le 24.

On constate de la laryngite et quelques sibilances dans toute l'étendue de la poitrine.

On constate à la partie inférieure du cou, sur le côté droit, une brûlure de la grandeur d'une pièce de deux francs recouverte d'une croûte cicatricielle de 4 centimètres ; plus bas, une autre brûlure cicatrisée de la grandeur d'une pièce de un franc.

Ces brûlures ont commencé, raconte le blessé, par de grosses phlyctènes jaune citrin.

Toute la face postérieure du cou avec la partie supérieure de la région dorsale est le siège d'une coloration diffuse avec intervalle de peau saine correspondant au frottement du col.

La face antérieure du cou et la partie supérieure du thorax présentent le même aspect et toute la gamme des teintes entre la simple rougeur et la teinte chocolat y est représentée.

La teinte lie de vin domine.

Observation III. — (Service E.) — Canonnier R..., ...e régiment d'artillerie lourde, classe 1916.

Déclare n'avoir eu aucune maladie ni blessure, se trouvait à la batterie comme trompette pour prévenir de l'arrivée des avions ennemis.

Dans la nuit du 19 au 20 août, la batterie fut bombardée par des obus spéciaux.

R... prend le masque et, ayant besoin d'uriner, , sort de son abri, se servant pour se diriger de ses mains qui se trouvent ainsi imprégnées d'humidité.

Le 21, dans la soirée, il ressent des brûlures internes, un fort mal de gorge et enfin une brûlure à la verge.

Evacué sur Provins, il arrive à l'hôpital, le 24 août ; on constate une brûlure sur la face postérieure de la verge correspondant à l'empreinte des faces palmaires des phalangettes de l'index et du médius.

Ces brûlures, qui ont commencé par un simple érythème suivi de phlyctènes contenant un liquide de coloration citrine, sont en bonne voie de cicatrisation mais ont déterminé une légère balanite.

Elles ont l'aspect d'une brûlure du deuxième degré.

OBSERVATION IV. — (Service E.) — Canonnier R..., ...e régiment d'artillerie lourde, classe 1911.

Au front depuis le 30 août 1915 ; n'a jamais été malade.

Dans la nuit du 19 au 20 août sa batterie reçoit un bombardement par obus spéciaux (dits à la moutarde) ; il ne ressent rien, n'est même pas incommodé.

Le lendemain 20 août, il prend part à l'attaque en qualité de servant à une pièce de 120 long dont la manœuvre ainsi que le port des obus nécessitent un gros effort et lui causent une transpiration abondante.

La nuit du 20 au 21 toux opiniâtre, quinteuse.

Le 21 au matin, il est évacué pour bronchite et ce n'est que dans la soirée de ce jour qu'il ressent des picotements dans le cou et qu'il constate une rougeur diffuse de la face postérieure du cou.

Le 24, il arrive à l'hôpital complémentaire 80. Laryngite. — Bronchite. — Toux rebelle.

On constate une coloration lie de vin de toute la face postérieure du cou, coloration plus foncée par endroits, presque chocolat.

Pas de phlyctènes.

OBSERVATION V. — Salle B. 1.) — Canonnier E... (Pierre), ...e régiment d'artillerie de campagne.

Six heures après la cessation d'un bombardement par obus à la moutarde, et qui avait duré trois nuits (17-18-19 août) cet homme a ressenti des picotements sur tout le corps et remarquait que la peau devenait très rouge.

A son arrivée, on constate des brûlures au deuxième degré sur les bras, d'autres plus sérieuses sur la verge et le scrotum.

Tout le reste du corps présente une coloration bronzée qui rappelle celle du créole ; — cette pigmentation n'est pas uniforme, elle est plus accentuée au cou, aux bras, aux parties génitales, autour de l'ombilic ; — un semis de taches plus sombres se détache sur un fond moins pigmenté.

Actuellement : desquamation abondante et cicatrisation lente des brûlures du deuxième degré.

OBSERVATION VI. — (Salle B. 1.) Canonnier L... (Charles), ...e régiment d'artillerie lourde, 29 ans, téléphoniste.

Le 31 juillet, trois heures après un bombardement par obus

à la moutarde, ne portant aux pieds que des chaussons et des sabots, a ressenti de violentes démangeaisons aux membres inférieurs.

Deux heures après, on constatait des phlyctènes de la grandeur d'une pièce de 2 francs contenant un liquide citrin, à la face dorsale du pied droit et à la face interne du pied gauche.

Ces brûlures au deuxième degré étaient entourées d'une zone de brûlures au premier degré de la grandeur de la main.

Cicatrisation régulière, mais lente.

Cet accident s'est produit le matin alors que le blessé venait d'effectuer une marche dans la rosée.

Observation VII. — (Salle B. 2.) — P... (Louis), sapeur mineur, ...e génie.

A traversé une zone battue par des projectiles dont il n'a pas reconnu la nature immédiatement ; est rentré à son cantonnement après avoir parcouru un bois humide sans être incommodé.

La nuit suivante, cet homme ressent des démangeaisons vives à la jambe et au ventre, il est évacué après pansement.

A l'arrivée à l'hôpital complémentaire 80, on constate un érythème vif de la jambe gauche avec quatre grosses phlyctènes à sérosité citrine ; érythème vif à la région lombaire, plaies avec quelques vésicules à la partie gauche de la face, conjonctivite double, laryngite, pharyngite.

Ce brûlé présente sur la fesse gauche l'empreinte digitale très nette de ses doigts et de la paume de la main ainsi que l'empreinte d'une partie de l'avant-bras.

Le blessé raconte qu'en parcourant le bois humide, et ayant eu un besoin à satisfaire il a appliqué pendant quelque temps la main sur cette fesse.

De l'ensemble de ces observations, il résulte que les Allemands font usage en ce moment d'un gaz toxique nouveau.

Le principe actif de ce gaz serait (paraît-il), le sulfure d'éthyle dichloré qui entrerait dans le mélange dans la proportion de 70 % et il serait associé à d'autres produits, dont en particulier le tétrachlorure de carbone.

Ce nouveau gaz pour produire tout son effet aurait besoin d'être en contact avec l'humidité et il est commun d'entendre dire par les hommes de troupe que les Allemands font surtout usage de ces obus spéciaux les jours de pluie.

Outre les phénomènes habituels et constants produits par les gaz toxiques et dont on rencontre ici les mêmes effets (laryngite, bronchite, toux opiniâtre, conjonctivite, etc...) on constate la production de désordres cutanés allant d'une simple coloration de la peau à une forte brûlure.

L'apparition de ces phénomènes cutanés est tardive et varie de quelques heures à plusieurs jours.

Comme l'indique d'une façon très précise la première observation, il n'est pas indispensable pour sentir les effets de ces nouveaux gaz d'avoir été exposé directement au dégagement de ces gaz. (Le fait seul d'avoir exploré un endroit bombardé la veille ayant déterminé une forte brûlure sous l'influence de l'humidité ambiante.)

Le **Dr Hautefort** a remarqué que les gaz qui provoquent des brûlures, les déterminent surtout au niveau des parties génitales et que leur apparition est tardive.

Le **Dr Harvier** a observé aussi des accidents cutanés. Certains gaz provoquent des accidents pulmonaires, les gaz caustiques qui provoquent des brûlures cutanées ne lèsent pas l'appareil respiratoire.

GROUPEMENT MÉDICO-CHIRURGICAL

DE LA 5e RÉGION

Séance du 12 Octobre 1917

PRÉSIDENCE D'HONNEUR
DE M. LE MÉDECIN-INSPECTEUR LAFAGE

PRÉSIDENCE DE M. LE Dr VACHER

Présentation de malades

Dr H.-L. Rocher.

Deux observations de corps étrangers intra-articulaires du genou enlevés sous anesthésie cocaïnique à 1/300

OBSERVATION I. — *Volumineux corps étranger du genou droit. — Extraction sous anesthésie locale à la cocaïne à 1 pour 300.*

René G..., âgé de 38 ans, a eu une entorse au genou à 19 ans en faisant un saut périlleux, peut-être même une luxation incomplète puisque la pointe de son pied était complètement déviée en dehors. En tout cas, il y eut probablement un arrachement du ligament latéral interne. Après l'accident, réduction de la déformation ; genou très gonflé, deux mois dans une gouttière ; cinq mois après, à la suite d'un saut, au régiment, se produit une récidive de l'entorse. A ce moment, le blessé perçoit une grosseur à la face interne de l'articulation qu'il repousse lui-même dans le centre de l'articulation. A cette époque, recherche du corps étranger, insuccès. Cet homme est successivement réformé puis repris dans l'auxiliaire. De temps en temps, il ressent des ressauts douloureux dans son genou, suivis d'hydarthrose pendant huit à dix jours.

Etat actuel, 25 août 1917. — Gonflement articulaire partie interne de l'articulation, dû à l'augmentation de volume du plàteau tibial lnterne, limitation de la flexion, à 90° ; de l'extension, à 150°. Atrophie musculaire de la cuisse de 4 centimètres. On ne sent pas le corps étranger. Il est visible sur la radiographie à la partie centrale de l'articulation, en arrière de la rotule : volume d'une cerise. Gêne très marquée pour la marche. Douleurs à la partie interne de l'articulation (plateau tibial) et en dehors en avant du condyle externe, probablement zone de synovite due au contact du corps étranger.

Le 30 août 1917, anesthésie locale, cocaïne à 1 p. 300, petite arthrotomie interne ; le corps étranger est localisé par radioscopie à la face interne de l'articulation ; au moment de l'opération, il tombe au fond de celle-ci et il est retiré facilement grâce à l'éclairage de l'articulation, au moyen du miroir de Clar. Ce corps étranger osseux a la forme d'une cerise aplatie, à surface mamelonnée, présentant une couverture fibro-cartilagineuse mince.

Réunion *per priman ;* il a été cependant nécessaire de faire deux ponctions, le 5 et le 7 septembre, pour légère hydrohémarthrose.

Traitement faradique et massage à partir du 12 septembre.

Actuellement, 14 octobre 1917, extension complète du genou possible, flexion volontaire jusqu'à 70° ; les douleurs du genou sont très diminées, fonctionnement de l'articulation normal au point de vue de la marche, pas de laxité articulaire, pas de boiterie.

OBSERVATION II. — *Corps étranger articulaire du genou gauche. — Extraction sous anesthésie locale cocaïnique à 1 pour 300.*

Alphonse M..., chute de cheval le 13 juillet 1916 ; contusion du genou avec petite plaie superficielle. Au bout de 3 mois ½, rejoint son corps. Depuis cette époque, plusieurs poussées d'hydarthrose, douleurs vives, fréquemment ressenties au niveau du genou gauche pendant la marche ; gonflement du genou après marche prolongée.

La gêne articulaire s'accuse par la nécessité de marcher le genou en extension. La flexion volontaire ne peut dépasser, sans être douloureuse, un angle de 45 à 50°.

Petit corps étranger, plat, de la largeur d'une pièce de 50 centimes, très mobile, filant dans l'article. Craquements légers d'arthrite sèche. Articulation du genou par ailleurs normale.

Le 6 juillet 1917, anesthésie cocaïne locale 1/300 face externe de l'articulation. Petite arthrotomie de 1 centimètre et demi. Extirpation facile et immédiate grâce à la précaution que nous avions eue préalablement d'harponner le corps étranger dans le point de l'articulation où l'avaient fixé les doigts de notre malade (harponnage par une aiguille de Pravaz). Suture au catgut de la synoviale et des plans capsulaires. Suture de la peau.

Guérison.

Le blessé est envoyé en physiothérapie pour entraînement musculaire.

Le corps étranger est constitué de tissu fibro-cartilagineux ; il est aplati, son épaisseur est de 2 millimètres.

Éclat d'obus intra-pulmonaire profond enlevé sous le contrôle de l'écran

Dr H.- Louis Rocher.

Octave B..., blessé le 16 avril 1917, par éclat d'obus dans la région thoracique postérieure gauche. Le 20 avril, ambulance auto-chirurgicale 2, pyothorax secondaire : pleurotomie.

Pendant les mois de mai et juin, suppuration abondante de la plaie, état général médiocre, température élevée atteignant souvent 39°, dyspnée, pouls aux environs de 100.

On essaie à l'hôpital de Briare le désinfection du long trajet pleuro-pulmonaire au moyen du liquide de Dakin. On est obligé d'interrompre ce traitement : goût chloré dans la bouche, sensation pénible d'étouffement.

Vers le 19 août, la température s'élève brusquement vers 39° et même 40°. Diminution du murmure vésiculaire, sonorité diminuée dans les deux tiers du poumon. On décide l'intervention pour extraction du projectile qui entretient cette suppuration abondante.

Le 20 août (hôpital complémentaire 49, Orléans). Fistule thoracique siégeant sur la ligne de l'angle inférieur de l'omoplate au niveau du huitième espace intercostal gauche : en dedans se trouve la cicatrice de l'orifice d'entrée du projectile.

Immobilisation de tout l'hémi-thorax gauche, matité étendue aux deux tiers inférieurs du poumon et disparition du murmure vésiculaire. Suppuration abondante. Température aux environs de 38-5. Aspect général du blessé : « infecté et fatigué. »

Examen radioscopique : Eclat volumineux situé dans le poumon gauche à 12 centimètres de la paroi postérieure, à 6 centimètres de la paroi antérieure, au milieu d'une zone obscure. Une longue sonde cannelée enfoncée dans le trajet pulmonaire remonte obliquement en haut et en avant, et va jusqu'au contact de l'éclat d'obus.

Intervention le 22 août 1917. — Injection de 1 centigramme de morphine, anesthésie locale du pourtour de l'orifice fistuleux thoracique, à la cocaïne 1/300. Débridement de cet orifice. On enfonce dans le trajet fistuleux et avec prudence la pince de Petit de la Villéon et, sous le contrôle des R. X., on saisit facilement le corps étranger. On est obligé d'exercer une certaine traction sur l'éclat d'obus qui frotte et s'accroche tout le long du trajet fistuleux. Extraction du corps étranger. Drainage au moyen d'un tube de caoutchouc.

Suites opératoires immédiates : point de côté, oppression moyenne, quelques crachats sanglants.

La suppuration persiste jusqu'au 5 septembre, avec quelques alternatives d'apyrexie et de fièvre.

Puis la suppuration diminue très rapidement, la plaie se cicatrice. Le 16 septembre, le blessé se lève ; vers le 25 septembre, il est cicatrisé.

Dr Cottenot, donne : petite zone un peu obscure à l'endroit où était le projectile. Par ailleurs, aspect normal du poumon et fonctionnement régulier de l'hémidiaphragme gauche.

Cette observation démontre une fois de plus l'importance de l'extraction des projectiles pulmonaires sous le contrôle des R. X., et l'utilité de ces interventions sous anesthésie cocaïnique à 1/300. Vu la présence d'un trajet fistuleux — quoique très long — conduisant directement sur le corps étranger, il était indiqué de suivre pour l'extraction

cette voie postérieure (12 cent.) plutôt que la voie antérieure plus courte qui eût fait en territoire sain de plèvre
rieure plus courte qui eût fait en territoire sain de plèvre
et de poumon, un corps étranger septique.

Élongation nerveuse tronculaire combinée à la résection terminale des nerfs sensitifs dans un cas de causalgie du médian et dans un cas de névrite douloureuse des pieds par gelure.

Dr H.-Louis Rocher.

Cette conduite opératoire m'a donné un excellent résultat au point de vue des phénomènes de névrite douloureuse.

Dans le 1er cas, l'alcoolisation des troncs nerveux me paraissait dangereuse au sujet de la régénérescence nerveuse que nous devions rechercher, vu les réactions électriques de R. O. ; quant au 2e cas, l'alcoolisation fut écartée étant donné un insuccès obtenu dans un cas semblable de névrite par gelure.

Nous soumettons ces deux cas sans commentaires, désirant appliquer cette technique dans d'autres cas avant de la juger.

Observation I. — *Causalgie du médian et du cubital. — Elongation du nerf cubital au coude ; Résection des filets sensitifs du médian et du cubital dans la paume de la main.*

Eloi D..., 21 ans. Blessé le 18 mai 1917 par grenade : plaie en séton du bras droit à sa partie inférieure et interne. Débridement de la plaie à l'ambulance, ligature de l'artère humérale complètement sectionnée, nerf médian à nu sans lésion apparente. 4 à 5 jours après l'opération, début de crises douloureuse typiques, avec paroxysmes caractérisant la causalgie du médian.

L'examen électrique au 26 juin 1917, montre une réaction de dégénérescence partielle du médian et au cubital à la main. (Dr Cottenot).

1re Intervention le 19 juillet 1917. — Ether. Libération du nerf cubital et du nerf médian. Le premier est très adhérent au tissu de cicatrice, diminué de volume sur 1 centimètre de longueur et augmenté au-dessus ; quant au nerf médian, il est *extrêmement congestionné, très augmenté* de *volume* sur *toute la longueur du trajet libéré*. Après excision du tissu cicatriciel, qui s'étend jusqu'à l'os, le bord interne du brachial antérieur est suturé, au bord du triceps ; les 2 nerfs sont déposés sur ce lit musculaire ; suture de la peau, nécessitant une autoplastie par échange de lambeaux, sur la face externe du bras.

Malgré cette intervention, persistance des douleurs dont l'intensité excessive oblige le blessé à *tenir sa main enveloppé d'un linge humide trempant dans de l'eau glacée d'une façon continue.*

Au point de vue de la sensibilité objective, zone d'anesthésie complète sur le bord interne de la main et sur la face dorsale du cinquième doigt. Zone d'hypéresthésie *maxima* au niveau de la tête des 2e, 3e et 4e métacarpiens (face palmaire), et sur la face dorsale du métacarpe dans sa partie moyenne sur une étendue de deux pièces de 5 francs. Tout le reste du territoire sensitif de la main, hypéresthésie douloureuse.

Au point de vue troubles trophiques, incurvation des ongles (1, 2, et 3), téguments macérés et en voie d'ulcération à cause de l'immersion continuelle dans l'eau.

Vu le caractère excessif des douleurs, deuxième intervention. Chloroforme ? 1° *Résection des nerfs sensitifs de la paume de la main ;* pour le médian cette résection est faite au dessous de l'émergence des filets thénaniens ; pour le cubital, elle intéresse tous les filets de la branche superficielle. 2° *Découverte du nerf cubital au 1/3 inférieur du bras, dans la zone de la 1re opération.* Celui-ci est entouré de tissu cellulo-fibreux, non cicatriciel ; la sclérose péri-nerveuse ne s'est donc pas reproduite, élongation du nerf, augmente de volume, de consistance (névrite, interstitielle chronique). Les douleurs sont calmées dès le lendemain de l'opération. A l'hypéresthésie douloureuse de toute la main, succède une anesthésie intéressant tout le territoire sensitif du médian et du cubital, sauf la région thénarienne et le pouce. Rien n'est changé au point de vue de la mutilité du membre supérieur. Un examen électrique du 25 septembre 1917, montre la transformation de la R D. partielle en R. D. totale du médian et du cubital à la main. Deux essais de traitement électrique déterminent des douleurs intenses dans la main, on n'insiste pas.

Actuellement, 14 octobre 1917, la causalgie du médian et du cubital n'existe plus. Le contact de la main, pression et tapotement n'est plus douloureux. La mobilisation des doigts se fait sans souffrance. La chaleur réveille des douleurs dans la paume de la main et au niveau des quatre derniers doigts.

OBSERVATION II. — *Névrite douloureuse des 2 pieds, consécutive à des gelures.*

Lucien C... présente à la suite de gelures des 2 pieds (6 avril 1917), des troubles névritiques très accentués. Après un séjour de 2 mois environ au centre de physiothérapie à La Chapelle-Saint-Mesmin, il entre dans notre service le 4 août 1917.

Etat actuel : Pieds cyanosés, légèrement œdematiés, froids hyperhydrose. Impossibilité de mouvoir les orteils ; mouvements du pied sur la jambe très limités au point de vue volontaire pour l'articulation tibio-tarsienne.

Hyperesthésie très marquée portant maxima sur les orteils et la moitié antérieure de la plante du pied, s'étendant jusqu'aux talons. Ce qui oblige le blessé à ne pouvoir mettre pied à terre et à avancer sur les talons.

Tout attouchement des zones hyperesthésiées, le contact des couvertures, la chaleur du lit, ravivent la sensation douloureuse. A l'état habituel, sensation permanente de piqûres d'aiguilles à la plante des pieds. Par moment, sans cause provocatrice, exagération de la sensation de froid et des crises de picotements, devenant insupportables. Exagération du gonflement des pieds après la marche.

Vu la chronocite, le caractère excessif des douleurs, l'impotence fonctionnelle presque absolu du malade, une intervention sur les deux pieds est décidée.

16 août 1917, anesthésie à l'éther : 1° Résection des nerfs sensitifs du pied : *a*) nerf saphene externe en arrière de la malleole externe ; *b*) nerf tibial antérieur au-dessous du ligament antérieur du tarse ; *c*) nerf musculo-cutané au 1/3 inférieur de la jambe au moment de son émergence aponévrotique.

2° Elongation du nerf tibial postérieur en arrière de la malléole interne.

Le plan opératoire est exécuté semblablement des deux côtés.

Guérison *per priman* des différentes plaies opératoires.

Dès le 17 août, la pression des régions hyperesthésiées ne déterminent plus aucune souffrance. Les orteils peuvent être fléchis et étendus facilement.

Le 1er septembre, début de la marche ; le malade peut s'appuyer sur la plante des pieds avec le soutien d'une canne.

Le 15 septembre, le malade s'améliore lentement au point de vue de la marche, mais ne souffre plus de ses pieds quand il marche.

Examen le 14 octobre 1917. Aucun trouble dans la mobilité du pied ; pas d'attitude vicieuse ; absence de douleurs spontanées ou provoquées par les mouvements. La chaleur cependant détermine des picotements d'aiguilles sauf dans la région anesthésiée. Celle-ci comprend tout le dos du pied, empiète un peu sur la jambe, s'arrête aux bords de la plante et à la base des orteils.

Le malade peut marcher aussi bien pieds nus que chaussés, les orteils moins en hyperextension que jadis, appuyant sur toute la plante, mais il avance encore à petit pas, le pied à plat. Difficulté pour faire le mouvement d'élévation sur la pointe des pieds. Plus de crise douloureuse la nuit.

Pas d'atrophie des mollets, reflexe achilléen conservé, pas de reflexe plantaire.

Il existe encore de la cyanose et un léger gonflement du tissu cellulaire.

En résumé, grosse amélioration au point de vue fonctionnel, suppression des phénomènes douloureux.

Dr Bonneau. — Cette opération a été pratiquée tout d'abord par Quénu. Lui-même a déjà fait deux fois cette résection sensitive. Dès la résection, ces malades ont été soulagés.

Dr Rocher. — L'opération de Quénu s'applique aux gangrènes, dans le cas présent il s'agit de causalgie.

Dr Mathieu. — Quénu, dans ses interventions, sectionne tous les nerfs y compris les nerfs sensitivo-moteurs parce que le malade est atteint de gangrène. Quand on ne s'adresse pas aux cas de gangrène, mais à des membres qui ne sont pas définitivement perdus, on ne coupe que les nerfs sensitifs.

Dr Rocher. — L'élongation et l'alcoolisation sont les méthodes à employer pour les nerfs sensitivo-moteurs.

Dr Kendirdjy. — L'intervention se rapproche de celle concernant la névralgie faciale.

Un cas de névrite optique oxycéphalique

Drs Jeandelize et **Le Pendu.**

Il s'agit d'un militaire de la classe 17, dont le crâne présente la forme caractéristique de « crâne en tour », avec une atrophie optique bilatérale (papilles blanches), permettant cependant encore une acuité de cinq dixièmes à droite et de un dixième à gauche. Le champ visuel est très rétréci pour le blanc et les couleurs aux deux yeux. Rien de particulier à signaler concernant l'état général. La réaction de Wassermann est négative. Notons cependant que le corps thyroïde est petit. En raison de la malformation cranienne, qui semble être le résultat d'une soudure précoce des sutures, nous avons recherché s'il existait une ossification précoce du squelette ; l'examen radiographique des os longs (radius) et du crâne ne nous a rien montré d'anormal.

Présentation des obturateurs d'oreilles à chambre de détente de MM. L. et M. Verain

Dr Jeandelize.

But. — Le double but à atteindre est :

1) Briser le choc de l'ébranlement gazeux ;

2) Permettre à l'homme d'entendre les commandements et le sifflement des obus qui peuvent arriver sur sa pièce.

Principe. — Lorsque l'air, après avoir franchi un étranglement, se détruit dans une chambre ménagée à cet effet, les remous, qui en résultent, absorbent une grande quantité d'énergie en raison du frottement interne élevé dans le gaz : l'énergie absorbée par les remous est sensiblement proportionnelle au cube de la vitesse du courant d'air.

Application. — Une olive creuse en celluloïd, pouvant se loger dans le conduit auditif externe et l'obturant complètement, constitue par sa capacité intérieure une chambre de détente. Cette olive est traversée suivant son grand axe par une tige qui dépasse d'un côté et sert à manipuler l'appareil. La chambre de détente est mise en relation avec l'air extérieur par un fin conduit en T creusé dans la tige. Un autre T fait correspondre la chambre de détente avec l'air qui se trouve entre la partie postérieure de l'appareil et le tympan. Ces deux T sont orientés dans deux plans perpendiculaires. Dans un autre modèle nous avons partagé la capacité de la chambre de détente en deux parties par une mince cloison percée d'un trou. Les résultats obtenus, tant au laboratoire que sur le front, ont été absolument identiques pour les deux modèles.

Résultats. — Nous pouvons affirmer qu'aux essais qui ont été faits, nos obturateurs réduisaient l'énergie du choc aérien au moins dans le rapport de 5 à 1.

Dr Vacher. — Cet appareil est basé sur le principe des silencieux utilisés pour l'automobile.

COMMUNICATIONS

Note sur trois cas de diarrhée artificiellement entretenue

Drs Ch. Laubry et **Louis Marre.**

Nous avons récemment observé trois cas simultanés de diarrhée artificiellement entretenue.

Deux de ces cas, identiques, ont trait à des hommes venus des centres d'instruction voisins pour une diarrhée aiguë récente qui s'est éternisée jusqu'au jour où la supercherie fut découverte. Diarrhée absolument banale, de moyenne intensité, sans aucun trouble surajouté local ni général, et qui eût dû guérir très rapidement sous l'influence du repos et du régime.

La persistance des accidents éveilla nos soupçons et nous amena à pratiquer ou à instituer examens ou traitements qui demeurèrent tous négatifs ou sans résultats : d'une part recherche des parasites dans les matières, examen de la muqueuse recto-sigmoïdienne au rectoscope, recherche des signes d'insuffisance digestive ; d'autre part essai successif des diverses médications antidiarrhétiques spécifiques ou banales. Finalement un des malades fut isolé sous une surveillance étroite et l'infirmière chargée de cette surveillance découvrit dans le lit une petite provision de pilules laxatives spécialisées enveloppées dans un lambeau de mouchoir. Deux jours après nous obtenions l'aveu du malade isolé et un peu plus tard celui de son camarade. Leur diarrhée à tous deux cessa presque intantanément.

Tout autre est le cas de notre troisième malade que nous avons des raisons de regarder comme l'initiateur. Il avait eu déjà en 1910, à la suite d'un traitement mercuriel, une entérite dysentériforme peu intense mais rebelle, qui avait duré cinq mois. Deuxième atteinte dysentériforme — spontanée celle-là — au front, en octobre 1915.

Troisième et dernière atteinte, toujours au front, à partir du 1er mars 1917 : état fébrile passager, quelques vomissements, phénomènes dysentériformes qui sont restés assez nets pendant une dizaine de jours. Ensuite le sang a disparu des matières et il n'a persisté qu'une diarrhée légèrement glaireuse, d'environ 8 à 10 selles par jour, quelquefois arrosées d'un peu de sang. Dans un grand hôpital de la zone des armées où le malade est minutieusement observé et énergiquement traité pendant 2 mois, on ne trouve dans les selles d'autres parasites qu'une grande quantité de trichomonas ; on n'obtient par l'émétine aucun résultat et par le novarsenobenzol qu'une amélioration très passagère.

Nous faisons à notre tour les mêmes constatations et nous éprouvons les mêmes insuccès. Cependant l'état général reste bon et nos recherches sont toutes négatives. Dès lors, et malgré une allure clinique différente, des soupçons de supercherie nous viennent, qui sont ultérieurement confirmés par la dénonciation d'un camarade. Le malade est isolé, ses vêtements sont explorés, et nous trouvons, cousues dans la doublure du képi, une provision des mêmes pilules laxatives qui avaient été utilisées par nos deux premiers malades. Malgré cette découverte, l'intéressé continue à nier la provocation de la diarrhée et prétend avoir constitué sa réserve pour le cas de constipation.

Nous devons avouer que l'isolement rigoureux du malade n'a amené encore qu'une diminution de la diarrhée : c'est qu'il s'agit ici d'un intestin touché antérieurement et sur lequel les pilules laxatives ont produit leur effet irritant depuis 6 ou 7 mois.

Au surplus, l'intérêt de ces cas est d'ordre militaire bien plus que d'ordre médical. Nous croyons utile d'attirer l'attention sur eux. Aux yeux du troupier, c'est là une petite supercherie qui paraît bien innocente, un de ces trucs que l'on croit pouvoir communiquer à d'autres sans faire œuvre mauvaise ou que l'on découvre soi-même en cherchant à combattre la constipation. A nos yeux, aux yeux du commandement, ces faits pourraient devenir plus graves s'ils cessaient d'être des faits isolés.

Dr Vacher.

Quelle sanction a dû être prise contre ces militaires ? Ils doivent être punis très sévèrement. Quand un homme se fait une injection de pétrole, il doit passer en conseil de guerre. Il doit en être de même de ceux qui se mettent à l'abri des risques de guerre par des maladies simulées ou entretenues.

Dr Marre.

Un de ces malades est en voie de passer en conseil de guerre.

Dr Laubry.

Pour les deux premiers, aucune sanction sévère n'a été prise ; pour l'un parce que l'aveu n'a pu être obtenu qu'avec la promesse du pardon, pour l'autre parce que c'est un brave soldat 3 fois cité, il a manifesté un grand repentir, d'où notre mesure de clémence.

Sur un cas d'amibiaise intestino-hépatique suraiguë à forme typhoïde avec hémoragie intestinale mortelle

Drs Ch. Laubry et Louis Marre.

Le 30 septembre dernier, nous sommes appelés d'urgence dans un hôpital de Joigny où nous arrivons juste à temps pour assister à la mort, par hémorragie intestinale, d'un soldat hospitalisé depuis six jours.

Nous trouvons un mourant, saigné à blanc, refroidi, extrêmement pâle, au pouls filiforme et incomptable. La température qui, depuis l'entrée du malade, se maintenait en plateau entre 39 et 40, était tombée la veille à 38,2 et le matin, après une réascension passagère, à 36,7. Un examen complet est impossible/ et inutile. Nous acceptons, faute de mieux, et malgré quelques particularités troublantes de l'observation, l'hypothèse de fièvre typhoïde, en attendant le résultat de l'autopsie. Observation succincte et protocole d'autopsie nous ont été communiqués par MM. Blévet et Laroche.

Le malade n'avait accusé aucun antécédent pathologique. Au front depuis octobre 1915, il n'avait jamais été évacué et était rentré le 6 septembre 1917 au dépôt comme instructeur. Fatigué depuis quelques jours, il se présente à la visite le 14 septembre et est aussitôt envoyé à l'hôpital avec le diagnostic de congestion pulmonaire droite. A son entrée, on constate en effet quelques signes à la base droite (matité inférieure et râles fins) ; mais on trouve aussi des signes digestifs non douteux, langue saburrale, sensibilité de l'hypocondre droit, légère augmentation de la matité hépatique, ventre tendu, constipation. Température 39,2 et pouls 120. Urines abondantes, légèrement albumineuses et contenant 8 grammes de sucre par litre. Etat général altéré mais non inquiétant. La situation ne se modifie guère pendant 5 jours. Le 19 septembre, à 23 heures, hémorragie intestinale abondante ; le 20, à 15 heures, mort dans les conditions relatées ci-dessus.

A l'autopsie, rien au poumon. A l'ouverture du ventre, pus paraissant venir de la région hépatique. Le foie, rosé, est volumineux (poids : 2 k. 200) ; il présente dans le lobe droit un vaste abcès saillant vers la face postérieure, où il s'ouvre par deux orifices dans l'espace hépato-phrénique. Le gros intestin est rempli de sang, un litre et demi environ de caillots ; la muqueuse en est fortement congestionnée et ecchymotique ; surtout vers le cœcum. A ce niveau, on constate en outre deux ulcérations non perforantes mais intéressant la muqueuse et la musculeuse, ayant respectivement les dimensions d'une pièce de deux francs et d'un petit haricot. Nous nous proposons de rechercher les amibes dans la paroi des ulcérations et de l'abcès hépatique. L'intestin grèle est sain.

Que retenir de ce cas ? Comme dans les nombreuses observations analogues publiées depuis deux ans, l'origine autochtone possible de l'infection amibienne, l'absence ou la bénignité apparente des accidents dysentériques et même diarrhéiques antérieurs, les difficultés du diagnostic, l'importance des lésions anatomiques constatées à l'autopsie. Toutes ces données sont maintenant classiques.

L'allure typhoïde et l'évolution parfois très rapide des accidents ont déjà été signalées depuis longtemps par les auteurs, en particulier par Kelsch et Kiener. Elles ont été récemment mises en évidence dans l'intéressant mémoire publié par M. Marcel Bloch sur l'« Amibiase suraiguë » (1). Parmi les sept observations, toutes avec autopsie, rapportées dans ce mémoire, nous en relevons 3 où les hémorragies intestinales ont revêtu une assez grande importance. L'auteur dit même dans ses conclusions, auxquelles nous

(1) « Société médicale des hôpitaux de Paris, » 17 novembre 1917.

nous associons pleinement, que l'amibiase suraiguë peut simuler un état typhoïde grave, compliqué d'hémorragies intestinales ou de péritonite. Nous n'avons trouvé cependant aucun cas où les hémorragies intestinales se soient produites avec une grande intensité, se soient accompagnées d'une chute thermique aussi prononcée et aussi rapide, où elles aient par elles-mêmes entraîné la mort. Aussi tenons-nous à souligner particulièrement ces détails de notre observation.

Dans notre cas, comme dans ceux de Bloch, les lésions intestinales étaient exclusivement coliques et s'arrêtaient net au bord libre de la valvule iléo-cœcale. C'est à leur niveau que s'est produite l'hémorragie, mais sans doute celle-ci n'a-t-elle été aussi importante qu'en raison du gros délabrement hépatique anatomique et fonctionnel.

Le **Dr Laubry** insiste sur l'existence de ces amibiases avec constipation habituelle. En réalité, la constipation n'était qu'apparente. Cet homme ne voulait pas se faire porter malade et ce n'est que par les lettres confidentielles qu'il écrivait à sa femme que nous avons été renseignés. « — J'ai bien, disait-il, de temps en temps de la diarrhée, j'ai même fait du sang ; mais je ne veux pas interrompre mon service.

Dr Lafage. — La fréquence croissante de l'amibiase et des abcès du foie implique qu'il faut plus que jamais appeler l'attention des médecins sur les hépatites. Il faut faire grande attention à ces cas et savoir les dépister.

Dr Hallé. — Il faut insister sur ce fait que ces abcès du foie sont surtout postérieurs.

Dr Lafage. — Il ne faut pas craindre de faire et de répéter les ponctions exploratrices.

Dr Marre. — Dans ce cas, l'abcès était en arrière. Les signes de matité retro-hépatique ont été donnés comme symptômes de fièvre typhoïde.

Dr Hallé. — Il faut examiner ces malades aux rayons X.

Dr Marre. — Il s'agissait d'un abcès récent avec nécrose hépatique et la ponction n'eût sans doute rien donné dans le cas présent.

Note sur un cas de tétanos céphalique

Dr Louis Vacher.

Bien que cette observation concerne une femme, je crois utile de la communiquer à cause de sa rareté et des circonstances particulières qui l'ont accompagnée.

Il s'agit d'une femme âgée de 37 ans qui m'est conduite le mardi 17 septembre, vers 7 heures du soir.

La veille, vers 5 heures du soir, en regardant le haut d'un noyer sur lequel un jeune homme abattait des noix, elle reçoit dans l'œil gauche le choc d'une branche, ou, plus probablement, d'un échalas qui devait avoir été jeté dans l'arbre. Douleur très vive, pas d'hémorragie. Un infirmier qui se trouvait non loin de là lui donne des soins, enlève des débris de bois entre les paupières, applique ensuite un large pansement aseptique. Une demi-heure après, la malade est prise de vomissements et de très violentes douleurs dans tout le côté gauche de la tête.

Cet accident a lieu très loin d'Orléans, où la malade est transportée le mardi soir. A son arrivée je constate un fort chémosis. La conjonctive fait saillie autour de la cornée dans le cul de sac inférieur. En écartant fortement cette conjonctive avec un écarteur, on constate une petite plaie linéaire de 15 millimètres de long. L'œil est mobile, la vue conservée, la cornée est intacte, le cul de sac supérieur est normal, les mouvements des deux globes sont sensiblement normaux bien qu'on puisse constater une difficulté et une douleur dans les déplacements du globe gauche. Pas de dilatation irienne. *Aucune trace de traumatisme sur les paupières.* Les douleurs de tête sont toujours très vives.

Comme la plaie linéaire n'est le siège d'aucune sécrétion purulente et que la malade ne se plaint pas de l'œil, je m'abstiens de sonder cette plaie et prescris de l'argyrol, l'occlusion, le repos au lit et une piqûre de morphine si la céphalalgie continue ou devient plus forte.

Le mercredi et le jeudi 19 et 20 septembre l'état est sensiblement le même au point de vue oculaire ; pas de forte douleur dans l'orbite, mais douleurs profondes dans la tête ; le chémosis augmente, l'œil paraît plus gêné dans ses mouvements, avec deux écarteurs on a de la peine à apercevoir la cornée.

Le vendredi 21, au matin, je trouve un peu de pus dans le cul de sac inférieur : la malade, très courageuse, se plaint de l'augmentation de ses douleurs. Je me décide à une exploration de la plaie, car il me semble sentir une certaine résistance en passant le doigt fortement contre le rebord orbitaire inférieur.

Un stylet enfoncé à deux centimètres de profondeur me fait constater la présence d'un corps dur qui n'est point l'os dénudé ; je promène le stylet tout autour et suis très étonné de constater qu'il délimite une surface plus grande qu'une pièce de 50 centimes. J'introduis alors une forte pince à griffe et je mobilise avec effort un volumineux éclat de bois que j'extrais avec peine et que je vous présente. Il mesure 35 millimètres de long, de forme prismatique et me fait l'effet de l'extrémité appointie d'un échalas. Il a pénétré de haut en bas entre la capsule de Ténon, qui n'est pas ouverte, et la paroi osseuse de l'orbite, ce qui explique que les mouvements de l'œil sont conservés. D'après sa longueur, et la profondeur à laquelle ma pince l'a saisi, j'estime qu'il a pénétré jusqu'à la fente sphénoïdale.

Une sonde courbe, introduite, entre jusqu'à près de 7 centimètres de profondeur et s'arrête sur une surface osseuse dans une direction horizontale et de dehors en dedans. Avec une sonde pour sinus, je fais immédiatement une injection d'électrargol dont une grande partie ressort par le pharynx et par le nez. J'en conclus que l'extrémité de la sonde se trouve dans le sinus sphénoïdal dont la paroi externe a été brisée tout au fond de l'orbite.

A la suite de cette extraction l'état local s'améliore, les douleurs diminuent et le chémosis aussi, mais la céphalée persiste. Un examen attentif des yeux ne permet de constater rien d'anormal. La blessée s'alimente et prend un peu de repos, le pyramidon suffit à lui donner du sommeil.

Samedi (22). Amélioration générale très lente, rien d'anormal à la face, au cou, dans les mouvements des yeux. Continuation des pansements humides, pas de pus. Nouvelle injection d'électrorgol qui ressort encore par le nez et la bouche. Les douleurs de tête persistent très violentes.

Dimanche (23). Etant absent, je ne vois pas la malade, mais l'infirmière constate au réveil que cette femme est atteinte de paralysie faciale complète du côté gauche et que ses deux yeux ont grand'peine à exécuter le moindre mouvement. Les mâchoires se meuvent difficilement, la déglutition est un peu gênée, ni frisson, ni raideur du cou et de la nuque ; la température n'atteint que 37,7.

Lundi (24). Je constate le matus, température 37,8. Paralysie faciale complète à gauche, contracture douloureuse de la mâchoire du côté gauche ; pour ouvrir la bouche, la malade fait un rictus très prononcé du côté droit. L'ophtalmoplégie est complète, moins de chémosis à gauche, mais lagaphtolmos léger, résultat de la paralysie faciale complète. *Aucune gêne ni douleur dans les mouvements du cou.* La malade se sent mieux, dit-elle, mais se trouve très gênée pour parler et pour avaler. Je place un drain jusqu'au fond de la plaie, sans constater de suppuration, injection d'électrorgal.

Je pense immédiatement, à cause de l'ophtalmoplégie, au début d'une phlébite du sinus caverneux dont j'ai observé plusieurs cas ; au tétanos, mais j'écarte cette seconde hypothèse à cause de l'ophtolmoplégie de la paralysie faciale complète et de l'absence complète de raideur de la nuque.

Mardi (25). L'état est sensiblement le même, mais des

crises plus douloureuses apparaissent *à intervalle de deux ou trois heures*, et nécessitent une injection de morphine. Les mâchoires s'ouvrent plus difficilement ; à certains moments, les douleurs arrachent des cris à la malade. Vers le soir l'état s'aggrave, la nuit est très mauvaise malgré trois injections de morphine. Les pupiles sont contractées, les mouvements des yeux à peine perceptibles. J'avais fait voir la malade au Dr Hallé qui pensait comme moi au tétanos, mais trouvait étonnante l'absence de phénomènes du côté du cou et surtout l'ophtalmoplégie.

Le mercredi (26), après une nuit pendant laquelle les crises augmentent de nombre et d'intensité, je fais transporter la malade à l'Hôtel-Dieu où je lui fais de suite 20 centimètres cubes de sérum antitétanique dans les méninges par la fente sphénoïdale et prendre du chloral, un gramme par heure sans interruption et injection de morphine toutes les trois heures.

Jusqu'à ce moment la température n'a pas dépassé 38.

Cette médication soulage un peu la malade qui s'alimente avec du lait ; la déglutition n'est pas gênée, mais dans la soirée la température atteint 39°.

Jeudi 27. Etat général moins bon, température 39°, très mauvaise nuit malgré chloral 1 gr. toutes les heures. Crises très violentes qui arrachent des cris à la pauvre blessée. *Rien encore du côté de la nuque*. Les mouvements des yeux sont à peine perceptibles. Pour entr'ouvrir un peu les mâchoires il faut une contraction très forte de la face du côté qui n'est pas paralysé. Nouvelle injection de 20 centimètres cubes de sérum antitétanique, même médication.

Vendredi et samedi, l'état s'aggrave, les crises sont plus nombreuses, plus douloureuses ; la déglutition est devenue très difficile, cependant les mouvements de la nuque persistent. Dans la soirée de samedi elle entre dans le coma et succombe dans l'après-midi du dimanche (28). L'accident avait eu lieu le lundi 17 septembre et les premiers symptômes du tétanos le dimanche matin 23, soit le sixième jour.

J'ai cru devoir vous communiquer cette observation parce qu'elle est très rare et présente des particularités qui ne me paraissent pas avoir été signalées.

En effet, je n'ai pu me procurer le livre récent de Courtois, Suffit et Giroux sur les formes anormales du tétanos (collection horizon, 1 vol., 180 pages, Masson), car il est à la réimpression.

Mais dans l'ouvrage de Castaigne et Boidin (Poinat, Paris 1912) sur les maladies infectieuses aiguës je trouve ce passage à propos du tétanos céphalique de Rose : « Il « succède à une plaie de la face et du cuir chevelu ; les « contractures restent le plus souvent localisées aux « muscles de la face et du cou : trismus, raideur de la « nuque ; la paralysie faciale siégeant du même côté que « la plaie infectante donne à cette forme un aspect spé- « cial. A ces contractures des muscles externes s'ajoute « un spasme interne pharyngé et œsophagien déterminant « une dysphagie intense. Si bien que l'on a pu penser par- « fois à la rage puisqu'on sait que l'hydrophobie fait « partie du cortège symptomatique de cette infection. »

Ma malade a présenté des symptômes bien différents : paralysie faciale complète et non contracture ; ophtalmoplégie complète, raideur du cou nulle, spasme œsophagien inexistant jusqu'au dernier jour.

Plaie conjonctivite unique, rien à la face, aux paupières, au cuir chevelu. J'ai fait une erreur de diagnostic, c'est vrai, ou plutôt, j'ai éliminé le tétanos auquel j'avais pensé à cause de l'ophtalmoplégie et de l'absence de contracture et de raideur du cou.

C'est le vendredi 21, 4 jours après l'accident que j'ai constaté la présence d'un corps étranger à 2 centimètres de profondeur dans l'orbite, alors que rien jusque là ne me faisait supposer sa présence. Comme la branche ou l'échalas, cause de la blessure, provenait du sommet d'un noyer, qu'elle n'avait pas touché le sol avant de frapper l'œil, et, que je n'avais pas devant les yeux le morceau de bois tout entier, j'étais loin de penser qu'une petite plaie insignifiante dans le cul de sac conjonctival inférieur, pût donner lieu au tétanos.

Ces différentes circonstances sont mon excuse.

Les accidents déclarés, le tétanos céphalique confirmé, j'ai fait les injections de sérum dans les méninges, sans espoir, car nous savons tous que l'emploi du sérum contre un tétanos confirmé est très rarement suivi de résultat. Je n'ai pas fait de trépanation pour injection du sérum parce que la fente sphénoïdale me permettait d'arriver directement sur les méninges sans nécessiter une autre voie cranienne.

Dans notre service d'ophtalmologie nous avons eu souvent l'occasion d'extraire de l'orbite des corps étrangers métalliques volumineux, des éclats de bois, de pierre, des lambeaux de vêtements. Ces corps étrangers avaient pénétré soit par la conjonctive, soit par les paupières largement perforées, soit après avoir fracturé le rebord orbitaire, les os propres du nez, la paroi antérieure du sinus frontal. Jamais nous n'avons observé de tétanos à la suite. Il est juste de dire que la plupart de ces blessés avaient reçu sur le front des injections antitétaniques et que d'autres injections leur ont été faites dans mon service.

Conclusions. — Il résulte de ces faits : 1° Que le tétanos céphalique peut survenir après une plaie par la conjonctive seule ;

2° Que le tétanos céphalique peut évoluer sans symptômes du côté du cou et du pharynx ou du rachis ;

3° Qu'il peut s'accompagner d'ophtalmoplégie binoculaire et de paralysie faciale complète du côté de la blessure initiale seulement, avec contracture de la mâchoire de ce côté seulement aussi ;

4° Que la céphalalgie est intense et que le chloral à 1 gr. par heure, associé à la morphine, un centigr. toutes les trois heures n'empêchent pas les crises atroces qui ne cessent qu'au moment du coma.

Je n'ai pas fait de ponction lombaire ni d'injections de

sulfate de magnésie intra-rachidiennes, parce que je n'ai observé aucun symptôme du côté du rachis.

L'autopsie n'a pu être faite.

Dr Mathieu. — Cette observation est très intéressante. Sur cette forme clinique du tétanos, Chevassu a fait un bon article. Cette forme est considérée classiquement comme bénigne et comme donnant 100 pour 100 de guérisons. Le Dr Mathieu a vu deux cas seulement de tétanos céphalique et dans les deux cas la mort est survenue.

Dr Kendirdjy. — L'opthalmoplégie a été signalée dans le tétanos céphalique. En ce qui concerne la paralysie faciale il y a contracture dans certains cas et dans d'autres, paralysie vraie.

Drs Mathieu et **Harvier.** — Le tétanos céphalique ne se généralise habituellement pas.

Le **Dr Kendirdjy** fait remarquer que dans l'observation du Dr Vacher la plaie est, comme cela est la règle dans le tétanos céphalique, sur le territoire du trijumeau.

Le **Dr Laubry** a observé un cas de tétanos céphalique consécutif à une plaie de la face. Il fut mortel.

Le **Dr Le Sourd** a vu une paralysie faciale double dans un cas de tétanos céphalique également mortel.

QUESTION A L'ORDRE DU JOUR

De l'incontinence d'urine au point de vue militaire

Dr Cathelin.

L'incontinence d'urine est une des questions d'ordre médico-militaire type et il faut savoir gré à notre distingué collègue Laubry de nous l'avoir suggérée comme rapport mensuel de notre Société.

Si elle est déjà importante en temps de paix dans l'armée, on conçoit que l'état présent la rende encore plus suggestive. C'est d'ailleurs un sujet délicat à traiter, à ce point, que je n'ai pas cru devoir accepter l'offre du rapport sur cette question pour la réunion des urologistes au Val-de-Grâce, en mai dernier ; mais à la lumière des faits nouveaux qui ont été apportés ce jour-là par nos collègues des autres centres, je suis bien armé aujourd'hui pour traiter ici devant vous une question qui, bien que du domaine urinaire, peut vous intéresser tous.

LIMITATION DU SYNDROME

Il faut d'abord s'entendre sur ce qu'on est convenu d'appeler « incontinence d'urine ». C'est vous dire qu'il faut distraire immédiatement de ce syndrome la *Fréquence diurne*, la *Pollakiurie nocturne*, la *Polyurie vraie* et surtout l'*Impériosité.*

Les deux premiers caractères sont le signe d'une affection organique *grave* de l'appareil urinaire, le plus souvent chirurgicale (tuberculose réno-vésicale ou plus rarement calculose) ; le 3e est un signe d'ordre surtout médical et sur la signification duquel nous n'avons pas à insister ici ; le dernier enfin est un signe du col exclusivement : il fait partie du syndrome (1) que j'ai dénommé « *Urétro-prostato-cervical* » qui rappelle un peu, mais infiniment rajeunie, la vieille cystite du col de nos pères.

En résumé, l'incontinence d'urine, diurne ou nocturne, totale ou intermittente, mais toujours indolore, reste donc bien l'*émission involontaire des urines.* Il n'y a surtout pas, et je le répète à dessein, de caractère d'impériosité.

CLASSIFICATION

Avant d'envisager l'étude même du syndrome et des diverses thérapeuthiques proposées, il faut donner, afin de s'y reconnaître, une division générale des incontinences.

---

(1) Lire mes *Conférences cliniques et thérapeutiques de pratique urinaire*, 2e édition, chez Baillière.

La création d'au moins deux classes s'impose immédiatement. Il y a d'abord le grand groupe des *incontinents organiques* qui vous intéressent peut-être moins, vous médecins, parce qu'elles nous sont plus directement canalisées et ce n'est certainement pas à elles, à qui Laubry faisait allusion la dernière fois.

Il y a dans ce grand groupe d'incontinence *vraie*, intéressant à connaître :

1° *Des Incontinences de guerre* avec troubles sphinctériens, sous la dépendance immédiate ou tardive, transitoire ou prolongée, totale ou incomplète, de traumatismes qui peuvent être des blessures avec plaies ou d'autres nombreuses sans plaie extérieure (commotion par éclatement, vent de l'obus, vent de l'explosif ou éboulements avec compression) sur lesquelles on élevait au début des hostilités un certain doute mais qui aujourd'hui sont bien connues. Nous en avons pour notre part observé plus de 60 cas (en comprenant indifféremment les troubles sphinctériens avec et sans plaie), avec plaies lombaires ou lombo-sacrée, s'accompagnant ou non de paraplégie, avec plaies de régions autres, moins voisines des centres médullaires, avec des blessures du petit bassin, s'accompagnant de troubles sphinctériens associés du rectum et de la vessie.

Dans ce grand groupe des commotionnés dont la pathogénie reste encore obscure, on rencontre tantôt des paralysies vésicales, tantôt et plus souvent, des troubles sphinctériens.

2° *Des Incontinences d'ordre inflammatoire* qui sont des incontinences d'origine urinaire pure et simple et qui disparaissent avec la cause qui les produit.

Ce sont :

Des incontinences par regorgement chez les rétrécis post-blennorragiques du canal ; des incontinences par regorgement chez des prostatiques rétentionnistes complets, infectés ou non ; des incontinences dues à des corps étrangers intra-cervicaux (calcul du col développé autour d'une épingle à cheveux) ; des incontinences de *cystite* survenant dans les affections muqueuses inflammatoires qui font considérablement diminuer la capacité vésicale et lui enlève de ce fait son rôle de réservoir : l'urine passe alors de l'uretère dans l'urètre sans transition.

Dans cette classe rentrent les incontinences de calculs, tuberculeuses et de tumeurs.

Le deuxième grand groupe des incontinences est celui des *Incontinences fonctionnelles*, celui qui, en réalité, vous intéresse comme toute chose dans l'étiologie de laquelle plane encore quelque obscurité, et, c'est lui, surtout, dont je veux vous parler maintenant.

Réalité de l'Affection

Mais je tiens auparavant à liquider une fois pour toutes et dès l'abord la question de la *Simulation*.

Je me sépare, à ce sujet, de certains de nos collègues qui la croient très fréquente ; je pense, au contraire, qu'elle est en réalité assez rare.

Ce n'est d'ailleurs pas là une vue de l'esprit, entretenue par quelque naïveté cérébrale, mais bien une réalité basée sur ce fait que par comparaison approximative, le nombre des incontinences d'urine observées dans notre centre, n'excède pas de beaucoup celui qu'on observe dans la vie civile.

C'est ainsi, qu'en moyenne, je ne reçois pas plus de 5 incontinences fonctionnelles par mois et j'aime à croire que ce nombre représente bien *un total* puisque vous ne pouvez avoir aucun désir de conserver dans vos services des malades de cette catégorie.

Or, ne trouvez-vous pas que ce chiffre est très faible pour une région importante comme la 5e, qui même reçoit encore des régions voisines.

D'ailleurs, la réalité de cette affection, dans la vie civile, où le côté *simulation possible*, n'existe plus du tout, — surtout quand on a eu occasion de traiter des jeunes filles qui n'attendent que leur guérison pour convoler en justes noces, — est une preuve qu'on doit retrouver le même syndrome dans la vie militaire et qu'il ne faut pas toujours jouer de l'oreiller commode de la simulation.

Ne retrouve-t-on pas chez nos soldats toutes les autres maladies d'avant-guerre ?

Deux recherches importantes permettent encore de légitimer l'incontinence d'urine chez les soldats. C'est d'une part *l'âge* où on observe, et d'autre part la *présence* de la même affection dans le *jeune âge.*

Or, sur 82 cas bien observés à ce double point de vue dans le centre d'urologie d'Orléans, nous trouvons pour l'âge :

28 cas de 18 à 20 ans.
28 cas de 20 à 25 ans.
5 cas de 25 à 30 ans.
7 cas de 30 à 35 ans.
7 cas de 35 à 40 ans.
5 cas au delà de 40 ans.

C'est-à-dire *56 cas* de 18 à 25 ans, soit les 2/3 des malades dans la toute première jeunesse et 24 cas, soit le 1/4 dans l'espace de 20 ans, alors que les 56 cas sont observés dans l'espace de 8 ans.

Il y a donc bien une prédominance marquée pour la jeunesse oscillant autour de 20 ans, sinon, on devrait trouver la même proportion dans les classes successives sans un aussi grand écart.

La première jeunesse a donc bien le monopole de l'incontinence fonctionnelle d'urine et l'on ne voit pas pourquoi les jeunes seraient plus simulateurs que les vieux.

Enfin, sur ces 82 cas, nous relevons 54 malades qui, d'une façon certaine, urinaient déjà au lit dans leur *enfance* ; 20 cas semblent des incontinences acquises et dans 13 cas anciens. la mention n'est pas faite.

Il en résulte donc que, dans les 2/3 des cas, on retrouve l'incontinence dans l'enfance des malades et qu'il est, par suite, très possible d'expliquer la récidive par les conditions toutes nouvelles de la vie de guerre qui n'est pas précisément une vie de tout repos. 1/4 seulement des cas, ce qui est très peu, rentrent dans le groupe des incontinences acquises et ce sont, à nos yeux, les seuls que les adeptes de la simulation pourraient invoquer à l'appui de leur doctrine, mais si l'on veut bien admettre que la moitié de ces cas soit sincère, on avouera que le calcul semble étayer les raisons que je donne en faveur de la non simulation des incontinences fonctionnelles d'urine chez les soldats pendant la guerre.

Causes possibles (1)

Le qualificatif d'*essentielle* ou de *fonctionnelle* qu'on donne à cette affection est une preuve de notre ignorance causale. Toutefois, et même, s'il était prouvé, ce qui n'est pas, que le pourcentage des incontinences *militaires* fut plus élevé que celui des incontinences *civiles*, cela ne prouverait encore rien, puisque des *causes nouvelles* très puissantes viennent tout au moins, à titre d'adjuvant, déséquilibrer aussi bien le système nerveux du tractus urinaire que celui d'autres organes.

Pourquoi le nôtre aurait-il le privilège de l'immunité ? Or, il est bien certain que les fatigues d'une dure campagne, les refroidissements dans les tranchées, les facteurs multiples de congestion pelvienne, — de ce petit bassin si riche en lacs et plexus veineux, — les émotions dues au fracas des batailles qui affectent tant le domaine du sympathique, et aussi bien les plexus hypogastrique et sacré que les autres, sont des causes multiples qui ont leur contre-coup fatal sur le jeu, si délicat, des sphincters.

Ne vous rappelez-vous pas le rôle qu'ils jouaient déjà, les simples jours d'examens et d'épreuves de concours ? Tout est donc bien réel dans cette affection et n'en tiennent aucun compte que ceux qui ne connaissent pas la situation pénible, surtout quand elle s'éternise, des nuits passées dans l'humidité.

---

(1) Je laisserai de côté la question *pathogénique* qui nous entraînerait trop loin et ne vous intéresse pas.

Diagnostic

Le diagnostic s'impose évidemment à la condition d'en distraire les variantes du début qui peuvent, à un examen primesautier, induire en erreur.

Mais, il ne faut jamais poser le diagnostic d'incontinence fonctionnelle sans faire uriner le malade devant soi et tenir compte du bocal où les urines se troublent volontiers sous l'influence de fermentations ammoniacales pendant la nuit : le trouble est alors dû à ce que j'ai appelé la *bocalite* et est *secondaire*.

D'un autre côté, même avec des urines troubles, il ne faut pas se presser de conclure à une non-incontinence fonctionnelle, car il peut s'agir d'*urines phosphaturiques*, de déminéralisation et qu'un excès d'acide limpidifie aussitôt.

Le caractère fondamental des urines des incontinents essentiels se traduit donc par la limpidité parfaite, la coloration jaune-or et surtout le brillant et le miroitement, alors que dans la grande majorité des incontinences organiques, *la pyurie est la règle*. Cette remarque évite de sonder les malades et par conséquent l'infection.

Une recherche clinique importante, car elle enlève à la simulation possible beaucoup de ses arguments, est l'*association d'autres stigmates de dégénérescence*.

Il est certain que si le malade présente de l'asymétrie faciale, du strabisme, des oreilles en anse, un palais ogival, des troubles dentaires, etc....., il y a de grandes chances pour que son incontinence dût être rangée dans le même groupe que ces accidents, et reconnaisse la même origine *involontaire*.

Il ne reste plus qu'à étudier les *modalités cliniques* de son incontinence, chercher surtout si elle remonte à l'*enfance*, ce qui est une preuve en faveur de l'accusé, — j'emploie à dessein ce nom qui va bien avec la doctrine de la simulation — car il est bien certain qu'un état de déficience antérieur du côté du bas-appareil urinaire dans l'enfance forme avec les autres causes actuelles un singulier concours de circonstances pour *authentiquer* l'incontinence et qu'en réalité il n'y a tout au plus que les incontinences *acquises* depuis la guerre qui pourraient être *suspectables*.

On cherchera ensuite, s'il s'agit d'incontinence totale, diurne et nocturne, ce qui est plus rare ; les nocturnes s'expliquent bien avec l'abolition de la volonté dans le sommeil et quand il s'agit de cette dernière, de l'heure où elle se produit ordinairement. Nous y reviendrons plus loin. Enfin, chez certains malades, *l'état de la peau* macérée par des bains perpétuels d'urine qui la font rougir et même excorier, joint à l'odeur fortement pénétrante, ne peut que nous inviter à écouter les doléances du malade.

Dépistage scientifique de l'Incontinence d'Urine militaire

On a préconisé plusieurs moyens scientifiques permettant de dépister les vraies des fausses incontinences (fausses étant employé ici dans sens de simulé).

Ce sont : (1)

1° *La recherche de l'heure* où se produit l'accident nocturne, les incontinents réels urinant plutôt dans la première moitié de la nuit que dans la seconde.

Notre ancien élève Uteau a, pour cet usage, imaginé un appareil électrique dont une aiguille indique, par un contact d'électrode dont l'humidité est déterminée par l'urine, l'heure de l'accident.

Description de l'appareil. — La source est pratiquement constituée par un accumulateur à 2 volts ampères-heure. L'interrupteur est constitué par 2 treillages à mailles très serrées en laiton, superposés et séparés par un diélectrique (un linge de fil, de coton ou soie), qui doit servir dès qu'il est humecté, à fermer le circuit sur l'appareil. Cha-

(1) Tous ces moyens sont évidemment jeunes et nés de la guerre ; ils ne peuvent avoir la consécration d'une longue expérience, mais nous les donnons tel quel parce qu'ils constituent un progrès sur les notions anciennes et méritent d'être poursuivis.

cun des treillages est relié soit à l'accumulateur, soit à l'appareil par un conducteur isolé, très souple.

L'appareil est constitué par une boîte parallélipipédique en bois, fermant à cadenas, dont la clé est entre les mains de la seule personne qui doit contrôler.

Fonctionnement de l'appareil. — Dès que le morceau d'étoffe est humecté, le contact est établi entre les plaques de laiton treillagé. Le circuit de l'accumulateur est fermé. L'électro-aimant a attiré le plongeur dont la couronne vient butter sur un levier oscillant autour d'un point, l'un des bras de ce levier oscillant autour d'un autre point qui libère un troisième levier oscillant autour d'un troisième point, la masselotte fermée sur l'un des bras de ce levier vient appuyer sur le poussoir de la montre et provoque l'arrêt instantané.

Les griffes sont munies de contact en argent : dès que l'appareil a fonctionné, les griffes s'écartent et le circuit est coupé, cela pour éviter une dépense d'énergie inutile. L'appareil continuera à fonctionner en remettant en contact les griffes, ce qui s'obtient facilement en appuyant avec le doigt en un certain point, dans le sens d'une flèche. Il va sans dire que l'appareil ne doit jamais être ouvert que par le médecin seul et doit être considéré par les malades et le personnel comme un appareil de traitement électrique.

Or, l'objection ne vient pas ici de l'appareil, mais de la réalité des prémisses. Est-il bien vrai qu'il faille admettre comme un dogme que l'incontinence *réelle* doit se produire dans la première partie de la nuit ? Tout est là. Pour ma part, je ne saurais l'affirmer.

2° *L'alcalinité des urines.* — Notre collègue Uteau a pu déterminer qu'elles étaient *alcalines*, dans la période d'incontience et non dans les périodes normales.

3° *La contractilité du sphincter membraneux et de la vessie*, étudiée à l'aide du manomètre à eau de Genouville permet d'apprécier le tonus musculaire.

4° *La constante uréo-secrétoire*, au dire de Chevassu,

permettrait dans certains cas d'incontinence *d'origine rénale*, pris à tort pour des essentielles, par l'élévation de son chiffre de révéler certaines néphrites du début qui expliqueraient l'incontinence.

5° *La cystoscopie.* — D'après Noguès, elle montrerait chez certains de ces malades, jeunes pour la plupart, des colonnes vésicales, nullement en rapport avec leur âge.

6° *La ponction lombaire.* — Elle aurait, pour le même auteur, dans la plupart des cas, montré une albuminerie appréciable.

7° Enfin, l'*oxalurie* a été retrouvée dans la majorité des cas chez nos incontinents par le médecin aide-major Meunier, attaché à notre centre et par M. Lutz, chef de service d'expertises chimiques de la région, à l'hôpital 54 d'Orléans.

La majorité de petits cristaux microscopiques ne peut-elle pas expliquer une irritabilité spéciale du col et amener la faiblesse du sphincter ?

Conduite a tenir en présence d'un militaire atteint d'Incontinence fonctionnelle d'Urine

Je pose, en principe, qu'il est, tout au moins humain, d'hospitaliser ces malades à titre d'observation, quitte à les renvoyer plus tard à leur corps.

En premier lieu, il faut — ce que permettra l'hospitalisation — réunir le *dossier médico-administratif* qui comprend les 3 pièces suivantes :

Procès-verbal de gendarmerie ; Certificat médical d'incorporation ; Extrait du registre des visites.

Il est bien certain que si, par exemple, le premier est franchement positif et que des personnes de bonne foi dans l'entourage du malade affirment sous serment avoir vu pendant des années les paillasses du malheureux sécher au soleil, il est bien certain que nous serions alors nous-mêmes de mauvaise foi en n'en reconnaissant pas l'évidence.

Discipline du Traitement

Indépendamment des moyens dont nous disposons pour agir médicalement sur ces malades, nous devons surtout les suivre de très près.

C'est ainsi qu'il sera bon :

1° De faire constater réellement si la nuit a été incontinente par l'infirmier-major qui se rendra compte de l'humidité du lit. (1)

2° De faire constater, si possible, l'heure, en *surprenant* ces malades dans leur réveil (à des jours et heures variables).

3° De les faire réveiller une nuit sur deux, par exemple, à heures régulières pour *rééduquer* leur sphincter vésical.

4° De ne pas leur donner du liquide à boire en abondance le soir.

5° De les faire surveiller dans la journée pour éviter des « *ententes* » entre malades atteints de la même affection.

Je vais même plus loin : dans les cas douteux où l'on peut soupçonner une simulation, on doit être plus énergique et recourir soit au repos au lit, à la purge salutaire et à la privation de sorties. Le médecin civil, doit ici — puisque nous sommes en temps de guerre — disparaître devant le médecin militarisé.

Diverses thérapeutiques a instituer

La multiplicité des traitements qu'on a institués dans le temps de paix n'est-elle pas une preuve de leur instabilité et de leur faiblesse ?

Je ne vous soumettrai pas à la torture d'une plus ou moins longue fastidieuse énumération et je ne retiendrai que deux modes thérapeutiques : l'électrisation du sphincter (2) (Méthode Courtade-Guyon), avec courants

(1) Il est bien certain que ces malades ne doivent coucher que sur des paillasses protégées elles-mêmes par des toiles cirées et qui seront renouvelées autant qu'il le faudra.

(2) Je réprouve absolument le procédé des électrodes intra-urétrales. Les électrodes périnéale suspubienne et lombaire suffisent.

continus ou faradiques et les injections épidurales (Méthode Cathelin-Albarran) qui a donné dans certaines mains de si beaux résultats et qui a surtout eu le mérite de *moderniser* le traitement de l'incontinence en créant des sous-méthodes d'inhibition, toutes nées de la voie épidurale et en rapport avec le segment nerveux sur lequel on veut faire des tentatives de dynamogénie, d'où les méthodes :

Epidurales	(Cathelin-Albarran)	inhibition	radiculaire
Rétro-rectale	(Jaboulay)	d°	sympathique
Périnéale	(médecin inspecteur Cahier)	d°	périphérique
Ponction lombaire	(Babinski)	d°	médullaire
Suggestive	(Charcot-Bernheim)	d°	cérébrale

Toutes ces méthodes, dont je ne puis ici, faute de place et de temps, vous indiquer les techniquese respectives, ont toutes enregistré des succès et ceux que la question intéresse trouveront des renseignements intéressants dans mon livre déjà ancien des Injections Epidurales (1) ; mais il est juste d'ajouter avec Legueu que la plupart des méthodes que nous reconnaissons comme bonnes dans la vie civile perdent beaucoup de leur valeur en pratique militaire, pour les causes de faits nouveaux que nous avons cités plus haut.

Que faire d'un Militaire atteint d'Incontinence qui semble rebelle ?

Les chefs de Centres d'Urologie d'armée et de l'intérieur qui se sont réunis, d'accord avec le Bureau de l'Association française d'Urologie au Val de Grâce, sous la présidence de M. le médecin inspecteur général Février, dans leurs séances des 9-11 décembre 1916 et 9-10 mai 1917, ont formulé à ce sujet les conclusions suivantes (2) : « Les malades atteints de troubles sphincté-

(1) Chez Baillière, 1902, Thèse, Paris.

(2) « Communications techniques du Service de santé militaire », Série II, n° 1, Chirurgie.

riens sans lésion anatomique de l'appareil urinaire étant par définition des fonctionnels, peuvent être soumis une première fois à un examen de 1 à 3 mois, avant qu'une solution soit prise.

« Les blessés ou malades rétentionnistes avec ou sans incontinence, chez lesquels la rétention dépasse 200 gr. doivent être proposés pour la réforme temporaire.

« Les blessés non rétentionnistes dont l'incontinence est peu importante et dont la contractilité vésicale est normale, seront maintenus dans le service armé malgré la fréquence des besoins.

« Les malades ou blessés non rétentionnistes et dont l'incontinence est importante seront versés dans le service auxiliaire. »

Nous n'avons donc qu'à nous y conformer et je crois que les centres de réforme qui se trouvaient si souvent, comme nous-mêmes, en présence des mêmes difficultés ont été heureux de recevoir ce barème qui leur permet de prendre des décisions en pleine connaissance de cause.

Si, d'ailleurs, je vous donne la statistique intégrale de notre centre, je trouve 158 entrées pour incontinence d'urine, dont 18 d'origine traumatique, ce qui fait 140 pour les seules incontinences fonctionnelles et sur ce nombre je relève 18 réformés dont 10 n° 2 et 8 temporaires avec 1 seul service auxiliaire.

Il est d'ailleurs certain, — ces réformes étant déjà presque toutes un peu anciennes, — que l'on ne retrouverait plus le même taux aujourd'hui, puisque des règles plus précises ont été édictées.

Tous les autres soldats, c'est-à-dire 140, ont été conservés pour le service armé ; les uns guéris complètement, les autres très améliorés, d'autres enfin ont d'eux-mêmes demandé à reprendre leur place dans le rang.

S'il est vrai, qu'il n'existe pas un traitement absolument efficace pour soigner l'incontinence d'urine et si, comme je l'ai dit à Paris en parlant de ces malades, *il ne faut pas les traiter mais les utiliser*, je demande à ce qu'en particulier les hommes dont l'infirmité, par trop absolue, les empêcherait d'être conservés par le commandement, soient placés dans le cadre auxiliaire et versés dans nos Centres d'Urologie à titre d'infirmiers tout comme l'administration de l'hôpital Saint-Louis réclame pour son personnel les plus beaux lupiques et les malades à lésions cutanés les plus tenaces.

Ne serait-ce pas trouver le remède à côté du mal ?

Il me reste, en terminant, à vous remercier, Messieurs, car si à certaines heures, vous nous reprochez, à nous, spécialistes, de n'avoir souvent qu'une vue unilatérale des choses, ce sujet tout d'actualité pratique et militaire nous permettra peut-être de réaliser notre symbiose et de voir mieux clair dans une aussi délicate question.

GROUPEMENT MÉDICO-CHIRURGICAL

DE LA 5e RÉGION

BIBLIOTHÈQUE NATIONALE IMPRIMÉS

Séance du 22 Octobre 1917

PRÉSIDENCE D'HONNEUR
DE M. LE MÉDECIN-INSPECTEUR LAFAGE

PRÉSIDENCE DE M. LE Dr VACHER

Présentation de malades

Un cas de goitre exopthalmique

Dr Chevrey.

Malade ayant subi une intoxication par les gaz il y a 2 mois. Cette intoxication déclancha un ensemble de symptômes : tremblement, tumeur thyroïdienne, exophtalmie légère, mais il n'y a pas de tachycardie ; au contraire on trouve un pouls presque imperceptible à 40, 50, et cependant la pression au Pachom est assez forte. Début de 0 à 19. Maxima 14. Minima 5.

Mis au traitement par les rayons X, le malade présente d'abord une poussée des divers phénomènes signalés, puis une détente et surtout une modification du pouls qui remonte à 80.

Actuellement le syndrome Basedowien, quoique atténué, est au complet.

Dr Hallé. — C'est un goitre exopthalmique sans aucun doute, le fait que ce malade est bradycarde est vraiment extraordinaire. Il y a lieu de se demander quel est le rapport de l'affection actuelle avec l'intoxication par les gaz asphyxiants.

A cet égard, M. Hallé rappelle le cas d'un adjudant, jeune homme sportif et intelligent qui fût intoxiqué par les gaz asphyxiants. Dès ce moment son état mental changea ; il était devenu un être atone, hébété, ne pouvant ni lire ni s'ocuper à quoi que ce soit. Il était tombé dans un état mental voisin de celui des myxœdémateux. Il y a donc lieu de se demander si les gaz asphyxiants ne peuvent agir sur le corps thyroïde tantôt pour produire un syndrome de Basedow, tantôt pour produire un syndrome de myxœdème.

M. Hallé envisage ensuite la thérapeutique de la maladie de Basedow par les rayons X ; il en a obtenu quelques très bons résultats et a observé des insuccès.

Dr R. Gaultier. — Sans vouloir discuter l'action toute hypothétique d'une intoxication par les gaz asphyxiants dans la genèse du goitre exophtalmique, je tiens à m'élever contre la négation que semble faire M. Hallé du rôle du sympathique dans la maladie de Basedow. En effet, quand, en présence d'un cas de cette maladie, nous cherchons à orienter notre thérapeutique, nous trouvons trois méthodes pour nous guider : l'une soi-disant pathogénique qui voyant dans l'altération de la glande thyroïde le primum movens des accidents cherche à y remédier en employant les médications thyroïdiennes dont la dernière en date est le sérum d'animaux éthyroïdés qui n'a donné jusqu'ici que des résultats incertains ; l'autre qui vise au symtome, thérapeutique symptomatique, s'adressant par exemple à la tachycardie et a recours aux médications cardiaques : digitale, strophantus, etc... Une seule présente, nous semble-t-il, une base solide, c'est la méthode thérapeutique fonctionnelle, qui envisageant le sympathique non pas comme le primum movens de l'affection, mais comme l'organe physiologiquement déréglé duquel dépendent les troubles vasculaires, vaso-moteurs, secrétoires sudoraux ou secrétoires digestifs (hyperchlorhydrie, diarrhée), troubles de nutrition (amaigrissement), cherche à lui rendre son tonus physiologique normal. Et cette thérapeutique fonctionnelle trouve ses moyens dans trois ordres de médications : la médication d'ordre chirurgicale qui, entre les mains de Jaboulay et de Jonnesco, a donné des résultats appréciables ; la médication d'ordre physiothérapique, qui emploie les courants continus dont l'action sur le sympathique est admise par les physiciens ; enfin la médication d'ordre chimique, à la portée de tous les médecins, celle qui, préconisée par Lancereaux, emploie tout simplement la quinine, le médicament régulateur du sympathique par excellence, merveilleusement supporté par ces malades et donnant des résultats véritablement surprenants.

Le **Dr Zimmern** a obtenu de bons résultats par action du courant continu sur le goitre lui-même ; quand au mode d'action de ce dernier, il ne le connaît pas.

Les rayons X ne donnent pas de résultats supérieurs à ceux dess courants continus ; il est à remarquer que les basedowiens supportent bien les applications des rayons X, quoique la peau du cou soit mince et fragile et habituellement en état de moiteur chez ces malades.

Dr Lafite-Dupont. — Les symptômes du basedowisme sont sous l'influence du sympathique ; celui-ci est peut-être intoxiqué par les secrétions thyroïdiennes, ainsi l'on sait que lorsque l'on répand la substance colloïde, au cours des opérations sur le corps thyroïde, on a des accidents aigus de basedowisme. Les ligatures artérielles qui amènent l'amélioration des symptômes agissent peut-être aussi par l'intermédiaire du sympathique.

Dr Jeandelize. — L'hématothyroïdine donne de bons résultats, mais c'est un produit coûteux qui peut être remplacé par du lait de chèvre éthyroïdé.

Le **Dr Rubens-Duval,** à l'appui de la pathogénie thyroïdienne de l'affection, rappelle que dans le goître exopthalmique vrai, il y a des lésions adénomateuses très particulières dont il a eu l'occasion de publier la description et ces lésions ont fait, ultérieurement, l'objet d'un travail important du regretté Clunet.

Un cas de leucémie myélogène

Dr Chevrey.

Ce malade est entré dans le service avec un état général mauvais et à l'examen on constata un empâtement de la région abdominale gauche qui fit penser à un néoplasme gastrique, puis un nouvel examen (montrant une tumeur dure et lisse) fit penser à une cirrhose. L'examen radioscopique fit voir que l'estomac était normal. On fit alors une analyse du sang qui montra une leucémie myélogène, et la tumeur put enfin être délimitée avec une rate énorme hypertrophiée. Le malade est actuellement en voie d'amélioration par le traitement opothérapique ; la formule leucocytaire est améliorée.

Dr Hallé. — Les rates leucémiques n'ont pas la même direction dans le ventre que les rates paludéennes. Les rates leucémiques se développent horizontalement vers l'ombilic, les rates paludéennes verticalement dans la fosse iliaque.

Dr Zimmern. — Il y a de grosses rates qui sont une découverte de radioscopie.

A propos d'un malade atteint de fièvre cyclique de nature inconnue

Dr Hallé.

Ce malade est entré dans le service venant de l'hôpital 10, où il avait été en traitement pour une affection fébrile avec polyadenite. Il fit une réascension de température qui fit penser à une rechute d'embarras gastrique fébrile ou de typhoïde malgré l'absence de séro-réaction.

Cette élévation thermique cessa au bout de 8 jours, et depuis six mois la maladie a revêtu ce caractère d'une affection fébrile caractérisée par des périodes d'hypothermie de 15 jours puis d'hyperthermie de 8 à 10 jours. Chaque crise s'accompagne d'un état anémique intense et d'une décharge phosphatique des urines.

Aucun examen ni *bactériologique* ni *histologique* n'a pu donner la clef de ces manifestations fébriles.

L'anémie est marquée, mais sans modification de la formule leucocytaire.

L'examen aux rayons X n'a rien montré d'anormal.

Plusieurs hypothèses ont été envisagées mais aucune n'a pu être justifiée par un examen clinique ou bactériologique.

Ce malade a été revu depuis la dernière communication, on a trouvé une rate grosse.

Dr Taste. — Avez-vous pensé à la fièvre de Malte ?

Dr Hallé. — Nous y avons pensé et le Dr Le Sourd a été prié de suivre le malade à cet égard.

Dr Vacher. — Vous avez donné de la quinine, mais à quelle dose et combien de temps ?

Dr Hallé. — La quinine a été donnée à très haute dose et pendant un temps prolongé sans aucun résultat.

A propos d'un cas de kyste hydatique du foie

Dr François.

Le Dr François présente un malade atteint de kyste hydatique antéro-inférieur du foie opéré et guéri de cette affection.

Ce malade souffre actuellement au niveau de la région lombaire droite et de la base thoracique du même côté.

Il existe une matité de quatre travers de doigt. La radiographie montre une surélévation du dôme diaphragmatique haute de quatre travers de doigt également.

Du même côté les mouvements du diaphragme existent mais sont diminués.

Le Dr François croit qu'il s'agit d'un second kyste du foie à situation postéro-supérieure.

Le **Dr Bonneau** demande si le Dr François a formolisé la poche avant l'ouverture.

Dr François. — La formolisation a été faite.

Dr Bonneau. — Etait-ce un kyste uni ou multiloculaire.

Dr François. — C'était un kyste uniloculaire mais profondément situé.

Dr Rocher. — Le capitonnage n'est possible que pour les kystes très accessibles. Dans ce cas particulier, ou bien cet homme fait un abcès dans le kyste évacué ou bien il fait un autre kyste hydatique bien que la coexistence de deux grands kystes du foie soient rares. Dans les deux hypothèses il y a intérêt à intervenir à nouveau.

Dr Hallé. — Les kystes hydatiques multiples du foie ne sont pas tout à fait exceptionnels, ainsi que j'ai pu m'en convaincre en faisant des recherches bibliographiques à l'occasion d'un cas que j'ai observé.

Dr Gaultier. — Malgré le formolage ne s'agirait-il pas d'échinococose secondaire ?

Dr Rocher. — S'il y avait une masse péritonéale, cet avis pourrait se soutenir, mais il y a aussi une masse hépatique.

Un cas de hanche à ressort articulaire

Dr Rocher.

J'ai eu l'occasion d'observer avant et pendant cette guerre un certain nombre de hanches à ressort ; certains de ces cas ont fait l'objet d'une revue dans la *Gazette des Hôpitaux*, en 1902.

Il résultait de cette étude que presque toutes les observations publiées jusqu'ici pouvaient être considérées comme des ressauts fessiers trochantériens et qu'il s'agissait non de hanche à ressort mais plutôt de trochanter à ressort, conditionné par le déclanchement brusque, alternatif du rebord antérieur du muscle grand fessier compris dans le dédoublement de l'aponévrose fascia lata, sur le grand trochanter. Me basant sur des recherches anatomiques au sujet du muscle grand fessiers et de certaines dispositions morphologiques de l'extrémité supérieure du fémur, j'avançai que, dans certains cas, la modification de l'angle trochantéro-fémoral amenant une saillie ou une inclinaison du trochanter favorable à son accrochage, l'existence de tubérosité ou d'exostose à sa surface pouvaient expliquer la pathogénie de l'affection désignée hanche à ressort.

Bertein dans un article de la *Revue de Chirurgie*, juin 1914, sur les « Articulations à ressort (subluxations intermittentes volontaires des articulations), pense au contraire que la subluxation fémorale est à l'origine de la hanche à ressort en général. Sans elle, dit-il, on ne peut s'expliquer le ressaut indiscutable d'un faisceau musculaire ou fibreux sur le trochanter. Ce ressaut peuphérique est conditionné par le déplacement articulaire.

Or je veux vous apporter aujourd'hui un nouvel exemple de hanche à ressort extra-articulaire ; il me paraît intéressant par la pathogénie qui peut être envisagée.

Prosper B..., est blessé le 15 mars 1916 par plusieurs éclats d'obus à la cuisse gauche et au bras droit. La plupart des éclats sont enlevés le 17 mars 1916 ; mais trois mois après sa blessure, en juin 1916, apparaît un tétanos localisé au membre inférieur gauche en rapport avec la persistance d'un éclat d'obus superficiel au niveau du grand trochanter gauche. Celui-ci est enlevé aussitôt reconnu ; mais le tétanos évolue et dure un mois et demi s'accompagnant de trismus et de contractions cloniques et toniques très violentes au niveau des muscles de tout le membre inférieur, mais particulièrement des muscles de la fesse et de la cuisse. Ces contractions demeurent très vives pendant quinze jours.

Le blessé sort de l'hôpital en mars 1917, il marche à ce moment avec deux cannes et constate à cette époque l'existence d'un ressaut à chaque pas dans la hanche gauche.

Il est versé dans le service auxiliaire quelque temps après pour hanche à ressort.

Actuellement, octobre 1917, il existe une hanche à ressort extra-articulaire typique, caractérisée par le déclanchement brusque, visible, palpable et bruyant d'une corde qui se meut en avant et en arrière du rebord postérieur du grand trochanter et qui n'est autre que le bord antérieur oblique du muscle grand fessier.

Point de saillie anormale à la surface du grand trochanter. La radiographie ne démontre aucune anomalie dans la forme du trochanter ni dans l'inclinaison du col ni dans l'aspect de l'interligne articulaire coxofémural. Pas de laxité articulaire ni de subluxation visible ou pouvant être provoquée sous examen radioscopique. L'état des deux hanches est parfaitement symétrique.

Les deux membres sont d'égale longueur ; il existe une très minime boiterie, mais rien qui ressemble à la boiterie de la subluxation de la hanche ou à celle que donnerait une attitude en adduction du membre inférieur gauche pour mettre en valeur le ressaut fessier-trochantérien.

Quand le sujet marche, on voit la corde du grand fessier, à chaque pas, se porter en un ressaut brusque alternativement en avant et arrière du rebord postérieur du grand trochantérien, le membre inférieur gauche restant, pendant son oscillation, en parfaite rectitude et en parallélisme avec le membre inférieur droit.

Quel mécanisme pathogénique invoquer ?

L'examen attentif de notre sujet, étant donné surtout

ce que prétendait l'article de Bertein, nous a démontré d'une façon indiscutable ainsi qu'à nos assistants qui ont examiné ce sujet, que le ressaut fessier trochantérien était isolé, exclusif et qu'il n'y avait profondément aucun déplacement, aucune subluxation pouvant expliquer cette hanche à ressort. Donc absence de ressaut cotyloïdien profond. Quelle pouvait donc être la cause de ce ressaut fessier sur un trochanter normal ?

L'histoire du blessé nous incline à penser que la pathogénie de cette hanche à ressort extra-articulaire est en rapport avec son tétanos.

Les contractions cloniques et toniques intenses des muscles fessiers et cruraux et particulièrement du muscle grand fessier peuvent expliquer *la laxité consécutive*, par tiraillement excessif et continu, du bord antérieur du muscle grand fessier compris dans le dédoublement du fascia lata. De ce fait, la corde formée à la face profonde de ce manchon aponévrotique par le bord antérieur du grand fessier se trouve reportée et fixée pendant la tension de ce muscle en arrière du bord postérieur du trochanter. Pendant la flexion de la cuisse, il subit un premier ressaut qui le fait déloger et le porte sur la face externe du grand trochanter ; pendant l'extension de la cuisse, il revient à sa position primitive et ressaute avec bruit et brusquerie vers le bord postérieur du grand trochanter.

Ajoutons que du côté opposé, où le squelette est parfaitement semblable, il n'existe aucune ébauche de hanche à ressort.

J'ai donc l'impression très nette que le tétanos a eu dans ce cas de hanche à ressort une influence pathogénique et qu'ainsi à côté des hanches à ressort véritables, existe une catégorie de cas indiscutables de hanche à ressort extra-articulaire où tantôt une modification trochantérienne, tantôt une modification du muscle grand fessier peuvent expliquer à eux seuls la hanche à ressort extra-articulaire et le ressaut fessier trochantérien.

De ce cas, je tiens à rapporter l'observation très résumée d'un sapeur du génie, âgé de 34 ans, que j'ai examiné à l'hôpital de physiothérapie de la Chapelle-Saint-Mesmin. Il a fait une chute de 3 mètres sur la hanche droite, et, depuis cette époque, sans qu'il y ait ni luxation ni fracture primitivement, il fait de la hanche à ressort. La radiographie ne démontre aucune lésion.

Lorsqu'il est debout, il prend une position hanchée droite très accentuée, et tient sa jambe gauche fléchie du fait de l'inclinaison de son bassin. En marchant, il boite fortement à gauche et produit au niveau de sa hanche droite, un ressaut brusque alternatif d'aller et de retour par rapport au grand trochanter. Ici encore c'est le bord antérieur du muscle grand fessier doublé en avant de la bandelette de maissiat qui se déclanche à chaque pas.

Je crois cependant que dans ce cas particulier, le phénomène de la hanche à ressort est surtout conditionné par l'attitude en adduction marquée du membre inférieur droit, attitude que le sujet entretient dans un but très compréhensible et qui lui permet de manifester ce ressaut qu'il exploite devant les commissions de réforme.

Séance du 9 Novembre 1917

PRÉSIDENCE D'HONNEUR
DE M. LE MÉDECIN-INSPECTEUR LAFAGE

PRÉSIDENCE DU Dr VACHER

Le Président annonce qu'à la prochaine séance, il sera procédé aux élections pour la nomination d'un nouveau président.

Présentation de malades.

Fistule vésicale sus-pubienne datant de 12 mois et fermée en 12 jours par la méthode de l'inversion

Dr Cathelin.

Il s'agit d'un blessé de la fesse avec hématuries qui fut taillé le 13 septembre 1916, jour de la blessure. Il présente, depuis cette époque, une fistule sus-pubienne qu'aucun procédé ordinaire n'a pu tarir.

En traitement à l'hôpital auxiliaire n° 225 de Paris, il nous est envoyé par M. le Dr Desnos, avec autorisation du sous-secrétariat du Service de Santé, le 5 septembre 1917, pour opération.

Sept jours après son arrivée, nous lui fîmes l'*inversion fistulaire* par notre procédé que pour le cas spécial de la vessie nous tentions pour la deuxième fois.

Le premier malade guéri nous avait été déjà présenté dans la séance d'avril 1917 et avait guéri en quelques jours, après une fistulisation sus-pubienne de 5 mois.

Ce nouveau blessé a guéri, par première intention, en quelques jours.

J'insiste à nouveau, Messieurs, sur cette *méthode de l'inversion* qui est susceptible, d'ailleurs, d'une très large *généralisation* à la plupart des organes creux ou canaliculaires. Je l'applique déjà avec succès à l'urètre (1), pour les fistules mêmes punctiformes et je la considère comme une des acquisitions les plus précieuses de la guerre en matière de chirurgie urinaire.

Resultat à longue échéance d'une autoplastie de la verge pour blessure grave : section complète du canal et torsion du gland à 90°

Dr Cathelin.

J'ai l'honneur de vous présenter ce blessé qui est entré dans le Centre d'Urologie d'Orléans en mars 1915, avec une plaie tellement grave de la verge et une difformité telle qu'à cette époque je dus, *pendant une seconde*, envisagé l'hypothèse d'une amputation.

Le canal de l'urètre était complétement sectionné au-dessus du gland et ce dernier tourné, orifice à gauche à 90° avec à sa base des tissus sclérosés sans élasticité.

Je lui fis, en dix mois, quatre interventions autoplastiques dont deux inversions d'après notre technique. Il guérit complétement.

Je vous le montre aujourd'hui, n'ayant pas toujours l'occasion de revoir nos blessés à longue échéance, afin de vous assurer de deux phénomènes extrêmement importants pour la valeur de cette méthode :

1° L'absence de sténose urétrale ;

2° La mobilité et l'élasticité parfaite de tous les tissus principaux qui cependant ont été si malmenés.

C'est un résultat auquel nous-mêmes nous ne pouvions nous attendre et comme il s'agit du cas le plus grave que

(1) J'ai eu l'honneur d'être rapporteur sur ce sujet à la réunion des Urologistes du 29 octobre 1917, au Val de Grâce, sous la présidence de M. le sous-secrétaire d'État du service de santé.

nous ayons rencontré, *a fortiori*, peut-on penser que tous les autres blessés opérés par la même méthode conserveront un résultat réel de cette intervention.

Maladie de Recklinghausen

Dr P. Harvier.

Le malade que je vous présente est un homme de 29 ans qui a subi récemment, dans un service de chirurgie, une intervention dont vous voyez encore la cicatrice sous le sein droit pour « adénome de la paroi thoracique développé aux dépens d'une glande mammaire supplémentaire. »

Ce diagnostic n'était pas exact : il existe chez ce malade de multiples tumeurs cutanées qui ne sont pas des adénomes ; cet homme présente une maladie de Recklinghausen typique, avec ses trois symptômes caractéristiques :

1° *Des taches pigmentaires*, irrégulières, de teinte café au lait, disséminées sur le cou, le tronc, l'abdomen, les fesses et aussi sur les membres. On constate encore du *lentigo*, particulièrement dense sur le tronc et l'abdomen, très net aussi sur le front et la face antérolatérale du cou ;

2° *Des tumeurs cutanées*, dont la plupart sont des *molluscums*, sessiles et pédiculés, au niveau des muscles pectoraux, autour des seins : les plus petits ont le volume d'une petite lentille, les plus gros celui d'un petit pois. D'autres, plus dures, sont des *fibromes* de la peau. Il existe enfin au niveau de la région lombo-sacrée du côté droit une tumeur cutanée plus volumineuse que les autres (tumeur majeure) ayant les dimensions d'une grosse noix, qui paraît constituée par une sorte de plissement de la peau sur une hauteur de 3 à 4 centimètres ;

3° Des *névromes* distribués suivant le trajet des nerfs superficiels de l'avant-bras gauche et du bras droit et des membres inférieurs. L'un d'eux, situé sur le dos du pied droit, constitue une tumeur mollasse, donnant à la palpation l'impression d'un petit peloton de ficelle.

En dehors de ces signes cutanés, il n'existe chez ce malade aucune lésion viscérale, ni nerveuse.

Le début de l'affection remonte à l'enfance ; les taches pigmentaires auraient débuté vers l'âge de 6 ans et les tumeurs cutanées vers 14 ans. Les antécédents héréditaires et personnels de ce malade n'offrent aucune particularité méritant d'être relevée.

Il fut réformé à 21 ans, au moment de son service militaire. Il exerçait avant la guerre le métier de verrier et il était obligé, dit-il, de suspendre son travail pendant deux ou trois jours chaque mois, parce qu'il était souvent extrêmement fatigué. Il fut incorporé en décembre 1914 dans le service auxiliaire, puis versé dans le service armé en novembre 1915. Il partit alors comme brancardier jusqu'en juin 1917, date à laquelle il fut versé dans l'infanterie. Il n'a fait jusqu'ici qu'un mois d'instruction. Son médecin a noté qu'il était incapable de suivre l'entraînement. Il se fatigue facilement, ne peut porter le sac, ni suivre les marches. L'asthénie est en effet un symptôme connu, classique de neurofibromatose, mais ce malade présente d'autres particularités : tout d'abord son teint bistré surtout autour des yeux, rappelant un peu le faciès addisonnien, puis une pigmentation noirâtre du scrotum et de la verge, sans atteinte des muqueuses il est vrai. Quoique sa tension artérielle soit normale, les symptômes précédents sont intéressants à noter, car des travaux récents tendent à considérer la maladie de Recklinghausen, comme une dystrophie en rapport avec des troubles des glandes endocrines, en particulier des surrénales.

Certains sujets présentent des altérations du squelette avec signes d'hypofonctionnement génital (altérations testiculaires ou ovariennes), d'autres ont des symptômes associés de myxœdème ou d'acromégalie (altération thyroïdienne ou hypophysaire).

Il n'y a rien de semblable chez notre sujet, dont le squelette est intact, dont les testicules sont de volume normal, et dont l'intelligence ne paraît pas au-dessous de la moyenne.

Dr Laubry. — Quelle est l'aptitude militaire de cet homme ?

Dr Harvier. — C'est un sujet asthénié, fatigué ; il ne peut faire aucun service actif et me paraît devoir être versé dans le service auxiliaire.

Un cas de tumeur de l'hypophyse

Dr Jeandelize.

Il s'agit d'un homme se plaignant de céphalée intense et dont les accidents oculaires se sont manifestés à la fin de 1915. L'acuité visuelle n'est que de 0,1 de l'œil droit et 0,03 de l'œil gauche ; les papilles sont pâles ; il existe une parésie du droit interne gauche et enfin une hémianopsie bitemporale, symptôme qui signe la localisation de la lésion au niveau du chiasma. De fait, la radiographie indique une augmentation de volume de la selle turcique et le liquide céphalo-rachidien, qui est normal comme teneur en albumine et lymphocytes, présente une augmentation de pression (46 au Claude). Le Wassermann est négatif dans le sang et le liquide céphalo-rachidien. Le diagnostic de tumeur de l'hypophyse semble donc s'imposer ici, sans qu'il soit possible de se prononcer sur sa nature même. Il n'existe aucune manifestation d'acromégalie, ni de dystrophie adiposo-génitale, bien que le sujet ait plutôt une tendance à l'obésité.

Dr Lafite-Dupont. — Ne pourrait-on pas intervenir chirurgicalement par la voie nasale ?

Dr Jean Ferrand.

Ce malade n'a aucun symptôme d'acromégalie et ne

présente ni grosse langue, ni grosses mains, ni grands pieds.

Dr Gaultier.

L'observation du Dr Ferrand est très juste, mais l'acromégalie évolue très lentement et les premiers signes peuvent être les symptômes que présente le malade du docteur Jeandelize.

Dr Zimmern.

Il est souvent très difficile de dire, par l'examen aux rayons X, si une selle turcique est augmentée de volume ou non ; cependant, quand les docteurs Pérol, Cottenot et moi-même avons examiné le malade du docteur Jeandelize, nous sommes tous tombés d'accord pour trouver dualité d'organes et dualité de symptômes ; dans le cas déterminé de la glande hypophysaire inférieure, la voie nasale serait la voie d'accès de choix.

Dr Bonneau.

En faisant des recherches de médecine opératoire sur le cadavre, j'ai trouvé que la technique opératoire indiquée par Proust était préférable à la voie nasale.

Dr Jeandelize.

J'ai bien pensé à l'acromégalie, mais ce soldat, jeune, est encore en âge de grandir et ne présente pas de gigantisme. Il existe de l'adipose, mais est-elle en rapport avec l'affection hypophysaire à laquelle elle paraît être antérieure ?

En ce qui concerne le traitement, n'y aurait-il pas intérêt à instituer au traitement ophothérapique ? N'y aurait-il pas lieu, avant d'entreprendre l'intervention chirurgicale, de traiter ce malade par les rayons X ?

Dr Laubry.

Les signes d'acromégalie peuvent manquer dans les tumeurs de l'hypophyse ; le docteur Gaultier a raison de ne pas rejeter ce diagnostic dans le cas présenté.

Dr Bonneau.

Dans l'article de Proust, du *Journal de Chirurgie*, une observation est relatée où les signes oculaires existaient seuls et où le résultat opératoire fut un succès.

Dr Cottenot. — La ponction lombaire a-t-elle été faite ?

Le **Dr Jeandelize**, dans les recherches de médecine opératoire poursuivies avec le Dr Bonneau, a pu constater, dans l'hypophyse, que l'accès de la loge turcique est moins malaisée qu'il ne craignait.

Dr Bonneau. — Combien de temps faudrait-il soumettre le malade à la radiothérapie pour juger de la valeur de ce traitement ?

Dr Zimmern. — A titre de traitement d'essai, on pourrait avoir en trois semaines une modification de l'état oculaire permettant d'apprécier la valeur du traitement.

Dr Bonneau. — Les tumeurs de l'hypophyse étant en général bénignes, il y a peut-être intérêt à tenter d'abord la radiothérapie.

Dr Vacher. — Les recherches cadavériques ne renseignent qu'incomplètement car les difficultés opératoires résultent en partie de ce que la région est très vasculaire et saigne beaucoup sur le vivant.

Dr Lafite-Dupont. — Il est une technique opératoire qui permet d'éviter d'être inondé de sang, c'est d'opérer en deux temps.

Dr Bonneau. — Proust a opéré en un temps, Lecène en deux temps.

Résection du cul-de-sac conjonctival inférieur

Dr Jeandelize.

Le malade que je présente était atteint de symblépharon, occupant la partie externe du cul-de-sac inférieur de l'œil droit. Pour lever le symblépharon je creusai un cul-de-sac au bistouri et j'appliquai trois lambeaux épidermiques pris au bras, que je suturai à la conjonctive bulbaire et à la paupière. Des points en V, profonds, forçaient ces lambeaux à s'appliquer dans le fond du cul-de-sac artificiel et sortaient à la peau. Le résultat fut satisfaisant.

Une forme rare de nystagmus

Drs Jeandelize et Lagarde.

Ce cas de nystagmus est d'une rareté très grande ; il se serait produit à la suite d'une commotion par éclat d'obus.

Les globes oculaires sont animés d'un tremblement horizontal extrêmement rapide, à petite amplitude et intermittent. A une période nystagmique succède une période de repos, qui est suivie elle-même d'une période nystagmique et ainsi de suite. Ces périodes durent de 20 à 25 secondes en moyenne, mais il y a souvent des écarts assez grands, donc irrégularité des périodes.

On constate aussi un clignement fréquent, et un spasme clonique de l'orbiculaire, principalement manifeste pendant la période nystagmique. L'acuité visuelle, normale pendant le repos, est extrêmement réduite dans la période active. Le champ visuel est rétréci aux deux yeux. L'examen vestibulaire est normal.

Il y a lieu de penser, en raison de ces différents caractères, à une variété très rare de nystagmus, un cas de nystagmus névropathique, ayant pris naissance à la suite d'une commotion ; toute idée de nystagmus volontaire ou simulé, ou toute autre variété de nystagmus doivent être écartées.

Dr Vacher. — Au lieu de mettre ce malade en réforme temporaire on pourrait le placer dans un service de neurologie où l'on ferait de l'hypnose.

Dr Beaudouin. — A-t-on des renseignements précis sur les circonstances de la commotion ?

Dr Vacher. — A l'occasion de la proposition de réforme temporaire dont il a été question, rappelle qu'il est quelquefois préférable de demander un congé de convalescence pour interruption de traitement avec retour dans le service à l'expiration du congé.

Dr Lafage. — Une circulaire a été adressée à cet égard aux médecins chefs des formations sanitaires.

Œdèmes pseudo-phlegmoneux rhumatismaux

Drs Halbron et Brin.

L'œdème pseudo-phlegmoneux est une complication relativement rare des rhumatismes : son tableau clinique est bien différencié, mais par contre l'origine de ces phénomènes prête à discussion ; on rattache volontiers les cas de ce genre au rhumatisme infectieux et particulièrement à l'infection gonococcique.

Nous avons eu l'occasion d'en observer en peu de temps trois cas, très typiques par leur aspect clinique et survenant en dehors de toute blennorragie.

Nous rapportons ci-dessous les observations de ces malades.

Observation I.

Constant D..., 121e d'artillerie, classe 1891.

Mobilisé depuis le 10 février 1916, n'a jamais été au front.

Entre, le 15 mai 1917, à l'hôpital complémentaire n° 15, pour rhumatismes.

Pas de crise rhumatismale antérieure, pas de blennorragie.

A son entrée à l'hôpital, le malade se plaint de vives douleurs intéressant toute une série de jointures (les deux genoux, les deux cous-de-pied, l'épaule droite). Température à 38°. Comme traitement, on lui donne du salicylate de soude à la dose journalière de 6 grammes.

Les jours suivants, pas de modifications appréciables dans les phénomènes douloureux, puis au bout d'une semaine, atténuation très marquée.

Le 23 mai, les douleurs reparaissent très vives malgré l'emploi continu du salicylate de soude, mais elles sont maintenant strictement localisées au cou-de-pied gauche ; le cou-de-pied droit, l'épaule droite et les deux genoux sont à peine sensibles à la pression. Le cou-de-pied gauche est au contraire le siège de douleurs extrêmement violentes au moindre mouvements, l'articulation est tuméfiée et empâtée, la température est toujours aux environs de 38°.

Les jours suivants, la tuméfaction péri-articulaire gagne de proche en proche en haut et en bas, les douleurs augmentent.

Le 14 juin 1917, la tuméfaction remonte jusqu'à l'union du tiers moyen et du tiers inférieur de la jambe gauche, elle a envahi tout le pied jusqu'à l'extrémité antérieure, toute cette région est le siège d'un œdème rose ou rouge vif suivant les points, qui évoque fatalement l'idée d'un phlegmon plutôt que d'une manifestation rhumatismale au premier abord. Mais il n'y a pas de fluctuation véritable, et les ganglions inguinaux ne sont pas intéressés. Les douleurs sont toujours très vives, la température oscille toujours aux environs de 38°.

On continue l'administration du salicylate de soude à l'intérieur à la dose quotidienne de 6 grammes : le traitement local consiste en bains de pied chauds prolongés et en larges pansements humides renouvelés plusieurs fois par jour. Les autres articulations sont revenues à l'état normal depuis plus de quinze jours.

Le 18 juin 1917, le pied est toujours douloureux et extrêmement tuméfié ; on continue le même traitement.

Le 24 juin 1917, amélioration légère.

Le 30 juin 1917, l'amélioration s'accentue un peu, le pied est moins douloureux et surtout les phénomènes œdémateux ont sensiblement diminué du côté de la jambe.

Pendant le courant du mois de juillet, l'amélioration continue : à la fin du mois, le gonflement péri-articulaire est beaucoup moindre, les douleurs sont moins vives, la mobilisation des orteils et de l'avant-pied est possible.

Ce malade a été évacué sur l'hôpital d'Héricy le 16 août 1917. Là, le pied serait resté longtemps tuméfié, avec une gêne légère des mouvements articulaires.

Ce malade est sorti complètement guéri de l'hôpital d'Héricy dans le courant d'octobre

Observation II.

Edmond M..., 32e d'artillerie, classe 1891.

Mobilisé en novembre 1914 comme G. V. C., puis entré comme ordonnance à l'Ecole d'artillerie. Envoyé le 24 juillet 1917 à l'hôpital complémentaire n° 15, pour rhumatisme articulaire, après avoir été soigné pendant huit jours à l'Ecole.

Pas de poussée rhumatismale antérieure, jamais de blennorragie.

A son entrée à l'hôpital, le malade accuse de vives douleurs dans le cou-de-pied droit et dans le coude gauche ; les deux articulations sont tuméfiées, la température est sensiblement normale ; on ne trouve rien de particulier à l'examen des divers organes. On prescrit une potion salicylée à la dose de 4 grammes de salicylate par jour.

Le 1er août 1917, les douleurs du coude gauche ont disparu, mais le malade accuse par contre des souffrances beaucoup plus vives au niveau du cou-de-pied droit ; l'empâtement a fait de gros progrès et s'étend maintenant très au delà des limites de l'articulation.

Les jours suivants, exagération des mêmes symptômes.

Le 19 août 1917, on note un gros œdème douloureux s'étendant depuis le cou-de-pied jusqu'aux orteils, œdème d'aspect phlegmoneux, sans engagement des ganglions inguinaux, sans fièvre vive. Pansements humides fréquemment renouvelés.

Sous l'influence de ces pansements humides, l'amélioration se produit petit à petit, mais lentement.

Le 12 septembre, le pied est redevenu presque normal.

Le 28, le malade sort guéri de l'hôpital.

L'examen radioscopique de l'articulation tibio-tarsienne droite, pratiqué le 17 septembre 1917, a montré qu'il n'existait aucune lésion osseuse nette, mais une légère opacité de l'interligne.

OBSERVATION III.

Louis B..., 32e d'artillerie, classe 1891.

Mobilisé depuis le 25 novembre 1914, n'a jamais été au front.

Entre le 10 septembre 1917 à l'hôpital n° 15, pour rhumatismes, après avoir été soigné pendant cinq jours à l'infirmerie du corps.

Pas de rhumatisme antérieur, jamais d'uréthrite blennorragique.

A l'arrivée, le malade accuse de violentes douleurs au niveau de l'articulation médio-tarsienne gauche ; on note un gonflement très marqué du dos du pied avec traînée lymphangitiques, il n'y a pas d'engorgement des ganglions inguinaux, la température est normale. Le malade qui, les trois premiers jours, avait présenté de vives douleurs dans les deux mains et les deux pieds, localise maintenant ses souffrances uniquement à l'articulation médio-tarsienne gauche.

Le 12 septembre, le poignet droit devient douloureux et tuméfié ; on continue le traitement salicylé.

Deux jours après, tous les phénomènes ont disparu du côté du poignet droit, mais le pied gauche présente toujours un œdème très marqué ; la peau est rosée dans toute la partie externe. La palpation détermine de la douleur au niveau de la partie supérieure du pied et à la plante, avec sensibilité surtout vive sur les côtés.

20 septembre 1917, état à peu près stationnaire.

2 octobre 1917, la peau a repris sa teinte naturelle, mais il y a un léger œdème de la partie moyenne du pied depuis la malléole jusqu'à la racine des orteils. La palpation est douloureuse au niveau de la partie moyenne et externe de la face dorsale ; les mouvements sont faciles et moins douloureux.

6 octobre 1917, l'œdème et les douleurs ont disparu, il reste seulement un peu de gêne dans les mouvements articulaires.

Le malade quitte l'hôpital le 18 octobre 1917, pour aller en convalescence.

Que nous enseignent ces cas et, tout d'abord, comment peut-on les classer ; à quel groupe de rhumatismes doivent-ils être rattachés ?

Ce n'est pas dans le cadre du rhumatisme articulaire aigu franc, classique, que l'on peut les faire rentrer, car ils s'en distinguent par bien des caractères essentiels.

La fièvre a manqué complètement dans une de nos observations et, dans les deux autres, elle ne s'est pas élevée au-dessus de 38°, même au moment où les phénomènes locaux étaient le plus marqués. Chez les trois malades le rhumatisme n'a été polyarticulaire ou plus exactement pluri-articulaire que pendant les premiers jours de l'évolution et très rapidement les phénomènes douloureux et inflammatoires se sont localisés à une seule articulation. Les complications viscérales, et particulièrement les complications cardiaques fréquemment observées dans le rhumatisme articulaire aigu franc, ont fait complètement défaut dans nos cas. Enfin l'action du salicylate de soude, non seulement n'a pas empêché l'apparition des phénomènes pseudo-phlegmoneux mais, ceux-ci une fois constitués, a paru beaucoup moins efficace contre la douleur et l'inflammation que celle des simples pansements humides, fréquemment renouvelés.

On ne saurait encore moins parler ici de pseudo rhumatisme infectieux, puisqu'en somme on ne peut décrire sous ce nom que les manifestations articulaires plus ou moins graves, survenant au cours de maladies infectieuses définies : rien d'analogue chez nos malades, rien par ailleurs qui permette dans l'allure générale de l'affection, d'évoquer l'idée d'états infectieux, même mal définis.

Ce sont, à notre avis, des faits cliniques, d'origine indéterminée, ou que du moins nous devons considérer comme tels dans l'état actuel de nos connaissances sur les rhumatismes. Ils constituent une forme de rhumatismes subaigus qu'il est difficile de classer, en l'absence d'une étiologie connue, et dont l'étude devrait être reprise de plus près. Bien plus que de ces discussions théoriques, ils tirent leur intérêt des considérations pratiques auxquelles ils peuvent donner lieu au triple point de vue du diagnostic, du pronostic et du traitement.

Au point de vue du diagnostic, il n'est pas douteux que la méconnaissance de faits analogues (qui ne nous semblent pas assez connus) peut conduire le médecin, en présence de semblables malades, au diagnostic de phlegmon et à l'intervention chirurgicale, comme cela s'est produit à diverses reprises ; celle-ci se charge d'ailleurs de démontrer l'erreur commise, l'incision ne donnant issue qu'à un liquide séreux ou séro-sanguinolent mais jamais purulent. Et pourtant cette erreur peut être évitée si l'on se souvient qu'en pareil cas et contrairement à ce que l'on observe dans le phlegmon, la fièvre est toujours modérée sinon nulle, les ganglions lymphatiques de la zone inflammatoire sont indemnes et la sensation de flot, caractéristique du pus, n'est jamais nettement perçue : c'est là ce qu'on pourrait appeler la tirade symptômatique de l'œdème pseudo-phlegmoneux.

Dans un autre ordre d'idées, il ne faudrait pas, non plus, en présence d'un tableau clinique analogue, vouloir à toute force rattacher à une gonococcie même ancienne les phénomènes observés, sous prétexte que ces manifestations sont surtout fréquentes dans le rhumatisme blennorragique (monoarthrite pseudo-phlegmoneuse), décrite par Brun.

Au point de vue du pronostic, ces faits sont non moins intéressants à connaître en ce qu'ils permettent de ne pas porter, de prime abord, un pronostic trop sombre sur l'avenir fonctionnel de l'articulation lésée : dans aucun de nos cas nous n'avons observé de complications, ni suppuration, ni ankylose, ni atrophie, même dans notre premier cas dont l'évolution fut assez lente. A ce point de vue, l'œdème pseudo-phegmoneux rhumatismal (c'est l'appellation qui nous semble la plus exacte) s'oppose heureusement à l'œdème pseudo-phlegmoneux blennorragique, auquel nous faisions allusion tout à l'heure et qui laisse trop souvent derrière lui de graves séquelles.

Au point de vue thérapeutique, ces manifestations relèvent beaucoup plus de la médication locale que de la médication générale salicylée, celle-ci toutefois devant être continuée à titre d'adjuvant. Elles doivent être considérées bien plutôt comme des phelgmasies des plans superficiels que comme des arthrites et, à ce titre, elles tirent le plus grand bien de l'emploi de la médication antiphlogistique (bains chauds prolongés et larges enveloppements humides).

Le **Dr Laubry** a suivi avec beaucoup d'attention la communication de MM. Halbron et Brin ; il approuve les auteurs de ne pas rattacher forcément cette complication au rhumatisme. Comme le disait le docteur Gaultier, Lancereaux a signalé ces œdèmes fugaces par arthritisme. Ces œdèmes idiopathiques peuvent se développer sans arthrite.

Dans un cas d'œdème pseudo-phlegmoneux de la face dorsale de la main, survenu chez un goutteux en dehors de tout accès de goutte, il a obtenu un excellent résultat avec des compresses chaudes alors que l'on voulait intervenir chirurgicalement. Il importe que les chirurgiens connaissent bien ces cas.

Dr Bonneau. — Inversement, j'ai incisé un gros phlegmon du poignet chez un homme qui avait été envoyé à l'hôpital pour rhumatisme.

Dr Mathieu. — Les œdèmes pseudo-phlegmoneux se voient dans le rhumatisme, la blennorragie, la goutte et la syphilis secondaire. Une fois, j'ai été en conflit avec

Nélaton pour un cas d'œdème pseudo-phlegmoneux qui céda au traitement mercuriel.

Dr Laubry. — On voit des œdèmes soit blancs, soit pseudo-phlegmoneux, souvent à grande distance des articulations notamment à la face ; on se rapproche alors de l'œdème aigu de Quinche et tous les faits de passage peuvent s'observer entre l'œdème aigu de Quinche et les œdèmes pseudo-phlegmoneux.

Dr Lafite-Dupont. — Chez les rhumatisants, il peut se produire des œdèmes laryngés simulant le phlegmon laryngé.

Œdème infectueux purulent du larynx secondaire à une intoxication par gaz asphyxiants

(Sulfures d'éthyle dichlorés)

Dr P. Harvier.

Notre collègue M. Halbron nous rapportait, dans l'avant-dernière séance, une série de cas de brûlures occasionnées par ces produits agressifs allemands actuellement largement employés : les sulfures d'éthyle dichlorés.

J'ai observé le mois dernier, dans la zone des Etapes, un grand nombre de malades victimes de ces gaz, qui présentaient un syndrome d'irritation des muqueuses tout à fait particulier, rappelant un peu le syndrome de la période d'invasion de la rougeole : conjonctivite et larmoiement ; rhinite et jetage séreux ou séro-purulent ; laryngite et quelquefois bronchite.

Dans quelques cas plus intenses existaient encore du chémosis et des brûlures de la conjonctivite. Certains malades étaient atteints aussi de lésions cutanées, érythèmes ou brûlures des membres, des parties génitales ou des fesses, comparables aux cas rapportés par M. Halbron.

D'une façon générale, nous avions l'impression que les malades présentant ces symptômes d'irritation ou de vésication des muqueuses et de la peau étaient légèrement atteints, et cependant j'ai eu à pratiquer l'autopsie de l'un d'entre eux, qui mourut très rapidement, à ce point que les médecins qui l'avaient examiné avaient expliqué cette mort rapide par une crise d'œdème aigu du poumon ou par une embolie pulmonaire.

Voici tout d'abord mes constatations nécropsiques, je rapporterai ensuite les constatations cliniques qui ont été faites :

A l'ouverture du thorax, je ne constatai aucun signe d'œdème pulmonaire, les poumons étaient normaux. Toutes les lésions siégaient au niveau du pharynx, du larynx et de la trachée *qui étaient littéralement baignés de pus.* L'épiglotte apparaissait ecchymotique et légèrement tuméfiée ; les deux replis ary-épiglottiques formaient deux bourrelets rougeâtres, œdématiés, diminuant fortement le calibre de la région sus-glottique. Sur la pièce que je vous présente, dans laquelle le conduit laryngo-trachéal et le conduit œsophagien ont été ouverts dans le sens de leur longueur, on peut encore constater l'état des cordes vocales, érodées et parsemées de points hémorragiques et l'enduit purulent qui tapissait le ventricule de Morgagni, la portion sous-glottique du larynx et toute la trachée, jusqu'à l'origine des bronches ;

On constatait aussi une érosion de l'espace interaryténoïdien postérieur et une brûlure superficielle des gouttières pharyngo-laryngées. J'ajoute qu'il n'existait aucune lésion pulmonaire ; ni embolie ni foyer de broncho-pneumonie. A la coupe du poumon une faible quantité de muco-pus sortait par pression des bronches. Pas de lésions cardiaques, en dehors de caillots agoniques encombrant les cavités droites et gauches du cœur. Pas d'autres lésions viscérales. Le diagnostic anatomique était le suivant : œdème infectieux purulent du larynx.

Voyons les symptômes présentés par le malade :

Sa fiche d'évacuation portait les indications : conjonctivite, laryngite, vomissements.

Sur sa feuille d'observation étaient notés les symptômes suivants :

« A l'entrée, œdème des paupières, chémosis, ulcérations des cornées, laryngite, brûlures superficielles du front, du cuir chevelu, du dos et des bourses. Pendant son séjour à l'hôpital, du 22 au 25 octobre, le malade n'a pas eu de vomissement, mais *il crachait abondamment.* L'auscultation décelait des râles de bronchite disséminés. Le 25, à 6 heures ½ du soir, le médecin constate de la tachycardie avec gêne de la respiration qu'il attribue aux mucosités encombrant les bronches et les voies respiratoires. Le malade meurt à 7 heures du soir, sans que son voisin de lit s'en aperçoive. »

Il est difficile de retrouver dans ce tableau les symptômes classiques de l'œdème du larynx. Les médecins qui ont examiné le malade m'ont affirmé qu'ils n'avaient constaté ni tirage sus et sous sternal, ni cyanose. Ils n'ont pas prêté une attention spéciale à l'expectoration purulente et abondante, ni à la dysphagie accusée par le malade et que les infirmières avaient remarquée. La température oscillait entre 38° et 39° pendant les trois jours d'hospitalisation.

En somme la mort a été causée chez cet homme par des brûlures du carrefour pharyngo-laryngé compliquées par une infection secondaire de suppuration et d'œdème du larynx.

Je ne crois pas que les observations de ce genre soient nombreuses. Toutefois mon ami M. Hautefort m'a dit tenir de M. le médecin principal Reboul-Lachau, directeur du Service de Santé des Etapes, que plusieurs cas comparables au mien avaient été observées dans les formations plus proches du front.

Ils me paraissent intéressants à connaître, parce qu'ils appellent l'attention, dans les accidents dus à l'emploi de ces gaz, sur les lésions laryngées, moins apparentes, que les lésions oculaires, mais qui cependant peuvent être l'origine de complications mortelles, qu'il serait peut-être possible de prévenir et de dépister par un examen laryngoscopique. J'ai adressé, dans ce sens, un rapport à M. le médecin inspecteur Lafage, qui a bien voulu en sanctionner les conclusions en adressant aux médecins des formations de mon secteur des instructions spéciales pour la surveillance de ces malades.

Le **Dr Daulnoy** a vu la laryngite et la dysphagie dans un cas semblable.

Le **Dr Lafite-Dupont** ne croit pas que cet homme soit mort d'un œdème du larynx, mais d'une infection laryngée. Il y a des cas de collapsus cardiaque réflexe à point de départ laryngé, cela se voit chez les laryngotomisés qui suppurent il y a alors mort subite par action sur le pneumogastrique.

Dr Harvier. — J'admets fort bien qu'on puisse discuter le mécanisme de la mort. Il est certain que mon malade n'a pas présenté les symptômes d'asphyxie habituels de l'œdème du larynx et il est possible qu'il ait succombé soit à des accidents de collapsus cardiaque comme le veut M. Lafite-Dupont, soit encore à des accidents réflexes d'origine laryngée.

Mais ce qu'à mon sens on ne peut discuter, c'est la lésion anatomique. J'ai pris le soin de spécifier qu'il s'agissait d'une forme spéciale d'œdème du larynx. J'ai dit « *œdème infectieux purulent* », je maintiens ces deux qualificatifs. Cette forme est évidemment rare, mais elle est décrite dans les traités classiques à côté de l'œdème séreux qui est le type habituel.

Dr Vacher. — La mort n'est pas venue par œdème car il y aurait eu asphyxie, elle est le fait de l'infection et du collapsus cardiaque. On eut pu prévenir les accidents par des instillations laryngées d'huile goménolée. Il y aurait donc lieu, comme le demande M. Harvier, que des laryngologistes examinent systématiquement les soldats intoxiqués par les gaz.

Dr Lafite-Dupont. — Non seulement il y aurait lieu d'examiner ces malades de façon systématique, mais encore il faudrait les mettre dans des salles de pulvérisation appropriées, recourir aux applications de compresses chaudes ou froides, et suivant indication aux incisions.

Dr Halbron. — Il ne faut pas confondre cet œdème purulent avec les accidents asphyxiques observés chez les malades intoxiqués par les gaz chlorés.

Dr Harvier. — Dans le cas actuel, il ne fut pas répandu de gaz chlorés mais des gaz à la moutarde.

QUESTION A L'ORDRE DU JOUR

Considération sur la conduite à tenir vis-à-vis des blessés nerveux périphériques de guerre

Par le **Dr Paul Descouts**, rapporteur.

Les lésions nerveuses d'origine traumatique et plus particulièrement les lésions des nerfs périphériques étaient, avant la guerre, une des branches de la neurologie qui était peut-être la plus obscure à cause de leur rareté relative. C'est ainsi que dans les expertises d'accidents du travail, d'une façon générale, la lésion nerveuse accompagnant le traumatisme osseux ou articulaire passait, pour l'évaluation d'incapacité, souvent au second plan et parfois même il n'en était pas tenu compte suffisamment.

Or, il est arrivé que les blessures des nerfs ont été dans cette guerre une surprise tant par leur nombre inattendu que par les formes diverses sous lesquelles elles se sont présentées.

Il en est résulté un certain désarroi au début, causé

autant par l'insuffisance de nos moyens cliniques et thérapeutiques que par l'insuffisance du nombre des médecins spécialistes compétents. Enfin nous étions très mal armés pour prendre vis-à-vis de ces blessés des décisions administratives logiques.

Cet état de faits constitue la raison pour laquelle les blessés nerveux n'ont peut-être pas bénéficié comme les autres des efforts qu'ont faits pour eux les médecins.

Actuellement, il n'en est plus heureusement de même : les nombreuses observations qu'on a pu collationner ont éclairé suffisamment la question et permettent aux neurologistes d'adopter une ligne de conduite plus rationnelle tant pour le diagnostic, le pronostic et le traitement des lésions nerveuses que pour le classement militaire et l'évaluation d'incapacité à donner à ces blessés.

Examinons donc quels sont actuellement les rouages défectueux du fonctionnement ; ils sont de deux sortes : les uns médicaux, les autres administratifs.

Au point de vue médical, il y a pénurie de spécialistes. Force a été, devant le nombre sans cesse grandissant des blessés nerveux, d'éduquer des médecins dans la spécialité. On a ainsi formé un cadre d'électrothérapeutes qui, malgré leur éducation rapide, ont pu néanmoins rendre d'inappréciables services. Mais ils sont encore trop peu nombreux puisque dans certains centres de physio il arrive qu'il n'y a qu'un seul spécialiste pour une formation de 400 ou 500 lits ! Comment espérer dans ces conditions que les blessés nerveux soient étudiés et suivis cliniquement d'une façon satisfaisante ? C'est matériellement impossible.

D'autre part, le néo-électrothérapeute est obligé dans ces conditions de s'en rapporter souvent uniquement à l'étude des réactions électriques pour établir son diagnostic et instituer son traitement. C'est même sur l'électrodiagnostic et sur lui seulement que se basera le plus souvent le spécialiste pour étudier la marche de la lésion. Or c'est là un moyen insuffisant et souvent une cause d'erreurs manifeste puisque le retour vers la normale des réactions électriques est généralement le signe clinique qui apparaît le dernier, souvent longtemps après le retour de l'ébauche des mouvements volontaires et de la sensibilité.

Qu'en résulte-t-il ? C'est que le clinicien conclut sur ces données à la non-amélioration de la lésion et pense dès lors à prendre déjà une décision de réforme. Il y pense d'autant plus qu'il y est nécessairement entraîné par l'obligation où il est de ne pas garder plus de 3 ou 6 mois un blessé dans un hôpital. Au besoin, s'il l'oubliait, des inspections fréquentes sont faites pour le lui rappeler. Or c'est là un état de chose déplorable, car l'expérience nous a appris qu'en moyenne il fallait de 12 à 18 mois, non pas pour guérir un nerf paralysé, mais pour le mettre en état de s'améliorer spontanément. Comment admettre alors que des circulaires obligent un médecin à se séparer des blessés nerveux au bout de 3 ou 6 mois de traitement ?

Esclaves de cette circulaire, les chefs de centre de physio doivent évacuer leurs blessés dans les délais réglementaires. Et alors, on a imaginé, à cet effet, plusieurs solutions : d'abord les congés de convalescence de 2 ou 3 mois, puis les congés de travail, enfin les réformes temporaires.

Or il est reconnu que les nerveux ne bénéficient presque jamais de ces convalescences ou ces congés de travail (*pourquoi de travail ?*) donnés si précocement. Et quand, à l'expiration de leur congé, ces blessés nerveux retournent à leur dépôt, toujours dans le même état si ce n'est aggravé, le médecin de leur corps les propose presque toujours immédiatement pour la réforme temporaire. Au bout d'un an ils sont présentés de nouveau devant les Commissions et celles-ci décident, la plupart du temps, le maintien temporaire ou définitif de la réforme selon le degré d'aggravation. Pourquoi alors, dans ces conditions, user de la réforme temporaire et ne pas mettre immédiatement ces blessés en réforme n° 1 définitive, 3 ou 6 mois après leur traitement dans le centre de physio ? Cela éviterait des visites inutiles, des rapports et des pertes de temps, tant pour les blessés que pour les médecins chargés de les examiner !

Ainsi donc on consolide souvent actuellement en 3 ou 6 mois un blessé nerveux quand il faut en moyenne de 12 à 18 mois, en prenant comme base d'appréciation de l'état du nerf et des muscles paralysés l'électrodiagnostic qui est souvent une cause d'erreurs ou tout au moins un procédé incomplet. Il arrive même que le blessé est réformé sans avoir été soumis à une intervention chirurgicale sur le nerf quelquefois si nécessaire et sans avoir été appareillé, ce qui est, on peut le dire, presque toujours indispensable dans les paralysies du radial et du S. P. E., pour aider à la récupération fonctionnelle.

Je ne crois pas en toute conscience qu'en agissant ainsi, nous respections comme il convient les intérêts de ces blessés et ceux de l'Etat.

***

Quelles sont donc les modifications qu'on pourrait apporter à cette pratique pour que l'étude clinique et le traitement des blessés de nerfs soient faits d'une façon plus satisfaisante ? Il importe tout d'abord que la technique soit moins laissée au hasard et que les médecins non spécialisés soient eux-mêmes éclairés d'une manière précise sur les destinations hospitalières qu'ils ont à donner aux blessés nerveux qu'ils ont dans leur service.

On peut diviser en deux parties distinctes l'histoire du blessé nerveux à partir du moment où, cicatrisé de sa plaie, il est envoyé au spécialiste pour l'examen de sa paralysie. Dans la première période, il sera étudié cliniquement, opéré et appareillé, s'il y a lieu, dans un service spécial ; cette période ne doit pas excéder 2 mois. Dans la deuxième période, une fois placé dans la meilleure situation pour s'améliorer, il sera mis en traitement physiothérapique, et cette période n'est pas limitée. — En somme, le premier stade est la préparation du deuxième, au bout duquel la situation militaire du blessé doit être définitivement fixée : il sera alors réformé temporairement ou non, ou bien classé-service auxiliaire ou bien repris service armé. Il ne sera plus sujet comme actuellement à des évacuations successives dans divers hôpitaux ou à des séjours prolongés, sans être traité, dans le dépôt de son corps qui sont des plus préjudiciables à l'évolution favorable de sa lésion.

De cette façon, le traitement des nerveux bénéficiera d'une régularité de dispositions et d'un gain de temps qui doivent augmenter, j'en suis persuadé, les chances de succès thérapeutique.

Voici donc quelle devrait être, à mon avis, la ligne de conduite à tenir :

Création d'un service spécial d'observation neurologique. A la tête du service, un neurologiste spécialiste qui aurait à sa disposition une trentaine de lits d'hospitalisation, deux postes de traitement électrique et un masseur.

Création des équipes neuro-chirurgicales composées d'un neurologiste et du chirurgien du secteur avec lequel celui-ci doit collaborer intimement.

Dans son service, le neurologiste reçoit immédiatement le blessé nerveux à sa sortie des salles de chirurgie, une fois qu'il est cicatrisé de ses plaies ou consolidé de sa fracture.

Par un examen électrique et neurologique suivi qui le renseignera sur la nature de la paralysie et sur l'état du nerf (syndrome d'interruption complète ou partielle, syndrome de compression, syndrome d'irritation névritique), le neurologiste, suivant les cas, ou bien décidera, d'accord avec le chirurgien, une intervention chirurgicale, ou bien, dans les cas douteux, mettra le blessé en traitement d'observation pendant deux mois dans son service, ou bien, dans les cas plus favorables, évacuera le blessé sur un centre de physiothérapie.

Si une intervention a été jugée nécessaire, le nerveux passe dans le service du chirurgien et une fois cicatrisé de l'opération sur le nerf il est évacué alors sur un centre de physio après avoir été muni, si cela est nécessaire, d'un appareil de prothèse approprié.

Mais il ne devra plus être question alors de l'évacuer au bout de 3 mois. Il restera au contraire dans cette formation le temps indispensable à la régénération du nerf. Outre la disparition des douleurs et la régression progressive de l'anesthésie, de l'hypotonie musculaire, de l'amyotrophie, le signe du fourmillement provoqué du nerf renseignera sur l'amélioration de la lésion et seulement quand la limite inférieure de celui-ci sera à l'extrémité du membre (ce qui correspond généralement avec l'apparition de l'ébauche des mouvements volontaires) le billet de sortie pourra être signé et le blessé pourra être proposé pour la réforme temporaire. Dans ces conditions, le coup de fouet ayant été donné, il continuera certainement à s'améliorer spontanément dans ses foyers.

Mais, comme il est difficile de laisser de 12 à 18 mois un malade ou un blessé dans un hôpital sans lui donner de congé quand il est en état de pouvoir sortir, le médecin-chef d'une telle formation pourrait proposer en sa faveur, tous les 4 mois, des permissions de détente de 7 jours avec retour à la formation à l'expiration du congé, tout comme on le fait pour les soldats valides à l'intérieur.

Enfin il serait nécessaire que cet hôpital fût installé à la campagne ou dans les environs immédiats, de façon à faire vaquer aux travaux des champs ces blessés nerveux sans qu'il soit pour cela nécessaire d'être agriculteur. Outre les excellents résultats que donnent cette pratique, il ne faut pas oublier que la vie saine au grand air est un excellent appoint pour la guérison des blessés de cette catégorie chez lesquels on observe si souvent une grosse dépression morale et psychique. Ce déséquilibre, en diminuant souvent leur résistance, affaiblit leur volonté qui est cependant souvent l'auxiliaire indispensable du médecin pour obtenir de bons résultats.

***

Conclusions

Les dispositions militaires édictées par les circulaires d'une part et d'autre part la ligne de conduite médicale tenue à l'égard des blessés nerveux périphériques de guerre ne semblent pas, d'une façon générale, donner le maximum de résultats satisfaisants. Aussi était-il nécessaire, dans l'intérêt des blessés et de l'Etat, de modifier tant au point de vue médical qu'administratif les dispositions actuelles ; et, parmi beaucoup d'autres, voici celles qui m'ont paru le plus rationnelles et le plus urgentes :

1° Suppression des règlements limitant la durée de séjour des blessés nerveux dans les hôpitaux ;

2° Création des services d'observation neurologique et des équipes neuro-chirurgicales ;

3° Aucun blessé ne doit être envoyé dans un centre de physiothérapie avant d'avoir été examiné et mis en observation, s'il y a lieu, dans le service spécial d'observation neurologique annexé au service du chirurgien de secteur où les blessés seront opérés et munis d'appareils de prothèse s'il y a lieu ;

4° Les blessés resteront dans les centres de physio le temps nécessaire, quelle qu'en soit la durée, à la régénération du nerf et à l'apparition des mouvements volontaires et seront proposés à ce moment *mais à ce moment seulement* pour la réforme temporaire à moins que pendant ce long séjour il n'y ait eu aucun signe de régénération ; alors on pourra les proposer directement pour l'élimination définitive de l'armée avec ou sans pension ou gratification ;

5° Etant donnée la longueur du traitement, des permissions de détente de 7 jours pourront être accordées tous les 4 mois à ces blessés avec retour à leur hôpital à l'expiration de leur congé.

Le **Dr Mathieu** est, d'une manière générale, de l'avis du Dr Descouts. Il y a une grosse lacune concernant les blessés des nerfs dans l'organisation actuelle du service de santé.

Le **Dr Jean Ferrand** arrive d'un centre de neurologie et il partage la même opinion. Il y a nécessité à la collaboration absolue du chirurgien et du neurologiste. On a jamais pu envoyer en équipe agricole que des blessés des nerfs guéris et qui auraient pu rentrer au dépôt.

Dr Vacher. — Au lieu de réformer temporairement ces blessés, le plus simple serait de les mettre en congé limité avec obligation de revenir se présenter au Centre à une époque déterminée. Les blessés seraient ainsi revus.

A la suite de cette discussion à laquelle prend part M. Zimmern, le groupement adopte à l'unanimité l'ordre du jour suivant :

« *Qu'il soit créé dans la Ve région un centre médico-chirurgical où seront traités les blessés des nerfs dans les meilleures conditions possibles.* »

GROUPEMENT MÉDICO-CHIRURGICAL

DE LA 5e RÉGION

BIBLIOTHÈQUE NATIONALE IMPRIMÉS R.F.

Séance du 14 Décembre 1917

PRÉSIDENCE D'HONNEUR
DE M. LE MÉDECIN-INSPECTEUR LAFAGE

PRÉSIDENCE DU Dr VACHER

Présentation de malades

Un cas de pigmentation exceptionnelle

Dr Jean Ferrand.

M. Ferrand présente un soldat jeune, évacué des armées pour albuminurie, qui porte au niveau du dos une pigmentation régulière et symétrique, trace d'une insolation ancienne remontant à 8 mois. Ses bretelles caoutchoutées l'ont protégé le long de la colonne vertébrale.

La persistance de cette pigmentation est curieuse. D'autre part cet homme a des signes légers de bacillose du sommet droit et la pigmentation peut s'expliquer par cette étiologie. De plus l'examen du malade révèle un certain nombre de signes d'insuffisance surrénale, en particulier la ligne blanche chez lui très nette, l'hypotension et l'asthénie.

On peut donc synthétiser tous ces phénomènes et les ranger sous l'étiquette d'une cause bacillaire unique ayant produit la lésion rénale, pulmonaire, cutanée et une insuffisance, sinon une lésion surrénale même.

Dr Laubry.

Je trouve qu'il est bien difficile de poser le diagnostic de lésion organique addisonienne d'après les signes que présente ce malade. Notamment, il n'y a pas d'hypotension suffisante. On peut penser à l'insuffisance surrénale sans en faire le diagnostic ferme.

Dr Ferrand. — La pigmentation date de huit mois et sa persistance est un indice en faveur du diagnostic.

Le **Dr Laubry** n'admet pas que la durée de la pigmentation soit suffisante pour conclure.

A propos d'un cas d' « épistaxis colique »

Dr René Gaultier.

Le malade que je présente aujourd'hui et dont je rapporte l'observation se recommande à votre attention, à la fois par quelques côtés cliniques intéressants, soit *d'ordre thérapeutique*, à savoir le traitement chirurgical de la constipation chronique au cours des colites chroniques avec périolite membraneuse, soit *d'ordre pathogénique*, à savoir l'origine neuropathique de certaines entérorrhagies ; et aussi parce que à mon avis, il illustre d'une façon des plus nettes le très remarquable rapport de nos camarades Laubry et Marre sur les syndromes entéritiques envisagés au point de vue de l'aptitude militaire, et rentre ainsi dans le cadre de notre *société d'ordre médico-militaire*.

Observation

L..., employé de commerce, 31 ans, taille 1 m. 72. Rien à relever dans ses antécédents héréditaires et personnels. A fait régulièrement ses deux années de service militaire de 1907 à

1909. Toutefois, pesait avant la guerre 92 kilogs et, signe d'embonpoint manifeste, avait le ventre proéminent.

Vers le mois de mars ou avril 1916, dans les tranchée d'Argonne, est pris d'une violente diarrhée : 7 à 10 selles par jour, d'abord liquides, jaunes, vertes, mousseuses avec coliques généralisées. Inappétence marquée, vomissements. A cette même époque il aurait expulsé dans ses matières un peu de glaire et de sang.

Cette crise aiguë, qui nécessite son évacution à B... le 4 juin 1916, dure en s'atténuant peu à peu jusqu'au 20 juillet où il part en convalescence de quinze jours. Il aurait maigri à ce moment de 25 kilogs.

Telle me semble être la première phase d'une colite aiguë, dont je ne puis faire le diagnostic rétrospectif que par des anamnèses, mais dont nous allons voir par l'évolution se justifier la réalité.

Après une courte convalescence, notre homme retourne au front et reprend la nourriture commune, il perd son gain de la période de traitement et de convalescence, et présente alors des alternatives de constipation et de diarrhée, de coliques mal définies que le souvenir ne localise pas d'une façon parfaite. Il présente des épreintes et du ténesme. Mais pendant cette période il n'a pas de vomissements. Il se présente fréquemment à la visite et est évacué sur A..., le 28 septembre 1916. Il obtient alors une convalescence avec prolongation.

Cette deuxième phase me fait assister à l'installation de la colite chronique, et peut-être déjà en tenant compte des épreintes, à la fragmentation d'une colite au début plus diffuse, à une sigmoïdite.

Au cours de sa convalescence, le 24 mars 1917, il se sent plus mal, ne peut plus s'alimenter, ressent de fortes douleurs abdominales, présente des alternatives de diarrhée et de constipation, des peaux dans les selles. A ce moment l'observation signale un colon descendant rétracté, dur, douloureux, mobile transversalement entre ses insertions, et un estomac plus ou moins dilaté et apparent suivant le moment de la phase digestive, gonflement et douleur aussitôt après avoir mangé ; puis plus ou moins tardivement disparition du gonflement gastrique et sensation de bien-être. L'examen radiologique montre des phases digestives normales comme durée ; il montre, corrélativement à l'examen clinique, que l'estomac n'est pas descendu au-dessous de sa limite habituelle d'une statique normale du gros intestin.

A noter qu'à cette époque, dans le traitement, on lui a fait au début des applications de glace sur l'abdomen. Il était alors dans un service de chirurgie de M..., d'où le 4 février 1917 il fut évacué dans un service de médecine de la même ville. On constate à son entrée le même ballonnement du ventre, de la douleur à la pression dans la fosse iliaque gauche dans laquelle on sent l'S iliaque distendu et dur ; de la constipation avec selles glaireuses ; de l'inappétence et un amaigrissement prononcé. Le malade est légèrement amélioré avec 2 mois de convalescence le 16 mai 1917.

Cette troisième phase semble coïncider pour nous avec une nouvelle poussée de *sigmoïdite aiguë* et peut-être de *périsigmoïdite plastique* qu'en chirurgie on a cru devoir combattre par l'application de glace sur l'abdomen.

Mais la *sigmoïdite* et la *périsigmoïdite* tendent dès lors vers la chronocité, et rentré à son dépôt où il ne reste que quelques jours, il est de nouveau hospitalisé à O...

C'est alors le tableau de la sigmoïdite chronique et d'une séquelle de périsigmoïdite chronique :

Alternatives de constipation et de diarrhée, météorisme abdominal , digestions pénibles augmentant le météorisme d'une façon exagérée, douleurs dans la fosse iliaque gauche après les repas durant plusieurs heures ; constatation d'un boudin iliaque résistant douloureux à la pression. Pas de kystes ni d'amibes dans les fèces qui sont de coloration normale, mais de forme voillée et recouvertes de mucus ou de glaires. La fiche radiologique émanée du service du docteur Zimman porte, à l'époque, estomac normal ; le seul fait anormal constaté est le retard de la digestion intestinale.

L'état général est passable. A sa visite mensuelle, le médecin de secteur le considère comme guéri et d'un mot le désigne apte à retourner aux armées. C'est à la suite de cette visite, notons-le bien en passant, que le malade est pris, le 27 septembre, d'une *grosse hémorragie intestinale*, sans cause apparente, un litre de sang rouge très liquide. Depuis l'hémorragie ne s'est plus reproduite. C'est alors qu'il est évacué sur notre service le 11 octobre.

Nous constatons à notre tour avec le météorisme abdominal déjà relaté, la tuméfaction iliaque douloureuse. Le malade présente une constipation opiniâtre et les fèces représentées par des billes, dures, recouvertes de mucosités ne peuvent être rendues qu'à la suite de lavements. L'épreuve de la durée de la traversée digestive au carmin montre celle-ci considérablement augmentée. Les différents aliments y semblent microscopiquement bien digérés ; on y constate de nombreux cristaux de phosphates ammoniaco-magnésiens et une flore bactérienne des plus riches en variété et des plus abondantes, indices de putréfaction ; mais surtout on y décèle du mucus peu riche en globules blancs et en cellules desquamées, indice d'un processus d'irritation chronique. Aucune trace d'amibes ou de kystes amibiens.

L'examen rectoscopique montre une muqueuse rectale saine, mais à 28 centimètres de l'anus, le rectoscope bute contre une partie rétrécie en bourse où la muqueuse apparaît rouge violacée. L'examen radioscopique après lavement bismuthé montre que celui-ci pénètre dans l'ampoule rectale qui se remplit, puis on le voit apparaître dans le côlon descendant, remplir le côlon transverse et ascendant, mais il reste entre le côlon pelvien et le descendant une zone que le bismuth ne remplit pas. Cette même image se retrouve à la radiographie. (*Examen radiologique du Dr Perol.*)

DIAGNOSTIC. — En suivant les différentes phases de l'affection qui nous occupe et avec les différents éléments que l'observation nous a permis de rassembler, on arrive au diagnostic de colite chronique à prédominence sigmoïde présentant évidemment du spasme, mais par périsignoïdite plastique déterminant vraisemblablement un obstacle mécanique à la libre évacuation des matières.

L'état de santé du malade, son amaigrissement (*perte de poids de 25 kilos*), sa difficulté à s'alimenter me semble justifier une intervention chirurgicale qui d'abord exploratrice pourrait devenir évacuatrice si l'obstacle constaté à l'issue des matières est bien, comme nous le pensons, dû à une bride péritonéale. Nous avions écarté par exclusion le diagnostic de néoplasme cause d'erreur fréquente avec les sigmoïdites chroniques.

Traitement. — Passé le 7 novembre dans le service du Dr Bonneau, cet homme subit la laparatomie pour sténose incomplète de l'S iliaque. Une incision médiane permet de constater que le rectum est sain et qu'il y a sur le colon iliaque une bride blanche qui, au moment où on l'explore laisse s'échapper un nodule ressemblant à un haricot blanc et qui n'est qu'une frange épiploïque ayant rompu son pédicule et jouant le rôle d'un corps étranger. L'adhérence qui *coude* l'intestin est assez résistante pour ne pouvoir être libérée que par la section au ciseau. Poursuivie vers le haut elle se continue insensiblement avec le feuillet gauche du misocolon descendant. La palpation attentive du gros intestin ne révèle aucune dureté, mais simplement un épaississement mou et s'atténuant en pente douce à partir de la région qui correspond à la bride sectionnée. Tout le gros intestin est examiné en le déroulant depuis le cœcum ; l'appendicectomie régulière est pratiquée. Les suites opératoires furent excellentes ; 8 jours après l'intervention le malade, avec quelques légères coliques, rendait des matières moulées, encore légèrement recouvertes de mucus. La stase fécale était vaincue, et depuis lors l'état général du malade va chaque jour s'améliorant.

Discussion. — Avant de passer à la discussion de son aptitude militaire, dans l'histoire de ce malade deux points cliniques intéressants sont à relever :

1° D'une part la formation de cette stase intestinale chronique par l'évolution d'une colite à tendance à localisation segmentaire sur l'anse sigmoïde s'accompagnant de péritonite plastique, de ces brides dont Aburnoth Lane, le chirurgien anglais, a bien montré toute l'importante et qui font que certaines constipations relèvent de l'acte chirurgical comme l'a bien montré en France particulièrement M. Pauchet (d'Amiens), lequel un des premiers s'est attaché à cette chirurgie spéciale.

Je ne puis entrer ici dans l'histoire et le traitement de cette stase intestinale chronique ainsi déterminée. Qu'il me soit simplement permis de dire ici que d'après les constatations de Pauchet auxquelles de par nos propres observations je souscris volontiers, le côlon iliaque peut se trouver modifié de trois façons :

A. — Tantôt l'intestin se trouve complètement redressé et forme un canal peu extensible entre le colon descendant et le rectum.

B. — Tantôt le colon prend la forme d'un M par suite de la rétraction irrégulière de son méso ; il présente ainsi trois petits coudes qui gênent la circulation des matières.

C. — Tantôt les deux extrémités du colon sigmoïde se rapprochent l'une de l'autre pour représenter un anneau presque complet et former deux coudures, l'une à l'union du côlon descendant et du côlon iliaque, l'autre à l'union du côlon iliaque et du côlon pelvien. De cette disposition anatomique résulte des troubles digestifs d'ordre mécanique dont notre malade nous a présenté un exemple typique, et des troubles trophiques et toxiques qui chez lui se sont traduits par un amaigrissement considérable, de l'atrophie musculaire, une tendance à la stase abdominale, de l'excitation alternant avec de la dépression mentale, réalisant cet état que définit Pauchet : « Les *coudés* chroniques sont pendant le jour inertes, apathiques, deviennent énervés la nuit, leur sommeil est troublé par des cauchemars ; les névralgies sont fréquentes ». Quant au traitement, si le traitement médical et physiothérapique tentés à l'aide de la gymnastique abdominale (rééducation des muscles de la paroi) la respiration abdominale (rééducation du diaphràgme) l'auto-massage de l'intestin, combinés à l'absorption de substances inertes, pain complet, fucus et paraffine liquide, ne suffisent pas, il faut recourir au traitement chirurgical soit comme dans notre cas en sectionnant la ou les brides ligamenteuses, soit en pratiquant les diverses éntéro-anastomoses dont il appartient aux chirurgiens de discuter l'opportunité ;

2° Le deuxième point clinique intéressant c'est l'apparition de cette hémorragie brusque, soudaine, abondante, sans lendemain, et cela à la suite d'une décision qui affectait le moral de notre homme qui, intelligent, avec ce tempérament nerveux des *coudés coliques*, comprit qu'en le renvoyant aux armées malgré l'état de souffrance qu'il accusait, on pouvait suspecter sa bonne foi.

Quel était donc la nature de cette hémorragie ?

Etant donné que nous avions de par la clinique rejeté l'idée d'une lésion organique de l'S iliaque avec laquelle la colite sigmoïde donne si souvent le change comme l'établissent la *Revue Générale* de Patel ou celle de Cade au congrès de médecine 1913, il nous restait à la rattacher à une des trois variétés de colites hémorragiques communément observées.

Par élimination nous pouvions rejeter l'hypothèse d'une hémorragie survenant au cours d'une colite dysentériforme aiguë dont il ne présentait plus aucun symptome.

S'agissait-il d'une hémorragie au cours d'une colite dysentériforme chronique ou ulcéreuse ? L'examen clinique complété par l'examen rectoscopique en faisait rejeter l'hypothèse. En effet l'hémorragie était unique, et au cours d'ulcération elle eut dû se répéter sinon aussi abondante au moins sous forme de traînées sanguinolentes reconnaissables microscopiquement ou de traces sanguines que les constatations microscopiques ou chimiques ultérieures n'ont jamais permis de mettre en évidence. Si bien que, par exclusion, nous arrivions au diagnostic de ces épistaxis coliques isolées se montrant au cours de la colite muco-membraneuse chronique et dont l'origine nerveuse a été relatée depuis longtemps par Latour (d'Orléans), Gendrin, Parot, Vulpian, Lancereaux, et dont Mathieu (1) nous rapporte quelques observations de plus typiques. Il nous cite entre autres

(1) Mathieu, *Archives de la digestion*. 1907.

l'histoire d'une dame, qui, s'étant écartée le long d'une haie pour y satisfaire à des besoins naturels, fut tellement impressionnée par le coup de feu d'un chasseur qui se trouvait de l'autre côté de ce buisson et ne l'ayant point aperçu, rentrée chez elle eut une entérorrhagie subite, abondante et isolée. Il cite encore le fait de semblables épistaxis-colique d'origine névropathique au cours d'un surmenage physique considérable s'accompagnant de phénomènes émotifs ; au cours de règles contrariées. Latour les signale chez une femme affligée d'un mari libertin, à l'occasion des incartades de ce dernier, dont elle ressentait des plus vivement l'injure. Lancereaux (1) les signale chez une jeune fille apprenant brutalement la mort de sa mère. Bref les exemples en sont sinon nombreux, du moins, par des auteurs dignes de foi, dûment constatés.

Leur explication *pathogénique* peut du reste facilement être interprétée, si l'on considère l'appareil nerveux de l'intestin composé de neurônes situés dans les parois mêmes de cet organe et qui président à la circulation comme aux mouvements et aux sécrétions entériques, neurônes périphériques en relation avec des centres sympathiques et névraxiaux auxquels ils envoient des impressions sensitives et desquels ils reçoivent aussi des incitations excitatrices ou inhibitrices.

Rappelons-nous que l'excitation des nerfs splanchniques et mesentériques provoque l'ischémie intestinale. L'excitation du bout central du nerf dépresseur de Cyon donne lieu à une dilatation active temporaire des vaisseaux de l'intestin. La destruction des ganglions du plexus solaire et la section des nerfs mésentériques ont pour effet une vasodilatation passive de l'intestin avec transsudation séreuse et sécrétion paralytique. Ces entérorrhagies nerveuses sont à rapprocher de ces diarrhées nerveuses bien connues chez des personnes qui y sont

(1) Lancereaux, *Bulletin de l'Académie de médecine*, 1901.

prédisposées par une excitabilité excessive du système nerveux sympathique, de ceux que l'on a appelé des herpétiques ou des neuroarthritiques.

Leur *diagnostic* n'est point toujours facile, les circonstances dans lesquelles elles se produisent, parfois les prodômes congestifs qui les précèdent, l'absence d'altération intestinale appréciable, leur évolution, la conservation d'un état de santé relativement satisfaisant sont autant de points qui mettent sur la voie du diagnostic. Leur *pronostic* n'est point grave. Le *traitement* doit avoir pour but en premier lieu de modérer la fluxion qui occasionne l'hémorragie, indication qui peut être remplie par la quinine, l'ergot de seigle, la glace, agent vasoconstricteur, les opiacées qui en immobilisant l'intestin favorisent la cessation de l'hémorragie. Dans l'intervalle l'hydrothérapie froide servira à modifier l'impressionnabilité excessive du système nerveux sympathique ;

3° Enfin pour terminer ce qui a trait à cette observation, nous arrivons à la question *d'aptitude militaire* chez notre homme. Il rentre, comme le prouve son histoire, dans cette catégorie d'entéritiques chroniques dont Laubry et Marre après Mathieu disent qu'ils sont déclarés guéris dix fois par an, c'est-à-dire qu'ils passent de formation sanitaire en formation sanitaire et dont il nous faut *adopter la situation militaire à leurs possibilités*. Ici, je crois que la décision s'impose. Mais combien ce cas, ainsi que je l'ai énoncé au début en disant qu'il illustrait d'une façon typique le rapport de Laubry et Marre ne justifie-t-il pas la nécessité de ces services spéciaux dont parlent ces auteurs qui éviteraient des mécomptes nombreux, fâcheux et coûteux.

Dr Marre. — C'est une observation intéressante puisqu'elle rapporte un cas bien étudié d'épistaxis colique. Je ne saurais conclure à l'origine nerveuse de cette hémorragie ; de ce que l'on n'a pas constaté de lésion à la rectoscopie, il ne s'ensuit pas qu'il n'en existait pas au-delà de la zone explorée par la rectoscopie. Une hémorragie peut être de cause inconnue sans être pour cela d'origine nerveuse. Les hémorragies de la pituitaire qui se produisent chez les hépatiques ne sont pas d'origine nerveuse.

Quant à la solution militaire, elle me paraît être la réforme, on ne peut demander aucun service à cet homme.

Dr Cathelin. — Les procédés d'exploration par vision directe de l'intestin sont encore peu développées eu égard aux progrès réalisés pour l'exploration des voies urinaires. Les urologues ont connu aussi les hématuries d'origine nerveuse mais les hématuries « essentielles » de Senator disparaissent de plus en plus. Je rappelle la constatation de petits polypes du verumontanum expliquant certaines hémorragies uréthrales et les hémorragies rénales dues à des phénomènes de papillite.

Dr Gaultier. — Les poussées fluxionnaires subites ne sont pas chose inconnue. Récemment, à cette Société, on a rapporté des exemples d'œdèmes pseudo-phlegmoneux. Des vaso-dilatations passagères et subites peuvent avoir pour résultat des hémorragies de l'intestin. Ces fluxions soudaines se produisent sous l'influence du système nerveux. Il n'est donc nullement inadmissible de penser que chez des déséquilibrés du système nerveux sympathique il puisse se produire des enterorrhagies. Ces dernières ont un diagnostic et un pronostic à part. Le pronostic est bénin. Le traitement doit être avant tout vaso-constrictif.

Présentation d'un cas de fistule cœco-appendiculaire.

Dr Ricardo Villa-Zevallos.

J'ai l'honneur de présenter à la Société un cas d'appendicectomie opérée par moi sur une malade entrée au service de chirurgie de l'hôpital civil.

Ce cas présente cette particularité : une fistule parfaitement formée et d'assez grandes dimensions existant entre l'appendice et le fond du cœcum. Voici la pièce appendiculaire.

OBSERVATION

L'histoire clinique de la malade est la suivante :

Il s'agit d'une jeune fille de 21 ans, célibataire. A 16 ans, première crise avec douleurs et vomissements, depuis, a eu quatre crises de plus en plus fortes surtout l'avant dernière en novembre 1916. La dernière crise eut lieu en juillet 1917.

Ces crises furent traitées par les moyens ordinaires : repos, opium, glace sur le ventre, etc.

Le 20 octobre, la malade entre à l'hôpital, elle est opérée le 26.

Après ouverture de la cavité péritoniale, on est obligé de donner la position renversée (Treudelenbeirg) et de pratiquer l'extériorisation du cæcum pour découvrir l'appendice qui est en position rétro-cæcale ascendante. Cet appendice adhère très intimement au cæcum par les deux tiers supérieurs de sa longueur, son tiers inférieur restant libre et flottant dépourvu de toute adhérence.

Je me mets en devoir de procéder à l'appendicectomie et, ce faisant, je constate que la plus grande partie de l'adhérence appendico-cæcale peut se décoller et devenir transparente, la partie de l'adhérence rapprochée de l'appendice reste épaissie, opaque et, dès maintenant, se pose l'hypothèse d'une communication entre les deux organes. Avant de sectionner cette communication, je place sur le cæcum un fil de soie en bourse qui entoure la portion à couper et je pose, par précaution, une pince en amont sur l'appendice.

Les parties voisines étant soigneusement garnies de compresses, je sectionne très doucement, aux ciseaux, la communication. Il apparaît de la muqueuse et un peu de matière fécale.

Dès que la section est terminée, l'aide serre le point en bourse et la perforation cæcale se trouve fermée. On s'assure que la fermeture est étanche.

La partie transparente de l'adhérence est alors facilement

coupée jusqu'à la base de l'appendice et celui-ci lié, sectionné est enfoui comme à l'habitude. Il n'y a pas eu de temps spécial pour la ligature de l'artère appendiculaire.

Un petit drain de sûreté est placé. Suture en étages. La malade sort guérie moins d'un mois après son opération.

Peut-être ces cas de fistules cœco-appendiculaires sont-ils assez familiers aux chirurgiens qui me font l'honneur de m'écouter ? Cependant, je ne connais aucun cas analogue à celui qui m'occupe.

J'ai eu l'occasion de voir deux cas de fistules vésico-appendiculaires, un autre entre la vésicule biliaire et l'appendice, un cas entre l'appendice et l'iléon dans lequel l'opérateur fait encore observer cette particularité que l'anastomose existait à la jonction du tiers moyen de l'appendice.

Henry Barnsby, dans une statistique de 132 cas, relate un cas d'appendicite aiguë opérée à froid. Il y avait une communication appendico-cœcale par l'extrémité de l'appendice, dans un autre cas, l'appendice doublement perforé communiquait avec le cœcum par le tiers moyen et la pointe.

Le cas que je présente me conduit à me demander si le mécanisme de la perforation qui n'est pas encore très bien connu. — Chez ma malade il paraît avoir été déterminé par un calcul.

Ce calcul aurait pu provoquer une ulcération qui en vertu de la position spéciale de l'appendice, en contact avec la paroi du cœcum, aurait fait communiquer l'appendice avec lui, après perforation de sa paroi. Cette idée nous est suggérée par la position particulière de la fistule.

Roux dit qu'il ne croit pas suffisante la seule action d'un corps étranger, il juge nécessaire l'intervention d'une autre cause, comme un traumatisme, occasionnant des troubles circulatoires au niveau du point où se trouve le corps étranger.

Ces processus ont bien pu se produire pendant les

crises que la malade a éprouvées antérieurement et qu'elle dit avoir été d'une grande violence, surtout les deux dernières.

Adieux du Président

MESSIEURS,

Dans quelques jours, atteint par la limite d'âge, je cesserai de faire partie de la grande famille militaire active. C'est aussi la dernière fois que je préside vos travaux.

Permettez-moi, avant de céder la place à notre très distingué et très sympathique confrère Laubry, de vous remercier encore de l'honneur que vous m'avez fait en m'appelant à présider votre Groupement médical de guerre.

Avec vous tous j'ai eu les rapports les plus cordiaux, la direction de nos séances était un véritable plaisir, et, jamais nos discussions n'ont dépassé les termes de la plus délicate courtoisie. J'aurais voulu résumer les communications les plus importantes, les rapports les plus étudiés, les présentations de malades les plus rares et les plus intéressants. Mais cette énumération aurait été trop longue, car il m'aurait fallu les citer presque tous. Ce que je puis dire cependant, c'est que nos réunions, marquées au cours du meilleur esprit scientifique, ont été de véritables régals pour tous ceux qui y ont pris part, et souvent nous avons été très nombreux.

Je souhaite que l'an prochain, sous la présidence du Dr Laubry, cette activité scientifique augmente encore, jusqu'au jour où la paix glorieuse viendra terminer nos intéressantes réunions. Alors, chacun regagnera son « home » avec la satisfaction d'avoir complètement rempli son devoir et donné à la patrie, et à ses fils éprouvés, le meilleur de son cœur et de son dévouement.

Pour moi, arrivé au terme d'une longue carrière médicale, je conserverai pieusement le souvenir ému des heures excellentes entre toutes que j'aurai passées au milieu de vous.

Election d'un Vice-Président et d'un Secrétaire général

Le Dr Halbron est élu vice-président. Le Dr R. Bonneau, secrétaire général.

Les **Drs Zimmern** et **Houdé** présentent quatre malades traités par la radiothérapie pour cicatrices adhérentes, causes de troubles fonctionnels.

Dans le premier cas il s'agit d'une cicatrice consécutive à un curettage de l'humérus, ayant amené une adhérence de la peau à la surface externe de l'os. Les douleurs provoquées par les mouvements de flexion du bras ont disparu, et le malade peut mettre son avant-bras dans l'extension complète alors qu'avant la radiothéraphie il ne disposait que d'un angle d'ouverture de 120°.

Un second cas concerne un blessé de l'avant-bras chez lequel on constatait une adhérence des fléchisseurs, si bien que la flexion était impossible. Après quelques séances de Rayons X le malade fléchit aisément et indépendamment l'annulaire et le petit doigt.

Un troisième blessé, porteur d'une cicatrice dans la région sous-claviculaire et d'une paralysie complète du membre supérieur, avec troubles vaso-moteurs intenses (cyanose), montre, après trois séances de radiothérapie, un retour de la mobilité volontaire dans les muscles de l'épaule et du bras ainsi qu'une diminution notable des troubles circulatoires. L'intérêt de la radiothérapie résulte de ce fait qu'une intervention chirurgicale libératrice sur le plexus brachial conduit le plus souvent à des difficultés opératoires insurmontables.

Un dernier blessé présentant en différents points de la paume des nodules fibreux aponévrotiques rétractiles, limitant les mouvements de flexion et d'extension. Actuellement le malade a récupéré la liberté de tous les mouvements des doigts.

Les Drs **Zimmern** et **Cottenot** présentent un malade atteint d'un volumineux épithélioma exubérant, à bords renflés en bourrelet, enchassé dans la région jugo maxillaire ayant envahi la région antérieure de l'oreille, et que le microscope a montré du type malpighien.

Bien que les tumeurs de ce type passent pour être de mauvais cas pour la radiothérapie, deux séances (7H filtre de 2 mm.) ont amené chez ce malade une régression de la masse assez imposante pour laisser espérer une guérison possible.

Le Dr **Pech** ne croit pas que la guérison complète survienne.

Dr Rubens-Duval. — La radiumthérapie présente sur la radio entre autres supériorités celle de pouvoir introduire le radium dans l'épaisseur même des masses cancéreuses qui sont ainsi traitées directement et non pas avec interposition de tissus sains qu'il y a lieu de ménager.

Lésions occulaires produites par les « Nouveaux gaz ».

Dr Chappé.

La place de Meaux, en raison de sa situation dans la zone des étapes, a vu affluer, ces temps derniers dans ses hôpitaux, de nombreux intoxiqués par les « nouveaux gaz ».

Les Allemands utilisent actuellement, par obus spéciaux, principalement deux produits qui ont été identifiés sous le nom de « sulfure d'éthyle dichloré » (ou ypérite) et de « chlorure de diphénylarsine », le premier émis sous forme de particules liquides qui pénètrent les vêtements, le second sous forme de particules solides extrêmement ténues qui restent à la surface des habits.

Le diagnostic entre les « *ypérités* » et les « *arnisés* » présente un intérêt au début, particulièrement au point de vue de la conduite à tenir pour les vêtements de l'intoxiqué, qui doivent être entièrement changés dans le premier cas, et simplement battus dans le second.

Mais lorsque les blessés arrivent dans nos hôpitaux, deux ou trois jours après leur intoxication, le triage a été fait, les premiers soins ont été donnés, et les lésions des uns et des autres se ressemblent. Ce sont des lésions de brûlures, comparables à celles produites par des agents chimiques, lésions plus ou moins marquées suivant le degré d'imprégnation et suivant les régions du corps. Il semble en effet que l'action des « Nouveaux gaz » se manifeste électivement au contact d'une surface humide, peau ou muqueuse, et c'est pourquoi tous les « *vésiqués* » sans exception présentent des lésions oculaires plus ou moins graves.

J'ai été appelé à examiner la presque totalité des « *vésiqués* » de la place de Meaux et à suivre de plus près les plus sérieusement atteints aux yeux ; en outre plusieurs autres blessés m'ont été adressés des hôpitaux voisins. C'est un ensemble de plus de 600 cas que j'ai pu observer depuis le 22 octobre dernier.

Leur arrivée est dramatique. Beaucoup sont comme des aveugles ; tous ont de la difficulté à ouvrir les yeux : ils pleurent abondamment et la lumière leur est intolérable. En même temps ils toussent, parlent bas, ont de la difficulté à déglutir et sont extrêmement déprimés.

Souvent les paupières sont tuméfiées et hermétiquement closes ; on y trouve quelquefois des phlyctènes, surtout chez les « *ypérités* » et les commissures présentent des rhagades douloureuses.

Un seul malade m'a été adressé comme vésiqué avec des brûlures profondes de la conjonctive, de la sclérotique, de la cornée. J'ai su depuis que ce blessé, qui est d'ailleurs en bonne voie de guérison, avait été atteint non par les gaz, mais par un pétard qui avait éclaté à ses pieds dans la tranchée.

En même temps que les vaisseaux de la conjonctive sont hypérémiés, souvent les vaisseaux ciliaires apparaissent autour du limbe avec la teinte lie de vin caractéristique ; le cercle périkératique est surtout manifeste lorsqu'il y a des lésions cornéennes et que l'iris participe, comme il arrive ordinairement en pareil cas, à l'inflammation du segment antérieur du globe.

Je n'ai pas noté de congestion de la rétine ni du nerf optique.

En résumé tous les intoxiqués par les nouveaux gaz que j'ai observés ont présenté, au point de vue oculaire, uniquement des lésions de brûlures superficielles.

Bien entendu, en même temps que les accidents oculaires les intoxiqués présentent des brûlures multiples sur les diverses régions du corps, spécialement aux parties génitales, aux cuisses, sous les bras, au cou, aux narines, et aussi, et surtout ils présentent des lésions du larynx, de la trachée, des bronches, de l'œsophage et ces accidents sont quelquefois redoutables.

Au point de vue du traitement, je me suis inspiré des indications qui ont été fournies par M. le Médecin principal Dopter.

Il convient d'abord de neutraliser l'action acide des nouveaux produits. Déjà les larmes, par leur propriété alcaline en même temps que par leur action mécanique, peuvent avoir une influence heureuse sur la conjonctive et la cornée.

Pendant les premiers jours, j'ai institué des lavages répétés et soigneux, au moyen d'un ballon laveur, des conjonctives et des culs-de-sac, avec la solution bicarbonatée à 30/1000 dans du sérum artificiel à 14/1000 ; j'ai ajouté, dans les cas d'œdème des paupières, des compresses souvent renouvelées et trempées dans cette solution, et un collyre à l'atropine dans tous les cas d'érosions cornéennes avec retentissement irien.

Je n'ai pas employé de préférence les collyres huileux préconisés par le Docteur Teulières, d'abord parce que leur préparation aseptique est difficile, ensuite parce qu'il a été démontré (Ulry et Frezals) que la cornée n'absorbait pas les corps gras. D'autre part, j'ai complètement et systématiquement négligé les collyres à la cocaïne, parce que la cocaïne n'amène une diminution des douleurs que pendant un temps très passager (Chevallereau), qu'elle agit sur l'épithélium de la cornée comme un poison cellulaire (Weinstein) et que son abus peut ramollir l'épithélium et retarder la guérison des ulcérations de la cornée (Rohmer).

Plus tard, le sérum bicarbonaté est remplacé par du sérum physiologique ordinaire. J'ai ajouté, lorsqu'il y avait un peu de sécrétion muco-purulente, des instillatons à l'argyrol et quelquefois au sulfate de zinc. Dans les photophobies tenaces, les vaporisations m'ont donné de bons résultats, ainsi que la pommade à l'aristol, J'ai aussi été amené dans certains cas à pratiquer l'exploration des voies lacrymales : toujours elles ont été perméables.

Evidemment tous ces soins sont méticuleux et demandent beaucoup de temps ; mais le soulagement qu'on procure à ces malheureux est bien encourageant. On les voit, petit à petit, renaître à la lumière, la phobie du jour les quitte doucement, ils risquent un œil sous leurs compresses, puis sous leurs lunettes, enfin ils récupèrent totalement leur vision antérieure.

Les 600 vésiqués dont il est question ici ont été évacués directement du front sur Meaux, en deux trains sanitaires : 422 sont arrivés le 22 octobre, blessés pour la plupart du 20 ; les autres sont entrés le 21 novembre. La plupart de ces derniers sont encore en traitement.

Mais il est surtout intéresant de savoir ce que sont devenus ceux d'*Octobre*. Sur ces 422 intoxiqués, plus une dizaine qui m'ont été adressés d'ailleurs : un est mort le troisième jour, de complication laryngée et nous savons que ces accidents mortels ont été malheureusement assez fréquents ; une dizaine ont été évacués sur l'intérieur pour affection ancienne ou complication pulmonaire ; 12 sont encore en traitement, mais vont partir incessamment ; tous les autres ont quitté l'hôpital, guéris, après 3 à 6 semaines de soins.

Dans aucun cas il ne subsiste de tare oculaire du fait des « Nouveaux gaz », pas la moindre taie cornéenne. J'ai bien trouvé quelques blessés qui, avec plus ou moins de bonne foi, se sont plaint d'une diminution de leur acuité visuelle ou de troubles oculaires survenus depuis leur intoxication : toujours en serrant de près, j'ai pu découvrir un vice de réfraction ou une affection ancienne qui expliquait suffisamment cette mauvaise vision.

En définitive, d'après ce que j'ai pu observer, grâce sans doute aux soins immédiats et peut-être aussi à l'action bienfaisante des larmes, le sulfure d'éthyle dichloré et le chlorure de diphénylarsine projetés par les nouveaux obus semblent ne produire, au point de vue oculaire, que des lésions de brûlures superficielles, quelquefois longues à guérir, mais généralement sans résultat fâcheux pour l'avenir de l'œil.

Dr Daulnoy. — Pour le traitement des ulcérations de la cornée l'eau oxygénée recommandée par le Dr Vacher donne des résultats excellents soit qu'on l'emploie à 12 vol. ce qui est un peu douloureux, soit qu'on l'emploie étendue. Le Dr Daulnoy rappelle qu'il y a longtemps il a fait connaître la dionine et il regrette que ce médicament excellent ne figure pas dans la nomenclature du Service de Santé.

Traitement des angines ulcéro-membraneuses par le liquide de Dakin.

Dr Lagarde.

Ces temps derniers, dans le service de M. Lafite-Dupont, nous avons eu l'occasion de traiter quelques angines ulcéro membraneuses par le liquide de Dakin. Les résultats sédatifs et curatifs que nous avons obtenus avec ce traitement nous ont paru tellement supérieurs à ceux que procuraient les autres médications considérées comme classiques, que nous désirons vous les exposer.

L'angine de Vincent est assez fréquente parmi les soldats, puisque le dernier mois nous en avons rencontré six cas à la consultation d'oto-rhino-laryngologie.

Nous voyons assez rarement les malades au début de l'affection, alors qu'elle ne présente encore que les symptômes des angines bénignes.

Quand ils nous arrivent, l'amydale, une seule le plus souvent, est recouverte, toute ou en partie, d'une fausse membrane grisâtre et putrilagineuse, ou bien encore une ulcération fongueuse à bords taillés à pic et déchiquetés, a creusé en profondeur le tissu amygdalien.

A ces deux stades de la maladie les symptômes fonctionnels sont très accentués : l'haleine est fétide, la salisation augmentée, la déglutition est fort pénible au point que le malade hésite à s'alimenter et même à avaler sa salive. L'engorgement ganglionnaire, latéralisé du côté de la lésion est douloureux à la pression, le malade est fébrile, il a le faciès terreux que l'on trouve dans les états infectieux.

Si l'on examine, au microscope, un frottis prélevé sur la fausse membrane ou l'ulcération, on découvre toujours en assez grande abondance le bacille fusiforme de Vincent et des spirilles.

Tous les antiseptiques ont été essayés dans l'angine

ulcéro-membraneuse et parmi eux les plus classiques sont : la liqueur de La Baraque, le bleu de méthylène, l'arseno-benzol en poudre. Tous ont donné des résultats, cependant les phénomènes généraux ne s'amendent que lentement et la guérison, pour être complète, demande environ 12 à 15 jours.

Nous rappelant les propriétés détersives et bactéricides du liquide de Dakin, nous eûmes l'idée de traiter la fausse membrane ou l'ulcération de l'angine de Vincent comme une plaie infectée et de faire des irrigations fréquentes de la gorge avec la solution d'hypochlorite de soude.

Le réslutat dépassa notre attente et nous fûmes très surpris de constater dès les premiers lavages où gargarismes, la disparition presque instantanée des phénomènes généraux, l'arrêt du processus nécrosant et la cicatrisation extrêmement rapide des lésions.

Permettez-moi, Messieurs, de vous citer en entier une observation : elle résume toutes les autres et elle me permettra de vous décrire l'évolution de la maladie pendant le traitement et en même temps la technique employée.

Observation

Le soldat F. L..., 26 ans, vient à la consultation d'oto-rhino-laryngologie le 12 octobre 1917, parce qu'il souffre de la gorge depuis quatre ou cinq jours et qu'il ne peut rien avaler.

A l'examen on constate une fausse membrane épaisse grisâtre, déprimée au centre qui recouvre le tiers supérieur de l'amygdale droite. Cette fausse membrane se laisse détacher et recouvre une surface érodée, fongueuse et saignante.

Le malade souffre beaucoup, il ne peut avaler aucun aliment ni solide, ni liquide. La déglutition même de sa salive lui cause une douleur intolérable dans le fond de la gorge, douleur qui s'irradie du côté du rhino-pharynx et de l'oreille. Il présente de la fièvre et un engorgement ganglionnaire droit, assez marqué, douloureux au palper. Il a un faciès terreux et fatigué.

L'examen bactériologique fait par M. Lafite-Dupont et M. Nicolas avec les colorants habituels et l'ultra-microscope révèle une abondance de bacilles fusiformes et de spirilles.

Nous hospitalisons ce malade et pendant trois jours nous lui appliquons nous-mêmes et avec soin le traitement classique des badigeonnages au bleu de Méthylène.

Pendant ce traitement l'ulcération continue à creuser le tissu amygdalien dont la moitié environ a disparu : des débris de phacèle et une bouillie putrilagineuse gris-roussâtre comblent l'ulcération cratériforme.

Les symptômes généraux persistent, les douleurs mêmes sont plus vives, le malade profondément infecté éprouve une lassitude et une apathie très grande.

C'est alors que nous essayâmes les lavages et les gargarismes au liquide de Dakin.

Deux fois par jour, matin et soir, nous fîmes nous-mêmes à l'aide d'un bock une irrigation sous pression de la région malade, avec un litre de solution contenant 1/4 de Dakin pour 3/4 d'eau bouillie tiède. Quelques gargarismes avec la même solution furent faits par le malade dans l'intervalle.

Dès le premier lavage, l'anfractuosité de l'ulcération se trouve détergée et débarrassée des produits de sphacèle qui la comblent, ses bords taillés à pic apparaissent déchiquetés et de couleur rosée.

A la fin de la journée, c'est-à-dire après deux grandes irrigations et quelques gargarismes, le malade constate une amélioration très notable, il ne se sent plus abattu et affaibli, il souffre à peine, peut avaler sa salive et même des liquides.

Au bout du second jour de ce traitement, tous les symptômes généraux ont disparu et le malade peut s'alimenter, sans douleur aucune, même avec des aliments solides.

Une fausse membrane de réparation fibrineuse et solide, comme il s'en forme après les amygdalectomies ou les cautérisations, a remplacé la bouillie de nécrose.

Un examen bactériologique, refait après le troisième lavage, ne révèle déjà plus ni bacilles fusiformes, ni spirilles.

La cicatrisation s'opère alors rapidement et d'autant mieux que l'organisme, subitement débarrassé de la cause infectieuse, présente une phagocytose plus active.

La guérison paraît complète vers le quatrième jour.

Nous possédons six observations calquées sur celle-ci ; les lésions étaient à peu près identiques, le traitement et la technique furent les mêmes et les résultats aussi rapides et aussi démonstratifs.

***

L'action sédative et curative, particulièrement heureuse et rapide que nous avons constatée d'une façon expérimentale dans l'emploi du liquide de Dakin pour le traitement des angines ulcéro-membraneuses, peut, à notre avis, être expliquée par trois propriétés que possède l'hypochlorite de soude :

1° Une action détersive ;
2° Une action bactéricide ;
3° Une action phagocytaire.

1° Action détersive. — Nous savons que dans l'angine de Vincent les bacilles fusiformes sont spécialement abondants dans les couches profondes des fausses membranes de l'exsudat.

Les microbes sont en quelque sorte protégés par les tissus sphacélés et la bouillie putrilagineuse qui constituent la fausse membrane et comblent l'ulcération.

Tout antiseptique, si excellent soit-il, qu'on applique

par gargarisme ou badigeonnage, s'il n'a pas une propriété détersive énergique, sèche et stérilise seulement la partie superficielle des tissus nécrosés. Dans leur profondeur, les bacilles fusiformes continuent à sécréter leurs toxines et à ronger le tissu amygdalien. De la propriété détersive et de désagrégation que possède au plus haut point le liquide de Dakin, vis-à-vis des tissus morts et sphacélés, augmentée de l'action mécanique d'une irrigation sous pression, vous venez d'en voir les résultats dans l'observation ci-dessus, c'est-à-dire :

A. — Le nettoyage instantané de l'ulcération fongueuse.

B. — Substitution d'une fausse membrane de réparation sitôt le milieu microbien propice balayé.

C. — La disparition des symptômes généraux dans la journée.

2° Action bactéricide. — Il est tout à fait superflu d'apporter de nouveaux arguments pour démontrer l'action profondément bactéricide du liquide de Dakin. Les travaux de Dakin et de Carrel, l'expérience que vous en avez tous, le droit de cité qu'a conquis de haute lutte dans le monde chirurgical, la solution d'hypochlorite de soude neutralisée, pour la stérilisation des plaies et leur suture précoce, en sont des preuves suffisantes.

Nous voudrions cependant vous citer une petite expérience que M. Lafite-Dupont et M. Nicolas ont réalisé pour constater au microscope l'action « in vitro » du Dakin sur les bacilles fusiformes.

Deux préparations par frottis ont été faites et regardées à l'ultra-microscope. L'une et l'autre contiennent en abondance des bacilles fusiformes et des spirilles.

Sur l'une des préparations, l'autre restant comme témoin, on fait filtrer une goutte de la solution de Dakin, employée comme irrigation.

Voici ce qu'on observe :

— Tout d'abord, agitation intense et désordonnée des bacilles fusiformes et des spirilles.

— Au bout de 5 minutes : les spirilles sont immobilisés presque complétement ; leurs spires persistent quoi qu'un peu détendues ; les fusiformes sont encore vivants, mais leurs mouvements sont très atténués.

— Après huit minutes : les fusiformes ont encore quelques légers mouvements ; les spirilles sont inertes.

— Quinze minutes après les fusiformes sont agglomérés dans un coin de la préparation et n'ont plus que d'imperceptibles mouvements : les spirilles sont presque tous dissous.

— Après six heures : dans la préparation sur laquelle on a mis sur Dakin, les bacilles fusiformes paraissent morts ou animés de mouvements très lents et sont très peu nombreux.

— Dans la préparation témoin, non imbibée de Dakin, les bacilles et les spirilles sont très nombreux, très visibles : ils ont conservé toute leur vitalité et leurs mouvements extrêmement rapides.

3° Action phagocytaire. — Si l'eau de Javel et la solution de Labarraque possèdent au même titre les propriétés détersives et bactéricides que le liquide de Dakin, elles sont malheureusement très irritantes à cause de leur teneur en alcali libre et même en chlore et ont une action destructive vis-à-vis des tissus normaux, enrayant par cela même le travail de la phagocytose.

L'avantage de l'hypochlorite de soude neutralisé est de pouvoir être employé longuement et fréquemment sans danger pour les tissus sains et sans entraver le travail phagocytaire de l'organisme.

Il le favorise au contraire :

Cette destruction des toxines joue un rôle favorable soit en permettant à la phagocytose de s'effectuer plus activement, soit en évitant l'imprégnation de l'organisme par des substances nocives.

Cette suractivité de la phagocytose peut-être explique

aussi, en partie, la disparition rapide des symptômes généraux présentés par les malades atteints d'angine de Vincent.

Le **Dr Gaultier,** à qui un cas d'angine à bacilles de Lœffler dans lequel le liquide de Dakin eut une action très favorable.

Dr Le Sourd. — L'action du liquide de Dakin est tout à fait remarquable dans les affections de la gorge. Me basant sur des recherches de laboratoire, à propos des malades de MM. Lafite-Dupont et Lagarde, j'ai conseillé le même traitement chez un ancien diphtérique demeuré porteur de germes. Jamais les topiques habituels n'ont donné des résultats aussi satisfaisants.

Trois cas d'albuminurie résiduelle traités par la diathermie

Drs Zimmern et Houdé.

Quelques collègues nous ayant demandé si les moyens physiques avaient été tentés dans les néphrites subaigues et chroniques, notamment dans les albuminuries résiduelles que l'on rencontre assez fréquemment actuellement chez nos soldats, l'un de nous s'est souvenu avoir traité naguère avec succès deux cas de ce genre. Le taux d'albumine avait passé, après une quinzaine de séances de diathermie, de 30 centigrammes environ à des traces indosables.

Sur trois albuminuriques (albuminurie résiduelle), qui nous ont été confiés récemment par nos collègues Harvier et Hallé, deux nous montrent un résultat positif, c'est-à-dire la disparition des traces d'albumine après les applications de diathermine. Avec le troisième malade, le résultat a été **négatif.**

Voici les observations résumées et les courbes relatives aux deux malades qui font l'objet de cette communication :

OBSERVATIONS

D... (Edouard), 2e classe, 272e d'infanterie.

En bonne santé à son arrivée au 272e, évacué pour fièvre typhoïde le 13 septembre 1916 pour laquelle il est resté à l'hôpital jusqu'au 2 novembre 1916. Evacué à nouveau le 1er mai 1917, pour « intoxication par les gaz ».

Entré le 29 juillet 1917 à l'hôpital 48 (La Chapelle-Saint-Mesmin), venant de l'hôpital 81 à Coulommiers, avec le diagnostic suivant du docteur Harvier, médecin-chef de secteur :

« Suites de néphrite aiguë probablement secondaire à une fièvre typhoïde, laissant persister une albuminurie résiduelle légère, sans œdème, ni hypertension, ni rétention chlorurée ou azotée. »

Envoyé pour essai de Diathermie.

Dosages avant l'entrée à l'hôpital 48.

(Hôpital 81, Coulommiers.)

RÉGIME SPÉCIAL

Dates	Par litre.	Par 24 heures.
6 juin	0.12 cg.	0.25 cg.
12 au 15 juin	0.12 cg.	0.26 cg.
Le 17 juin on institue le grand régime.		
22 juin	0.11 cg.	0.13 cg.
2 juillet	0.19 cg.	0.38 cg.
9 juillet	0.24 cg.	0.35 cg.
18 juillet	0.17 cg.	0.31 cg.

P... (Léon), 2e classe 30e chasseurs à pied.

Evacué le 21 décembre 1916 sur Raon-l'Etape, pour « Courbature fébrile », on reconnaît la présence d'albumine. Le malade rejoint son corps le 19 février 1917, avec des traces d'albumine. Evacué à nouveau le 20 mai pour « Albumine et œdème du pied gauche », sur Coulommiers, Hôpital 81.

Entre le 29 juillet 1917 à La Chapelle-Saint-Mesmin (Hôpital 48), avec le diagnostic suivant du docteur Harvier :

« Albuminurie résiduelle légère, sans œdème, sans hypertension ni rétention chlorurée ou azotée. »

Pour essai de diathermie.

Dosages avant l'entrée au 48.

(Hôpital 81, Coulommiers).

Dates.	Par litre.	Par 24 heures
5 juin	Traces dosables.	
11 juin	0.10 à 0.15 cg.	
14 juin	Petit régime.	
18 juin	0.05 cg. environ.	
21 juin	Grand régime.	
26 juin	0.14 cg.	0.42 cg.
2 juillet	0.11 cg.	0.32 cg.
10 juillet	0.13 cg.	0.35 cg.
16 juillet	0.11 cg.	0.33 cg.

TRAITEMENT. — Ces deux malades ont été mis dès leur entrée au régime commun. Pendant cette période, le chiffre de l'albumine (qui, chez le premier (D...), était tombé de 0.20 à 0.10 cg. et qui, chez le deuxième était à son entrée de 0.10 cg.), était resté stationnaire depuis plusieurs jours, quand on commença les applications de diathermie.

La première période d'applications de diathermie va du 14 août au 17 septembre. Le 17 août, l'urine ne contenait plus que des traces qui allèrent en décroissant par la suite. Au début de septembre, deux élévations brusques au chiffre antérieur sont vraisemblablement d'origine alimentaire : le taux de l'albumine est retombé de suite à des traces indosables.

Envoyés en congé de travail du 27 septembre au 10 octobre. Le chiffre de l'albumine, à leur retour, était de nouveau à 0.10 cg. L'examen microscopique pratiqué fin octobre montre de « très rares leucocytes et globules rouges, quelques cellules épithéliales et de l'acide urique », et l'analyse chimique indique un chiffre élevé des chlorures éliminés. (D... = 18.42. P... = 17.30. Chiffre normal 10 à 12 par 24 heures) et un fort coefficient de déminéralisation.

Du 7 au 22 novembre, il est fait 14 séances de diathermie, de chacune 1,000 milliampères, pendant 20 minutes.

Après quelques jours, le taux de l'albumine est retombé insensiblement à des traces indosables.

Mode d'application. — Une grande électrode est appliquée sur la région abdominale et deux autres plus petites en arrière, sur la région rénale.

Chez ces deux malades, on a débuté par 600 milliampères, pendant 20 minutes ; les séances sont ensuite portées à 700 et, progressivement, à 1,000 milliampères. Après chaque application, la peau est chaude sous les électrodes, mais la sensation de chaleur interne est intense et atteint son maximum environ un quart d'heure après la séance.

Sur un cas d'insuffisance ventriculaire gauche, lente et progressive, consécutive à une oblitération de l'orifice aortique.

D[rs] Ch. Laubry et Louis Marre.

Nous avons récemment observé un malade qui, entré dans notre service en asystolie, y est mort au bout de deux mois après avoir présenté des accidents dont le caractère particulier a fait hésiter le diagnostic.

Pendant une *première phase*, nous avons pensé à une maladie mitrale qui se manifestait objectivement par un souffle systolique léger, localisé dans la région de la pointe, un peu en dehors du mamelon, et par un roulement diastolique assez net. Les bruits du cœur étaient sourds et lointains ; le pouls remarquablement petit ; on constatait seulement quelques petites oscillations de l'aiguille du Pachon sous une contre-pression de 9 à 10 centimètres de mercure. Ces troubles cardio-artériels nous paraissaient ressortir à l'état asystolique du malade qui se traduisait d'autre part par de la dyspnée, de la toux, des râles fins aux deux bases, un soulèvement très apparent des veines jugulaires, un foie gros et douloureux, une ascite légère, de l'oligurie. En revanche, les œdèmes étaient nuls ou peu marqués et le traitement digitalique demeurait à peu près sans effet.

Dans une *seconde phase*, que nous pouvons appeler dubitative, la percussion ne révèle aucune distension des cavités droites, mais une hypertrophie du ventricule gauche. A l'auscultation le roulement diastolique a définitivement disparu. Seul persiste le souffle systolique de la région apexienne, mais il prend des caractères de douceur tels qu'on le compare naturellement aux souffles d'insuffisance ventriculaire gauche qu'on observe chez les hypertendus. Nous nous demandons s'il ne trahirait pas une insuffisance tricuspidienne surajoutée ; mais il disparaît à la région xiphoïdienne où les deux bruits cardiaques sont nets quoique assourdis. La petitesse du pouls, la faiblesse parallèle de la tension artérielle détournent rapidement notre attention de l'hypothèse un moment émise d'une insuffisance fonctionnelle et nous maintenons notre diagnostic d'insuffisance mitrale organique en expliquant la disparition du roulement, les caractères du souffle et l'atténuation générale des bruits par l'existence d'une myocardite.

Dans une *troisième phase*, nous assistons à la terminaison d'une asystolie vraiment anormale et consistant dans une dyspnée progressive et irrémédiable, en une absence presque totale d'œdèmes périphériques ; en une congestion du foie d'ailleurs médiocrement accentuée, en l'absence permanente d'arythmie, en une *petitesse persistante du pouls* qu'aucun tonique du cœur ne parvient à modifier. Le terme de myocardite ne nous satisfaisant pas pour expliquer ces phénomènes, nous posons le diagnostic de thrombose cardiaque gauche. Ce diagnostic, qui s'accordait avec les signes objectifs cardiaques et les signes vasculaires périphériques, était encore rendu plus vraisemblable par l'existence d'infarctus pulmonaires qui témoignaient de la thrombose cardiaque dans les cavités droites.

Durant ces trois phases, nous relevons la faillite complète du traitement qui s'est adressé à tous les toniques cardiaques, y compris les injections intra-veineuses d'ouabaïne récemment préconisées par Vaquez. La mort survint doucement, mais sans accidents particuliers.

***

L'autopsie nous montre, outre des infarctus, anciens dans la rate et récents à la base du poumon droit, un ventricule gauche très fortement hypertrophié et des cavités droites très modérément dilatées, c'est un cœur d'aortique. Les cavités, droites et gauches, sont remplies de caillots dont certains sont organisés et adhérents. Dans les oreillettes, ces caillots se prolongent jusqu'à l'extrémité d'une auricule anormalement longue. Dans les ventricules, surtout dans le ventricule gauche, ils forment une couche feutrée, adhérant fortement à la paroi, la doublant pour ainsi dire. Le diagnostic de thrombose cardiaque était bien exact, mais il était incomplet.

En pratiquant la coupe classique du cœur gauche, au moment de faire pénétrer le couteau du ventricule dans l'aorte, nous nous heurtons à une barrière infranchissable, dure, cartilagineuse, calcifiée, constituée par les valvules sigmoïdes étroitement accolées. L'incision des parois, aortique en haut et ventriculaire gauche en bas, nous permet de bien voir ces valvules épaisses, d'aspect blanc nacré, laissant entre elles une fente à peine suffisante pour admettre une sonde cannelée. L'anneau mitral est considérablement dilaté, mais les valves ne sont nullement lésées.

***

Cette autopsie nous donne la clef d'une énigme que nous ne pouvions résoudre. Il s'agissait, non pas d'une insuffisance ventriculaire droite, mais d'une insuffisance ventriculaire gauche de nature peu commune. L'obstacle qui la déterminait ne venait pas d'une perte d'élasticité d'une partie de l'aorte ou du système artériel mais d'une obturation presque complète de cette aorte, si bien que les signes vasculaires et aortiques qui, dans l'insuffisance ventriculaire gauche, sont au premier plan et commandent le diagnostic, n'existaient pas. Seuls se manifestaient les signes de la dernière période, à savoir, de la distension ventriculaire ; et le souffle qui présentait le timbre d'un souffle d'insuffisance fonctionnelle, en traduisant bien une, et des plus marquée. Quant au roulement fugitif de la première phase il devait très certainement être un roulement de Flint, d'autant plus accusé que l'obstacle rendait le reflux aortique dans le ventricule plus violent et que l'hypertrophie des cavités gauches, oreillette et ventricule, était plus accentuée. Il a disparu naturellement, comme c'est la règle en pareil cas, lorsque l'hypertrophie compensatrice a fait place à la dilatation terminale. Il n'existait aucun signe objectif, aucun souffle trahissant la grosse lésion aortique et il n'en pouvait exister, pas plus qu'il n'en peut exister dans les sténoses mitrales très serrées. Dans ces cas en effet, quelle que soit l'énergie des contractions cardiaques, la veine fluide résultant du passage à travers l'étroit pertuis est trop minime, et d'un débit probablement trop lent pour donner lieu à aucun souffle.

La question étiologique reste pour nous obscure. Elle ne présente, du reste, qu'un intérêt relatif. On peut discuter sur l'origine syphilitique ou rhumatismale possibles de cette lésion valvulaire, bien que la première hypothèse nous paraisse peu vraisemblable étant donné l'intégrité et la souplesse parfaites de toute l'étendue de l'arbre aortique, qu'une enquête minutieuse n'ait relaté aucune attaque de rhumatisme articulaire aigu dans les antécédents. Toutefois il s'agit bien certainement d'une lésion acquise et d'une lésion infectieuse. Nous ne l'avons observée malheureusement qu'à sa période terminale, à un moment où les renseignements que le malade pouvait donner étaient, en raison de la gravité de son état, aussi sujets à caution que les signes objectifs étaient trompeurs.

Sur un cas de rétrécissement pur et acquis de l'orifice aortique

Drs Laubry et Marre.

Il y a un an, nous avons présenté, à la Société médicale des hôpitaux de Paris, un malade atteint de rétrécissement congénital de l'isthme aortique ; il y a quatre mois, nous vous avons présenté ici-même, un jeune soldat atteint de rétrécissement congénital de l'orifice aortique ; aujourd'hui nous vous apportons l'observation d'un troisième malade atteint de rétrécissement acquis du même orifice.

Notre diagnostic se justifie par les signes cliniques objectifs les plus nets. La percussion décèle une légère hypertrophie ventriculaire gauche que confirme l'orthodiagraphie. La palpation montre, d'une part, une pointe légèrement abaissée, battant dans le cinquième espace, sur la ligne mamelonnaire ; d'autre part, un petit frémissement cataire dans la région de la base. Ce frémissement est l'expression tactile d'un gros souffle rude, nettement holosystolique, s'entendant dans toute la région sternale, mais se propageant surtout vers la clavicule droite et dans la région cervicale. Le deuxième bruit aortique est au contraire particulièrement net, exempt de toute altération. La tension artérielle, mesurée au Pachon, est absolument normale, avec cette particularité de chiffres un peu moins élevés à la jambe (15 — 8) qu'à l'avant-bras (16 — 9). L'aorte n'est pas dilatée.

Ces signes reproduisent presque trait pour trait les signes observés chez le malade atteint de rétrécissement congénital que nous vous avons présenté en août 1917. Mais tandis que, chez notre premier malade, nous signalions l'absence de tout antécédent infectieux et la présence d'une malformation congénitale consistant en un bec de lièvre compliqué opéré à 11 ans, chez le malade qui fait l'objet de la présente observation, il n'en est pas de même. En effet, ce malade ne présente aucun stigmate de malformation congénitale ; la réaction de Wassermann est chez lui très fortement positive avec le sang et aussi avec le liquide céphalo-rachidien qui est très albumineux et contient des lymphocytes en quantité très exagérée. En outre, la femme du malade a fait trois fausses-couches sur cinq grossesses. Enfin notre sujet, soumis à notre examen en vue d'une décision à prendre à son égard, a fait brusquement sous nos yeux, au bout de quelques jours, une hémiplégie alterne réalisant un syndrome de Millard-Gubler des plus typiques : paralysie faciale droite complète, d'origine nucléaire ou périphérique, avec hémiplégie gauche, également complète. Nous croyons donc être en droit de diagnostiquer un rétrécissement de l'orifice aortique pur et d'origine syphilitique.

A l'occasion de cette observation, nous insistons à nouveau sur l'extrême rareté du rétrécissement pur de l'orifice aortique chez l'adulte. Le rétrécissement acquis est plus rare encore que le congénital, car nous ne pouvons admetttre comme organiques ces souffles systoliques de la base légers, douteux et incessants, fréquemment relevés par certains auteurs et rattachés par eux à des lésions légères des vasvules ou de l'aorte.

Aussi l'un de nous s'était-il demandé déjà si les cas de rétrécissement aortique n'étaient pas généralement l'expression d'une lésion congénitale. Le cas actuel de rétrécissement pur acquis est le seul que nous ayons observé sur le grand nombre de cardiaques soumis à notre examen depuis la guerre, et cette exception n'est pas pour faire modifier la règle *pratique* posée par l'un de nous que tout souffle de la base, léger et douteux, qui n'est pas suivi d'un souffle diastolique, doit être présumé anorganique.

Le **Dr Laubry** rappelle la rareté extrême du rétrécissement aortique et croit devoir formuler comme une véritable loi, ce principe : tout souffle systolique de la base qui n'est pas suivi d'un souffle diaslotique est un souffle inorganique. Il a tenu à présenter ce cas parce que c'est le seul que j'ai observé depuis que mon service fonctionne.

GROUPEMENT MÉDICAL D'ORLÉANS

Séance du 23 Octobre 1917

PRÉSIDENCE DU Dr VACHER

Un cas de cancer du hile du poumon gauche

Dr H. Rubens-Duval.

Le soldat Les... entra à l'hôpital pour bronchite et laryngite le 1er juillet 1917. Dans ces antécédents, il est à noter que cet homme a fait de nombreux excès de boisson et qu'il a eu en 1907 une congestion pulmonaire et en 1913 une hémoptysie. Jamais il n'a été considéré comme tuberculeux et même depuis 1913 il avait une excellente santé.

La maladie actuelle a débuté en avril 1917 par des troubles de la voix qui s'est voilée progressivement. Le 1er mai l'aphonie était presque complète. En juin un peu de toux. Le 1er juillet le malade était envoyé à l'hôpital.

C'est à son entrée à l'hôpital un homme présentant un assez bon état général, bien qu'il soit amaigri. Il est presque aphone. Il expectore des crachats très particuliers ; ce sont des crachats blancs, épais, non aérés, ressemblant à une bouillie plâtrée. La percussion dénote une matité très considérable et très étendue et très compacte au sommet gauche en avant. A ce niveau diminution considérable et presque disparition du murmure vésiculaire. Par ailleurs dans les deux poumons quelques sibilances disséminées. Aux autres organes, rien d'anormal à noter. L'appétit est bon ; la fièvre irrégulière.

L'examen aux rayons X pratiqué par le Dr Pérol, montre l'opacité complète de toute la partie supérieure du poumon gauche avec zone claire à la base. Les crachats, examinés par M. Cochinal, ne renferment pas de bacilles de Koch ; ils sont formés de cellules de pus très altérées (leucocytes polynucléaires) ; on n'y trouve pas de cellules néoplasiques. L'examen laryngoscopique egectué par le Dr Vacher permet de conclure que l'aphonie est due à une paralysie du récurrent gauche. La réaction de Wassermann est négative.

Par exclusion le diagnostic de cancer primitif du poumon avec compression du récurrent est porté. L'évolution de la maladie confirme ce diagnostic. La matité s'accroît en avant, gagne en arrière le sommet gauche et s'étend de plus en plus du sommet vers la base. Le murmure vésiculaire d'abord très affaibli disparaît et est remplacé par un souffle bronchique au sommet gauche en avant. Au sommet gauche en arrière on entend d'abord de gros râles humides qui cessent alors qu'est perçu le souffle bronchique déjà constaté en avant. En dernier lieu il y a de la matité dans toute la hauteur du poumon gauche en avant comme en arrière et l'espace de Traube lui-même est mat. Dans toute la moitié supérieure du poumon gauche, en avant et en arrière, il y a un souffle bronchique, dans la moitié inférieure silence respiratoire. Les bruits du cœur sont transmis en arrière et s'entendent presque aussi bien qu'en avant. L'auscultation à droite est normale. Il y a seulement respiration supplémentaire. La radioscopie le 20 août montre une obscurité totale de tout le poumon gauche.

Les signes de compression s'accentuent. L'aphonie est de plus en plus marquée. Des œdèmes de la face et des mains, surtout de la main droite apparaissent et disparaissent à plusieurs reprises. Au moment de la mort ils avaient disparu.

L'expectoration diminue comme abondance mais les crachats sont toujours les mêmes, crachats blancs, épais. Quelquefois ils sont striés d'un peu de sang mais jamais il n'est survenu d'hémoptysie, jamais d'expectoration sanglante mêlée de groseille. L'expectoration du malade dégage une odeur fétide, plâtre frais, l'odeur des bronchectasiques.

Le malade demeure fébricitant ; la fièvre parfois élevée est très irrégulière. Peu à peu il s'amaigrit considérablement et se cachectise. Son foie augmente de volume, une glycosurie passagère se produit au début de l'hyperthrophie du foie. Jamais il n'a été noté d'albuminurie. Des œdèmes cachectiques tuméfient les membres inférieurs et le malade succombe aux progrès de la cachexie le 14 novembre 1917.

L'autopsie montre un cancer du hile et du lobe supérieur du poumon gauche.

La ramification bronchique du lobe supérieur est comprimée au hile et au-delà du rétrécissement elle aboutit à une caverne pulmonaire résultant du ramollissement du tissus cancéreux.

La ramification bronchique du lobe inférieur est entièrement comblée par le tissu cancéreux.

La masse cancéreuse, de couleur blanche, forme un bloc hilaire du volume d'une orange qui résulte à la fois de la tumeur primitive et des ganglions du hile envahis par le cancer et fusionnés avec la masse principale. Celle-ci envahit toute la partie antérieure du lobe supérieur du poumon gauche jusqu'au sommet. Il y a propagation de voisinage au péricarde et à l'oreillette gauche.

Le poumon gauche, outre les lésions cancéreuses, présente une symphyse pleurale totale (la plèvre épaissie lui forme une coque très dense) et une bronchectasie généralisée avec suppuration considérable et sclérose pulmonaire massive.

Les bronches dilatées sont remplies d'un pus blanc épais qui s'écoule en abondance, c'est ce pus qui constituait l'expectoration.

Les deux lobes du poumon gauche présentent également ces lésions de symphyse pleurale, de bronchectasie et sclérose pulmonaire.

La coexistence de bronchectasies fréquemment notée dans les observations de cancer primitif des bronches et des poumons et elle est considérée comme secondaire aux rétrécissements des bronches produits par les tumeurs.

Cette explication ne saurait être admise ici. En effet les bronchectasies s'observent au poumon droit indemne de cancer. Les lobes supérieur et moyen de ce poumon sont sains, mais le lobe inférieur est atrophié, carnifié et dans le tissus de sclérose dense on voit de grosses dilatations bronchiques. Il s'agit de dilatation cylindroïde sans suppuration.

Il y a donc lieu d'admettre que la dilatation bronchique est la première en date et que le cancer du poumon gauche est la conséquence de l'irritation de bronches dilatées et chroniquement enflammées.

Cette constatation est celle qui nous paraît être la plus intéressante. Notons que le foie très augmenté de volume ne contenait que quelques petits noyaux cancéreux métastatiques et que la capsule surrénale gauche était entièrement envahie par le cancer.

L'examen histologique montre que la tumeur est un épithélioma à petites cellules embryonnaires plus ou moins fusiformes simulant par leur agencement le tissu de sarcome. L'examen histologique ne permet pas de préciser s'il s'agit d'un épithélioma bronchique du pulmonaire, mais l'origine aux dépens de l'épithélium bronchique paraît probable.

Dr Jean Ferrand. - Cette pièce est très intéressante d'autant plus que du côté opposé il existait des dilatations bronchiques marquées.

Il y avait envahissement de l'oreillette gauche par le néoplasme et il est étonnant que cette compression n'a pas donné lieu à plus de symptomes vasculaires.

Présentation de malades

Dr Lafite-Dupont.

1° Soldat M... présente un éclat d'obus de la région postérieure de la fosse zygomatique, qui avait pénétré au niveau du sillon naso-génien, avait perforé les parois antérieure et postérieure du sinus maxillaire et s'était logé dans le fond de la fosse zygomatique.

Cure radicale de sinusite maxillaire consécutive à ce traumatisme. Par la face postérieure du sinus, sur laquelle une large ouverture est pratiquée, il est fait une tentative infructueuse d'extraction du projectile sous écran ; mais sa profondeur est la cause de cet échec. Quelques temps après, l'extraction est pratiquée par voie externe : Incision en arrière de la branche montante du maxillaire. La parotide est réclínée en avant sans que sa loge soit ouverte. Recherche du bord antérieur du digastrique, puis, du bord antérieur du stylo-hyoïdien. En se dirigeant en avant et en dedans on tombe dans une atmosphère graisseuse qui conduit vers la boule de Bichat et vers la face postérieure du sinus maxillaire. Cétte voie est facile, aucun vaisseau n'est rencontré, elle permet l'accès dans la fosse zygomatique et c'est par elle que l'éclat d'obus a été extrait. Il mesurait 11/16 mil.

Malade présenté guéri.

2° Malade. — Eclat d'obus dans l'ethmoïde, extraction par voie orbitaire sous écran. La difficulté de cette extraction a été dans le diagnostic de situation du corps étranger par l'examen radiologique et radioscopique, il était impossible de savoir si le corps étranger était situé dans l'orbite ou dans l'ethmoïde, la situation a pu se préciser au courant de l'intervention sous écran.

Incision classique circonscrivant l'orbite en dedans. L'os planum étant bien découvert, le stylet, placé verticalement contre sa face orbitaire, s'est montré à l'écran dans une vue de face et le corps étranger étant en dedans de l'ombre du stylet, il était certain que sa présence était dans l'ethmoïde. Effondrement de l'os planum et extraction sous écran.

Malade présenté guéri.

Dr Vacher. — Le grand inconvénient de ces interventions est le déplacement de la poulie du grand oblique et l'apparition d'une diplopie.

Dr Lafite-Dupont.

Dans le cas particulier la poulie du grand oblique a pu être respectée et j'ai la conviction que la diplopie sera passagère.

Dr Vacher. — La thyrotomie bien faite n'est pas dangereuse, ce qui est difficile ce n'est pas la thyrotomie, mais la conduite à tenir ultérieure, conduite qui dépendra de ce qu'on aura constaté. Ce cas est très rare et il y en a très peu de décrits dans la science.

Dr Vacher. — Représenter ces malades serait intéressant ainsi que la pièce anatomique.

GROUPEMENT MÉDICO-CHIRURGICAL

DE LA 5e RÉGION

Séance du 8 Février 1918

PRÉSIDENCE D'HONNEUR
DE M. LE MÉDECIN-INSPECTEUR LAFAGE

PRÉSIDENCE DE M. LE Dr RAYNEAU

RF

ALLOCUTION DU PRÉSIDENT

L'état catatonique dans lequel vous me plongez en m'appelant à remplacer au fauteuil de la présidence des maîtres aussi éminents que ceux auxquels je succède, n'annihile pas tellement ma volonté que je ne puisse sortir un instant de ma stupeur pour me demander pourquoi je suis ici.

Laissez-moi croire que vous avez voulu montrer votre bienveillance à un modeste aliéniste de province qui n'a d'autre mérite que d'avoir lutté pendant vingt ans pour faire créer un établissement qui malgré ses imperfections est conçu d'après des données médicales et a permis d'assister depuis le début de la campagne, et cela dans d'assez bonnes conditions, plus de deux mille poilus atteints d'affections mentales ou de psychonévroses constitutionnelles ou acquises.

En me ralliant à cette idée j'ose espérer que je ne verse

pas dans le délire d'interprétation si bien décrit par notre camarade Capgras.

M'autorisant de cette bienveillance, je me permettrai un de ces jours de sortir du mutisme dans lequel je me suis complu jusqu'ici pour vous communiquer un certain nombre d'observations qui vous démontreront que les traumatismes, les commotions par éclatement d'obus, les émotions ou les fatigues de la guerre peuvent venir à bout des cerveaux les mieux trempés et donner lieu à des affections mentales à marche extraordinairement rapide.

C'est ainsi que nous avons vu verser dans la démence précoce, de jeunes soldats exempts de toute tare constitutionnelle et chez lesquels le surmenage et l'épuisement consécutif doivent être considérés comme ayant seuls déclanché l'affection mentale.

De même nous avons vu devenir paralytiques généraux et évoluer d'une façon extrêmement rapide quantité de spécifiques qui, vraisemblablement, auraient eu toute chance de résister à l'infection s'ils avaient vécu dans des conditions de vie normale.

Ce sont là des cas d'espèce, me direz-vous, mais qui demandent cependant à être mis en relief pour que les commissions de réforme puissent s'en inspirer quand elles sont appelées à liquider des pensions.

Présentations de malades.

Le **Dr Lévi-Sirugue** présente un cas de *lichen plan de Wilson* dont les papules caractéristiques occupent tout le tronc ; il y a aussi chez ce militaire dont l'affection a débuté il y a un mois et demi environ quelques manifestations de lichen buccal de la langue et de la face interne des joues, mais moins accentuées que celles du malade qui a été présenté à la précédente séance mensuelle. Il semblerait, étant donné l'étiologie nerveuse attribuée au lichen, que les émotions de la guerre auraient dû en multiplier les cas. Il ne semble cependant pas qu'il en soit ainsi, et alors que le psoriasis est très commun le lichen vrai est on peut dire exceptionnel dans la population militaire.

Le **Dr Lévi-Sirugue** présente un cas de *sycosis trichophytique* de la région sous-maxillaire, d'aspect typique, et dont le diagnostic a été confirmé par l'examen microscopique.

Cette trichophytie doit être d'origine équine, le malade ayant soigné « des chevaux galeux, dit-il. » Alors que les trichophyties sont fréqentes dans les centres dermatologiques des zones d'armée, on en voit peu à l'intérieur, et les sycosis trichophytiques sont, on peut dire, exceptionnels, en comparaison des sycosis d'autres origines qui sont fréqents. Les résultats thérapeutiques sont bien plus rapides et plus heureux dans les sycosis trichophytiques sans les chances de récidive des autres sycosis. Les lavages au crésyl au 100° et la teinture d'iode sont très efficaces.

Présentation d'un cas de luxation habituelle unilatérale droite de la mâchoire inférieure

Drs Rocher et **Lutaud.**

P... (Eugène), âgé de 29 ans, auxiliaire dans les services automobiles, à la suite d'une chute de voiture, en 1912, dans laquelle il serait très probablement tombé sur la face se fait une luxation unilatérale droite de la mâchoire inférieure. La réduction aurait été produite immédiatement sous l'influence d'une contraction réflexe de défense, au moment où un camarade, dans un but thérapeutique, lui présenta devant la bouche entre ouverte et à courte distance un fer rougi au feu.

Cette luxation fut récidivante dès le premier jour ; l'application d'une bande pendant une quinzaine de jours empêcha les récidives. Mais, aussitôt que le malade fut privé de ce moyen de contention, la luxation se reproduisit d'une façon habituelle, au moindre mouvement, tel que l'ouverture simple de la bouche ou la mastication.

Depuis cette époque, la luxation se produit plusieurs fois par jour. Pendant la luxation, on voit le condyle se déplacer en avant et faire saillie au-dessous de l'arcade zygomatique. Ce déplacement provoque une douleur localisée à l'articulation tempo-maxillaire avec irradiation dans la région temporale droite.

La réduction est obtenue spontanément par le malade, soit qu'il contracte ses muscles masticateurs, soit qu'il s'aide de la main ; un ressaut se produit et la saillie du condyle disparaît.

La pression sur la région de l'articulation temporo-maxillaire est douloureuse ; il ne peut se coucher sur le côté droit. Les efforts qui provoquent une contraction des muscles masticateurs et qui rapprochent les surfaces articulaires causent une névralgie dans la zone de l'auriculo-temporal.

Le malade se nourrit d'aliments pâteux, la mastication d'aliments solides causant une douleur presque intolérable ; il n'ouvre la bouche qu'avec précaution pour éviter le retour fréquent de la luxation.

Il s'agit donc dans ce cas d'une luxation récidivante de la mâchoire inférieure ou mieux d'une luxation habituelle, car les récidives se sont produites depuis l'accident d'une façon continue, quotidiennement, sous l'influence de la seule contraction musculaire. Il est probable que dans ce cas, il existe une laxité énorme de la capsule articulaire due à ce fait que la déchirure primitive ne s'est cicatrisée que d'une façon imparfaite ou que peut-être la déchirure a été très étendue.

Au point de vue thérapeutique, deux solutions se présentent : ou l'application d'une façon continue d'une sangle élastique permettant la contention du maxillaire inférieur, ou la capsulorraphie.

C'est à cette dernière solution que nous nous sommes arrêtés, étant donné la gêne très marquée qu'occasionnent ces récidives permanentes et nous croyons néanmoins qu'après l'opération il sera nécessaire que le malade porte quand même une sangle soutenant son maxillaire inférieur, le port de cette sangle devant être continué pendant longtemps de manière à éviter une nouvelle récidive.

Hanche à ressort extrarticulaire d'origine traumatique : lésion du muscle tenseur du fascia lata

Dr H.-L. Rocher.

Dans un travail paru en mars 1911 sur la hanche à ressort (*Gazette des hôpitaux*), j'écrivais au point de vue pathogénique :

Le traumatisme est tantôt la cause qui révèle la hanche à ressort jusque là passée inaperçue, tantôt l'occasion qui permet au sujet d'attribuer la hanche à ressort à son accident (ouvriers, militaires). Le traumatisme peut produire une lésion du tendon grand fessier ou de l'aponévrose fascia lata (épaississement cicatriciel (Staffel), arrachement de la partie supérieure de l'insertion fémorale du grand fessier (Gross et Heully). Or le cas que j'apporte aujourd'hui me paraît intéressant étant donné sa pathogénie.

Vu l'ancienneté de cette anomalie pathologique (mai 1915), et sa résistance à tous les traitements, j'ai songé à proposer à cet homme une intervention : elle a été refusée.

Les opérations pratiquées pour hanche à ressort extra articulaire ont consisté en *pexie* de la bande fibrotendineuse, en raccourcissement du plan aponévrotique fascia lata, en fixation en rotation externe du grand trochanter.

Bayer fixe les deux lèvres de l'aponévrose fascia lata incisée dans la région trochantérienne au périoste du grand trochanter et à l'aponévrose vaste externe.

Pupovac, Gross et Heully font la fixation de la lèvre postérieure comme Bayer mais double le plan aponévrotique (comme dans certaine capsulorraphie), en suturant la lèvre antérieure à la face postérieure du grand fessier. Ils resserrent donc la sangle aponévrotique et la rétrécissent transversalement.

Hohmann fixe la corde fibrotendineuse de la hanche

à ressort derrière le bord postérieur du grand trochanter. Brun creuse une gouttière osseuse à la face postéro-externe du grand trochanter et y fixe la corde de la hanche à ressort. Ces pexies ont été faites en général à la soie à points séparés. Le catgut chromé me paraît préférable. Un appareil plâtré est appliqué pour assurer la consolidation de la pexie.

Nelaton par transplantation partielle du demi-membraneux a voulu fixer le grand trochanter en position de rotation externe, pour éviter qu'il n'accroche la corde fibrotendineuse de la hanche à ressort.

Le 12 mai 1915, D... reçoit une balle dans la partie moyenne de la fesse droite, elle traverse le bassin, blesse la vessie (hématurie notée sur le billet d'hôpital) et est enlevée dans la région trochantérienne gauche.

31 juillet 1915. — Appendicite et péritonite généralisée, opération immédiate. Dès la sortie du lit, ce blessé dit avoir senti, en marchant, ce ressaut dans la hanche gauche, qui s'est accentué depuis, en même temps que la boiterie, l'attitude vicieuse pendant la marche et la station debout.

Réforme temporaire en août 1916 : repris service armé en septembre 1917.

Etat actuel. — Hanche à ressort extra-articulaire ou ressaut fessier trochantérien en rapport avec le traumatisme (balle dans la région trochantérienne gauche) caractérisée par :

1° Ressaut du bord antérieur du grand fessier et de son tendon sur le grand trochanter ; ressaut énorme, bruyant et visible, ressaut se produisant seulement pendant la flexion de la hanche, et non pendant le retour du membre à l'extension.

2° Claudication très marquée associée à une attitude vicieuse du blessé pendant la station debout et la marche ; claudication consistant en ce fait que pour faire le pas du côté gauche, le sujet étant dans une attitude légèrement penchée en avant, porte son membre I. G. en avant, tout d'une pièce, le pied équin, le côté gauche du bassin notablement surélevé, mettant de ce fait la cuisse en adduction. Au moment où la cuisse sur le bassin atteint un angle de 40 à 45°, il y a un petit arrêt dans la propulsion du membre ; le tendon grand fessier est accroché derrière le trochanter ; alors la flexion se continuant, le tendon se décroche et l'on voit une grosse bande oblique brusquement déraper à la face externe du grand trochanter pendant que l'avance du M. I. G., étant complété pour le pas, le pied ayant frotté le sol jusqu'ici de la pointe, vient s'appuyer de sa plante totalement sur le sol, d'où claudication en plongeon. Le tendon grand fessier revient dans le creux rétro-trochantérien sans bruit, tandis que l'angle fémoro-pelvien s'ouvre jusqu'à l'extension complète.

Au repos, dans la station debout, comme dans le décubitus horizontal, le blessé place son membre inférieur gauche en adduction par un mouvement d'ascension du côté gauche du bassin qui fait saillir anormalement le grand trochanter de telle sorte que debout, le talon gauche est surélevé de 5 centimètres au-dessus du sol et le pied se place en équin, et que dans la position couchée il existe un raccourcissement apparent notable.

Du fait de cette attitude habituelle en adduction pour le membre I. G., la position de garde à vous en rectitude complète, les talons réunis, quoique pouvant être obtenue — sans déviation de la colonne vertébrale — n'est maintenue que difficilement, l'adduction ayant toujours tendance à réapparaître.

Le phénomène de la hanche à ressort apparaît également en position de décubitus horizontal.

3° Par des lésions d'atrophie musculaire portant :

a) Sur le muscle tenseur du fascia lata qui a diminué au moins des 2/3 : la saillie ovoïde que normalement forme le muscle contracté sur la face externe de la hanche, n'existe qu'à peine esquissée à gauche : la cicatrice d'extraction du projectile surmonte une perte de substance en plein corps musculaire.

b) Sur le muscle grand fessier ; celui-ci forme une saillie moins dure, moins volumineuse pendant l'effort de « serrer les fesses ».

Par contre le méplat rétrotrochantérien à gauche est élargi et même excavé. Il semble que le tendon grand fessier se soit reporté dans sa position oblique un peu plus en dedans que normalement et plus profondément : d'où condition favorable à l'accrochement et à la hanche à ressort.

Cette transposition interne du tendon grand fessier, et sa mobilisation sont conditionnées par la lésion du muscle tenseur du fascia lata qui, atrophié, n'exerce plus sa fonction normale sur le manchon aponévrotique crural ; celui-ci même a pu être déchiré.

Or, le tendon du muscle grand fessier, comme son bord antérieur est compris dans un dédoublement de l'aponévrose. N'étant plus retenu, maintenu par l'aponévrose et son muscle tenseur, le tendon grand fessier sous l'action du muscle s'applique plus profondément et plus en dedans, et pour la projection du membre en avant, il ne peut se dégager du grand trochanter, que par un effort et ressaut qui caractérisent cette hanche à ressort avec sa claudication typique.

c) Sur le muscle quadriceps : atrophie très nette au palper.

Circonférence : Dr. 49 centimètres.
G. 45 —

d) Sur les muscles de la jambe.

Circonférence : Dr. 34 centimètres.
G. 33 —

Au point de vue fonctionnel, la marche est gênée, fatigante, vu la claudication et les ressauts à chaque pas. Il nous dit que la veille, par exemple, il a fait quatre kilomètres, et a dû faire dix pauses de repos. Aucun phénomène de douleur à proprement parler dans la hanche ou le M. I. G.

En montrant au malade à faire de petits pas, on peut empêcher le ressaut de se produire, mais avec le pas ordinaire il se produit à chaque fois.

La radiographie ne montre aucune lésion de l'articulation de la hanche, pas plus que du trochanter (saillie anormale ou exostose).

Deux épreuves prises par le Dr Houdé avant et après le ressaut ne montrent aucun rapport anormal des surfaces articulaires. Pas la moindre trace de déplacement ou subluxation fémorale. Cette constatation vient corroborer tous les renseignements cliniques qui prouvent indubitablement qu'il s'agit d'une hanche à ressort extra-articulaire.

En résumé. — Hanche à ressort extra-articulaire en rapport avec la blessure par balle de la région de la hanche, avec la lésion du muscle tenseur du fascia lata et s'accompagnant d'atrophie musculaire des muscles fessier, quadriceps surtout, et de tous les autres muscles du M. I. G. en général.

S'il y a dans cette hanche à ressort un certain appoint psychopatique, prouvé par ce fait que cet homme ne semble plus savoir marcher en rectitude ni corriger volontairement son attitude vicieuse d'adduction qui place son bord antérieur du grand fessier en position rétro-trochantérienne, il nous paraît évident toutefois qu'il y a des lésions organiques indiscutables expliquant le conditionnement de cette anomalie fonctionnelle et de celles-ci la plus importante au point de vue pathogénique, nous paraît être l'atrophie traumatique du muscle tenseur du fascia lata, et le relâchement du tendon grand fessier.

Suspension gléno-humérale dans un cas d'épaule ballante

Le Dr **H.-L. Rocher** présente un tirailleur sénégalais,

D..., qui, blessé le 4 août 1917 par balle, à l'épaule gauche, largement esquillectomisé avec résection de la tête humérale le 5 août, entra à l'hôpital complémentaire 49 dans le Service du Centre de Chirurgie, le 22 octobre 1917 pour impotence fonctionnelle du membre supérieur G. due à son épaule ballante.

Epaule déformée, taillée en épaulette du fait d'absence de relief de la tête ; saillie de l'acromion. La perte de substance humérale est telle que le bras soulevé à l'horizontale, forme avec le moignon de l'épaule désossé un ange obtus de 130°. Atrophie partielle du deltoïde au niveau du faisceau antérieur : R D.

Mouvements du bras : nuls ; quelques mouvements d'ascension de l'épaule par action des muscles sur l'omoplate. Les mouvements normaux des doigts, du poignet, du coude ne peuvent s'exécuter que le coude accoté au tronc : donc grosse impotence fonctionnelle.

Intervention le 1er décembre 1917. — Chloroforme. Incision de Paulet sur le bord antérieur du deltoïde et le long de la moitié antérieure de son insertion. Mise à nu de la cavité glénoïde et de l'extrémité supérieure humérale. Tout le tissu fibreux intermédiaire de cette vaste pseudarthrose est excisée ; on ne laisse au pourtour de la cavité glénoïde et engainant le bout huméral qu'un manchon court de ce tissu fibreux dense et serré. Sur chacun de ces manchons, sont passés quatre gros catguts forts. Ceux-ci, noués, transforment la pseudarthrose oscillante en une pseudarthrose serrée. Le muscle deltoïde est suturé au niveau de son incision transversale ; l'aponévrose deltoïdienne est suturée également le long du bord antérieur du muscle. Suture de la peau. Le bras est fixé immédiatement dans un appareil plâtré fixant le bras en abduction de 70° et surtout appliquant fortement le bout huméral contre la cavité glénoïde.

Réunion per primam de la plaie.

Le 26 décembre. — Changement de l'appareil plâtré : conservation de la même position.

Le 20 janvier 1918. — On enlève l'appareil plâtré définitivement : on le remplace par un dispositif ayant pour but d'éviter l'allongement de la néarthrose sous l'influence du poids du membre. Il s'agit tout simplement d'une attelle en fil de fer revêtue d'ouate et d'une bande de flanelle, ployée à sa partie médiane, appliquée dans l'angle brachio-thoracique, suspendue et fixée intimement sous le pli axillaire au moyen de bandes d'emplâtre adhésif qui s'entre-croisent sur le moignon de l'épaule. Chaque extrémité de cette attelle présente un prolongement en T qui embrasse transversalement d'un côté le bras, de l'autre se moule sur l'hémithorax. Ce dispositif est assez flexible pour permettre une certaine mobilité du bras.

Le port de cet appareil a été d'abord continu. Puis des exercices de mobilisation et de rééducation ont été instituées deux fois par jour.

Le 30 janvier 1918. — Voici son état : le galbe du moignon de l'épaule est parfait ; le palper même permet de sentir l'extrémité humérale se déplaçant contre la glène, en sa situation normale, comme s'il n'y avait pas eu de résection de la tête. L'appui — grâce à la fixation humérale — que rencontre l'extrémité humérale sur la cavité glénoïde rend compte aujourd'hui des résultats fonctionnels observés.

La main gauche est portée franchement sur l'épaule droite alors qu'avant l'opération elle dépassait à peine le sternum ; en arrière, elle peut atteindre la région sacrée, mouvement absolument impossible auparavant.

Le blessé exécute des mouvements de rotation (amplitude diminuée de moitié) d'abduction (active : 45°, passive : 80°) de propulsion active très limitée, de rétropulsion : 30°.

L'atrophie musculaire porte sur les muscles sus et sous-épineux ayant perdu insertion osseuse du fait de la résection large.

Le raccourcissement du bras n'est que trois centimètres. Si l'on compare les deux radiographies de l'épaule gauche avant et après la suspension gléno-humérale, on constate avant, l'écartement d'environ trois travers de doigt du bout humérale et de la cavité glénoïde ; après, le contact de l'humérus avec la partie inférieure de la cavité glénoïde.

La fixation de l'humérus à la glène est encore prouvée par une certaine tenue en abduction du bras alors qu'avant l'intervention, bord axillaire de l'omoplate et humérus étaient en parallélisme.

Enfin, l'espace qui sépare l'extrémité humérale de la voûte acromiale a été réduit de moitié, de telle sorte qu'actuellement l'extrémité humérale s'abrite sous la voûte acromiale, s'articule avec la moitié inférieure de la glène. Toutes ces considérations nous expliquent le résultat orthopédique très satisfaisant que nous avons obtenu.

Nous croyons que cette épaule aura toujours avantage à être soutenue. L'appareil sangle-élastique de Ruffier, qui suspend l'épaule par le pli axillaire nous paraît devoir suffire définitivement à ce cas. L'appareil est d'une simplicité extrême et dispense des appareils dispendieux et compliqués que nous avons vu fabriquer dans des centres d'appareillage.

Balle de shrapnell située à la partie inferieure du médiastin postérieur Extraction sous anesthésie locale cocaïnique 1/300

Dr H.-L. Rocher.

J'ai enlevé, le 26 janvier 1918, sous anesthésie locale à la cocaïne adrénaline une balle de schrapnell située à la partie inférieure du médiastin postérieur en avant de la colonne vertébrale. Sylvain C... avait été blessé le 11 mars 1915. Orifice d'entrée à la base de l'hémithorax droit au-dessous de l'angle inférieur de l'omoplate. Depuis sa blessure, il n'a presque pas fait de service et a été classé service auxiliaire en avril 1916.

Gêné par ce projectile (dyspnée d'effort, douleur subcontinue dans le côté droit à la base du poumon), il en a demandé son ablation qui avait été jugée jusqu'ici trop difficile ou impossible par différents chirurgiens.

Grâce à une résection de la 11e côte (3 cent.) un peu en dehors de son articulation costo vertébrale, la face supérieure du diaphragme en avant de la colonne vertébrale fut découverte et la balle fut — grâce au contrôle des R X — trouvée enkystée à sa face supérieure ; drainage. Suture des muscles et de la peau. Suites opératoires des plus bénignes. Le cul-de-sac pleural ne fut pas aperçu.

L'anesthésie locale fut parfaite.

Periostéome fémoral et rupture de la rate

Les Drs **H.-L. Rocher** et **David** présentent deux pièces anatomiques :

1° Périostéome fémoral de moignon en forme d'ergot ayant le volume des deux tiers d'un petit doigt, implanté à la périphérie d'un bout diaphysaire fémoral en même direction. Ce périostéome entretenait sur un moignon conique de cuisse une ulcération atone dont il formait le fond, sans qu'il y eut de lésion d'ostéite.

Il a fallu faire une réfection de moignon, en sectionnant la diaphyse fémorale à trois centimètres plus haut ;

2° Rupture traumatique de la rate : deux fissures verticales externes dont l'une médiane, profonde, se continue en doublant le pôle inférieur de la rate sur la face interne en avant du hile de la rate.

Cette rupture est due à un tamponnement de chemin de fer. La laparotomie n'a pu être faite seulement que 24 heures après : inondation péritonéale. Le chirurgien appelé pour intervenir d'urgence n'a pu trouver la cause de cette hémorragie. Il tamponna ! l'abdomen avec de multiples compresses ; 48 heures après intervention : mort. A l'autopsie, très peu de sang libre dans le péritoine.

Technique de cranioplastie avec greffon tibial ostéopériostique

Présentation de 4 opérés

Drs Rocher et **Chase.**

J'ai l'honneur de présenter, en mon nom et au nom de M. Rocher, quatre malades chez lesquels il a été pratiqué, pour perte de substance cranienne, une cranioplastie au moyen d'un greffon ostéo-périostique tibial.

La technique qui a été employée par le Docteur Rocher, est celle qui a été exposée par M. Delagenière avec cette différence cependant que, le greffon est appliqué face osseuse contre les méninges, recouvrant en forme de pont, la perte de substance : d'où impossibilité de compression des méninges et du cerveau par le greffon.

L'application de la face osseuse du greffon en contact direct avec la table externe du crâne, dont on a décollé tout autour de l'orifice le périoste, permet une soudure rapide et complète du greffon, qui est d'autre part enchâsser entre le périoste et le crâne.

Dans les suites opératoires de quinze cranioplasties qui ont été faites jusqu'ici, il ne semble pas que l'on doive redouter la formation de périostose ou d'exostose à la face profonde du greffon pouvant comprimer ultérieurement le cerveau ou irriter les méninges. Onze interventions ont été faites à l'anesthésie locale, solution de cocaïne à 1 pour 300 dans du sérum de Hayem +, adrénaline ; trois au chloroforme, une à l'éther. Dans trois cas seulement la perte de substance a nécessité un double greffon juxtaposé. Dans les douze autres, greffon unique. Dans un seul cas, une double perte de substance a réclamé une double cranioplastie. Deux insuccès avec infection de la plaie opératoire et élimination des greffons. Dans un cas, l'insuccès est nettement dû à l'absence de drainage et à une intervention trop précoce, cicatrice exulcérée en un tout petit point contenant un segment de crin de Florence enfoui. La cicatrice avait cependant été thermocautérisée avant extirpation.

Voici, résumée, la technique opératoire qui fut employée identiquement dans chaque cas : 1er Anesthésie régionale à la cocaïne des champs opératoires cranien et tibial.

2e La découverte de la perte de substance cranienne sera obtenue de façons diverses suivant l'état des téguments à son niveau. *a*) Si les téguments sont sains : taille d'un lambeau en fer à cheval, de manière à ce que les sutures cutanées soient distantes du greffon. *b*) Si les téguments sont le siège de cicatrice adhérente, douloureuse, ou même exubérante, il conviendra de combiner la forme de l'incision afin de les exciser d'emblée. *c*) Si au niveau de la perte de substance il n'existe qu'un mince revêtement cicatriciel adhérent aux méninges, il conviendra de pratiquer une incision circonscrivant la cicatrice cutanéo-méningée, de manière à pouvoir plus tard disséquer finement l'épiderme du tissu cicatriciel sous-jacent représentant les méninges. Dès ce temps de l'opération, il convient de s'assurer par décollement et mobilisation aussi larges que nécessaires des lambeaux, que ceux-ci pourront facilement être suturés sans traction à la fin de l'opération.

3e Incision du péricrâne sur le pourtour de la brèche osseuse et décollement de celui-ci sur une largeur de 7 à 10 millimètres, de telle sorte qu'il existe une collerette périostée.

4e Epluchage du tissu fibreux qui comble la perte de substance dans le cas où celle-ci est fermée à l'instar d'un diaphragme tendu par la dure-mère conservée. Si celle-ci est absente, il peut y avoir ou non hernie cérébrale. Dans l'un ou l'autre cas, la membrane fibreuse, quelquefois excessivement mince, qui remplace les méninges et recouvre le cerveau, doit être libérée de toutes les formations cicatricielles qui la recouvrent de manière à obtenir une surface lisse ; bien souvent cependant, cette surface est tellement mince qu'elle laisse transsuder du liquide céphalo-rachidien. Dans cette dissection de la membrane méningée, il arrive que de petits vaisseaux saignent et ne peuvent être pincés, la compression ne suffit pas à arrêter le suintement. La thermocautérisation légère avec une pointe extrêmement fine paraît le meilleur moyen d'arrêter le saignement : il faut en effet éviter toute collection sanguine entre le greffon et les méninges qui pourrait agir comme tampon compresseur du cerveau et déterminer de nouveaux épaississements fibreux péri-méningés. Le même procédé est à appliquer pour le petit suintement provenant des veinules intraosseuses. La plaie opératoire cranienne est recouverte après hémostase complète, de champs aseptiques ; compression légère à ce niveau, tandis que l'on procède à la prise du greffon tibial.

5° Incision verticale médiane sur le tiers supérieur de la face interne du tibia (1). Les dimensions de la perte de substance prises suivant les deux principaux diamètres permettent de dessiner sur la face interne du tibia, largement exposée, le greffon. Pour ce faire, incision du périoste tibial, à trois millimètres environ plus loin que le contour exact du greffon. Une collerette de périose est relevée à la spatule aiguisée, sur tout le pourtour. Au moyen d'un large ciseau bien coupant et du marteau, on détache facilement — mais il faut en acquérir l'habitude — un mince copeau ostéopériostique. La plaie tibiale est momentanément fermée par deux pinces fixe-champs. Le greffon est placé dans des compresses imbibées de sérum tiède.

6° Le greffon, saisi avec deux pinces de Kocher, est modelé de façon à lui donner une courbure à concavité du côté de l'os, ou tout au moins à l'aplanir ; car,

(1) Ou se prolongeant plus bas si nécessaire (grande étendue du greffon).

il se présente toujours enroulé sur sa face périostée. Le greffon sera prélevé suffisamment long et sera divisé en deux, dans le cas où la perte de substance est trop étendue pour être comblée par une seule largeur de greffon. Le ou les greffons sont placés par dessus la perte de substance et enchâssés entre le crâne et le péricrâne. Ils appuient toujours sur les bords de l'orifice osseux de manière à ne pas comprimer les méninges.

7e Suture par points séparés au catgut, double zéro, de la collerette périostée du greffon, à la collerette du péricrâne. Si deux segments de greffon sont accotés ils sont réunis par un ou deux points de catgut placés sur le périoste de leur bord. Lavage au sérum chaud. Suture aux crins de Florence des téguments en faisant un affrontement parfait. Drainage nécessaire par touffes de crins de Florence. Pansement compressif, volumineux et solide.

8e Lavage au sérum chaud de la plaie tibiale. Suture de la peau aux crins de Florence et aux agrafes. Drainage nécessaire. Pansement compressif.

Messieurs, nous allons vous présenter quatre malades qui ont été opérés par la méthode qui vient de vous être exposée :

Observation I

René L..., blessé le 15 juin 1917 par balle de mitrailleuse pénétrant à la tempe gauche pour aller se loger dans le lobe occipital gauche, dont elle est extraite par trépanation le 16. Comme suites immédiates, aphasie et perte de la mémoire pendant un mois et demi ; retour graduel de la parole et de la mémoire.

Etat actuel, novembre 1917. — Deux pertes de substance osseuse, l'une dans la partie antérieure de la fosse temporale gauche, 70/20 ; l'autre dans la région occipitale, 20/10. Hernie cérébrale légère recouverte d'une mince couche musculaire : persistance de dysarthrie.

Le 21 novembre 1917. — Anesthésie à l'éther : celle-ci nous a paru défectueuse à cause de la congestion veineuse qui gêne le travail de dissection au niveau de la hernie cérébro-méningée ; l'anesthésie générale nous paraissait indiquée à cause de l'étendue de la perte de substance. C'est une erreur et notre expérience actuelle nous indique que l'anesthésie locale peut être employée pour les cranioplasties les plus étendues. La hernie cérébro-méningée est recouverte de muscle temporal très dissocié et partiellement fibrosé. Hémorragie veineuse en nappe du fait de l'anesthésie éthérée. Une petite veine méningée à la face interne du crâne saigne ; compression et thermocautérisation amènent au bout d'un certain temps une hémostose presque complète.

La large brèche pariéto-temporale est fermée par un seul greffon (1).

Suites opératoires. — Vingt-quatre heures après : crise épileptiforme généralisée avec perte de connaissance (2). Le même jour, à 18 heures et 21 heures, deux crises nouvelles d'épilepsie. Durée : de dix à vingt minutes de perte de connaissance. Dans l'intervalle des crises, état normal ; il assiste à l'accès de sa crise (constriction pharyngée et engourdissement de la main droite). Au bout de deux mois, quatrième crise (durée : cinq minutes) ; quinze jours après, cinquième crise insignifiante comme durée et importance.

Le blessé se dit très amélioré : tête solide, plus de ballotement cérébral, plus de céphalée ; peut se baisser avec peu de vertige. Les progrès de la parole et de l'intelligence continuent.

Observation II

C... (Jean), blessé par balle au sommet de la région frontale, un peu à droite, le 1er octobre 1917 ; plaie en séton ; embarrure de 5 à 6 centimètres ; perte de connaissance pendant une demi-heure. Trépanation le 2 octobre 1917. Perte de mémoire passagère (4 jours).

Examen le 20 novembre 1917. — Perte de substance osseuse de 47 × 42 recouverte d'une cicatrice dont le centre est le siège de battements et d'expansion à la toux ; cicatrice douloureuse, surtout au toucher. Vertiges quand il baisse la tête ;

(1) La perte de substance occipale ne nécessite pas de plastie.

(2) Le blessé avait eu plusieurs crises d'épilepsie Jacksennienne depuis sa blessure et avant l'opération.

ballotement du cerveau dans le crâne pendant l'effort, la toux, les marches rapides.

Il déclare voir trouble de l'œil gauche.

Examen oculaire. — Rétrécissement des champs visuels pour le blanc, mais avec hémaïnopsie partielle pour l'œil gauche.

Le 1er décembre 1917. — Cranioplastie. La perte de substance est découverte par dissection d'un lambeau triangulaire dant la taille sert à l'excision des cicatrices anciennes douloureuses. Deux greffons sont juxtaposés. Suites opératoires : normales. Anesthésie régionale cocaïnique.

Etat actuel, 7 février 1918. — Plus de ballotement cérébral ; pas de vertige spontané. Il sent sa « tête solide », il n'a plus l'impression pendant la toux et l'effort que « sa cervelle vient frapper contre le cuir chevelu ». Persistance de vertige quand il baisse la tête. Greffon solide, cicatrice non douloureuse, surface cranienne régulière. « Excellent résultat » dit le blessé.

Observation III

André C..., blessé le 19 avril 1917. Perte de substance, au sommet du crâne, 24/30. Pas de troubles cérébraux, sauf un peu de vertige lorsqu'il se baisse ou fait un effort. Battements d'expansion à la toux au niveau de la perte de substance.

Le 21 décembre 1917. — Cranioplastie ; la perte de substance est fermée par deux greffons juxtaposés et suturés entre eux. Anesthésie régionale cocaïnique.

Etat actuel, 7 février 1917. — Cicatrice cranienne parfaite, pas de douleur. Quand il tousse ou fait un effort, il nous dit n'avoir plus maintenant l'impression désagréable de sa « cervelle qui se gonfle ».

Observation IV

André B..., blessé le 2 avril 1917 dans la région frontale médiane entre les deux bosses frontales ; trépané le jour même, issue de matière cérébale. Phénomènes d'encéphalite.

Etat actuel, août 1917. — Perte de substance : 37/27 au-dessous d'une cicatrice longue, transversale, présentant à sa partie médiane une petite hernie cérébrale avec téguments cicatriciels très minces. Comme trouble, accuse seulement des maux de tête s'il se tient pencher en avant.

La radiographie montre 4 éclats d'obus, dont le plus gros a le volume d'un grain de blé, situés dans le lobe frontal gauche.

Le 10 octobre. — A l'anesthésie locale cocaïnique, tentatives d'extraction avec l'électro-aimant et ensuite à la pince, sous le contrôle de l'écran. Insuccès. Douleurs de tête très vives pendant quelques heures. Le pansement du blessé est imprégné abondamment de liquide céphalo-rachidien, car, pour éviter tout phénomène de rétention (sanguine ou infectieuse), la plaie cutanéo-méningo-cérébrale n'a pas été fermée.

Le 15 octobre. — Vu l'abondance de l'écoulement séreux, on ferme la plaie par 2 crins de Florence. Cicatrisation normale. Aucun phénomène méningé ou cérébral.

Le 24 janvier 1918. — Cranioplastie par la technique indiquée plus haut. Comme remarque, nécessité d'une dissection extrêment fine au niveau de la hernie cérébrale ; une mince pellicule cicatricielle est enlevée, et déjà les espaces méningés laissent transsuder du liquide céphalo-rachidien.

La plaie tibiale a donné lieu pendant une dizaine de jours à un écoulement séro-huileux.

Actuellement greffon solide, surface cranienne absolument lisse.

DISCUSSION

Dr Hautefort. — Le procédé de M. Rocher est intéressant, mais je demande à attendre pour le juger les résultats ultérieurs. Si l'ostéogenèse périostique n'est pas un vain mot, nous ne savons pas s'il ne se produira pas une poussée osseuse de la périphérie vers le centre, d'où compression possible de la substance cérébrale. D'autre part, que fait M. Rocher des adhérences dure-mériennes ? Ce sont des facteurs fréquents d'accidents. Enfin, quel est chez les opérés déjà anciens le résultat clinique, s'ils avaient des crises épileptiques ; celles-ci sont-elles modifiées par l'intervention ?

Dr Rocher. — Je ne crois pas que la couche osseuse pro

lifère et fasse des exostoses. Quant aux adhérences dure-mèriennes, j'agis de la façon suivante : j'excise tout tissu fibreux qui recouvre la dure-mère, je ne laisse au-dessus de la méninge aucun tissu cicatriciel. Quant aux résultats cliniques, mon expérience ne peut encore être longue, je suis cependant des opérés depuis six mois.

Chez ces opérés la cranioplastie évite d'abord l'emploi d'une plaque de prothèse. Ils sont unanimes à dire qu'ils ont la sensation d'avoir le crâne plus solide ; ils ne se plaignent plus de sentir dans l'effort leur cerveau butter contre le cuir chevelu, d'avoir « *une sensation de grelot* », des vertiges.

Ce soulagement se produit en général au bout d'une quinzaine.

Par contre, l'avenir des crises épileptiformes dues à la cicatrice cérébrale est très variable. M. Rocher ajoute qu'il ne faut pas opérer trop tôt ; il attribue un insuccès à la trop grande précocité de l'intervention.

Dr Mathieu. — On ne pourra juger les résultats que beaucoup plus tard. J'ai fait beaucoup de cranioplasties et je me suis conformé à la technique de M. Delagenière qui a donné d'excellents résultats.

On dissèque la néodure-mère, on place le greffon face périostée en dedans et on ne le fixe pas ; il se façonne très bien et le lambeau suffit à le maintenir.

Les résultats immédiats sont simples : en huit jours, il y a une résistance suffisante à « l'expansion crânienne ». J'ai eu un insuccès pour le même motif que M. Rocher : mon intervention a été trop précoce. Il faut attendre six mois après la blessure : la zone cutanée cicatricielle étant nourrie par des vaisseaux venant de la profondeur et non de la périphérie, quand on a rabattu le lambeau, le centre se nécrose vers le 15e jour par nécrose aseptique.

Le **Dr Lafite-Dupont** fait ressortir l'utilité de la scie de Gigli pour enlever le lambeau sur le tibia.

Dr Mathieu. — La greffe de Delagenière est du périoste doublé d'aussi peu d'os que possible. Le greffon, ou les pièces séparées, en dernier, prennent sans la comprimer la forme du cerveau.

Le **Dr Lafite-Dupont** précise sa technique, il a taillé dans un cas de perte de substance frontale, un lambeau épais afin de refaire une arcade sourcillière et de conserver les insertions musculaires.

Plaies atones d'origine syphilitique et médicamenteuse (2 malades)

Drs Rocher et **Lafage.**

Nous avons eû l'occasion de traiter au centre de chirurgie, à l'hôpital complémentaire 49, un certain nombre de plaies atones. Il s'agissait soit d'ulcérations consécutives à des froidures ou à des brûlures, soit d'ulcérations au niveau de cicatrices d'apparence chéloïdienne, soit encore d'ulcération de moignons d'amputation mal étoffés, soit enfin d'ulcérations atones des membres inférieurs ou du bassin sans doublure de tissu cellulo graisseux, le fond de la plaie étant formé directement par le squelette sans que celui-ci présentât de lésions d'ostéïte.

Le traitement dans ces cas a été des plus variés ; nous avons en effet noté que certaines plaies réagissent favorablement en donnant des bourgeons de bonne nature petits et roses sous l'influence des antiseptiques et des pansements les plus divers. (Eau bouillie, sérum, solution de cyanure de mercure, sublimé, Dakin, eau ogygénée, etc.)

Il appartient donc au médecin de changer souvent s'il le faut la technique de son pansement jusqu'à ce qu'il obtienne un bon aspect de la plaie pouvant permettre son épidermisation. Nous avons employé également l'héliothérapie pendant l'été et le pansement à la pâte bismuthée de Beck. Ce qui semble nous avoir donné les meilleurs résultats dans les plaies véritablement atones (ulcérations de cicatrices et ulcérations de moignons) ce sont l'emplâtre de Vigo et le pansement à l'ambrine. Le Pulvi-Lactéol nous a donné également un bon résultat dans un cas d'ulcération post-opératoire sur du tissu cicatriciel de brûlure.

Dans d'autres cas nous avons dû intervenir chirurgicalement devant la ténacité de l'ulcération (réfection de moignons, résection de cicatrices chéloïdiennes ulcérées, gênant la fonction du membre) et dans ces cas la perte de substance cutanée put être comblée par autoplastie.

Nous voulons attirer particulièrement l'attention sur deux observations qui nous paraissent intéressantes surtout au point de vue étiologique.

Dans la première, les conditions dans lesquelles l'ulcération a revêtu ses caractères (ulcération atone, phagédénique) permettent d'incriminer le pansement iodoformé.

Dans la seconde, la cicatrisation des trajets fistuleux et des ulcérations existantes depuis plus d'un an et demi grâce au traitement par le néogalvarsan et la réaction de Wassermann positive, font rattacher indiscutablement le retard de la cicatrisation à la syphilis.

Observation I.

A..., blessé le 16 avril 1917 d'un éclat d'obus du volume d'un haricot, entrée au niveau de la tête du troisième métacarpien face dorcale, extrait au niveau de la tête du premier métacarpien face palmaire. Rejoint son dépôt le 4 septembre 1917, présentant encore un petit trajet fistuleux.

Entre à l'hôpital 49 quelques jours plus tard. Présente à ce moment un petit orifice fistuleux conduisant vers la tête du troisième métacarpien, avec un petit décollement autour de cet orifice. Une petite esquille est enlevée au cours d'un des pansements suivants. Pour mettre fin à la suppuration persistante, une intervention est pratiquée le 1er décembre : on trouve une lésion fougueuse très localisée sur le côté externe du tendon extenseur du médius, sans lésion osseuse.

Après badigeonnage au chlorure de zinc, suture totale de la peau. Quelques jours après, la plaie se désunit, un peu de suppuration. Le 15 décembre, le blessé obtient quatre jours de permission, pendant lesquels il est pansé deux fois à l'hôpital Saint-Antoine à la pommade de Reclus. A partir de cette date la plaie s'agrandit, les bords semblent nécrosés et grisâtres ainsi que le fond.

La plaie est complètement atone, aucun bourgeonnement, le tendon extenseur s'exfolie sous l'influence de pansements, d'abord au Dakin, puis à la pâte bismuthée. Amélioration, diminution d'étendue en superficie et en profondeur ; la plaie devient rosée. En janvier 1918, nouvelle permission de quarante-huit heures, le pansement est fait à l'hôpital Tenon : mèche iodoformée, qui reste en place deux jours ; l'ulcération au retour du malade s'est agrandie et présente les caractères suivants : ulcération ovalaire taillée à l'emporte-pièce sur une profondeur de 7 millimètres, mesurant 2 centimètres sur 1 centimètre et demi. Le fond de l'ulcération est formé par la capsule articulaire métacarpo-phalangienne. Le tendon extenseur est complètement détruit. Le fond de cette ulcération est lisse, rosé, les téguments qui forment le pourtour sont indurés comme dans un chancre. L'épiderme n'a aucune tendance à glisser sur les bords de l'ulcération pour en gagner le fond.

Actuellement : cette ulcération diminue concentriquement, gardant toujours sa forme ovalaire ; les bords en sont adhérents profondément (ils sont indurés, infiltrés), le fond est toujours une surface atone, suppuration peu abondante. Pansements tous les jours à l'eau bouillie. Cet homme n'a fait aucun accident net d'intoxication iodoformée après chacun des pansements, aucun phénomène infectieux ni lymphangite ni adénite. Pas de syphilis. Wassermann négatif.

En somme, cette plaie opératoire, désunie au lieu d'évoluer normalement vers la cicatrisation secondaire, a pris les caractères d'une plaie non seulement évoluant vers l'ulcération atone, mais même phagédénique.

La pathogénie de cette transformation est très probablement due à l'application de pansements iodoformés (pommade de Reclus, mèche iodoformée), l'aggravation de l'aspect de la plaie ayant été notée chaque fois au retour des permissions du malade, à moins qu'il ne s'agisse d'une application de quelque produit caustique au niveau de cette plaie.

Ce qu'il y a de particulier encore c'est que l'ulcération conserve, quoique se rétrécissant, les mêmes caractères qu'elle avait il y a un mois (bords indurés, absence de bourgeonnement, même profondeur). Pourtant il n'est fait que des pansements à l'eau bouillie.

Observation II.

W... (Louis).

Piqûre par fil de fer, le 25 juin 1916, au niveau de la première phalange de l'annulaire droit. Soigné successivement à Lagny, à Meaux, pour phlegmon de la main et de l'avant-bras. Incisions multiples, dos et paume de la main, et avant-bras. Amputation de l'annulaire. Les plaies se cicatrisent imparfaitement ; il est envoyé à l'hôpital 48, à La Chapelle-Saint-Mesmin. Suppuration continue à l'avant-bras ; il passe à l'hôpital mixte plusieurs interventions : ouverture d'abcès au poignet, débridements à l'avant-bras, grattages ; on ne trouve jamais de points osseux. Toutes ces interventions échelonnées entre janvier et mai 1917. Réaction de Wassermann et recherche de mycose à ce moment négatives. Entre à l'hôpital 49, le 24 juillet 1917, avec ulcérations multiples suppurantes de l'avant-bras en rapport avec des trajets sillonnant les masses musculaires, l'aspect clinique est en faveur d'une lésion syphilitique. La syphilis est d'ailleurs reconnue par le malade. On procède à un nouveau Wassermann... Cette fois il est positif et on institue un traitement antisyphilitique. Iodure 6 grammes. Localement injection de pâte bismuthée. Emplâtre de Vigo sur les plaies en surface. Puis on remplace l'iodure par du sirop de Gibert : 30 grammes. Au mois de septembre, le malade présente quelques troubles vertiges, céphalée. On supprime le sirop de Gibert. Les trajets paraissent à ce moment moins perméables.

Localement on les traite au Lugol (solution forte) ; en même temps les plaies sont exposées au soleil une heure par jour. La suppuration continue. Les plaies ont toujours leur même aspect rouge violacé, un peu vernissé par endroits, les bords en sont décollés.

Le 5 octobre le malade est envoyé au docteur Lévy

Fraenkel pour qu'il lui soit fait une série de néosalvarsan. Dès la troisième piqûre, les trajets semblent oblitérés, les plaies se sèchent peu à peu ; à chaque piqûre le malade a une réaction violente, céphalée, fièvre, vomissements, réaction atténuée par la médication adrénalisée. Le traitement est terminé le 12 novembre et les plaies cicatrisées à la fin de ce mois.

En somme, ces plaies et ulcérations nettement atones, qui n'avaient été influencées ni par les traitements antiseptiques, ni par les agents physiques (héliothérapie, air chaud), devaient certainement cette évolution à la présence de syphilis. L'institution d'un traitement énergique contre cette affection les modifia rapidement et les fit guérir en peu de temps.

Le **Dr Mathieu** insiste sur l'importance des associations mycéliennes.

Dr Zimmern. — A-t-on pensé à l'air chaud dans le traitement de ces plaies atones ? Il y aurait intérêt à l'employer. Les rayons X à petites doses peuvent aussi donner des résultats.

Dr Cottenot. — D'autres plaies que les plaies d'origine syphilitique peuvent guérir par le mercure ; j'ai traité ainsi des ulcères variqueux dont les porteurs avaient des Wassermann négatifs.

QUESTION A L'ORDRE DU JOUR

Plaies torpides de guerre

Dr R. Bonneau, rapporteur.

Nous entendons par « plaie torpide de guerre » toute perte de substance par projectile de guerre ne guérissant pas ou semblant guérir temporairement pour récidiver alors qu'aucune lésion des organes ou des tissus sous-jacents n'explique cette non guérison.

Cette définition permet d'éliminer toutes « les fausses plaies torpides », c'est-à-dire celles qui sont en rapport avec des lésions profondes dont je vais pour classification donner rapidement la nomenclature :

— Fistules par corps étranger infecté ou tissu mortifié non éliminé.

— Fistules des viscères (fistules gastro-intestinales, urinaires, salivaires, biliaires, etc...).

— Gangrènes par lésions vasculaires.

— Fistules osseuses ou ostéo-articulaires.

La plaie torpide de guerre n'est ni la fistule, ni l'ulcère dans le sens médical et diathésique où l'on prend ce mot, ni la dermite sur ancienne cicatrice.

Où commence la torpidité d'une plaie ? Entre la plaie normale et la plaie torpide on peut observer tous les degrés. Qu'est-ce donc d'abord qu'une plaie normale ?

La réponse n'est peut-être pas extrêmement facile à formuler. Et pourtant la question est d'importance si l'on veut avoir des données permettant d'apprécier exactement la valeur cicatrisante des diverses thérapeutiques. M. Carrel, au début de ses recherches sur les agents propices à la cicatrisation, s'est posé le problème. L'un de ses collaborateurs M. le comte de Nouy, partant de l'expérimentation, de l'observation sur des petits blessés en bon état général, a cherché à exprimer par une formule la vitesse normale de cicatrisation des plaies à plat aseptiques c'est-à-dire n'ayant plus que un à deux microbes par champ. Il construisit des épures où figuraient sur des abcisses et des ordonnées d'une part la surface en centimètres carrés de la plaie, d'autre part les temps écoulés (tous les quatre jours en l'occurrence) ; l'étude comparative de nombreuses épures lui a permis d'établir une courbe idéale représentant la guérison optima. D'observations prolongées l'auteur est arrivé à une remarque dont l'intérêt ne peut nous échapper. Il pense qu'après deux unités de temps (c'est-à-dire huit jours) d'examen on peut pour un sujet donné, régulièrement traité, pronostiquer le temps qui est nécessaire à l'épidermisation totale et fixer ainsi plusieurs semaines ou plusieurs mois d'avance la date de sortie de l'hôpital. Ces prédictions, dit l'auteur sont très exactes et, chose curieuse, si artificiellement, on obtient une vitesse d'épidermisation plus grande et chute rapide de la courbe individuelle, ou si inversement un incident telle qu'une inoculation septique maintient la courbe élevée, on constate ultérieurement que l'organisme répare ce trouble d'évolution de la courbe normale, par une évolution rapide en sens inverse, comme si les forces de cicatrisation avaient continué à s'accumuler ; en fin de compte la chute définitive à 0° se produit au moment prévu.

Messieurs, je sais combien sont sujettes à discussions toutes les formules qui cherchent à traduire par la géométrie ou les chiffres les phénomènes biologiques, néanmoins je ne pouvais passer sous silence une méthode que j'ai vu expérimenter par MM. Tuffier et Desmarres, dont les résultats vont être publiés dans un prochain bulletin du Rockfeller Institut, méthode qui aurait le mérite de nous faire modifier notre définition de la façon suivante : *une plaie torpide est celle dont la courbe de cicatrisation reste au-dessus de la courbe de cicatrisation normale.*

En clinique et sans formule, par l'expérience, nous sommes capables de fixer avec une approximation suffisante la date de cicatrisation de la plaie en observation et de juger s'il y a retard à la guérison. Plus difficile est de déterminer la cause de ce retard.

Après avoir mis de côté les fausses plaies torpides énoncées plus haut il faut passer en revue différents types à évolution torpide :

1° Irritation volontaire de la plaie par le blessé lui-même : c'est là une cause qu'il faut toujours avoir présente à l'esprit en temps de guerre. Deux moyens de dépister l'auto-mutilateur : Inspecter attentivement la bordure de la plaie et la peau du voisinage qui portent souvent trace de l'agent irritatif, enfouir le pansement ordinaire sous un pansement auquel le blessé ne peut toucher, par exemple tarlatane amidonnée humide avec une marque à l'encre ;

2° Irritation involontaire de la plaie par les agents thérapeutiques. J'ai dû, en 1915, faire une résection de plaie torpide due, aux dires du blessé, à un pansement à la solution forte d'acide phénique incomplètement dissoute dans l'eau ;

3° Incrustation de tous petits débris vestimentaires. C'était une cause bien fréquente en 1870 où les fibres de charpie restées dans les tissus sollicitaient une exubérance de bourgeonnement allant jusqu'à former des pseudo-tumeurs. Avec le traitement actuel par « l'épluchage » et « la résection immédiate des plaies », cette cause de torpidité a presque disparu. Quelques cas isolés peuvent encore se rencontrer. C'est ainsi que j'ai en ce moment, à la salle Saint-Laurent, un indigène de l'Afrique du Nord, au sujet duquel le commandement avait signalé : simulateur possible, et sur lequel la résection de la plaie, sous le contrôle de la lumière artificielle, m'a révélé des fibres de vêtement incrustées dans les parties profondes des bourgeons charnus ;

4° L'infection permanente banale des plaies survenant en dehors des débris vestimentaires dont nous venons de parler doit être rare. On la suit par le contrôle bactériologique : numération des microbes par champ, recherche de streptocoque. Je cite pour mémoire la greffe secondaire de lésions spécifiques, telles les mycoses sur les plaies ordinaires ;

5° La persistance de lésions profondes fermées, c'est-à-dire ne communiquant pas avec la plaie, imprime à cette plaie un caractère particulier qui ne trompe pas. Une plaie qui allait bien avec un bon aspect rose du fond et une bordure nacrée d'épidermisation devient tout à coup livide, œdémateuse, recouverte d'un exsudat diphtéroïde ; les secrétions peuvent en même temps se tarir, le pus ordinaire être supprimé, remplacé par une minime sérosité. En 1914, le médecin inspecteur Delorme, au simple aspect d'une telle plaie, affirmait l'ostéomyélite sous-jacente et commandait l'opération osseuse large : amputation, désarticulation, résection. On sait aujourd'hui que si la chose est exacte pour l'ostéomyélite, d'autres lésions profondes (thromboses vasculaires, corps étrangers mal tolérés, phlegmons profonds, etc.) retentissent pareillement sur des plaies en surface. De toutes façons, il y a indication à vérifier la profondeur ;

6° La cause de beaucoup la plus fréquente peut être 90 pour 100, des plaies torpides de guerre c'est l'étendue de la cicatrice et ses adhérences à un plan rigide sous-jacent. Le diagnostic en est des plus facile : on est en présence d'un gros bloc de tissu fibreux qui sert de soubassement à une plaie en surface, recouverte en bordure d'une cicatrice pelliculaire fragile. Ses bourgeons charnus et l'épidermisation ont donné le maximum de ce qu'ils pouvaient et il n'y a plus rien à attendre de la bonne nature. Qu'avec beaucoup d'adresse on arrive à faire naître une couche de cellules épithéliales, cette couche éphémère disparaît au moindre frottement ou d'elle-même, après formation de quelques phlyctènes ambrées ;

7° Enfin, il est une dernière variété de plaies torpides qui mérite notre attention. Ici la plaie semble avoir tout ce qu'il faut pour guérir : elle n'est pas trop étendue, elle repose sur des tissus assez souples, rien dans la profondeur, le fond de la plaie est d'une belle couleur rouge et pourtant la cicatrisation ne se fait pas. On ne trouve rien dans l'état local capable de donner une explication suffisante, on cherche dans l'état général et on passe en revue toutes les diathèses : les trois grandes : syphilis, tuberculose, diabète et les autres spécificités ; or le laboratoire et la thérapeutique restent muets. Qu'on me permette de donner une observation en exemple :

Il s'agit d'un blessé, du 15 septembre 1916, par balle. La balle pénètre à la face externe du genou gauche à un travers du doigt au-dessus et au dehors de la corne supéro-externe de la rotule ; elle sort en plein milieu du creux poplité. Pansements secs, gouttière huit jours ; puis planchette à la face postérieure du membre ; pas de lésion osseuse ni articulaire.

Dès la blessure, troubles douloureux dans la plante et le bord interne du pied s'accompagnant à un moment d'anesthésie ; encore par période actuellement existe la même anesthésie sur le bord interne du pied et la partie interne de la plante.

Vers le 10 octobre 1916, formation d'un abcès à la face interne du genou nécessitant l'incision, pansements humides, puis pansements secs — on met aussi pendant quelque temps du liquide de Mencières. Le 15 novembre 1916, il entre à l'hôpital 201 ; pansements secs et styrax, et finalement, opération le 15 février 1917. A ce moment, il persiste deux plaies, l'une à la face externe du genou, l'autre au creux poplité, ces plaies sont reséquées et la peau du voisinage libérée est saturée. Guérison des deux plaies.

Trois semaines après l'opération, le malade commence à marcher, mais au niveau des cicatrices des points de suture apparaît une coloration violette noire ; peu à peu l'épiderme se soulève avec des petites phlyctènes hémorragiques si bien que quinze jours plus tard on se trouve en présence au niveau du creux poplité d'une plaie longue de 6 centimètres, large de 2 centimètres, plaie superficielle à fond rouge bien vivant, mais ne s'épidermisant pas. Guérison vers le 10 juin. Un mois plus tard, la plaie se rouvre de la même façon, ce qui n'empêche pas le malade de partir en convalescence. Pendant sa convalescence la plaie se ferme pendant quinze jours, puis une nouvelle plaie se fait et le malade rentre à son dépôt d'où cinq jours après on l'envoie à Melun, hôpital 19 ; pansements secs et pommade de Reclus. Il revient, le 20 septembre 1917, à l'hôpital mixte d'Orléans. A cet hôpital on institue le traitement suivant : six jours consécutifs de haute fréquence, puis air chaud tous les jours sauf le jeudi et le dimanche.

La plaie reste fermée huit jours, puis elle se reproduit. Guérison ; il part en convalescence le 7 décembre. Huit jours après la plaie se rouvre. Le blessé rentre hôpital mixte d'Orléans le 26 décembre 1917.

Le 2 janvier 1918 : Autoplastie à pédicule incliné (greffe hindoue). Résection d'un rectangle de cicatrice centré par l'ulcération, mesurant environ 4 centimètres sur 2 centimètres. Aussitôt ce rectangle de peau enlevé, la peau saine de bordure s'écarte et la plaie chirurgicale apparaît bien plus considérable. On taille un lambeau équivalent transversal à la face postérieure de la cuisse. Ce lambeau pivotant autour d'un pédicule externe vient s'appliquer exactement sur la plaie à combler. Suture du greffon. La plaie de la cuisse est incomplètement suturée de façon à éviter de tirer sur la racine du greffon. En fin de compte le greffon mesure 8 centimètres sur 4 centimètres.

Suites opératoires : Les fils ont été enlevés huit jours après l'opération ; le 15 janvier on constate une zone de sphacèle sur l'extrémité du lambeau sur une étendue de 2 centimètres de largeur, mais le lambeau tient bien sur le côté et la plaie secondaire a un bel aspect rose. Pansements humides à l'eau borriquée chaude.

Actuellement les plaies ne bougent presque pas.

Voici ce blessé que vous pouvez examiner.

En comparant des observations similaires on remarque qu'il s'agit toujours des membres inférieurs, que les cicatrices sont toujours violacées et que les phlyctènes spontanées qui se forment sont toujours remplies de sang noir. Il apparaît évident qu'il y a là un trouble de circulation veineuse. Cherchons la chose sur le malade dont je viens de rapporter l'observation. Il dit qu'avant la guerre il était coiffeur et fatiguait beaucoup les jours de travail par suite de varices particulièrement sur la jambe gauche. Ajourné deux fois pour cette cause il a cependant mené la vie de tranchée (péniblement il est vrai) du 15 mai 1915 au 15 septembre 1916. Or l'examen actuel des membres inférieurs ne révèle pas de varices apparentes. J'ai fait la même constatation sur d'autres blessés. En sorte qu'il existe une diathèse variqueuse douloureuse et conduisant aux plaies torpides sans dilatation ampullaires appréciables des veines superficielles. Il y a là un type de variqueux différent du type des gros variqueux auxquels on résèque d'énormes saphènes internes dilatées et qui réunissent par première intention. Peut-être les petites varices profondes altèrent-elles plus facilement les nerfs et prédisposent-elles davantage, par le mécanisme du trouble trophique, à la torpidité des plaies ; les névralgies intermittentes si fréquemment observées en seraient le témoignage.

Traitement

A chaque variété de plaie torpide correspond un traitement approprié. Je n'ai pas l'intention de passer en revue les divers agents qui ont été proposés dans ce but. Rappelons cependant quelques idées directrices : — Actuellement l'asepsie triomphe. — Les antiseptiques auxquels on était revenu dans les premiers mois de la guerre ont peu à peu passé au second plan. Cependant les hypochlorites, particulièrement le Dackin jouissent d'une faveur spéciale. Mais doit-on donner le nom d'antiseptiques à ces liquides qui sont surtout des dissolvants de tissus désagrégés.

Certains d'entre nous sont restés fidèles à quelques antiseptiques vrais et pour mon compte j'emploie encore la solution aqueuse de nitrate d'argent au huit centième très kératoplastique

Les sérums, j'entends les vrais sérums, tels le polyvalent de Leclainche et Vallée ont eu aussi du succès. On a même été jusqu'à employer des toxines microbiennes et des bouillons de culture, le ferment lactique. Ces produits méritent de plus longues expérimentations. Dans un ordre d'idées assez voisin on sait combien un érysipèle intercurrent hâte parfois la guérison de plaies immobiles..: Cela ne veut pas dire qu'il faille pousser les choses à l'extrême et suivre les auteurs boches qui ont, en tant que thérapeutique rationnelle préconisé l'érysipèle artificiellement provoqué.

Le pansement par les corps lisses mérite de nous arrêter quelques instants. Sous le corps lisse les bourgeons charnus se tassent, s'égalisent et forment un lit plat favorable à recevoir le processus épidermique venu du pourtour de la plaie, paraissant même parfois naître en ilot central. Lors du renouvellement du pansement les nouvelles assises épidermiques ne sont plus arrachées comme elles le sont par la compresse de gaze adhérente. Cette action des corps lisses était bien connue autrefois des peauciers de Saint-Louis qui traitaient leurs ulcères torpides par le papier d'étain. C'est cette idée que j'ai rajeunie dans la chirurgie des fractures de membres avec vastes plaies par l'emploi de l'attelle socle en aluminium au contact. Rappelons quelques corps lisses : le taffetas imperméable ou le caoutchouc juste de dimensions de la plaie, les excellentes cires (pâte de Delbet, ambrine, etc...), le tulle gras Lumière... On pourrait même dire que le bon vieux Vigo agit un peu par le même procédé.

Il était évident que le traitement des plaies profiterait des nouvelles acquisitions de la physiothérapie. On sait que certaines plaies ou certaines régions (celles de la face par exemple) demandent parfois la mise à l'air. L'action de la lumière ou plutôt des lumières, la très efficace héliothérapie, la thermothérapie, ont suscité de nombreux travaux. La radiothérapie assouplit les cicatrices et calme les douleurs et les réflexes corrélatifs. On emploie aussi l'effluve de haute fréquence et bien d'autres méthodes qui sont du domaine des spécialistes. Le radium, lui aussi, a pû être employé fructueusement en dehors de son action spécifique sur les cellules néophasiques.

Dans un autre ordre d'idées on a employé la voie hypodermique pour modifier la base de certaines plaies, réduire les cheloïdes par l'huile créosotée, les mycoses par l'iodure déposé *in situ*.

Le massage, la mobilisation manuelle ou autre des lèvres de la plaie trouve certaines indications. A mon sens toute plaie nettement infectée résorbante et fébrile a droit à une immobilisation et un repos absolus... Mais il en est autrement de la plupart de nos vieilles plaies torpides. Il ne faut pas craindre d'assouplir par des manipulations douces le substratum de l'ulcération, de le décoller des plans profonds, de rapprocher les lèvres de la plaie par des agglutinatifs qui s'amarrent soit du côté opposé soit sur des cordes de traction continue aux poids.

Enfin la question de vitalisation de tout le membre est d'une grande importance, massage général, mouvements passifs, mouvements actifs gradués, changements de position, réglementation judicieuse de la marche ou de la position élevée. On peut faire beaucoup à condition d'observer soigneusement la façon dont ces manœuvres retentissent sur l'évolution de la plaie. L'hydrothérapie est là aussi avec toutes ses ressources. Je ne cite que pour mémoire les eaux thermales dont notre région est dépourvue.

Tous ces procédés doivent se combiner et se substituer suivant les phases évolutives de la lésion. Il faut bien savoir qu'il y a lieu d'être très éclectique et qu'il est bon de remplacer tout agent qui ne fait plus d'effet comme inversement il est bon, après chaque effort thérapeutique, de laisser reposer la plaie pour voir ce qu'il donne une fois l'effet aggravatif disparu.

Pour ces plaies, comme pour beaucoup de choses, la chirurgie opératoire est souvent une ultime et efficace ressource. Les plaies torpides par bloc cicatriciel adhérent et exulcéré comportent la résection la plus complète possible (ce qui n'est pas toujours réalisable) du tissu fibreux jusqu'à ce qu'on trouve les tissus sains du fond et de la bordure. Hélas ! après ces dissections les téguments s'écartent encore plus en vertu de l'élasticité des parties saines voisines et la réparation de la perte de substance.

Le deuxième temps de l'acte opératoire nécessite plus d'un artifice :

Décollement des lèvres de la plaie et rapprochement direct par glissement. Quand le rapprochement immédiat n'est pas réalisable, Morestin a pu procéder par étapes : il rapproche au maximum mais quoique incomplètement les lèvres de la plaie, laisse les choses se cicatriser puis plusieurs semaines après, les téguments du voisinage ayant donné leur élasticité, il reprend le décollement et le rapprochement par glissement et en deux ou trois fois arrive à l'accolement.

Plus souvent, on a recours à la greffe. Je rappelle les divers procédés de greffe :

Les greffes de Thiersh me paraissent insuffisamment doublées pour être d'un emploi courant chez des hommes auxquels on doit une guérison plus solide. Je ne les emploie que chez les grands brûlés.

Aglave a publié dans la *Presse Médicale* du 23 juillet 1917, un procédé de semis dermo-épidermique. On prend à l'emporte-pièce des petites plaques dermo-épidermiques donnant au lieu de prise l'aspect d'un écumoir et on les plante dans la plaie à la façon dont on fait un plan de salade. Je n'ai aucune expérience de ce procédé.

La greffe Hindoue cutanéo graisseuse bien doublée à pédicule incliné est excellente à la condition que son pédicule porte sur une partie libre de toute cicatrice et et ce n'est pas toujours facile à trouver dans les vastes pertes de substance qui laissent après elles tant d'étoiles cicatricielles en tous sens. Une variante de cette greffe que j'ai vu exécuter à Beaujon il y aquelques mois et qui est assez amusante, c'est la greffe roulée qui fait complètement la culbute. C'est là un saut périlleux, je maintiens le mot pour les deux sens.

Enfin la greffe italienne prise sur le membre sain me paraît être de plus en plus recommandée. La courte expérience que j'en ai m'a conduit aux remarques suivantes : ne jamais prendre un lambeau dont la longueur excède deux fois la largeur ; toute la réussite du lambeau est dans la taille et non dans la suture ; moins il y a de points de suture mieux cela vaut ; pas de points en U qui entravent la circulation, pas de faufil. L'appareil plâtré d'immobilisation en raison de l'attitude instable doit être doublé de couche d'ouate surtout au niveau des dépressions anatomiques, contrairement aux appareils habituels des fractures des membres et dans je pose directement le plâtre sur la peau. Il est avantageux de poser l'appareil avant de tailler le lambeau ; si l'on est un peu gêné pour cette taille et pour la suture on est certain au moins que le pédicule ne tire pas, que le pont entre les deux régions, c'est-à-dire la partie flottante du greffon présente le minimum d'étendue, que le plâtre avant l'opération est bien en place, en un mot, on n'a pas de surprise.

Election d'un Vice-Président

M. ZIMMERN est élu vice-président.

Question mise à l'ordre du jour pour la séance du mois prochain : *Radiologie de guerre.*

M. Zimmern est chargé du rapport.

GROUPEMENT MÉDICAL D'ORLÉANS

Séance du 25 Janvier 1918

PRÉSIDENCE DE M. LE Dr RAYNAUD

Présentations de malades

Un cas de lichen plan buccal

Drs Ch. Lévy et **Lévy-Franckel.**

La localisation exclusive de lichen plan à la muqueuse est relativement rare : nous n'en avons trouvé que cinq cas signalés dans le *Bulletin de la Société française de Dermatologie*.

Il s'agit d'un homme de la classe 1907, qui présente ces lésions depuis janvier 1915 ; les lésions buccales sont survenues après des accès de fièvre palustre, sans qu'on puisse établir entre les deux affections une relation de cause à effet ; les lésions siègent sur la lèvre inférieure et sur les joues.

Sur la lèvre inférieure, l'éruption affecte la forme de petites ponctuations blanches, minuscules, isolées par place, mais le plus souvent unies en un réseau délicat, en lacis de stries nacrées et irrégulières, légèrement saillantes et un peu déprimées, bridant la muqueuse, d'un aspect pseudo-cicatriciel. Sur la joue gauche, en regard de la dernière molaire, existe une efflorescence blanchâtre ramifiée, suivant l'expression classique, en feuille de fougère.

Sur la joue droite, efflorescences occupant la plus grande partie de la joue, depuis la commissure jusque vers les molaires, formant une bande à direction générale antéro-postérieure, correspondant à l'articulation des dents. Ni gêne, ni prurit : c'est le dentiste qui, au hasard d'un examen, s'est aperçu de l'existence des lésions.

Il n'existe aucun prurit, aucune trace de lichen plan sur les téguments. Pas de syphilis, ni acquise, ni héréditaire.

Le diagnostic se pose avec la leucoplasie buccale. Mais les placards de leucoplasie ne présentent pas ces stries linéaires, ni la disposition en feuille de fougère, signalée plus haut.

II. — Voici un autre malade atteint d'une forme un peu anormale de lichen ; c'est un tirailleur qui présente sur les bras, le thorax, les aisselles, des placards de lichen aculaire, nettement formés d'une quantité de paquets quadrilatères.

L'aspect arrondi des lésions nous avait fait penser à la trichoplytre cutanée. Mais les frottis et les cultures sont restés négatifs.

III. — Enfin M. Lévy-Franckel présente un malade atteint d'érythème polymorphe avec lésions étendues des muqueuses linguales et buccales.

Anévrisme artério-veineux poplité. — Resection et quadruple ligature

Dr H.-L. Rocher.

Henri B..., blessé le 3 octobre 1917 par balle au genou gauche : trajet en séton antéro-postérieur sans lésion appréciable du squelette ; O. E. : au-dessus de rotule ; O. S. : milieu du creux poplité.

Entré le 1er novembre 1917 avec hémarthrose volumineuse. Ponction et évacuation le 4 novembre. On constate tous les signes d'un anévrisme A. V. à la partie médiante du creux poplité : thrill intense se percevant le long des vaisseaux fémoraux jusqu'à l'arcade de Fallope ; diminution très marquée du pouls de la tibiale postérieure et de la pédieuse. Pied légèrement équin, sans signe de paralysie sciatique ; zone d'anesthésie à la face postéro-externe de la jambe et bord externe du pied ; cyanose du pied ; pas de varices.

22 décembre 1917. — Rachi Allocaïne Lumière, 3 centimètres cubes (15 centigr. novocaïne). Incision médiane. Anévrisme artéro-veineux caractérisé par un sac veineux du volume d'une grosse noisette pulsative et frémissant, soulevant l'aponévrose. Dissection des vaisseaux poplités. Ligatures et résection de 1 centimètre et demi de longueur vasculaire. L'anévrisme se trouve au niveau de l'interligne articulaire. Surjet aponévrotique. Suture de la peau.

La veine est très volumineuse, à paroi épaissie. Incisée, elle montre d'un côté un orifice de communication avec la poche anévrismale, de la surface d'un petit pois et bordé de petites saillies verruqueuses ; de l'autre, un orifice ovalaire de communication — de double dimension — anastomosant artère te veine.

Suites opératoires normales. Aucune menace d'ischémie du membre. On ne sent plus ni pouls pédieux ni tibial postérieur. L'équin et la légère flexion du genou postopératoire sont réduits progressivement par tractions élastiques.

Balle intrapulmonaire droite située contre l'oreille droite. Extraction sous le contrôle des rayons X d'après la technique de Petit de la Villeon (Anesthésie locale cocaïnique).

Dr H.-L. Rocher.

Grœ... (Charles), blessé par balle de fusil le 16 octobre 1917. Orifice d'entrée près de l'insertion claviculaire du sterno-cléïdo-mastoïdien (le blessé était couché lorsqu'il fut atteint).

La plaie s'est cicatrisée en 8 jours. Quelques crachats sanglants après la blessure.

Il se plaint de gêne douloureuse dans l'épaule droite et de point de côté passager dans l'hémithorax droit. Il tousse, a maigri, et a quelques sueurs nocturnes. Rien à noter au point de vue auscultation.

A la radioscopie, balle de fusil se projetant obliquement

au devant de la colonne vertébrale sur la ligne médiane, repéré à 3 ou 4 centimètres de profondeur, au-dessus du diaphragme et contre l'oreillette droite, animée de battements. La balle est localisée dans la languette antérieure pulmonaire droite.

Le 28 novembre 1917, anesthésie locale de la paroi thoracique (solution cocaïne dans sérum de Hayem à 1/300 + adré- + adrénaline) ; une piqûre de morphine (1 centimètre cube) est faite un quart d'heure avant l'intervention. Incision du quatrième espace intercostal, partant de 2 centimètres en dehors du bord sternal pour éviter la blessure des vaisseaux mammaires internes. Perforation à la pince de Petit de la Villéon de la plèvre ; un peu d'air pénètre dans la plèvre. Pendant trois essais de prise, la balle glisse entre les mors de la pince. La pince entre en contact avec le cœur. Nous portons une attention particulière de façon qu'elle ne blesse ni le péricarde ni le phrénique. A la quatrième tentative, la balle est extraite. Pas d'hémoptysie. Durant le cours de l'intervention, simple sensation de pression thoracique et douleur vague dans l'épaule droite.

Surjet musculaire de la paroi, drain superficiel pendant 48 heures, agrafes cutanées.

Le soir de l'intervention, P., 110 ; Temp., 37° ; légère dyspnée ; quelques douleurs dans l'épaule droite.

Suites opératoires normales. Le quinzième jour, le malade sort de l'hôpital et rejoint, service armé, son dépôt d'infanterie.

Si la méthode de Petit de la Villéon constitue une simplification extrême de la technique d'extraction dans les cas de corps étranger intra-pulmonaire, il n'en est pas moins évident que dans certaine localisation la pince doit être maniée avec la plus grande circonspection pour éviter la blessure d'organe voisin. Dans ce cas, la balle était au contact du sac péricardique.

Bien que la balle fût assez bien tolérée dans le parenchyme pulmonaire, nous avons cédé au désir du patient qui, du fait de ses petits malaises (douleur dans l'épaule, toux, oppression passagère), a demandé l'extraction de son projectile.

Celle-ci — vu sa situation médiane — a nécessité une voie d'abord oblique pour éviter la blessure des vaisseaux mammaires internes.

L'anesthésie locale en chirurgie intra-thoracique a été préconisée par Couteau et Bellot (Ac. de médecine, 18 juillet 1916). Elle permet de faire les résections nécessaires de côtes et d'ouvrir la brèche d'accès thoracique pour ensuite aborder franchement le poumon, sans redouter le pneumothorax opératoire. Le poumon non enflammé paraît insensible ; en effet, l'opérateur peut le saisir, l'attirer et le manipuler sans que l'opéré éprouve la moindre douleur. Nous croyons surtout que l'anesthésie locale a l'énorme avantage de soustraire à l'irritation du chloroforme ou de l'éther le parenchyme pulmonaire devenu plus sensible aux phénomènes congestifs et inflammatoires du fait du traumatisme opératoire.

Nous avons employé également l'anesthésie locale à la cocaïne pour enlever un éclat d'obus de petit volume incrusté dans la face antérieure du péricarde.

L'incision de la paroi, le refoulement du cul-de-sac plévral gauche, la prise du projectile furent faits à ciel ouvert avec l'aide des R. X. Les suites opératoires furent encore ici d'une simplicité extrême.

A propos d'un cas de luxation congénitale postérieure de l'épaule droite associée à une élévation congénitale de l'omoplate.

Dr H.-L. Rocher.

Les luxations congénitales de l'épaule sont divisées en trois groupes : 1° luxations en avant, sous-coracoïdiennes (Smith lux. double), Ammon, Melicher) ; 2° luxations en haut, susacromiale (Froriep, Guérin) : subluxation de la tête humérale en haut et en dehors avec refoulement par en haut de l'acromion et de l'apophyse coracoïde ; 3° luxation en arrière sous-acromiale (Smith, Kuster, Kirmisson) et sous-épineuse (Scuder : 2 enfants de la même famille), (Peckam).

La luxation congénitale postérieure de l'épaule se présente avec la physionomie clinique suivante : attitude du bras en rotation interne, saillie postérieure visible ou palpable de la tête au-dessous de l'acromion ou de l'épine, atrophie de l'omoplate et de tout le membre supérieur (diminution de volume et de longueur) se compliquant parfois de dysplasie ou d'aplasie musculaire (m. sus et sous-épineux, grand pectoral), de déviation vertébrale, de limitation plus ou moins accentuée des mouvements volontaires de l'épaule, quelquefois du coude.

Au point de vue anatomique, Smith, chez une femme de 42 ans, atteinte de luxation sous-acromiale, a constaté l'absence de la cavité articulaire normale et l'existence d'une néo-cavité sur le bord postérieur de la glène.

Au point de vue traitement, on a conseillé soit la réduction par manœuvres non sanglantes, soit la réduction sanglante (Phelps). L'arthrodèse (Scudder) et la résection de la tête humérale (Ewe). E. Peckam (Arch. of. Ped. juillet 1904) a traité 2 cas de luxation congénitale sous-épineuse chez des enfants de 11 mois et 22 mois par l'opération de Phelps (réduction et capsulorraphie) suivie d'une immobilisation plâtrée : il aurait eu deux bons résultats. Dans certain cas aucune intervention ne s'impose ; il semble même que l'abstention — comme dans le cas que nous allons rapporter, — soit le parti le plus sage à suivre, étant donné le rendement fonctionnel relativement bon d'un membre atteint de luxation congénitale postérieure et les résultats aléatoires de toutes les réductions sanglantes en matière de luxation congénitale.

Tels sont les quelques documents très résumés que nous avons puisés à des sources restreintes du fait des circonstances de guerre. Le cas que nous présentons, illustré de ces radiographies et photographies, nous paraît intéressant parce qu'il est un exemple de juxtaposi-

---

(1) *Traité des maladies chirurgicales d'origine congénitale*, Kirmisson.
Traité de chirurgie orthopédique, Redard.
Traité de chirurgie infantile, Broca
Thèse de Serre, Paris, 1905 : Luxation congénitale postérieure de l'épaule.

tion de deux malformations congénitales : Elévation congénitale de l'épaule et luxation congénitale postérieure de l'épaule.

Luxation congénitale postérieure (sous épineuse) de l'épaule droite associée à une elevation congénitale de l'omoplate

OBSERVATION. — F... (Aimé), 21 ans, 81e lourd spécial A. S., est présenté le 15 janvier 1918 à notre consultation de chirurgien de secteur pour malformation congénitale et impotence du membre supérieur droit.

Aucun antécédent héréditaire à signaler ; un enfant de 7 mois paraissant bien conformé.

A première vue, deux faits frappent notre observation : 1° *l'attitude en rotation interne du membre supérieur atrophié ; 2° la surélévation de l'omoplate atrophiée.*

Cette rotation interne est telle que, les deux membres pendants le long du corps, si l'on dit au sujet de faire un mouvement de rotation externe forcée de tout son membre, la supination présente un déficit de 45 degrés. Cette restriction dans l'amplitude du mouvement de supination dépend seulement de la malformation scapulo-humérale. Les articulations du coude, du poignet ont un fonctionnement normal. Les dimensions de longueur et de circonférence des différents segments du membre indiquent le degré d'atrophie dont est atteint le membre dans son ensemble, bien qu'il n'existe aucune aplasie musculaire ni aucun trouble au point de vue électrique.

LONGUEUR

Humérus droit	27.5.
— gauche	32.
Cubitus droit	25.5.
— gauche	26.

CIRCONFÉRENCE

Bras droit	27.5.
— gauche	30.5.
Avant-bras droit	26.
— gauche	28.

La ceinture scapulaire présente également, du côté droit, une atrophie marquée. L'omoplate est diminuée dans tous ses diamètres comme le confirme la radiographie. Par rapport à la colonne vertébrale qui est complétement droite dans toute sa longueur, l'écartement du bord spinal, qui lui est parallèle, est de 8 centimètres à droite ; à gauche, écartement de 9 centimètres. Cette différence s'explique par l'hémiatrophie droite du thorax, nettement visible et palpable.

La surélévation de l'angle inférieur de l'omoplate droite est de 4 centimètres, celle de l'épine de l'omoplate est de 3 centimètres (différence due à l'atrophie du corps de l'os).

Donc, omoplate atrophiée dans son ensemble, sans orientation anormale, puisque le bord spinal est vertical.

En rapport avec la surélévation de l'omoplate, existe une saillie anormale du trapèze au niveau de l'angle supéro-interne de l'omoplate que l'on atteint à la partie profonde du creux sus-claviculaire ; incurvation probable en avant de cette portion osseuse.

Le moignon de l'épaule a subi un mouvement de rotation interne qui déplace le centre, l'articulation en avant et en dedans ; d'où l'attitude vicieuse du membre en pronation habituelle.

Mesurant la largeur du moignon de l'épaule à la partie inférieure du sillon delto-pectoral, on trouve à Dr : 8 cent. inférieure du sillon delto-pectoral, on trouve à droite : 8 cent., et à gauche : 10 cent., différence surtout due au déplacement postéro-interne de l'extrémité humérale.

Pas d'aplasie des muscles du thorax et du cou ; pas de côtes supplémentaires.

La clavicule paraît un peu plus courte ($\frac{1}{2}$ cent.) et plus grêle dans son quart externe. La route acromio-claviculaire présente une orientation anormale en bas et en dehors, de telle sorte que la surface de l'acromion se continue en pente douce avec celle du deltoïde : il semble que l'acromion se soit affaissé sous l'influence d'une pression extérieure.

L'examen de l'articulation scapulo-humérale révèle : 1° un muscle deltoïde épais bien développé ; toutefois, il semblerait à la palpation, corroborée par l'examen du muscle (faradique), que les faisceaux les plus postérieurs qui s'insèrent à l'épine manquent ; 2° par le palper de la face antérieure, on ne sent plus le relief de la tête humérale ; au contraire, on la trouve sur le bord postérieur du deltoïde, immédiatement au-dessous et en contact de l'épine de l'omoplate à sa partie moyenne. La tête roule sous les doigts qui l'explorent, avec quelques petits craquements non douloureux, recouverte seulement par les téguments et les tendons sous-épineux et petit rond. La musculature bien dessinée de ce sujet, la dissection électrique des muscles rendent ces constatations évidentes. La tête humérale est donc luxée postérieurement en position sous-épineuse ; 3° lorsqu'on fixe une épaule et que l'on recherche si l'articulation est atteinte de laxité, il suffit de prendre d'une main le bras, de l'autre d'explorer l'épaule, pour constater qu'il n'existe normalement aucun glissement de la tête dans le plan antéro-postérieur par rapport à la glénoïde. Or, ici, de même que pour une subluxation congénitale de la hanche, on décèle très facilement un petit mouvement de piston de va-et-vient antéro-postérieur, qui est le fait de la laxité capsulaire et de la dysplasie des surfaces articulaires. En prenant le coude et en le relevant à 45°, on sent, on voit même au-dessous de l'épine de l'omoplate une saillie arrondie qui alternativement s'exagère et diminue.

Tous les mouvements de l'articulation sont limités : l'abduction volontaire se fait difficilement jusqu'à l'horizontale, mais lors qu'on aide un peu le malade, l'abduction se continue et le bras se tient élevé avec un déficit de 35° pour atteindre la verticale. Le défaut d'un appui normal pour la tête humérale paraît surtout la cause de cette gêne dans l'accomplissement d'une abduction totale.

L'abduction du bras placé dans la position horizontale se fait presque complètement. Lorsque partant de cette position on lui dit de mettre les deux bras en croix, l'abduction se fait incomplètement (moins 30°) : cette gêne paraît due à ce que la tête bute contre la partie postérieure du massif glénoïdien.

La rotation interne s'exécute avec une amplitude normale, la rotation externe est très limitée du fait de la luxation postérieure, de la rétraction de la capsule (face antérieure), et de l'adaptation des rotations externes à une diminution de longueur. Dans la position habituelle du membre pendant le long du corps, le triceps est nettement externe et l'avant-bras se présente par sa face postérieure.

La radiographie de cette épaule droite a été prise, le bras

étant en légère abduction, de manière à avoir, autant que possible, des images osseuses (humérus et omoplate) complètement indépendantes. La comparaison avec le côté sain nous permet de noter les détails suivants :

1° Atrophie de toute l'omoplate, y compris le massif osseux qui forme la cavité glénoïdienne ; cette cavité est diminuée d'un tiers environ dans son diamètre vertical. L'apophyse coracoïde se projette transversalement sur le tiers supérieur de la glène. La direction de l'épine de l'omoplate, attestée par la ligne sombre correspondant à son insertion sur la face postérieure de l'os est très anormalement oblique de bas en haut et de dehors en dedans. Cette ligne qui part de la coracoïde et se dirige vers l'angle supéro-interne de l'os forme avec le bord spinal de l'omoplate un angle de 50°. Cet angle supéro-interne est sur le niveau de la septième cervicale.

L'acromion forme un toit incliné obliquement à 45° sur l'horizontale. En plus de cette anomalie de forme, il paraît atrophié.

2° L'extrémité supérieure humérale est très nettement diminuée de volume. Pas de décalcification ; les deux tubérosités s'aperçoivent. La tête humérale est presque inexistante ; en effet, une mince couche de tissu osseux surplombant la ligne du col anatomique (2 à 3 millimètres à la radio) représente tout le squelette de la tête humérale, qui semble avoir été réséquée.

Les deux ombres osseuses (tête humérale et cavité glénoïde) sont séparées par un espace clair, et leur orientation indique sans conteste qu'elles ne correspondent plus.

Malgré l'absence de radiographie stéréoscopique, l'examen du cliché confirmé par les données cliniques affirment bien le diagnostic de luxation postérieure congénitale.

Au point de vue épaisseur, la diaphyse humérale droite ne présente pas de différence avec le côté gauche.

Etant donnée l'importance marquée du membre supérieur droit, la diminution de force (dynamomètre : D. = 29. G. = 66.) j'ai conseillé pour cet homme — service armé — le passage dans le service auxiliaire.

Certaines considérations intéressantes se dégagent de cette observation. Et tout d'abord à propos du diagnostic. Celui-ci ne fut établi d'une façon précise qu'après un long examen. Au début, étant donné que nous n'avions jamais observé de luxation congénitale postérieure nous avions porté le seul diagnostic d'élévation congénitale de l'omoplate : moignon de l'épaule élevé, aplati par inclinaison en bas de l'acromion, porté en avant et en rotation interne ; saillie de l'angle supéro-interne dans le creux susclaviculaire ; atrophie de l'omoplate, toutefois sans bascule ; ltmitation des mouvements de l'épaule, surtout de l'abduction et de la rotation externe.

Or, l'examen minutieux de l'articulation, la recherche de la tête, la lecture de la radiographie nous révélèrent l'existence surajoutée d'une luxation congénitale postérieure de la tête humérale. Il ne peut y avoir d'hésitation au sujet de sa nature : ce n'est ni une luxation obstétricale, traumatique ou paralytique, ni encore moins une subluxation relevant d'une polyomyélite infantile.

Young (Glascow, med. Journ., nov. 1907) rapporte le cas d'une fillette de 10 ans atteinte d'une luxation sous-épineuse humérale gauche obstétricale ; mais dans ce cas, l'accouchement difficile prolongé avait nécessité anesthésie et forceps ; à la naissance, il y avait eu un gonflement périvertébral et de l'impotence du bras ; plus tard les mouvements s'améliorèrent.

L'atrophie du membre supérieur droit dont nous avons fait mention dans notre cas est de la classe des atrophies congénitales et non des atrophies par lésion du système nerveux. Du reste, il n'existe aucune modification des réactions électriques; tous les muscles existent, bien développés, aussi développés, toute proportion gardée de longueur et de volume de membres, que ceux du côté sain. Donc, dans notre observation, atrophie n'a que le sens diminution de développement, mais non celui de développement dystrophique avec altération histologique de la cellule osseuse musculaire ou des autres éléments.

La signature de la malformation, son cachet congénital lui sont donnés par la coexistence de la surélévation de l'omoplate et de la dysplasie articulaire. D'après ce que nous savons de l'évolution de la ceinture scapulaire, l'omoplate, embryonnairement cervical reste en position élevée, toute éctopie s'accompagne d'atrophie. — C'est ce qui s'est produit chez notre sujet. — Mais il semble bien évident que la luxation congénitale postérieure de l'épaule prime ici la surélévation de l'omoplate ; elle est la lésion princeps, c'est sur l'ébauche embryonnaire de l'articulation de l'épaule que l'arrêt de développement a spécialement porté. Et de là l'action funeste s'est étendue avec moins de rigueur sur le membre supérieur et sur l'omoplate qui ont été inhibés partiellement dans leur force évolutive, atrophie du membre sans aplasie musculaire, atrophie et surélévation de l'omoplate sans bascule et sans déviation vertébrale.

Trois cas d'embryomes de la parotide

Dr François.

Je désirerais vous présenter trois observations de tumeurs mixtes, ou autrement dit d'embryomes de la parotide.

I. — H. H..., 13 ans, pas de maladies antérieures. Fin 1915, les parents ont vu apparaître au niveau de la région parotidienne droite une petite tuméfaction non douloureuse. Depuis, elle a doublé de volume.

Actuellement (août 1917), on voit au niveau de la région parotidienne droite, en dessous et au devant du lobule de l'oreille, une tuméfaction de la grosseur d'un petit œuf de poule, bosselée et irrégulière. La peau amincié et luisante laisse deviner la coloration jaunâtre de la tumeur. Au palper, on sent une tumeur de consistance ferme, plutôt dure, bosselée, mobile sur les plans profonds. La peau qui la recouvre ne lui adhère pas. Il n'y a pas de douleurs ni de paralysie faciale.

Je porte le diagnostic d'embryome de la parotide, probablement au stade bénin et je conseille l'enlèvement de la tumeur qui est acceptée.

Celle-ci est pratiquée à l'anesthésie régionale, sans grandes difficultés.

La tumeur enlevée a la grosseur d'un œuf de pigeon ; elle est enveloppée d'une capsule fibreuse mince. A la coupe, la tumeur est dure et crie sous le couteau, les parties périphériques sont de consistance fibreuse alors que le centre est sec et friable.

L'examen microscopique pratiqué par M. le Dr Rubens-Duval, donne : tumeur épithéliale embryonnaire avec nécrose cellulaire marquée, très probablement de nature bénigne.

II. — M. Du..., 60 ans, consulte pour une tumeur parotidienne gauche, dont le début remonte à 15 ans ; il y a un an, elle avait la grosseur d'un œuf de pigeon.

Actuellement (septembre 1917), on constate une tumeur ovoïde régulière, recouvrant la branche montante du maxillaire inférieur, de la grosseur d'un œuf de poule. Au toucher, elle présente une consistance ferme, charnue. Elle est mobile sur les plans profonds, la peau qui la recouvre est saine et ne lui adhère pas. Absence de douleur. Facial correspond sain.

Je porte le diagnostic de tumeur mixte de la parotide et conseille l'opération. Celle-ci est pratiquée à l'anesthésie régionale néocaïnique. Je tombe sur une tumeur kystique à paroi assez épaisse, mal délimitée. L'exérèse est difficultueuse surtout du prolongement pharyngien de la tumeur. Drainage au crin. Paralysie faciale passagère due à la néocaïne. Fistule salivaire qui s'est tarie rapidement.

L'analyse histologique de la pièce, due à l'obligeance de M. le Dr Rubens-Duval, a donné les renseignements suivants : tumeur de la parotide enkystée, constituée par une masse épithéliale ne présentant pas de signes de prolifération excessive, ni de transformation néoplasique maligne. Dans la paroi du kyste il y a bien quelques infiltrats de cellules épithéliales atypiques, mais il paraît s'agir de malformation d'origine probablement congénitale et non d'infiltrat carcinomateux. Pronostic bénin.

III. — M. L..., 62 ans. Présente depuis dix ans une tumeur

de la région parotidienne droite, il y a deux ans elle avait la grosseur d'une petite noix.

Actuellement, elle a la grosseur d'un œuf de poule non bosselée. Sa consistance est ferme, la peau qui la recouvre ne lui adhère pas et elle est mobile sur les plans profonds.

Diagnostic : embryome de la parotide.

Traitement : anesthésie régionale. Enucléation extra-capsulaire de la tumeur. Capitonnage de la cavité, suture de la peau. Paralysie faciale passagère due à la néocaïne.

L'examen histologique dû à l'obligeance de M. le Dr Rubens-Duval donne tumeur embryonnaire de la parotide.

GROUPEMENT MÉDICO-CHIRURGICAL

DE LA 5e RÉGION

Séance du 8 Mars 1918

PRÉSIDENCE D'HONNEUR

DE M. LE MÉDECIN-INSPECTEUR LAFAGE

PRÉSIDENCE DU Dr HALBRON
VICE-PRÉSIDENT

Synovite à grains riziformes des gaines des fléchisseurs de la main.

1° *Présentatons de malades*

Dr H.-L. Rocher.

J'ai eu l'occasion, dernièrement, d'opérer deux malades atteints de synovite à grains riziformes : l'un, un soldat Joseph J..., du 3e escadron du train, présentait une synovite à grains riziformes de la gaine du fléchisseur du pouce ; l'autre, une employée à la Direction du Service de santé, atteinte de synovite à grains riziformes des deux synoviales palmaires, radiale et cubitale.

Dans le premier cas, l'intervention a eu lieu sous anesthésie chloroformique ; dans le deuxième, grâce à l'anesthésie locale, nous avons pu disséquer et extirper les deux synoviales dans toute leur étendue, ce qui a entraîné une mise à nu de tous les tendons au niveau de la paume de la main, dans leur trajet carpien et antibrachial, le ligament annulaire antérieur du carpe étant incisé sur la ligne médiane. La séreuse cubitale qui en deux replis entoure distinctement les tendons fléchisseurs superficiels et profonds des quatre derniers doigts fut excisée sur toute son étendue, de telle sorte que les tendons furent complètement mis à nu, pelés, car sur presque toute leur longueur, étaient disséminées de petites productions véruqueuses, couleur chair d'anguille, tandis que les grosses productions polypoïdes de la synovite à grains riziformes étaient parsemées sur les feuillets pariétaux de la gaine cubitale.

La dissection de cette gaine fut poursuivie jusqu'à son extrémité vers le petit doigt. Ce fut là une œuvre de patience, et l'épluchage de tous les tendons depuis l'avant-bras jusqu'au milieu de la paume de la main constitua une dissection minutieuse.

Ce qu'il est intéressant de noter, c'est que l'ouverture de la paume de la main et sa dissection presque totale fut faite à l'anesthésie locale à la cocaïne à 1 p. 300 sans que le malade accusât la moindre douleur. Dans les deux cas dont nous parlons ici, la réunion de la plaie, drainée pendant quatre jours, se fit *per primam*.

Un autre point à mettre en lumière concernant l'extirpation de la synoviale palmaire radiale est le suivant : lorsque le ligament annulaire antérieur du carpe a été incisé et que déjà dansleur portion antibrachiale et carpienne les gaines synoviales malades ont été excisées, il convient de suivre avec précaution le N. médian et de faire attention à la naissance des rameaux thénariens qui se rendent aux trois premiers muscles de l'éminence thénar : ces filets nerveux étant bien repérés et le court fléchisseur du pouce étant, d'autre part, récliné avec un écarteur, il est facile de disséquer complètement dans toute son étendue la gaine synoviale.

Je ferais remarquer enfin à propos de ces deux observations :

1° La simplicité des suites opératoires ;

2° Le retour rapide de la motilité des doigts, et l'absence de symphise des tendons entre eux bien que ceux-ci aient été complètement mis à nu et dépourvus de leur gaine.

Le drainage par faisceaux de crins aux deux extrémités de l'incision me paraît une précaution utile.

A propos de la technique de la cranioplastie par greffon ostéo-périostique tibial. — Présentation de 2 opérés.

Dr H.-L. Rocher.

Si une fois encore je reviens sur la question des greffes ostéo-périostiques tibiales, pour la réparation des pertes de substance cranienne, c'est que je désire souligner quelques détails de technique, pour lesquels certains de mes confrères, dans cette réunion, avaient cru devoir élever quelques objections, supposant des dangers à une modification de la technique exposée par Delagenière.

Je veux parler de la manière de placer le greffon au niveau de la perte de substance cranienne. Dans sa première communication (*Bulletin de la Société de chirurgie*, 3 mai 1916), Delagenière mettait le greffon face périostée contre les méninges, dans la crainte de le voir devenir exubérant, comprimer le cerveau et irriter les méninges ; de plus cette façon de faire pouvait avoir l'avantage de ne pas nécessiter un modelage du greffon, puisque du fait de sa taille, celui-ci s'enroulait comme un copeau présentant sa concavité du côté périostique. Or, dans une des dernières séances de la Société de chirurgie (19 décembre 1917), Delagenière retourne son greffon et dit : « il faut placer le greffon par sa surface secrétante, sur la paroi cranienne dénudée, et par conséquent sur le cerveau, et la surface périostée en haut, par conséquent en contact sur les bords avec le péricrâne décollé, et au milieu de la perte de substance en contact seulement avec les téguments.

Cette façon de procéder présente les avantages suivants : la greffe ostéo-périostée prend un contact osseux par sa face secrétante et se fixe solidement, de sorte que la greffe est immobilisée en bonne position ; de plus, comme la greffe présente sa face périostée à la face profonde des téguments, ceux-ci n'y adhèrent pas, et le cuir chevelu reste mobile sur la greffe.

Delagenière ajoute que l'exubérance des greffes est peu à redouter, de même que l'irritation possible des méninges.

Ce sont ces mêmes arguments qu'ici même j'ai exposés, depuis que, au mois de juillet 1917, je vous présentai mon premier résultat de cranioplastie par la méthode Delagenière modifiée.

Je pensais qu'il était plus correct, plus anatomique, de mettre le périoste tibial et le péricrâne en continuité et d'appliquer la surface secrétante du greffon contre la face externe du crâne ; de telle sorte que la fusion osseuse soit inévitable et assure la stabilité du greffon.

Je disais également, dans la dernière séance de février, que le greffon modelé entre deux pinces suivant la courbure cranienne, placé en pont au-dessus de la perte de substance, ne pouvait comprimer le cerveau, et que même l'épaisseur du crâne créait pour celui-ci une chambre de décompression.

Puisque Delagenière a exposé sa technique modifiée, il m'est permis de dire que, au point de vue des cranioplasties, celle que j'ai adoptée dès juin 1917 en diffère encore par quelques points qui sont les suivants :

1° Je fais la prise du greffon sur le tibia avec le ciseau large à résection du genre de Lucas Championnière, ou encore avec tout autre ciseau à lame mince de la largeur de la face interne tibiale ; non point en amorçant la section de la greffe sur ses quatre côtés, mais directement, franchement, en attaquant la face interne du tibia et à petits coups de marteau rapides détachant de bas en haut tout le copeau octéo-périostique jusqu'à la limite supérieure qui lui a été assignée.

Je taille des greffons continus, d'épaisseur égale, non fragmentés en de multiples écailles, à face profonde lisse, et ayant jusqu'à 15 cent. de long, mais il faut des lames larges, minces, parfaitement aiguisées et un coup de main spécial.

La section du copeau a été précédée de la formation d'une petite collerette périostique, de telle sorte que, le greffon une fois en place, il sera facile de pratiquer sa fixation par points séparés au catgut 00 en réunissant périoste et péricrâne ; et lorsque la brèche osseuse nécessite deux ou trois greffons, ceux-ci, accotés les uns aux autres sont suturés, non seulement aux bords de la perte de substance, mais entre eux.

C'est là un deuxième point de technique, que je juge très important, et que Delagenière n'emploie pas : ses greffons étant accolés les uns aux autres, ou mieux encore empiétant les uns sur les autres, en se recouvrant légèrement et insérés sous le décollement du péricrâne ; il nous a semblé que le maintien des greffons, en les fixant, constituait une précaution utile, comme nous le préconisons.

Au point de vue du drainage, j'estime qu'il est indispensable, tant pour la plaie cranienne que pour la plaie tibiale.

Je le fais au moyen d'un faisceau de crins de Florence que j'enlève le quatrième jour.

Au deuxième pansement qui a lieu vers le dixième ou douzième jour, la plaie est complètement cicatrisée, le greffon solide, tout au moins pour les pertes de substance petites et moyennes, les crins sont enlevés, et l'homme est alors envoyé par moi en convalescence jusqu'à complète constitution de son dossier de réforme. De cette façon, je peux revoir ce blessé après retour à la formation et m'assurer de l'amélioration apportée par la plastie cranienne.

Observation I. — *Vaste perte de substance cranienne pariéto-temporale droite.*

Paul G..., blessé allemand, au 1er octobre 1917. Plaie en séton par balle, de la région pariétale droite, avec fracture esquilleuse et large issue de matière cérébrale. Troubles du langage rapidement améliorés. Hémiplégie gauche, flasque au membre supérieur, spasmodique au membre inférieur. Plaie cicatrisée en fin novembre.

Il a présenté des crises épileptiformes au mois de janvier 1918.

Examen, 13 février 1918. — Large perte de substance osseuse dans la région pariéto-temporale droite, disposée transversalement en forme de côte de melon. Au niveau de la perte de substance, les téguments normaux, souples, sont déprimés profondément, d'au moins un travers de pouce, et l'axe de cette dépression est marquée par une cicatrice qui est légèrement exubérante et chéloïdienne à sa partie antérieure.

Il est facile de palper le rebord osseux de la perte de substance, qui mesure dans sa plus grande largeur 6 centimètres, et dans sa longueur 11 centimètres. Impulsion à la toux, battements systoliques.

La palpation du cerveau au niveau de cette large dépression cranienne ne paraît pas douloureuse.

Etat intellectuel normal.

Examen des yeux : aucune particularité au point de vue fond d'œil ou champ visuel.

La radiographie faite le 21 janvier 1918 ne révèle ni projectile, ni esquilles dans le champ de la vaste perte de substance, située à la partie inférieure de l'os pariétal droit.

Intervention le 25 février 1918. — Anesthésie locale à la cocaïne adrénalinée à 1 p. 300 ; 1 cent. de morphine. Incision suivant l'ancienne cicatrice ; la partie antérieure exubérante est excisée. La perte de substance est recouverte, au moyen de trois larges greffons et un quatrième plus petit. Le premier est disposé perpendiculairement au grand axe de la perte de substance et recouvre son pôle antérieur ; les deux autres sont juxtaposés et disposés parallèlement au grand axe ; un quatrième petit greffon est enfin placé à l'extrémité postérieure de la perte de substance.

Les greffons sont disposés de telle façon que, non seulement ils obturent la perte de substance, mais aussi continuent d'une façon régulière la convexité cranienne.

Ils sont suturés entre eux et au périoste cranien par points séparés au catgut. Un faisceau de crins pour drainage est placé aux extrémités antérieure et postérieure de la longue incision cutanée.

Pansement compressif.

La large perte de substance cranienne a nécessité au côté du tibia la prise de deux greffons étendus, et cette incision ostéo-périostique s'étend depuis la patte d'oie jusqu'à l'épiphyse tibiale inférieure. A son tiers inférieur, la face interne du tibia devient légèrement convexe dans le sens transversal, et de vertical qu'elle était se dirige légèrement en dedans, d'où la formation d'une courbure dans le sens de la hauteur à concavité interne.

Sur une telle surface, la prise d'un greffon ostéo-périostique mince, large et uniforme nous paraît difficile. Notre greffon prit alors une épaisseur trop grande et la portion toute externe de tissu spongieux qui borde le canal médullaire fut mise à nu. Je n'ai pu employer ainsi cette portion de greffon trop épaisse ; il me fallut — étant donné qu'il était craquelé en ce point — enlever toute l'épaisseur osseuse, garder tout le périoste détaché à la rugine avec grand soin.

Ayant une cranioplastie de même étendue à faire prochainement, je me propose de ne plus chercher de greffon aussi bas, c'est-à-dire sur le tiers inférieur du tibia, et il me paraît beaucoup plus avantageux, étant donnée la supériorité des grands greffons, d'aller les cueillir sur les deux tibias, puisque les deux tiers de la face interne seulement nous paraissent susceptibles de donner de bons greffons.

Les drainages ont été enlevés le quatrième jour, et aujourd'hui, le 8 mars, ces plaies sont complètement cicatrisées.

Au point de vue suites opératoires, pas de céphalée, pas de fièvre, mais une crise d'épilepsie s'est produite dans la nuit qui a suivi son opération.

Le blessé a conservé, depuis son opération, la position horizontale, conseillée par Delagenière : c'est là une précaution utile pour les blessés qui ont des pertes de substance avec dépression considérable, comme chez notre opéré, dépression que la position verticale accentue.

Du reste, le malade étant couché sur la table d'opération et surtout après dissection des téguments recouvrant la perte de substance, le cerveau venait affleurer un plan horizontal passant par la brèche osseuse.

Dans la semaine qui suit l'intervention, grosse amélioration dans la mobilité du membre.

OBSERVATION II. — *Perte de substance cranienne frontale.*

Georges D..., 20 ans, blessé, le 9 août, par éclat d'obus région frontale gauche.

A été trépané le même jour. Extraction d'un éclat d'obus non pénétrant ; pas de lésion de la dure-mère. Le 7 février 1917, repart sur le front.

Bruit et secousses ne peuvent être supportés ; maux de tête et insomnie.

Travaux intellectuels deviennent une fatigue.

Examen du 22 octobre 1917. — Au-dessous d'une cicatrice frontale gauche, à deux centimètres de la ligne médiane, au niveau de la bosse frontale, on constate une dépression ovalaire.

La perte de substance osseuse est équivalente à une pièce de 1 franc.

Battements systoliques et expansion à la toux.

La pression à ce niveau est douloureuse. Le port d'une coiffure rigide ne peut être supporté.

Le moindre mouvement fait éprouver une sensation de ballottement du cerveau dans le crâne. Il peut se pencher sans difficultés, mais ce mouvement accentué lui procure des vertiges et une sensation de craquements osseux dans la région frontale. Il peut marcher sans fatigue, mais non courir. Sommeil troublé par cauchemars et réveil en sursaut. Insomnies. Quelques troubles de la mémoire. Paresse intellectuelle. Lecture est rendue fatigante. Il dit ne pouvoir assurer son service de maréchal des logis.

26 octobre. — Cranioplastie. Anesthésie locale coca. adrén. à 1 p. 300. Suites opératoires normales.

9 novembre. — Le malade nous dit constater une amélioration dans son état.

Disparition de la sensation de craquements dans la région frontale. Plus de battements du cerveau, plus de ballottements quand il remue la tête. Plus de vertiges aux secousses ni aux mouvements rapides de la tête. La lecture et travail intellectuel sont possibles sans maux de tête.

Sommeil plus calme, les cauchemars ont disparu.

La zone d'hyperesthésie au-dessus de la cicatrice qui existait avant l'opération est remplacée par une zone d'anesthésie.

Ce blessé a été revu le 6 janvier et le 1er mars 1918 ; l'amélioration continue au point de vue des troubles subjectifs ; le travail intellectuel est notablement plus facile, et les maux de tête provoqués par les secousses sont moins marqués. Seule la course est encore impossible. Au point de vue réparation plastique le résultat est excellent.

L'opération de Leriche dans un cas de causalgie du médian avec troubles physiopathiques.

Drs **Rocher** et **Cottenot**.

La blessure date du 30 avril 1917. Ce fut une plaie en séton par balle au bras gauche, à 6 ou 7 cm. au-dessus de l'épitrochlée.

Quelques jours après la blessure, est apparue une douleur localisée à la paume de la main et irradiée à l'avant-bras suivant une bande de 2 cm de largeur à la partie médiane de la face antérieure. Au début, la douleur était constante, le jour et la nuit, augmentée par la chaleur, les mouvements, le bruit, les émotions. Au bout d'une quinzaine de jours, elle augmenta d'intensité avec des crises de une heure de durée environ, tous les deux ou trois jours, caractérisées par des élancements intolérables suivis d'un engourdissement très pénible des 2e, 3e et 4e doigts. Le blessé est un peu soulagé par l'eau froide, un gant mouillé, mais on est obligé de lui faire des piqûres de morphine.

C'est dans cet état qu'il entre à l'hôpital 49 le 30 novembre 1917. La main présente alors à peu près la forme décrite sous le nom de main d'accoucheur : les 3e et 4e doigts, accolés, sont presque étendus, le 5e un peu écarté du 4e ; le 2e un peu plus fléchi et légèrement écarté du 3e ; le pouce en demi-opposition ; les mouvements actifs sont très limités surtout pour les 3e et 4e doigts dont la flexion et l'extension volontaire sont à peine ébauchés. Les mouvements du pouce se font mieux, mais sont limités.

Quand on imprime à la main des mouvements passifs, on a à lutter contre une contracture de défense portant à la fois sur les extenseurs et les fléchisseurs. On ne peut pas d'ailleurs dépasser la demi-flexion, à cause de la douleur violente provoquée dans la paume de la main et à l'avant-bras. L'écartement des doigts réveille aussi la douleur, la main est violacée, les doigts sont effilés, amincis, mais il n'y a pas de lésions onguéales.

Au toucher, la peau paraît amincie, elle est moite, par hypersécrétion sudorale. La main est notablement plus froide que la main saine.

Il n'y a pas d'anesthésie, mais une hyperesthésie portant sur la face palmaire des 2e, 3e et 4e doigts, la partie moyenne de la paume de la main, et remontant suivant une bande de 3 cm de largeur à la partie interne de la face antérieure de l'avant-bras. Les réflexes tendineux sont normaux. Il existe une légère augmentation de l'excitabilité mécanique des muscles de l'éminence thénaso. L'examen électrique montre une secousse lente du court abducteur du pouce et de l'opposant, mais sans modification à l'excitabilité faradique des muscles ni du nerf.

On essaye de calmer les douleurs par la radiothérapie décompressive ; les irradiations sont faites sur le tronc du nerf au niveau de la blessure, dans le but de faire fondre les adhérences cicatricielles et de décomprimer le nerf.

Après une première série de séances, les 5 et 23 décembre et 7 janvier, la douleur est moins intense, les crises ont disparu, mais le blessé se plaint encore de picotements aux changements de temps.

Après une deuxième série de séances le 19 janvier, le

6 et le 16 février l'amélioration s'accentue, le blessé n'a presque plus de douleurs spontanées, mais sa main froide, cyanosée, contracturée, conserve la même attitude, et les mouvements sont toujours aussi limités et douloureux.

C'est alors qu'on décide de pratiquer l'opération de Leriche.

L'intervention a lieu le 22 février à l'anesthésie locale. L'artère humérale est dénudée sur 10 à cm de longueur et sur toute cette étendue la gaine celluleuse de l'artère est isolée et enlevée.

L'artère, qui bat normalement, est de coloration normale, mais présente un diamètre diminué de moitié environ. Elle a à peine le volume d'une radiale.

Le nerf médian ne présente rien d'anormal ; il n'y a pas de névrome.

Le soir même de l'intervention, le blessé pouvait étendre complètement les doigts et les fléchir sans douleur. Actuellement, tous les mouvements de la main se font normalement : flexion, extension et écartement des doigts ; la main présente une coloration identique à celle de la main gauche, mais elle est maintenant plus chaude que celle-ci.

Il existe encore une légère hyperesthésie à la pression profonde de l'avant-bras et de la paume de la main.

La secousse électriquement provoquée des muscles de l'éminence thénar est devenue brusque.

L'opération de Leriche a donc eu ici un plein succès. Leriche, considérant la causalgie comme une névrite du sympathique, a surtout préconisé et pratiqué l'excision des plexus sympathiques périartériels pour combattre la douleur dans les causalgies. Chez notre blessé les douleurs spontanées avaient presque complètement disparu au moment où l'intervention fut pratiquée, mais les douleurs à l'occasion des mouvements persistaient, l'opération les a fait complètement disparaître ainsi que les troubles physiopathiques, moteurs et vaso-moteurs qui duraient depuis dix mois et avaient été rebelles à tout traitement.

Plaie de la main gauche par coup de feu, vaste perte de substance; tentative de conservation. Autoplastie

Dr Hautefort.

Le 16 septembre 1917, à 15 heures, le capitaine S... prenant maladroitement son fusil par l'extrémité du canon (fusil de chasse chargé plomb nº 6) fait partir le coup et reçoit toute la charge dans la main. On lui fait quelques instants après un pansement sommaire, on arrête l'hémorragie par un garrot de l'avant-bras, et on le dirige sur mon service où il arrive à 19 heures.

La main gauche présente une vaste perte de substance qui occupe une partie de l'éminence thénar, toute la paume, l'éminence hypothénar et la plus grande partie du poignet. Les bords de la plaie sont déchiquetés, noirâtres, incrustés de poudre ; le fond est rempli de caillots. Et l'on ne peut à première vue se rendre compte de l'étendue des dégâts. Cependant, le squelette des quatrième et cinquième doigts est certainement atteint, car ces deux doigts pendent lamentablement.

Le blessé est endormi, la plaie est débarrassée de ses caillots et abondamment lavée à l'eau oxygénée : les muscles hypothénariens ont disparu, les tendons fléchisseurs des quatre derniers doigts sont déchiquetés, les muscles thénariens à peine entamés et le tendon du long fléchisseur du pouce dénudé ; le nerf cubital et ses branches sont arrachés ; les branches du nerf médian également ; on ne retrouve aucune trace des arcades palmaires artérielles : la radio-palmaire et la radiale, à son émergence du premier espace, saignent abondamment quand on retire le garrot ; la cubitale ne saigne pas ; la plupart des articulations du carpe sont ouvertes : le pyramidal, l'os crochu et le pisiforme sont à peine retenus par quelques débris ligamentaires, les quatrième et cinquième métacarpiens sont fracturés en plusieurs points et les deuxième et troisième articulations sont largement ouvertes. Il s'agit d'un véritable éclatement de la main.

Et la seule opération logique paraît être la désarticulation du poignet.

Mais, à tort ou à raison, je suis un conservateur à outrance, et je ne me résigne à une amputation que quand j'y suis véritablement acculé. Or, dans le cas particulier, il y avait un pouce à peu près intact et je me raccrochai à la pensée de donner à mon blessé une pince utile en essayant de conserver l'index et en l'ankylosant en flexion. Pour la perte de substance cutanée je ne m'en souciais pas, car les téguments des troisième, quatrième et cinquième doigts allaient me fournir assez de tissu pour la combler.

Les bords de la plaie sont régularisés, les tissus dilacérés ou contus, tendons, etc., sont excisés, — les os du carpe (os crochu, pyramidal et pisiforme) enlevés ou régularisés à la pince-gouge, — les troisième, quatrième et cinquième métacarpiens ou leurs fragments enlevés avec les phalanges des trois derniers doigts. Le déshabillage de ces trois doigts qui se fait jusqu'à deux ou trois millimètres de la matrice de l'ongle fournit trois lambeaux qui paraissent suffisamment nourris (la vascularisation dorsale est en effet intacte). Ces lambeaux sont rabattus sur la brèche palmaire et suturés entre eux et au bord supérieur de la plaie. Entre le couvercle autoplastique et le fond de la plaie subsiste une cavité, dans laquelle aboutissent quatre tubes de Carrel.

Les suites n'ont rien présenté de particulier : le pansement est renouvelé tous les jours, et toutes les deux heures on fait passer un courant de solution de Dakin. Quelques débris venant de la cavité palmaire s'éliminent, mais le lambeau autoplastique ne se nécrose pas. L'œdème de la main survenu aussitôt après l'opération diminue progressivement et la peau prend un aspect normal. Les tubes de Carrel sont retirés un à un.

Etat actuel : 6 mars 1918.

La plaie est aujourd'hui à peu près complètement cicatrisée : il ne subsiste qu'un petit trajet fistuleux dans lequel le stylet dirigé en haut et en dedans bute à 1 cm. ½ sans contact osseux. L'articulation radio-carpienne a tous ses mouvements ; le pouce est libre et exécute à peu près tous les mouvements, l'adduction étant suppléée par l'action des fléchisseurs et de l'opposant ; l'index, dont les deuxième et troisième phalanges sont ankylosées en flexion, a sa première phalange étendue et susceptible de quelques mouvements d'extension. La sensibilité est intacte, sauf sur le bord interne des deux dernières phalanges de l'index qui ne sent pas la piqûre. Quelques troubles trophiques et vaso-moteurs au niveau de ce doigt.

Dans son ensemble, cette main forme une pince utile, qui permet au capitaine S... de prendre et de tenir de menus objets, feuilles de papier, livres, couteau, fourchette, de lacer ses chaussures, etc. Du reste il s'exerce chaque jour et il est vraisemblable qu'avec le temps il en obtiendra de nouveaux services.

Un cas de hernie diaphragmatique non traumatique.

Présentation faite par le **Dr Hautefort** en son nom et au nom des **Drs Harvier** et **Thomas**.

Le sous-lieutenant P... (Alfred), 33 ans, entré le 27 novembre 1917 à l'hôpital 81 à Coulommiers, ressent pour la première fois en 1914, des *troubles gastriques :* douleurs survenant deux ou trois heures après les repas, digestions lentes avec pyrosis. Quelques mois après (oct. 1914), nouveau symptôme : régurgitations alimentaires qui se produisent à 15 heures et à 23 heures.

Pendant deux ans et demi l'état reste stationnaire : périodes de douleurs avec pyrosis et régurgitations, suivies de périodes de calme plus ou moins longues que le malade attribue au régime sévère auquel il s'est soumis (pâtes, purées, laitages).

En avril 1917 apparaissent des *troubles intestinaux : crises de diarrhée* par périodes de quatre ou cinq jours (par vingt-quatre heures, trois à cinq selles liquides, fétides, sans glaires) ; dans l'intervalle des crises, les selles sont normales ; *douleurs en barre* au niveau de l'épigastre et des lombes, qui se manifestent trois à quatre heures après les repas, survenant par périodes, comme les crises diarrhéiques, et cessant, comme elles apparaissent, sans cause apparente.

Le malade rapporte encore qu'il a éprouvé à trois reprises, à l'occasion d'un mouvement brusque, une *douleur très vive* dans la *région sous-hépatique*, douleur qu'il a chaque fois réussi à faire disparaître en cambrant les reins.

A la fin de décembre, les repas sont suivis de *ballonnement* du ventre, qui cède aux repos au lit et aux applications de compresses chaudes.

C'est alors que, l'examen clinique ne fournissant aucun renseignement appréciable (estomac pas ou peu dilaté, foie normal, pas de sang dans les selles), le Dr Harvier procède, avec le Dr Thomas, à un examen radioscopique.

Le 26 décembre 1917, l'examen de l'abdomen et en particulier de l'estomac (après absorption de bouillie bismuthée) ne révèle rien d'anormal. Mais dans le thorax on aperçoit, au-dessus du diaphragme, et à droite de la ligne médiane, une ombre plus claire que celle du foie ou du cœur, mais plus foncée que le poumon. Cette ombre, de teintes inégales, paraît être l'ombre d'une poche qui aurait le volume d'une grosse mandarine. Son contour supérieur, très net, semble fixé : dans les mouvements d'inspiration forcée, le contour ne se modifie pas et ne s'abaisse pas, mais la hauteur de l'ombre augmente, sans que le moindre espace clair apparaisse entre elle et le diaphragme.

Le même jour, à 16 heures et à 20 heures, le malade absorbe 30 grammes de bismuth et il est eximiné de nouveau :

Le 27 décembre, à 10 heures, le gros intestin est complètement bismuthé et on peut le suivre : en partant du cœcum on arrive à l'angle colique droit largement obtus. Le côlon transverse remonte obliquement de bas en haut et de droite à gauche : sur la ligne médiane, il coupe l'ombre du foie et arrive directement à la poche thoracique sus-diaphragmatique où il semble se couder : cette poche est entièrement noire sauf à sa partie supéro-interne où une zone claire révèle la présence de gaz ; l'intestin reparaît dans l'abdomen, descendant vers le bassin où la superposition de deux ombres permet de supposer qu'on a là affaire à l'angle colique gauche abaissé et basculé. Des examens en oblique et en transverse, il semble résulter que le gros intestin passe en avant du foie, mais on ne peut découvrir l'orifice d'entrée à travers le diaphragme.

Cet examen permet d'affirmer le diagnostic de « *Hernie diaphragmatique droit du côlon transverse* ».

Quelques jours après ces examens, les accidents augmentent de fréquence et d'intensité. A partir du 8 janvier 1918, le ventre se ballonne après chaque repas et ce ballonnement ne cède qu'au bout de quatre à cinq heures à la suite d'une abondante évacuation de gaz. Le 12 janvier et les jours suivants, des vomissements alimentaires surviennent une heure après chaque repas et font immédiatement céder le ballonnement.

Ces accidents deviennent de plus en plus pénibles et l'opération est décidée.

Avant l'opération, j'avais tenu à me faire préciser la situation de la hernie. Le fait était d'importance puisqu'il allait me dicter la voie d'abord : laparotomie ou thoracotomie.

La plupart des auteurs s'accordent à préconiser la thoracotomie, la voie transpleurale permettant d'atteindre plus facilement le dôme pleural, de libérer les adhérences, habituelles dans ce genre de hernies, et d'opérer la réduction, à peu près impossible par la voie abdominale.

Le Dr Thomas prit donc des épreuves radiostéréoscopiques qui situaient la hernie en avant du plan médio-transversal. Cela me décida à choisir la voie abdominale.

Le 17 janvier, sous anesthésie générale au chloroforme, laparotomie médiane sus-ombilicale. Le péritoine ouvert, le gros intestin se présente, croisant le bord antérieur du foie au niveau du lobe gauche, et, appliqué contre le ligament suspenseur, anormalement lâche, atteint le diaphragme où il s'engage. Une simple traction sur cette portion du côlon entraîne sans le moindre effort le contenu du sac qui n'avait aucune adhérence. Le mésocôlon est extrêmement long et présente dans sa portion herniée des suffusions sanguines provoquées sans doute par les récents accidents, véritables crises d'engouement herniaire.

La brèche diaphragmatique est à droite de la ligne médiane, immédiatement en arrière de la paroi thoracique : elle résulte évidemment d'une déhiscence du muscle entre ses faisceaux sternaux et costaux ; elle est circulaire et a les dimensions d'une pièce de cinq francs. Pour mieux la voir, je prolonge l'incision à droite de l'appendice xyphoïde, mordant sur le cartilage costal : je suis bientôt arrêté par le sifflement d'un pneumothorax qui me prouve que le cul-de-sac pleural costo-diaphragmatique est bien à sa place, et que son feuillet pariétal revêt le péritoine qui, se continuant au delà de l'orifice diaphragmatique, constitue le sac herniaire. En subluxant en haut le rebord costal, j'aperçois, au fond du sac, le poumon qui glisse sur lui dans les mouvements respiratoires. La sonde cannelée introduite dans l'orifice et dirigée en haut, à droite et en arrière atteint le fond du sac à dix centimètres environ.

Péritoine et plèvre sont intimement unis au delà de l'orifice herniaire, et la séreuse abdominale ne se laisse pas amener. Il ne peut donc être question d'une véritable cure radicale et il faut se contenter de fermer la brèche diaphragmatique. Avec une aiguille courbe enfilée de catgut 2 je fais un surjet prenant en arrière le rebord du diaphragme, en avant les tissus que l'aiguille peut ramasser en arrière du cartilage costal : ce temps se fait sans grandes difficultés et la suture est bonne ; je la double par deux points séparés qui rabattent le ligament suspenseur et le fixent au diaphragme en arrière d'elle.

Avant de fermer la paroi et pour s'opposer aux déplacements du côlon, je fixe sa portion transverse à l'angle inférieur de la plaie.

Suture de la paroi en un seul plan, aux fils de bronze.

Les suites opératoires ont été remarquablement simples. Le malade s'est levé au dix-neuvième jour : il ne se plaint aujourd'hui d'aucune douleur abdominale, et son poids a augmenté de trois kilos.

Le 1er mars, le Dr Thomas a fait de nouvelles épreuves radioscopiques : l'examen du thorax montre que la poche sus-diaphragmatique s'est notablement réduite, et l'examen de l'abdomen montre que le côlon maintenu fixé à son point d'attache décrit une courbe qui se rapproche de la normale, avec un angle gauche mieux situé.

***

Ce cas appelle quelques réflexions :

1° Cette hernie diaphragmatique s'est développée entre les fibres d'insertion sternale et les fibres d'insertion costale. S'agit-il d'une déhiscence congénitale qui, étant donnée la présence d'un sac péritonéal doublé de la plèvre, ferait dans tous les cas de cette hernie, une hernie de la période fœtale ? Ou s'agit-il d'une hernie acquise résultant de l'élargissement d'un hiatus normal ?

Le fait est difficile à établir, mais on sait d'autre part que cet orifice qui livre passage à la branche interne ou abdominale de l'artère mammaire interne est très réduit et ne se laisse distendre que lorsque le faisceau de la septième côte vient à manquer (Rochard).

2° Le diagnostic a été le fait de la radioscopie et il lui appartient en propre. Sans elle, le malade n'eût sans doute été opéré que le jour où des symptômes d'étranglement vrai seraient survenus, et les conditions opératoires eussent été tout autres. (Lire l'article de Ch. Lenormant, *Presse Médicale*, 27 avril 1912.

3° Quant à l'acte opératoire, je n'ai que peu de choses à en dire : je vous ai indiqué les raisons qui m'ont décidé à attaquer par l'abdomen. Cette voie était la bonne puisqu'elle a réussi, et qu'elle m'a permis de fixer un intestin qui, grâce à un méso trop long, adoptait des situations par trop anormales. Mais je ne me fais aucune illusion : j'ai eu la chance de ne pas trouver l'intestin fixé au fond du sac par des adhérences, et c'est à ce fait que je dois d'avoir pû pratiquer cette opération sans difficulté.

Dr Harvier.

L'observation de M. Hautefort me paraît très intéressante, non seulement au point de vue chirurgical et opératoire, mais encore au point de vue médical.

Cette hernie diaphragmatique du côlon a donné lieu pendant longtemps à une symptomatologie purement gastrique. Après que l'examen radioscopique eut permis de porter un diagnostic exact, j'ai interrogé avec soin le malade, pensant trouver dans son histoire pathologique quelque symptôme qui aurait dû ou pu éveiller notre attention vers l'idée d'une lésion colique. Or je n'ai pu relever chez lui que des symptômes de dyspepsie banale. La cause de la dyspepsie était ailleurs qu'à l'estomac et c'est un exemple de plus de ces cas si fréquents de dyspepsies secondaires ou réflexes, occasionnées par un trouble intestinal. Il est bien certain que sans l'exploration radioscopique, le diagnostic n'était pas possible.

Tous les médecins qui avaient vu cet officier depuis trois ans, et parmi eux notre excellent confrère, le Dr Labonnette, qui l'avait examiné evec beaucoup de soin et même soigné pendant son séjour aux armées, avaient porté le diagnostic de gastro-névrose. Nous faisons, à mon sens, trop facilement ce diagnostic de gastro-névrose et nous devons toujours nous demander si, derrière des manifestations de « névrose gastrique », ne se dissimule pas quelque affection organique, que nous ne savons pas ou que nous ne pouvons pas déceler.

Un cas de microgastrie cancéreuse avec insuffisance pylorique.

Drs Laubry et Marre.

Nous vous présentons un petit estomac rétracté, totalement envahi par un cancer qui s'est étendu secondairement au foie. Les parois, aujourd'hui fixées par le formol, ne sont guère plus rigides qu'elles ne l'étaient au moment où l'autopsie fut pratiquée. Alors, comme aujourd'hui, elles avaient une consistance cartonneuse et une épaisseur telles, que l'estomac, une fois incisé le long de la grande courbure, ne pouvait être ouvert et étalé sur une surface plane. Le canal pylorique participe de la rigidité générale, sa lumière demeure béante et laisse concevoir facilement l'insuffisance pylorique constatée durant la vie.

La forme générale est celle de l'estomac hypertonique en forme de corne de bœuf renversée. Les dimensions en sont particulièrement restreintes : 0 m. 18 de long sur 0 m. 09 de largeur, maxima au niveau de la grosse tubérosité, avec une portion pylorique et prépylorique particulièrement effilée. Aussi l'organe, dont la situation était transversale, restait-il entièrement caché sous les fausses côtes gauches et sous le lobe gauche du foie envahi.

Macroscopiquement tout au moins, cette forme anatomique de cancer gastrique semble constituer une forme intermédiaire entre les formes habituellement observées et la limite plastique dont l'immense majorité des auteurs reconnaît aujourd'hui la nature cancéreuse. Dans la linite, cependant, la forme générale de l'organe est plus cylindrique, le foie n'est pas envahi et les mésos gastriques sont intéressés et fortement épaissis par le processus linitique.

***

Le diagnostic de microgastrie avec insuffisance pylorique avait été fait très facilement par l'examen radioscopique. Après ingestion d'une bouillie barytée, le moule de la cavité gastrique apparaissait très étroit, plus nettement en corne de bœuf que sur la pièce anatomique ; il était fortement oblique, avec une extrémité inférieure longue et pointue qui restait très notablement au-dessus de l'ombilic.

On n'observait aucune contraction péristaltique. Malgré cela l'estomac se vidait comme un vase qui fuit ; la bouillie opaque traversait très rapidement le pylore ; on la voyait dessiner très nettement le trajet duodénal qui, étant données les dimensions très restreintes et la situation transversale de l'estomac, se trouvait entièrement dégagé. Après la traversée duodénale, la bouillie opaque se diffusait dans les méandres du grêle.

La traversée du grêle n'était pas accélérée puisque, 6 heures après l'absorption, alors que l'estomac s'était vidé immédiatement, la bouillie n'avait pa dépassé le cœcum.

Une telle image radioscopique est absolument caractéristique : à elle seule elle impose le diagnostic de petit estomac rétracté cancéreux avec insuffisance pylorique. Les deux autres grandes variétés de petit estomac, avec hypermotricité et avec déformation, donnent en effet des images très différentes.

***

Le malade, âgé de 47 ans, présentait, depuis juin-juillet 1917, des troubles dyspeptiques vagues, pesanteurs gastriques à peu près continues, légèrement renforcées après les repas. Assez rapidement ont apparu les régurgitations alimentaires avec syndrome pseudo-œsophagien que Soupault, et après lui Cade, ont signalées dans les petits estomacs cancéreux. Ces régurgitations n'ont pas tardé à disparaître, en même temps sans doute que se constituait l'insuffisance pylorique.

Le malade restreignait son alimentation, mais il n'était pas, au début tout au moins, un anorexique vrai ; il ne le devint que dans les deux derniers mois. En revanche, très rapidement, il perdait ses forces et maigrissait au point de devenir squelettique. Le teint était bronzé, nullement jaune paille. Chose curieuse, et qu'on ne s'attendait guère à trouver avec un estomac fonctionnellement supprimé, les selles étaient normales ; il n'y avait pas de diarrhée, il n'y en eut jamais. Cette absence de diarrhée correspondait du reste exactement à l'absence d'accélération dans la traversée du grêle constatée à l'examen radioscopique.

L'évolution de la maladie fut particulièrement rapide : en décembre 1917, six mois après l'apparition des premiers symptômes, alors que le malade était déjà arrivé à un degré très avancé de maigreur, d'asthénie et de cachexie, la mort fut occasionnée par une hémorragie abondante.

Sans l'examen radioscopique, le diagnostic eût été assez difficile à établir, surtout il n'eût jamais été fait avec la même précision et avec tous les détails anatomiques et fonctionnels qu'il comportait. L'ensemble des signes fonctionnels et généraux faisait immédiatement penser à un néoplasme du tube digestif, mais les signes objectifs cliniques qui eussent permis de localiser la lésion manquaient d'une façon absolue. La palpation la plus soigneuse de l'abdomen ne révélait rien dans aucune des positions données au malade, pas même dans le decubitus latéral droit qui permet parfois de sentir sous la partie supérieure des fausses côtes gauches une tumeur haut située. Il n'existait pas de ganglion sus-claviculaire perceptible. Enfin, la sonde, passée une heure après l'ingestion d'un repas d'épreuve, ne ramenait rien, si bien qu'il était impossible de pratiquer un examen chimique.

Le teint bronzé du malade, son asthénie profonde et progressive, ses troubles digestifs, pouvaient faire penser à la maladie d'Addison, mais ce diagnostic était bien peu vraisemblable avec une pression artérielle normale. L'hypothèse de cancer disgestif restait donc seule, d'autant que la mesure du pouvoir antihyptique de sérum sanguin donnait le chiffre très élevé de 8/1 au lieu de la normale 4/1.

De pareils faits, encore que très rares, sont bien connus depuis l'utilisation systématique des rayons X. Ils sont, bien entendu, au-dessus de toute ressource thérapeutique.

Dr Harvier.

Les cas de néoplasme gastrique avec insuffisance pylorique ne sont peut-être pas aussi rares que le pense M. Marre, cer je viens pour ma part d'en observer trois cas en quelques mois.

Récemment, un jeune soldat de 25 ans mourait dans mon service d'une paraplégie des membres inférieurs, compliquée d'eschare sacrée. Je trouvai à l'autopsie un cancer colloïde de l'estomac avec insuffisance du pylore propagé d'une part à la colonne vertébrale, d'autre part au foie sous forme de trois masses volumineuses en dégénérescence colloïde. Il s'agissait d'un cancer absolument latent, sans aucun trouble des fonctions digestives. Le malade présentait même une boulimie extraordinaire et n'avait pas de diarrhée.

Dans les deux autres cas, le diagnostic de cancer gastrique avec insuffisance pylorique fut fait par l'examen radioscopique.

Un homme de 43 ans entrait dans le service du Dr Morillon, en septembre dernier, pour des troubles gastriques avec amaigrissement. L'examen radioscopique, pratiqué par notre ami de Dr Foy, montrait un petit estomac, avec une grande courbure irrégulière et onduleuse. Les zones pylorique et prépylorique étaient rétrécies, sans contractions visibles et le bismuth semblait s'évacuer directement dans l'intestin. L'estomac était évacué au bout d'un quart d'heure, si bien qu'on avait cru tout d'abord à une gastro-entérostomie spontanée.

Le Dr Lefèvre qui pratiqua un second examen radioscopique obtint la même image, et se rendant à Orléans pour présenter ce malade à la réunion mensuelle des médecins radiologistes, il eut l'occasion de montrer à Paris le calque radiographique au Dr Destot, de Lyon, qui fit le diagnostic de néoplasme gastrique (limite probable) avec insuffisance du pylore.

J'ai observé un troisième cas analogue il y a une huitaine de jours, chez un réfugié belge, manifestement atteint de néoplasme gastrique perceptible à la palpation, et qui, examiné par le Dr Thomas, présentait à la radioscopie une image, comparable à la précédente, d'insuffisance pylorique avec évacuation instantanée du bismuth dans l'intestin.

Aucun de ces deux malades n'avait de diarrhée.

Dr Mathieu. — Cette question a été étudiée par M. Lenormant. Dans un article de la *Presse Médicale*, il faisait cette remarque que dans des cas semblables le diagnostic avait été purement radiologique.

Dr Marre. — C'est ce qui prouve l'importance de l'examen systématique aux rayons X de tous les malades présentant des symptômes gastriques. Ces examens sont malheureusement fort coûteux.

Dr Mathieu. — A Lyon, dans le service Delort, je me souviens en avoir observé deux. Ces faits seraient fréquents dans la région lyonnaise.

Dr Marre. — Il est possible que cette forme soit plus fréquente dans d'autres régions que Paris. Chez M. Mathieu, je n'en ai pas observé un cas en trois ans.

Compression des nerfs de la queue de cheval par une balle située dans le canal sacré, avec phénomènes paralytiques, sensitifs et moteurs. — Extraction. Guérison.

Dr Paul Mathieu.

Le blessé pris dans un éboulement ne se souvenait pas avoir été blessé par une balle. Il présentait à son arrivée dans le 2e secteur une paraplégie incomplète avec rétention d'urine. La radiographie démontra l'existence au niveau de la deuxième vertèbre sacrée d'une balle logée dans le canal sacré.

Le blessé présentait une fièvre élevée (39°) attribuée à la cystite consécutive aux sondages. L'orifice d'entrée de la balle était située sous l'aisselle droite. Dans son long trajet elle avait traversé le thorax en donnant lieu à une très faible réaction pleurale ; elle avait probablement lésé le rectum dans sa portion extrapéritonéale, car le blessé avait présenté des hémorragies rectales assez abondantes. Elle était venue enfin se loger dans le canal sacré.

Le blessé étant très fatigué, nous résolûmes de pratiquer sous l'anesthésie régionale la trépanation du canal sacré. Tout se passa simplement. La balle était environnée de pus au contact des nerfs sacrés. Simple drainage filiforme, suture presque complète de la plaie opération. Suites immédiates très bonnes. Les troubles sphinctériens disparurent les premiers. Les phénomènes paralytiques s'atténuèrent progessivement. Ils subsistèrent surtout du côté droit, mais assez atténués pour que le blessé ait pu partir en convalescence debout, marchant avec une canne.

Dr Cathelin. — Qu'est devenue sa rétention ?

Dr Mathieu. — Complètement guérie.

Dr Cathelin. — Cela est intéressant. Dans les observations publiées de cas avec ou sans compression, avec ou sans opération, les troubles paralytiques, sensitifs, trophiques s'améliorent ou guérissent. Mais la rétention ou l'incontinence persistent. Pourquoi chez ces blessés y a-t-il persistance des troubles sphinctériens ? C'est là une chose encore inconnue. Dans un cas semblable, la radiographie m'avait montré une balle et je me disposais à aller la chercheh quand, quinze jours plus tard, au moment choisi pour l'intervention, elle montra qu'il n'y avait plus de balle, le malade l'ayant rendue par le rectum.

Un cas de keratodermie blennorragique.

Dr Lévy-Franckel.

L'urétrite date du 26 novembre 1917. Traitée par des lavages, elle paraissait guérie, lorsque apparurent, vers la fin de décembre, des douleurs articulaires, atteignant surtout le poignet et les genoux, et les accidents cutanés qui amenèrent le malade dans notre service. Le malade est débardeur de son métier et n'a jamais travaillé l'arsenic. Il n'a jamais été traité par un produit arsenical.

Les lésions cutanées sont disséminées sur les membres inférieurs, la plante des pieds, et la verge, laissant absolument indemnes le tronc, la face, et les membres supérieurs.

A la verge, la lésion a l'aspect d'un chancre croûteux, mais anormalement croûteux ; sur l'extrémité du gland, placard circiné, rouge rosé, rappelant le psoriasis mais, quoique légèrement squameux, ne donnant pas, par le grattage, le phénomène de la tache de bougie.

Sur les membres inférieurs, les manifestations cutanées sont de deux types : les unes, conchyliformes, ont l'aspect irrégulier du rupia ; les autres, véritables *cornes cutanées*, régulièrement coniques, d'un demi-centimètre de haut environ pour les plus élevées, sont entourées d'une collerette blanchâtre, rappelant la collerette de Biett, mais plus épaisse.

Si l'on enlève cette croûte cornée, on constate qu'elle s'enlève d'un seul morceau, formant un cône régulier, creux à l'intérieur, et découvrant un bourgeon charnu rouge vif, qui se flétrit en quelques heures. La lésion a ensuite une tendance spontanée à se cicatriser en quelques jours. Sur la plante des pieds existe une nappe hyperkératosique, « formée d'un épiderme corné, épais, jaunâtre, un peu translucide, donnant à l'œil et au doigt une impression de succulence » et rappelant de très près la description classique des kératodermies plantaires arsenicales. Cette couche cornée siège surtout aux points de contact avec le sol. Rien à la paume des mains ; sur la face dorsale, existent quelques verrues planes.

En découvrant ce malade, l'aspect de la lésion de la verge fait immédiatement penser à un accident primitif croûteux, accompagné de lésions secondaires de rupia syphilitique. Mais, en examinant le malade plus attentivement, deux faits nous frappent : *l'absence de toute réaction ganglionnaire*, inguinale ou autre, et la *localisation symétrique* des accidents à la *moitié inférieure de corps*, laissant absolument indemnes tous les téguments situés au-dessus du bassin. La syphilis secondaire ne procède jamais ainsi. Nous avons donc écarté toute idée de syphilis, manière de voir confirmée par un Wassermann négatif.

Certains aspects des lésions, surtout celles du gland, du creux poplité pouvaient faire penser à des éléments psoriasiques anormaux (psoriasis rupioïde) ; mais nulle part, le coup d'ongle ne permet d'obtenir la tache de bougie ou le phénomène de la rosée sanglante.

Nous nous sommes donc arrêtés au diagnostic de kératodermie blennorragique ; l'aspect que nous avons détaillé plus haut correspond à la description de cette rare affection qu'en ont donné les quelques auteurs qui l'ont étudiée. Le malade que nous vous présentons diffère cependant des types observés, par la richesse des éléments des cuisses et de jambes, par cette localisation chancriforme de la région balano-préputiale.

Enfin, signalons que la ponction lombaire a montré une lymphocytose, légère il est vrai (9 lymphocytes par millimètre cube), qui permet peut-être de supposer que les racines rachidiennes ou leurs enveloppes, ne sont pas étrangères, soit à l'apparition des manifestations cutanées, soit du moins à leur disposition symétrique.

MM. Lévi Sirugue et **Lévy-Franckel** présentent un malade atteint de crises d'urticaire, ayant débuté brusquement dans la nuit du 26 au 27 février dernier. En même temps, phénomènes d'œdème des muqueuses (lèvre, langue, glotte). En somme, véritable poussée anaphylactique, sans cause connue.

L'examen de la région splénique montre une augmentation de la matité de la rate, qui s'étend sur deux travers de mains, dépassant en avant la ligne axillaire pour se perdre en arrière dans la partie inférieure du poumon ; il existe une légère voussure thoracique. L'auscultation montre une diminution de murmure vésiculaire du même côté ; à la radioscopie, on constate une diminution de transparence inférieure du poumon gauche et des adhérences de cul-de-sac draphragmatique. Il n'y a pas d'éosinophilie sanguine. Il s'agit probablement d'un kyste hydatique de la rate, sans que, en l'absence de la réaction de fixation qui n'a pu être pratiquée, on puisse être absolument affirmatif.

M. le Médecin-Inspecteur Lafage. — Cet homme a-t-il jamais été en Orient ?

Dr Lévy-Franckel. — Il n'y a jamais été.

Dr Petges. — Quelle est la profession du premier malade ? A-t-il manipulé de l'arsenic ou a-t-il pris de l'arsenic à l'intérieur ?

Dr Lévy-Franckel. — Le malade est aux armées depuis trois ans, il n'a pas été soumis à une médication arsenicale.

L'Anesthésie cocaïnique en chirurgie de guerre :
(Sol. serum de Hayem à 1/300 additionné à l'adrénaline).

Dr H.-L. Rocher.

Depuis huit mois environ, nous employons d'une façon presque systématique l'anesthésie régionale à la cocaïne pour la plupart de nos interventions, soit qu'il s'agisse de chirurgie de garnison (hernie, appendicite, varicocèle, tuberculose synoviale ou ganglionnaire etc.), soit de chirurgie de guerre (extraction d'éclat d'obus, cranioplastie, chirurgie nerveuse et osseuse, chirurgie des cicatrices vicieuses ou des sutures secondaires, etc., etc.,.) ; le nombre des interventions est d'environ 400 jusqu'à ce jour.

Si certaines interventions comme le montrera notre statistique sont simples (extractions de projectiles superficiels, extirpation de petites tumeurs kystiques), car dans ce cas l'anesthésie générale constitue un acte disproportionné par son importance avec la nature de l'opération ; dans d'autres, au contraire, il s'agit d'opérations d'une importance extrême, par l'étendue du champ opératoire, la nature de l'intervention et enfin sa durée qui peut dépasser 1 heure et demie.

Pendant l'hiver, dans notre service de chirurgie alimenté par une consultation hebdomadaire importante de chef de secteur, un grand nombre de soldats n'auraient pu être opérés, si nous ne les avions fait bénéficier de l'anesthésie régionale.

Bien souvent, ce sont des emphysémateux et bronchitiques chroniques, et si l'on devait attendre qu'ils ne toussent plus, il faudrait souvent les conserver un mois et davantage à l'hôpital, ou bien ajourner l'intervention aux beaux jours et les déclarer *inaptes* en raison de leur lésion : si l'on passe outre il se produit des complications pulmonaires (congestion, broncho-pneumonie).

En plus de ces considérations, au sujet des conséquences que peut avoir l'anesthésie chez les pulmonaires, à sommets suspects, porteurs d'anciennes lésions pleurales, ou chez les bacillaires avérés, il est une catégorie de blessés pour lesquels l'anesthésie régionale est préférable à toute autre : ce sont les porteurs de projectile intra-pulmonaire. Il est facile de comprendre que des manœuvres d'extraction, quelque simples qu'elles soient, comme dans la technique de Petit de la Villéon, peuvent avoir pour conséquence la localisation d'un processus congestif ou inflammatoire autour du foyer opératoire sous l'influence de l'irritation produite par l'anesthésie (éther, chloroforme).

Dans les différents cas que nous avons opérés sous anesthésie régionale, avec ou sans résection costale, le temps opératoire extra-pulmonaire a toujours été complètement indolore : quant à la traversée pulmonaire par le bistouri ou la pince, les malades ont une impression vague de gêne respiratoire, d'oppression qui les fait geindre, mais qui est supportée, en général par tous, d'une façon assez aisée.

Un autre argument en faveur de l'anesthésie cocaïnique en matière de chirurgie de guerre ne saurait être dédaigné ; certains blessés ont déjà subi plusieurs interventions et ont conservé un très désagréable souvenir de l'anesthésie générale. Or dans un service où l'anesthésie régionale est faite sur une grande échelle, il est fréquent de voir les blessés eux-mêmes réclamer l'anesthésie à la cocaïne : je fais allusion ici au traitement des ostéomyélites traumatiques, à l'extraction des éclats d'obus restants, à la chirurgie des cicatrices et des lésions nerveuses.

Je ne prétends pas qu'il faille opérer systématiquement les ostéomyélites à la cocaïne. Ce serait une folie d'adopter une telle conduite et les énormes lésions diaphysaires que l'on voit dans la région de l'intérieur, nécessitent des anesthésies complètes et de longue durée (chloro, éther ou rachi). Je suis donc d'un avis tout opposé, étant partisan des évidements larges.

Mais ceci n'empêche pas de constater que certaines opérations complémentaires, de fin de traitement, quelquefois la 7e, la 10e, beaucoup plus souvent la 3e ou 4e, — consistant à nettoyer un nid fongueux, à l'agrandir pour le mieux drainer, à désenclaver un ou plusieurs séquestres restants que du reste la radiographie a bien montrés, Ces opérations de petites dimensions dis-je — peuvent très facilement et très correctément être exécutées à la cocaïne ; elles sont souvent bien préférables pour le blessé à un envoi dans une station thermale : le blessé hanté par l'anesthésie générale, réconforté par les suites simples des anesthésies locales auxquelles il assiste chez ses voisins de lit, accepte toujours l'opération à l'anesthésie régionale.

Ces mêmes raisons existent pour la chirurgie des cicatrices vicieuses chéloïdiennes, adhérentes, douloureuses ; les anciens blessés repris service armé, soit dans l'infanterie, soit dans l'artillerie, accusent des troubles fonctionnels variés.

Quelques-uns arguent de ce fait pour ne plus vouloir faire de service.

Pour ceux qui sont de bonne foi et qui ne demandent qu'à guérir, l'excision de la cicatrice, la suture du manchon aponévrotique qui présente une large perte de substance, provenant des débridements primitifs, (hernie musculaire) sont d'une exécution facile à l'anesthésie régionale.

J'ai pu pratiquer ainsi des opérations autoplastiques sur la main (greffe indienne), des allongements tendineux et me rendre compte du résultat immédiat en commandant les mouvements nécessaires au blessé, encore sur la table d'opération.

L'anesthésie régionale et locale ne me paraît pas être très applicable en général dans la chirurgie orthopédique. Celle-ci nécessite des tractions violentes sur les tendons et sur les muscles.

Comme chirurgien de secteur, étant appelé à visiter

régulièrement les centres physiothérapiques des secteurs de Melun (Fontainebleau) et d'Orléans (La Chapelle-Saint-Mesmin), j'ai fait un certain nombre d'interventions nerveuses.

Quelle que soit la sagacité clinique de neurologiste et la perfection de l'examen électro-diagnostique, il est souvent difficile de conclure de l'observation complète d'un blessé à la nature de la lésion nerveuse. Y a-t-il section ou non ? la section est-elle totale ou partielle ? les lésions cicatricielles nerveuses équivalent-elles ou non à une interruption complète des fibres nerveuses, à la section physiologique ?

Et souvent le chirurgien ne peut encore prévoir à l'avance si le cas qui lui est soumis n'est pas au-dessus des ressources de l'art (perte de substance nerveuse étendue).

Ces infirmes, qui ont subi deux ou trois interventions, qui ont roulé de service en service pour aboutir en physiothérapie où le traitement a donné peu ou pas de résultat, ont hâte — d'autant qu'ils savent qu'ils seront réformés — d'en finir avec toutes les thérapeutiques, et il en est beaucoup qui refusent l'intervention, surtout parce qu'ils ne veulent plus être endormis.

Je crois que nous pourrions offrir plus souvent à ces malheureux le bénéfice d'une suture ou d'une libération en leur propsant ces interventions à l'anesthésie régionale.

Sur les membres supérieurs, j'ai eu plusieurs fois l'occasion de libérer ou de suturer différents nerfs ; l'anesthésie fut parfaite. La libération nerveuse a été poursuivie dans un cas de section cubitale, du tiers supérieur du bras jusqu'au-dessous du tiers supérieur de l'avant-bras, et la suture des deux bouts ne fut obtenue, qu'après transposition du nerf en avant de l'épitrochlée. Je crois ces interventions sous anesthésie locale appelées à rendre d'intéressants services, non seulement au point de vue séméiologie nerveuse, mais des renseignements que le chirurgien peut obtenir pendant l'acte opératoire.

Dans le cas de section totale avec écartement des bouts nerveux, le chirurgien doit obtenir, par des coupes successives, une surface de section sur laquelle fassent hernie les petits **faisceaux nerveux.**

Mais dans le cas de névrome total ou latéral par déchirure, écrasement ou perforation, il est utile de ne reséquer que le tissu cicatriciel, il faut laisser intactes les fibres nerveuses que le traumatisme a respectées. Je crois que l'exploration *in vivo* du nerf au-dessous de la lésion ou au niveau du névrome — exploration par pincements discrets ou excitation électrique de différents points, peut renseigner le chirurgien sur la valeur conductive du nerf.

Je ne crois pas qu'on ait jusqu'ici beaucoup utilisé cette exploration *in vivo* du bout périphérique du nerf lésé, pour en connaître la valeur conductrice.

D'après ce que j'ai constaté il y a là tout un champ d'explorations pouvant donner matière à de curieuses découvertes.

Certains chirurgiens ont prétendu que l'anesthésie locale constituait une complication opératoire, je jugeais la chose ainsi au début.

L'anesthésie locale ou régionale par infiltration nécessite une éducation spéciale et de la méthode. Elle exige pendant l'acte opératoire des manipulations plus douces, la suppression des tamponnements brusques, des tractions sur les nerfs, des torsions sur les os, pouvant ébranler les territoires sensitifs voisins non anesthésiés. Il faut en plus, comme l'a recommandé Pauchet, le calme absolu dans la salle d'opération et de la part du blessé la confiance dans l'opérateur.

Il est utile pour les opérations longues et en particulier pour les opérations abdominales (appendicectomie, résection épiploïque des hernies adhérentes) de pratiquer ou malade, un quart d'heure avant, une injection de morphine ou de paveron (opium total) ; j'ai quelquefois renouvelé la dose au milieu de l'opération. Par ce moyen, j'ai pu opérer sans anesthésie viscérale à l'urocaïne comme le conseillent Crill et Pauchet.

Les tractions sur l'intestin et ses mesos, l'écrasement de l'appendice par la pince, et sa section, déterminent une douleur sourde ou des coliques quelquefois aigües que le malade prévenu supporte facilement, d'autant que ce temps opératoire doit être rapide.

La position de Trendelenbourg est aisément supportée : le nettoyage d'une partie du contenu abdominal à l'éther ne détermine pas de réaction douloureuse marquée du côté du péritoine. Souvent les ligatures des sacs herniaires, les surjets péritonéaux peuvent être douloureux si l'anesthésie n'est pas complète ; il est facile d'éviter cette douleur en anesthésiant le tissu sous-péritonéal de la séreuse.

Je me sers d'une solution à 1/300 de chlorydrate de cocaïne, dans du sérum physiologique.

Etant donnée la grande quantité de liquide anesthésique que nous employons à chaque séance opératoire, ces solutions sont toujours fraîchement préparés dans des flacons de sérum de 250 cmc.

Je crois qu'il y a grand avantage à ce qu'elle soit injectée à la température de 38 à 39°.

Au moment de l'intervention, la solution est versée dans un bol stérilisé, et, au moyen de la seringue à injection, j'ajoute de l'adrénaline de Clin au 1/1000, en moyenne 25 gouttes pour 200 cmc de solution. Si on dépasse cette proportion, je crois que le fait est sans importance. Au début je me suis servi pendant très peu de temps, de solution cocaïnée à 1 p. 300 sans adjonction d'adrénaline ; mais j'avais des champs opératoires très hémorrhagiques.

Pour des petites interventions le fait n'avait pas d'importance, mais pour des interventions plus sérieuses et plus étendues, telles que des hernies, laparotomie, j'étais très incommodé par la vaso-dilatation ; cet inconvénient est supprimé par l'emploi de l'adrénaline. Comme instrumentation, je me sers de la seringue de Pauchet — toute en métal — d'une contenance de 10 centimètres cubes avec embout latéral. Les aiguilles annexées à cette seringue sont très fines, flexibles et à biseau court. Elles sont très précieuses pour faire l'infiltration des différents plans opératoires.

Comme technique générale, il faut savoir combiner les deux méthodes de Reclus et de Pauchet. La première est une anesthésie par infiltration progressive, plan par plan ; la seconde est l'anesthésie régionale. Chaque plan anatomique, d'après la technique de Reclus, doit être anesthésié ; injection intra-dermique traçante et continue, infiltration du tissu cellulaire dans le cas où les téguments sont très épais, injection sous-aponévrotique et intra-musculaire, injection sous-périostique : telle est la marche de l'anesthésie et les différents temps de celle-ci, alternant avec les temps opératoires. Le principe de l'anesthésie régionale est au contraire de ne pas injecter le champ opératoire, mais d'en obtenir l'insensibilité en infiltrant directement les nerfs qui commandent ce territoire, soit les plans de tissus que traversent ces nerfs.

Je n'ai pas d'expérience suffisante sur l'anesthésie des plexus, ni sur l'anesthésie des troncs nerveux à leur émergence de la colonne vertébrale et du sacrum.

On trouvera dans les ouvrages de Reclus et de Pauchet la technique de chacune de leur méthode, ce qui me dispense de décrire les différents modes d'injections et d'infiltrations des tissus, tant en profondeur qu'en surface. Il semble qu'il y ait un gros avantage à ce que l'anesthésie précède totalement, quand cela est possible, l'intervention. Le chirurgien devra tenir compte, sans impatience, des plaintes du malade, souvent légitimes, et parfaire, s'il le juge nécessaire, l'analgésie d'un plan anatomique, ou augmenter l'étendue du champ opératoire.

Une seringue toute chargée de liquide anesthésique sera donc dans le plateau, à côté des instruments.

Le taux de notre solution nous permet d'employer des quantités relativement élevées de cocaïne.

Pour certaines opérations de grande étendue et de longue durée, nous avons atteint 40 à 50 cent. de cocaïne : nous n'avons jamais eu aucun accident, mais une grande partie de la solution s'écoule pendant l'opération ou est balayée par l'irrigation de sérum chaud en fin d'opération.

L'anesthésie obtenue paraît bien être due à la cocaïne elle-même et non à l'abondance du liquide injecté, comme dans la méthode de Schleich, puisque l'anesthésie persiste pendant 1 h. ½ et davantage ; aussi je crois que, malgré ce qu'en dit Reclus, le taux à ½ % ne semble pas le dernier mot des solutions faibles pour les tissus sensibles. puisque, avec la solution de 1/300, tous les tissus, y compris la peau, sont analgésiés d'une façon complète et tellement rapide que, l'infiltration de la région terminée, le chirurgien peut, immédiatement, opérer sans douleur.

J'attache une grande importance à l'isotonie du liquide injecté, à sa température de 38 à 39° et à sa préparation récente.

STATISTIQUE

A) *Chirurgie de guerre.*

I. — EXTRACTION DE PROJECTILES

(balles, éclats d'obus ou de grenades, etc...)

Tête.

Intra-crânien (éclat d'obus dans le lobe frontal)	1
Extra-crânien	2
Face et Cou	6
Emergence de la quatrième N. cervicale	1
Intertrachéo-œsophagien	1
Carotidien	1

Colonne vertébrale.

Espace occipito-atloïdien (balle de revolver)........	1
Canal lombaire (fragment d'aiguille).................	1
Périvertébral	4

Thorax.

Intra-pulmonaire	6
Médiastinal postérieur	1
Péricardique	1
Paroi thoracique	6

Bassin.

Extra-pelviens fessiers	4
Intra-pelvien	1

Abdomen.

Foie (surface du lobe droit)........................	1
Proj. intra-abdominaux	4

Membres supérieurs................................... 43

Les cas les plus intéressants sont : un éclat d'obus dans la tête humérale sous le cartilage articulaire, extrait au curettage après tunellisation extra-capsulaire de la tête, face externe, au-dessus du nerf circonflexe ; un éclat d'obus dans la gaine du nerf médian à la partie moyenne de l'avant-bras ; un éclat d'obus dans la gaine des extenseurs des doigts au poignet ; plusieurs éclats d'obus dans la fosse sous-scapulaire.

Membres inférieurs.................................... 34

Les cas les plus intéressants sont : deux éclats d'obus intra-articulaires du genou, des petits éclats métalliques au pourtour et dans la gaine du nerf sciatique à la cuisse. (Importance très grande des renseignements fournis par le blessé qui accuse une douleur ou toute autre sensation désagréable, lorsque la pince, sous le contrôle des Rayons X, cherche à pincer le corps étranger et s'égare du côté du nerf.)

II. — OSTÉOMYÉLITES DE GUERRE ET PÉRIOSTITES

(curettages, esquillectomies, évidements)

Régions : maxillaire inférieur, tibia, fémur, humérus, doigts, crâne, os iliaque........................ 17

Ces interventions ne peuvent être pratiquées au moyen de l'anesthésie régionale que lorsque les tissus environnant la lésion ne sont pas le siège d'un processus inflammatoire aigu, et lorsque l'examen clinique et radiographique démontre l'existence de lésion pas trop étendue. Dans le cas contraire, et surtout s'il s'agit du membre inférieur, la rachianesthésie avec l'allocaïne Lumière donne les résultats véritablement très satisfaisants.

III. — PERTE DE SUBSTANCE CRANIENNE

Cranioplastie au moyen de greffons ostéo-périostiques pris sur le libia........................... 18

La plus large de nos cranioplasties avait 11 centimètres sur 6 centimètres.

PERTE DE SUBSTANCE FACIALE

Réfection de la saillie malaire par greffon cartilagineux 1

IV. — CHIRURGIE NERVEUSE

a) Libération : 2	*b*) Suture	(nerf médian)......	1
3		(nerf cubital)......	3
1		(nerf radial)	

b) Résection sensitive du grand norf occipital...... 1

— — de la branche occipitale du plexus cervical 1

c) Injection cocaïnique du nerf cubital pour névrite. 1

d) Opération de Leriche (Sympathectomie humérale) pour main d'accoucheur............................ 1

V. — CHIRURGIE VASCULAIRE

Anévrisme de la carotidie interne. Résection de la jugulaire interne, de tout le système carotidien, dissection du nerf pneumogastrique sectionné..... 1

VI. — OPÉRATIONS DIVERSES

Amputation de doigts ou d'orteils.................... 14
Régularisation d'amputation de doigts................ 4
Résection de cicatrices adhérentes avec autoplastie par glissement, greffe indienne................... 19
Allongement de tendon d'Achille pour pied équin par myosite cicatricielle ou raccourcissement musculaire d'adaptation (ténotomie ou dédoublement)... 4
Périostome fémoral 1
Sutures secondaires (plaies des parties molles)...... 3
Extraction de plaques de Lambotte.................. 7
— de fils métalliques de suture osseuse..... 4

B) *Chirurgie générale.*

Thorax.

Abcès froids thoraciques........................ 4

Certaines lésions très étendues nécessitèrent une résection partielle du muscle grand pectoral et la mise à jour d'un vaste champ opératoire. Trois de ces lésions étaient d'origine pleurale et dans un cas existait un gros abcès intra-thoracique du volume de mandarine.

Angiome du dos................................ 1
Pleurésie purulente. Résection costale et thoracotomie 1

Abdomen.

Laparotomie exploratrice 2
Gastro-entérostomie pour cancer du pylore......... 1
Appendicite à froid (Jalaguier).................. 5
Appendicite gangréneuse et péritonite............ 1
Anus iliaque 1
Lipome de la paroi............................. 2
Hernie inguinale simple......................... 57
— — double 8

Hernie crurale 4
— épigastrique 6
— ombilicale 2
Hernie inguinale et ectopie testiculaire.............. 1
Eventration post-opératoire d'appendicectomie...... 1
Eventration postopératoire d'appendicectomie...... 1
Hémorrhoïdes 4
Fistule anale 6
Fissure anale (dilatation forcée).................... 2

Organes génitaux.

Hydrocèle : excision de la vaginale.............. 1
Varicocèle : résection haute...................... 4
Circoncision 3
Tuberculose testiculaire. Castration et résection haute du cordon 1
Cystite gangréneuse. Exploration totale de la muqueuse : Cystostomie 1

OPÉRATIONS DIVERSES

Poly-adénopathie parolidienne (tuberculeuse)........ 1
— sous-maxillaire 1
— cervicale 3
— inguinale 1
Adénophlegmon ligneux sushyoïdien : extirpation.. 1
Exérèse d'un épithélioma de la lèvre inférieure avec évidement ganglionnaire maxillo-carotidien 1
Capsulorraphie temporo-maxillaire droit pour luxution habituelle de la machoire.................... 1
Botryomycome de la langue 1
Kystes sébacés, cuir chevelu, région lombaire...... 4
Kyste salivaire de la joue.................... 1
Adénome kystique parotidien.................... 1
Goitre kystique (dont l'un présentait une évolution vers l'épithélioma) 2
Kyste synovial du pied (tendon extenseur)........ 1
— — du genou 1
Corps étranger intra-articulaire du genou (ostéo-articulaire) 2
Tumeurs aponévrotiques symétriques des cuisses..... 1

Rétraction de l'aponévrose palmaire (excision des parties fibreuses)	1
Synovite à grains riziformes des gaines palmaires radicale et cubitale, synovectomie totale	1
Botryomycome de la paume de la main	1
Kyste épidermique de la main	1
Corps étrangers (bois) du pouce	1
Hygroma du coude	1
Hypertrophie cicatricielle du ligament rotulien : excision partielle	1
Suture des fléchisseurs des doigts	1
Tuberculose du coude : extirpation d'un gros abcès arthrifluent simulant une adénite épitrochilienne	1
Ongle incarné	2
Fistules tuberculeuses, présacrée, cuisse	2

L'hyperémie veineuse active l'oblitération et la cicatrisation des cavités d'évidement ostéo-myétilique.

Dr H.-L. Rocher.

Lorsque après évidement ostéo-myélitique, certaines cavités osseuses se comblent difficilement, il faut favoriser le bourgeonnement, de manière à produire l'oblitération de la cavité osseuse, tandis que des bords de celle-ci le liseré d'épidermisation gagne concentriquement pour recouvrir la couche de bourgeons, qui montent de la profondeur vers la superficie.

Nous avons employé, pour stimuler ce bourgeonnement et en même temps le travail de prolifération osseuse, la stase hyperémique : dans deux cas de cavités fémorales, un cas de cavité tibiale, et cinq cas de cavités humérales.

Le traitement ne doit être appliqué, à notre avis, que lorsqu'on a obtenu une suppression de la suppuration au niveau du foyer opératoire, lorsque celle-ci a été parfois hyperactivée par l'intervention. Elle est contre-indiquée chez les sujets ayant une mauvaise circulation veineuse et porteurs de varices. La durée de l'hyperémie sera augmentée progessivement ; on commencera par une heure pour vite aboutir à trois et quatre heures.

Durant l'application de ce traitement, il faut, bien entendu, faire le pansement de la cavité opératoire et veiller surtout à ce qu'il ne se fasse pas de rétention par suppression trop rapide des mèches de gaze qui la comblent ; surtout, éviter tout tassement qui viendrait détruire la poussée et l'accroissement des bourgeons qui tapissent la cavité osseuse.

Ce moyen thérapeutique permet donc d'éviter de trop grands délabrements osseux, lorsqu'il s'agit d'une cavité centrale d'évidement ostéomyélitique qui ne peut se combler que par bourgeonnement né du tissu osseux et rétrécissement concentrique de cette cavité par prolifération osseuse. Ce sont ces cavités à bourgeonnement nul que l'on a essayé de combler après stérilisation au Dakin ou autre antiseptique, par des greffes graisseuses, musculaires ou ostéo-périostiques, alors que, si l'on voulait que cette cavité n'existât pas, il fallait en faire sauter une paroi souvent très épaisse, ce qui équivalait, sinon à une diminution de résistance de l'os, du moins à un traumatisme osseux important.

Le processus de cicatrisation et d'obturation de la cavité est très nettement activé par l'hyperémie veineuse au moyen de la bande élastique : ces conclusions découlent de plusieurs cas que nous avons suivi jusqu'à complète guérison.

GROUPEMENT MÉDICAL D'ORLÉANS

Séance du 22 Février 1918

PRÉSIDENCE DE M. LE Dr RAYNAUD

Volumineux éclat d'obus de la base du poumon droit : extraction sous anesthésie locale cocaïnique

Dr Rocher.

OBSERVATION

Auguste Ch..., 27 ans, a été blessé le 7 juin 1915 par un éclat d'obus ayant traversé la région deltoïdienne droite et pénétré dans le thorax au niveau de la paroi interne de l'aisselle. Il a été hospitalisé jusqu'en septembre 1915, et en octobre il remontait au front.

Tout dernièrement, il était victime d'un accident de chemin de fer : fracture de côte pour laquelle il est hospitalisé à l'hôpital mixte d'Orléans ; est radioscopé. Le Dr Ferrand, médecin-chef de secteur, constate un volumineux éclat d'obus intra-pulmonaire à la base droite et nous adresse ce blessé pour intervention.

Celui-ci nous dit que depuis sa blessure, il a souffert toujours de son côté droit : au début, très peu ; mais depuis sept à huit mois, la dyspnée est très marquée, surtout pendant l'effort ; il se plaint de douleur dans l'hypocondre droit et l'épigastre ; il dit avoir perdu de ses forces.

Examen clinique. — Respiration très diminuée de la base droite.

Examen radioscopique. — Obscurité de la base droite, symphyse pleurale ; gros éclat situé dans la base du poumon, à deux travers de doigt de la colonne vertébrale et superficiellement, immédiatement au-dessus du diaphragme.

Le 12 février 1918. — Intervention sous anesthésie locale à la cocaïne. Adrénaline à 1/300. Résection costale de 4 centimètres sur la 11e côte droite dans son trajet intervertébro-scapulaire. Incision de la plèvre symphysée et de substance corticale du poumon splenisé. L'éclat d'obus est placé obliquement par rapport au dixième espace intercostal. Il est saisi ; l'espace intercostal est incisé largement pour laisser passer le projectile. C'est un fragment de chemise d'obus : longueur, 5 cent. ; largeur, 1 cent. ; épaisseur, 5 mm. ; poids, .

Pas de pneumothorax ; pas d'hémoptysie. Suture de la paroi musculaire et de la peau.

Il a été fait deux injections de 1 centimètre de morphine au cours de l'intervention. Celle-ci a été parfaitement supportée. Sauf un peu d'oppression et d'anxiété respiratoire pendant les manœuvres de prise et d'extraction du projectile. Cette extraction a été faite — bien entendu — sous le contrôle des rayons X.

Suites opératoires normales, sauf un peu de gêne pendant la respiration profonde au creux épigastrique.

L'examen radioscopique postopératoire pratiqué le 4 mars 1918 démontre : base pulmonaire droite claire mais adhérence pleurale du cul-de-sac costo-diaphragmatique (Cottenot).

Shrapnell intrapulmonaire gauche juxta-cardiaque. — Névralgie phrenique. — Extraction d'après la technique de Petit de la Villéon sous anesthésie locale cocaïnique.

Dr Rocher.

Observation

Marcellin B..., blessé le 22 octobre 1914 par balle de shrapnell ; orifice d'entrée sur la paroi postérieure de l'hémithorax gauche au niveau de la dixième côte et d'une ligne descendant de la pointe de l'omoplate.

Depuis sa blessure, a été successivement réformé temporairement, repris service auxiliaire, hospitalisé en hiver

1916-1917 pour bronchite, puis est retourné au front pendant très peu de temps (décembre 1917), d'où il a été évacué pour troubles respiratoires dus à la présence de sa balle de shrapnell.

Examen clinique, 1er février 1918. — Dyspnée d'effort, gêne respiratoire avec sensation douloureuse dans la région précordiale, dans le creux sus-claviculaire ; la douleur s'irradie souvent le long du cou à gauche et se manifeste surtout pendant tout effort (marche, course, travail).

A l'auscultation. — Submatité et légère diminution de la respiration à la base gauche.

A la radioscopie. — Diminution de transparence du poumon gauche dans son ensemble ; diaphragme très peu mobile. Une balle de shrapnell sur le bord gauche du cœur, à un travers de doigt de lui, projette son ombre à droite du mamelon gauche.

Le 5 février 1918. — Intervention sous anesthésie locale à la cocaïne ; adrénaline à 1/300. Incision de 7 centimètres au-dessous du mamelon gauche. La pince de Petit de la Villéon est enfoncée tout d'abord trop profondément jusqu'à 15 centimètres. Sensation d'oppression qui fait geindre le patient. Pas de crachement de sang. L'extrémité de la pince est ramenée à moitié chemin et à 7 centimètres de profondeur, elle mobilise le projectile. La pince le saisit et l'extrait facilement. Surjet musculaire, suture de la peau. Drainage. L'anesthésie cocaïnique a été parfaite : 1 centigramme de morphine a été fait au début de l'opération. Quelques bouffées de pneumothorax. Pendant l'intervention, le blessé se plaint d'oppression précordiale et de douleur sus-claviculaire par irritation du nerf phrénique.

Examen radioscopique, 4 mars 1918. Persistance d'une obscurité à la base du poumon gauche ; jeu du diaphragme toujours diminué.

Suites opératoires normales. Réunion *per primam*. Pas d'hémoptysie.

Les douleurs précordiale, sus-claviculaire et cervicale semblent avoit été ravivées par le traumatisme opératoire. Elles sont assez vives quoique intermittentes pendant les 5 premiers jours après l'intervention, se manifestant surtout pendant les respirations profondes. Petite toux sèche après l'inspiration forte.

Les douleurs diminuent progressivement.

Les phénomènes névralgiques accusés par ce blessé avant, pendant et après l'intervention doivent être rapportés à une irritation du nerf phrénique par le projectile inclus ou par l'acte opératoire.

D'aucuns pourraient croire que ce nerf est exclusivement moteur, réservé à l'innervation diaphragmatique et penser en ce cas qu'il ne peut expliquer par son irritation, ni la sensation d'oppression profonde qui a déterminé ici la pince enfoncée dans le poumon, tangentiellement à sa face médiastinale, ni la douleur du creux sus-claviculaire et son irradiation cervicale mentionnée d'une façon très catégorique par le blessé avant et après l'opération. Or, le nerf phrénique contient un certain nombre de fibres sensitives : il est mixte ; les neurones sensitifs se trouvent dans les ganglions spinaux des 3e, 4e, 5e, 6e nerfs cervicaux. Fergusson a constaté dans un cas d'atrophie musculaire ayant atteint le diaphragme que le nerf phrénique contenait des fibres non dégénérées. (Poirier.)

Donc, en plus des rameaux diaphragmatiques, le nerf phrénique donne à la plèvre, au péricarde, des rameaux sensitifs. C'est par ces fibres sensitives que se transmettent au cours des péricardites les douleurs de l'épaule, qui se propagent jusqu'au coude ; c'est par l'irritation de ces mêmes fibres qu'il convient d'expliquer dans le cas que nous venons de rapporter la douleur sus-claviculaire et son irradiation cervicale. Pour cela il suffit de se rappeler l'origine du nerf phrénique sur la quatrième cervicale et fréquemment sur la cinquième et de savoir que la quatrième paire cervicale contribue également à l'innervation de l'épaule et qu'une partie des fibres de la cinquième paire passe dans le musculo-cutané et le nerf radial : d'où irradiation possible jusque vers le coude.

Ces faits sont pour nous d'autant plus évidents que chez un autre blessé porteur d'une balle de fusil intra-pulmonaire droit, juxtacardiaque, nous avons observé pendant et après l'opération cette même douleur sus-claviculaire due à l'irritation de la zone sensitive du nerf phrénique. Cette douleur « dans l'épaule » n'a pas duré plus de quarante-huit heures dans ce dernier cas.

En résumé, cette balle de shrapnell logée dans le poumon gauche, près du cœur, traduisant avant l'intervention sa présence par des phénomènes névralgiques dans la zone du nerf phrénique. Le traumatisme opératoire les a réveillés pendant quelques jours : actuellement ils sont en voie de rétrocession.

Nous avons voulu attirer l'attention sur ces troubles nerveux, et croyons en avoir fourni une juste interprétation.

Bursite bacillaire péritrochantérienne (bourse du muscle grand fessier). — Excision. — Guérison.

Le **Dr H.-L. Rocher** présente un jeune soldat Léon C..., 21 ans, qui, en juillet 1916, au lendemain d'une soi-disant chute de cheval se fit porter malade. A cette époque, on constatait déjà une collection froide à la face externe de la hanche droite. Le 10 mai 1917, la poche était distendue, on en retire par ponction un liquide limpide. Injection modificative à base de formol. Le liquide se reforme.

Le 31 mai 1917. Incision de la poche, issue de liquide trouble et de flocons gélatineux, curettage de la vaste poche, badigeonnage au chlorure de zinc.

Depuis cette époque, la suppuration a progressivement diminué, mais il persiste une fistule.

Examen, le 2 janvier 1918. Trajet fistuleux conduisant dans un vaste décollement sous-aponévrotique et au-dessous du grand fessier. Tuméfaction légère de la région trochantérienne. Pas de lésion osseuse à la radioscopie.

Marche normale ; cependant avec flexion légère coxo-fémorale droite ; fatigue survenant rapidement.

Le 16 janvier 1918, anesthésie au chloroforme. Par une grande incision angulaire qui détache un vaste lambeau cutanéo-graisseux doublé de l'aponévrose facia lata, on met à jour toute la face externe du grand trochanter et de la diaphyse fémorale, on excise totalement la bourse séreuse à paroi fongueuse qui file au centre de la fesse sous le muscle grand fessier jusqu'au contact de l'ischion. On en poursuit tous les diverticules qui contiennent des fongosités caséifiées.

On badigeonne les points suspects au chlorure de zinc. On lave le champ opératoire au sérum chaud. Suture de l'aponévrose fascia lata et de la peau. Drainage.

Actuellement, 20 février, ce malade est cicatrisé, marche normalement.

Les bacilloses locales traitées largement par une exérèse totale nous ont habituellement donné des résultats rapides et définitifs.

Dr Lafite-Dupont. — Les laryngologistes ont vu avant la guerre des corps étrangers intra-pulmonaires mais, plus particulièrement intra-bronchiques et les porteurs en souffraient. Quelle est la pathogénie de la douleur intra-pulmonaire des corps étrangers ? L'irritation du phrénique ne peut tout expliquer. Il y a là un mécanisme de la douleur à préciser.

Dr Rocher. — Dans le premier cas, la douleur était d'origine intercostale ; dans le second, elle était due à l'irritation du phrénique.

Dr Lafite-Dupont. — Pour ce second malade, je suis étonné de voir mis sur le compte du phrénique un syndrome qui ne lui est pas habituellement dû.

Dr Rayneau. — La douleur sus-claviculaire avec fourmillements dans les bras paraît se produire à la longue en cas d'essoufflement.

Le **Dr Ruffier** n'a jamais constaté de douleur le long des bras chez les coureurs jeunes.

La ligne blanche surrénale de Sergent

Dr Baudron.

On a parlé plusieurs fois ces derniers temps dans cette enceinte de la « Ligne blanche surrénale de Sergent », et l'importance que lui ont attribuée nos confrères les plus autorisés nous a paru assez variable pour justifier quelques recherches nouvelles sur la nature et la signification de ce symptôme.

Ce sont les résultats de ces recherches et les conclusions que nous avons cru pouvoir en tirer que nous vous demandons la permission de vous exposer.

C'est dans un article de la *Presse Médicale* du 25 novembre 1903, venant après une longue série de travaux poursuivis depuis 1898 en collaboration avec M. Léon Bernard sur le syndrome dominant la pathologie des capsules surrénales qui porte leur nom, que M. Emile Sergent, à l'occasion de deux observations d'insuffisance surrénale à forme pseudo-méningitique, signala pour la première fois la ligne blanche, selon lui « signe de spasme capillaire réflexe coïncidant avec l'hypotension artérielle ». « La ligne tracée par l'ongle, ecrivait-il, pâlit au lieu de rougir et donne lieu à une ligne blanche très manifeste ». Et il ajoutait : « Je pense que ce phénomène, en apparence paradoxal, peut être expliqué par une vasoconstriction réflexe de la raie méningitique. Il y a hypotension artérielle et dilatation capillaire périphérique ; l'excitation mécanique provoque la constriction capillaire. Ainsi compris, ce symptôme apparaît comme l'une des expresisons de l'insuffisance surrénale... Je crois que la constatation de la ligne blanche surrénale est un élément de diagnostic différentiel de haute valeur avec la méningite..... »

Lorsqu'un nouveau symptôme est livré à la curiosité médicale, celle-ci s'en empare avec avidité, et, dans sa hâte à en constater l'existence et la valeur, il arrive souvent qu'elle en exagère la fréquence ou en méconnaît la signification. C'est ce qui se produisit pour la ligne blanche surrénale, et la communication de M. Sergent fut le signal de discussions nombreuses qui semblent à peine closes aujourd'hui et expliquent les appréciations variables dont je parlais tout à l'heure.

Les uns apportent à la thèse soutenue par M. Emile Sergent le témoignage de nombreuses observations :

M. Leclerc, de Saint-Lô (*Société médicale des hôpitaux*,

3 juin 1904), constate le phénomène de la ligne blanche surrénale dans un grand nombre de maladies infectieuses ;

M. Ribadeau-Dumas (*Société médicale des hôpitaux*, 6 juillet 1906 et 12 janvier 1912) la retrouve dans les cas les plus divers : neurasthénie, surmenage, grippe, intoxications médicamenteuses ou alimentaires, septicémies, fièvre typhoïde, scarlatine, diphtérie, et confirme qu'elle est bien fonction d'hypotension artérielle et semble avoir une valeur capitale dans le diagnostic du syndrome d'insuffisance surrénale ;

MM. Siredey et Tinel (*Société médicale des hôpitaux*, 8 février 1907) rencontrent la raie de Sergent chez un malade atteint de granulie méningée avec lésion surrénale, et, après lui, M. Queyrat, tout en reconnaissant la grande valeur pathogénique du signe, le croit fréquent chez les sujets sains, les arthritiques et les nerveux en particulier ;

M. Louis Petit (*Société anatomique*, 13 avril 1913) le retrouve dans un cas d'insuffisance surrénale tuberculeuse aiguë ;

M. Khoury (*Société médicale des hôpitaux*, 21 novembre 1913) en signale la constance et la netteté dans l'insuffisance surrénale ;

MM. Ravaut et Krolunitzky (*Société médicale des hôpitaux*, 16 juillet 1915) disent l'avoir rencontrée chez un malade en même temps que tous les autres signes de l'insuffisance surrénale aiguë et avoir étudié en outre chez plusieurs sujets les phénomènes de production des raies à la pression cutanée, raie blanche, raie méningitique, raie rouge simple, raie rouge encadrée, etc., toutes déterminées par un réflexe vaso-moteur paraissant dépendre de l'état des glandes endocrines, parmi lesquelles les glandes surrénales sont les plus importantes. Pour eux, la raie blanche, à son maximum d'intensité, constitue la ligne blanche surrénale ou raie pathologique, dont la fréquence, même à l'état atténué, chez les individus atteints de maladies infectieuses touchant les capsules surrénales, et la rareté chez les sujets en bonne santé, constituent un argument important en faveur de l'unité d'origine de toutes les variétés de ligne blanche.

A l'Académie de Médecine (17 octobre 1916 et dans la *Presse médicale*, (4 décembre 1916), MM. Paisseau et Lemaire d'abord, M. Monier-Vinard ensuite, rapportent qu'ils ont rencontré la ligne blanche surrénale dans les états palustres les plus divers ;

Le 28 décembre 1916, à la réunion médicale de la IVe armée, MM. Dujarric de la Rivière et Villerval disent l'avoir observée dans plusieurs cas de dysenterie amibienne avec syptômes d'insuffisance surrénale ;

M. Josué (*Paris-Médical*, 6 janvier 1917) rappelle qu'elle fait partie, avec l'asthénie et l'hypotension, de la triade symptomatique de cette même insuffisance ; et, dans un récent article de la *Presse Médicale* sur « le rôle de l'intoxication dans la fatigue », on lit ceci « ... on en est arrivé à conclure que tout individu présentant la triade symptomatique suivante : fatigue continuelle, pression artérielle basse, réaction au frottement de la peau par la ligne blanche de Sergent, est atteint d'insuffisance capsulaire. »

Autre son de cloche : Certains dénient au nouveau symptôme toute espèce de valeur. M. Léon Bernard, après l'avoir décrit avec complaisance dans un article de la *Presse Médicale* du 6 décembre, sur « les syndromes surrénaux », l'attaque ensuite à plusieurs reprises avec vivacité : avec M. de Massary d'abord (*Société médicale des hôpitaux*, 15 février 1907), il le considère comme le résultat d'un simple trouble nerveux, soit fonctionnel et léger, analogue à celui de la ligne blanche physiologique, soit relevant d'une altération primitive ou secondaire du système nerveux.

Plus tard (*Société médicale des hôpitaux*, 19 juillet 1907), il apporte une statistique portant sur 79 malades, pris au hasard, et chez lesquels il a constaté 31 fois la présence de la ligne blanche, 41 fois son absence, et 7 fois son apparition inconstante. Parmi ces malades, 3, porteurs de lésions surrénales profondes, ne présentaient pas le symptôme. Il manquait également chez plusieurs autres atteints de lésions cardiaques, alors qu'on était en droit de supposer ou d'affirmer chez eux l'insuffisance surrénale, et il existait parfois chez ceux qui présentaient de l'athérome ou de l'hypertension. Il en concluait que sa valeur était nulle et que de plus il n'offrait aucun rapport avec l'état de la pression artérielle.

MM. Lucien et Parisot sont du même avis, et, plus récemment (*Société médicale des hôpitaux*, 8 octobre 1915), M. de Massary, revenant sur ce sujet, persiste à considérer la ligne blanche surrénale comme un phénomène banal, se rencontrant dans une foule de cas disparates, sans qu'aucune preuve atteste son rapport avec l'insuffisance surrénale et la tension artérielle, et constituant un trouble vaso-moteur sans signification précise.

A quoi M Sergent riposte tour à tour :

Que la ligne blanche surrénale lui semble malgré tout appelée à jouer en quelque sorte le rôle de signe pathognomonique de l'insuffisance surrénale ; que son association avec l'hypotension artérielle et l'asthénie constitue une véritable triade symptomatique du plus haut intérêt pour le diagnostic d'une lésion destructive des capsules surrénales, qui, en l'absence précisément de la mélanodermie, risque souvent de rester méconnue (*Société médicale des hôpitaux*, 22 avril 1904 ;

Qu'il ne faut pas confondre la ligne blanche surrénale ni avec la ligne blanche étudiée par les physiologistes chez les sujets sains, ni avec la tache blanche d'Hallion et Laignel-Lavastine, dont le mécanisme est différent (*Société médicale des hôpitaux*, 10 juin 1904) ;

Qu'elle peut du reste se manifester à titre de simple trouble fonctionnel de l'appareil surrénal (*Société médicale des hôpitaux*, 8 février 1907) ;

Que sur plusieurs centaines de malades, il ne l'a rencontrée que 27 fois (*Société médicale des hôpitaux*, 26 juillet 1907) ;

Que c'est en raison de l'incertitude du diagnostic de l'insuffisance surrénale pure à évolution lente qu'il s'est attaché à chercher un symptôme en quelque sorte pathognomonique de cette insuffisance, qu'il a cru le découvrir dans la ligne blanche surrénale ; que les critiques qu'on lui a adressées n'ont pas suffi à anéantir la valeur de ce symptôme et ne l'ont point convaincue, parce qu'il ne lui est jamais arrivé de trouver la ligne blanche sur les 2/3 ou à peu près des malades se trouvant à un moment donné dans un même service d'hôpital (Conférence faite le 15 juin 1909 au siège de l'association d'enseignement médical des hôpitaux) ;

Que ce signe est très rare, qu'il conserve pour lui une réelle valeur diagnostique et que, s'il n'est évidemment pas constant et peut parfois s'observer en dehors des affections surrénales, c'est que les symptômes vraiment pathognomoniques sont exceptionnels (*Société médicale des hôpitaux*, 12 janvier 1912) ;

Que, bien qu'il ait pu manquer chez des sujets à l'autopsie desquels on a trouvé des lésions surrénales, cela ne signifie nullement qu'il soit sans valeur ; que les taches rosées dans la fièvre typhoïde peuvent aussi faire défaut et qu'il ne saurait cependant venir à l'idée de personne de les rayer de la symptomatologie de la dothiénentérie ; (et qu'enfin, en ce qui concerne les rapports de la ligne blanche avec l'hypotension, il ne faut pas perdre de vue la tension minima, qui peut être basse d'une façon absolue ou relative, dans les cas où la ligne blanche correspond à une tension maxima normale ou élevée (*Société médicale des hôpitaux*, 21 novembre 1913).

Il faut du reste reconnaître que l'indécision des premiers caractères assignés au nouveau symptôme était bien faite pour engendrer de semblables divergences.

Dans sa première communication, relatée plus haut, M. Emile Sergent parle de « la ligne tracée par l'ongle », qui pâlit au lieu de rougir, et ce n'est que 6 ans plus tard, dans une conférence faite le 15 juin 1909 au siège de l'Association d'enseignement médical des hôpitaux sur le

« Diagnostic et le Traitement de l'insuffisance surrénale », qu'il insiste en ces termes sur les caractères de la raie qui porte son nom : La ligne blanche surrénale est en quelque sorte l'inverse de la raie rouge méningitique ; pour la provoquer, il suffit de frôler légèrement la peau de l'abdomen avec un objet mousse, avec la pulpe du doigt, par exemple, sans gratter, et sans exercer une pression trop forte ; au bout de quelques instants, on voit apparaître, sur le trajet qu'a suivi le doigt, une raie blanche assez large, qui va s'accentuant de plus en plus, puis demeure stationnaire plus ou moins longtemps, parfois 3 ou 4 minutes, et s'efface peu à peu... »

Dans son article de la *Presse Médicale* du 6 décembre 1915, déjà cité, M. Léon Bernard, à son tour, décrit ainsi la ligne blanche surrénale : « On recherche ce phénomène en frôlant doucement la paroi abdominale avec un corps mousse ; au bout de 30 à 60 secondes, la raie ainsi tracée pâlit, et cette pâleur persiste pendant quelques minutes sous la forme d'une bandelette plus large que le corps dont la pression lui a donné naissance ».

En ce qui nous concerne, afin de nous prémunir contre toute fausse interprétation et prévenir toute contestation, nous n'avons considéré comme porteurs de la ligne blanche surrénale que les sujets chez lesquels elle se montrait nettement, avec ses caractères habituels, quel que fût le mode d'excitation employé, rayure avec l'ongle, effleurement avec le bord cubital de l'auriculaire, avec la pulpe du doigt, la face dorsale de l'ongle ou l'extrémité d'un corps mousse, agitateur de verre, crayon, etc.

Ces caractères habituels nous ont paru être les suivants :

Elle apparaît d'ordinaire de 15 à 20 secondes après la friction qui la provoque, quelquefois plus tardivement, rarement d'une façon plus rapide, au bout de 8 à 10 secondes, lorsqu'elle doit être particulièrement intense. Exceptionnellement, nous l'avons vue précédée de l'apparition momentanée de la raie rouge. Elle atteint son maximum d'intensité en 30 ou 40 secondes et le conserve une minute à une minute et demie ; puis, elle s'efface progressivement, pour disparaître tout à fait après une durée de deux minutes et demie à trois minutes. Sa plus longue durée, qui peut atteindre 4, 5 et même 6 minutes, correspond à une apparition précoce, avec période d'augment abrégée et maximum prolongé. Sa netteté est variable : elle dépend à la fois de la coloration de la peau et de l'éclairage. Elle tranche naturellement mieux sur des téguments rouges ou rosés ; mais, même sur des peaux mates, nous avons souvent obtenu des raies présentant la blancheur de l'ivoire. Sa constatation apparaît plus aisée à la faveur d'une lumière tamisée, à jour frisant, comme je l'ai entendu dire ici l'autre jour par un de nos confrères. Mais, elle se montre parfois absolument éclatante, indépendamment de toute considération d'éclairage. La position du sujet en expérience n'est pas non plus indifférente, et, conformément à la remarque de M. Ferrand, la ligne blanche surrénale, très nette quand il est dans la position horizontale, n'apparaît parfois plus lorsqu'il prend la position verticale ou assise. Du reste, quand elle se manifeste dans ces deux dernières positions, c'est d'ordinaire sous une forme plus ou moins atténuée. Enfin, en dehors de la paroi abdominale, nous l'avons presque toujours retrouvée sur la paroi antérieure et postérieure du thorax, tout aussi bien que sur les membres, et même sur la face.

Tels sont les caractères sous lesquels nous est apparue la ligne blanche surrénale.

Voyons maintenant dans quelles conditions il nous a été donné de l'observer.

Nos investigations ont porté sur un total de 100 malades ou blessés soignés dans notre infirmerie du 30e et provenant des différentes unités dont nous assurons le service médical, dépôt commun du 30e et du 230e d'artillerie, compagnie spéciale du 40e territorial, groupements automobiles, etc.

Chez ces 100 sujets, nous n'avons pas rencontré moins de 81 fois la ligne blanche surrénale.

Elle existait chez tous nos malades fébriles, sauf deux, porteurs d'amygdalite avec température respective de 38° et 39° 9.

Et pourtant, elle s'est montrée très fréquente dans cette dernière affection, où nous l'avons trouvée 15 fois sur 19.

Il en est de même pour la blennorragie, où nous n'avons pas été peu surpris de l'observer 17 fois sur 20 cas, et le plus souvent avec une netteté remarquable.

La proportion fut encore plus élevée dans la grippe, puisque la ligne blanche surrénale ne manqua chez aucun de nos 17 grippés, observés à la période fébrile ; et il en fut de même chez nos 9 rhumatisants, nos 2 paludéens et chez 9 de nos malades considérés comme bacillaires, qui tous la présentaient.

Vous aurez une idée de la variété des affections dans lesquelles on est susceptible de la voir apparaître, quand je vous aurai cité en outre les suivantes : un phlegmon de la main, une gingivite, une orchite, une entérite, une contusion du thorax et de l'abdomen, un tœnia, etc.

Que conclure de cette fréquence aussi excessive qu'inattendue de la ligne blanche surrénale dépassant 80 % ? Allons nous y voir la justification des conclusions de M. Sergent, considérant l'état de guerre comme particulièrement propre à réaliser les conditions étiologiques qui favorisent l'éclosion des accidents d'insuffisance surrénale sous l'action combinée des maladies infectieuses et des intoxications, de la fatigue et du surmenage ? (*Presse médicale* 9 septembre 1915).

Allons-nous y trouver la confirmation des idées de M. Alfred Khoury se demandant, à propos des paludéens de l'armée d'Orient, si les glandes surrénales ne se sont pas trouvées épuisées chez eux par le surmenage au point de devenir insuffisantes pour supporter le choc de l'infection palustre (*Société de médecine des hôpitaux*, 2 mars 1917 ; de celles de MM. Paisseau et Lemoine affirmant que la gravité des accès paludéens ne reconnaît pas d'autre cause ; de celles de M. Josué, signalant, après Loeper et Oppenheim (*in Debove Acherd et Castaigne* 1906), le surmenage surrénal chez les soldats épuisés par un exercice militaire intensif ? (*Paris médical*, 6 janvier 1917) ; de celles, enfin, de M. Roger, accusant les impressions violentes, les émotions, la crainte, la frayeur de retentir sur le fonctionnement des surrénales, comme le prouvent d'ailleurs les expériences de Cannon et de la Paz, de Crile, de Hoskins (Leçon de Pathologie expérimentale et comparée, 15 novembre 1917 ?)

Et, fort de toutes ces constatations, allons-nous affirmer d'une façon générale que la ligne blanche surrénale est presque la règle chez les soldats ; qu'elle traduit chez eux un certain degré de souffrance de l'appareil surrénal, souffrance qui : ou bien entraîne une faillite de la fonction antitoxique de cet appareil à la faveur de laquelle les infections peuvent envahir l'organisme et s'y développer librement, ou bien favorise l'extension à la glande surrénale du processus pathologique constitué ?

Puis, envisageant en particulier chacune des affections dans lesquelles la ligne blanche surrénale nous a semblé la règle, allons-nous, en ce qui concerne la blennorragie, par exemple, faire état des connexions étroites signalées entre l'appareil génital et l'appareil surrénal pour justifier ici l'apparition du symptôme ? Allons-nous invoquer le souvenir des accidents foudroyants de surrénalité aiguë déclanchés parfois par les angines d'apparence bénignes pour expliquer sa fréquence chez nos malade atteints d'amygdalite ? Allons-nous enfin trouver dans l'état de fatigue et d'abattement qui représente si souvent, au début des maladies infectieuses, l'asthénie caractéristique de la défaillance surrénale, la raison de sa constance chez nos fébricitants ?

Nous nous en gardons bien : d'abord, parce que le surmenage et les émotions vives, considérés par les auteurs cités plus haut comme facteurs d'hypoépinéphrie, concernent surtout les troupes de l'avant et ne peuvent que rarement être invoqués chez les sujets soumis à notre obseration ; ensuite, et surtout, parce qu'on a eu tort, selon nous, de dissocier le syndrome de Sergent-Bernard ; que la ligne blanche surrénale ne vaut, nous semble-t-il, que par son association avec les deux autres éléments principaux de ce syndrome, asthénie et hypotension, et que, prise isolément, elle nous apparaît, avec MM. Léon Bernard et de Massary, comme un simple trouble vasomoteur sans signification précise. Or, il résulte de nos investigations que ses rapports avec la tension artérielle sont des plus variables.

En effet, nous avons systématiquement relevé au Potain cette tension chez les 100 hommes en expérience, et voici ce que nous avons constaté : Parmi les 19 sujets qui ne présentaient pas le phénomène de la ligne blanche surrénale, 4 avaient une hypotension égale à 13 centimètres cubes. Sur les 81 chez lesquels elle apparaissait, 48 avaient une pression normale oscillant entre 14 et 16 centimètres cubes, 9 avaient de l'hypertension allant de 16 ½ à 17 centimètres cubes ½, et 24 seulement, soit un peu plus du quart, offraient de l'hypotension, atteignant 13 centimètres cubes ½ dans deux cas, 13 centimètres cubes dans 13 cas, 12 centimètres cubes ½ dans 3 cas, 12 dans 4 cas, 11 dans 1 cas et 10 dans un autre cas. Et, dans ces 24 cas, il s'agissait 8 fois de grippe, 3 fois d'amygdalite, 3 fois de rhumatisme, 2 fois de bacillose, 1 fois de paludisme, 1 fois de laryngite, 1 fois d'appendicalgie, 1 fois d'anémie, 1 fois de tœnia et 3 fois de blennorragie. Mais, tandis que cette dernière maladie s'accompagnait habituellement de tension normale de 14 centimètres cubes, et cela dans 10 cas sur 17, et que les autres affections fournissaient des données tout à fait variables, ce sont les cas étiquetés grippe qui nous offrirent les états d'hypotension les plus nombreux (8/5) et les plus marqués : 3 fois 13 centimètres cubes, 2 fois 12 ½, 1 fois 12, 1 fois 11 et 1 fois 10.

Enfin, ce n'est que dans le paludisme, le rhumatisme, l'amygdalite et la grippe que le syndrome surrénal put rééellement être évoqué ; et, s'il nous apparut le plus souvent assez fruste, dans les 3 cas de cette dernière affection où la pression descendit à 12, 11 et 10 centimètres cubes, l'asthénie qui accompagnait cette hypotension et la ligne blanche étaient assez marquées pour réaliser dans son intégrité la triade symptomatique de Sergent, sous une forme atténuée, sans doute, mais semblant bien cependant correspondre à un état de souffrance primitif ou secondaire de la glande surrénale, peut-être simple trouble fonctionnel, plutôt que lésion inflamatoire ou dégénératrice véritable.

De tout ce qui précède, nous nous croyons autorisés à conclure :

1° Que, pour apprécier à sa juste valeur la ligne blanche surrénale, il faut la replacer, avec le syndrome tout entier de Sergent, dans le cadre où ce savant nous l'a d'abord montrée, c'est-à-dire la considérer en premier lieu comme un élément précieux de diagnostic différentiel dans les cas où le tableau clinique permet l'hésitation entre une insuffisance surrénale aiguë et une pyrexie d'origine méningée, thoracique ou abdominale : là, sa valeur est incontestable, et sa présence, comme dans le cas où elle est née, peut emporter la conviction ;

2° Qu'associée dans les divers états infectieux, grippe, amygdalite, rhumatisme, paludisme, etc., à un degré plus ou moins marqué d'asthénie et d'hypotension, elle témoigne bien d'un état de souffrance de l'appareil surrénal et constitue, à côté des syndromes déjà décrits d'insuffisance surrénale aiguë, subaiguë ou chronique, un syndrome atténué d'hypoépinéphrie d'un pronostic beaucoup moins sévère, pour lequel je propose le nom de syndrome de méiopragie surrénale ;

3° Qu'enfin, on la retrouve isolément dans une foule d'affections disparates à titre de simple trouble vasomoteur, traduisant un déséquilibre très variable de la fonction nerveuse, où l'intervention des glandes surrénales n'est nullement démontrée.

GROUPEMENT MÉDICO-CHIRURGICAL

DE LA 5e RÉGION

Séance du 26 Avril 1918

PRÉSIDENCE D'HONNEUR
DE M. LE MÉDECIN-INSPECTEUR LAFAGE

PRÉSIDENCE DE M. LE Dr RAYNEAU

Drs Rocher et L. Ferrand.

Troubles trophiques de la main, opération de Leriche

OBSERVATION

Le soldat E... fut blessé, le 26 septembre 1915, au bras droit, puis fait prisonnier et soigné en Allemagne.

Il entre à l'hôpital de la Présentation le 11 avril 1918 pour impotence de la main droite avec troubles trophiques. Au niveau de la blessure ancienne, on note à la partie moyenne du bras droit et sur sa face interne l'existence d'une longue cicatrice. Celle-ci est d'origine opératoire et succéda vraisemblablement à une ligature de l'humérale, puisqu'on ne sent pas les battements artériels au niveau du pli du coude, le pouls radial est à peine perceptible.

Le malade se plaint d'impotence partielle de la main droite, qui a été en augmentant depuis un an surtout. Il accuse des fourmillements constants au niveau du pouce, de l'index et du médius. Les mêmes doigts deviennent douloureux au moindre froid, la douleur est également plus marquée quand le bras est pendant ; la main et les doigts deviennent alors violacés. Il existe des crises sudorales particulièrement pénibles.

La main a un aspect normal, sans déformation bien apparente, les plis de la paume sont conservés et les doigts ne sont pas effilés. L'analyse des troubles moteurs montre la diminution d'abduction du pouce, la flexion incomplète de l'index surtout et du médius. L'opposition du pouce contre l'extrémité de l'index est possible, mais elle se fait lentement et avec peine. L'opposition est impossible avec le médius et, à plus forte raison, avec l'annulaire.

Il existe des *troubles sensitifs* : anesthésie à la piqûre de la moitié externe de la paume de la main ainsi que des faces palmaires du pouce, de l'index et de l'annulaire.

A la face dorsale, anesthésie de la moitié externe de la main et des faces dorsales du pouce, de l'index et du médius. Cette anesthésie ne remonte pas au delà du poignet.

Les troubles vaso-moteurs consistent en une teinte violacée de la main qui, de même que l'impotence, augmente au moindre froid. Les ongles ne sont pas déformés.

Il existe une atrophie marquée de l'éminence thénar, d'ailleurs l'examen électrique a montré que les secousses des muscles de l'éminence étaient lentes mais que cette lenteur s'atténuait notablement après réchauffement prolongé du membre. Au même niveau : inversion de la formule polaire.

La tension artérielle est diminuée M X = 14 ½ contre 16 ½ du côté sain.

Intervention le 14 avril.

Anesthésie cocaïnique 1/300. Opération de Leriche ; dénudation de l'artère humérale à la partie moyenne sur une étendue de 10 centimètres, et excision de la gaine celluleuse périvasculaire. Le nerf médian est examiné : il est complètement sain. Sutures aponévrose et peau. Réunion *per primam*.

La tension est prise du côté malade dix minutes après l'intervention, elle est tombée à 0.

Le soir même, le malade se plaint de son bras, mais il lui semble déjà que ses doigts sont moins raides. Le lendemain, il déclare qu'il les remue mieux et qu'il ne sent plus de douleur au niveau de leurs extrémités. Les mouvements sont en effet plus aisés et l'opposition du pouce à l'index plus facile.

Quelques jours après (17 avril), on constate que l'opposition du pouce est plus facile que précédemment avec l'index ; elle est devenue possible avec l'extrémité du médius ; la flexion de ces deux doigts est plus marquée.

Le 18 avril, la pression dynamométrique est de 35° contre 45° du côté sain. Le blessé est à cette date frappé par l'amélioration de l'état fonctionnel de sa main qui est plus souple ; l'opposition du pouce au médius et à l'annulaire est devenue possible. Depuis l'intervention, il n'y a eu aucune crise vasomotrice douloureuse.

Dr. Gentil.

Comme il y eu antérieurement ligature de l'artère et comme l'opération actuelle a en même temps dénudé l'artère et libéré le médian il est difficile de savoir dans l'amélioration la part qui tient à la dénudation artérielle.

Quatre nouveaux cas d'opération de Leriche

(Sympathectomie périhumérale)

Dr H.-L. Rocher.

I. — G... (Germain), 29 ans. Blessé le 7 mai 1916 par une balle qui traversa le poignet gauche sur la ligne médiane ; cicatrisation au bout de 2 mois et demi et traitement physiothérapique pendant 3 mois. Il rentre à son dépôt le 14 octobre 1916, est versé dans l'auxiliaire. Hospitalisé le 21 mars 1918 à l'hôpital complémentaire 49.

Depuis sa blessure, la main reste toujours violacée et froide, est même œdématiée pendant l'hiver.

Examen le 22 mars. — *Troubles trophiques :* moiteur de la main, doigts légèrement tuméfiés, peau amincie, cyanose très accentuée (mais existe un peu à droite).

Troubles moteurs : au poignet, mouvements lents et un peu limités ; pas de raideur articulaire par lésion ostéoarticulaire.

Le pouce a son adduction et son opposition diminuées de moitié ; la flexion des doigts est impossible, l'écartement des doigts est esquissé.

Troubles sensitifs : Le froid cause de la douleur (rongement des doigts) et des fourmillements dans la main ; il conserve sa main à l'abri du froid. Hypoesthésie au contact, à la piqûre, à la chaleur de toute la main jusqu'au poignet, plus marquée (dans la zone du médian) pour la moitié externe de la paume et la face palmaire du pouce pour la face dorsale du cinquième métarcarpien et des deux derniers doigts (zone cubitale).

Examen électrique : Secousse lente des muscles thénariens et hypothénariens. Les nerfs médian et cubital réagissent normalement.

Tension artérielle au Pachon :

Gauche : Max. 12, min. 7.
Droit : Max. 12, min. 5.

Le 25 mars 1918, opération de Leriche sur l'humérale, au niveau de la partie moyenne du bras ; anesthésie à la cocaïne à 1/300.

Suites opératoires : Aussitôt après l'opération, l'engourdissement diminue dans la main qui devient plus chaude. Quelques mouvements de flexion et d'écartement des doigts sont possibles.

Le 29 mars, l'hypoesthésie de la main a diminué à peu près uniformément ; la motilité des doigts s'améliore progressivement.

Le 30 mars. *Tension artérielle au Pachon :*

Gauche : Max. 13, min. 8.
Droite : Max. 14, min. 8.

Le 15 mai. Grosse amélioration : 1° au point de vue moteur, le poignet se mobilise facilement ; la flexion des doigts est possible et permet 10 au dynamomètre ; les pulpes des doigts ne peuvent toutefois aboutir à plus de 1 centimètre de la paume de la main. L'écartement des doigts est possible à moitié. L'opposition du pouce est complète pour tous les doigts, difficile pour le cinquième ; abduction du pouce possible totalement, mais avec un peu de force ;

2° Au point de vue sensitif, amélioration de la sensibilité, surtout dans la zone du médian.

Diminution de la cyanose provoquée par le froid ; à l'état

habituel : coloration des deux mains identique, pas d'œdème : sensation de fraîcheur, mais pas de moiteur ; les crises sudorales se produisent rarement.

En résumé, grosse amélioration fonctionnelle du fait de l'augmentation de la force de la main et de la diminution des troubles trophiques.

II. — J... (Elie), 20 ans. Blessé le 15 avril 1917 par éclat d'obus à la main gauche : *fracture du 3e métacarpien ;* suppuration longue, abondante.

Le 5 août, cicatrisation ; il ne peut se servir de sa main. Traitement physiothérapique pendant plusieurs mois : amélioration de l'œdème, de la cyanose, de la raideur des doigts, de l'impotence de la main en général, mais, malgré tout, la main se présente avec l'attitude de main d'accoucheur : le diagnostic posé est : paralysie physiopathique.

Entré à l'hôpital complémentaire 49 le 15 mars 1918. *Attitude de la main :* pouce quoique mobile, accoté **à l'index ;** index en extension ; trois derniers doigts légèrement fléchis.

Troubles trophiques : peau fine, amincie, plis très estompés, doigts effilés sans déformation des ongles ; légère cyanose de la main, s'accentuant par les temps froids, moiteur de la main et crises de sudation.

Troubles moteurs : flexion des doigts, leurs extrémités arrivent à un demi-centimètre de la paume de la main ; écartement des doigts limité.

Troubles sensitifs : pendant la nuit, pas de douleur ; pendant le jour, élancements peu douloureux au niveau de la cicatrice. Le froid engourdit la main, rend les doigts plus raides. Hypoesthésie au contact, à la piqûre et au froid de toute la main.

Tension artérielle au Pachon :

Gauche : Max. 13, min. 8.
Droit : Max. 12, min. 6.

Le 29 mars, opération de Leriche à la partie moyenne du bras ; sous anesthésie locale à la cocaïne à 1/300.

Aussitôt après l'opération, les doigts sont plus souples, l'engourdissement diminue et le blessé sent sa main plus chaude. Amélioration, dès ce jour, de l'amplitude des mouvements des doigts.

Le soir, il a des fourmillements au bout des doigts et l'hypoesthésie est diminuée.

Le 30 mars. *Tension artérielle au Pachon :*

Gauche : Max. 15, min. 10.
Droit : Max. 17, min. 10.

Amélioration progessive de tous les troubles, et notamment des troubles circulatoires (cyanose) et secrétoires (sudation). Le malade utilise de plus en plus sa main gauche.

Le 15 mai, la force de flexion des doigts qui était inexistante avant l'opération donne 15 au dynamomètre. Les fourmillements des doigts ont disparu, la main n'est plus froide, et la cyanose ne se produit que par le froid.

La sensibilité est revenue normale sur toute la main.

Donc, au point de vue fonctionnel, grosse amélioration, à tel point que ce blessé qui était justiciable de la réforme peut être aujourd'hui accepté dans le service auxiliaire.

III. — L... (Edouard), 21 ans. Blessé le 16 avril 1917 par balle de revolver à l'avant-bras droit. Phlegmon, longue suppuration ; retourne à son dépôt le 4 mars 1918, envoyé au centre de réforme de Fontainebleau, puis au centre de neurologie (Beaugency), est envoyé enfin au centre chirurgical pour intervention.

Entré à l'hôpital complémentaire 49 le 30 avril 1918. Griffe des trois derniers doigts de la main droite, un crayon peut à peine passer. Par traction, on peut vaincre un peu la contracture des fléchisseurs et passer deux travers de doigts entre les extrémités digitales et la paume de la main. Impossibilité d'écartement de ces doigts. Mouvements du pouce et de l'index normaux ; du poignet normal.

Cicatrice de 15 centimètres de long en avant du cubitus, adhérente aux muscles.

Le 5 octobre 1917, on a fait l'incision de la cicatrice du phlegmon ; aucun résultat fonctionnel.

Réactions électriques normales.

Pas de troubles de sensibilité, sauf au voisinage de la cicatrice.

Tension artérielle au Pachon : égale des deux côtés.

Le 8 mai 1918. Opération de Leriche sous-anesthésie locale à la cocaïne à 1/300 au tiers moyen du bras.

Le redressement des doigts étant très douloureux, anesthésie rapide à l'éther ; on étend facilement tous les doigts, cependant lorsqu'on met la main en supination complète, on sent une résistance importante à l'extension complète qui tient à la myosite cicatricielle des muscles fléchisseurs.

Application d'une attelle rembourrée : les doigts y sont fixés par des bandes de leucoplaste.

Le 13 mai, l'attelle est enlevée, les doigts sont redressés, et, quoique présentant une tendance à la flexion, on a nettement l'impression que l'élément contracture a complètement cédé et que seul persiste la rétraction légère des fléchisseurs par myosite qui maintient ces doigts légèrement courbés. Donc, grosse amélioration fonctionnelle ; l'élément contracture a disparu.

IV. — W... (Armand), 21 ans. Blessé le 25 septembre 1917 par éclat d'obus au radius droit 1/3 inférieur (fracture incomplète) ; le projectile a transfixé obliquement la région en passant à travers le ligament interosseux : débridement, extraction du projectile. Une fois cicatrisé, il conserve une impotence de la main avec attitude vicieuse (main d'accoucheur atypique).

Après un séjour au centre neurologique, il est envoyé à l'hôpital complémentaire 49 pour intervention.

Examen 17 avril 1918. Main froide, cyanosée (la gauche est un peu violette), à peau fine et plis effacés, doigts effilés, ongles striés transversalement seulement à leur partie moyenne. Doigts immobiles, en extension, collés les uns aux autres et légèrement fléchis sur le métacarpe. Contracture de l'adducteur du pouce, et impossibilité de tout mouvement pour lui. La demi-flexion volontaire métacarpo-phalangienne des 2e, 3e, 4e doigts est seule possible ; mouvements d'écartement des doigts minimes pour les quatre derniers doigts.

Mouvements du poignet normaux.

Les troubles de sensibilité consistent en picotements des doigts par la chaleur, disparaissant par le froid. Sensibilité sous tous ses modes normale, sauf quand la main est cyanotique et froide.

Tension artérielle au Pachon : côté droit, max. 13 ; min. 5.

Réactions électriques : légère lenteur de la secousse (explicable par l'abaissement de température de la main) pour les muscles de la main.

Le 3 mai 1918. *Opération de Leriche* sous-anesthésie locale à la cocaïne à 1/300 au tiers moyen du bras.

Suites opératoires : Immédiatement après l'opération, la sensation de chaleur fait suite à celle de froid, la main est plus chaude. Les 3e et 4e doigts font une flexion dont ils étaient incapables avant. Plus tard, les picotements à la chaleur disparaissent. Les doigts deviennent souples. On institue massage et mobilisation.

Les crises de sudation et de cyanose ont diminué.

Le sujet est très nerveux, a le facies anxieux. Après sa blessure, il fit de la contracture en flexion de ses doigts les doigts furent redressés sur une attelle et c'est cette impotence en extension de laquelle nous pensons, l'intervention de Leriche aidant, pouvoir triompher, avec de la mobilisation douce, de la rééducation psychique et musculaire. Cas difficile vu le terrain névropathique.

L'application de la bande élastique appliquée pendant son traitement physiothérapique ne faisait pas céder le spasme musculaire.

Dr Gentil. — Déjà avant Leriche, un des maîtres de l'Ecole lyonnaise avait eu une vue d'ensemble sur la chirurgie des plexus sympathiques périartériels : dénudation du plexus coeliaque dans les crises gastriques, libération et clivage des plexus du gros intestin en cas de spasmes, ligature des artères thyroïdiennes dans le goître exopthalmique.

Dr Rayneau. — Dans le pithiatisme il y a des troubles cliniques semblables : cyanose, hyperhydrose, etc., et ils guérissent par suggestion.

Ce que nous appelons des phénomènes fonctionnels sont en réalité des phénomènes dont nous ne connaissons pas encore la cause.

Dr R. Bonneau. — Dans certains cas il faut accepter

l'hypothèse d'une névrite périartérielle ascendante. Il en était ainsi sur un malade examiné par le Dr Carrière et atteint de contracture progressive des fléchisseurs, consécutivement à une plaie superficielle du bord cubital de la dernière phalange du petit doigt.

Une méthode nouvelle de réduction des déplacements angulaires des fractures

Dr Gentil.

La réduction des déplacements angulaires des fractures est souvent impossible : le plâtre, la traction continue, le cerclage, la suture osseuse, l'application de plaques, les ténotomies restent tous des moyens inefficaces.

La méthode nouvelle de traitement, dont j'ai fait déjà quelques assais heureux, est due au professeur Depage, Elle consiste à passer un fil métallique en anse sous le fragment à réduire et à soumettre le fragment à une traction continue, dirigée perpendiculairement à l'aide du membre.

J'ai appliqué cette méthode au traitement des fractures sus-condyliennes du fémur, des fractures du radius à la partie moyenne, des fractures basses de jambe.

I. — *Les fractures sus-condyliennes du fémur* sont des fractures graves. Plusieurs fois elles déterminèrent l'ulcération des vaisseaux poplités, qui entraîna l'amputation de la cuisse. Elles étaient irréductibles jusqu'à ce jour. Voici du reste comme s'exprime à leur égard MM. Alquier et Fontan.

« Dans les fractures du tiers inférieur (supra-condyliennes hautes et basses), la réduction est ordinairement défectueuse, la réduction est défectueuse, croyons-nous, avec n'importe quel appareil, même lorsqu'on maintient la jambe en flexion sur la cuisse (1). »

(1) Appareillage dans les fractures de guerre (Alquier et Fontan), Masson et Cie.

Le professeur Defage exprime la même opinion (1).

« Elles sont les plus sérieuses au point de vue des suites éloignées, parce qu'il est très difficile de maintenir les fragments en coaptation normale. Toujours le fragment inférieur est porté en arrière et à notre connaissance aucun appareil n'a permis jusqu'ici d'opérer une réduction complète. »

J'ai eu la bonne fortune d'aller en mission à l'Ambulance de La Panne et de voir la première fracture sus-condylienne, pour le traitement de laquelle le professeur Defage avait eu recours à la suspension du fragment inférieur. Cette idée nouvelle m'avait séduit, puisqu'elle apportait une solution à un problème pathologique important.

J'ai essayé d'obtenir cette réduction, non plus au moyen d'une traction continue, avec un câble et des poids, mais plus simplement au moyen d'un tendeur.

Ce tendeur est d'une conception extrêmement simple : Pour le réaliser il suffit d'une vis creuse, munie d'un écrou à oreilles. Un fil de bronze, étant passé au moyen d'une aiguille courbe, mousse, sous le fragment à réduire, on introduit les deux chefs du fil dans la lumière de la vis. On les lie sur la tête de la vis. La vis est placée dans une fente pratiquée dans une attelle amovible, cette dernière fixée au-dessus et au-dessous de la fracture à deux colliers de plâtre.

L'écrou prenant un point fixe sur cette attelle, au moment du serrage, fera monter la vis, tendra les fils et attirera le fragment osseux. C'est en somme le principe qu'on retrouve appliqué à la fabrication de certains tire-bouchons.

Ce tendeur peut être adapté à un petit chariot, monté sur galets, qui coulisse sur l'attelle suivant la fente. Ce petit dispositif, qui rend la vis mobile, laisse le libre jeu de la traction continue.

---

(1) « Archives de Médecine et de Pharmacie », février 1918. Résultats éloignés du traitement des fractures de cuisse (Defage).

Il est un point opératoire sur lequel il convient de donner quelques détails : c'est le passage du fil en dessous du fragment inférieur. Quelles que soient les opérations subies précédemment par le blessé, je pratique deux incisions : une incision antérieure longue de 10 centimètres à 6 ou 8 centimètres environ au-dessus de la rotule ; une incision latérale externe longue de 20 centimètres. La première me sert au passage des fils, la seconde au traitement du foyer de fracture. Pour éviter le cul-de-sac, voici comment je procède : mon incision antérieure est nettement en dessus du cul-de-sac. Je ne lui demande d'abord que l'accès sur le foyer de fracture, où je repère la pointe du fragment inférieur. A ce moment, je pose tout instrument tranchant, je ne me sers que de mes doigts. Je descends latéralement sur la face externe du fragment, mes doigts ressortent par l'incision latérale externe. Je répète la même manœuvre sur la face interne et j'essaie de passer l'index en arrière du fragment, de le soulever. L'index de la main droite dans la plaie intérieure, l'index de la main gauche dans la plaie latérale externe, je me rends compte des choses ; puis, laissant mon index gauche en place dans la plaie, je prends une grande aiguille courbe, mousse, de la main droite ; je la dirige en arrière du fragment à la rencontre de mon index gauche.

Ainsi je n'ai jamais lésé ni cul-de-sac sous quadricipital, ni les vaisseaux poplités.

APPAREILLAGE

L'appareil que je vais décrire répond, suivant mon expérience personnelle à toutes les indications désirables. Il se compose essentiellement de deux colliers en cuir, dans lesquels passent des vis et qui sont reliés l'un à l'autre par des attelles fixées par des écrous.

Voici les pièces qui entrent dans sa composition :

a) *Deux colliers en cuir.* — Longueur permettant d'embrasser les 3/4 de la circonférence du membre, au point où ils doivent être appliqués. Pour une cuisse, le collier supérieur mesure 50 centimètres de longueur, de 4 à 8 centimètres de largeur, le cuir a 5 millimètres d'épaisseur. L'inférieur a 30 centimètres de longueur, 4 à 5 centimètres de largeur, cuir 5 millimètres.

On peut utiliser les vieilles courroies récupérées de l'armée.

Ils sont percés de trous tous les 3 centimètres. Le diamètre de ces trous légèrement plus petit que le diamètre des vis, de façon que ces dernières puissent y passer à frottement dur.

b) *Six vis* avec écrous à oreilles, filetées jusqu'à quelques centimètres de leur base.

c) *Trois attelles* amovibles portant à 3 centimètres de leurs extrémités et sur le milieu de leur largeur une fente longue de 10 centimètres environ et d'une largeur légèrement supérieure au diamètre des vis.

L'une de ces trois attelles porte à cheval, sur son tiers inférieur et son tiers moyen, une fente analogue à celles des extrémités.

Ces attelles doivent être en bois dur, en hêtre de préférence. Elles mesurent pour une cuisse : attelle antérieure, 60 centimètres ; interne, 45 centimètres ; externe, 60 centimètres ; 3 centimètres de largeur, 2 centimètres d'épaisseur.

d) *Du plâtre*, *quelques attelles* en tarlatane, *des bandes plâtrées*, du *tissu imperméable*, *un peu de coton ;* quelques *bandes de gaze* et des *journaux* complètent le matériel.

Enfin, les accessoires nécessaires pour établir *une traction continue*, c'est-à-dire une planchette de 7 centimètres sur 7 centimètres environ portant une vis piton à son centre, une bande de diachylon ou de leucoplaste, une bande de gaze, une cordelette et des poids ou un sac de sable.

e) *L'appareillage de Carrel.*

Voici comment se construit l'appareil :

Le blessé est soigneusement nettoyé, talqué, ses plaies sont provisoirement recouvertes d'un pansement ordinaire, très léger. Le membre est mis dans l'attitude qu'on veut lui donner, la cuisse en abduction par exemple.

Les pièces en cuir sont immergées quelques instants dans l'eau pour les rendre plus malléables.

Environ à un travers de main au-dessus et au-dessous des plaies, commencent les colliers ; ils remontent et descendent de façon à immobiliser l'articulation sus-jacente et l'articulation sous-jacente à la fracture.

On met sur la région où sera appliqué le collier quelques carrés de gaze dans la partie de l'appareil le plus voisin de la plaie. On le fixe par quelques tours de bande de gaze qui prennent ensuite toute la région. Ces pièces de gaze, quand elles seront souillées par la plaie, pourront être facilement retirées et changées.

On enveloppe la région d'un journal.

Par-dessus le journal, on place le tissu imperméable en le fronçant, de façon à pouvoir en le déplissant augmenter sa surface et protéger plus efficacement le plâtre. On aura pris la précaution d'immerger, quelques heures avant, ce tissu dans une solution phéniquée forte.

On commence à dérouler des bandes plâtrées en haut et en bas de la fracture, car la construction des deux colliers doit être menée simultanément.

Quand le collier a pris une certaine épaisseur de plâtre, on présente les pièces de cuir et on marque les trous dans lesquels seront placées les vis. Sur une table à côté, à coups de marteau, un aide enfonce les vis dans les pièces de cuir aux trous marqués. La tige de la vis, au point où elle s'implante sur la tête, est carrée. Il convient que cette partie carrée soit enfoncée à coups de marteau dans le cuir pour que la vis ne tourne pas avec l'écrou au moment du serrage. C'est là un point essentiel.

Les pièces de cuir, armées de vis, sont mises en place.

Ces dernières, à ce moment, sont enduites de vaseline. Les trois vis du haut correspondent avec les trois vis du bas, deux par deux.

On garnit l'appareil de bouillie plâtrée, pour bien fixer les colliers en cuir et les vis.

On continue l'application de quelques bandes plâtrées jusqu'à ce que l'appareil ait une solidité suffisante. On termine par un polissage à la bouillie.

On place les trois attelles. On donne aux vis l'inclinaison voulue. On place les écrous qu'on serre légèrement et on attend quelques heures la prise du plâtre.

Suivant le siège de la blessure, on installera la traction continue avant la confection de l'appareil, ou après. Si le collier inférieur doit empiéter très bas sur la jambe, on commencera par l'installation de la traction, le collier se mettra par-dessus.

On pourra quelquefois, si le siège des plaies ne s'y oppose pas, mettre une quatrième attelle, qui sera inamovible. Elle sera prise dans le plâtre et reliera les deux colliers. On la placera du côté opposé aux plaies. Elle aura pour but de procurer une solidité plus grande à l'appareil en rendant les deux colliers plus solidaires. Cette dernière attelle est une lame en aluminium, large de 5 à 6 centimètres environ, épaisse de 3 millimètres.

A l'attelle qui porte une fente à cheval sur son tiers moyen et son tiers inférieur, j'adapte le tendeur que j'ai imaginé.

—

Cet appareil m'a permis de traiter convenablement des fractures graves de cuisse. Dans ces fractures, le collier supérieur prend le bassin. Je mets un léger capitonnage de coton sur l'épine iliaque antéro-supérieure. La pièce en cuir est mise obliquement sur la racine de la cuisse, dans le sens de l'arcade fémorale, à une hauteur qui varie avec l'étendue de la blessure. Elle s'applique toujours sur le contour de la fosse iliaque externe. Je couvre le bassin et le pli inguinal avec deux pièces de tarlatane trempée dans une bouillie plâtrée. Elles sont fixées et renforcées par des jets de bandes plâtrées. Je modèle le plâtre sur les crêtes iliaques au moment de la prise.

Je place une attelle antérieure, une interne et l'autre externe. L'attelle antérieure porte une fente pour le tendeur.

Le collier inférieur se place en dessous du genou. Ainsi le genou est immobilisé, ce qui est une condition indispensable pour immobiliser la fracture. Si on n'a pas mis l'attelle postérieure fixe, on peut, en enlevant les trois attelles amovibles, mobiliser à volonté l'articulation au pansement.

On peut être quelquefois embarrassé dans la construction de l'appareil parce qu'il y a une trop grande différence de niveau entre la vis antérieure du collier supérieur et la vis du collier inférieur. On place alors sur la vis du collier inférieur une rondelle de liège de la hauteur désirée. On la noie dans le plâtre par quelques jets de bande.

Les attelles latérales doivent être aussi près que possible du membre. Elles serrent le pansement et aident à l'immobilisation de la fracture.

Je fixe le pansement par un bandage dit « mille pattes ».

Si on n'a pas mis d'attelle postérieure, on passe par-dessus le pansement deux ou trois lacs en caoutchouc en dedans des attelles que l'on serre sur l'attelle antérieure. Ils soutiennent la cuisse. Je me sers de vieux morceaux de bandes d'Esmarch aux extrémités desquels je fais coudre une boucle et une lanière.

La traction sur le membre est toujours supérieure à six kilos.

Le blessé est installé sur un lit-cadre auquel est adapté la traction.

Ainsi il est transporté à la salle de pansements avec un lit-cadre qui lui sert de brancard. Il conserve sa traction pendant le pansement.

En l'absence de cadre, le pansement est fait au lit.

Le premier résultat de cet appareillage, c'est que les blessés se sentent bien. Ils ne souffrent plus. On peut soulever leur membre appareillé, même avec une certaine brusquerie sans réveiller la moindre douleur. L'immobilisation est absolue. Les fragments osseux sont absolument fixés. Ils restent fixés même pendant le pansement.

Le pansement est facile, indolore.

Le traitement de la plaie est soumis à toute la rigueur de la méthode de Carrel. Il se fait en enlevant les attelles l'une après l'autre. Il est inutile de toucher à l'attelle antérieure.

Du fait de la souillure du plâtre, qui se produit à la longue, du fait surtout de la réduction de volume du membre qui produit du jeu, on peut être obligé de refaire l'appareil. En général, je n'ai pas eu à le changer. Le même appareil peut être conservé jusqu'à la consolidation, si on prend soin de le protéger contre les inondations du liquide de Carrel, par des compresses vaselinées et par des compresses simples de gaze.

Je n'ai appliqué cet appareil qu'à des fractures datant déjà de plusieurs jours. Deux présentaient des phénomènes d'infection aiguë avec des températures de 40° et un état phlegmoneux du membre. Mais dans tous les cas, les examens répétés des blessés avaient établi un diagnostic précis et je ne risquais pas, par exemple, d'emprisonner sous un plâtre une lésion de la hanche, du genou, des vaisseaux. Je crois qu'il serait téméraire de vouloir appliquer cet appareil trop tôt sur des blessures fraîches. Il rendra de grands services, au contraire, quand la plaie aura été largement ouverte, débarrassée des corps étrangers et des esquilles libres, en un mot quand la plaie et le foyer de fracture auront été parés, enfin, quand un laps de temps suffisant aura montré que les suites de l'opération seront vraisemblablement normales.

Dans ces conditions, l'appareil que je propose réunit de nombreux avantages que je résume ainsi :

1° Il immobilise parfaitement la fracture. On s'en rend compte, en examinant le foyer de fracture. On assiste de visu au bourgeonnement, puis à l'accolement des fragments, sans qu'à aucun moment il se soit produit la moindre mobilité à leur niveau. Cela est un point important, car on n'arrive pas à combattre utilement l'infection des os sans une immobilisation absolue ;

2° Il supprime toute douleur. Les blessés, dès qu'ils sont appareillés, voient leurs souffrances disparaître ;

3° Il est d'une construction facile. Il demande un peu de goût, une adresse moyenne et un peu de surveillance dans les jours qui suivent, car les colliers sont circulaires et on peut toujours craindre de les avoir trop serrés et par suite d'avoir gêné la circulation du membre. Je n'ai jamais eu à déplorer cet accident ;

4° Une fois bien adapté, il peut servir d'appareil d'évacuation pour les blessés. Autrement dit, les blessés sont tous appareillés pour être évacués et pour continuer leur traitement à l'arrivée.

L'immobilisation est telle, que dans les fractures de cuisse le membre et le bassin ne font qu'un bloc. On peut soulever le blessé par son appareil sans l'incommoder le moins du monde ;

5° Il permet de réaliser une traction directe, effective sur le membre. La traction s'exerce ici sous le plâtre comme dans le traitement de la coxalgie et cela d'autant plus facilement que dans notre appareil le membre glisse sous le journal ;

6° Il corrige les déplacements angulaires des os, grâce au tendeur ;

7° Il permet de voir le foyer de la fracture ;

8° Il permet l'application commode et rigoureuse du traitement Carrel ;

9° Enfin, il est d'un prix de revient extrêmement réduit.

Il faut cependant y ajouter quelque chose encore, qui est peut-être tout, c'est le facteur personnel ; la foi dans l'appareil. Cependant cette foi ne doit pas être aveugle car tous les appareils ont leurs avantages et leurs inconvénients et il ne faut pas tout demander à l'appareil. Il faut s'en servir et non pas s'en rendre esclave. Le meilleur appareil peut donner des résultats déplorables, si on le construit sans conviction, si on le surveille mal, si on néglige de suivre l'évolution de la fracture.

II. — *Fracture des os de l'avant-bras.* — Sont, elles aussi, des fractures graves. Elles sont souvent impossibles à réduire par les moyens ordinaires et se consolident en général avec la perte partielle ou totale des mouvements de formation et de supination.

Je n'ai jusqu'ici appliqué la méthode qu'à un cas de fracture du radius à la portie moyenne, mais avec un tel succès que je compte la généraliser à la réduction angulaire de toutes les fractures diaphysaires des os de l'avant-bras.

Voici dans ces fractures de la diaphyse radiale, le problème à résoudre :

1° Il faut rétablir la longueur de l'os, son raccourcissement retentissant sur les articulations radio-cubitales supérieure et inférieure ;

2° Reconstituer sa courbure et par suite l'espace interosseux ;

3° Eviter le décalage du radius.

APPAREILLAGE

La radiographie montre les lésions et le degré du déplacement : le fragment inférieur est attiré vers l'espace interosseux par le carré pronateur, le fragment supérieur est attiré en dehors par les muscles supinateurs.

On passe un fil en anse autour du fragment inférieur du radius. Ce fil peut être placé en dehors du foyer de la fracture.

Le bras est étendu et en supination forcée.

Un pansement léger a fermé les plaies. On a repéré celles-ci avec la teinture d'iode.

On place une petite épaisseur de coton sur le bord radial pour rendre tolérable la traction sur le fragment à réduire.

On met le bras dans le plâtre. La construction de cet appareil peut varier un peu dans ses détails suivants : la place et la nature des plaies.

Sur le bord radial, au niveau du fil métallique, on noie dans le plâtre une potence en feuillard, qui porte en son milieu une fente, au travers de laquelle on passe le fil et le tendeur. Le serrage du tendeur ramène en dehors le fragment à réduire.

III. — *Fractures basses de jambe.* — Le fil en anse avec tendeur peut être dans le traitement de ces fractures un auxiliaire précieux, pour corriger la chute de l'un des fragments et une consolidation vicieuse en antéflexion.

On place le membre en traction continue ; en général on peut le faire. On construit un collier supérieur qui immobilise le genou, un collier inférieur qui immobilise la tibio-tarsienne.

On réussit ces deux colliers par deux attelles latérales amovibles.

Ces deux attelles présentent une fente en leur milieu, dans laquelle coulisse et se fixe une potence, qui porte le tendeur et le fil métallique en anse.

La traction continue, les attelles latérales, la suspension de la fracture par le fil réalisent d'une façon parfaite l'immobilisation de la fracture.

Ces fractures sont traitées au Carrel et le pansement peut se faire sans enlever les attelles.

Cette méthode est évidemment une méthode d'exception, mais comme les fractures dites exceptionnelles ne sont point rares aujourd'hui, elle constitue un moyen précieux de traitement. Elle est simple, nullement traumatissante pour l'os. Elle est la seule ressource pour réduire les fractures sus-condyliennes et les fractures de l'avant-bras. Elle s'applique à des fractures esquilleuses où toute autre méthode a perdu ses droits, où l'application de plaques est impossible, elle réduit les fragments en masse, en réalisant leur cerclage.

Enfin, elle se surajoute aux autres moyens de traitement des fractures et complète leur action : traction continue, immobilisation plâtrée.

Elle permet l'application de la méthode Carrel, c'est-à-dire l'examen et le traitement quotidien de la plaie.

Dr R. Bonneau.

Au nom de mes collègues Delthil et Ricardo et au mien propre, je dois constater que la technique de Gentil, à laquelle nous avons par deux fois assisté, nous a paru excellente. Tous les chirurgiens qui ont eu à traiter des fractures de guerre se sont trouvés aux prises avec certaines déviations angulaires, qu'on ne peut réduire que par une action sur l'extrémité libre de l'un ou l'autre fragment. Ces réductions obtenues à la main au cours de l'opération sont maintenues en faisant agir une traction ou pression sur l'extrémité libre du fragment dévié, au moyen d'un lac ou d'un tampon. Or, le maintien de la réduction reste souvent précaire. On est conduit dans ces cas rebelles à adopter la suture osseuse au fil ou à la plaque. Pour mon compte, la cinquantaine de plaques de Lambotte, que j'ai posées, a toujours été indiquée par l'impossibilité où j'étais de maintenir les fragments en place. S'il est vrai que je n'ai jamais vu d'accident grave sur ces cinquante blessés, c'est-à-dire ni mort, ni amputation, ni abcès métastatiques, par contre j'ai eu des consolidations retardées, des éliminations d'esquilles ou la formation de petits séquestres au niveau des vis. Le procédé que nous présente Gentil traumatise moins l'os que la plaque ne le fait, puisque aucun corps métallique ne pénètre dans le tissu osseux lui-même. Il a aussi sur la plaque l'avantage de pouvoir prendre en bloc un fragment très esquilleux, comme un lien de jonc maintient une botte d'asperges. Ce matériel de synthèse se pose et s'enlève des plus facilement.

En tous cas, dès maintenant, dans mon esprit, ce procédé entre en concurrence avec l'ostéosynthèse à la plaque.

L'expérience nous montrera les indications respectives de ces deux méthodes qui, tout en étant des méthodes d'exception, n'en sont pas moins parfois d'une nécessité formelle.

Plaie sèche de l'artère humérale

Dr R. Bonneau.

Le blessé que je vous présente, a été opéré dès son entrée à l'hôpital mixte, quarante-huit heures après sa blessure. Il avait eu le bras droit traversé par une balle dans la région du paquet vasculo-nerveux. Hémorragie assez notable immédiate, puis l'hémorragie s'arrête, mais tout le membre se met à gonfler, si bien que le blessé, qui était dans un train allant vers le Midi, demande d'urgence à descendre à Orléans. A l'examen pratiqué tout de suite, je constate les signes évidents d'anévrisme diffus : énorme gonflement du bras, cyanose et refroidissement de la main, pas de pouls ni radial, ni huméral au coude. L'opération me révèle un anévrisme diffus avec infiltration sanguine à distance, et sang liquide coulant directement, surtout du bout périphérique de la veine humérale sectionnée. Après ligature de la veine et diverses autres ligatures sur des branches collatérales artérielles ou veineuses, je puis prendre une connaissance exacte des lésions : je trouve les nerfs médian et cubital contusionnés et ecchymotiques, mais non sectionnés ; dans la partie haute de la plaie près du grand pectoral, la tranche d'un gros tronc vasculaire qui ne donne pas une goutte de sang et qui est l'artère humérale *complètement sectionnée et spontanément oblitérée* par un caillot qui affleure à la tranche du tube artériel. J'enlève à la sonde cannelée ce caillot qui est peut-être septique et peut en remontant oblitérer une importante collatérale en amont de la lésion. Ce débouchage de l'artère s'effectue aisément et je reçois le jet artériel dans la main. Ligature régulière. Suture des différents plans. Réunion par première intention.

L'opération a été faite à 19 heures.

Dès le lendemain matin, le pouls radial était revenu, probablement grâce à la suppléance d'une collatérale humérale externe qu'on ne sentait pas battre avant l'opération et dont les battements sont maintenant très énergiques ; la circulation du membre est excellente.

C'est la seconde fois que je constate une section sèche d'un gros vaisseau ; car il y a un an, à l'hôpital 201, j'avais eu à faire la même manœuvre sur une artère axillaire sous la clavicule.

Séance du 10 Mai 1918

PRÉSIDENCE DE M. LE Dr RAYNEAU

1° — *Présentation de malades.*

Suture latérale de l'artère fémorale dans un cas d'anévrisme artério-veineux

Dr R. Bonneau.

L'homme que je vous présente a été blessé le 2 mai 1916 par éclat d'obus à la cuisse droite et opéré le 4, pour gangrène gazeuse. Il y avait eu une minime hémorragie au moment de la blessure et il ne semble pas qu'on l'ait noté, quoique ce fut anormal du côté des vaisseaux, lors de son séjour à l'hôpital. Guéri, puis réformé quatre mois, il part, service armé, le 1er janvier 1917. Dès ce moment, il se plaint de fatigue dans le membre s'aggravant progressivement. A la marche prolongée, apparaît du gonflement de la face interne de la cuisse ; pas d'œdème du pied. Ce n'est qu'en avril 1918, que le blessé se décide à se faire porter malade. On fait de suite le diagnostic d'anévrisme artério-veineux de la fémorale et on l'évacue sur l'intérieur. Je le reçois le 18 avril et l'opère le 19.

Incision de 15 centimètres comme pour la ligature.

Découverte des vaisseaux dans la partie haute, puis dans la partie basse de la plaie. On pose sur chaque vaisseau en haut et en bas un gros catgut que l'on serre par une pince sans le nouer. L'hémostase étant réalisée, l'anévrisme est disséqué. La dissection de l'artère est facile, la dissection de la veine très difficile, car on est noyé dans du tissu scléreux. Au cours de cette dissection l'orifice artério-veineux est ouvert. Je fends alors franchement le sac veineux pour me rendre un compte exact de cet orifice qui mesure 8 millimètres de longueur sur 2 millimètres de largeur.

Le sac veineux est réséqué entre deux ligatures terminales et de nombreuses ligatures latérales.

Suture latérale de l'artère en huit points non perforants au fil de lin n° 300. L'hémostase est parfaite. On sent nettement l'onde sanguine traverser l'artère de part en part. Suture de l'aponévrose et de la peau. Par prudence, on laisse sous chaque extrémité de l'artère une anse de catgut. Ces deux catguts émergent des commissures de la plaie complètement suturée et permettraient une facile hémostase si une hémorragie tardive se produisait. De fait, les suites opératoires sont régulières. Les catguts sont enlevés au bout de 48 heures.

Réunion *per primam*.

Lipomatose disséminée

Drs Rocher et Lutaud.

V... (Paul), 27 ans, mécanicien, présente disséminées sur les membres supérieurs et inférieurs des petites tumeurs que l'examen histologique de M. le Dr Dubens Duval a démontré être des lipomes (Biopsie du 11 avril 1918).

C'est en octobre 1917 que sont apparues les premières sur l'avant-bras droit. Elles prédominent au membre supérieur gauche et à la cuisse droite où elles sont groupées presque confluentes à la face antérieure. Quelques rares tumeurs existent sur la face antérieure du tronc et de l'abdomen.

Elles varient de grosseur ; les plus volumineuses ont la dimension d'une demi-noix. Elles siègent dans le tissu conjonctif sous-cutané, sont lobulées, de consistance ferme, certaines cependant un peu plus molles.

Aucun antécédent héréditaire ; pleurésie sérofibrineuse à 20 ans. Wassermann négatif

Aucun trouble fonctionnel, sauf quelques douleurs dues à la fatigue à la fin de la journée.

Dr Lévy.

Demande si l'hérédité n'entre pas en jeu dans le cas actuel.

Dr Lutaud.

Pas d'hérédité en ce qui concerne le malade présenté.

Dr R. Bonneau.

Rapporte une observation publiée antérieurement (1899) dans la nouvelle inconographie de la Salpêtrière. Il s'agissait d'une malade présentant une lipomatose exclusivement sous-diaphragmatique, pesant 225 kilos.

Dr Lévy.

Dans la maladie de Dercum, la face et les extrémités sont intactes.

Deux observations de pseudarthrose humérale

a) PAR INTERPOSITION MUSCULAIRE, *b)* CONSÉCUTIVE A LARGE ESQUILLECTOMIE

Dr H.-L. Rocher.

Pseudarthrose de l'humérus partie moyenne
Ostéosynthèse par plaque de Lambotte

Jules M..., 21 ans, blessé le 4 octobre 1917 au bras gauche par retour d'hélice. Fracture de l'humérus maintenue dans plusieurs appareils plâtrés successifs. Le 13 janvier, aucune consolidation.

Il entre dans notre service de l'hôpital complémentaire 49. Pseudarthrose nette avec atrophie de la musculature du bras (4 cent. 1/2) ; limitation des mouvements du coude (flexion 80°, extension 135°) et de l'épaule.

Intervention le 31 janvier 1918. Chloroforme. Incision légèrement oblique, sur face externe du bras à la partie moyenne. Interposition musculaire : avivement des bouts osseux qui sont taillés obliquement. Un petit fragment intermédiaire est enlevé.

On applique une plaque de Lambotte qui est glissée sous le périoste. Sutures musculaire et cutanée. Un plâtre est appliqué le troisième jour. Il est enlevé le 26 mars. La fracture est parfaitement consolidée. Mobilisation progressive du coude.

Le 14 mai, on essaie d'enlever la plaque sous anesthésie cocaïnique et sous le contrôle des rayons. Elle est seulement à découvert sur sa partie moyenne sur une étendue de 1 centimètre. Tout le reste de son étendue, elle est enfouie sous une épaisseur d'os néoformé, 5 millimètres environ. On la laisse donc en place.

Pseudarthrose de l'humérus gauche avec large perte de substance osseuse. Ostéosynthèse par vissage à la Lambotte, entourée d'une greffe ostéopériostique tibiale (Delagenière).

D... (Henri), blessé par éclat d'obus, le 26 août 1916.

Fracture compliquée de l'humérus gauche à l'union des un tiers supérieur et moyen, ayant nécessité quatre esquillectomies successives d'importance inégale.

Le 30 avril 1917. Pseudarthrose très lâche : 2 cent. 1/2 d'écart entre les fragments. Cicatrice externe adhérente aux fragments. Pas de lésion nerveuse — impotence marquée avec limitation des mouvements de l'épaule et du coude ; dans l'exécution de ceux-ci, le bras se fléchit à angle obtus à sommet antérieur. Atrophie complète du biceps.

Le 31 mai 1917. Ether. Incision suivant le bord antérieur du deltoïde et descendant sur la face externe de l'humérus.

Dénudation des fragments osseux ; le supérieur est attiré en dedans par le grand pectoral, il a la forme d'une large spatule taillée au dépens de la portion antéro-externe de la diaphyse.

Avivement symétrique de deux fragments : coaptation par une plaque de Lambotte et deux cerclages au fil d'argent, les vis ne tenant pas dans l'os. Le manchon musculaire est suturé par-dessus la plaque. Suture de la peau. Drainage capillaire. Appareil plâtré.

Suites opératoires : infection de la plaie opératoire. Les ligatures lâchent et les deux fragments se désaxent. La suppuration est entretenue par le matériel d'ostéosynthèse.

Le 16 août 1917, à la cocaïne, on enlève vis, plaque et fils d'argent.

Le 20 août, grand appareil plâtré prenant tout le membre supérieur fléchi à l'angle droit et le tronc ; par ce moyen le bras étant tenu en abduction de 40°, on fait par pression le rapprochement des deux fragments osseux.

Le 14 novembre, on enlève l'appareil plâtré, la pseudarthrose se resserre.

On fait en novembre, décembre et janvier trois injections de teinture d'iode contre les extrémités osseuses, afin d'exciter les fonctions d'ostéogenèse du périoste et de la moelle osseuse.

La pseudarthrose permet actuellement des mouvements du bras tel que porter un objet à sa bouche, écarter le bras du tronc.

Le 4 mars, pseudarthrose s'accompagnant de 4 centimètres de raccourcissement, d'atrophie marquée du bras (5 cent.) et de l'avant-bras (2 cent.). Mouvements de l'articulation scapulo-humérale : nuls. Tous ceux qui se sont développés, s'effectuent par l'entraînement de l'omoplate ou se produisent dans la charnière de la pseudarthrose.

Le 14 mars 1918. Chloroforme. Incision sur le bord antérieur du deltoïde et la face externe de l'humérus au niveau des cicatrices déjà existantes. On dépérioste avec beaucoup de soin les deux bouts diaphysaires ; une formation osseuse d'origine périostique, située sur le côté interne du bout inférieur, atteste un certain travail ostéogénétique, né peut-être sous l'action de la teinture d'iode. Les deux extrémités osseuses sont avivées, on les juxtapose et on les fixe par deux vis de Lambotte qui les transfixent parallèlement. Un greffon ostéopériostique tibial est appliqué suivant la technique de Delagenière en forme de bague autour des surfaces d'union des fragments. Trois catguts chromés fixent le greffon dans son enroulement.

Suture à points séparés du manchon musculaire, suture de la peau. Drainage par un faisceau de crins de Florence. Application d'un appareil plâtré prenant le membre supérieur et le tronc : position d'abduction du bras à 45°. Réunion *per primam*. Le plâtre est enlevé le 1er mai : le cal est solide, et la radiographie montre du tissu osseux nouveau encerclant la région de la diaphyse transpercée de deux vis.

Le traitement de mobilisation prudente a été instituée, et malgré le raccourcissement de 6 centimètres environ du bras, le résultat fonctionnel paraît excellent tant au point de vue de la mobilité du coude et de l'épaule que de la force de contraction des muscles qui va se développant progressivement.

Synovite à grains riziformes ayant déterminé la rupture du tendon fléchisseur superficiel de l'annulaire

Observation

Drs L. Rocher et L. Ferrand.

Le soldat D... (Charles), du service automobile, souffrait du poignet gauche depuis une chute de cheval survenue en avril 1914. Il existait du gonflement du poignet qui alla en augmentant jusqu'en 1917.

A son entrée à l'hôpital, on constatait l'augmentation de volume de la face antérieure du poignet, du côté cubital, ainsi qu'une sensation très nette de « bruit de chaînon ». Il y avait limitation de la flexion et surtout de l'extension du poignet, diminution de la force de la main, on constatait aussi la flexion incomplète de l'annulaire.

Le 14 avril, intervention à la cocaïne à 1/300. Incision remontant à 0,04 environ au-dessus du poignet et descendant jusqu'au milieu de la paume, suivant l'axe du troisième espace interosseux. On constata tout d'abord la rupture du tendon fléchisseur superficiel de l'annulaire par suite du processus de synovite à grains riziformes. Les deux extrémités du tendon distantes l'une de l'autre de 0,03 étaient effilochées et élargies. Les engainant, la synoviale palmaire formait une poche contenant des grains riziformes soit libres soit adhérents. On apercevait ces grains pénétrant même au sein du tronçon tendineux inférieur dont les fibres étaient disséquées. La dissection montra l'atteinte du cul-de-sac intertendineux se prolongeant sous l'extrémité périphérique du tendon. Les deux bouts tendineux furent réséqués sur une longueur d'un centimètre et demi environ jusqu'à la rencontre du tissu sain ; ils ne purent être sectionnés vu leur grand écartement. L'intégrité du tendon fléchisseur profond assurait d'ailleurs la flexion, suffisante avant l'opération pour ne pas gêner l'usage du doigt.

Après excision de la synoviale malade, suture du ligament annulaire et de l'aponévrose, suture cutanée et drainage par un faisceau de crins.

Les suites opératoires furent normales ; il y eut simplement un peu de gonflement les jours qui suivirent l'intervention ; actuellement, l'état fonctionnel du poignet est parfait ; la flexion et surtout l'extension du poignet qui étaient bloquées par une douleur dans la région antérieure du poignet s'exécutent avec une ampleur normale.

La force de la main n'est pas revenue complètement. La flexion de l'annulaire s'exécute comme avant aux deux tiers. La flexion de l'auriculaire est gênée légèrement, probablement d'une façon momentanée puisque l'intervention ne l'a pas intéressée.

A noter que la gaine synoviale était cloisonnée tout autour du tendon fléchisseur superficiel de l'annulaire. La dissection a donc respecté la grande gaine synoviale commune au niveau du poignet.

Un cas de thombrose cardiaque

Dr Gentil.

Le cœur que je vous présente contient deux énormes caillots dans le ventricule droit, un caillot plus petit dans le ventricule gauche.

Les caillots du ventricule droit sont tous deux allongés, avec une extrémité adhérente et une extrémité libre ; ils sont aplatis avec une surface lisse, polie, battue par le courant sanguin, une surface marbrée, parsemée de taches hémorragiques et de filaments en voie d'organisation.

Leur couleur jaune clair, leur consistance, les fait ressembler à des fragments de crème renversée.

L'un de ces caillots remplit toute la région antéro-externe du ventricule droit, dont il épouse la structure, poussant des diverticules entre les colonnes et les piliers auxquels il est relié par de fines adhérences filamenteuses et lamelleuses. Son extrémité libre flotte dans l'infundibulum de l'artère pulmonaire.

L'autre part de l'auricule remplit une bonne partie de l'oreillette et plonge librement dans le cœur droit à travers la tricuspide. Il est à supposer que c'est ce dernier qui a déterminé la mort en s'engageant à travers cet orifice.

Le caillot du ventricule gauche est fixé dans les cordages du pilier interne de la mitrale.

L'endocarde ne présente aucune autre lésion.

Il s'agit bien de caillots pathologiques et non de caillots agoniques. Ils sont du reste le résultat d'une recherche précise et non une trouvaille d'autopsie. Mon ami Bonneau, à qui j'avais raconté l'histoire de mon blessé, avait fait le diagnostic à distance et m'avait par avance décrit les lésions que je devais trouver. Il a du reste publié dans notre *Bulletin* quatre cas assez semblables de cette affection.

Voici l'observation résumée du blessé :

Soldat polonais, blessé le 18 avril 1918. Diagnostic : plaie transfixiante de la jambe gauche avec fracture esquilleuse du péroné, avec d'assez gros dégâts des muscles de la face postérieure de la jambe.

Je vois le blessé le 22 avril en prenant le service de l'hôpital 39 où je venais d'être affecté. Je constate une énorme gangrène gazeuse de la jambe pour laquelle je fais d'urgence une amputation de cuisse.

Tout va bien. La gangrène s'arrête, la plaie conserve un superbe aspect, le moignon de la cuisse se débarrasse d'œdème, la température est de 37° depuis plusieurs jours, le pouls est bon et le facies aussi.

Le 2 mai au soir, le blessé mange sa soupe comme à l'ordinaire d'un excellent appétit et plaisante avec ses camarades, lorsque vers 9 heures du soir il éprouve quelques malaises, il a des nausées, puis un vomissement, il croit à une indigestion. Il se lève et s'assied sur la chaise percée. Il est en proie à une vive angoisse. Il éprouve des douleurs précardiales et abdominales. Il appelle ses camarades à son secours.

Ceux-ci constatent qu'il est pâle, couvert de sueurs, les yeux convulsés, les membres froids. L'un d'eux essaie de découvrir son pouls et ne le trouve pas. Ils le recouchent, le réchauffent et vers 4 heures du matin constatent qu'il est mort.

D'après les observations de mon ami Bonneau, la thrombose cardiaque n'est pas toujours aussi foudroyante. Elle met quelquefois 8 jours à évoluer. Quelques symptômes permettent sinon d'en faire le diagnostic, tout au moins d'y songer. De tous, les plus importants, parce qu'ils sont constants et que ce sont eux qui frappent le plus, sont la pâleur des téguments et la petitesse du pouls. C'est un état d'anémie grave, qu'aucune thérapeutique ne modifie.

Au point de vue étiologique, on retrouve dans le passé des blessés l'infection ou l'hémorragie, quelquefois les deux réunies. Cette association fréquente chez les blessés, l'est aussi chez les accouchées. Là aussi la mort est quelquefois subite et reste souvent mystérieuse. Peut-être, à l'avenir, devra-t-on faire une place à la thrombose cardiaque pour expliquer ces accidents.

L'infection et l'hémorragie déterminent sans doute une modification du sérum sanguin qui devient plus coagulable. Cette tendance à la coagulation est connue chez les animaux soumis à des saignées répétées.

A ces deux facteurs s'ajoute la stase sanguine qui se produit précisément aux endroits où le courant sanguin est le moins violent, c'est-à-dire dans l'auricule droite, quelquefois à la face externe du ventricule droit.

La stase sanguine est déterminée par l'atonie du muscle cardiaque, elle reconnaît pour cause l'hémorragie et l'infection grave, au premier rang desquelles se place la gangrène gazeuse dont on connaît le retentissement immédiat sur le pouls.

Les observations de thrombose cardiaque sont rares et je ne connaissais point avant les révélations de mon ami Bonneau cette complication grave qui me permet rétrospectivement de comprendre quelques morts restées inexpliquées.

Un cas d'affection pulmonaire fébrile prolongée à forme de tuberculose aiguë

Drs Halbron et **Oppert.**

L'évolution de la maladie du jeune soldat dont nous avons l'honneur de vous soumettre l'observation se divise en deux phases. Une phase pulmonaire à forme de tuberculose aiguë. Une phase polynévritique à la convalescence.

C'est un blessé de poitrine, de la classe 1915, qui a reçu le 7 octobre 1916 à Thiaumont un petit éclat d'obus du poids d'un gramme, qui s'est fixé dans le centre phrénique du diaphragme contre le bord droit du sac péricardique. Il a été extrait sous écran, le 22 novembre 1916, par M. Lapointe.

K... avait été porteur d'un hémothorax moyen qui fut évacué par thoracentèse.

Après une convalescence prolongée il arrive, le 14 juin 1917, à l'hôpital auxiliaire 17 d'Héricy, en se plaignant d'une douleur dans les inspirations forcées au niveau de la cicatrice opératoire qui siège entre les sixième et septième côtes droites sous le mamelon.

Il présente de l'essoufflement après une marche modérée, et souffre en montant à cheval. Il tousse et ne crache pas. Pendant un mois il fait de la gymnastique respiratoire, puis obtient un congé de travail de deux mois qui le mène à septembre 1917. Au dépôt, la douleur et la gêne à la base droite du thorax s'accentuent certains jours et l'obligent à des exemptions de service. Le 17 octobre, au cours d'une promenade à cheval, l'ancien blessé ressent une violente douleur à la base droite en arrière et en dehors, de la fièvre, des frissons ; trois jours après il est admis à l'infirmerie avec 39° 5, puis entre à l'hôpital 15, le 23 octobre 1917.

A son entrée, il ne se plaint d'aucun trouble de la marche, mais de gêne respiratoire droite et d'une douleur très vive à la base droite, tantôt antérieure, tantôt postérieure. Cette douleur ira en s'accentuant, nécessitera même des piqûres de morphine, mais ne répond à aucun signe de pleurésie diaphragmatique ou interlobaire droite. Le phrénique droit est douloureux à la pression. A la base on ne note que de la submatité, de l'obscurité respiratoire et quelques râles sous-crépitants fins. Sauf quelques variations dans le timbre des râles de la base et du murmure vésiculaire, on ne décèle aucun foyer précis à la base droite. Le malade maigrit considérablement, sa température se maintient élevée, 39°-40°, plus ou moins oscillante au début, puis en plateau. Son affaiblissement augmente. Ses extrémités se cyanosent et l'hypotension est accentuée, 9 1/2 au Pachon.

Vers le milieu de novembre, les râles fins et l'obscurité respiratoire se maintiennent à la base droite ; en outre, on remarque des râles au sommet droit en avant, sous la clavicule et dans la fosse sus-épineuse ; de même on en trouve à gauche disséminés à la base et dans la région précordiale. Cependant que l'expectoration restait seulement pharyngée et négative quant à la recherche du bacille de Koch.

Vers la fin de novembre et le début de décembre, l'état général devient très mauvais, la situation tend vers une issue fatale. L'amaigrissement est squelettique, la faiblesse générale est telle que le malade ne peut bouger dans son lit. Il a des lipothymies répétées, de l'oppression, de la dyspnée avec battement des ailes du nez, de la cyanose des extrémités, un teint blafard, un aspect marbré du tégument, du subdélire. L'apparence est celle d'une cachexie tuberculeuse. L'amaigrissement considérable contraste avec le météorisme abdominal et la congestion passive du foie. Le cœur est mou, le pouls petit, filiforme à 92. La poitrine est pleine de râles sibilants et ronflants de bronchite asthmatiforme à timbre aigu et musical. On ne perçoit des râles sous-crépitants moyens que 15 jours plus tard. Le malade tousse beaucoup mais crache peu. Les signes particuliers de la base droite persistent, la température reste en plateau entre 39 et 40°.

Après une période au début de janvier pendant laquelle on craint l'issue fatale, le malade se relève peu à peu, se réalimente et les signes de bronchite asthmatiforme vont s'atténuant progressivement. On ne retrouve que de la respiration soufflante au sommet gauche et quelques craquements au sommet droit. La température oscille entre 38 et 39°, avec l'aspect de fièvre hectique.

Au début de mars, l'état général continue à se relever, la température à s'abaisser. L'appétit devient excellent, le poids passe de 53 kilogrammes (mars) à 58 kilog. 100 (avril). On note à cette période de la résistance au doigt des deux fosses sus-épineuses, quelques craquements, de la respiration soufflante et la matité au sommet gauche. La tension est remontée de 13,7, le pouls à 48.

Le malade est entré en convalescence.

La formule sanguine établie le 4 avril donne 4.100.000 globules rouges avec une diminution de moitié de la valeur globulaire, c'est-à-dire anémie ; 8.800 globules blancs, c'est-à-dire une leucocytose légère avec éosinophilie intense (14 %).

On remarque alors des troubles trophiques intéressant les membres inférieurs, caractérisés par un léger œdème du pied, l'aspect cyanotique et lisse de la peau dorsale des 2 pieds, de l'hypothermie qui remonte à l'union du tiers supérieur et des deux tiers moyen de la jambe.

Les muscles de la jambe participent à l'atrophie, en

particulier ceux du groupe extenseur antéro-externe. Il existe une grosse difficulté de la marche avec tendance à l'équinisme par légère contracture des fléchisseurs. Les réflexes achilléens sont abolis alors que les patellaires sont vifs. Les mouvements d'extension des orteils sont limités des deux côtés et les mouvements de flexion sont nuls. L'extension et la flexion du pied sont limités des deux côtés. Il existe de l'hypoalgésie à la piqûre non systématisée des deux membres inférieurs, plus accusée du côté gauche. Au tact, l'hypoesthésie est très légère et bilatérale.

L'électrodiagnostic dénote de l'inexcitabilité faradique et une grosse hyqoexcitabilité galvanique avec R. D. manifeste des muscles des territoires des S. P. E. et S. P. I.

Les réactions au point moteur des nerfs S. P. E. et S. P. I. sont en légère hypoexcitabilité. Le diagnostic de polynévrite infectieuse s'impose.

L'amélioration est continuelle. Les progrès de la marche sont quotidiens. L'état général est excellent. Le poids est passé de 53 kilogrammes à 61 kilog. 200.

Cette observation est intéressante à plusieurs titres.

Disons immédiatement que la polynévrite est un élément surajouté d'ordre toxi-infectieux intense apparu à la fin d'une maladie grave qui a mis les jours en danger. Elle n'implique aucun diagnostic d'origine et n'apporte aucun renseignement sur la nature de la maladie.

Malgré l'absence de bacilles dans les crachats et d'hémoculture positive, nous ne doutions pas de la nature tuberculeuse de cette phtisie aiguë asthmatiforme.

Nous n'avons commencé à douter cliniquement de la tuberculose aiguë qu'à partir du moment où notre malade a guéri.

Au début de la période fébrile, nous avons éliminé une typhose éberthienne chez un vacciné par l'hémoculture négative, malgré quelques épistaxis et des selles diarrhéiques. L'absence de taches rosées, de splénomégalie et de prostration suffirait à écarter cette présomption.

Nos hésitations ébranlèrent notre primitive certitude dès que la translucidité radioscopique des champs pulmonaires nous eut frappé. Les sommets s'illuminaient, les sinus s'éclairaient sauf le droit où persistaient quelques adhérences où la coupole diaphragmatique plus globuleuse était limitée dans son ampliation ; et la présence de quelques ganglions trachéo-bronchique contrastait avec la clarté des images pulmonaires.

Pouvions-nous attribuer l'évolution symptomatologique observée à une septicémie sans localisation ou de l'ordre d'une endocardite infectieuse ? Non, car la dyspnée, la cyanose, la bronchite asthmatiforme, la fièvre élevée, la cachexie progressive sont restées les dominantes cliniques en faveur d'une présomption tuberculeuse.

Cependant nous n'avons pas de preuves matérielles de tuberculose ; à quelle forme de tuberculose aurions-nous à faire ? la typhobacillose s'accompagne de signes pulmonaires plus discrets et les formes pulmonaires de la tuberculose aiguë ne guérissent pas.

Restait comme particulièrement plausible l'hypothèse d'une affection se rattachant à la blessure ancienne. Mais la plaie de poitrine, suivie de l'extraction d'un éclat diaphragmatique et d'un hémothorax bénin, remontait à un an quand ont débuté les accidents que nous avons observés. Si quelques signes fonctionnels persistaient, on ne constatait pas les signes physiques d'une lésion de la base du poumon ou de la plèvre diaphragmatique. C'est cependant vers cet ordre d'idées que s'orienta d'abord notre diagnostic. Cependant la diffusion ultérieure des signes, l'allure générale de la maladie et l'absence de tout signe de collection suppurée de la base nous firent écarter la pensée d'une lésion post-traumatique pour adopter pendant longtemps le diagnostic de tuberculose aiguë à pronostic fatal.

Nous devons avouer, à l'heure actuelle, nos hésitations avec la plus grande modestie. Le cas reste obscur et cela nous paraît en faire en partie l'intérêt clinique, en montrant que dans les cas les plus graves en apparence un certain optimisme reste permis.

Dr Lévy-Franckel. — A-t-on pensé à la possibilité de la syphilis pulmonaire ? On ne pense pas assez à la syphilis en cas de maladie fébrile.

Dr Harvier. — Ces cas me paraissent avoir été décrits par Renon sous la rubrique de congestions pulmonaires bâtardes à forme traînante.

Extraction d'un projectile inclus dans le sinus sphénoïdal

Dr Lévy-Franckel. — A-t-on pensé à la possibilité de la

Le soldat G... a été blessé le 8 mai 1917 d'un éclat d'obus ayant pénétré au niveau de l'angle interne de l'œil gauche. Après avoir vraisemblablement traversé l'éthmoïde, il a terminée sa course dans le sinus spIénoïdal au fond duquel il s'est déposé.

Le blessé souffrait d'une légère, mais persistante céphalée. Un élément psychique intervenant dans son état : le major qui l'avait soigné lui avait dit, d'après un diagnostic erroné, du reste : « que son projectile était au milieu du cerveau et qu'on ne pouvait l'extraire parce qu'il faudrait lui ouvrir la tête en deux » ; le blessé était inquiet.

28 février. — A l'examen, outre la cicatrice, on ne trouvait, ni dans les fosses nasales, ni dans le pharynx nasal aucune trace du projectile ; pas de suppuration. A la radio, les deux vues de face et de profil repérèrent le projectile reposant sur le plancher du sinus-sphénoïdal. Resté jusqu'ici silencieux, l'éclat d'obus pouvait être le point de départ d'une sphénoïdite d'intolérance avec son cortège de complication. Son extraction était facile par les voies naturelles ; elle avait trois indications : la céphalée, l'inquiétude dont souffrait le malade, la menace de suppuration.

28 mars. — Opération. Le malade assis de profil devant l'écran, résection partielle du cornet moyen, trépanation de la face antérieure du sinus sphénoïdal, car nulle trace de l'orifice traumatique du projectile ne se voit, celui-ci ayant

dû passer dans l'angle supéro-externe du sinus en venant de l'éthmoïde. Il est fait un orifice suffisant qui permet de voir l'éclat sur le plancher du sinus. Une pince est introduite, sa position est repérée par l'écran, elle retire aisément le projectile. Suite simple. Guérison.

Instrument pour radiographie de la tête

Dr Lafite-Dupont.

L'instrument se compose d'une boîte à laquelle manque les parois supérieure et antérieure.

Le malade étant étendu appuie sa tête sur le plancher de la boîte, des boulons mobiles, aux extrémités en croissant de lune, permettent de fixer la tête dans la position voulue.

L'ampoule étant sous la table d'opération à une distance repérée, l'écran est posé sur la face supérieure de la boîte dans un châssis à glissière, qui peut le mettre à différentes hauteurs. Sous le contrôle de l'image, la tête étant fixée avec les écrous dans la position choisie, on remplace l'écran par la plaque radiographique sans que le sujet ait bougé.

En résumé, cet instrument permet la mise au point sur l'écran comme sur le verre dépoli dans une photo ordinaire. Grâce au repérage sur l'écran, la radiographie peut être faite avec le diaphragme ; la netteté de certaines régions particulièrement difficiles en est sensiblement accrue.

Il serait facile, en faisant faire des gouttières sur le même principe, de radiographier les autres parties délicates du reste du corps (genou, pied, etc.).

Deux cas d'ostéosynthèse

Dr Paul Mathieu.

Je vous présente les radiographies de quatre cas de fractures fermées traitées par un procédé d'ostéosynthèse un peu spécial. Il s'agit de deux cas de fractures de jambe, sécentes, d'un cas de pseudarthrose consécutive à une fracture de jambe datant de plus de trois mois avec interposition aponévrotique des fragments, et d'un cas de fracture de la clavicule avec grand chevauchement.

Ces diverses fractures ont été réduites par voie sanglante et maintenues par cerclage à l'aide des ligatures de Pacham. Dans deux cas où les ligatures étaient insuffisantes par la contention des fragments taillés en rave, il a été nécessaire de placer une plaque de Lambotte comme attelle interne. Cette plaque a été maintenue par des ligatures.

Les résultats anatomiques et cliniques de ces interventions sont très satisfaisants.

Traitement du chancre mou et du bubon ouvert par l'enfumage iodé

Drs. Petges, Gratiot et **Cottu.**

Le chancre mou, qui tendait à disparaître avant 1914, devient de plus en plus fréquent : il provoque, dans l'armée, de longues et nombreuses hospitalisations.

De tous les traitements que nous avons essayés, en particulier depuis six mois, au centre de dermato-vénéréologie de Jouarre, le plus rapide est l'enfumage iodé.

Nous avons traité par ce procédé, depuis novembre 1917, 236 cas de chancres mous, dont 156 simples et 80 compliqués de bubons.

Tous les bubons observés existaient avant l'entrée et étaient arrivés ouverts, spontanément ou chirurgicalement, et inopérables par la méthode de Otis-Fontan.

Déjà en 1912 et 1913, l'un de nous (Petges) avait étudié cette question avec le professeur Dubreuilh et obtenu d'excellents résultats, mais la rareté du chancre mou à cette époque nous empêcha de généraliser.

Notre but étant de signaler simplement les résultats et la simplification d'une méthode, nous n'entrerons pas dans l'historique de la question ; nous citerons simplement Louge, Reynès, qui, en 1911, l'ont rendue pratique et l'ont fait connaître.

Indications thérapeutiques de l'enfumage iodé. — Tous les chancres mous, y compris ceux du méat urinaire et sous-préputiaux — les bubons chancrelleux largement ouverts par l'incision classique, — le chancre mou compliquant le chancre induré sous forme de chancre mixte.

Appareil nécessaire. — Il existe dans le commerce d'excellents appareils, tels que celui de Louge, de Marseille ; celui de Guillaume Louis, de Tours, et bien d'autres. Mais ils sont relativement coûteux, fragiles, et nous préférons actuellement un appareil improvisé, d'aspect frustre, mais suffisant, composé d'un ballon de verre de pharmacie, d'une contenance de 70 à 100 centimètres cubes, d'un bouchon (liège ou caoutchouc) à deux trous, de deux tubes de verre coudés, l'un effilé pour la sortie. Le tube amenant l'air doit descendre assez bas dans le flacon pour ne pas refroidir les vapeurs d'iode à leur entrée dans le tube éjecteur par la projection directe de l'air sur son ouverture intérieure.

Une lampe à alcool, une soufflerie de thermocautère complètent l'organisation de l'appareil. Le modèle que nous vous montrons et les dessins ci-joints vous indiquent sa simplicité.

Mode d'emploi. — Mettre une cuillerée à café environ d'iodoforme dans le ballon (l'iode métalloïdique pourrait être aussi bien utilisé, mais on a l'iodoforme plus facilement sous la main), placer le bouchon, ajouter la soufflerie, chauffer le ballon : après quelques instants de chauffage, des vapeurs d'iode sortent par le tube effilé, qu'il importe de chauffer au préalable pour éviter les condensations d'iode, laisser le ballon se remplir de ces vapeurs et souffler légèrement, à petits coups de poire. Les vapeurs iodées jaillissent : continuer à chauffer en soufflant, et quand elles atteignent une longueur de projection de 10 à 15 centimètres, enfumer la lésion. Faire saillir le chancre pour bien mettre le fond et les bords en évidence, diriger le jet de vapeurs sur sa surface, dans tous ses replis, jusqu'à ce qu'il prenne une couleur jambon fumé. S'il s'agit d'un bubon largement ouvert par une des incisions classiques, faire écarter largement ses bords par le malade, et projeter les vapeurs dans toutes les anfractuosités de la plaie ulcéreuse. Enfumer ensuite la muqueuse ou la peau voisines pour désinfecter et éviter les ensemencements du chancre, et saupoudrer chancre ou bubon à la poudre d'iodoforme et panser. Chauffer de temps à autre le tube effilé dans le cours de la séance.

Si l'on enfume ainsi un nombre élevé de malades, tout l'iodoforme se liquéfie pour se cristalliser en iode dès refroidissement du ballon : les cristaux se déposent sur les parois de verre, dans le col en particulier, et aussi dans le tube de sortie des vapeurs. D'où nécessité, lors d'une séance ultérieure, de retirer ce tube du bouchon, de le chauffer et de le déboucher par la chaleur, ce qui est rapidement obtenu. Il suffira souvent de chauffer le col du ballon pour faire naître une quantité suffisante de vapeurs pour plusieurs enfumages.

La dépense d'iodoforme est minime, car le dégagement de vapeurs abondantes cesse avec le chauffage.

On pourrait ne pas mettre d'iodoforme avant de panser, en faisant une séance quotidienne d'enfumage, mais, outre que l'iodoforme n'irrite en rien après l'action des vapeurs, il agit avec son habituelle action spécifique sur le bacille de Ducrey, et on peut ainsi ne faire qu'une séance tous les deux jours, chose appréciable dans un service chargé.

On objectera que nos résultats sont dus aussi bien à l'iodoforme qu'à l'enfumage iodé : il n'en est rien. L'enfumage seul guérit incomparablement plus vite que l'iodorforme seul, et par la méthode mixte on gagne du temps et on a des résultats remarquables.

La preuve en est non seulement dans la rapidité de guérison, dans l'absence de phadégénisme ou de multiplication des chancres, mais dans la rapidité de guérison des bubons.

Nous ne faisons donc actuellement qu'un enfumage

tous les deux jours, ne voulant pas confier à des infirmiers ou infirmières ce genre de traitement qui nous paraît devoir toujours être appliqué par un médecin.

Avant la séance d'enfumage, il est bon de déterger et d'assécher avec soin les ulcérations avec de la gaze sèche — et quand c'est possible — dans les premières séances surtout, avec un tampon imbibé d'éther, puis d'alcool : le pus, la fibrine, les détritus cellulaires ainsi enlevés par l'éther et l'alcool, l'enfumage a une action remarquablement rapide.

Il est inutile de poursuivre l'enfumage jusqu'à réparation complète il y aurait même l'inconvénient de retarder la cicatrisation. Dès que « le chancre », la lésion à bacille de Ducrey, est guéri, et qu'on a obtenu une ulcération de bon aloi, à bords et fond de couleur rosée, sans liseré spécifique, on peut cesser les séances et panser comme une plaie simple : quelques badigeonnages à la solution de nitrate d'argent au 1/40 hâteront la cicatrisation.

Signalons la rapidité surprenante de guérison des chancres mous de la peau par cette méthode : nous avons obtenu dans ces formes, parfois si longues, la guérison en une dizaine de jours, bien que la nature de l'ulcération ait été méconnue un temps assez long avant l'entrée (1 du menton, 1 de la lèvre inférieure, 2 des doigts, 1 de l'abdomen, 3 des cuisses).

Nous ne pouvons signaler aucun inconvénient notable à cette méthode ; avec un peu de soin on évite des brûlures iodiques autour des lésions ; elles ont d'ailleurs peu d'inconvénients et ne se chancrellisent pas ; elles guérissent spontanément.

La cuisson consécutive à l'enfumage est tolérable et nous n'avons observé aucun malade la trouvant trop pénible.

En ville, dans un cabinet médical, le seul inconvénient vient de l'action des vapeurs iodées, produites à chaud pendant les séances ou à froid en continuité ; on y palliera en ne plaçant pas l'appareil dans une armoire en métal ou près d'instruments métalliques, simple question d'organisation.

Résultats. — Le chancre mou pris à temps peut guérir en huit à dix jours par cette méthode ; mais chez les malades que nous recevons, dont les chancres sont étendus, multiples, souvent profondément ulcérés, la guérison demande une moyenne de quinze jours à un mois. Par la méthode classique, il mettraient plusieurs semaines de plus à guérir. La multiplication de voisinage ne se produit pas.

Le bubon chancrelleux ouvert largement guérit en un mois au maximum par l'enfumage, même s'il est chancrellisé à l'arrivée. Nous ne l'avons jamais vu se chancrelliser à partir du début des séances.

Nous n'avons observé aucun cas de bubon survenu après le début du traitement par l'enfumage.

Traitement du bubon chancrelleux par la méthode de Otis-Fontan

*D*rs *Petges, Cottu* et *Gratiot.*

Le traitement du bubon chancrelleux par l'injection de vaseline iodoformée au dixième après ponction au bistouri et évacuation du pus, décrite par Otis, en Amérique, et Fontan, en France, a fait l'objet de nombreux travaux depuis 1893. Bien que connue, elle n'est pas adoptée dans la plupart des services spéciaux, et est plutôt encore considérée comme une méthode de curiosité et d'exception.

Elle donne cependant des résultats excellents et permet de guérir dans la plupart des cas le bubon en huit ou dix jours, à la condition d'être appliquée avec tous les soins d'asepsie nécessaires.

Nous l'employons de la manière suivante, en supprimant tout lavage de la cavité vidée de pus.

Objets et produits nécessaires. — Matériel de pansement aseptique, teinture d'iode, alcool, vaseline iodoformée au dixième préparée aseptiquement et mise dans un pot stérilisé ou mieux dans un tube d'étain stérilisé, un bistouri à lame mince, une pince, une sonde cannelée, une seringue en verre de dix centimètres cubes avec raccord, une spatule si la vaseline iodoformée est en pot ; le tout stérilisé bien entendu.

Application. — Le malade est opéré couché dans une salle d'opération, et non dans son lit. L'opérateur se prépare comme pour une opération importante pour éviter l'infection par les mains.

L'anesthésie est inutile.

Tout étant prêt, la vaseline non ramollie est mise dans le corps de la seringue, dont on a enlevé le piston, avec une spatule si elle est dans un pot, ou mieux en pressant sur le tube d'étain.

Il importe de ne pas ramollir la vaseline iodoformée qui se décompose facilement à la chaleur et qui, trop fluide, tend à sortir après l'injection.

Large badigeonnage à la teinture d'iode sur la région à opérer et en voisinage, les poils du pubis étant rasés.

Ponction au bistouri, longue de un à deux millimètres, juste ce qui est nécessaire à l'introduction de l'extrémité du raccord.

Presser doucement jusqu'à ce que la poche soit vidée, puis expression énergique des ganglions, la cuisse du malade légèrement fléchie pour mieux saisir la masse, de façon à bien chasser le pus des anfractuosités du ganglion si plusieurs ganglions paraissent pris ; ou si le pus se vide mal lui faire la route à la sonde cannelée.

L'expression du ou des ganglions est importante ; il faut qu'elle soit énergique et qu'il ne sorte plus de pus à la fin.

Aussitôt après, en évitant par le tamponnement la rentrée de l'air, favorable à la culture du strepto bacille de Ducrey, injecter la vaseline iodoformée sous pression modérée. Obturer l'orifice de ponction en pressant avec la base de l'embout afin de ne pas laisser soudre de vaseline, et appliquer rapidement une compresse imbibée d'eau stérilisée froide ou d'eau oxygénée, en glissant sur le raccord de la seringue, de manière à éviter la sortie de la vaseline.

Appliquer par-dessus un pansement ouaté aseptique épais, un grand spica, faire de la compression modérée.

Laisser ensuite le malade au lit et ne défaire le pansement que du cinquième au neuvième jour, sauf douleur et température anormale. En général, le premier et même le deuxième jour, la température monte vers 38° ou 38° 5.

Le pansement largement ouaté nous paraît indispensable ainsi que la compression ; nous ne sommes pas d'avis de laisser se lever et travailler les malades, malgré les observations des promoteurs de la méthode ; ceux-ci admettaient que la vaseline se résorbe dans la cavité : nous l'avons toujours trouvée en grande partie dans les premières compresses et l'ouate ; il y aurait inconvénient à favoriser sa sortie trop rapide par les mouvements, et nous avons observé plusieurs échecs chez les malades indociles qui se levaient malgré nos conseils.

Le pansement défait, on se trouve en face d'une tuméfaction, grosse comme une petite amande, un haricot, molle, qu'il faut bien se garder d'ouvrir : elle disparaît spontanément en quelques jours.

Le malade est généralement guéri du dixième au douzième jour, et sort pour rejoindre son corps, si le chancre est lui-même guéri.

Résultats. — L'un de nous (Petges) a traité par cette méthode un nombre élevé de bubons depuis 1898 : la guérison a été obtenue dans environ 90 % des cas.

Depuis novembre 1917, nous avons traité au centre de dermato-vénéréologie d'armée de Jouarre 38 malades, dont 8 avaient des bubons bilatéraux, soit en tout 46 bubons opérés ; 34 ont guéri dans un délai de huit à douze jours ; 12 ont été incisés après enlèvement du pansement parce qu'il persistait une fluctuation nette, mais ne doivent pas être entièrement mis au passif de la méthode.

En effet, il faut remarquer :

1° Qu'un bubon incisé largement après ponction et injection de vaseline iodoformée, est transformé en abcès simple et guérit en quinze ou vingt jours ;

2° Que nos échecs proviennent d'un lot de malades évacués de l'avant, après être restés plusieurs jours sans pansement, à l'occasion des circonstances militaires de la fin de mars, où les ambulances avaient des tâches plus urgentes. Ils étaient fatigués, très infectés au niveau de chancres multiples profondément ulcérés. Leurs bubons étaient ramollis, prêts à s'ouvrir spontanément et recouverts d'une peau amincie. C'étaient des cas à échec prévu d'avance, dont le traitement a été dicté par le souci de stériliser la cavité et le pus de bacille de Ducrey et a eu pour résultat de hâter la guérison. Dans l'état constaté à l'entrée, ces bubons auraient demandé près de trois mois de pansement, selon les méthodes classiques.

Nous avions noté ces échecs comme probables avant l'intervention et avions annoncé à l'avance leur influence fâcheuse sur notre statistique.

Indications de la méthode. — La principale indication est d'opérer au moment où le pus bien collecté donne une fluctuation nette, où « l'abcès est mur », sans attendre que la peau déjà rouge soit amincie et où l'abcès soit prêt à s'ouvrir spontanément par névrose de celle-ci.

Dans certains cas, fréquents, malgré les données classiques, deux ou trois bubons voisins communiquent entre eux, ou sont prêts à communiquer, ou sont nettement séparés. Le premier cas est simple et indique une expression spéciale des diverses cavités ; dans le deuxième cas, la sonde cannelée réunit facilement les cavités ; dans le troisième cas, il faut agir sur chaque bubon voisin comme s'il était unique.

Inconvénients. — On reprochera à cette méthode d'être longue et minutieuse, en réalité elle est économique de temps et de matières, à pansement sans comparaison possible avec les traitements habituels.

Nous n'avons jamais observé aucun accident, en particulier pas d'intoxication d'iodoformée. Quatre malades ont présenté des signes d'engorgement lymphatique après guérison (7 à 10 jours). L'un sous forme de grosse adénopathie (du volume d'un œuf de poule) à la partie interne et externe de la base du triangle de Scarpa (le bubon opéré étant au centre) et d'un boudin lymphatique allant de ces ganglions à la face supéro-interne de la cuisse, sensible, non douloureux avec température élevée irrégulière. Ce malade est actuellement en observation dans le service du chirurgien de secteur. Les trois autres ont présenté de gros cordons lymphatiques de la grosseur d'un doigt moyen, allant de la base du triangle de Scarpa à la racine de la cuisse et à son premier tiers supérieur, ils sont actuellement en voie de guérison spontanée après une quinzaine de jours de repos au lit.

La douleur est assez vive, mais courte pendant que le pus est vidé par expression. Nous n'avons pas jugé qu'elle soit suffisante pour nécessiter même l'anesthésie au chlorure d'éthyle. Les malades documentés par les autres opérés ne la demandent pas d'ailleurs et la douleur est assez supportable pour que le malade laissé libre, ni attaché, ni tenu, reste immobile.

En Résumé

1° Le traitement du bubon chancrelleux par la ponction expression, injection de vaseline iodoformée au 1/10° (méthode d'Otis-Fontan modifiée), est rapide et efficace ;

2° Cette méthode nécessite une attention minutieuse, une asepsie surveillée et un pansement dont l'ampleur paraît disproportionnée avec la lésion, mais elle reste cependant économique de temps et de matériel.

COLLIN

Fabricant d'Instruments de Chirurgie

6, Rue de l'École-de-Médecine, 6

PARIS

Établissements PANNETIER

ORTHOPÉDIE - PROTHÈSE

MÉCANIQUE CHIRURGICALE

Appareils Redresseurs, Corsets

JAMBES et BRAS ARTIFICIELS

Types **FRANÇAIS** et **AMÉRICAINS** perfectionnés

PARIS - *131, Rue Montmartre* - PARIS

MANUFACTURE CENTRALE

COMMENTRY (Allier)

BANDAGES - CORSETS DE TOILETTE ET PHYSIOLOGIQUES

Ceintures — Bas pour Varices

Spécialité de Tricots Tubulaires - Jerseys et Caleçons pour appareils plâtrés

SERINGUES CRISTAL — Bandes adhésives, Plâtres à modeler

AIGUILLES HYPODERMIQUES — BANDES PLATRÉES

APPAREILS POUR FRACTURES — POULIES POUR EXTENSION

Établissements CHEMIN & CIE

ORTHOPÉDIE — PROTHÈSE

PARIS-6e — 82, RUE DE RENNES — PARIS-6e

Appareils Prothétiques Français et Américains

Appareils Orthopédiques en celluloïd ignifugé et en cuir moulé

GROUPEMENT MÉDICO-CHIRURGICAL
DE LA 5e RÉGION

Séance du 24 Mai 1918

PRÉSIDENCE D'HONNEUR
DE M. LE MÉDECIN-INSPECTEUR LAFAGE

PRÉSIDENCE DE M. LE Dr RAYNEAU

Conférence du Dr Jaulin : *Une ambulance automobile chirurgicale française en Russie.* (Publication non autorisée.)

Deux cas d'accidents graves provoqués par le diverticule de Meckel

Dr Raymond Bonneau.

Le premier malade, opéré pour occlusion aiguë datant de trois jours, présentait un épanchement péritonéal clair, limité mais non enkysté, au centre duquel était une anse grêle étranglée par une bride longue de 3 centimètres et implantée sur une anse grêle voisine. Cette bride était une diverticule de Meckel qui fut réséqué et dont le moignon fut enfoui. Le sillon d'étranglement était assez marqué pour qu'il fut prudent d'en faire l'enfouissement. Pas de drainage. Guérison en quinze jours.

Le second malade est ce Chinois que je vous présente

et duquel je n'ai jamais pu obtenir le moindre renseignement. Chez lui, il y avait péritonite aiguë par diverticule de Meckel étranglé et sphacélé. Ce sphacèle de la pointe se rompit lors de la libération et nous fûmes inondés de matières fécales liquides. Une anse intestinale sous-jacente était étranglée et tordue. Je posai drains et mèches et mis au Dackin. L'anesthésie avait été obtenue par le procédé cocaïne locale puis chlorure d'éthyle en inhalations.

Dans le premier cas, je fis l'incision en laparotomie médiane car je marchais avec le diagnostic occlusion ; dans le second l'incision latérale de l'appendicite, car le diagnostic péritonite me forçait à aller au pus en évitant si possible le péritoine sain.

Dr Centil. — Pourquoi l'opérateur a-t-il fait sur son second malade une incision transversale et non l'incision oblique habituelle de Roux ?

Dr R. Bonneau. — J'emploie très fréquemment cette incision transversale jusqu'à la rencontre avec le bord externe du droit, endroit d'où il est facile en cas de besoin de prolonger verticalement l'incision par en haut ou par en bas.

Abcès cérébral silencieux. — Inondation ventriculaire, coma, mort, dans le cours d'un traumatisme de la face.

Dr Lafite-Dupont.

Le nommé H..., soldat canadien Forestry Corps, fait le 25 avril, dans la nuit, une chute contre un arbre. Envoyé dans le service d'ophtalmologie le 29 avril, on constate que « l'acuité de l'œil droit est normale » et on l'évacue sur le service O. R. L. le 3 mai.

Plaie contuse de la région jugale droite, fracture de la paroi antérieure du sinus, abcès de la fosse canine.

Les 4 et 5 mai, lavage du sinus au dakin.

Le 6 incision de la fosse canine au niveau du sillon gingival.

11 mai, cure radicale de sinusite maxillaire droite. Les parois antérieure et externe du sinus sont fracturées avec esquilles nombreuses, on trouve un esmoïde fongueux, le sinus sphénoïdal contient du pus et ses parois sont couvertes de fongosités. Cet ethmoïdo-sphenoïdite ne s'expliquait pas par le traumatisme récent du sinus maxillaire. Il s'agissait vraisemblablement de sinusites anciennes rencontrées fortuitement. Résection de l'ethmoïde; trépanation large des parois antérieure et inférieure, suites bonnes; suppuration persistant quelques jours et cédant aux lavages. Le 12, plus de suppuration.

Le 15, céphalée intense sans localisation.

Le 16, même état, esquisse de raideur de la nuque.

Ponction lombaire, dixième liquide louche, et du liquide céphalo rachidien.

« Liquide trouble clarifié après centrifugation.

« 5.000 leucocytes par m. Mononucléaires. *3.* 83 % du type.

« Pas de microbes sur le frottis.

« Albumine très au-dessus de la normale.

« Sucre en quantité normale. »

17 mai, mort à trois heures du matin après coma d'une heure.

Autopsie. — Congestion moyenne de la surface du cerveau; méningite purulente de la base, se manifestant par un liquide céphalo-rachidien purulent, sans plaques de méningite. Abcès de la grosseur d'un œuf de poule situé à gauche en plein cuneus, ulcération de la corne du ventricule latéral, inondation ventriculaire, parois de l'abcès puriformes verdâtres, suffusion sanguine étendue autour. L'examen bactériologique d'un frottis prélevé sur les parois de l'abcès n'a montré que de très rares formes microbiennes impossibles à déterminer. La méningite paraît être indépendante de la plaie opératoire (le sphénoïde, l'ethmoïde et sinus maxillaire ne contenant pas de pus) et consécutive à l'inondation ventriculaire par l'accès cérébral resté insidieux. Il s'agissait plutôt d'un empyème méningé car, microscopiquement du moins, il n'existait pas de lésions méningées, le pus remplissait les cavités épendynaires, ventricule latéral gauche, moyen, aqueduc de Sylvius et quatrième ventricule.

Au niveau de la convexité, le liquide sous-arachnoïdien était seulement louche.

Abcès probablement ancien, consécutif à la sinusite sphénoïdale constatée au cours de l'opération. Il peut se faire que la chute se soit produite par un éblouissement causé par l'abcès, celui occupant le centre optique cortical. Dans le service d'ophtalmologie on n'avait pas constaté de troubles visuels, mais une hémianospie; un rétrécissement du champ visuel a pu passer inaperçu chez un malade ne parlant pas le français.

Dr Vacher. — L'éthmoïdite purulente aiguë entraîne presque toujours des complications graves quand on opère à chaud. Il faut être très réservé en pareil cas.

Dr Lafite-Dupont. — Je crois que l'abcès était antérieur au traumatisme, que la chute a été secondaire et a entraîné une inondation ventriculaire. Pour ce qui est du traitement des éthmoïdites aiguës il faut être prudent, mais on peut cependant pratiquer le curettage.

Séance du 14 Juin 1918

PRÉSIDENCE DE M. LE Dr RAYNEAU

Dr Rayneau. — Allocution à l'occasion du départ de M. le médecin-inspecteur Lafage et souhaits de bienvenue à M. le directeur du Service de Santé Gruson.

Dr Gentil. — Présentation de deux blessés : 1° une résection du coude ; 2° une fracture du radius traitée par sa méthode de correction directe des déviations angulaires par la traction au fil métallique. (Sera publié dans le prochain numéro.)

Dr Jandelize. — Ophtalmoplégie légère consécutive à une typhoïde.

Présentation de trois cardiaques

Dr Baudron.

Le hasard a réuni côte à côte, dans mon service de Français de l'Annexe du quai Cypierre, trois cardiaques différents, atteints de lésions tellemen typiques que je n'ai pu résister au désir de vous les présenter, pensant que vous prendriez intérêt à leur auscultation comparative et je m'excuse, par avance, de retarder par ce modeste prélude les intéressantes communications inscrites à l'ordre du jour de cette séance.

Ces trois malades, porteurs l'un d'une insuffisance mitrale, l'autre d'un rétrécissement aortique, le troisième d'un rétrécissement de l'artère pulmonaire, présentent des signes stéthoscopiques absolument stéréotypés sur les descriptions classiques de leur affection et tout à fait identiques à ceux qu'ont laissés dans notre souvenir nos premières leçons de clinique.

J'abandonne à d'autres plus autorisés le soin d'en faire, à l'occasion, le prétexte de savantes digressions, et je me borne à les offrir à votre auscultation en vous signalant :

Chez le mitral, un souffle systolique doux, localisé à la pointe dans le cinquième espace intercostal, un peu au-dessous et en dehors du mamelon, se propageant nettement dans la direction de l'aisselle jusqu'au bord externe de l'omoplate gauche, s'accompagnant de stase de la circulation pulmonaire, avec oppression, palpitations, tension artérielle de 16 1/2 et phénomène très net de la ligne blanche ;

Chez l'aortique, un souffle systolique, couvrant toute l'aire cardiaque, propagé dans les vaisseaux du cou, s'entendant en arrière dans l'espace interscapulaire, surtout entre la colonne vertébrale et le bord interne de l'omoplate gauche, s'accompagnant de frémissement précordial intense et de danse des artères, mais dont le maximum se trouve dans le deuxième espace intercostal droit, à droite du sternum, où il existe un double bruit de va-et-vient, le premier rude, râpeux, de rétrécissement, le second doux, humé, d'insuffisance. Le cœur est très hypertrophié, véritable cœur de bœuf, le pouls bondissant et défaillant, la tension artérielle de 17. L'existence du pouls capillaire et de la ligne blanche complète ce tableau symptomatique ;

Chez le malade atteint de rétrécissement de l'artère pulmonaire, un souffle systolique constant, dont le maximum s'entend dans le deuxième espace intercostal gauche, à gauche du sternum et en arrière de cet os, se propageant nettement vers la clavitule. Le cœur est petit, la tension artérielle faible, 12 1/2, la ligne blanche éclatante. Les troubles de la circulation périphérique font défaut, mais il existe de la faiblesse générale, de l'arythmie, des palpitations et de la dyspnée après les repas.

Si vous voulez bien donner un coup d'oreille à ces malades, vous vous rendrez compte que leur examen constitue un exercice d'auscultation tout à fait profitable.

Le diagnostic me semble s'imposer dans un cas comme dans l'autre, et il y a lieu de regretter que ces hommes aient été incorporés, non pas pour incriminer les confrères qui pratiquent souvent leurs examens dans des conditions de hâte et au milieu d'un vacarme éminemment défavorables, mais parce que la responsabilité de l'Etat se trouve ainsi engagée bien inutilement. En effet, si le rétrécissement de l'artère pulmonare, étant le plus souvent congénital, et si, étant donné l'emploi peu fatigant de secrétaire occupé par le malade qui en est ici porteur, nous pouvons lui appliquer la réforme n° 2, pour les deux autres, qui ont fait un séjour prolongé au front, le bénéfice de l'aggravation en service est indiscutable et par conséquent le droit à la réforme n° 1 ne saurait êrte contesté.

Dr Jean Ferrand. — Il n'est pas étonnant que le Conseil de révision ait pris bon cet homme atteint de rétrécissement de l'artère pulmonaire, étant donné son aspect si floride. Il est rare en effet de voir des porteurs d'une telle lésion atteindre l'âge adulte.

L'ordre du jour appelle la question des :

Accidents dûs aux gaz toxiques (ypérite)

Après un rapport très complet du **Dr Jean Ferrand**, une communication des **Drs Cottenot** et **Lagarde** sur le rôle de l'adénopathie trachéo-bronchique, une discussion a lieu dans laquelle sont soulevés divers points de chimie et toxicologie (**Dr Harvier**), de stratégie (**Dr Petges**), d'optalmologie (**Dr Jeandelize**), d'otorhino-laryngologie (**Dr La-**

fite-Dupont), d'anatomie pathologie (**Dr Rubens-Duval**), etc...

(Etant donné les ordres formels du Ministre, aucune partie de cette intéressante séance ne peut être publiée. Il se peut qu'à l'avenir d'autres questions d'actualité soient dans le même cas. Aussi engageons-nous vivement nos confrères qui peuvent le faire à assister à toutes les séances.)

Élection

M. le **Dr Baudron**, médecin-chef de l'hôpital 39, à Orléans, est élu Trésorier, en remplacement de M. le **Dr Lévy-Franckel** démissionnaire.

Séance du 18 Juin 1918

PRÉSIDENCE D'HONNEUR
DE M. LE DIRECTEUR DU SERVICE DE SANTÉ GRUSON

PRÉSIDENCE DE M. LE Dr RAYNEAU

Présentation de malades

Dr Lévy-Franckel.

1° Lèpre tuberculeuse avec conjonctivite et bacille de Hansen.

R..., 7e bataillon d'étapes malgache, né dans la province de Fianarantsoa, district d'Anstalanao (Madagascar), entre le 25 mars 1918 dans un hôpital de Blois, pour un œdème considérable de la face et des paupières. Il est évacué sur l'hôpital de Baron, le 13 mai, avec le diagnostic d'érysipèle de la face. Pendant son séjour à cet hôpital, le malade présente quelques poussées fébriles, aux alentours de 38°. Etant donnée la persistance des accidents, le diagnostic d'érysipèle est mis en doute par M. Roché, et nous posons alors le diagnostic de lèpre tuberculeuse avec conjonctivite, confirmé par l'examen du liquide conjonctival, pratiqué par le laboratoire de l'Hôpital 49, après absorption d'iodure par le malade; cet examen révèle la présence de nombreux bacilles acido-résistants, disposés en amas.

Actuellement, R... présente sur le front, la région sourcilière, le nez et les paupières une infiltration marquée des téguments par les tubercules lépreux; sur la joue droite existe un tubercule lépreux isolé. L'œil gauche présente une conjonctivite aiguë, caractérisée par l'aspect rouge vif de la conjonctive, l'œdème de la paupière supérieure, et l'aspect séro-purulent de la sécrétion conjonctivale. Toute la région infiltrée est le siège de troubles de la sensibilité à la chaleur et à la piqûre.

A part ces lésions cutanées et oculaires, R... ne présente aucune manifestation : les nerfs cubitaux ne sont pas épaissis; les reflexes patillacés sont normaux; le réfiexe achilléen gauche est un peu diminué. L'examen du liquide céphalo-rachidien est négatif (lympho : 4 par mm³; albumine 0,42 par litre; pas de modifications de la perméabilité méningée.)

En somme, il s'agit d'une lèpre tuberculeuse typique, le seul point spécial étant l'existance de bacilles de Hansen dans la conjonctive, assez rares, d'après les auteurs.

2° Lèpre maculo-papuleuse à bords cercindo (lèpre gyrate)

L. H..., travailleur chinois, originaire de la province de Canton, entre le 8 juin 1918 au centre D. V., pour des lésions cutanées du thorax et de la jambe droite.

L. H... a eu, en août 1917, un chancre induré du fourreau, traité au centre D. V. (Nonaisinobenzol 3 gr. 60, bios. Hy. 002, n° 10, pictures Hy. n° 10). Depuis cette époque, il n'y a eu aucun traitement et n'a présenté aucun accident. Pendant ce premier séjour au centre D. V., le malade ne présentait aucune lésion cutanée.

Actuellement, on note sur le thorax, entre le mamelon et la ligne médiane, une lésion arrondie, de la dimension de deux paumes de main; le centre est formé par une zone atrophique, dépigmentée, et les bords, infiltres légèrement surélevés, hyperpigmentés, sont constitués par de petites papules, brillantes, de dimensions variées, rappelant l'aspect du lichen. Ces bords sont circinés à grandes circinations. Ces papules sont finement squameuses. L'examen des squames ne révèle pas de filaments mycélières, ni de sporis.

Sur la jambe droite, existe un large placard atteignant par son extrémité supérieure le creux poplité, et se terminant à son extrémité inférieure à un travers de main au-dessus de la malléole interne. Son aspect est analogue au placard thoracique, le centre est atrophique, dépigmenté, les bords papuleux, squameux, à grandes cicirnations, hyperpigmentés, mais moins nettement délimités à leur périphérie que ceux du placard décrit précédemment. Ces deux lésions présentent une anesthésie nette à la piqûre, moins nette à la chaleur, au centre et sur les bords.

Il n'existe aucune autre manifestation cutanée ou muqueuse, pas de coryza; malgré l'absorption quotidienne de 8 grammes d'iodure, on ne retrouve pas de bacilles de Hansen dans le mucus nasal; pas d'hypertrophie du cubital.

Il ne s'agit pas là d'une forme de lèpre classique; nous ne sommes arrivés au diagnostic de lèpre qu'après bien des hésitations et, en quelque sorte, par élimination : ce n'est ni la lèpre tuberculeuse, ni la lèpre maculeuse des traités classiques.

Plusieurs diagnostics méritaient d'être envisagés : syphilis, trichophytie cutanée et lichen plan.

Ce malade avait eu un chancre; sa syphilis n'était donc pas douteuse. Mais nous ne connaissions pas dans cette affection de lésions anesthésiques. De plus, le wassermann est à peu près négatif (+ 1), et enfin le traitement d'épreuve reste sans action sur les lésions.

On devait penser à la trichophytie, à cause de l'aspect circiné et squameux des lésions; mais l'examen des squames est resté négatif Quant au lichen, que l'aspect de la lésion rappelle de très près, seul, l'examen biapsique permet de l'éliminer.

L'examen histologique, fait par M Rubens Duval, donne les résultats suivants : « Existence de follicules tuberculeux, constitués par une ou deux cellules géantes centrales, une couronne de cellules épithélioïdes et des cellules lymphatiques à la périphérie; en somme, l'aspect est celui de follicules tuberculeux typiques, mais dont la nappe lymphoïde est peu développée. Il n'existe pas de papillematose, mais au contraire un *amincissement de l'épiderme*. Les modules tuberculeux siègent essentiellement dans la couche réticulaire du derme. » Cet examen élimine le lichen, la syphilis, ou la trichophytie, mais soulève un autre problème : celui d'une lésion due au bacille de Koch; cet aspect histologique est en somme à peu près celui d'une tuberculose verruqueuse.

Cependant, cette hypothèse est en contradiction tout d'abord avec l'aspect clinique de la lésion, qui ne rappelle en rien celui de la tuberculose verruqueuse, aussi avec l'amincissement de l'épiderme révélé par l'examen histologique. C'est donc au diagnostic de lèpre qu'il faut conclure.

Ce fait est intéressant parce qu'il montre combien peut être difficile le diagnostic de certaines lèpres frustes, caractérisées seulement par les lésions cutanées encore mal classées, apparaissant isolément avant toute manifestation pituitaire ou nerveuse, et dans lesquelles on ne retrouve qu'exceptionnellement le bacille caractéristique.

Accidents dus au Néo-arsenobenzol

Drs Petges, Gratiot et Cottu.

Le traitement de la syphilis a fait un progrès immense depuis l'introduction des composés arsénicaux du type Salvarsan et néosalvarsan en thérapeutique. Ces médicaments sont d'admirables effaceurs des accidents évolutifs ; ils les guérissent vite et bien. Dans certaines conditions, ils peuvent, peut-être même, donner la guérison de la syphilis, ou tout au moins l'apparence de la guérison, difficile à affirmer, impossible à démontrer à priori.

Ces qualités thérapeutiques indéniables s'accompagnent d'inconvénients et, de dangers même, comme dans l'emploi de tout médicament actif. Il en est du 606 et du 914 comme du chloroforme : agents thérapeutiques admirables mais susceptibles de provoquer les accidents les plus graves. Tout cela est bien connu à l'heure actuelle.

La méthode de Ravent, qui constitue une véritable découverte, a simplifié l'emploi du 914 dans de telles conditions que son administration est facile et ne présente pas plus de difficultés qu'une injection intra-veineuse quelconque ; aussi, les injections de néoarsénobenzol se sont généralisées et sont pratiquées couramment, non seulement chez les syphilitiques hospitalisés, mais pour les traitements ambulatoires dans le cabinet des médecins, dans les policliniques, consultations, dispensaires, sans compter les nombreux instituts louches. Cette facilité d'administration constitue même un danger.

Sur environ 3.500 injections, pratiquées en sept mois dans notre centre spécial de l'hôpital complémentaire 71, chez des malades hospitalisés, bien surveillés, nous avons observé un décès et sept cas de complications thérapeutiques graves.

En outre, nous savons qu'il est survenu des complications graves, chez des malades traités par le 914 après leur sortie de l'hôpital, dont la cause n'a été reconnue que par hasard.

Il donc permis de se demander s'il n'existe pas d'autres accidents de ce genre méconnus ; nous sommes convaincus de leur existence et nous croyons devoir pousser un cri d'alarme à ce sujet.

La question n'est d'ailleurs pas nouvelle ; des maîtres éminents ont déjà attiré l'attention sur ces dangers.

Accidents observés dans notre service :

Malgré un examen préalable soigneux du sujet montrant l'intégrité de ses divers appareils, malgré l'application de doses faibles au début et prudemment progressives, quelques réactions passagères, consécutives à l'administration du médicament, nous ont paru fréquentes ; elles surviennent peu après l'injection, disparaissent en quelques heures ou une journée environ : fièvre, céphalée, vomissements, diarrhée, érythèmes cutanés ou des muqueuses, etc... Elles n'ont pas d'importance et tiennent en éveil la prudence du clinicien pour les injections suivantes.

D'autres sont plus tenaces, quoique sans gravité réelle : asténie, amaigrissement, anémie vraie avec hypoglobulie (3.500.000 à 4.000.000 globules), subictère prolongé, vomissements et diarrhée rebelles, céphalée tenace.

Nous avons vu souvent des médecins rapporter ces états aux manifestations classiques de la syphilis secondaire et les traiter intensivement par de nouvelles injections de 914 ; il en résulte une persistance et une aggravation des symptômes...

Il convient de bien connaître ces accidents et de les dépister ; ils s'accompagnent presque constamment *de mydriase et de paresse pupillaire à la lumière.* Sous l'influence d'un régime approprié et en s'abstenant des médicaments arsénicaux, ils s'atténuent et disparaissent dans un délai de quelques jours à quelques semaines : l'asthénie et l'état anémique peuvent durer des mois.

A côté de ces petits accidents, il en est de grands et de dramatiques ; nous en avons observé sur les 3.500 injections signalées, pratiquées dans notre centre spécial d'armée.

Avant de relater un résumé de chacun d'eux, notons leurs caractères communs : début du deuxième au quatrième jour après la dernière injection, avec fièvre légère, céphalée, mydriase et paresse pupillaire.

Aucune constante à signaler en fonction des doses, du nombre d'injections, de la période de la syphilis, de l'action préalable du mercure, de l'association au 914 d'un tratement mercuriel concomittant.

Les accidents sont survenus aussi bien après les 2e, 3e, 5e, 6e injections.

OBSERVATIONS RÉSUMÉES

Observation I (Résumée). — *Crises paroxystiques de céphalée* trois jours après une deuxième injection de novarsénobenzol. Guérison.

C..., soldat italien, entré le 9 avril 1918 pour chancre induré. Poids 62 kilog. Constitution parfaite, aucune tare, en particulier pas d'albuminurie.

Le 23 avril 1918, 4 jours après la deuxième injection de Néo A. B. à 0 gr. 45 (la première, 7 jours avant à 0 gr. 30) et 5 injections de biiodure de Hg à 0,01 présente une céphalée violente survenant par crises, durant de quelques minutes à une demi heure, arrachant des gémissements, des cris, du grincement des dents. Les crises se renouvellent à peu près toutes les heures. Obnubilation et confusion mentale.

Température : 38 matin, 39 soir.

L'interrogatoire (difficile en raison de la nécessité d'un interprète et de la confusion mentale) apprend que la céphalée a commencé la veille.

Aucun signe objectif, sauf de la congestion de la face et une mydriase accentuée.

Ces crises paroxystiques de céphalée durent 24 heures environ puis s'atténuent et disparaissent, après avoir été inquiétantes.

Observation II (Résumée). — *Hyperacousie avec état convul-*

sif, nystagmus 2 à 3 jours après une troisième injection de novarsénobenzol. Guérison.

G..., 20 ans, soldat au 10e régiment d'infanterie, cultivateur, entré le 3 avril 1918 pour chancre induré (présence de tréponèmes constatée). Poids : 64 kilog. Excellente constitution, pas d'albuminurie, pas de tares.

Injections de néo A. B. les 6, 13, 20 avril à 0 gr. 30, 0,45, 0,60 et 10 injections de biiodure de Hg à 0 gr. 01.

Le 22 avril, malaise vague, bourdonnements d'oreille, légère céphalée dans la nuit.

Le 23 au matin, dès le réveil, est pris brusquement d'anxiété, avec hyperacousie, et état convulsif hystériforme accompagné de cris dès l'audition du moindre bruit (pas, choc d'une porte, chute d'une cuiller, voix haute, etc.).

Si l'on frappe le lit métallique avec une cuiller, on provoque une crise : le malade regarde fixement devant lui, l'air effaré, anxieux, pousse plusieurs cris violents, véritables hurlements, puis est pris d'un état convulsif rappelant la crise hystériforme. Nystagmus spontané hors des crises, et pendant les crises ; nystagmus provoqué par les mouvements du globe de l'œil. Conserve le souvenir de ses crises.

Malgré toutes les précautions pour atténuer les bruits, le malade suppliant de lui procurer du silence et de l'obscurité, les crises se renouvellent presque constamment jusqu'à midi, puis s'atténuent ensuite.

En lui parlant à voix chuchotée on apprend que s'il entend du bruit il éprouve une anxiété affreuse et qu'il n'est plus maître de lui, qu'il crie et se débat involontairement. En parlant, il semble épier les bruits, regarde avec anxiété si la porte va s'ouvrir et présente une crise si elle est ouverte ou fermée brusquement ou si quelqu'un tousse, marche, etc.

Examen : Inégalité pupillaire OD > OF. Nystagmus spontané, vision directe = 0 ; vers OG nystagmus net, horizontal, plus prononcé avec le globe gauche ; vers OD nystagmus très net avec mêmes caractères ; montre OD = 1 mètre, OG = 1 mètre. 1. 2. 3. 4. 5. par l'os. Diapason 1'1/2. Insufflation d'air OD = 10", accélération du nystagmus vers OG. Insufflation d'air OG = 10", même accélération plus prononcée vers l'œil extrême (examen par M. le docteur Grivot de Paris). Mydriase, inégalité pupillaire, paresse à la lumière des deux pupilles, tremblement de la langue et des mains, léger tremblement intentionnel, réflexes musculaires tendineux normaux. cutanés, abdominaux, plantaires, très vifs. Pas de trouble de la station debout. Aucun autre signe objectif. Obnubilation.

Peu à peu, dans la soirée, le calme revient, les crises diminuent en intensité et en nombre ; les bruits de plus en plus forts sont supportés°

Température : matin 38°, soir 38°2. Pouls 140.

24 avril, l'hyperacousie est atténuée ; les bruits provoquent simplement des sursauts, sans cris ni convulsions, tout s'apaise. Guérison après 48 heures. Il ne persiste qu'une certaine anxiété pendant quelques jours.

Après guérison, le malade nous raconte qu'il éprouvait, dans la période aiguë, une phobie insurmontable des bruits, qu'il était en proie à une anxiété vive et que les cris et mouvements convulsifs étaient indépendants de sa volonté.

Cet état nous a rappelé les crises provoquées par la lumière chez les tétaniques.

Observation III (résumée). — *Encéphalomyélite, paraplégie*, après une troisième injection de novarsénobenzol. Guérison avec séquelles.

D..., caporal aviateur, 22 ans, poids : 71 kilog., mécanicien, entré le 23 mars 1918 pour chancre induré type du gland, datant du milieu de février, avec roséole maculeuse au début. Sujet très vigoureux, sans tare, en particulier sans albuminurie.

Traitement : 3 injections intraveineuses de novarsénobenzol à 0 gr. 20, 0,30, 0,45, les 30 mars, 6 avril, 13 avril et 11 injections de biiodure de Hg à 0,02 du 24 mars aux 11 avril 1918 (dont 6 injections mercurielles avant la 1re injection de 914).

Le lendemain (14 avril) de la troisième et dernière injection de 914, céphalée légère, sans fièvre, non signalée par le malade, ne l'empêchant pas de se lever, manger, sortir ; la céphalée persiste dans les mêmes conditions le 15 et le 16, devient intense dans la nuit du 16 au 17. Température : 16 soir, 37°5.

17 avril 1918, vers 7 heures, peu après son réveil, D... présente une crise épileptiforme typique, suivie de stertor ; état comateux pendant une heure. Température à 9 heures : 38°5.

Examen : Obnubilation intellectuelle, confusion mentale, mydriase, pupilles paresseuses même à une lumière vive, égales, aucun signe objectif autre que de la difficulté à se tenir debout, marche titubante. Température soir, 38°5.

18 avril, atténuation de la céphalée, mais douleurs lombaires depuis le milieu de la nuit, rétention d'urine.

Exagération des réflexes cutanés, tendineux des membres inférieurs, signe de Babinski ; pas de troubles de la sensibilité. Diminution très notable de la force musculaire. Impossibilité de se tenir debout. Obnubilation intellectuelle.

Cathétérisme de la vessie, urine normale.

19 avril, Paraplégie complète avec diminution des réflexes tendineux, et diminution de la sensibilité des membres inférieurs à la piqûre et au tact, signe de Babinski. Rétention d'urine. Température, matin 37° 5, soir 37° 8.

19 au 26 avril 1918. Persistance de la paraplégie et de la paralysie vésicale jusqu'au 25 avril. Première miction spontanée le 26 avril. Dans la suite, atténuation progressive de tous les signes ; peut se lever le 15 mai.

15 mai au 1er juin. Tout rentre dans l'ordre normal ; il ne reste que de la faiblesse des jambes, une titubation légère dans la marche, avec diminution des réflexes tendineux des membres inférieurs. Signe de Romberg.

Evacué sur l'intérieur le 1er juin, nous n'avons pu avoir encore de nouvelles de ce malade qui paraissait aller vers une guérison complète.

Observation IV (résumée). — *Méningo-encéphalo-myélite, paraplégie*, après une cinquième injection de novarsénobenzol. Guérison avec séquelles.

D..., 23 ans, 10e régiment d'infanterie, violoniste. Poids, 56 kil. Entré le 2 février 1918 pour chancre induré du sillon balanopréputial, sujet vigoureux, sans tare, en particulier sans albuminurie.

Traitement : 5 injections de novarsénobenzol à 0 gr. 30, 0,45, 0,60, 0,75, 0,75, les 5, 12, 19, 26 février et 5 mars et 15 injections de biiodure de Hg à 0 gr. 02 du 2 février au 3 mars 1918.

7 mars 1918 : Deux jours après la 5e injection de 914 (les 4 premières ayant été bien supportées) paraît fatigué, pâle à la visite ; ne se plaint cependant de rien, s'est levé comme d'ordinaire. Mydriase marquée. Se couche sur l'invitation du médecin. Vers 10 heures, nausées, efforts de vomir ; température 37° 8. Dans l'après-midi, céphalée, température 38°. Aucun autre trouble. Diète lactée, une injection d'adrénaline.

8 mars 1918 : A geint durant toute la nuit, souffrant d'une cé-

phalée intense, a uriné dans son lit. Paraît beaucoup souffrir, se tient la tête à deux mains et la frappe avec violence parfois; parole embarrassée, traînante; obnubilation; mydriase, pupilles paresseuses, même à une lumière vive. Pas de raideur de la nuque, ni de Kœrnig. Contracture des membres supérieurs et inférieurs, mâchonnements, crises de trismus. Tremblement de la langue. Tous réflexes des membres supérieurs normaux, réflexes abdominaux, rotuliens, achilléens, cruraux exagérés; diminution de la force musculaire et perte du sens musculaire des membres inférieurs, sensibilité cutanée des membres inférieurs diminuée; se lève péniblement seul, se tient difficilement debout. Rétention d'urine. Pas d'albuminurie après catéthérisme. Température midi : 38°5.

A 13 heures, crise épileptiforme; nouvelles crises dans l'après-midi, toutes les heures environ. Dans l'intervalle des crises, le malade est très agité, pousse des cris violents, se frappe la tête avec les poings, cherche à la cogner sur le mur; il est difficilement maintenu dans son lit.

Parfois, crises de contractures toniques prolongées tétaniformes.

Pupilles dilatées, égales, insensibles. Etat grave.

Ponction lombaire dans un paroxysme; issue de 40 cc. de liquide céphalo-rachidien, qui sort en jet horizontal jusqu'à 15 centimètres de l'aiguille, mais est évacué lentement.

Tout se calme peu après, mais le malade reste dans le coma. (L'examen du liquide C. R. pratiqué le lendemain décèle une lymphocytose à 5-6 lymphocytes par champ; liquide clair.)

8, 9 mars : améloration, confusion mentale, céphalée modérée. Paraplégie avec contracture des extenseurs des membres inférieurs; paralysie de la vessie. Signe de Babinski.

10, 13 mars : amélioration; la confusion mentale se dissipe peu à peu; paraplégie complète.

27 mars : la paraplégie persiste seule; le malade est évacué dans le service du médecin aide-major Harvier, médecin du secteur. Dans le courant de mai-juin, le malade est en voie de guérison, se lève, mais conserve encore une légère parésie des membres inférieurs avec signe de Babinski.

Observation V. — *Méningo-encéphalomyélite, paraplégie, hématurie, cystite purulente gangréneuse*, après une sixième injection de novarsénobenzol. Guérison avec séquelles.

X..., 23 ans, poids, 70 kil. Entré le 18 novembre 1917 pour chancre induré du gland et blennorhagie.

Sujet vigoureux, sans tare, sans albuminurie en particulier.

Traitement : 6 injections de 914 à 0 gr. 30. 0,45, 0,60, 0,75, 0,75, 0,90 du 22 novembre 1917 au 3 janvier 1918 et 15 injections de biiodure d'Hg du 19 novembre au 20 décembre 1917.

Les 5 premières injections de 914 sont bien tolérées, sans réaction, mais à notre insu, le malade fait des excès génitaux et d'alcool ; en particulier, boit force vin le soir de la 6e injection et le lendemain.

6 janvier 1918 : trois jours après la 6e et dernière injection de 914, apparition de la céphalée ; température, 38o 3.

7 janvier : même état, mydriase, température : 38o 2 matin, 38o 5 le soir. Céphalée intense, douleur de la nuque qui est raide ; malaise général, vomissements, et efforts de vomir depuis le réveil ; température matin 38o 2, soir 38o 5 ; mydriase, pupilles égales.

8 janvier : céphalée plus vive, vomissements, mydriase, aucun signe objectif autre. Température 37o 9 matin, 37o 3 soir.

9 janvier : aggravation de la céphalée, malaise général, raideur de la nuque. Emission involontaire d'urine dans la nuit ; mydriase, pupilles sans réactions. Diplopie, douleur des globes oculaires, tremblement de la langue, parole embarrassée, traînante ; légère confusion mentale.

Force musculaire diminuée dans les membres inférieurs, incoordination des mouvements ; tous réflexes tendineux exagérés ; pas de trouble de la sensibilité ; vomissements continus.

Miction normale depuis le réveil. Albuminurie (3 gr. par litre) ; mais à partir de 17 heures, rétention d'urine, douleurs violentes dans l'hypogastre ; la vessie pleine remonte 4 centimètres au-dessus du pubis malgré une miction spontanée deux heures avant. Le catéthérisme ramène du sang presque pur. Les douleurs vésicales reprennent très vives peu après.

10 janvier. Même état avec strabisme et diplopie, signes méningés. Température normale. Les symptômes prédominants sont surtout d'ordre vésicaux avec paraplégie ; signes d'hématurie abondante d'origine rénale, douleurs lombaires.

A partir de ce jour, pour résumer une longue observation, une paraplégie s'installe avec persistance prolongée d'une hématurie, cystite gangréneuse, fièvre élevée, état très grave.

Le malade, évacué quelques jours après dans le service du

médecin aide-major Hautefort, chirurgien de secteur, en raison de la prédominance et de la gravité des symptômes vésicaux, a été ultérieurement évacué sur l'intérieur. La paraplégie a rétrocédé peu à peu et le malade est parti en convalescence dans le courant de mai 1918, conservant une légère parésie des membres inférieurs avec persistance du signe de Babinski et de l'extension latérale des orteils.

OBSERVATION VI (résumée). — *Myélite, paraplégie*, survenues après une 4e injection de novarsénobenzol.

X..., lieutenant d'infanterie, 22 ans. Entré le 2 mai 1918 pour chancre induré en voie de guérison et roséole.

Sujet très robuste, poids 93 kil. (taille 1m 80), sans tare, en particulier sans albuminurie ; indocile, imprudent, sortant, buvant du vin, même les jours de traitement, malgré conseils et observations.

A reçu avant son entrée, du 27 mars au 2 mai, une injection de novarsénobenzol et 20 injections mercurielles (dont 14 de cyanure de Hg. à 0 gr. 01, et 6 de biiodure de mercure à 0 gr. 02).

Traitement à l'H. C. 71 : 4 injections intraveineuses de novarsénobenzol à 0 gr. 20, 0 gr. 30, 0 gr. 45, 0 gr. 60, les 4, 11, 18, 25 mai, et 13 injections de biiodure de mercure à 0 gr. 01 du 2 mai au 23 mai 1918.

Les trois premières injections de 914 sont bien supportées, malgré une réaction d'Heixcheimer assez vive après les deux premières, ayant incité à faire précéder chaque injection de néo A. B. d'une injection d'adrénaline.

Cinq jours après la dernière injection de 914 (30 mai) courbature, céphalée légère. Le 31 mai, douleurs lombaires, céphalée, sans fièvre, parésie des membres inférieurs, mydriase, légère obnubilation, rétention d'urine.

Le 1er juin, aggravation, T. matin 37.2, soir 37.6, paraplégie complète avec paralysie de la vessie, confusion mentale. Des nécessités militaires nous ont obligé à évacuer ce malade sur un centre hospitalier voisin, toutes précautions étant prises; nous avons su que les mêmes nécessités avaient obligé à l'évacuer dans la nuit sur l'intérieur. Nous n'avons encore pu avoir de ses nouvelles.

OBSERVATION VII (résumée). — *Encéphalite, état de mal épileptiforme* après la seconde injection de novarsénobenzol. — Mort.

C..., soldat, 10e régiment d'infanterie, peintre, 21 ans, entré le 31 mars 1918 pour syphilis primaire (2 chancres indurés types du gland; présence de tréponèmes constatée).

Très vigoureux, poids 70 kilogs, pas de lésion viscérale, pas d'albuminurie; ne signale aucune maladie grave dans son passé.

Traitement : 1er avril 1918, une injection intramusculaire de biiodure de mercure de 0 gr. 01. 3 avril, première injection intraveineuse de novarsénobenzol à 0,30, sans réaction consécutive.

5, 6, 7, 8 avril, injection quotidienne de biiodure de Hg. à 0 gr. 01.

10 avril, recherche de l'albumine dans les urines, négative; deuxième injection de novarsénobenzol à 0 gr. 45.

12 avril, sixième injection de biiodure de Hg. à 0 gr. 02.

Malgré les conseils, s'est couché le jour de l'injection de novarsénobenzol et le lendemain, sur l'herbe fraîche et la tête au soleil.

Accuse de la céphalée et des malaises le 12 avril au soir, à la contrevisite T. 37.9. Injection d'une ampoule d'adrénaline. Diète hydrique.

13 avril, nuit calme, a dormi, mais avec de la céphalée sourde, d'un sommeil lourd et agité, céphalée vive, malaise vague, T. 37.5, pouls à 80.

Examen à 8 h. 1/2, pas d'albuminurie, faciès congestionné. Mydriase accentuée des deux yeux. Pupilles égales, sensibles à la lumière vive, mais paresseuses. Céphalée augmentée par les mouvements, les chocs; nuque souple, non douloureuse; pas de rachialgie, pas de Kœrnig. Parole embarrassée, dysasthrie, répond avec difficulté, d'une voix pateuse, très lente; bredouillante, comprend bien, répond intelligemment mais avec difficulté. Tremblement fibrillaire de la langue.

Réflexes rotuliens exagérés, achilléens vifs; pas de trépidation épileptoïde de la rotule ni de clonus du pied. Ligne de Bobinski négatif.

Sensibilité normale. Sens musculaire, force musculaire conservés dans la position couchée, mais troubles de l'équilibre dans la station assise et debout; marche titubante, les jambes et les bras écartés; sens stéréognostique conservé.

Pas de trouble des réservoirs.

A 13 h. 1/2, céphalée persistante, mêmes signes sauf du côté des réflexes rotuliens et achilléens très diminués.

A 1 heure, vomissements d'aliments de la veille (repas du matin) non digérés. Les réflexes rotuliens sont abolis, mêmes autres signes. T. soir 37.7, pouls à 80.

Traitement : deux injections d'adrénaline, lavement purgatif, compresses froides sur la tête, diète lactée.

14 avril, nuit calme; vers 6 h. 1/2, le malade dit quelques mots puis, brusquement, présente une première crise épileptiforme à prédominence du côté gauche. Quelques minutes après, nouvelle crise. Puis, une troisième et état de mal à partir de 7 h. 1/2, crises convulsives subintrantes, épileptiformes généralisées, avec de rares intervalles de calme durant lesquelles le coma est complet.

En dépit des divers traitements, en particulier une ponction lombaire vers 9 heures, après une saignée d'urgence vers 8 h. 1/2, l'application de ventouses nombreuses largement scarifiées sur le thorax (œdème pulmonaire à partir de 14 heures) et la région lombaire, le malade meurt la nuit suivante, dans le coma, les crises épileptiformes ne s'étant plus reproduites après midi et étant remplacées par des signes bulbaires et de l'œdème pulmonaire.

L'autopsie n'a pu être pratiquée.

La mère, arrivée peu après la mort, nous a signalé, malgré l'affirmation antérieure du malade, que son fils avait été atteint d'une fièvre typhoïde grave à l'âge de 12 ans avec complications méningées sérieuses; qu'en 1916, il aurait été en observation dans un hôpital du Mans pour méningite cérébrospinale. (Le médecin de l'hôpital où le malade aurait été en traitement a infirmé ce renseignement.

Le liquide céphalo-rachidien contenait : albumine 4 grammes par litre, 3 à 4 lymphocytes par champ.

A titre de renseignement, nous croyons devoir joindre l'observation suivante :

Observation 8 (résumée). — *Néphrite grave chez un ancien albuminurique* après quatre injections de novarsenobenzol.

J..., soldat dans l'artillerie lourde, 34 ans, poids 93 kilogs, entré le 24 avril 1918, avec diagnostic de syphilis secondaire et albuminurie.

A présenté de l'albuminurie (dose non signalée), avec douleurs rénales du côté droit, quelques années avant la guerre. A pu cependant faire trois ans de campagne dans l'artillerie lourde, où il remplit les fonctions de cuisinier; contracte un chancré syphylitique en septembre 1917. Traité dans une ambulance spécialisée du front en octobre suivant, J... reçoit quatre injections de novarsenobenzol à une dose qu'il ignore, treize injections de biiodure de Hg. et une d'huile grise; ensuite, il a pris, durant un mois sur trois, des pilules d'hectine. Aurait présenté de la cyanose le jour de chacune des injections de 914, et présente depuis une céphalée rebelle, avec œdème des membres inférieurs et des paupières.

Hospitalisé dans une nouvelle ambulance en mars 1917 reçoit de nouvelles injections de 914 qui déterminent un état cyanolique inquiétant, dit le malade, durant une journée après chaque injection.

Est évacué sur notre centre le 31 mars 1918, ne présente aucun signe de syphilis, mais un faciès pâle, bouffi, de l'œdème des malléoles, un bruit de galop gauche, de l'hypertension (12-20 au pachon) avec 4 grammes d'albumine par litre et 1800 grammes d'urine par jour. Reins douloureux à la palpation surtout le droit; céphalée tenace avec exacerbation nocturne, dyspnée.

Sous l'influence d'un traitement et d'un régime approprié (avec abstention de tous médicaments antisyphilitique tels que arsénicaux, mercure, iodure) les symptômes s'apaisent, la tension baisse, l'albumine tombe à 0 gr. 35.

Le malade a été ensuite évacué dans le service du médecin aide-major Harvier, médecin de secteur.

Ici, on ne peut affirmer que la néphrite a été aggravée ou provoquée par le novarsénobenzol seul, le malade ayant reçu des injections mercurielles; aussi, donnons-nous cette observation sous réserve et à titre documentaire.

En résumé, nous signalons, par ordre de gravité :

1 cas de crises paroxistiques de céphalée (guérison rapide) ;

1 cas d'hypéracousie avec état convulsif, nystagmus (guérison rapide) ;

2 cas d'encéphalomiélite grave (guérison lente avec séquelles) ;

2 cas de méningo-encéphalmiélite (guérison lente avec séquelles) ;

1 cas d'encéphalite (mort).

Physionomie clinique générale. — Nous ne ferons pas ici une analyse clinique minutieuse des symptômes, basée sur le simple résumé de nos observations, afin de rester dans les limites d'une communication, réservant ce travail pour une étude plus approfondie. Notre but a été de signaler les faits observés dans notre service, et de donner leur physionomie générale, qui peut se schématiser ainsi :

Deux à quatre jours après une injection de novarsénobenzol (après la 2e dans deux cas, après la 3e dans deux cas, après la 5e dans un cas, après la 6e dans un cas), que la dose primitive ait été très faible (0gr. 20 de nov. A. B. correspondant à 0 gr. 12 de salversan), ou faible (0 gr. 30 correspondant à 0 gr. 20 de salvarsan), chez des syphilitiques primaires aussi bien que secondaires ont apparu des accidents graves.

Ces accidents sont caractérisés par : une fièvre légère, autour de 38, de la céphalée, de la mydriase, parfois des signes méningés, de l'obnubilation, de la confusion mentale, parfois des crises épileptiformes ; en 24 à 48 heures, apparaissent des signes de myélite, avec paraplégie ; la mort peut survenir en deux à trois jours dans l'état de mal épileptique ; la paraplégie peut évoluer vers la guérison, sans que nous sachions encore si cette guérison est complète, absolue ; elle persiste plusieurs mois en tous cas, avec signes de lésions organiques.

Pathogénie. — Nos cas les plus graves sont survenus chez des syphilitiques traités à la période du chancre. On ne saurait donc incriminer la dose du début qui, c'est classique, existe des manifestations nerveuses. Elle a été d'ailleurs faible dans toutes nos observations. Un décès est survenu après la deuxième injection chez un syphilitique primaire, les deux autres cas graves ont évolué après la cinquième (1 cas) et la sixième (1 cas), injection de 914.

Nous sommes certains d'avoir évité toute cause d'erreur dans le mode d'administration, le dosage et la préparation des solutions, ainsi que dans l'asepsie des injections, chez des sujets bien examinés à l'avance, bien surveillés ensuite. Les solutions ont été faites par la méthode de Ravaut avec de l'eau fraîchement distillée (bi-distillée depuis quelques mois), et stérilisée à l'autoclave le matin de l'injection.

La série d'ampoules, à laquelle appartenait la provision d'arsénobenzol qui nous a donné les accidents observés de décembre à avril, a été renvoyée à la Pharmacie Centrale (car nous n'avions observé aucun cas sérieux avec une série précédente, sur un nombre d'injections comparable d'octobre à fin décembre), et remplacée par une série nouvelle. Nous avons observé deux des accidents signalés ci-dessous avec la nouvelle série d'ampoules.

Faut-il incriminer un produit mal préparé, soit par hâte et nécessité de production excessive, soit par suite d'un défaut de qualité des matières premières, défaut provenant des difficultés générales actuelles ? On pourrait l'admettre si le nombre des accidents était supérieur à celui déjà observé en temps de paix. Or, le nombre d'accidents que nous signalons correspond parfaitement à celui qui a été signalé en temps de paix, tant en France qu'en Allemagne, avec des produits français ou allemands.

La seule conclusion à tirer, c'est que la méthode comporte ses aléas.

A qui incriminer ces aléas ? Au malade ? A la maladie ? Au médicament « en soi », même pur, même offrant toute garantie ?

Il est toujours facile d'incriminer le malade : imprudences, antécédents, idiosyncrasie. Nous ne trouvons rien de probant dans nos observations, pas plus quelques abus de vin que le refroidissement. Chez l'un d'eux une fièvre typhoïde grave à l'âge de 12 ans, avec réaction méningée, peut avoir aggravé les accidents, empêché les défenses de l'organisme. L'idiosyncrasie peut toujours être invoquée, dans l'ignorance des causes ; elle n'explique rien.

Faut-il incriminer la syphilis et parler de *neurorécidive*.

ou mieux d'un mot meilleur et plus nouveau de *neuro-fixation?* c'est-à-dire, penser que la libération d'un grand nombre de tréponèmes ou de leurs toxines a pu provoquer une de ces lésions nerveuses, survenant dans le cours de la syphilis? Nous ne le pensons pas. On pourrait parler de neurofixation s'il s'agissait d'accidents observés chez des malades traités en pleine période secondaire, et surtout en face de lésions telles que les paralysies de la troisième ou de la sixième paire.

Or, les accidents signalés ont atteint aussi bien des malades traités au début de la syphilis, quelques jours après l'apparition du chancre, que ceux chez lesquels l'organisme était déjà imprégné de tréponèmes au stade de la roséole ; l'un d'eux avait eu un traitement hydrargyrique intensif préalable. L'hypothèse de neurorécidives, de neuofixations est donc à éliminer.

Reste à incriminer le médicament en soi, indépendamment de toute impureté. Bien entendu on ne saurait attribuer les accidents à l'association d'un traitement mercuriel, des accidents analogues classiques ayant été signalés avec un traitement arsénical exclusif. Et c'est lui que nous incriminons.

Nous pensons, comme l'un de nous l'a développé au Congrès de Lyon en 1910, avec le professeur Dubreuille, qu'il s'agit d'une intoxication médicamenteuse. Contre cette idée, on a dit que les accidents dûs au salversan et néo-salversan ne rappelaient pas l'intoxication arsénicale. Nous objecterons, tout d'abord, que l'on n'a pas étudié, à notre connaissance du moins, l'effet de l'arsenic et de ses composés par voie intraveineuse, et que d'autre part, on ne peut assimiler un produit complexe du type 606-914 à l'arsenic et à ses formes médicamenteuses classiques. Nous pensons qu'il s'agit d'une intoxication spéciale « arsénobenzolée » « néoarsénobenzolée ». Les médicaments courants ont des formes d'intoxication différentes de celles de leurs composants (l'iodure, de bromure de potassium ou de sodium, par exemple, donnent des réactions toxiques qui ne concordent pas exactement avec celles de l'iode, du/brome, du potassium, du sodium, de même que l'éthylisme aigu ou chronique a des manifestations différentes selon que l'alcool ingéré provient du vin, de la bière, du cidre, de l'eau-de-vie, etc... (le rôle additionnel des essences et autres composés étant écarté), pourquoi vouloir rapprocher de l'intoxication arsénicale celle du 606-914 et ne pas chercher à étudier un nouveau mode d'intoxication ?

La voie à suivre dans cette question est de chercher justement à étudier cette intoxication spéciale.

L'anatomie pathologique paraît fournir un argument en faveur de cette idée : toutes les recherches nécropsiques ont montré que les lésions des morts par arséno ou néoarsénobenzol se réduisaient à des congestions cérébrales médullaires, viscérales, et à des suffusions sanguines : n'est-ce pas là une des caractéristiques de beaucoup d'intoxications ? En quoi ces lésions rappellent-elles celles si caractéristiques de la syphilis ?

Traitement des accidents. — Aucun traitement, hormis la ponction lombaire, ne nous a paru efficace. L'adrénaline, à titre préventif pas plus que curatif, ne paraît avoir d'effet certain. On se trouve désarmé en face de ces malades.

Dans l'hypothèse d'une intoxication, l'abcès de fixation térébenthisée pourrait avoir son utilité.

Malades non suivis. — Nous croyons devoir attirer l'attention sur un point très important. Des accidents surviennent — tant dans notre service que dans ceux des autres — en proportions certainement analogues chez des malades bien suivis, bien surveillés, restant à l'hôpital plusieurs jours après les injections. Qu'advient-il chez des malades traités par le 606-914, en très grand nombre, en trop grand nombre même, dans les cabinets médicaux, consultations, dispensaires, policliniques, instituts variés par la méthode ambulatoire. Ces malades reviennent à leurs occupations après les injections, travaillent, mangent, boivent. Connaît-on leur devenir ?

Nous croyons que maints accidents passent chez eux inaperçus. Comment un médecin, en ville ou à l'hôpital, dépistera-t-il la cause, dans un cas de coma, d'encéphalite ? Ces cas ignorés existent, nous en connaissons sans pouvoir les citer, car ils ne nous appartiennent pas.

Il sera désormais utile et de bonne pratique dans des cas analogues, non cliniquement classiques, de diagnostic incertain, d'examiner les plis des coudes malades et de rechercher les traces d'injections intra-veineuses.

CONCLUSIONS

En dépit de toutes précautions, le traitement de la syphilis par les composés arsénicaux, d'effet thérapeutique si remarquable, s'accompagne d'accidents parfois mortels, inévitables.

Il ne faut donc pas utiliser ce mode de traitement sans nécessité, ni inciter les malades à en courir inutilement le risque en l'absence de lésions, dans l'espoir de guérir complètement la syphilis. Nous estimons qu'il doit être réservé aux périodes cliniquement actives et contagieuses, sans poursuivre la recherche d'une réaction de wassermann négative.

La nécessité de lutter contre l'extension de la syphilis, de tenter sa prophylaxie par le traitement, tant dans un but social que militaire (récupération des effectifs), autorise à employer ce mode de traitement, comme le chirurgien continue à utiliser le chloroforme, sans toutefois croire qu'il s'agit d'use médication inoffensive, ni le laisser croire au malade.

Comme dans toute mésication active, il faut rechercher avec soin les indications, les contre-indications.

Le malade doit être averti à l'avance du danger possible : camme le médecin il doit prendre ses responsabilités.

Dr Lévy-Franckel. — Nous avons eu également un

certain nombre d'accidents. Sur 4.800 injections, je n'ai d'abord aucun accident, puis brusquement sur 12 malades injectés dans la même matinée je vois apparaître des accidents. Nous avons alors incriminé le médicament, et cependant avec le médicament changé nous avons encore sans accident.

Dr R. Bonneau. — Il serait intéressant de rechercher s'il y a la même proportion d'accidents dans les autres maladies où l'on emploie le salvarsan. Un de mes amis, chef d'un centre de tuberculeux, surtout de prétuberculeux, a employé ce médicament chez ses malades et sans accident

Dr Lévy-Franckel. — Dans un cas de psoriasis, j'ai eu un accident grave. Cela a été observé également une fois dans la lèpre.

Dr Petges. — Je vois que M. Lévy-Franckel a cherché à changer la provenance de ses ampoules. Or, nous n'avons aucun moyen de savoir si le produit est pur ou impur, la crainte de l'accident reste toujours reculée mais non évitée.

Dr Lévy-Franckel. — Je ne suis pas d'accord avec ce qu'on appelle dose faible ou dose forte. Des injections de 30 centigrammes ne sont pas fortes. Thibierge préfère diminuer le nombre des injections en augmentant les doses ; il commence à 0, 45 centigrammes.

Dr Bauer. — J'ai eu l'occasion de faire des injections chez des paludéens et des dysentriques. Je n'ai pas eu d'accidents. Le seul cas grave que j'ai vu est celui que j'ai injecté moi-même à Blois.

D'autre part il ne s'agit pas seulement d'une question chimique puisqu'on a pu donner des séries de grammes de salvarsan. Il y a surtout une question de malade.

Dr Lafite-Dupont. — Au point de vue de la pathogénie

des accidents éliminons d'abord la réaction d'Exheimer. Quant aux phénomènes de mydriase, de nystagmus on peut les expliquer par une simple augmentation de la pression intracranienne du liquide céphalo rachidien. Or chez nos malades vous n'avez pas d'hyperleucocytose marquée. Il s'agit plutôt d'hydropisie, hypertension pure sans inflammation. L'examen papillaire serait intéressant à faire.

Dr Petges. — Je conclurai en disant que le néoarsenobenzol qui est un bon médicament peut déclancher des accidents graves actuellement impossibles à prévoir et qu'il est sage avant toute injection de faire devant les intéressés où mieux les familles toutes réserves au sujet de la possibilité de ces accidents.

ERRATUM

Page 681, au lieu de : *Extraction d'un projectile*, **Dr Lévy-Franckel**.

Lire : *Extraction d'un projectile*, **Dr Lafite-Dupont**.

Summary of the communication contamed in this publication

Dr JAULIN. — A french surgical automobile ambulance in Russia.

Dr RAYMOND BONNEAU. — 2 werious cases caused by the deverticule of Mekel.

Dr LAFITE-DUPONT. — Torpid cerebral abscès.

Dr GENTIL. — 1° Resection of the elbow.
2° A fracture of the radius treated by the direct correction by meau of metallic wire.

Dr JEANDELIZE. — Light ophtalmoplegia after a typhoid fever.

Dr BAUDRON. — 3 heart diseases.

Dr JEAN FERRAND. — Accidents caused by intoxicating gaz (yperite).

Drs COTENOT et LAGARDE. — Same subject.

Dr LÉVY-FRANCKEL. — 2 cases of leprosy.

Drs PÉTGES, GRATIOT et COTTU. — Accidents of the neoarseno benzol.

Le Secrétaire des séances,
Dr LOUIS FERRAND.

Le Secrétaire général,
Dr RAYMOND BONNEAU.

COLLIN

Fabricant d'Instruments de Chirurgie

6, Rue de l'École-de-Médecine, 6

PARIS

Établissements PANNETIER

ORTHOPÉDIE - PROTHÈSE

MÉCANIQUE CHIRURGICALE

Appareils Redresseurs, Corsets

JAMBES et BRAS ARTIFICIELS

Types **FRANÇAIS** et **AMÉRICAINS** perfectionnés

PARIS - *131, Rue Montmartre* - PARIS

MANUFACTURE CENTRALE

COMMENTRY (Allier)

BANDAGES - CORSETS DE TOILETTE ET PHYSIOLOGIQUES

Ceintures — Bas pour Varices

Spécialité de Tricots Tubulaires - Jerseys et Caleçons pour appareils plâtrés

SERINGUES CRISTAL

AIGUILLES HYPODERMIQUES

APPAREILS POUR FRACTURES

Bandes adhésives, Plâtres à modeler

BANDES PLATRÉES

POULIES POUR EXTENSION

Établissements CHEMIN & CIE

ORTHOPÉDIE — PROTHÈSE

PARIS-6e — 82, RUE DE RENNES — PARIS-6e

Appareils Prothétiques Français et Américains

Appareils Orthopédiques en celluloïd ignifugé et en cuir moulé

GROUPEMENT MÉDICO-CHIRURGICAL

DE LA 5e RÉGION

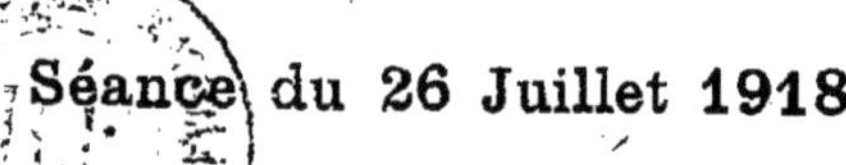

Séance du 26 Juillet 1918

PRÉSIDENCE D'HONNEUR
DE M. LE MÉDECIN PRINCIPAL GRUSON
DIRECTEUR DU SERVICE DE SANTÉ DE LA Ve RÉGION

PRÉSIDENCE DU Dr RAYNEAU

Dr Rayneau. — *Tumeur cérébrale.*

Dr Gentil. — *Cure radicale de fistule thoracique par l'opération d'Estlander.*

Dr R. Bonneau. — *Suture du poumon*

Le Chinois que je vous présente fait partie d'un lot de Chinois qui est arrivé au Mixte après une rixe nocturne. L'un d'eux avait deux plaies de poitrine pénétrantes, mais son état général n'était pas inquiétant et j'ai pu, après débridement des plaies et vérification de l'intégrité des intercostales, fermer en plusieurs plans et transformer le pneumothorax ouvert en pneumothorax fermé. Après formation d'un hémopneumothorax modéré la guérison est survenue régulièrement.

Un autre Chinois (celui que je vous présente et que connaît bien M. Laporte) était dans un état autrement inquiétant avec des signes de mort imminente : pouls incomptable, respiration anhélante et superficielle, agitation ; par une large plaie du 3e espace intercostal droit, en dehors du sternum, s'écoulait du sang noir projeté à chaque expiration par un souffle d'air. Séance tenante, j'agrandis l'incision en suivant l'espace intercostal, mais je fus inondé de sang ; laissant mon doigt dans la plaie pour former bouchon, je branchai vivement une incision verticale et coupai les 2e, 3e et 4e cartilages costaux, ce qui permit grâce à l'élasticité des côtes de récliner en dehors le volet costal et d'accéder aux lésions pulmonaires. Je m'attendais à trouver un poumon plus ou moins rétracté vers le médiastin mais mobile ; or j'eus tout de suite la notion que tout le poumon était fixé au thorax par d'anciennes adhérences et que la plaie passant dans la scissure interlobaire avait presque exclusivement lésé le lobe moyen. Certains auteurs ont parlé de libérer les adhérences pour extérioriser le poumon ; dans la circonstance il eût fallu sculpter ces adhérences à l'instrument tranchant, c'eût été perdre un temps précieux. Je laissai donc le poumon en place et grâce à un bon éclairage au miroir je pus passer avec l'aiguille de Hagedorn trois gros catguts dans le parenchyme à 1 centimètre des bords de la plaie de chaque côté. L'hémostase fut constatée suffisante. Par précaution une mèche au contact qui fut enlevée le lendemain pour l'installation du Dakin.

Aussitôt après l'opération, l'état du malade s'est amélioré, le pouls est devenu perceptible. Les suites opératoires ont été régulières, malgré 38° 5 pendant 3 jours. La plaie se ferme rapidement.

Dr R. Bonneau. — *Résection du cæcum.*

Le malade que je vous présente, aujourd'hui guéri, fut envoyé dans mon service pour appendicite. Cependant, lors du premier examen, il fut évident qu'il y avait autre chose. En effet, malgré une température de 40°, qui du reste devait tomber à 37° dès le lendemain pour ne plus jamais remonter, on ne constatait localement qu'un empâtement diffus dans la fosse iliaque droite sans défense musculaire, sans réaction péritonéale et dans la nuit le malade émettait une selle sanglante. Je pensai à une tumeur du cæcum et, 15 jours après son entrée, je l'opérai (notre confrère Sauget étant présent) : incision de Jalaguier longue, pas de liquide dans le ventre, l'appendice est rétro-cæcal complètement sous-séreux ; pour l'avoir il a fallu sectionner le ligament cæcal externe, lésions banales d'appendicite chronique. Le cæcum présentait une induration diffuse plus particulièrement marquée au niveau de la valvule iléo-cæcale. Cela ne donnait nullement l'impression de typhlite, mais ressemblait à un cas que j'avais déjà vu de tuberculose de la valvule. Il me parut prudent, malgré l'absence de diagnostic plus précis, d'enlever en masse toutes les lésions, y compris des ganglions cæcaux assez volumineux. Section de l'iléon à deux travers de doigt en amont de la valvule ; section du côlon ascendant à un travers de doigt au-dessus du plan de terminaison du grêle. Fermeture en deux plans du bout du grêle et anastomose látéro-terminale du grêle dans le côlon en proportionnant exactement l'incision latérale du grêle au calibre du côlon. Un drain de sûreté. Suites opératoires régulières ; la température n'ayant pas dépassé 38° le deuxième soir.

Voici l'examen anatomo-pathologique pratiqué par MM. Rubens-Duval et Cochinal :

Microscopiquement typhlite : Ulcérations irrégulières. Bords de l'ulcération papillomateux par endroits. Infiltration de la valvule iléo-cæcale qui est épaisse et dure. Appendicite légère, mais nette, avec points hémorragiques surtout vers l'extrémité libre. Gros ganglions cæco-appendiculaires.

Malgré qu'il ne s'agisse pas sur ce malade de lésions spécifique (cancer ou tuberculose) je ne regrette pas d'avoir enlevé le cæcum. D'une part, parce qu'il est impossible dans certains cas de faire le diagnostic même la pièce en mains (ce n'est pas la première fois qu'il m'est donné de rencontrer des fausses tumeurs inflammatoires du tube digestif et j'ai présenté, il y a une dizaine d'années, à la Société de l'internat un cas assez semblable où j'avais fait une gastrectomie). A mon avis le doute doit profiter à l'opération. D'autre part, rien ne prouve que ces inflammations non spécifiques guérissent facilement d'elles-mêmes par le traitement médical. J'ai actuellement dans mon service des preuves positives du contraire.

Dr R. Bonneau et **Cochinal.** — *Matériel pour la transfusion du sang.*

La technique de Jeanbrau a permis de simplifier la transfusion, mais si son appareil est ingénieux on peut le remplacer aisément par des moyens de fortune. Voici le dispositif dont nous nous servons à l'hôpital mixte : Dans un flacon contenant 30 centigrammes de citrate de soude en solution aqueuse pour 100 grammes de sang (nos flacons sont destinés à recevoir 300 grammes de sang, on en emploie un ou deux selon les besoins), on reçoit le sang du donneur pris tout simplement par ponction veineuse effectuée avec une très grosse aiguille à biseau court à laquelle fait suite un petit tube de caoutchouc. Le sang qui sort par ce tube de caoutchouc tombe directement dans la solution de citrate de soude et l'on agite constamment pour faciliter le mélange. Quand la quantité de sang désirée est obtenue, on bouche le flacon par un bouchon traversé par deux tubes en verre coudé, un tube non plongeant auquel s'adapte une soufflerie de thermocautère, un tube plongeant par où le sang chassé par la pression d'air sortira pour passer dans un raccord en caoutchouc et dans une grosse aiguille à ponction veineuse. Il serait impossible sur un malade en état de mort imminente de trouver une veine suffisamment tendue pour recevoir directement l'aiguille à travers la peau, il faut d'un coup de bistouri fendre cette peau, dégager la veine, la charger sur un fil de catgut. Après s'être assuré que quelques coups de poire font sortir par l'aiguille un beau jet de sang liquide, on introduit l'aiguille dans la veine dénudée et l'injection de sang se fait comme une injection de sérum.

Ce matériel si simple nous a donné toute satisfaction, mais on ne l'apprécie vraiment que quand on s'en trouve inopinément dépourvu. La semaine dernière, j'ai reçu de nuit un homme dont les deux jambes venaient d'être broyées. La personne chargée du matériel ayant disposé à mon insu des aiguilles à ponctions veineuses, j'ai dû faire la saignée habituelle sur la veine du donneur. Le jet de sang, tantôt énergique, tantôt bavant, s'est trouvé projeté sur la paroi interne du flacon, mais non directement dans le citrate de soude ; il en est résulté une coagulation totale et 400 grammes de sang inutilisables.

Dr Gentil. — Je ne m'étonne pas que M. Bonneau ait eu une coagulation dans sa dernière transfusion. Il me paraît qu'avec cette instrumentation simplifiée la coagulation est à craindre.

Dr Jeandelize. — M. Bonneau dit que la transfusion par son procédé devient une opération de petite chirurgie aussi facile qu'une thoracentèse et pouvant être mise entre toutes les mains et fréquemment employée. Mais en diffusant la transfusion ne s'expose-t-on pas à donner la syphilis, car je suis vraiment effrayé dans mon service de voir la quantité d'hommes d'apparence saine qui ont un Wassermann positif.

Dr Lévy-Franckel. — Wassermann positif ne veut pas dire syphilis pouvant contaminer. Il y a encore beaucoup d'inconnues dans le Wassermann.

Dr Bonneau. — L'expérience m'a montré la facilité et la bénignité du procédé que je vous présente. Je n'ai eu une coagulation que lorsque j'ai été dans l'impossibilité de l'employer.

Dr Dubois. — *Contribution à la bibliographie des accidents dus à l'arsénobenzol et au néo-arsénobenzol.*

Dans sa séance du 18 juin dernier, notre Groupement a eu la bonne fortune d'entendre une intéressante communication de M. le Médecin Principal PETGES, au sujet des accidents dûs au néo-arsénobenzol.

Sur 3.500 injections pratiquées à Jouarre, l'auteur relevait seulement un décès et sept cas d'accidents graves. Il nous parlait des réactions passagères présentées par certains sujets, consistant surtout en fièvre, céphalée, vomissements, diarrhée, érythèmes, etc. ; et aussi d'autres accidents plus tenaces, tels qu'asthénie, amaigrissement, subictère, troubles gastro-intestinaux rebelles, céphalée tenace, lesquels s'accompagnaient d'ordinaire de mydriase et de paresse pupillaire.

Les accidents les plus graves portaient sur le système nerveux ; toutefois, étant donné qu'ils étaient observés à une période peu avancée de la maladie, il ne semblait pouvoir être question de neurorécidives ou de neurofixations.

Cette communication a éveillé ma curiosité et m'a donné l'idée de me livrer à des recherches bibliographiques, bien incomplètes malheureusement, en raison des circonstances.

J'ai cependant pu réunir une cinquantaine de cas dont je publie ci-dessous l'indication avec des références suffisantes pour permettre d'en retrouver l'origine en cas de besoin.

Ces cas, je les ai divisés d'une façon arbitraire en deux séries : antérieurs à 1914 ; postérieurs à cette date. Ces derniers ont été, à ce qu'il semble, mieux observés ; de plus, les perfectionnements de la technique et une utilisation plus judicieuse des médicaments, basée sur l'expérience, semblent avoir rendu les accidents plus rares,

CAS ANTÉRIEURS A 1914

BERNHEIM. — 29 cas de syphilis traités par le néo-salvarsan, *Deutsche Med. Wochenschr*, 30 mai 1912. Dans 4e cas, forme d'une intoxication arséniale grave.

HUDELO. — *Société de Dermatologie*, 6 juin 1912.

GENNERICH. — L'étiologie des neurorécidives et le traitement par le néo-salvarsan. *Berlin. Klin. Wochenschr*, 17, 24 juin et 1er juillet 1912.

FERNET-FRANÇON. — *Société de Dermatologie*, 4 juillet 1912.

WOLFF, MULZER. — Quelques cas de syphilis traités par le néo-salvarsan. *Munchener Med. Wochenschr*, 30 juillet 1912.

KALL. — Résultats de l'emploi du néo-salvarsan. *Munchener Med. Wochenschr*, 31 juillet 1912.

MAYER. — (Berlin). *Berlin. Klin. Wochensehr*, 26 août 1912.

WECHSELMANN. — Le néo-salvarsan. *Munchener Med. Wochensc.*, 24 septembre 1912.

JACQUE et SLUYS. — Notes sur le néo-salvarsan. *Gaz. des Hôpitaux*, 1er octobre 1912.

Prof. BUSSE (O.) et L. MERIAN. — Empoisonnement mortel après une seconde injection intra-veineuse de néo-salvarsan à 0 gr. 60. *Munchener Med. Wochenschr*, 22 octobre 1912.

SIMON (J.). — Les effets secondaires du néo-salvarsan. *Munchener Med. Wochenschr*, 22 octobre 1912.

LEVY (G.).— *Ann. des Mal. vénériennes*, octobre 1912.

LEREDDE. — Les accidents du néo-salvarsan. *Soc. de Dermatologie*, 7 novembre 1912.

BAYET (A.). — Le néo-salvarsan. *Journ. Méd. de Bruxelles*, 1912.

DARIER. — Deux cas de mort après des injections de néo-salvarsan. *Soc. de Dermatologie*. 7 novembre 1912.

LEREDDE. — Infection intestinale avec état typhoïde consécutive à une injection de néo-salvarsan. *Soc. de Dermatologie*, 7 novembre 1912.

PERKEL (J.). — Un cas de congestion cérébrale consécutive à trois injections intraveineuses de néo-salvarsan, *Ann. des Maladies vénériennes*, novembre 1912.

GOUBEAU. — Un cas de mort après injection de néo-salvarsan. *Soc. de Dermatologie*, 5 décembre 1912.

GERBSMANN. — Salvarsan et néo-salvarsan. *Vratchebnaja Gazeta*, 1912, n° 42.

BERNADOT (P.). — Syphilis, salvarsan. Neurorécidive, néo-salvarsan. *Ann. de Dermatologie*, décembre 1912.

LEREDDE. — Mécanisme des petits accidents consécutifs aux injections de salvarsan ou de néo-salvarsan. *Soc. de Dermatologie*, 6 février 1913.

WAHLE (P.). — Deux cas d'intoxication par le néo-salvarsan. *Munchener Med. Wochenschr.*

DARIER. — Deux cas de mort après des injections de néo-salvarsan. *Bulletin Méd.*, 8 mars 1913.

POULIOT (L.). — Le traitement de la syphilis par le salvarsan pendant la grossesse. *Journ. de Méd. de Paris*, 15 mars 1913.

RINDFLEISCH. — Deux cas de mort par le néo-salvarsan. *Berlin, Klin. Wochenschr*, 24 mars 1913.

SABSOVITCH. — 50 cas de syphilis traités par le néo-salvarsan. *Vrarchebnaja Gaz.*, 1913, n° 4.

CARLE (Lyon). — Néo-salvarsan, Hémiplégie tardive. Mort. *Ann. des Maladies vénériennes*, avril 1913.

DUJARDIN. — Les ictères toxiques dus au néo-salvarsan. *Soc. clin. des hôpitaux de Bruxelles*, 19 janvier 1914.

JOLTRAIN (E.). — Un cas de mort à la suite de deux injections de néo-salvarsan au début de la syphilis. *Soc. méd. des hôpitaux*, 24 janvier 1914.

SPILLMANN. — Un cas d'intoxication grave. *Soc. de Dermatologie*, 5 février 1914.

FLORAND et GIRAULT. — Coma consécutif à une seconde injection de néo-salvarsan. *Soc. Méd. des Hôpitaux*, 7 février 1914.

MASSARY (E. DE) et Ph. CHATELIN. — Mort d'un paralytique général. *Soc. Méd. des Hôpitaux*, 13 février 1914.

NEUMAYER. — Un cas de mort après injection intraveineuse de néo-salvarsan, *Munchener Méd. Wochenschr*, 14 avril 1914.

FRUHWALD. — Un cas de mort par le néo-salvarsan. *Méd. Klinik*, 21 juin 1914.

SHELDON. — Note sur un effet insolite du néo-salvarsan sur la peau. *Lancet*, 11 juillet 1914.

2° CAS POSTÉRIEURS A 1914

MORAWSKI (J.). — Un cas de mort après injection de néo-salvarsan à forte concentration. *Revue Neurologique*, avril 1915.

ROSTENBERG. (A). — Les morts par le « 606 ». — *Méd. Record*, 27 février 1915.

GOUCHAN (Toulouse). — Un nouveau cas de mort par l'arsénobenzol dans la syphilis. *Ann. de Dermatol*, janvier 1916.

DANYSZ. — Les causes de l'intolérance aux arsénobenzols et les moyens de les prévenir. *Acad. des Sciences*, 30 octobre 1916.

D'après *The Chemist and Druggist*, 18 novembre 1916, p. 38, Drs SCHOLZ et von ZUMBUSCH.

SOCIN. — Un cas de mort par myélite due au salvarsan. *Correspon Bl. F Schweiz. Aerzte*, 18 novembre.

KIRSCH. — Recherches cliniques sur l'urobilinurie. *Wiener Klin. Wochenschr*, 28 septembre 1916, d'après *Journ. of the Amer. Med. Assoc.*, 2 décembre 1916.

KERL. — Deux cas de mort après une injection intraveineuse de salvarsan : *Weiner Klin. Wochenschr*, 28 septembre 1916, d'après *Journ. of the Amer. Med. Assoc.*, 2 décembre 1916.

LANGEVIN, BRULE et A.-P. MARIE. — *Soc. Méd. des Hôpitaux*, janvier 1916. Les anémies transitoires au cours du traitement de la syphilis par le néo-salvarsan.

G.-W. Mc CASKEY. — *The Practitionner*, février 1918. Myélite consécutive à l'emploi du salvarsan.

SICARD et ROGER. — *Soc. Méd. des Hôpitaux*,

22 février 1918, p. 181. Intoxication arsenicale aigüe après arsénobenzothérapie veineuse intensive.

NATHAN RAW. — *British Méd. Journ.*, 20 avril 1918, p. 454. Atrophie jaune aigüe et syphilis.

H. CHABANIER, G. BLETON. — *Paris Méd.*, 27 avril 1918, p. 336. Polyarthrite au cours du traitement par les arsénobenzols.

LEREDDE. — *Société de Dermatologie*, 6 février 1917. Mécanisme des petits accidents consécutifs aux injections de salvarsan et de néo-salvarsan.

LACAPÉRE. — *La Presse Médicale*, 13 mai 1918. — Traitement de la syphilis par les composés arsenicaux.

LACAPÉRE. — *Journal des Praticiens*, 8 juin 1918. L'emploi des doses vaccinales dans le traitement de la syphilis par les composés arsenicaux.

MATSON. — *Indian Médical Gazette*, avril 1918. Etat actuel du traitement de la syphilis.

HARISSON. — *The diagnostic and treatment of venereal diseases.* (Oxford medical publications) 1918.

Nous allons nous occuper successivement :

1° Des cas de mort ;

2° Des accidents plus ou moins graves survenus au cours du traitement ;

3° De quelques faits concernant l'étiologie et la prophylaxie de ces accidents.

I

CAS DE MORT

Mentionnons tout d'abord l'article de ROSTENBERG revisé par SCHMITT qui réunit une statistique de 172 décès imputables au salvarsan.

Ces décès sont survenus sur des sujets entre 20 et 40 ans sans autre lésion que celle de syphilis ; ils se sont produits à toutes les périodes de la maladie, indépendamment de la dose et du nombre d'injections. Dans quelques cas la mort est survenue immédiatement ; souvent, le lendemain et même plus tard (3 ou 4 jours). A l'autopsie on observait des méningites séreuses ou de l'encéphalite hémorragique. Dans un autre groupe, l'auteur note une anurie plus ou moins marquée suivie de mort ; de la dégénérescence du foie ou des reins comme dans l'empoisonnement par l'arsenic. Il admet qu'il s'agit d'un état thymolymphatique (?) avec *insuffisance surrénale*. C'est une notion à retenir, car nous y trouvons peut-être le point de départ de l'emploi de l'adrénaline conseillée en France par Milian.

Un autre article, anonyme, paru dans le « Chemist and Druggist » mais résumant évidemment des articles de journaux allemands, cite douze morts et trois cas de cécité.

Comme nous n'avons aucun renseignement sur le nombre des cas traités, il nous est impossible d'établir une proportion quelconque entre ce chiffre et celui des décès. Contentons-nous de faire observer qu'il semble qu'il s'agisse ici de l'ancien salvarsan ou « 606 » et d'une époque où le maniement des composés arsenicaux était loin de présenter la sécurité actuelle.

Restent donc, parmi les observations recueillies, vingt cas de mort au cours du traitement néo-salvarsan ou « 914 ».

Carle, de Lyon, cite un cas de mort avec hémiplégie tardive.

Joltrain mentionne un décès à la suite de deux injections au début de la syphilis. Nous n'avons pu nous procurer d'autres détails sur la pathogénie ou la symptomatologie de ces cas.

Les observations suivantes sont un peu plus détaillées et permettent, à mon sens, d'adopter l'opinion que la mort est due d'ordinaire à l'une des deux causes suivantes :

1° Emploi défectueux du médicament (doses trop élevées ou trop rapprochées).

2° Etat du malade, qui présentait une tare organique ou une maladie en évolution.

C'est ainsi que Sosin nous parle d'une myélite mortelle survenue après une seconde injection intra-veineuse de 0 gr. 50 de néo-salvarsan ; que Kerl attribue principalement la mort de deux de ses malades à une « faiblesse du système lymphatique et « vasculaire », conseillant avec raison, et probablement après expérience de « n'em-« ployer ce médicament qu'après s'être assuré de l'inté-« grité des vaisseaux, en particulier des vaisseaux céré-« braux ».

Busse et Merian citent un empoisonnement mortel après la seconde injection intraveineuse de 0 gr. 60 de médicament.

Avec Morawski, nous voyons le cas d'un paralytique général de 51 ans qui reçoit une première dose de 0 fr. 30 bien supportée, et, *deux jours après*, une seconde injection de 0 gr. 45 laquelle provoque une attaque convulsive avec forte fièvre (40°) suivie de mort.

Et l'auteur croit devoir ajouter que cette mort est due « non à la toxicité du néo-salvarsan, mais à l'état pré-« caire des vaisseaux du malade ».

C'est un autre paralytique général qui fait l'objet d'une note de Ph. Chatelain et de Massary : cet homme mourut à la suite d'une injection de 0 gr. 30 de néo-salvarsan administrée en pleine poussée de réaction méningée.

Darier rapporte deux cas de mort, le premier survenu chez un syphilitique déjà ancien (6 ans) atteint de syphilides tuberculo-végétantes. On pratiqua trois injections de 0 gr. 60, 0 gr. 75 et 0 gr. 90. Aucun incident lors des deux premières. *Soixante-sept heures après la troisième*, le malade est pris d'une crise épileptiforme, suivie de phénomènes nerveux graves, avec fièvre de 39° 6. Le malade succombe dix-neuf heures après. L'autopsie montra une congestion très intense des méninges et des viscères, sans lésions macroscopiques appréciables.

Dans le second cas, il s'agissait d'un *tuberculeux chétif*

et albuminurique atteint d'iritis double et d'ulcération pharyngée. Une première dose de 0 gr. 45 donna de bons résultats. On pratique alors une deuxième, puis une troisième injection de 0 gr. 90. Cet homme présenta, quinze heures après, des phénomènes nerveux graves, qui durèrent deux jours et succomba finalement, au bout de cinq jours, présentant à l'autopsie une broncho-pneumonie tuberculeuse et des lésions de néphrite parcellaire.

... « Ces cas mortels, ajoute l'auteur, ne sont malheu-« reusement pas isolés... Ils relèvent, sans doute, d'accu-« mulation du médicament, due à une élimination « insuffisante.

« Comme il n'existe actuellement aucun critérium qui « permette d'éviter ces accidents graves, on ne saurait « trop recommander la prudence aux médecins qui « manient le néo-salvarsan. »

Que dire des deux cas rapportés par Rindfleisch ? Dans le premier il s'agissait d'une femme de 50 ans atteinte de cancer avec métastases. On crut à une syphilis hépatique à cause d'une réaction de Wassermann positive. Elle succomba peu après, ayant reçu une seule injection de 0 gr. 60.

Le second cas est celui d'un garçon de 11 ans, atteint de scarlatine au deuxième jour. L'auteur ne nous dit pas pour quelle raison on crut devoir, en pleine fièvre, lui injecter 0 gr. 50 de néo-salvarsan dans les veines. Il mourut vingt-quatre heures après.

J. Lévy cite le cas d'un homme de 41 ans, *alcoolique*, qui reçut quatre injections intra-veineuses aux doses de 0 gr. 45, 0 gr. 60, 0 gr. 60, 0 gr. 90 ; soit en tout 2 gr. 55 du médicament. La mort survint quatorze jours après la dernière, *dans le coma*. Elle avait été précédée d'un érythème généralisé avec desquamation abondante.

Avec Fruhwald, nous arrivons aux doses importantes : une jeune fille de 18 ans, à la période secondaire floride, reçoit deux injections de 0 gr. 75, *à cinq jours d'intervalle*. Elle meurt dans le coma présentant à l'autopsie des signes d'encéphalite hémorragique. Et l'auteur de conclure gravement : « Il est des cas de mort par le « salvarsan que rien ne saurait faire prévoir. »

Dans le cas cité par GOUBEAU, un malade, après la troisième injection à la dose de 0 gr. 85, présente des vomissements, divers accidents graves, de la dyspnée, de la fièvre. Il meurt finalement au milieu de troubles digestifs.

L'auteur accuse la pâte de zinc employée au traitement de l'érythème de son malade d'avoir déterminé un défaut d'élimination cutanée, auquel il attribue la mort.

NEUMAYER nous parle d'un cas de mort après injection intraveineuse de salvarsan ancien à la dose de 1 gramme.

Terminons la série par cette observation de GOUCHAN, de Toulouse :

Un homme de 32 ans, porteur d'un chancre, est traité, avant l'apparition de la roséole, par une injection intraveineuse de 0 gr. 90 d'arsénobenzol et une injection intrafessière de 0 gr. 10 d'huile grise. Légère réaction le jour même (diarrhée, vomissements) sans fièvre.

Le 15 juillet, deuxième injection de 0 gr. 85 d'arsénobenzol et de 0 gr. 10 d'huile grise.

Le 17, délire et convulsions ; le 19, demi-coma : strabisme divergent, mydriase considérable ; ni vomissements ni selles. Température 38° 9 ; Pouls 96.

Le 20 juillet : mort subite.

A l'autopsie : congestion des poumons, de l'intestin, du foie, des méninges ; pas d'encéphalite.

« Il est probable, dit l'auteur, que la mort est due à « l'action violemment congestive du médicament. »

Citons encore les deux cas suivants : l'un rapporté par BALZER, survenu trois jours après une injection de « 914 » avec des signes d'hémorragie cérébrale. L'autre, relaté par MAC CASKEY, concernant un cas mortel de *myélite* consécutive à l'emploi du néo-salvarsan. « Ceci, dit-il, « peut survenir d'une manière inattendue même avec « des petites doses. Il n'y a pas lieu d'incriminer une

« faute de fabrication, mais plutôt la présence de com-
« posés toxiques sous forme de corps intermédiaires pré-
« sentant une affinité pour les neurones. Toutefois la
« myélite est un accident rare et tout à fait exceptionnel. »

J'estime que tout commentaire affaiblirait l'éloquence intrinsèque des faits que je viens de résumer brièvement ; il semble vraiment qu'aucun de ces décès ne puisse être attribué à l'action directe et spécifique du néo-salvarsan.

II

ACCIDENTS DIVERS

Je cite rapidement quelques opinions, non suffisamment étayées par des faits :

JACQUE et SLUYS sont des plus pessimistes. En raison des accidents publiés, ils sont tentés de renoncer au médicament « 606 ».

WOLFF et MULZER signalent des phénomènes graves d'intoxication ; ils déconseillent l'emploi du salvarsan dans la clientèle privée.

KALL se montre très réservé et signale « *le danger des* « *injections répétées et à de courts intervalles* ».

WESCHEMANN conseille d'être prudent au sujet des doses à employer.

Jules SIMON cite deux cas de troubles graves après emploi du néo-salvarsan. Il estime toutefois que les troubles secondaires sont moins fréquents qu'avec l'ancien « 606 ».

Tous ces articles datent de 1912, et c'est à la même époque que LEREDDE conseille de « s'entourer de précau-
« tions dans l'administration du médicament en raison
« des accidents graves et parfois mortels qui ont été
« signalés ».

La même année, BERNADOT signale des cas d'intoxication grave avec neurorécidive, tandis que GERBSMANN déclare renoncer à se servir du néo-salvarsan.

En 1913, SASBOWITCH, se basant sur une statistique de 50 cas, constate que les réactions générales sont plus marquées avec le 914 qu'avec le 606.

P. WHALE cite deux cas d'intoxication par le néo-salvarsan (injection intra-veineuse de 0 gr. 90). L'un de ces cas fut très grave. La dose semble assez forte pour expliquer un semblable résultat. Par contre, dans le cas cité par SPILLMANN, une intoxication, grave également, survint à la suite d'une deuxième injection de 0 gr. 30 faisant suite à une première injection de 0 gr. 40.

Dès 1912, BERNHEIM décrivait, dans 20 % des cas, avec des doses moyennes, des troubles secondaires tels que ceux décrits par M. le médecin-principal PETGES. Dans quatre cas, ils revêtirent la forme d'une intoxication arsenicale grave. Ces phénomènes ne s'étant produits qu'après la 3e ou la 4e injection, l'auteur les attribue à l'action cumulative du médicament et propose d'*espacer les doses* de façon à lui donner le temps de s'éliminer.

HUDELO n'a pas observé de réaction immédiate, mais a été frappé de la violence et de la fréquence des fortes réactions thermiques et des exanthèmes.

FERNET et FRANÇON ont traité, en 1912, 50 malades avec des doses variant de 0 gr. 25 à 0 gr. 50. Ils ont noté des élévations de température, des nausées, des vomissements ; mais, en somme, pas d'accident grave.

GEMMERICH, qui a observé les mêmes accidents, signale, en plus, des phénomènes graves d'irritation méningée chez une malade ayant reçu trois injections successives (0 gr. 60, 0 gr. 80, 1 gr.).

J. PERKEL rapporte un cas de congestion cérébrale, ayant duré deux jours, consécutif à trois injections intra-veineuses de néo-salvarsan ; tandis que BAYET, de Bruxelles, mentionne un cas de lésion profonde des centres médullaires et un cas de névrite double des nerfs de l'avant-bras à la suite de l'injection intra-veineuse de doses moyennes.

Les *anémies transitoires* sont signalées par MAYER qui

note une altération sanguine par autolyse des globules rouges.

Langevin, Brule et P.-A. Marie disent à ce sujet : « Les « injections intra-veineuses de néo-salvarsan sont suivies « d'une chute brusque du nombre des hématies... Ces « crises ne sont pas proportionnelles à la dose injectée...

« Ces poussées de destruction sont rapidement com- « pensées par la rénovation sanguine. La réparation peut- « être presque totale au cours des six jours séparant deux « injections ; en définitive, les syphilitiques bénéficient « de l'ensemble du traitement, et sortent de l'hôpital avec « un nombre d'hématies plus élevé que celui qu'ils « avaient à leur entrée. »

Au cours du traitement arsenical de la syphilis, on a également signalé des accidents portant sur le *foie*.

Dujardin, de Bruxelles, parle, en ces termes, des ictères toxiques : « Ils sont bénins, mais très désagréables à cause « de l'obstacle qu'ils apportent à un nouveau traitement ; « l'hépatite, dont ils révèlent l'existence, serait suscep- « tible d'amorcer une localisation hépatique de la sy- « philis. »

Kirsch a noté dans 47 cas de *l'urobilinurie* post-salvarsanique. La guérison a été la règle. C'est une séquelle fréquente, bien que non dangereuse, du traitement salvarsanique. Elle montre cependant que ce médicament peut exercer une influence défavorable sur le foie.

Nathan Raw voit dans *l'atrophie jaune aiguë du foie* un résultat direct du traitement par les préparations du salvarsan.

« Quelle que soit l'étiologie de cette affection, il semble « que la syphilis joue le principal rôle. Mais je ne vois, « ajoute l'auteur, aucune raison pour incriminer le trai- « tement par le salvarsan (de beaucoup le meilleur dans « les premiers stades de la maladie.) »

Les accidents cutanés, au cours du traitement, sont bien connus ; aussi ne ferai-je que citer l'érythème scarlatiniforme avec dysurie et vomissements signalé par

MILIAN, qui note en même temps la présence de la *ligne blanche surrénale*. Il conseille l'emploi de l'adrénaline.

SHELDON a vu apparaître à la suite de deux injections de néo-salvarsan à 0 gr. 90 des hyperkératoses étendues et prurigineuses qu'il considère comme d'origine arsenicale.

Des *accidents intestinaux* peuvent se produire :

LEREDDE rapporte l'observation d'un malade atteint de chancre avec Wassermann positif, chez lequel une première injection de 0 g. 30, bien supportée, fut suivie d'une seconde à la dose de 0 g. 60. Le lendemain on notait une température de 40° 6. On craignit un œdème cérébral. Le malade, atteint antérieurement d'entérite, présenta des troubles intestinaux prolongés avec état typhoïde. « Ce cas, dit l'auteur, n'est pas isolé ; et il conclut à la nécessité de soumettre de tels malades à un régime spécial avant et dans le cours du traitement ».

CHABANIER et BLETON signalent, au cours du traitement, des *polyarthrites*, souvent généralisées, à localisations para-articulaires. Leur durée est de 3 à 4 semaines ; elles ne paraissent pas influencées par le traitement, lequel peut être repris dès qu'elles ont disparu.

Enfin FLORANT et GIRAULT ont rapporté un cas de *coma* consécutif à une seconde injection de 0 g. 30 de néo-salvarsan. Il fut traité avec succès par une injection de sérum glycosé à 75 % après une saignée de 500 grammes.

III

ÉTIOLOGIE ET PROPHYLAXIE DES ACCIDENTS

Quelques articles récemment parus peuvent nous donner des indications sur ces points.

LEREDDE dit que l'intolérance est exceptionnelle. Il attribue la plupart des accidents à la réaction d'Herxheimer. La diarrhée serait due à l'élimination du médicament par l'intestin. De même les nausées, les vomissements, ceux-ci étant surtout fréquents chez les tabétiques, les paralytiques généraux, les malades atteints de méningite.

Sauf erreur de technique, la fièvre est due à la destruction des parasites.

Sur une statistique portant sur 34 malades ayant reçu 322 injections, l'auteur a vu que la dernière injection est mieux supportée que la première, même dans les cas où on a élevé les doses. La tolérance augmente de série en série.

Dans un article important, SICARD et ROGER divisent les accidents en trois groupes : anaphylactiques ; par symbiose arséno-spirochétique ; par intoxication arsenicale. Les premiers sont de moins en moins fréquents depuis que l'addition de la soude n'est plus laissée à l'appréciation de l'opérateur : le solvant sodique semblait jouer un rôle important dans leur production.

Les accidents par symbiose arséno-spirochétique surviennent à la période secondaire lors d'une attaque trop brusque par l'arsenic non précédée d'une phase prémonitoire d'atténuation par le mercure. Ils portent presque exclusivement sur le système nerveux (paralysies des nerfs craniens, diplopie, paralysie faciale, névrite optique, auditive, etc.).

Ces accidents s'observent de moins en moins à mesure que la technique thérapeutique s'améliore.

L'intoxication arsenicale pure n'a été observée qu'avec de très hautes doses. On note alors les accidents classiques de l'intoxication par l'arsenic.

Les auteurs indiquent, comme très précieux pour se garantir contre leur apparition, le signal-symtôme de la réaction cutanée à la teinture d'iode.

LACAPÈRE dit avoir constaté, après l'injection de sels arsenicaux chez des syphilitiques, une réaction congestive locale au niveau des accidents, qui accentue pendant quelque temps les symptômes. Des accidents graves peuvent en résulter. Cette réaction s'atténue à mesure que les tréponèmes se raréfient. Elle est en raison directe de l'importance de la dose initiale. Il convient donc de débuter par des doses très faibles (0 gr. 15, par exemple) et de ne les élever que progressivement.

La réaction congestive locale s'atténue régulièrement si l'on emploie des doses progressivement croissantes. Elle peut prendre une grande intensité au cours du traitement si l'on élève brusquement la dose de médicament injecté. Les précautions sont particulièrement indispensables lorsque l'on traite des syphilitiques atteints de lésions nerveuses, cliniquement appréciables ou même latentes, comme l'est souvent la méningite secondaire.

Contre la réaction congestive, l'auteur conseille l'emploi de l'adrénaline en solution à 1/000 déjà préconisée par MILIAN. Il conseille même de l'employer préventivement, dans certains cas.

Le même auteur, dans un article paru peu après, conseille ce qu'il appelle « *la Méthode des doses vaccinales* », qu'il décrit ainsi : On pratique, 5 ou 6 minutes avant l'injection massive, une injection intra-veineuse d'une très petite quantité du même produit (1/50 à 1/100 de la dose à injecter). On a fait ainsi supporter à des malades intolérants des doses de 1 gr. 05 à 1 gr. 20. Ce moyen permet d'employer, sans appréhension, des doses suffisamment fortes. Il est à noter toutefois que certaines séries de produits donnent lieu à plus d'accidents que d'autres.

Je terminerai en vous citant quelques passages du très intéressant article de MATSON sur « *l'état actuel du traitement de la syphilis* ». Cet auteur souhaiterait « quelque « chose de plus stable, de plus soluble, de moins toxique « que les produits actuels ».

« La destruction des spirochètes semble fonction de « la libération d'indotoxines en quantité suffisante pour « provoquer une réaction protectrice sous forme d'anti- « toxines.

« Ce sont les endotoxines mises brusquement en liberté « qui provoqueraient la réaction d'Horxheimer. Le médi- « cament et les tissus coopèrent à l'action thérapeutique.

« Les accidents du salvarsan semblent attribuables à « l'empoisonnement par l'arsenic et à l'emploi inconsi- « déré de doses trop élevées.

« Les affections syphilitiques du foie et des reins sont « une formelle contre-indication à l'emploi du sal- « varsan. »

Quant au traitement, Matson reconnaît que la méthode actuelle d'injections intra-veineuses, avec une technique convenable, est commode et pratique.

Toutefois, d'accord avec Harisson, il souhaiterait voir se généraliser l'emploi de la *voie intra-musculaire.* L'injection intra-musculaire est plus efficace aux périodes primaire et secondaire. L'effet tonique est beaucoup plus considérable, et on n'a pas à redouter d'accidents vaso-moteurs. La destruction des spirochètes est tout aussi rapide.

Cette méthode serait à la portée de tous les praticiens. Un des avantages, et non le moindre, est la libération lente et progressive de l'arsenic.

Malheureusement, l'action irritante du produit employé par cette voie s'est jusqu'à présent opposée à l'adoption généralisée de cette méthode.

Harisson et Frost ont cependant trouvé des formules qui leur donnent satisfaction dans cet ordre d'idées. Les recherches qui se poursuivent activement à l'étranger font entrevoir que l'injection intramusculaire sera peut-être le procédé de l'avenir pour l'administration des composés arsenicaux.

Dr Lévy-Franckel. — On doit remercier M. Dubois de sa statistique déjà longue mais incomplète, car je n'y vois pas figurer le travail de M. Gaucher.

M. Rayneau. — Je voudrais bien connaître s'il existe un type clinique évident de l'intoxication par le salvarsan.

M. Lévy-Franckel. — Il n'y a pas un type clinique d'intoxication. Si cependant les accidents encéphaliques apparaissent chez des malades n'ayant jusque-là rien présenté, il faut admettre que ces accidents sont dûs au médicament. Je mets à part les cas où il y a déjà antérieurement des signes de paralysie générale.

M. Rayneau. — Tous les aliénistes sont d'accord que l'arsénobenzol active les phénomènes graves de paralysie générale.

M. Jeandelize. — M. Rayneau se rappellera un cas qu'il m'a adressé parce que l'homme présentait des phénomènes de papillite survenant sur un œil, alors que l'autre œil avait été détruit par blessure de guerre. Une ponction lombaire et un wassermann ont été positifs. Nous avons fait cyanure et néo-salvarsan. Cette médication a été couronnée de succès. Il est vrai que la syphilis était récente, remontant à deux ans.

M. Rayneau. — Cet homme n'était sans doute pas un paralytique général. Cela reste conforme à l'opinion de Brissaud qui dit que la paralysie générale est plutôt un accident parasyphilitique qu'un accident syphilitique vrai.

Séance du 9 Août 1918

Présidence d'honneur
de M. le Médecin principal GRUSON,
directeur du Service de Santé de la Ve région

Présidence de M. le Dr Rayneau

M. le Président. — Messieurs. Pour conserver tout son caractère, à notre Société, nous pensons qu'il y a lieu de limiter chaque communication ou présentation de malade à 12 minutes d'exposition orale et à 8 pages de texte imprimé (toute page supplémentaire restant à la charge de l'auteur). Il reste entendu que ces restrictions peuvent être levées au gré d'un vote de la Société devant un travail particulièrement intéressant et qu'elles ne s'appliquent en aucune façon aux Rapports.

M. Baudron. — *Quelques observations d'ypérités* (*publication non autorisée*).

M. Fénard. — *Abcès extra-dural.*

M. Lafite-Dupont. — Le diagnostic de collection extra-dural n'est pas toujours facile. La douleur localisée en est un des meilleurs signes. Ce qui est assez curieux c'est que des paralysies faciales périphériques peuvent ne pas toucher le facial supérieur. Dans ces cas, le diagnostic entre la paralysie périphérique et la paralysie centrale n'en est que plus difficile. Sur le malade présenté ce sont les fibres du facial supérieur qui ont commencé à récupérer leurs fonctions.

M. Gentil. — *Présentation de fractures de cuisse.*

Je regrette que l'évacuation de l'Hôpital 39, m'empêche

de vous présenter, guéris, tous les cas de fractures de cuisse, une quinzaine environ, traités dans mon service suivant la méthode que j'ai exposée ici.

Les deux blessés que je vous présente aujourd'hui sont consolidés, et, à peu près guéris de leurs blessures. Ils vous permettront d'apprécier les résultats de la méthode.

Le premier avait une fracture *sus-condylienne* du fémur gauche, avec de nombreuses esquilles. Le fragment inférieur, fortement basculé en arrière, a été ramené dans l'axe du membre par un fil en anse et un tendeur. La réduction a été maintenue, jusqu'à la consolidation, au moyen de l'appareillage dont vous trouverez la description dans nos *Bulletins*.

Le second présentait une fracture de cuisse à l'union du tiers moyen et du tiers supérieur. Une vaste esquillectomie avait été pratiquée dans une ambulance du front. Il existait, entre les deux fragments, une perte de substance totale, de huit centim. environ. Seule, la ligne âpre du fémur avait résisté au chirurgien désosseur, en raison de sa forte adhérence aux muscles. Elle faisait naître l'espoir d'une œuvre de régénération osseuse, et constituait une attelle intermédiaire pouvant empêcher la formation d'une pseudarthrose. La cuisse rappelait, absolument, un membre de polichinelle. Il était assez difficile, dans ces conditions, de mettre les deux fragments dans le prolongement l'un de l'autre : le fragment supérieur était attiré en avant, et en dehors ; le fragment inférieur, en arrière et en dedans. En mettant la cuisse en abduction forcée, je corrigeais, à peu près, la déviation latérale, mais j'étais désarmé pour corriger la déviation antéro-postérieure ; le fragment inférieur conservait sa chute en arrière.

En raison de la perte de substance osseuse, cette fracture se comportait comme une fracture sus-condylienne.

Je la traitai par la méthode que j'emploie pour la réduction de ces fractures, et je relevai le fragment par le fil en anse et le tendeur.

Des radiographies vous montrent l'aspect de ces fractures aux différentes époques de leur évolution. J'ai obtenu une reconstitution anatomique du fémur sur son axe.

Les blessés ont un raccourcissement de un centimètre. Les membres sont dans la rectitude absolue. Seule, l'articulation du genou est limitée dans ses mouvements, en raison surtout des adhérences cicatricielles au fémur. Il n'existe aucun génu-recurvatum.

Les autres articulations du membre, hanche et pied, sont normales. L'atrophie musculaire est peu considérable. Il n'existe aucun trouble trophique.

Comparons maintenant ces résultats qui sont ceux que j'obtiens ordinairement avec ma méthode, à ceux que je trouve consignés dans le rapport de M. Tuffier, à la 3e Conférence chirurgicale interalliée, sur les résultats éloignés du traitement des fractures de cuisse : « Le « raccourcissement du membre, y lit-on, est constant, et « varie de 1 jusqu'à 20 cm. Voici à cet égard quelques « chiffres. Sur *883 cas*, nous trouvons :

« 43 raccourcissements de moins de 3 cm., soit : « 4.87 p. 100.

« 191 raccourcissements de moins de 6 cm., soit : « 21.63 p. 100.

« 259 raccourcissements de moins de 9 cm., soit : 29.33 p. 100.

« 390 raccourcissements de plus de 9 cm., soit : « 44.16 p. 100.

« Le raccourcissement est, le plus souvent, associé aux « suivantes déformations : rotation, angulation. Les « fractures sus-condyliennes, lit-on plus loin, sont, pres« que fatalement, vouées aux ankyloses ou raideurs arti« culaires. »

A la lumière des conclusions de ce rapport se dégage la valeur de la méthode.

J'aurais pu vous montrer d'autres blessés en excellente voie de guérison, si je n'avais craint de faire défiler devant vous un trop grand nombre de brancards. Les deux cas que je vous présente ont été pris parmi les plus graves. Le résultat est excellent, je ne connais aucune méthode susceptible d'en donner un pareil. La réduction des fractures sus-condyliennes était impossible avant l'utilisation de la traction directe sur le fragment par un fil en anse.

J'ose espérer que ces cas vous paraîtront suffisamment probants, pour vous permettre de prendre en considération une méthode nouvelle susceptible de vous rendre de grands services.

Dr R. Bonneau. — J'apporte à l'appui de ce que vient de nous dire M. Gentil les calques radioscopiques de blessés que vous pourrez examiner dans mon service et sur lesquels une correction anatomique a pu être obtenue par la traction directe au fil métallique sur l'extrémité libre du fragment le plus dévié. Cette méthode me donne toute satisfaction.

M. Raymond Bonneau. — *Eclat d'obus dans le cæcum.*

Le malade que je vous présente avait été blessé le 1er août par un projectile entré sous les fausses côtes gauches, sur la ligne mammillaire. Sa blessure semble d'abord ne pas l'avoir trop gêné, car il a aussitôt fait 500 mètres pour se cacher dans un trou d'obus, puis 3 kilomètres à pied ou en rampant jusqu'au poste de secours ; il paraissait en si bon état à l'ambulance que le médecin chargé de l'examiner et qui constatait dans le flanc droit une petite plaie fit, a priori, le diagnostic de plaie en séton par balle sans lésion viscérale, et l'homme fut évacué sur l'intérieur.

Je le vois le 4 août au matin ; la radioscopie immédiate montre un projectile ressemblant à une balle de fusil déformée, situé dans le flanc droit, à environ 3 centimètres de profondeur, mobile par pression directe sur les téguments ; il n'y a ni température, ni signe de réaction péritonéale, pas la moindre défense musculaire ; le projectile est probablement dans la partie profonde de la paroi. Après inscription de quatre points de repère, on procède à l'extraction : incision dans le flanc droit sur la ligne axillaire, un peu au-dessus de la crête iliaque ; on dissocie sans les couper et dans le sens de leurs fibres, successivement le grand oblique, le petit oblique et le transverse. Une fois dans le tissu cellulaire pro-péritonéal, on explore la région en avant, en arrière, en haut, en bas, sans trouver la moindre induration suspecte ; tout à fait en arrière, cependant, le doigt perçoit un corps dur qui, après vérification, se trouve être l'extrémité libre de l'apophyse transverse de la 5e lombaire ; le projectile doit donc être dans l'abdomen. A travers le péritoine, je palpe les viscères, examen négatif ; je me décide alors à fendre le péritoine et à porter la main dans le ventre, rien d'anormal. Conduisant alors, à nouveau, le malade sur la table radioscopique, j'ai, à ce moment-là, la surprise de voir que le projectile est devenu hypermobile, capable d'aller des fausses côtes au bassin et jusqu'au delà de la ligne médiane. Il me faut alors faire une courte laparatomie médiane pour explorer méthodiquement, sous l'écran, les différentes parties de l'intestin : l'ombre du projectile est alors trouvée se mobilisant avec le cæcum ; en effet, le cæcum amené dans la plaie latérale et palpé attentivement renferme un corps dur qui est indiscutablement le projectile : cæcotomie de 2 centimètres, extraction du projectile, suture du cæcum en deux plans, fermeture du ventre. Suites opératoires absolument régulières.

Il est vraiment curieux de constater qu'un projectile de cette dimension et aussi irrégulier ait pu pénétrer dans le cæcum sans avoir donné de réaction et sans qu'on ait pu, quatre jours plus tard, en constater la trace. Je crois avoir bien fait en obéissant à la règle d'enlever le plus tôt possible tout projectile constaté, car il est loin d'être prouvé qu'avec ses aspérités le projectile se serait sans danger éliminé par les voies naturelles.

Question à l'ordre du jour par la prochaine séance :

La paralysie générale en temps de guerre, MM. Rayneau et Capgras, rapporteurs.

Meeting of july the 26 th 1918

Dr Rayneau :

A tumor of the brains.

Dr Gentil :

Radical cure of thoracic fistula.

Dr Raymond Bonneau :

1. A suture of the lung.
2. A resection of the cæcum.
3. Au apparatus for blood transfusion.

Dr Dubois :

Side-effects due to arsenobenzol.

Meeting of august the 9 th 1918

Dr Baudron :

A few observations concerning gas poisoning due to « Ypérite ».

Dr Fénard :

Extradural abcess.

Dr Gentil :

Cases of fractures of the thigh.

Dr Raymond Bonneau :

Extraction of projectiles from the cæcum.

Le Secrétaire des séances,
Dr Louis FERRAND.

Le Secrétaire général,
Dr Raymond BONNEAU.

GROUPEMENT MÉDICO-CHIRURGICAL

DE LA 5e RÉGION

Séance du 23 Août 1918

R.F. IMPRIMÉS

PRÉSIDENCE D'HONNEUR
DE M. LE MÉDECIN PRINCIPAL GRUSON
DIRECTEUR DU SERVICE DE SANTÉ DE LA Ve RÉGION

PRÉSIDENCE DU Dr RAYNEAU

Considérations sur les soins généraux à donner aux malades intoxiqués par les gaz

Dr Rubens-Duval.

Ayant eu l'occasion de soigner de nombreux soldats intoxiqués par les gaz, il estime qu'il y a lieu de créer pour ces malades des formations hospitalières spéciales. Ces malades sont en état de moindre résistance et risquent, dans les services de médecine générale, de se contagionner notamment auprès des grippés, pneumoniques et bronchitiques.

Il estime que ces formations hospitalières spéciales doivent réunir plusieurs conditions :

1° Il faut disposer de vastes locaux comprenant notamment de nombreuses chambres séparées et des petites salles de 4 à 6 lits pour l'isolement et le traitement des intoxiqués les plus gravement atteints et de ceux qui présentent des complications. Les grandes salles communes ne doivent être utilisées que pour le traitement des cas légers et pour les convalescents n'ayant plus que de petits soins à recevoir ;

2° Les intoxiqués ont besoin de beaucoup d'air ; il faut qu'ils puissent respirer en plein air et pour cela il est nécessaire de disposer de galeries où puissent être roulés les lits des intoxiqués qui ne peuvent se lever ;

3° Les intoxiqués ont besoin de lavages non seulement des yeux mais de tout le corps. *La balnéation donne d'excellents résultats.* Il y a lieu de prévoir l'intallation de baignoires dans les salles et les chambres d'isolement et l'organisation de douches pour les convalescents ;

4° Le traitement des intoxiqués exige au début des soins minutieux et de tous les instants. Il faut un personnel nombreux et un personnel d'élite.

Mais comme les intoxiqués arrivent toujours par groupes plus ou moins nombreux, le personnel risque de ne pouvoir, malgré tout son dévouement, suffire à la tâche. Pour le soulager il y a peut-être lieu de solliciter et de favoriser le concours des familles. Les mères et les épouses donneront de tout cœur les soins qui n'exigent pas d'éducation spéciale (faire boire les malades, leur tendre leur crachoir, arranger leurs oreillers, leur rendre tous les petits services que nécessite le fait qu'ils ne peuvent ouvrir les yeux) et permettront au personnel infirmier de se consacrer aux soins spéciaux qui sont dans ses attributions ;

5° Il semble que pour le bon fonctionnement d'une telle formation, l'unité de direction doive être réalisée sous l'autorité d'un médecin chef de centre traitant lui-même les malades avec l'aide de collaborateurs.

Un ophtalmologiste et un laryngologiste sont nécessaires comme médecins consultants.

Dr Boulay. — Les arguments de M. Duval sont partagés par la plupart d'entre nous ; il serait bon que les ypérités soient mis entre les mains de personnes compétentes.

Dr Chenal. — Chez des blessés qui ont succombé j'ai, comme M. Duval, observé une cyanose marquée, peu de phénomèmes pulmonaires à l'auscultation. La mort est survenue rapidement sans cause apparente.

Dr Jeandelize. — Les cas dont nous parlons démontrent une intoxication massive.

Dr Boulay. — Peut-être une question de terrain intervient-elle ? Tous nos blessés sont des surmenés.

Dr Chenal. — Je ne crois pas que le rôle de la fatigue ait été important car nos derniers blessés venaient d'être mis au repos quand ils ont été ypérités.

Dr Rayneau. — J'estime que les bains ont une importance primordiale. Le bain à eau courante, j'en ai été le témoin, a permis de sauver de grands brûlés. Il doit en être de même chez les ypérités.

Dr Taste. — La conception d'un hôpital spécial pour ypérités est logique.

Dr Rogier. — Contribution à l'étude du traitement de la fièvre typhoïde par le sérum antityphique.

Dr Taste. — Vincent avait pensé employer son vaccin comme moyen curatif, mais cela a été abandonné comme donnant un coup de fouet.

Dr Chevrey. — La vaccinothérapie a été considérée comme dangereuse. Il faudrait du reste, pour être certain de cette action thérapeutique, le contrôle du laboratoire.

Séance du 13 Septembre 1918

PRÉSIDENCE D'HONNEUR
DE M. LE MÉDECIN PRINCIPAL GRUSON
DIRECTEUR DU SERVICE DE SANTÉ DE LA Ve RÉGION

PRÉSIDENCE DU Dr ZIMMERN

Formes diverses de la grippe

Dr Javal.

J'ai eu l'occasion d'observer deux épidémies de grippe ayant revêtu des allures très diverses. En rapprochant ces faits de ceux qui ont été rapportés ici même par M. Halbron dans une précédente séance, on peut supposer que les grippes qui sévissent actuellement un peu partout en France sont des maladies bactériologiquement différentes.

La première épidémie que j'ai observée a sévi sur les nègres de la station-magasin de Montereau. J'attendais cette épidémie, ayant été prévenu que la commune de Varennes, très proche de Montereau, venait d'en être subitement frappée.

Nous savons que les nègres ont une fragilité ou une sensibilité pulmonaire tout à fait spéciale, et que, lorsqu'ils vivent dans nos climats, les infections des voies respiratoires prennent en général chez eux des formes alarmantes, comparables à celles qu'on rencontre chez les enfants. Je surveillais donc, à ce point de vue, les coloniaux de la station-magasin de Montereau, et comme je ne parle pas très bien le nègre et que ces coloniaux ont une manière assez spéciale de décrire les symptômes qu'ils croient ressentir, je faisais prendre systématiquement la température rectale des malades, ou plutôt de ceux qui venaient à ma visite. Ce système qui me permit d'éliminer les « travailleurs » qui n'étaient atteints que de « pigrilia » présente des avantages médicaux et des inconvénients militaires et religieux sur lesquels je n'insisterai pas. Il me permit, en tous cas, d'assister à l'éclosion de l'épidémie, et de suivre son évolution.

En quelques jours une cinquantaine de coloniaux furent atteints, soit environ le 1/6ᵉ du contingent. Puis l'épidémie cessa aussi brusquement qu'elle avait commencé.

Or, loin de revêtir les caractères graves que je prévoyais, elle fut, au contraire, extrêmement bénigne. La fièvre en fut le seul phénomène objectif ; l'auscultation ne me révéla aucune complication pulmonaire ; pas même de la bronchite.

L'ascension thermique se faisait brusquement, en quelques heures ; le thermomètre indiquait rapidement 39°,5 ou 40°. Puis la défervescence se produisait dans les 36 ou 48 heures, suivantes, dénervescence sans lysis permettant de prévoir, dès la troisième prise de température, une guérison très rapide.

Ces observations médicales m'ayant conduit à Orléans, je fus appelé à soigner, par intérim, les prisonniers de guerre allemands que le camp de P. G. voisin envoyait en assez grand nombre à l'hôpital du Baron, dans le service de mon excellent collègue M. Roché.

Or, chez les P. G. la grippe présentait des allures absolument différences de celles observées chez les nègres de Montereau.

Non seulement les complications pulmonaires n'étaient pas rares, mais elles furent, au contraire, la règle, et revêtirent toutes les modalités de la pneumonie, de la congestion pulmonaire et de la broncho-pneumonie. Quoiqu'en général jeunes et relativement vigoureux, ces P. G. succombèrent dans une grande proportion. Il y a eu, jusqu'ici, plus de 10 % de décès et ce n'est pas fini.

Mes amis, MM. Lesourd et Bauer, du laboratoire de bactériologie, eurent l'obligeance de me faire d'assez nombreuses recherches bactériologiques et des hémocultures chez les malades atteints de phénomènes pulmonaires graves. Chez tous les pneumoniques ou broncho-pneumoniques ils trouvèrent du pneumocoque, et, chez tous les grippés, du bacille de Pfeiffer ou un bacille analogue, de sorte qu'il est permis de supposer que la gravité de l'épidémie est due à l'association de ces deux microbes.

Mes constatations sont évidemment très incomplètes, puisque je n'ai pas fait faire de recherches bactériologiques à Montereau. Je les soumets un peu hâtivement à la société dans le seul espoir de provoquer les observations des collègues qui auraient en ce moment l'occasion de soigner des grippés.

Au point de vue clinique, la grippe actuelle des P. G., même compliquée de pneumonie paraissant cliniquement pure, présente des différences notables avec la pneumonie aiguë franche classique. Je n'ai jamais constaté chez les quatre-vingt malades que j'ai soignés dans le service de M. Roché, ni la fièvre en plateau, ni la défervescence brusque avec crise urinaire. Je n'ai jamais observé d'herpès que j'ai recherché systématiquement.

J'ai également essayé de voir si une insuffisance urinaire précoce ou tardive pouvait être cause de la gravité de l'évolution. J'ai pris des tensions au Pachon. J'ai demandé chez M. Cathelin des recherches urinaires, des analyses de sang, faites par M. Leprince. J'ai trouvé deux P. G. qui étaient brightiques avant d'être atteints de la grippe, dont l'un d'ailleurs était très intéressant parce que gros brightique et récemment sorti d'une crise de chlorurémie. Or, ces deux brightiques ont fait leur grippe comme les autres, sans azotémie sanguine, sans rétention chlorurée, en somme sans que la pneumococcie extrêmement grave dont ils étaient atteints ait paru réveiller ou aggraver leur insuffisance rénale antérieure.

Chez l'un d'eux, M. Bauer a trouvé du pneumocoque dans l'urine.

Les autres grippés n'ont eu que des traces d'albumine analogues à celles qu'on trouve chez tous les fébricitants ; mais je n'ai jamais pu surprendre chez aucun d'eux l'apparition d'une néphrite aiguë d'origine grippale.

Tels sont les faits que je m'excuse encore une fois, d'apporter un peu hâtivement à la Société.

Dr Chevrey. — La contagiosité de la grippe est vraiment extrême. Sur dix-neuf femmes occupées à la lessive du linge de l'hôpital du Baron (contagieux, quinze ont été atteintes de grippe et l'ont communiquée à dix-huit petites filles. Les mêmes formes ont été observées chez les enfants comme chez les adultes. Quant à savoir si la symptomatologie de la grippe varie selon la race, M. Chevrey ne le croit pas. Sur ses malades de même race, même pays, de profession identique, les formes les plus diverses ont été observées.

L'épidémie a été grave ; sur quarante-cinq cas il y eut sept décès au cours de formes toxiques ou pneumoniques. Comme traitement, la quinine à forte dose, jusqu'à un gramme par jour, a donné de bons résultats.

Dr R. Bonneau. — Quelle a été la durée de l'incubation durant cette épidémie, puisque la date du contage a pu être précisée ?

Dr Chevrey. — L'incubation fut extrêmement courte ; les femmes de lessive atteintes avaient reçu le linge la veille. Une petite fille fut prise douze heures environ après avoir vu sa mère.

L'épidémie actuelle affecte souvent une forme foudroyante ; elle est bien différente de l'épidémie observée il y a un an dans laquelle l'incuabtion était plus lente et les pleurésies purulentes fréquentes.

Le **Dr Javal** insiste sur la contamination rapide. La

propagation d'abord foudroyante tourne court brusquement et tous les membres d'une collectivité ne sont pas forcément atteints. Sur trois cents noirs, cinquante seulement furent atteints. Au camp des Groues, la proportion fut sensiblement la même parmi les prisonniers.

Dr Chevrey. — Mon opinion n'est pas la même sur ce dernier point, car à l'Hôpital mixte, la presque totalité du contingent femmes et enfants a été prise.

Dr Lafite-Dupont. — *A propos de l'évacuation des blessés de l'encéphale.*

Dr R. Bonneau. — Il serait désirable qu'il y eut un service de la spécialité tête. Au sujet de la valeur de la ponction lombaire, je signale l'intéressant travail d'Albert, paru dans le *Lyon Chirurgical* (mai-juin 1918).

Dr Jeandelize. — Je me range à l'avis de M. Bonneau au sujet des avantages que présenterait un service spécialisé pour les blessés de la tête.

Dr Léri. — Au sujet du transport des blessés encéphaliques, il y a une distinction importante à faire suivant que l'évacuation soit faite au début ou à la période secondaire. Dans le premier cas, les blessés supportent assez bien le transport à un certaine distance des lignes (30 kilom. environ) permettant des soins plus efficaces. Plus tard, il y a utilité à immobiliser ces blessés surtout après intervention ; dans certaines armées, le transport des trépanés n'est permis qu'au bout de deux mois.

Dr Hautefort. — Dans une réunion au Val-de-Grâce, il avait été décidé que les blessés encéphaliques devaient être transportés par petites étapes de vingt kilomètres. J'ai pu observer les inconvénients des transports à longue distance pour ces blessés.

Dr Zimmern. — *Présentation de plaques radiographiques.*

La paralysie générale et la guerre

Drs Rayneau et **Capgras.**

Les rapports de la paralysie générale avec les circonstances de guerre ont fait l'objet de nombreuses discussions. Tout d'abord prévalut l'opinion que la méningo encéphalite chronique, toujours d'origine syphilitique, ne saurait être imputable au service militaire. Dans la séance de la Société de neurologie du mois de décembre 1916, M. Dupré déclare que « la guerre joue le rôle étiologique secondaire et occasionnel d'un agent le plus souvent révélateur, parfois accélérateur, enfin, et plus rarement aggravateur. » Cependant, M. Lépine fait observer que « la paralysie générale n'est pas uniquement de la syphilis ; les traumatismes, les surmenages physiques, intellectuels et moraux, l'insomnie sont des éléments dont l'observation clinique ne peut méconnaître la valeur. » La Société de neurologie vota néanmoins la conclusion suivante : « Dans tous les cas de paralysie générale réforme n° 2, sauf pour les cas exceptionnels où un traumatisme encéphalique peut être légitimement invoqué dans l'accélération ou l'aggravation de la maladie. »

Quelques mois plus tard, l'expérience démontra qu'il était nécessaire de reviser cette conclusion. Dans une réunion des Sociétés de médecine mentale, à la suite d'un rapport de M. Pactet, le vœu suivant fut adopté : « Paralysie générale. Réforme n° 2 sauf pour les cas particuliers où une enquête minutieuse aura démontré en temps de paix et plus spécialement en temps de guerre l'influence aggravante du service militaire ; de 60 à 80 %. »

On s'attache dès lors à rechercher par des statistiques et des observations si la conception d'une paralysie générale partiellement imputable aux faits de guerre pouvait être démontrée autrement que par des arguments théoriques.

Plusieurs statistiques ont déjà été publiées. La plus caractéristique est celle de M. Mignot. Sur 792 militaires admis à Charenton, du mois d'août 1941 au 1er janvier 1918, M. Mignot en compte 215, soit 27 %, atteints de paralysie générale (la moyenne des admissions de paralytiques généraux dans les asiles d'aliénés était avant la guerre de 15 à 20). « Fait plus significatif, ajoute M. Mignot, la paralysie générale augmente dans mon service au fur et à mesure que la guerre se prolonge. De 19 % en 1914-15, la proportion passe à 29 % en 1916 et à 34 % en 1917 ».

Pour M. Delmas, au contraire, « le nombre des paralytiques généraux s'est montré au moins aussi faible chez les mobilisés de ces trois dernières années que dans la pratique médicale d'avant-guerre ». En effet, sur 8.590 entrées au centre de psychiâtrie du Val-de-Grâce, il compte 406 paralytiques généraux soit 4,72 %. De plus, il ne constate pas d'accroissement notable de ce chiffre depuis le début de la guerre.

Mais la statistique de M. Delmas, portant sur un service qui reçoit une énorme majorité de petits mentaux, n'a pas la valeur de celle de M. Mignot. Pour le démontrer, il nous suffira de citer les chiffres des entrées au centre de psychiâtrie de la 5e région et de les comparer aux chiffres des militaires internés pendant la même période à l'asile d'aliénés départemental.

Entrées au centre de psychiâtrie (du 1er janvier 1916 au 31 août 1918) :

1916	1.102 dont 31 p. g., soit 2,81 %
1917	995 dont 43 p. g., soit 4,32 %
1918	676 dont 40 p. g., soit 5,91 %

Militaires internés à l'asile d'aliénés (du 1er janvier 1916 au 31 août 1918) :

1916	60 dont 10 p. g., soit 16,66 %
1917	49 dont 9 p. g., soit 18,36 %
1918	19 dont 9 p. g., soit 47,36 %

Ces deux tableaux montrent un accroissement sensible de la paralysie générale dans ces trois dernières années. Ils décèlent surtout la vanité des statistiques particulières. On voit en effet d'abord que sur 114 p. g. on en a interné seulement 28, soit un sur quatre ; par conséquent, les statistiques des asiles d'aliénés ne peuvent pas nous renseigner exactement sur la fréquence de la P. G. On remarque de plus que sur les 2.659 autres militaires il y en eut seulement 100 justiciables de l'internement, soit environ 1 sur 26. On voit donc à quelles erreurs exposerait la comparaison des admissions dans un centre de psychiâtrie aux admissions dans un asile d'aliénés.

Dès lors, sans nier l'utilité et l'intérêt des statistiques de fréquence de la p. g. depuis la guerre, nous croyons que pour connaître l'influence de la guerre sur la p. g. il faut mieux tenir compte des faits positifs où cette influence apparaît évidente.

La paralysie générale ne se développe que chez les syphilitiques ; elle n'est pourtant pas vraiment de nature syphilitique.

Non seulement le traitement spécifique le plus énergique reste sans action sur elle, mais il paraît en accélérer la marche ; nous n'avons pas eu à nous louer des injections de néo-salvarsan que nous avons cru devoir pratiquer dans un cas de p. g. précoce.

La syphilis seule ne suffit pas à déterminer l'éclosion de la méningo-encéphalite. Il y faut un autre facteur et peut-être cet autre facteur joue-t-il le rôle principal. On a incriminé les intoxications, les excès de toute sorte et surtout le surmenage intellectuel. A juste raison l'on a dit que syphilisation et civilisation étaient les deux sources de la paralysie générale. On sait en effet qu'elle sévit de préférence dans les professions libérales ; elle fait défaut dans les races primitives, malgré les ravages qu'y produit la syphilis. Notons que sur 114 p. g. nous avons trouvé 7 officiers et 16 sous-officiers ; nous avons été frappés, cependant, du nombre relativement considérable de cultivateurs atteints. Il y a là, semble-t-il, sinon une preuve du moins une présomption en faveur du rôle étiologique joué par les fatigues de la campagne, notamment par les privations physiques, par les chocs émotionnels répétés, par les insomnies prolongées qui finissent par amoindrir la résistance cérébrale à l'action du virus syphilitique.

Nous estimons que l'influence de la guerre n'est pas niable dans trois catégories de faits : 1° traumatisme ou commotion ; 2° long séjour au front ; 3° longue captivité. Le nombre de cas rentrant dans ces catégories n'est d'ailleurs pas aussi élevé qu'on pourrait le supposer. Sur 150 p. g. M. Colin n'en a trouvé que 25, soit une moyenne de 15 %.

Néanmoins, plusieurs auteurs, parmi lesquels M. Dupré et M. Anglade, n'acceptent pas cette manière de voir et ne font entrer en ligne de compte que le facteur traumatisme ou commotion.

En réalité, le rôle du traumatisme n'est pas plus démontré que celui de la fatigue. En effet, le professeur Pierre Marie n'a pas observé un seul cas de paralysie générale parmi les milliers de blessés du crâne examinés dans son service à la Salpêtrière. De même, le professeur Cestan, n'a pas trouvé parmi les paralytiques généraux, un cas évident où le traumatisme put être invoqué, et sur les 500 trépanés qu'il a examinés, parmi lesquels devait se trouver un certain nombre de syphilitiques, il n'en a pas vu un seul évoluer vers la paralysie générale.

Qu'est-ce que cela prouve ? Serait-ce l'inexistence de la p. g. traumatique ? A notre avis, on doit en déduire plutôt l'aveu de notre ignorance. Nous ne savons pas pourquoi tel syphilitique, même blessé du crâne, ne devient pas p. g. et pourquoi tel autre, au contraire, le devient sans blessure. Et, néanmoins, nous connaissons des cas de traumatime encéphalique suivi de p. g. où personne ne se croirait autorisé à négliger le rôle étiologique de ce traumatisme. Pour quelle raison éliminerait-on dès lors le rôle de la fatigue et du surmenage quand celui-ci paraît indiscutable, après un long séjour au front ou une longue captivité.

Voici une observation résumée où les accidents mentaux furent consécutifs à une commotion :

Le sergent d'infanterie H..., âgé de 35 ans, syphilitique, est, après dix-huit mois de tranchées, commotionné le 18 avril 1916, au fort de Vaux ; il a en même temps une double perforation du tympan. Il continue néanmoins d'assurer son service. Au bout de six semaines environ se manifestent quelques troubles mentaux. Il est évacué en juin et arrive à Orléans le 22 juin en pleine confusion hallucinatoire avec désorientation, idées de persécution et de culpabilité, agitation anxieuse, sans signes physiques de paralysie générale. En juillet, stupeur avec raptus anxieux et tentative de suicide. En août même état mental et en outre tremblement de la langue, paresse des pupilles sans inégalité, bredouillement de la parole, lymphocytose et hyperalbuminose. En octobre, l'agitation du malade augmente et des minose. En octobre, l'agitation du malade augmente et des idées de négations absurdes apparaissent. Il court de tous côtés en répétant : « C'est pas vrai. Non, non. H... est mort... C'est du choléra. » Il s'affaiblit ensuite de plus en plus, se cachectise et meurt le 15 janvier 1917.

Voici une seconde observation dans laquelle il semble bien, étant donné l'état de santé de cet officier avant le début de la maladie, que le surmenage et surtout l'insomnie ont été la cause déterminante de la p. g. et de sa marche extrêmement rapide :

Le capitaine d'artillerie P... entre le 19 avril au centre de psychiâtrie. Il a toujours été très robuste. Marié, il a trois enfants superbes âgés de 17, 15 et 12 ans ; sa femme n'a jamais fait de fausse couche. Il nie toute syphilis ; néanmoins son Wassermann est de + 4. Parti au début de la campagne, il est blessé gravement en septembre 1914. Après un mois d'indisponibilité, il retourne au front et fait campagne en Lorraine, en Artois et sous Verdun où il mène une existence très dure et reste un mois sans dormir. En quelques jours, alors que jusque-là il a assuré son service très correctement dans des circonstances difficiles, on constate qu'il devient incohérent et tout à fait incapable d'exercer son commandement. A l'arrivée dans le service il est très excité, parle sans cesse des actions auxquelles il a pris part, se lève la nuit pour travailler sa carte et disposer des emplacements de batterie. On constate un embarras de la parole très prononcé, de l'inégalité pupillaire, un affaiblissement intellectuel très marqué avec projets absurdes. Au bout de deux mois une rémission permet de l'envoyer en convalescence.

Actuellement il est interné dans un asile du Midi et il est devenu complètement gâteux.

Quant aux souffrances physiques et morales d'une longue captivité, il nous paraît difficile de leur refuser toute valeur, malgré l'opinion de M. Pierre Kahn qui, pendant qu'il était prisonnier en Allemagne, n'a vu qu'un seul cas de paralysie générale, chez un officier.

Pour notre part nous en avons observé deux cas. D'abord un cultivateur, infirmier, qui, fait prisonnier le 22 août 1914, fut rapatrié après un an de captivité. Hospitalisé en juillet 1916, à l'âge de 32 ans, déjà dément, euphorique et dysarthrique. il mourut de cachexie le 5 août 1918.

Nous avons eu ensuite l'occasion de soigner un feldwebel de 36 ans, prisonnier depuis la bataille de la Marne. Entré dans le service en septembre 1917, pour un accès d'agitation avec idées mystiques, désordre des actes, gestes stéréotypés, il ne tarda pas à manifester des idées de grandeurs, se déclarant ici en pays conquis par l'Allemagne, protestant parce qu'on ne le servait pas dans de la vaiselle d'argent, il finit par se croire dieu. Il n'avait comme signes physiques qu'une légère dysarthrie, une lymphocytose abondante et un wassermann positif dans le liquide céphalo-rachidien. A son rapatriement, en avril 1918, il était devenu tout à fait dément, gâteux et impotent.

On a cherché si la guerre avait rendu plus précoce l'éclosion de la maladie soit quant à l'âge, soit quant à la durée d'incubation. On n'a trouvé rien d'absolument caractéristique. A notre connaissance, on n'a signalé aucun cas de paralysie générale juvénile, du fait de la guerre. Néanmoins, l'âge de prédilection de la p. g. étant de 35 à 45 ans, le nombre de cas à début précoce paraît un peu plus élevé que d'ordinaire. Sur nos 114 paralytiques, nous en relevons 27 au-dessous de 36 ans, savoir : un de 26 ans, deux de 27 ans, un de 28 ans, trois de 29 ans, deux de 30 ans, un de 31 ans, quatre de 32 ans, deux de 33 ans, quatre de 34 ans, sept de 35 ans. Tous les autres ont dépassé 35 ans.

La durée de l'incubation, c'est-à-dire la période qui s'écoule entre la date du chancre et celle des premiers symptômes paralytiques est le plus souvent très difficile à préciser. La majorité de nos malades ignorait l'époque de la contamination ou même son existence. Sur ce point toute statistique serait sans valeur. C'est encore aux observations spéciales qu'il importe de s'arrêter. D'après M. Duclos, la durée moyenne de l'incubation a été de 12 ans chez quinze soldats ayant fait campagne ; de 14 ans, chez seize soldats n'ayant pas fait campagne. M. Dupouy a observé aux armées des p. g. survenues, 4 ans, 5 ans, 6 ans seulement après le chancre, alors que la moyenne est de 10 ans. Il cite même quelques cas qui se sont produit dix-huit à vingt mois après l'accident primaire.

Nous avons eu l'occasion d'en observer un exemple :

Le capitaine X..., âgé de 39 ans, ingénieur-électricien, a toujours été bien portant et s'occupait avec beaucoup d'activité de son industrie. Mobilisé le 2 août 1914, il part au front et exerce très convenablement ses fonctions de lieutenant commandant de batterie. En 1915, il prend part aux attaques de septembre et est nommé capitaine.

Le 20 septembre 1915, il contracte la syphilis. Hospitalisé en décembre 1915, il reçoit plusieurs piqûres de néo-salvarsan ; au bout de trois semaines, et après une permission de sept jours, il reprend son service et se soigne énergiquement avec de piqûres de biiodure qu'il pratique par séries.

Il prend part aux affaires de Verdun de février à juillet 1916, puis va dans la région de Reims et participe aux attaques de Craonne en mai 1917. Il commence alors à se sentir fatigué.

En juin 1917, il est évacué à Château-Thierry pour céphalées persistantes depuis huit jours, hébétude et délire léger (il a déclaré à ses camarades qu'il allait être chargé des transports en avions). On constate du tremblement de la langue.

Ponction lombaire le 29 juin : énorme lymphocytose, 4 à 500 éléments par millimètre cube, albumine 1 gr. 50 par litre. On l'évacue le 3 juillet sur le centre de psychiâtrie de Fleury-les-Aubrais.

A l'entrée, hébétude, lenteur des réponses, désorientation, affaiblissement très marqué de la mémoire ; pas de délire. Tremblement fibrillaire accusé de la langue et des doigts, dysarthrie, inégalité pupillaire, D T G, langue saburrale, vomissements. Cet état ne se modifie pas jusqu'au 26 juillet ; ce jour-là on lui fait, sur sa demande, une injection de 0,15 centigrammes de néosalvarsan.

Le 28 juillet, l'embarras de la parole augmente ainsi que l'affaiblissement intellectuel et physique. Les vomissements se produisent assez fréquemment après les repas.

Le 21 août, il devient gâteux. En septembre, toujours gâteux, il devient incapable d'articuler, ne tient plus sur ses jambes et se cachectise. Décès le 26 octobre.

En résumé, paralysie générale à marche rapide chez un homme ayant contracté la syphilis en septembre 1915 et paraissant s'être traité énergiquement tout en continuant son service aux armées. Les premiers symptômes sont apparus à la fin du mois de juin 1917 ; jusque là, il avait pu faire face à ses obligations militaires, sans qu'on constatât chez lui la moindre défaillance. On peut donc admettre que les fatigues de la campagne, venant se surajouter à l'affection spécifique, ont déterminé chez ce malade un état d'épuisement qui explique l'apparition précoce et la marche quasi foudroyante de la paralysie générale.

Cette observation, comme les précédentes, met en relief un caractère d'évolution beaucoup plus fréquent depuis la guerre qu'autrefois : c'est la paralysie générale galopante. D'ordinaire la méningo-encéphalite a une marche assez lente, surtout quand elle n'est pas abrégée par des ictus et qu'elle se termine dans la cachexie. Il n'est pas rare, en pareil cas, de la voir durer deux ans et plus. Pour M. Lortat-Jacob la paralysie générale de guerre brûle les étapes ; les malades meurent d'ictus répétés, très précoces, souvent avant la période de gâtisme. Plus souvent encore la marche est très rapide sans ictus. Les observations de M. Mignot sont à cet égard très concluantes. Chez 16 officiers n'ayant pas pris part à la guerre la durée moyenne de la paralysie générale a été de 36 mois. Chez 11 officiers qui sont restés au feu plusieurs mois, elle a été inférieure à six mois pour quatre, inférieure à un an pour trois. M. Mignot a constaté en outre la rareté des rémissions et l'apparition précoce des manifestations cliniques terminales : démence totale, gâtisme, impotence, troubles viscéraux et vaso-moteurs.

Notre expérience personnelle nous conduit aux mêmes conclusions. Nous ne donnerons pas de pourcentage parce que nous n'avons suivi que les malades qui étaient internés on en instance de réforme n° 1, mais pour ceux-ci nous avons l'impression nette qu'ils ont évolué rapidement.

Les formes agitées et mégalomaniaques de la P. G. nous ont paru, depuis la guerre, beaucoup plus fréquentes que les formes mélancoliques, hypocondriaques ou démentielles simples, généralement après une période d'agitation violente, sans rémission, sans ictus, la cachexie survient et enlève rapidement le malade.

Nous avons eu 28 décès. Un seul cas a duré trois ans chez un homme de 41 ans, qui, sans être jamais allé au front, fut réformé n° 2 le 31 mai 1915 « pour ictus cérébral ». Repris service armé quatre mois après, hospitalisé à la suite d'une fugue démentielle, il mourut par cachexie progressive le 2 juin 1918. P. G. évidemment non imputable au service.

Pour les 27 autres la durée approximative de la maladie est la suivante :

3 cas de 16 à 20 mois.
3 — de 13 mois.
4 — de 10 mois.
5 — de 6 à 8 mois.
6 — de 3 à 5 mois.
6 — de 1 à 2 mois.

Sur ces 27 décédés, 3 seulement ne sont jamais allés au front : l'évolution a été pour l'un de 8 mois (c'était un auxiliaire atteint de faiblesse générale et de rétrécissement mitral), pour le second de 3 mois, pour le troisième de un mois. Les paralysies galopantes, d'ailleurs décrites il y a longtemps par Trélat, ne sont donc pas spéciales à la guerre, mais la guerre en a certainement augmenté le nombre.

Les 24 autres décédés avaient tous un séjour de plus de six mois au front, sauf l'un d'eux qui avait un an de captivité en Allemagne.

Nous citerons pour terminer quelques observations présentant certaines particularités :

I. — **Tabes d'ancienne date terminé par P. G. galopante.** — Maréchal des logis du train, âgé de 36 ans, dont le tabes a débuté en 1910 par une ophtalmoplégie externe et des douleurs fulgurantes. Put, néanmoins, faire son service dans une ambulance jusqu'en juin 1916. Hospitalisé à cette date pour excitation maniaque et idées de grandeurs, sans affaiblissement intellectuel marqué. Développement rapide d'un état confusionnel avec propos incohérents et agitation violente ; amaigrissement rapide ; dysarthrie. Décès le 19 août.

II. — **Eclampsie albuminurique ayant précédé de deux ans le début d'une P. G. galopante.** — Fantassin de 28 ans, blessé à l'épaule en 1914, à la nuque en 1915, évacué le 9 juin 1916 du front pour crise d'épilepsie, albuminurie et vomissements. Sort guéri de l'hôpital le 7 septembre 1916. Rejoint son dépôt. Hospitalisé de nouveau le 4 avril 1918, pour délire alcoolique avec zoopsie. Persistance d'un état d'agitation avec idées de grandeurs : il possède des millions, il est décoré de la Légion d'honneur. Agitation violente, cris incessants les semaines suivantes. Ponction lombaire le 3 juin : lymphocytose, wassermann positif. Ictus épileptiforme le 23 juin. Persistance de l'agitation malgré l'amaigrissement. Meurt cachectique le 7 août 1918.

III. — **Cécité au cours d'une P. G.** — Conducteur d'auto de 44 ans ; un an de front à Verdun et dans la Somme Evacué une première fois du front, en décembre 1916, pour vertiges et perte de mémoire, une seconde fois, en avril 1917, pour crises d'épilepsie, céphalée, bradycardie, œdème papillaire. Entre le 18 septembre au centre de psychiâtrie : affaiblissement intellectuel, embarras de la parole, tremblement fibrillaire de la langue, inégalité pupillaire : Hypertension du liquide céphalo-rachidien, lymphocytose, hyperalbuminose, wassermann positif. Faiblesse progressive. Le 15 décembre, amaurose totale par papillite. Décès, le 13 février, à la suite de deux ictus apoplectiques. A l'autopsie lésions banales de P. G., sans localisation spéciale des adhérences.

IV. — **P. G. à forme sensorielle.** — Sergent d'infanterie de 27 ans. Syphilis à 20 ans, soigné régulièrement. Au front le 13 août 1914. Commotionné et enterré avec sa mitrailleuse en avril 1915. Revient au front en mars 1916. En est évacué en avril 1917 pour papillite de l'œil droit. En juillet, apparition d'un délire mélancolique avec agitation anxieuse. On constate à cette date une grosse lymphocytose rachidienne et un Wassermann positif.

A son entrée au centre, pas de signes physiques nets de P. G. ; mais conscience de son état et psychose hallucinatoire : il entend des voix qui lui disent les pires injures, on le traite d'espion, on accuse sa mère d'avoir tué son père. Réactions anxieuses ; refus d'aliments par intervalles. Cet état hallucinatoire dure trois mois environ sans grande modification. Le 15 décembre, ictus épileptiforme à la suite duquel les hallucinations disparaissent, mais la dysarthrie se montre, la démence augmente, l'amaigrissement progresse. Décès par cachexie le 10 avril 1918.

V. — **P. G. méconnu et condamné.** — Territorial de 40 ans. Syphilis à 27 ans. Part au front en octobre 1914. Fièvre typhoïde en avril 1915. En mais 1916, condamné à dix ans de réclusion et à la dégradation militaire pour vol d'un portefeuille à un caporal. Dirigé de la prison de Melun au centre psychiâtrique le 14 décembre 1916. Gros affaiblissement intellectuel. Préoccupations hypocondriaques, gémissements, boulimie. Achoppements syllabiques. Inégalité pupillaire Argyll-Robertson. Décédé le 20 novembre 1917.

VI. — **Suicide au début d'une P. G.** — Le commandant d'artillerie breveté X... contracte la syphilis il y a une quinzaine d'années. Il se soigne pendant quelques mois avec des pilules de biiodure, du sirop de Gibert et de l'iodure de potassium, puis il cesse tout traitement. La santé est excellente ; il est actif, laborieux et passe pour un officier très remarquable Il part au début de la guerre comme commandant d'un groupe de batteries, puis il devient chef d'état-major d'une division d'infanterie. Là il se surmène considérablement et notamment lors des affaires de Verdun il est plusieurs semaines sans dormir. Subitement il sent qu'il a de l'inaptitude au travail, des pertes de mémoire et de la difficulté à écrire, et qu'il devient incapable d'assurer son service. Il en fait part à son général qui lui donne une permission de dix jours pour aller se reposer dans sa famille, estimant que l'excès de fatigue cérébrale devait être la cause de ces troubles.

En passant par Paris, le commandant va voir un de ses vieux camarades, installé pharmacien. Il lui décrit les symptômes qu'il ressent et finit par lui déclarer que ces accidents doivent résulter de sa syphilis et qu'il fait de la P. G. Quelques heures plus tard il est pris dans le train d'un léger ictus qui oblige de le descendre en gare de Fontainebleau, d'où il nous est évacué. A l'arrivée on constate de l'inégalité pupillaire, de l'Argyll-Robertson et un embarras de la parole très marqué. Le diagnostic s'impose. Le malade est sombre et se rend compte de son état. Il ne présente aucun délire, mais craint d'avoir pu commettre des bévues qui ont eu peut-être des conséquences graves. Quelques heures après son entrée il se coupe la gorge avec son rasoir.

En résumé un grand nombre d'observations démontrent, ce qui était à prévoir, que les fatigues imposées aux troupes combattantes contribuent à déterminer chez les syphilitiques l'éclosion de la paralysie générale. La fréquence de la paralysie générale a augmenté, mais pas autant qu'on aurait pu le craindre, étant donné le nombre de syphilitiques exposés à ces fatigues. Les paralysies générales précoces et surtout les paralysies générales galopantes sont devenues plus nombreuses. Il n'existe pas dans les symptômes des paralysies générales survenues chez les combattants, un signe pathognomonique permettant d'établir une relation de cause à effet entre le fait de guerre et la méningo-encéphalite. Mais le processus inflammatoire cortico-méningé se caractérise par sa marche rapide et se traduit dans la majorité des cas par un état d'agitation euphorique vite suivi d'une cachexie progressive. Cette apparition prématurée de la cachexie consécutive à l'agitation s'explique peut-être par l'épuisement nerveux dû au surmenage, aux insomnies et aux émotions de la campagne. Le traitement spécifique de cette maladie est resté pendant la guerre aussi peu efficace que pendant la paix. La réforme n° 1 doit être accordée à tout paralytique général chez lequel on peut établir l'influence d'un fait de guerre : traumatisme encéphalique, long séjour au front, longue captivité.

Dr Léri. — Au point de vue clinique, il y a d'assez nombreux cas de pseudo-paralysie générale se traduisant par une moindre inconscience du malade et un engourdissement. mais non déchéance des facultés. Les signes physiques de la paralysie générale vraie manquent le plus souvent : pas d'Argyll, pas de lymphocytose du liquide céphalo-rachidien.

Au point de vue étiologique, quelle est la valeur à la guerre soit comme cause provocatrice de la paralysie générale soit comme facteur d'accélération ?

Il semble que cette action de la guerre soit minime, ce fait est même surprenant. M. Pierre Marie, chez peut-être dix mille blessés du crâne, n'a pas vu apparaître la paralysie générale. Il faut, pour que celle-ci donne lieu à une réforme n° 1 qu'il y ait une blessure vraie. Par contre le rôle accélérateur de la guerre sur la paralysie générale est certain.

Dr Jeandelize. — J'ai été frappé du nombre considérables de signes d'Argyll que j'ai constatés. La ponction lombaire montre aussi la fréquence de la syphilis latente pendant la guerre.

Dr Lafite-Dupont. — Je rappellerait un article d'un auteur américain : Ramsay qui, examinant des jeunes soldats soumis à un entraînement très dur a observé chez eux le signe d'Argyll, il y a des cas de pseudo-paralysie générale disparaissant avec le repos.

Dr Violet. — L'accélération des accidents par la guerre est évidente. Par contre, dans l'ensemble de mon service, la paralysie générale a diminué.

Dr Lévy-Frankel. — M. Rayneau n'est-il pas d'avis d'essayer un traitement dans les cas douteux.

Dr Capgras. — On parle bien à tort de pseudo-paralysie bénérale. Il s'agit uniquement de confusion mentale. Il ne faut pas employer ce terme de pseudo-paralysie générale, mais celui de confusion mentale pseudo-paralytique.

La question mise à l'ordre du jour du 15 novembre est : *Les plaies articulaires de la hanche*, **Dr Rocher**, rapporteur.

Meeting of august the 23 th 1918

Dr Rubens-Duval.

About the general cares for the poisoned by the gas.

Meeting of the september the 13 th 1918

Dr Javal.

The Influenza's different forms.

Dr Lafite-Dupont.

About the evacuation of the brain-wounded.

Drs Rayneau and **Capgrae.**

General paralysis and war.

Le Secrétaire des séances,
Dr Louis FERRAND.

Le Secrétaire général,
Dr Raymond BONNEAU.

GROUPEMENT MÉDICO-CHIRURGICAL

DE LA 5e RÉGION

Séance du 27 Septembre 1918

PRÉSIDENCE D'HONNEUR
DE M. LE MÉDECIN-INSPECTEUR LEMOINE

PRESIDENCE DE M. HALBRON

Un cas de lymphangiome kystique des cuisses

Drs Rocher et L. Ferrand.

Le soldat P..., 22 ans, service auxiliaire, a eu en 1915, successivement les oreillons, la rougeole, puis la scarlatine avec albuminurie suivie d'une très lente convalescence, pendant laquelle il souffrit des cuisses à différentes reprises. En 1917, le diagnostic de lymphangite des cuisses fut porté, à ce moment elles devinrent volumineuses, pour diminuer ensuite un peu : il y eut ainsi plusieurs poussées inflammatoires analogues. En 1918, il se plaint de douleurs dans les deux membres inférieurs, le gonflement des cuisses est exagéré par la marche et la station debout prolongée.

Le 21 mai, nous pratiquons une biospsie : lymphangiome kystique. Le diognostic est aussi net au point de vue clinique qu'au point de vue anatomo-pathologique.

Le 30 septembre 1918, le malade revient à notre consultation de chirurgien de secteur, à cause du retour des douleurs et de l'augmentation de volume très notable de la cuisse gauche. De ce côté en effet, le muscle quadriceps forme une saillie allongée dûe à son hypertrophie particulièrement marquée pour le droit antérieur et le vaste externe ; la peau et le système pileux sont normaux : cependant à jour frisant, on aperçoit toute une série de petites nodosités formant relief au-dessous des téguments, situées dans le tissu cellulaire sous-cutané ; elles ont un volume qui varie de celui d'un petit pois à celui d'un noyau de cerise ; elles sont reliées par des cordons durs, à la manière des grains d'un chapelet.

Elles sont fermes au toucher, légèrement aplaties ; par place elles se fusionnent et donnent l'impression de plaques à trame fibreuse et à contour polycyclique.

Certaines de ces formations sont mobiles sous la peau et sur l'aponévrose ; ce sont les plus petites. Celles qui sont agminées en placard adhèrent au contraire plus ou moins intimement avec la face profonde des téguments et sont fixées profondément.

Ces formations sous-cutanées (nodosités, placards et cordon intermédiaire) dessinent de longues traînées qui réunies et confluentes au-dessous de l'épine iliaque antérieure, descendent en divergeant jusqu'à trois travers de doigt au-dessus du bord supérieur de la rotule. Dans le sens transversal, elles s'étendent depuis le couturier jusqu'à la cloison intermusculaire externe : ce faisceau de formations lymphangiomateuses est donc constitué de traînées longitudinales sur la face antérieure de la cuisse et divergentes au fur et à mesure qu'elles descendent vers le genou. Les formations en placard recouvrent surtout le vaste externe ; celles en chapelet (nodosités et cordon), se voient sur la portion médiane et antérieure de la cuisse.

La palpation, plus profonde, montre que le muscle quadriceps, augmenté de volume, doit être gorgé de ces formations kystiques, et son hypertrophie est sans nul doute, due à une infiltration lymphangiomateuse démontrée pour l'examen biopsique.

Rien d'anormal au niveau des ganglions du triangle de Scarpa ; on ne note en aucun autre point du corps, d'autres formations lymphangiomateuses. Les articulations des membres inférieurs fonctionnent normalement. Les mêmes constatations cliniques peuvent être faites du côté de la cuisse droite, avec cette seule différence que le développement des cordons, des nodosités et des placards, est moins accentué qu'à gauche, le muscles quadriceps ne paraît pas hypertrophié. La circonférence de la cuisse droite à la partie moyenne donne 46 centimètres, la gauche 48.

Comme troubles fonctionnels le malade éprouve des tiraillements à la partie moyenne et antérieure de la cuisse, plus marqués du côté gauche. Quand il est debout trop longtemps, il a une sensation d'engourdissement dans les jambes, à la fatigue il se produit un peu d'œdème malléolaire et du gonflement des cuisses.

L'examen de la nodosité et du placard, extirpés au niveau de la cuisse gauche en mai 1918, a permis de constater qu'ils étaient constitués par de petites cavités kystiques de dimensions inégales, conglommerées, contenant un liquide citrin, par endroit hermorragique. Tous ces petits kystes sont enrobès de tissu fibreux, qui en certains points est très épais et se fusionne soit avec la face profonde de la peau, soit avec l'aponévrose. Le placard s'enfonçait profondément du côté du muscle vaste externe et sur lui, venaient se perdre les fibres musculaires intactes sans qu'il n'y ait de plan de clivage.

La réaction de Wassermann a été négative.

Dr R. Bonneau. — Ce cas me paraît rentrer dans la classe des tumeurs conjonctives récidivant, mais ne se généralise pas. Si une première intervention n'a pas donné de résultat, on pourrait peut-être employer la méthode de Morestin. Les injections de formol créent une barrière scléreuse qui empêche la généralisation.

La suture au crin dans les hernies

Dr Ricardo de Villa-Zevallos. — J'ai eu l'occasion de constater les bons résultats régulièrement obtenus par la suture aux crins de Florence dans les plaies et sections des tendons.

Il nous a paru logique d'employer la même méthode dans la cure radicale des hernies inguinales. Déjà pour les hernies de faiblesse, cette suture était régulièrement employée et j'ai pu en vérifier les résultats éloignés sur un malade opéré deux ans auparavant par M. R. Bonneau. Nous avons étendu les indications de la suture au crin à toutes les hernies qu'elles soient de faiblesse ou congénitales. Or depuis cette méthode nous n'avons plus jamais observé, sur une cinquantaine de blessés opérés dans le service, ces petits gonflements de cicatrice et ces éliminations tardives que nous voyions survenir de temps à autre avec le catgut.

Ayant été chargé du service chirurgical de la fondation Payen, j'ai opéré un enfant au catgut : élimination d'un fil ; le même enfant opéré sur l'autre côté avec suture au crin y compris la ligature des vaisseaux, a eu des suites opératoires parfaites.

Cette méthode se recommande par la facilité de stérilisation du matériel de suture.

Dr Bouvet a pu constater aussi les inconvénients du catgut dans la cure radicale des hernies.

Dr Lemoine. — Cette question de la stérilisation du catgut est tout à fait intéressante. Sait-on de quelle maison provenaient les catguts incriminés ? Il y aurait intérêt à faire une enquête à ce sujet.

Dr Bonneau. — Les catguts que nous employons proviennent de différentes sources, je n'ai pas remarqué qu'une maison fût particulièrement à incriminer d'autant plus que dans des interventions aseptiques autres que des hernies, nous n'avons pas eu d'accident. Dans la hernie, il s'agit d'une région dans laquelle les téguments sont difficilement stérilisables. Malgré que les blessés soient rasés, aient pris un bain la veille de l'opération, il n'est pas douteux que des microbes contenus dans les follicules pileux peuvent pénétrer dans la plaie au cours de l'intervention.

Je pense que le catgut même bien stérilisé s'infecte facilement. En tout cas, il est certain que depuis dix mois que nous employons la suture exclusivement au crin, nous n'avons eu que des réunions par première intention. — Celles-ci sont intéressantes par l'économie de séjour à l'hôpital qui en résulte; tous nos malades se lèvent le quinzième jour, sortent le vingt et unième avec un mois de convalescence et sont de nouveau aptes aux armées deux mois après l'intervention.

Double trépanation exploratrice et ponction lombaire répétée pour contusion cérébrale grave

Drs Jeandelize et R. Bonneau. — Voici l'histoire du blessé que nous vous présentons :

Ce soldat est blessé le 31 août 1918 par l'éclatement d'un obus à 4 mètres de distance. Il sent quelque chose le frapper à la tête et perd connaissance pendant plusieurs heures. Sa fiche d'évacuation porte : « Commotion par E. O., plaie de l'arcade sourcillière droite. » Examiné à Orléans, le 4 septembre, il présente une ecchymose légère de la paupière supérieure droite, en arc ou niveau du sillon orbito-palpébral et des petites plaies superficielles du dos du nez et de la région molaire gauche. L'examen des yeux donne les résultats suivants :

O. D. œdème papillaire, veines dilatées ;

O. G. Même état, même dilatations veineuses, mais œdème plus accentué ;

Cornée normale pour O. D. et O. G. ;

Acuité O. D. V = 0,1 faible ;

— O. G. V = 0;

Pupilles largement dilatées O. D. et O. G. ;

Reflexe photo-moteur : Normal O. D. ;

— Nul O. G. ;

Reflexe consensuel : Lumière sur O. D. = normal sur O. G. ;

— Lumière sur O. G. = nul sur O. D. ;

Reflexe convergent existe entre O. D. et O. G. ;

Le blessé cause normalement, mais paraît très abattu ;...

Céphalée frontale intense. Pas de Kernig.

On fait de suite une ponction lombaire (assis).

Pression au Claude = 75 (hypertension notable) liquide rosé surtout en jet;

Evacuation de 15c3 de liquide;

Pression après évacuation = 12.

Liquide trouble sanglant. Après centrifugation, liquide légèrement ambré (par suite de l'hémolyse des globules rouges); dépôt abondant de globules rouges peu altérés;

Légère réaction lymphocytaire;

Pas de microbes sur les frottis;

Albumine légèrement au-dessus de la normale (augmentation en rapport avec la présence du sang);

Sucre en quantité supérieure à la normale;

Culture : Les milieux ensemencés n'ont pas poussé.

6 septembre. — Le malade fléchit la tête très incomplètement.

7 septembre. — Purgation avec résultat. Dit avoir mouché du sang depuis le traumatisme; mais on ne le constate pas.

8 septembre. — Reflexes rotuliens abolis — pas de phénomènes épileptoïdes — pas de trépidation du pied. — Reflexe cremastérien exagéré.

Examen de M. Lafite-Dupont : Rien aux oreilles — rien dans la région nasale. — L'examen du rhino-pharynx a été impossible à pratiquer.

Le soir, la sœur du service remarque qu'il reste sans répondre aux questions pendant une douzaine de minutes. Il n'a pu tenir en main un bol de potage. Faiblesse du membre supérieur droit.

Deuxième ponction lombaire : Liquide ambré sort sous pression P = 70, qui après évacuation de 11c3 tombe à 25.

Liquide légèrement trouble. Après centrifugation, le liquide est très légèrement ambré. Dépôt abondant de globules rouges. Pas de réaction leucocytaire manifeste. Le petit nombre de polynucléaires est en rapport avec la présence du sang;

Albumine en quantité très légèrement supérieure à la normale;

Sucre en quantité normale;

Pas de microbes sur les frottis;

Culture négative.

9 septembre. — Emission involontaire d'urine. Obnubilation intellectuelle. La peau de la région sacrée commence à rougir (menace d'escharre).

Le thermomètre qui était à 38° lors de l'entrée à l'Hôpital mixte a monté progressivement à 39°, puis à 40°. Il est à 39°5 le 9 au matin.

Le pouls est toujours resté en ralenti à 60.

Le pronostic paraît des plus graves.

Le malade a notablement maigri. Dans la matinée, il urine sous lui à plusieurs reprises et entre dans le coma incomplet.

Opération. — Double trépanation exploratrice dans la partie antérieure des deux régions temporales. On met à nu la dure-mère et l'on s'assure qu'il n'y a pas de foyer extra-duremérien à distance en explorant avec la sonde cannelée entre la dure-mère et le crâne.

La dure-mère ne présente aucune teinte suspecte.

Du côté droit, elle est animée de battements minimes; du côté gauche, pas de battements appréciables. De chaque côté: ponction superficielle des espaces sous-arachnoïdiens, avec une grosse aiguille, puis trois ponctions profondes (à 6 centimètres de profondeurs), vers l'avant, directement en dedans, vers l'arrière. Ces ponctions sont négatives. Rabattement des volets. Fermeture complète des plaies opératoires sans drainage.

Cette intervention ne semble pas avoir provoqué d'amélioration. S'il est vrai que la température a progressivement diminué pour atteindre 38°5 le 12 au matin et que le pouls s'est relevé à 70 puis à 80, par contre le coma le coma s'accentue, sueurs profuses; incontinence totale des urines; constipation; escharres sacrées bilatérales.

A ce moment, à la suite de la lecture suggestive du travail d'Albert dans le *Lyon chirurgical* (travail dont l'un de nous a parlé dans une précédente séance) on institue la ponction lombaire répétée, à raison de deux ponctions par jour.

Il a été ainsi fait pendant cinq jours, soit 10 ponctions du 12 inclus au 16 inclus, la moyenne de chaque ponction étant de 30^{c3} (la deuxième ponction du 12 a été de 45^{c3}).

De ces liquides de ponction deux ont été examinées; en voici les résultats :

Liquide du 12 septembre : légèrement trouble. Dépôt de centrifugation assez abondant constitué par de nombreux globules rouges; assez nombreux leucocytes dont 30 % du type polynucléaire et 60 % du type lymphocyte.

Albumine en quantité légèrement supérieure à la normale; sucre en quantité nettement supérieure à la normale;

Pas de microbes sur les frottis.

Liquide du 15 septembre : légèrement trouble. Limpide après centrifugation. Dans le dépôt, assez nombreux globules rouges et leucocytes dont 5 % du type polynucléaire et 95 % du type lymphocyte. 28 leucocytes par m/m 3.

Albumine en quantité légèrement supérieure à la normale. Sucre normal.

Pas de microbes sur frottis.

Cultures négatives.

Le résultat de ces ponctions a été excellent.

Dès la première ponction, le malade interrogé en fin de ponction reprend sa lucidité et répond.

Il dit qu'avant la ponction il ne comprenait rien.

Du reste cette amélioration de l'intelligence ne dure pas et lentement le blessé retombe dans sa torpeur d'où la ponction du soir le tire également. Peu à peu le subcoma a disparu. La courbe de température a régulièrement baissé pour être définitivement à la normale le 16 septembre. En même temps le pouls se tenait à 70. — La réunion opératoire complète était obtenue en une semaine. — On levait l'opéré et on le faisait marcher (en le soutenant) dès le 7e jour. L'incontinence d'urines n'est plus que nocturne; elle s'améliore même au point de disparaître si l'on fait réveiller le blessé une ou deux fois dans la nuit. Les escharres sont cicatrisées. La guérison serait absolue s'il ne persistait les troubles oculaires. La stase pupillaire a disparu, mais l'acuité de l'œil gauche est nulle et celle de l'œil droit est réduite à 0,1. Cette mauvaise acuité s'explique par une atrophie optique moins prononcée à droite.

Nous avons rapporté cette observation d'une façon assez détaillée parce que le diagnostic de la lésion initiale est extrêmement difficile à affirmer. S'agissait-il d'une simple contusion cérébrale, d'une fracture de la base du crâne, d'un foyer intra-cérébral en voie de suppuration ? Il est encore difficile de le dire. Nous craignions un foyer intra-cérébral qu'aucune des ponctions craniennes au cours de l'opération n'a pu déceler.

L'indication opératoire nous a paru devoir être tirée d'une part de l'aggravation progressive de l'état général, nous faisant même envisager une mort prochaine ; d'autre part, de l'intérêt qu'il y a à ne pas laisser s'installer des lésions d'œdème pupillaire aboutissant à l'atrophie optique. Malheureusement, à ce dernier point de vue, notre intervention quoique pratiquée 9 jours seulement après le traumatisme a été encore trop tardive.

Quoiqu'il en soit, l'efficacité des ponctions lombaires répétées nous paraît ici indiscutablement établie.

Dr Halbron. — Il semble que ce malade ait fait une grosse hémorragie méningée suffisante pour donner de l'œdème pupillaire par compression.

Séance du 11 Octobre 1918

Présidence de M. Halbron

Présentation de malades

Suppuration aiguë du canal (hyréoglosse persistant)

Dr Lafite-Dupont.

B... entre dans le service O. R. L. pour dysphagie. Tuméfaction rouge de la base de la langue, œdème des replis glose épiplottiques effaçant les gouttières, rabattant l'épiglotte en arrière, mouvements de la langue conservés, mais limités. Incision au galvano-cautère entre l'épiglotte et la langue, issue d'un liquide purulent, blanc laiteux, filant, le même liquide sort par le foramen; le canal est donc persistant, il a suppuré par son cul-de-sac. L'ouverture et le drainage ont été insuffisants; il a fallu ouvrir par la voie sous-hyoïdienne. Guérison sans fistulisation, au moins immédiate.

Plaies compliquées des sinus frontaux
Opération retardée, suture secondo-primaire

Présentation de deux opérés

Dr Lafite-Dupont.

1° H..., blessé le 28 août 1918.

Seton, région frontale par E. O.

E. O. milieu de l'arcade sourcilière, traversée de l'orbite gauche.

O. S. arcade zygomatique.

Le 28 août A. C. A., débridement des orifices, esquillectomie partielle, énucléation de l'œil gauche.

Entré le 1er septembre, O. R. L.

Opéré le 11 septembre.

Sinusite frontale traumatique double, séton de la tempe à la racine du nez. L'énuclation de l'œil y avait été faite, le trajet du projectile est suivi dans l'orbite. Esquillectomie des orifices d'entrée et de sortie de l'orbite. Curetage des deux sinus frontaux, la cloison intersinusale était effondrée et les deux sinus pleins de fongosités, résection de leur paroi antérieure. Communication nasale, suture des plans mous, drainage aux crins. Guérison.

2° G..., blessé le 5 août 1918 par E. O.

Le 6 août A. C. A. Plaie du crâne région frontale gauche, déjà trépané (dure mère ouverte, non suturé. La feuille d'observation de cette formation n'est pas parvenue). Trépanation A. C. A. 33, le 6 août (Extraction de projectiles).

Entré dans le service le 2 septembre 1918.

Opéré le 4 septembre 1918.

Sinusite frontale traumatique.

Malade venant du service du Dr Bonneau. H. M, d'après l'observation de l'H. M. les méninges ont été ouvertes antérieurement, on trouve perte de substance osseuse assez étendue.

1° Des tables externes des S. F. et 2° d'une grande partie des tables internes, sur un 4 et 5 cent. de diamètre, les méninges (ou le cerveau) recouverts par une masse bourgeonnante fougueuse qui est prudemment curetée en surface.

Résection de toute la table externe des S F. Décollement des téguments pour faire suture primo-secondaire avec drainages, par longs drains sortant par les deux extrémités de la plaie (Guérison)

3° G..., blessé le 4 août 1915, trépané le 5.

Plaie arcade sourcillère droite.

Fracture rebord orbitaire.

Enfoncement sinus frontal.

Trépanation du sinus et draiange.

Entré le 22 septembre 1918. O. R. L.

Le 24 septembre 1918. Trépanation du sinus frontal, résection de la paroi antérieure. Guérison.

Résultat d'une greffe italienne

Dr Raymond Bonneau. — Je profite du passage à Orléans d'un de mes anciens opérés pour vous le présenter comme exemple des bons résultats qu'on peut attendre des greffes italiennes largement taillées. Celle-ci mesure 21 centimètres de largeur sur 9 centimètres de longueur. On remarquera que le pedicule de la greffe mesurait 21 centimètres de largeur, condition éminement favorable à sa vitalité. Il s'agissait d'une destruction des parties molles du bord cubital de la face postérieure et un peu de la face antérieure de l'avant-bras droit. Quand je vis le blessé, il était porteur d'une large cicatrice avec plaie torpide et les deux derniers doigts restaient en flexion permanente par suite des adhérences vicieuses des tendons fléchisseurs 4 et 5.

Le greffon fut pris à la peau de la face antérieure de l'abdomen. Anesthésie à la cocaïne locale. Le résultat obtenu est excellent puisque l'opéré étend maintenant ses doigts, que la plaie n'existe plus et que la cicatrice est remplacée par l'épais matelas que vous voyez. C'est la guérison d'un malade qui avait été jugé incurable.

Quelques réflexions à propos du repérage radiologique des projectiles et en particulier d'un projectile intra-cardiaque

Dr Brabant.

Depuis le début de la guerre, la collaboration du chirurgien et du médecin radiologiste est devenue de plus en plus étroite. L'extraction de tout projectile par le chirurgien nécessite le repérage préalable par le médecin radiologiste.

Cette extraction sera d'autant plus facile que le repérage aura été plus exact.

Certaines fois, la localisation d'un projectile est chose très simple, qu'il soit superficiel ou profond, ce sont les différents cas où le corps étranger se détache nettement dans un membre ou dans un organe dont la transparence diffère totalement de la sienne.

Mais bien des fois aussi le repérage est plus compliqué, il s'agit en général des corps étrangers dont la transparence est voisine de celle de l'organe où il se trouve. Ce sont par exemple des projectiles situés dans la colonne vertébrale ou dans le voisinage immédiat, près des articulations costo-vertébrales ; ce sont aussi les projectiles du sacrum, du bassin et surtout du cœur et du foie.

Dans ces cas difficiles la radioscopie est parfois inpuissante et la prise de clichés radiographiques devient nécessaire pour avoir la précision voulue.

Dans ces différents cas, le *repérage en profondeur* comme le *repérage automatique* demande de la part du médecin radiologiste une grande attention et une très grande habitude.

D'autres cas compliqués sont ceux du projectile situé à la limite de deux organes voisins : projectiles de la région diaphragmatique, projectiles de la région hépatique, de l'aire cardiaque. La question se pose de savoir si l'E. O. est sus ou sous-diaphragmatique, intra ou extra hépatique, intra ou juxta-cardiaque.

J'ai eu l'occasion de me trouver dernièrement en présence d'une semblable difficulté à propos d'un projectile de la région cardiaque. Il s'agissait d'un blessé du service de notre camarade et ami Bonneau. Un homme avait reçu un E. O. qui avait traversé le poumon gauche, provoquant un hémothorax et était venu se loger quelque part dans la région du cœur.

Il s'agissait de le repérer exactement *anatomiquement* et *en profondeur*.

Quand les phénomènes, graves au début se furent amendés, quand l'hemothorax fut presque complètement résorbé et quand la tendance syncopale se fut atténuée par le repos au lit, nous pratiquâmes le repérage en profondeur. L'E. O. se trouvait à 4 centimètres de la paroi thoracique antérieure. Etait-il *juxta* cardiaque ou *intra* cardiaque.

En déplaçant le malade dans le but d'extérioriser le projectile, de le faire sortir de l'ombre cardiaque, il arrivait un moment ou l'E. O. semblait tangent à l'ombre cardiaque, il s'en détachait même, se profilait sur un halo, sur une zone claire qui permettait de penser qu'il était juxta cardiaque, mais non intra-pariéto-ventriculaire.

C'est à cette opinion que je m'étais arrêté.

L'opération pratiquée par Bonneau a montré qu'en réalité l'E. O. n'était pas juxta-cardiaque, mais bien intra-cardiaque.

Pourquoi donc mon repérage n'avait-il pas été rigoureusement exact? D'où venait que le projectile, au lieu de se montrer environné d'une zone opaque, correspondant au tissu du cœur, apparaissait *dans un halo*, dans une *zone claire*? En d'autres termes, à quoi correspondait ce halo, cause d'erreur de ma localisation anatomique?

L'explication fut donnée par l'opérateur, elle est la suivante : le tissu contusionné, déchiqueté, en voie de transformation qni entoure un E. O. ou un C. E. quelconque, est, comme tous les tissus à mailles larges, comme les tissus jeunes de transparence plus grande que les tissus adultes et les tissus sains. La zone claire qui entourait notre projectile intra-pariéto-ventriculaire avait une transparence plus grande que le tissu cardiaque voisin, c'était une zone de tissus contus et de plus grande transparence que le tissu sain; il était donc logique de situer le projectile juxta-cardiaque et non intra-cardiaque.

Depuis lors, mon attention à été mise en éveil et j'ai eu l'occasion de repérer des projectiles dans les organes de faible transparence, tel que le foie par exemple, et chaque fois j'ai trouvé ce *phénomène du halo*.

Il y a donc lieu, dans les cas de projectiles organiques et en particulier dans les cas de projectiles marginaux de penser à une erreur possible afin de l'éviter.

J'ai tenu à vous signaler ce cas particulier de repérage radiologique, non seulement parcequ'il intéresse les médecins et les chirurgiens familiarisés avec la radiologie, mais à cause de l'intérêt qu'a présenté cette extraction de projectile intra-cardiaque qui a été exécutée avec tant d'adresse et de sang-froid par notre ami Bonneau.

Dr Bonneau, à propos de la communication de M. Brabant, présente le blessé qui en a fourni le sujet, en regrettant de ne pouvoir rapporter l'observation, *in extenso* celle-ci ayant été envoyée à une société parisienne.

Dr Ferrand. — A t-on la même sensation de halo avec un corps étranger, tel qu'un calcul intra-rénal.

Dr Brabant ne le pense pas : il croit que dans le cas actuel, la diminution de transparence qui donne ce halo clair est due à une réaction inflammatoire des tissus voisins du corps étranger.

Dr Deguy. — La localisation d'un corps étranger dans la paroi du ventricule est d'une condition favorable à l'extraction et rend le pronostic meilleur. J'ai remarqué que les cas de guérison avaient trait à des projectiles du ventricule gauche et je n'ai pas eu connaissance de guérison après extraction d'un projectile du cœur droit.

Dr Bonneau. — Il est certain qu'il est plus facile de travailler sur la paroi ventriculaire gauche qui est épaisse, homogène et que les catguts ne coupent pas. Par contre, l'épaisseur du cœur gauche rend sa palpation difficile ; dans le cas actuel, il a fallu l'acupuncture pour déceler la présence du projectile situé à un centimètre de profondeur.

Rhumatisme cervical chronique et paralysies radiculaires du plexus brachial

(Présentation de malades et de radiographies)

M. André Léri. — Nous présentons à la réunion une série de malades offrant, à un degré plus ou moins accentué, les signes d'une radiculite plus ou moins étendue du plexus brachial : les symptômes cliniques vont de la paralysie radiculaire à peu près typique, supérieure, inférieure ou totale, à la simple parésie où l'amyotrophie l'emporte de beaucoup sur les troubles moteurs, en passant par une série de cas où les symptômes rappellent, à première vue, ceux d'une paralysie d'un nerf périphérique, le radial ou le cubital par exemple.

Quel que soit le détail des symptômes, tous ces cas ont des caractères communs. Il s'agit d'une parésie atrophique ; la parésie est souvent modérée, mais surtout elle est à la fois « dissociée » et « associée » : elle atteint rarement la totalité des muscles innervés par un tronc nerveux, mais elle frappe souvent en plus certains muscles innervés non seulement par les troncs nerveux voisins, mais aussi par les plexus voisins (plexus cervical par exemple), ainsi qu'il est de règle dans un grand nombre de radiculites ; il n'est même pas exceptionnel que, au moins momentanément, elle soit en partie bilatérale. Quand à l'amyotrophie, elle prédomine très souvent nettement sur la paralysie, conformément à ce que l'on observe volontiers dans les lésions nerveuses irritatives.

Il y a très fréquemment soit des douleurs partant ou non du cou et irradiant en bande le long du bras, parfois bilatérales, soit de l'hypoesthésie à distribution radiculaire. Mieux encore que la paralysie ou l'hypoesthésie, la dimunition ou la disparition de l'un ou l'autre des quatre réflexes tendineux du membre supérieur permet de localiser la lésion sur telle ou telle racine. L'examen électrique montre parfois seulement une hypoexcitabilité ou une R D partielle, rarement totale.

La nature de la lésion provocatrice a été nettement révélée dans tous ces cas par la radiographie : on constate en effet, mélangés à un degré variable, des soufflures, des crochets osseux anormaux et des zones de transparence osseuse, qui traduisent les deux variétés de lésions anatomiques bien connues du rhumatisme chronique, à savoir d'une part l'hyperostose, d'autre part la décalcification (ou mieux la désossification). Les images rappellent celles que nous avons souvent observées à la région lombaire, où le rhumatisme chronique se présente avec une grande fréquence sous une forme clinique spéciale que nous avons décrite sous le nom de lombarthrie. (1)

---

(1) Presse médicale, 28 février 1918.

La constation radiographique de ces lésions éclaire la pathogénie de toute une série de faits que nous avions observés et signalés dès le début de la guerre et que, nous basant seulement sur la clinique, nous avions dénommés « radiculites cervicales simples ou rhumatismales » (1) et spécifiant alors que nous employions le mot « rhumatisme » dans le sens le plus vulgaire et le moins précis du mot. Nous n'en avions trouvé que cinq cas dans la littérature, deux de Chipault, deux de Laroche et un de Raymond. Chipault et Raymond attribuaient la radiculite à une méningite ou une pachyméningite rhumatismale. En nous appuyant sur des recherches antérieures concernant les sciatiques radiculaires rhumatismales (2), nous avions cru devoir adopter plutôt l'hypothèse de l'inflammation des racines ou de leur compression par le fait d'une ostéo-arthrite rhumatismale des trous de conjugaison. Les constatations radiographiques actuelles prouvent que nous avions eu raison et permettent de donner aux radiculites cervicales rhumatismales (comme aux radiculites lombo-sacrées) une base anatomo-pathogénique précise et certaine.

Dr Halbron. — Quel est le pronostic ?

Dr Leri. — Moins mauvais qu'il ne le paraît tout d'abord. J'ai observé des améliorations réelles au bout de 4 à 6 mois. Il peut subsister de grosses lésions vertébrales laissant la possibilité d'une véritable guérison clinique.

Dr J. Ferrand. — Existe-t-il des troubles pupillaires ?

Dr Leri. — Dans deux cas, il y avait diminution de la fente palpébrale sans modification des réactions pupillaires.

Dr Jeandelize — Il y a-t-il coexistence avec des lésions d'autres articulations ? Ce rhumatisme vertébral est-il de même nature que le rhumatisme déformant ?

---

(1) La radiculite cervicale simphe ou rhumatismale. *Soc. médic. des hôp.*, 12 mai 1916, et *Revue de médecine*, 1916-17.

(2) André Leri et Schoeffer, Sciatique et lymphocytose. La sciatique vulgaire « rhumatismale » est généralement d'origine radiculaire. Le rôle des canaux sacrés antérieurs, *Soc. méd. des hôp.*, 12 mai 1916.

Dr Leri. — Oui les lésions sont de même ordre.

Dr Rocher. — Je crois qu'il y a quelque chose d'intéressant à dire au point de vue du traitement. A la Société de chirurgie on a indiqué la valeur stérilisante des RX, préventive des ostéomes du brachial antérieur. Est-ce que dans le cas actuel la radiothérapie ne pourrait pas être employée avec profit ? Celle-ci pourrait agir également contre les radiculites concommittantes.

Dr Leri. — Je crains que la radiothérapie ne soit seulement un sédatif de la douleur sans action sur la lésion osseuse.

La rachianesthésie en chirurgie de guerre

Dr H.-L. Rocher.

Depuis le début de cette guerre, j'ai pratiqué plus de 250 rachianesthésies soit chez des blessés, soit chez des soldats présentant des affections chirurgicales. Le niveau des interventions n'a jamais dépassé l'ombilic.

Je n'ai pas l'intention de discuter la valeur comparative des différentes anesthésies ; toutefois, depuis un an et demi, j'interviens le plus souvent possible (environ dans 50 °/o des cas) à l'anesthésie locale cocaïnique à 1/300. Pour ce faire, il convient non seulement d'envisager la nature, l'étendue et la profondeur de la lésion à traiter, mais également de considérer le côté psychique de l'opéré. Pour deux interventions absolument identiques, il advient que l'un, timoré ou très impressionnable, n'acceptera qu'à contre cœur, ou supportera mal l'acte chirurgical, accusant comme douleurs des sensations plus ou moins obtuses de contact au niveau de la plaie ; l'autre aura une anesthésie parfaite.

Il nous apparaît enfin, d'après l'expérience que nous en avons acquise, que le domaine de l'anesthésie locale et régionale peut être extrêmement large lorsque le chirurgien a en main une bonne technique.

Quant à l'autre moitié d'intervention, j'ai employé soit les anesthésies générales au chloroforme, à l'éther, au chlorure d'éthyle, soit l'anesthésie rachidienne.

En ce qui concerne les opérations sous-ombilicales (abdomen, bassin et membres inférieurs), la proportion des rachianesthésies par rapport aux autres anesthésies générales est environ d'un tiers. Ayant toujours eu des hôpitaux de grands blessés, je n'ai eu que relativement peu de petites interventions à pratiquer.

La rachianesthésie présente certains avantages très appréciables pour la chirurgie des hôpitaux militaires de l'intérieur. Elle permet d'intervenir — sans attendre indéfiniment — chez des sujets présentant des lésions de bronchite chronique, d'emphysème, d'asthme ; elle écarte la crainte des complications congestives. Certes, je connais quelques morts survenues après des anesthésies générales correctes, du fait d'accidents pulmonaires.

Elle permet d'obtenir des anesthésies idéales chez ceux que leur lésion oblige à demeurer en position ventrale pendant une opération souvent longue (suture du nerf sciatique, anévrismes poplites ou jambiers) ou chez ceux pour lesquels le relâchement musculaire constitue un facteur primordial pour conduire à bien des interventions de chirurgie orthopédique (ostéosynthèse, greffe osseuse) ou des réductions de fracture fermée à grand déplacement (du fémur par exemple).

Lors d'un gros arrivage — en mai 1918 — de blessés non opérés, chez lesquels nous pouvions redouter, vu les difficultés du voyage, des lésions pulmonaires par refroidissement ou des lésions plus ou moins latentes, dues aux obus à gaz, nous avons opéré systématiquement toutes les plaies graves des membres inférieurs dont plusieurs plaies articulaires du genou à la rachianesthésie (allocaïne). Les suites opératoires ont été remarquablement bénignes.

Dans les interventions sous-ombilicales, nous avons noté le silence abdominal complet, caractéristique des bonnes rachis. Il est des blessés qui réclament la rachianesthésie, ayant une répulsion pour l'anesthésie générale. L'un deux a subi successivement quatre interventions (la dernière, une amputation de jambe) pour causalgie du nerf sciatique; les quatre fois, il a réclamé la rachi.

Je suis d'avis de laisser entre deux rachis un intervalle de 10 à 15 jours.

En chirurgie de guerre il n'est pas inutile d'insister sur l'avantage qu'offre la rachianesthésie en libérant dans l'équipe chirurgicale un aide qui peut être occupé soit au triage des blessés, soit à leur pansement, soit à de moyennes ou petites interventions de débridement et d'extraction de projectiles. C'est ainsi que mon assistant et mon anesthésiste ont pu, en période de suractivité, constituer chacun une équipe B opérant avec des infirmières comme assistantes. Un tel avantage ne pourra être contesté si on veut bien remarquer que dans une zone comme la notre (Ve Région), les hôpitaux d'Orléans, à certaines époques, ont fonctionné comme des hôpitaux d'évacuation, sans avoir tous les avantages de personnel médical ou infirmier dont disposent les hôpitaux du front proprement dits.

L'anesthésie rachidienne n'allonge pas la durée de l'opération — même lorsque c'est le chirurgien lui-même qui la pratique — il suffit de régler l'organisation du travail dans la salle d'opération.

Dès que le blessé est apporté à la salle d'opération il est mis sur la table, en position assise de préférence. L'injection est faite. En moins de 7 à 10 minutes, temps que nécessite en général toute toilette préopératoire, le chirurgien peut opérer.

A côté des interventions, il est des pansements qui sont extrêmement longs, douloureux, et nécessitent l'anesthésie. C'est notamment le cas de certains réséqués large du genou, de vastes délabrements osseux de cuisse ou de jambe, qui arrivent du front peu ou mal immobilisés, et chez lesquels il faut installer rapidement, une bonne fois, extensions et drainages, dans les dispositifs Gassette. Notre assistant, le Dr Chase, a eu recours plusieurs fois à la rachianesthésie et nous a dit en avoir été très satisfait.

La rachianesthésie a quelques adversaires parmi ceux qui la connaissent et l'ont pratiquée. Elle en a surtout chez ceux qui l'ignorent et en jugent *a priori*.

Beaucoup en ont une appréhension qui leur fait dire qu'ils ne se feraient pas opérer eux-mêmes à la rachi. Ils ont le souvenir des anciennes discussions et des premiers accidents, inévitables corollaires de toute nouvelle méthode qui s'installe et qui n'est pas au point.

La technique de la rachianesthésie est véritablement simple et je ne crois pas que l'on doive parler encore d'infection méningée, de blessure de la moelle ou de la queue de cheval. Il ne reste rien de la décharge électrique ou de l'engourdissement passager d'un membre qui se produit bien rarement d'ailleurs.

Les produits actuellement employés, stovaïne et novocaïne, ne me paraissent pas présenter une toxicité et une nocivité plus grande que l'éther ou le chloroforme. Et de plus, combien de fois, tant en chirurgie de guerre qu'en chirurgie civile, manque-t-on d'un anesthésiste compétent.

Et il y a encore, il y a toujours des accidents par anesthésie générale. J'ai parlé des accidents pulmonaires secondaires, mais il y a très souvent des alertes graves qui font que bien souvent j'ai pensé qu'il était préférable et plus simple que le chirurgien fît lui-même son anesthésie : anesthésie locale, rachianesthésie. Il y a aussi de temps en temps des morts que peut-être certains appareils à anesthésie pourraient éviter, dit-on.

Je crois que cependant il y a certains cas de réactions méningées aseptiques, de même que parfois le foie réagit défavorablement au chloroforme le mieux administré. Ce sont des rachialgies lombaires ou cervicales, des céphalalgies frontales ou occipitales, c'est un peu de raideur de la nuque. Ces incidents immédiats de la rachi surviennent de 6 à 12 heures, quelquefois plus tard après l'intervention. Ils subsistent 1 à 4 jours en diminuant progressivement, regressant spontanément, ou grâce à de l'aspirine ou au pyramidon. Je n'ai pas pratiqué plus de deux fois de ponction lombaire pour lever l'hypertension du liquide céphalo-rachidien.

Les quelques cas de rétention d'urine passagère ont été notés après interventions de hernie ou portant sur le bassin. Je l'ai notée tout aussi fréquemment avec l'anesthésie générale qu'avec l'anesthésie locale.

Je n'ai jamais observé de suites éloignées telles que paralysies, troubles médullaires. Je n'ai jamais eu de morts.

Quelques blessés présentent 5 à 10 minutes après l'injection rachidienne du malaise, de la pâleur, des sueurs et des vomissements. C'est un petit orage qui se dissipe vite ; dans ce cas, j'avais injecté la dose totale de l'ampoule anesthésique (soit 15 centigr. d'allocaïne). Mais je dois ajouter que pour des interventions hautes (cuisse, bassin ou abdomen), où je mettais jusqu'à maintenant cette dose totale, le plus souvent, j'ai eu après l'injection et pendant l'intervention le calme et le repos complet du patient.

Depuis quelque temps, j'ai réduit la dose maxima à 10 centigrammes.

La peur ou l'émotion entrent pour une grande part dans la production de ces phénomènes lypothymiques du début. Il suffit pour y pallier de faire une injection stimulante (éther, huile camphrée) et de donner à boire aux blessés du café chaud.

L'anesthésie rachidienne n'est pas choquante ; elle semble même diminuer le choc opératoire des interventions de longue durée, difficiles ou pénibles. Et toujours j'ai vu le patient quitter la salle d'opération souriant et content... puisqu'il ignore encore tout des douleurs post-opératoires.

Nous avons constaté cependant dans 4 cas d'amputation de cuisse, faits à la rachi, des phénomènes de choc inquiétant, survenant de 5 à 15 minutes après l'injection anesthésique. Une seule fois, l'intervention n'avait pas commencé. Mais, je dois ajouter que dans ces quatre cas il s'agissait de grands infectés (septicémie ou gangrène gazeuse). Or, je crois que le choc traumatique opératoire survenant sur un sujet débilité, infecté ou intoxiqué domine la situation. Peut-être y a-t-il lieu de diminuer la dose d'anesthésique malgré la hauteur de la lésion pour éviter le choc nerveux. Je crois qu'en effet, tant avec la stovaïne qu'avec la novocaïne, le choc nerveux ne peut être complètement rejeté. Et ce qui tend à me le prouver, c'est que dans ces 4 cas (3 fois il s'agissait de novocaïne-adrénaline), j'ai noté après l'amputation une anémie du moignon véritablement curieuse et même gênante, puisque j'ai dû arroser les surfaces cruentées de sérum chaud et attendre peut-être un quart d'heure pour que saignent les artères musculaires sectionnées.

Il y a donc là un point de technique ou une question d'opportunité de la rachianesthésie qui restent à étudier chez ces grands infectés ou intoxiqués qui subissent de graves mutilations opératoires.

Quoi qu'il en soit, je fais, en pareille circonstance, quelques piqûres d'éther et de spartéine ; l'alerte passe ; l'intervention peut être effectuée ; le sérum adrénaliné ou caféiné est à recommander au cours de l'opération.

La ponction lombaire est faite de préférence sur le sujet assis sur le bord de la table.

Je retire toujours 10 cent. cubes de liquide céphalo-rachidien avant l'injection de la solution anesthésiante que je mélange dans ma seringue avec 5 centigr. de liquide céphalo-rachidien.

La dose habituelle que j'injecte est de 5 centigr. de stovaïne, de 7 à 10 centigr. de novocaïne. (Allocaïne Lumière.)

Le mélange (liquide céphalo-rachidien et solution anesthésique) ayant été poussé très lentement, le blessé, au bout de une à deux minutes, est étendu sur le dos. Je n'ai pas noté que du fait de l'inclinaison sur le côté de la lésion, l'anesthésie ait été plus parfaite ; j'ai eu, plusieurs fois, des résultats contraires (début et intensité des phénomènes d'engourdissement plus marqués du côté opposé où le blessé s'était couché pendant quelque temps avant la mise à plat pour l'intervention).

Les insuccès partiels que j'ai subis sont dus à ce que, peut-être, la ponction avait été irrégulière et qu'une partie du liquide avait fusé en dehors de l'étui rachidien. En ces cas, j'ai toujours noté que l'écoulement du liquide C. R. procédait par un goutte à goutte lent, et que l'aspiration dans la seringue se faisait difficilement.

J'ai eu pour des interventions sur l'abdomen, la fesse et le tiers supérieur de la cuisse, des anesthésies imparfaites, le niveau de l'insensibilité à la douleur remontant jusqu'aux confins du champ opératoire. Dans ces cas, il est très simple de surajouter soit l'anesthésie locale à la cocaïne pour les plans superficiels, soit l'anesthésie légère par quelques bouffées d'éther ou de chloroforme.

L'opération s'exécute facilement dans un demi-sommeil ; le blessé se réveille aussitôt, et j'ai constaté parfois que je ne me trouvai qu'en présence d'un insuccès apparent, l'anesthésie rachidienne s'étant installée lentement et se trouvant complète au bas-ventre en fin d'opération.

J'ai eu enfin, dans deux cas, après des ponctions faites correctement sur la ligne médiane entre la troisième et quatrième lombaire — suivant la technique habituelle — des hémi-anesthésies qui, malheureusement, coïncidaient avec le côté sain.

Je dois cependant remarquer que ces insuccès sont extrêmement rares, et de même qu'il y a des anesthésies défectueuses avec le chloroforme et l'éther, de même il y a des sujets qui semblent réagir anormalement à l'anesthésie rachidienne, la ponction et l'injection anesthésique étant correctement effectuées.

STATISTIQUE DES ANESTHÉSIES RACHIDIENNES

1° *Chirurgie de guerre.*	Stovaïne.	Novocaïne.
	—	—
Esquillectomies, Ostéomyélites chroniques } des membres inférieurs...	10	56
— — du bassin........	2	3
Résections (hanche, genou)...................	1	4
Arthrotomies pour recherche de projectiles ou drainage...........................	»	7
Astragalectomie..............................	»	1
Tarsectomie..................................	»	2
Arthrodèse du pied...........................	»	2
Ostéosynthèse................................	1	4
Amputations (cuisse, jambe, pied)............	4	6
A reporter.....	14	79

	Stovaïne.	Novocaïne.
Report.....	14	79
Régularisation de moignon....................	3	1
Projectiles du M. I. et du bassin	1	4
Plaies des membres inférieurs (débridements larges)..	1	1
Réparations autoplastiques (cicatrice vicieuse, hernie musculaire).........................	2	6
Anévrismes	1	3
Ligature tibiale postérieure...................	»	1
Interventions sur le nerf sciatique.	3	8
Ténotomie et allongement du tendon d'Achille..	5	2
Interventions orthopédiques (réduction de fracture, d'attitude vicieuse).........................	1	3
Pansements compliqués et installation de suspension en extension	»	10
Exotosses traumatiques des M. I. et du bassin.	3	1
	38	125
	163	

2° *Chirurgie du " temps de paix "*.

	Stovaïne.	Novocsïne.
Hernies crurales, inguinales...	19	35
Kystes du cordon.............................	»	»
Varicocèle	1	3
Castration.....................................	»	2
Eclopie testicnlaire..........................	1	»
Hémorroïdes	1	»
Fissure à l'anus	1	»
Tumeurs des membres inférieurs (kystes du creux poplité, exostoses).................	3	6
Sapheuctomie..................................	»	8
Appendicectomie...............................	»	5
Trochantinte bacillaire.........................	»	1
Hallus valgus.........	»	1
	26	61
	87	

***

Je remercie bien sincèrement M. Aug. Lumière et mon

confrère et ami le Dr Vigne de leurs nombreux et aimables envois d'allocaïne, ce qui m'a permis depuis plus d'un an et demi de l'expérimenter largement. Depuis cette époque, je ne me sers que de cette préparation comme novocaïne. Solution C à 5 °/o (ampoules de 3 cc) additionnée d'adrénaline. Comme stovaïne, j'emploie la stovaïne Billon (ampoules à 10 °/o contenant 0 cc 75, soit 7 centigr. 5 de stovaïne). Je remercie MM. Poullenc de leurs envois pour mes hôpitaux de blessés.

Dr Halbron. — Nous avons été frappés autrefois, des faits apportés par Widal et Gadeau, de troubles sptinctériens et même de méningites puriformes. J'avoue que pour mon compte, j'hésiterais à me faire faire une anesthésie lombaire.

Dr Le Sourd. Les phénomènes dont parle Halbron, paraissent dus à l'action de l'eau ; depuis que les sélections sont très concentrées, ces faits disparaissent.

Le signe du tiroir dans l'entorse des ligaments croisés du genou. Sa valeur diagnostique

Dr Rocher.

Sous la dénomination d'entorse du genou, beaucoup de médecins désignent sans les différencier les lésions des ligaments latéraux, et celles des ligaments croisés, les subluxations méniscales. Le diagnostic immédiat est souvent difficile, surtout lorsqu'il y a juxtaposition de deux lésions, à plus forte raison le diagnostic éloigné, rétrospectif. Comme chirurgien de secteur et expert de la commission de réforme, j'ai été appelé à formuler mon avis au sujet de certains genoux, pour lesquels, au premier abord, il semblait qu'il y eut peu de dommage et je devais dire si l'impotence fonctionnelle non seulement existait, mais si quelque lésion pouvait expliquer les troubles accusés par les intéresses : fatigue à la marche, genou sujet aux entorses récidivantes, point douloureux; etc...

Or depuis bientôt deux ans mon attention s'est portée une

séquelle que je considère comme pathognomorique de l'entorse des ligaments croisés, tout au moins de l'élongation ou de la déchirure du ligament croisé antérieur. C'est un laxité articulaire anormale se passant dans le plan antéro-postérieur. Certes elle a été notée par différents auteurs qui se sont occupés des entorses du genou, mais il m'a paru intéressant de revenir sur cette constatation clinique à laquelle je donne le nom de *Signe du Tiroir*, et d'apprécier dans quelles conditions et par quel mécanisme pathogénique il peut se produire.

Le définir, c'est indiquer la manière de le rechercher.

Faites étendre le sujet sur une table, bien à plat, en relâchement musculaire complet.

Faites-lui fléchir la cuisse sur le bassin et mettez son genou en flexion de 90° à 110°, de telle sorte que la plante du pied repose à plat sur la table.

Empaumez des deux mains la face postérieure de la jambe, au 1/3 supérieur du mollet et propulsez les plateaux tibiaux au-dessous des condyles fémoraux, comme si vous manœuvriez un tiroir de commode.

Normalement, dans le plan antéro-postérieur, l'état de tension ligamentaire permet un petit glissement que vous noterez sur le genou sain. Mais si le sujet a eu autrefois une lésion importante du système ligamentaire croisé (rupture ou arrachement), vous obtiendrez très nettement, très facilement et plus ou moins accentué suivant les cas, un mouvement de translation d'arrière en avant qui permet une véritable subluxation antérieure tibiale.

J'ai fait prendre des radiographies de genou dans cette position, où le tibia est tiré au maximum eu avant. On constate sur l'une d'elle — que je vous présente — le déplacement tibial marqué à un tel degré que sur ce genou fléchi à 110° le point d'appui condylien est reporté en arrière de l'ombre du massif spinal et prend contact avec la partie toute postérieure de la surface articulaire du plateau tibial. Il en découle un recul très accentué de l'extrémité fémorale par rapport au tibia.

Lorsque le tibia subit cette propulsion, il ne le peut que grâce au relâchement des muscles postérieurs de la cuisse insérés sur l'extrémité supérieure du tibia et du péroné et à l'élongation ou à la rupture du ligament croisé antérieur. Les ligaments latéraux, les coques condyliennes auxquelles sont annexés plusieurs trousseaux de fibres ligamentaires postérieures ne peuvent gêner la manœuvre du tiroir, puisque dans la position de flexion du genou ils tendent plus tôt à se mettre en position de relâchement.

Je ne puis dire si la rupture ou l'élongation du ligament croisé postérieur ajoute quelque particularité à la laxité anormale antérieure du genou et si sa lésion est nécessaire pour permettre l'accomplissement du signe du tiroir. *A priori*, vu l'orientation de ces fibres, il semblerait que seul le glissement postérieur du tibia pourrait les tendre et qu'au contraire le glissement antérieur aurait pour but de rapprocher ses poins d'insertion.

Donc le signe du tiroir est avant tout caractéristique de l'insuffisance du ligament croisé antérieur. Il convient d'ajouter qu'en aucun des cas que nous avons observés, le tibia ne pouvait subir le moindre mouvement de subluxation postérieure.

Le frein de ce mouvement anormal nous paraît être le système ligamentaire postérieur du genou, le ligament croisé postérieur et la sangle rotubienne (m. quadriceps, ligament rotulien).

Ce glissement tibial antérieur, produit passivement par le chirurgien, peut être provoqué également, avec peut-être moins d'étendue par la contraction musculaire du patient, soit en position étendue, soit debout ; dans ce dernier cas encore, une légère flexion du genou est nécessaire pour produire le glissement tibial antérieur.

De quelque façon qu'il soit obtenu, à ce signe du tiroir peut s'adjoindre un ressaut articulaire accompagné d'un petit bruit sec. La partie postérieure du ménisque (interne, nous a-t-il semblé), se fait pincer entre le fémur et le tibia, d'où déclanchement par ressaut fémoral au-dessus de cette saillie.

Enfin, dans la position de flexion du genou, on peut imprimer non seulement un mouvement de tiroir au tibia dans un plan exactement antéro-postérieur, mais on peut subluxer obliquement en avant et en dehors l'extrémité tibiale, de telle sorte que le plateau tibial externe découvre tout son tiers antérieur et la condyle interne fémoral saille anormalement.

Cette saillie tibiale antérieure s'accuse surtout pour le plateau tibial externe, de telle sorte qu'à ce mouvement de tiroir, caractéristique d'une laxite articulaire antéropostérieure, s'ajoute une laxite anormale de torsion interne qui fait saillir la tête du péroné plus ou moins en avant et déplace la tubérosité tibiale plus ou moins en dedans.

Tous ces mouvemeuts, glissement antérieur, torsion, existent normalement à un faible degré sur le genou mis en flexion ; dès qu'ils s'accentuent, il décèle l'insuffisance ligamentaire, or la direction et les insertions du ligament croisé antérieur, qui fait frein dans la torsion interne, expliquent que, si il est déchiré ou allongé, la tubérosité antérieure puisse s'avancer et s'orienter anormalement en dedans, d'où l'aspect de subluxation oblique avec faculté d'une torsion interne passive.

Si les ligaments latéraux sont intéressés — la dislocation du genou se complique au point de vue clinique ; elle s'aggrave au point de vue fonctionnel. Il faudra alors rechercher en rectitude, la laxite latérale et le baillement articulaire.

Les sujets qui ont eu une laxite des ligaments croisés paraissent souvent au premier abord avoir une articulation normale. Pas de gonflement, pas d'hydarthrose, pas de craquements articulaires ; toutefois, il existe de l'atrophie du quadriceps. Mais ils accusent soit une grande fatigue à la marche, soit présentent une claudication plus ou moins accentuée. Tel le blessé de l'obs. IV, qui était dans le service de neurologie du Médecin major Léry pour démarche suspecte. Ces blessés, dans d'autres cas, accusent des signes d'arthrite chronique : frottements et craquements, épaississements synoviaux. Ils sont sujets à des entorses récidivantes à la suite d'un faux-pas qui amènent une nouvelle poussée d'hydarthrose.

Ces blessés sont des inaptes au service armé ; ils ne peuvent être que service auxiliaire avec une affectation sédentaire ; ils traînent la jambe, ne peuvent se tenir longtemps debout. J'en ai vu qui prétendaient ne pouvoir faire des marches, même courtes. Si le chirurgien ne veut donc pas commettre une erreur de diagnostic et s'il veut rapporter à leur juste cause les troubles fonctionnels accusés par le blessé, il doit songer à l'entorse des ligaments croisés — qui laisse comme séquelle une laxité du genou dans le plan antéro-postérieur, — mise en évidence pendant la flexion du genou (flexion de marche, ou flexion d'examen clinique) par la production du signe du tiroir.

Observation I. — Jacques M..., consécutivement à une entorse du genou droit — escrime à la baïonnette — chute en arrière sur le dos, la jambe repliée sous lui, en octobre 1915, cet homme présente actuellement, 4 mars 1918, une impotence fonctionnelle du membre inférieur droit, due à une laxité des ligaments croisés très accentuée, et des ligaments latéraux minime. Le signe du tiroir est très net et s'accompagne d'un claquement et d'un ressaut dû au pincement et au déclanchement du ménisque interne pressé entre le condyle femoral et le plateau tibial. Ce ressaut articulaire ainsi que le mouvement de tiroir peut être provoqué par la contraction volontaire du blessé tenant son genou en flexion, mais ils sont plus faibles que lorsque le chirurgien les provoque ; toutefois le ressaut ménisqual et le claquement qui l'accompagne deviennent plus brusque et plus sec lorsque, aux manœuvres faites par le chirurgien, le blessé combine une contraction des muscles postérieurs de la cuisse, qui resserrent l'interligne articulaire.

Dans la position de flexion du genou à 90° on peut imprimer non seulement un mouvement de tiroir dans le plan antéro-postérieur, mais également une sub-luxation oblique du tibia antéro-externe, de telle sorte que le plateau tibial externe fait une saillie anormale et se découvre partiellement. Lorsque, au contraire, on cherche à provoquer un glissement oblique antéro-interne du tibia, on n'obtient qu'une légère saillie du plateau tibial de quelques millimètres.

Mouvements du genou, normaux. Pas d'hydarthrose, pas

de craquements articulaires. Légère atrophie de la cuisse : un centimètre. Fatigue à la marche, même de courte durée, faux pas fréquents ; le genou se dérobe quand le pied porte à faux. Debout, le blessé peut produire volontairement le mouvement de tiroir de son articulation.

OBSERVATION II. — Louis T..., 30 ans. Il y a dix ans, en octobre 1908, il fait une chute de cheval, sous lequel il est pris. Son genou aurait subi à ce moment un mouvement de latéralité externe forcé, portant sa jambe en abduction : immédiatement douleur très vive et perception d'un craquement ; gonflement très accentué du genou. Immobilisation au lit pendant 20 jours ; réentraînement de la musculature de la cuisse au moyen de la pondothérapie.

Le 22e jour le malade, à peine guéri, reprend son service ; en prenant son élan pour faire de la voltige, il ressent une vive douleur dans le genou ; récidive de gonflement ; il reste un mois et demi sans marcher. Le genou dégonfle ; réformé le 2 mars 1909,. Depuis, il est préparateur dans une pharmacie ; pour marcher, il doit faire une grande attention pour éviter les faux pas, déterminant par déclanchement brusque du genou des petites entorses récidivantes.

Etat actuel : Avril 1918, laxité très marquée du genou dans le plan antéro-postérieur avec signe du tiroir très net, se produisant aussi bien de façon passive que debout d'une façon active. Laxité du ligament latéral interne ; l'articulation baille de ce côté ; le ligament latéral externe est solide. On peut également imprimer au tibia un mouvement de sub-luxation oblique antéro-externe ; le condyle fémoral interne fait alors une saillie anormale. Craquements articulaires sourds, pas d'hydarthrose. Atrophie de la cuisse d'un demi centimètre à la partie moyenne. Articulation non douloureuse ; il semble exister un corps étranger sur la face interne de l'articulation, peut-être constitué aux dépens du ménisque.

Au point de vue fonctionnel, fatigue à la marche, pas de gêne pour monter les escaliers.

OBSERVATION III. — Louis L... Chute sur le genou gauche le 22 février 1916, à la suite d'un faux pas : gonflement du genou, immobilisation au lit pendant 1 mois. Bandage élastique. Traitement à Dax en septembre 1917. Actuellement mai 1918, laxité antéro-postérieure du genou avec signe du tiroir très net. Pas de laxité latérale, pas d'hydarthrose.

Lorsque le sujet est debout, il produit lui-même le signe du tiroir et produit un mouvement de sub-luxation antéro-externe de son tibia avec un ressaut et un claquement dû au déclanchement du ménisque interne pincé à sa partie postérieure.

Observation IV. — B... Le 8 octobre 1917, a subi un choc très violent au niveau du tibia gauche par une grosse masse métallique, projetée par un cabestan électrique, faisant 120 tours à la minute. Fracture directe du tibia au tiers supérieur, sans déplacement.

Le blessé a été immobilisé pendant 30 jours dans un appareil plâtré prenant jusqu'au-dessus du genou. De ce fait, il ne peut savoir si son genou a gonflé, mais il dit en avoir souffert dans le plâtre. Massage et électrothérapie pendant 2 mois.

Depuis cette époque, il présente une boiterie très accentuée, appuyant sur le bord externe du pied et fléchissant fortement son genou à chaque pas, comme si celui-là se dérobait chaque fois qu'il porte le poids du corps sur lui.

Cette claudication est telle qu'elle a appelé l'attention de M. le médecin-major Leri, qui nous a présenté ce blessé, nous demandant si la fracture de jambe, par ailleurs parfaitement consolidée, ne s'accompagnant d'aucun trouble paralytique, pouvait expliquer à elle seule la démarche vicieuse de cet homme. Classé dans le service auxiliaire le 11 août 1918.

C'est alors que notre examen clinique nous a permis de trouver tous les signes de l'entorse des ligaments croisés, passé inaperçue, étant donné que cet homme avait été plâtré immédiatement après son accident et jusqu'au-dessus du genou.

Signe du tiroir très net, avec subluxation antéro-externe oblique permettant en même temps un mouvement de torsion interne très accentuée qui fait saillir en dehors et en avant la tête du péroné et permet le déplacement interne de la tubérosité antérieure du tibia.

Le signe du tiroir s'obtient seulement passivement en position couchée, le genou fléchi à 80°.

Pas de laxite latérale, pas d'hydarthrose, pas de craquements. Légère atrophie du quaduceps.

Cette lésion des ligaments croisés explique la présence de cette démarche vicieuse.

Dr R. Bonneau. — Il y a une vingtaine d'années, quand j'étais dans le service de M. Nélaton, les externes étaient entraînés à faire un examen méthodique des articulations et ne devaient pas oublier de faire plier la jambe sur la cuisse et de rechercher la mobi ité antéro-postérieure, signe de rupture des ligaments croisés.

QUESTION A L'ORDRE DU JOUR

Sur l'épidémie actuelle de grippe

Drs Halbron, Beauvy et Oppert.

Il nous paraît intéressant de rapporter à la Société nos observations de grippe, au moment où la maladie s'observe partout et où il est bon que chacun compare les cas de son service avec ce qui a pû être vu ailleurs.

Dans notre secteur, la grippe a surtout atteint les troupes stationnées aux environs de Fontainebleau, mais elle n'a épargné aucune des places du secteur. L'épidémie a évolué en trois périodes. Pendant les mois d'avril et de mai, nous avons observé un assez grand nombre de cas particulièrement bénins. Nous avons rapporté à la séance du 12 juillet dernier, de notre groupement, une épidémie hospitalière qui était apparue dans notre service avec une extrême brusquerie, à la suite de l'admission d'un cas de « courbature fébrile ». En moins de vingt-quatre heures, les malades, le personnel médical et infirmier de la salle de ce grippé et tous les infirmiers anamites de l'hôpital étaient atteints, mais tous les cas avaient été d'une très grande bénignité. La fièvre avait durée entre un et quatre jours, et, sauf trois cas de congestion pulmonaire bénigne, on n'avait noté aucune complication pulmonaire.

Dans la même période, un certain nombre de cas semblables se produisaient à l'Ecole d'artillerie, surtout dans divers hôpitaux de Fontainebleau et de Melun. L'affection se caractérisait par une poussée fébrile ephémérce, et le caractère grippal avait été nié par quelques médecins, en raison de la bénignité des cas et aussi parce que la présence à ce moment de nombreux ypérités avait fait considérer, à tort, cette fièvre, comme due à l'intoxication.

Pendant les mois de juin et juillet, nous avons pu observer encore quelques cas isolés, en particulier dans les hôpitaux. Le diagnostic de grippe était porté, sans qu'on pût nettement retrouver la motion de contagion et d'épidémicité.

A la fin de juillet, nous avons vu entrer dans le service un nombre anormal d'affections pulmonaires aigües et, en particulier, nous avons été frappés par les cas de broncho-pneumonie à évolution suraigüe. A partir du 10 août, les cas de pneumonie et de broncho-pneumonie sont devenus de plus en plus nombreux et de plus en plus graves. L'épidémie actuelle était alors en pleine évolution.

Ce furent les formes les plus graves que nous vîmes dès le début de l'épidémie et nous avons été très impressionnés par des cas presque foudroyants qui contrastaient avec les grippes bénignes observées jusqu'alors.

Presque toutes ces maladies graves présentaient des caratères analogues, constituant un véritable syndrôme de la grippe maligne. La température est élevé, atteignant 40°,5 ou 41° ; la dyspée est très vive, les mouvements respiratoires précipités. Le facies du malade est assez particulier : le teint est livide, avec de la cyanose du nez, des pommettes et des oreilles, les extrémités sont également cyanosées. La physionomie est angoissée. Le pouls est habituellement rapide, à 120, 140 pulsations par minute, il est petit, déprimable, mais le plus souvent régulier. La tension artérielle est basse (de 9 à 11 comme tension maxima, de 4 à 5 comme tension minima). Les bruits du cœur sont assourdis, souvent on note de l'embryocardie, mais nous n'avons pas entendu de souffle orificiel. La langue est sèche, la diarrhée est assez fréquente, nous n'avons pas constaté de selles dysentiriformes. Les épitaxis ont été souvent rencontrées, et parfois des hémoptysies. Jamais nous n'avons constaté de purpura. La toux était habituelle, avec une expectoration assez variable : quelquefois peu abondante, le plus souvent les crachats étaient purulents ou hemoptoïques, rosés ou au contraire noirs, « jus de pruneaux. »

A l'auscultation, des signes étaient très variables, en rapport avec les diverses lésions pulmonaires qui accompagnaient ces formes graves de grippe. La bronchite diffuse était habituelle, s'accompagnant tantôt de signes discrets « congestion », tantôt de signes manifestes de broncho-pneumonie ou de pneumonie. En pareil cas, il s'agissait le plus souvent de pneumonies doubles, ou plus exactement de broncho-pneumonies pseudo-lobaires. Dans quelques cas les signes d'auscultation étaient réduits au minimum : on trouvait une diminution généralisée du murmure vésiculaire, contrastant étrangement avec l'extrême dyspnée présentée par le malade.

La plupart de ces cas se sont terminés par la mort, avec une hyperthromie progressive, une accélération et un affaiblissement extrêmes du pouls. La dyspnée augmente, le malade est agité ou au contraire plongé dans la stupeur, la déglutition ne se fait plus et on peut noter des vomissements, et la mort survient par asphyxie ou syncope, après que ces accidents terminaux ont duré de 12 à 48 heures.

A côté de ces cas de gravité spéciale, les formes graves revêtent le type habituel de la broncho-pneumonie, qu'elle soit constatée dès l'entrée du malade à l'hôpital, ou qu'elle apparaisse secondairement, chez un sujet dont l'état semblait d'abord peu inquiétant. Les broncho-pneumonies peuvent guérir assez rapidement ou, au contraire, présenter des poussées successives, et la mort survient souvent alors à une période où le malade semblait marcher vers la guérison.

La guérison peut survenir, mais elle se fait parfois lentement, il persiste une certaine élévation de température en même temps que les signes locaux persistent en se modifiant, il y a de la splénisation simulant une pleurésie à grand épan-

chement, et l'erreur est facilitée souvent par ce fait que la ponction exploratrice ramène quelques gouttes de liquide trouble.

En même temps que ces formes graves, apparaissaient des formes légères d'autant plus nombreuses que l'épidémie s'installait davantage.

Certaines formes étaient si bénignes que les hommes qui en étaient atteints semblaient guéris à leur entrée à l'hôpital ou l'étaient réellement dès le lendemain. Fièvre passagère, léger catarrhe bronchique étaient les phénomènes les plus marquants.

Les formes les plus fréquentes étaient caractérisées par une fièvre atteignant 39° ou 40° le premier jour et descendant progressivement à la normale en trois ou quatre jours. Les signes de grippe : céphalée, douleurs, abattement étaient assez marqués et, à l'auscultation, des râles congestifs s'ajoutaient habituellement aux râles souflants et sibilants de la bronchite. La guérison a été habituelle.

Très souvent la fièvre a présenté un type un peu particulier : la température se maintenait deux à trois jours entre 39° et 38°, revenait à la normale et après un ou deux jours d'opyrexie remontait pendant un jour ou deux à 38° 5. Cette courbe à deux journées nous a paru assez caractéristique.

La fréquence des formes graves a varié suivant le moment de l'épidémie et son siège. Au mois d'août les formes graves ont représenté environ la moitié des cas, tandis que en septembre vingt pour cent seulement des grippés avaient un caractère de gravité.

Parmi les complications assez fréquentes dans l'épidémie actuelle nous citerons les pleurésies purulentes et l'œdème pulmonaire.

Nous avons observé 10 cas de pleurésies purulentes dont 9 cas à la fin d'août, complication fréquente, puisqu'elles ont accompagné 9 des 27 cas de broncho-pneumonie ou pneumonie observés par nous à ce moment. Dans 9 des 10 cas, l'agent microbien retrouvé fut le streptroque. La pleurésie s'était développée insidieusement, au cours d'un état grave et ne fut peut-être découverte que grâce à une recherche systématique.

L'épanchement augmentait rapidement et nous pûmes plusieurs fois en suivre l'évolution microscopique, le liquide passant du jour au lendemain d'un aspect louche ou hématique et trouble à un aspect nettement purulent. Le pronostic de ces pleurésies était nettement mauvais, puisque sur 9 cas traités chirurgicalement, 6 sont morts soit très rapidement, soit plusieurs jours après l'intervention.

L'œdème pulmonaire apparaît comme une des complications fréquentes des grippes à marche rapide, presque foudroyante, dont nous avons signalé la fréquence, et joue un rôle dans la mort par asphyxie. Mais il peut constituer une manifestation isolée, comme dans un cas de grippe en apparence légère, où avec une température de 38° le malade fut pris brusquement d'une dyspnée extrême et présenta tous les signes de l'œdème aigu du poumon, auquel il succomba en quelques heures.

L'ictère n'est pas une manifestation habituelle de la grippe, nous en avons observé trois cas, deux nous ont été signalés par notre confrère Barthez, de Provins. Dans ces trois cas, l'ictère a compliqué une broncho-pneumonie et la lésion hépatique a certainement contribué à l'issue fatale.

L'albuminerie fut fréquente. Elle a été notée dans presque tous les cas mortels. Un a atteint plusieurs fois 3 et 4 grammes d'albumine par litre et a certainement un pronostic très fâcheux, nous n'avons pu faire de cas à évolution rapide, faire l'examen des fonctions rénales.

Nous n'avons pas constaté l'assistance d'accidents dysentériformes.

Les manifestations cutanées qui ont paru fréquentes dans l'épidémie de 1889-1890 ont été exceptionnelles chez nos malades. Nous avons observé un seul cas d'érythème et peut-être était-il médicamenteux. Les otites étaient considérées comme une des complications habituelles de la grippe. Cependant, nous avons été frappés de leur rareté. A peine en avons-nous observé un cas personnellement, et sur les centaines de cas traités dans le secteur, à peine compte-t-on 5 ou 6 cas d'otite suppurée. Cette absence d'otite nous paraît des plus remarquables.

Le diagnostic a été en général très aisé, dans quelques cas

nous avons pu penser au début à une fièvre typhoïde ; nous avons au début de l'épidémie hésité à reconnaître le caractère épidémique des premières broncho-pneumonies — mais ces exceptions faites, nous avons pu toujours poser rapidement le diagnostic de grippe.

La thérapeutique a eu facilement raison des cas légers, dans les cas graves elle a été particulièrement décevante. Tous les traitements classiques, la révulsion, les enveloppements froids, les tonicardiaques, l'huile camphrée à haute dose, l'adrénaline, les métaux colloïdaux ont été mis en œuvre dans les cas graves et aucun n'a paru avoir une grande efficacité.

Les saignées locales et générales ont été pratiquées, en particulier nous avons largement saigné les formes à type d'œdème pulmonaire. Nous avons obtenu des améliorations passagères, mais l'évolution ultérieure n'a pas paru modifiée et nous n'avons pas observé de cas aussi encourageant que ceux publiés par Ravaut.

Les abcès de fixation, selon la méthode de Fochier, nous ont paru avoir une action favorable et nous semblent mériter d'être largement employé. Sur quinze cas, nous considérons que cinq ont été favorablement influencés et nous devons tenir compte de la gravité des cas où nous avons eu recours à cette pratique Sans parler du pronostic fâcheux qu'entraîne presque sûrement l'absence de réaction, la formation de l'abcès semble coïncider avec une amélioration de l'état général sans qu'il y ait toujours défervescence. La défervescence ne se produit guère qu'au moment où l'abcès est nettement collecté.

Dans un cas, le sérum antipneumococcique a donné un résultat très favorable.

Au point de vue épidémiologique, les cas que nous avons observé, d'avril à octobre, nous paraissent sans filiation directe entre eux. Au printemps, les formes aiguës ont été constatées partout, aux armées comme à l'intérieur, et partout on a été d'accord sur leur bénignité. Au contraire, la poussée récente qui est générale a un caractère de gravité que n'a peut-être pas eu la grande épidémie de 1889-1890. Les cas les plus graves que nous avons observés venaient de garnisons de l'intérieur et paraissaient apportés par divers détachements dont les hommes étaient frappés soit pendant le trajet, soit dès leur arrivée. La gravité rappelait ce qui a été observé en Suisse, et nous avons vus mourir rapidement un rapatrié de pneumonie avec méningite à pneumocoques. Cependant, les cas observés par nous ne semblaient pas avoir leur origine dans une contamination de ce genre.

L'inoculation fut en générale très courte et, en particulier, nous avons pu en juger la brièveté dans notre épidémie hospitalière. Tous les caractères sont ceux qu'il est classique d'attribuer à l'influenza, et M. Netter vient de montrer que l'épidémie actuelle, quoi qu'ait pu en penser le public et certains médecins, n'a rien d'exceptionnel et a tous les épidémiologiques habituels des grandes épidémies de grippe.

Nous avons recherché s'il y avait parmi nos malades des hommes infectés de grippe dans la première période de l'épidémie. Sur plusieurs centaines de grippés interrogés à ce point de vue, quelques-uns seulement avaient eu antérieurement la grippe. Nous pouvons invoquer en faveur de l'immunité conférée par la légère atteinte d'avril, le fait que, de tous nos infirmiers annamites contaminés en masse, en avril, aucun, malgré le surmenage et toutes les causes de contagion, n'a été contaminé en août-septembre.

Les recherches bactériologiques faites par l'un de nous n'ont pas donné de résultat bien probant. Sur cinquante-sept examens de crachats, le bacille de Pfeiffer fut rencontré deux fois seulement. Le pneumocoque fut trouvé sept fois, le streptocoque dix fois. Le rôle du streptocoque apparaît, au contraire, prépondérant dans les pleurésies purulentes : sur treize liquides pluraux purulents, le streptocoque fut trouvé douze fois. De même, les hémocultures restèrent stériles, sauf dans un cas où on retrouva encore le streptocoque. Enfin, dans deux autopsies, le streptocoque fut constaté aux niveau du poumon.

Nous pouvons donc penser que dans les cas observés par

nous, le streptocoque a joué le rôle principal dans la pathogénie des complications. Si, comme les diverses recherches semblent le démontrer, le bacille de Pfeiffer est bien l'agent spécifique de la grippe, il ne reste pas moins que les complications sont dues pour une grande part à l'action du streptocoque, tout au moins dans le foyer épidémique que nous avons observé en août et septembre.

Dr Vacher. — Les complications otitiques m'ont paru peu fréquentes au cours de cette épidémie. J'ai observé 9 cas d'otite snppurée dont une mastoïditede Bezold. L'évolution a été favorable

Je crois que la rareté de ces complications tient à ce que depuis vingt ans on enlève quantité de végétations adenoïdes et d'amygdales. Ces ablations rendent moins aisée l'infection de l'oreille moyenne.

Dr Javal. — La grippe confère-t-elle l'immunité.

Dr Halbron. — Il semble qu'il en soit ainsi le plus souvent dans l'épidémie actuelle. Quant à la broncho-pneumonie est-elle d'origine grippale ou est-ce une complication surajoutée ? Il est certain qu'on voit des grippes légères faire des broncho-pneumonies au quatrième ou cinquième jour. Je n'ose affirmer la nature grippale primitive de la broncho-pneumonie.

Dr Le Sourd. — La première épidémie de grippe à Fontainebleau a été légèra, la deuxième est plus grave. A Fontainebleau, le streptocoque a été constaté, le pneumocoque à Auxerre, Sens, Orléans et, corrélativement, il n'y a pas eu de pleurèsies purulentes. Le bacille de Pfeiffer a été constaté souvent à Orléans.

Les complications pulmonaires ont été fréquentes, surtout celles qu'Halbron classe parmi les dyspnèse *sine materia*. Or

Roché a fait les mêmes constatations, mais les autopsies lui ont montré qu'il s'agissait de bronchite capillaire massive.

L'épidémie actuelle n'a pas frappé, comme précédemment des gens âgés au tarés, elle atteint des soldats jeunes et vigoureux appartenant souvent à des classes jeunes.

Des complications intestinales assez graves se sont présentées si bien que le public s'est demandé s'il n'y avait pas eu des cas de choléra. En réalité, il y a eu des entérites dysentériformes d'origine grippale.

Les cas d'otites ont été peu fréquents sans doute, en raison de l'antisepsie nasale pratiquée de bonne heure.

Dr J. Ferrand — Au cours de cette épidémie, la forme hypertoxique avec œdème du poumon d'emblée, a été observée trop souvent. La température des malades s'élève 40°, 41°, leur facies est vultueux, ils toussent à peine et meurent très rapidement malgré la saignée hâtive.

Dr Leri. — Il serait intéressant de mettre au point la question de l'immunisation conférée par la grippe.

Dr Chevrey. — Il est remarquable qu'il y ait eu très peu de cas de grippe parmi les vieillards. A l'Hôpital mixte ceux-ci n'ont pour ainsi dire pas été atteints malgré l'intensité de l'épidémie.

Dr R. de Villa-Zevallos. — Selon les renseignements que j'ai reçus d'Espagne, l'épidémie de grippe du printemps a présenté des caractères tout à fait différents de ceux de l'épidémie actuelle. Au printemps, c'était les personnes avancées en âge ou ayant des tares organiques qui ont donné le plus de décès. A ce moment, le type observé était le type pneumococcique. L'épidémie s'est arrêtée cet été.

Actuellement, la grippe est à une marche plus rapide et touche les personnes jeunes. L'on observe de préférence le bacille de Pfeiffer et le streptocoque. La proportion des morts par rapport aux malades est devenue beaucoup plus grande.

Dr Rubens-Duval. — Comme complication de la grippe, il existe parfois de l'albuminerie abondante, elle aggrave beaucoup le pronostic.

Le Secrétaire des séances,	*Le Secrétaire général,*
Dr Louis FERRAND.	Dr Raymond BONNEAU.

GROUPEMENT MÉDICO CHIRURGICAL

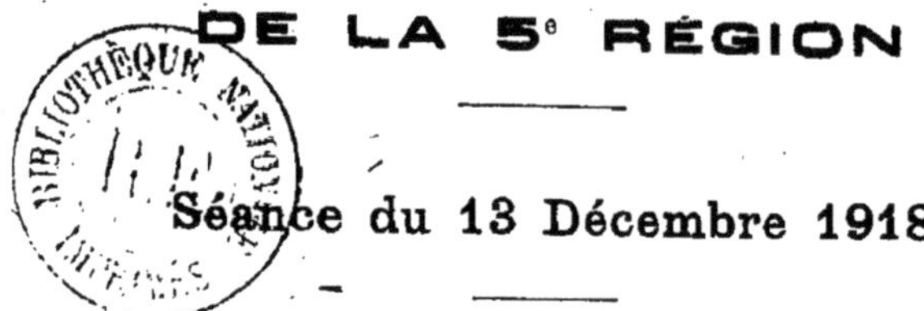

DE LA 5e RÉGION

Séance du 13 Décembre 1918

PRÉSIDENCE D'HONNEUR
DE M. LE MÉDECIN-INSPECTEUR LEMOINE

PRÉSIDENCE DE M. ZIMMERN
VICE-PRÉSIDENT

Plaie thoraco-abdominale. — Présentation de pièces

Dr Rocher.

Clément T..., blessé le 18 juillet 1918, par éclat d'obus ; orifice d'entrée sur la ligne axillaire médiane au niveau de la huitième côte. Etant donné la situation profonde du projectile, abstention opératoire.

Ce blessé a fait en juillet de la congestion pulmonaire droite ; à gauche ponction d'un hémothorax : 400 gr. Au début également, coliques intestinales, diarrhée, mais aucun phénomène de dépense péritonéale.

Le 1er août, cicatrisation de la plaie projectilaire.

Il entre à l'hôpital complémentaire 49, le 26 septembre 1918.

Examiné à plusieurs reprises par le Dr Ferrand, médecin chef de secteur pour des phénomènes de pleuro-pneumonie gauche auxquels on attribue la persistance d'une fièvre continue dont les ascensions vespérales ne dépassent pas 38°,5 phénomènes peut-être influencés par la grippe épidémique sévissant alors ; signes de péricardite. A plusieurs reprises, le blessé est examiné par le Dr Cottenot qui conclut : projectile de la dimension d'une noisette, situé immédiatement au-dessus de la voûte diaphragmatique gauche, à 6 centimètres de la paroi antérieure. Le projectile s'aperçoit surtout en vue oblique, en dessous et légèrement en arrière de l'ombre cardiaque.

En novembre, l'état général est toujours défectueux ; le malade est au petit régime ; pas de troubles gastro-intestinaux ; cependant météorisme et ascite augmentant progressivement. Toutefois le malade dit ne pas être fatigué.

Le 2 décembre, on le trouve mort dans son lit, au matin.

AUTOPSIE : Adhérences pleuro-pulmonaires nombreuses mais minces, filamenteuses ou en lame, du côté gauche. Poumons sains.

Perforation de la largeur d'une pièce de 1 franc de la coupole diaphragmatique gauche. Au-dessous, rate énorme présentant une plaque de sclérose en son centre, face externe. Entre la rate et la grosse tubérosité de l'estomac, cavité purulente à paroi et contenu noir ardoisé ; odeur fétide ; la grosse tubérosité présente une ulcération de la largeur d'un confetti au niveau de laquelle la muqueuse fait un peu hernie et bouchon.

Donc, jusqu'ici, on sent la trace du projectile : perforation de la paroi costale, et du diaphragme (peut-être le poumon a-t-il été traversé : aucune trace visible) ; perforation tangentielle de l'estomac d'où collection enkystée intersplénо-gastrique à évolution silencieuse.

Cicatrice à la face inférieure et en son centre du lobe gauche du foie : collection purulente sous-diaphragmatique (au-dessous du centre phrénique) largeur et épaisseur de la main ; parois et contenu noir ardoise ; odeur légèrement fétide. L'éclat d'obus est trouvé au fond de la collection, par conséquent correspondant bien au plan passant par la face postérieure du cœur.

A noter l'erreur radiographique, du reste explicable, situant le projectile au-dessus du diaphragme, par conséquent dans le médiastin postérieur, ce qui retenait notre décision opératoire, vu le mauvais état général du blessé attribué aux lésions cardio-pulmonaires.

Du côté du cœur, symphyse totale du péricarde et du cœur.

Ascite ; adhérences péritonéo-intestinales au niveau de l'excavation pelvienne ; suffusions hémorragiques intra et sous-péritonéales du côté du Douglas ; ces constatations sont en rapport avec l'épanchement sanguin du début (plaies stomacale et hépatique).

Dr Boulay. — Attire l'attention sur la péricardite présentée par le malade. Il a fait une ponction du péricarde sans toutefois retirer de liquide.

Fracture de deux os de l'avant-bras avec pseudarthrose Réduction par la méthode de suspension des fragments

Dr Ricardo de Villa-Zevallos.

Je vous présente un blessé sur lequel j'ai pratiqué une ostéosynthèse pour pseudarthrose par blessure de guerre, des deux os de l'avant-bras.

La méthode de suspension à laquelle j'ai eu recours est celle que M. Gentil à souvent employée et décrite ici : réduction anatomique et fixation par un fil de bronze à une attelle externe qui contribue à maintenir la coaptation. Ce procédé était indiqué ici en raison de la présence bas située, près du poignet, du double foyer de fracture.

Le cubitus et le radius étaient soudés par les extrémités inférieures des fragments supérieurs et, comme on le voit sur la calque radioscopique, il y avait une perte de substance sur une hauteur de trois centimètres.

Après avoir fait une double incision au niveau des bords cubital et radial, en écartant les parties molles j'arrivais sur le foyer de fracture et je pratiquais la libération des extrémités osseuses à rapprocher. La partie des extrémités osseuses atteinte d'ostéomyélite fut réséquée, la brièveté des fragments inférieurs obligea à faire une résection plus économe de cé côté en raison du voisinage de l'articulation.

Dans ces conditions et ne pouvant pas employer une autre méthode d'ostéosynthèse, je perforais l'extrémité de chaque fragment où je puis ainsi amarrer un fil fixant la réduction anatomique.

Depuis, le blessé fut radiographié et la réduction est bonne, comme vous pouvez en juger.

Dr Zimmern. — Je remercie M. Ricardo de Villa-Zevallos de son intéressante présentation. Je le félicite du résultat obtenu et je veux profiter de l'occasion qui m'est offerte vis-à-vis de notre aimable confrère espagnol pour le remercier publiquement de la peine qu'il se donne pour nos chers blessés.

Dr Rocher. — Arthrite du genou avec lésions des ligaments croisés, du ligament latéral externe et élongation du nerf sciatique poplité externe.

M. Rocher présente le malade ainsi que deux radiographies qui mettent en évidence le : « signe du tiroir » dû aux lésions des ligaments croisés.

Deux cas de rhumatisme vertébral de la région cadicale

Drs A. Léri et **Cottenot.**

Le malade que nous vous présentons est un homme dont la main gauche à l'aspect caractéristique des lésions du nerf cubital. L'atrophie des interosseux accuse à la face dorsale de la main la saillie des métacarpiens ; le court adducteur du pouce est complètement fondu, l'éminence hypothénar un peu aplatie, mais il n'y a pas de griffe cubitale.

Voici l'histoire de ce malade : Agé de 43 ans, boulanger, il est mobilisé depuis le début de la guerre. En janvier 1918, il a commencé à éprouver des fourmillements et une sensation de faiblesse dans tout le membre supérieur gauche. Ces troubles se sont accentués peu à peu, et à son entrée à l'hôpital, il y a un mois, nous notions des troubles légers de la mobilité consistant en une gêne de la pronation et de la supuration, ainsi que de l'adduction de l'annulaire.

L'atrophie musculaire est limitée aux interosseux, au court adducteur du pouce et à l'éminence hypothénar. Une grosse hypoesthésie existe au niveau des deux derniers doigts, au bord cubital de la main et de l'avant-bras, à la face interne du bras et à la face thoracique de l'aisselle.

Actuellement, les troubles sensitifs sont moins accusés ; il n'y a plus qu'un peu d'hypoesthésie à la main ; les fourmillements ont disparu ; il persiste un peu d'engourdissement du bras.

Ajoutons que l'examen électique montre une réaction de dégénérescence totale du cubital à la main Nous n'avons trouvé aucune cause de compression périphérique ; la palpation du creux axillaire, l'auscultation ne révèlent rien d'anormal. D'ailleurs l'étendue des troubles de sensibilité indique bien qu'il s'agit d'une radiculité intéressant la 8e racine cervicale et les deux premières dorsales. Rien dans l'interrogatoire ni l'examen ne permet de suspecter la syphilis.

Une radiographie de la région cervicale nous a montré la lésion dont dépendent vraisemblablement les troubles observés. Sur une radiographie de face, on voit à gauche de la colonne cervicale une ombre mince à direction générale parallèle à la colonne cervicale, et formant une série d'arcades qui s'attachent aux sommets des apophyses transverses des 4e, 5e, 6e et 7e vertèbres cervicales.

Il semble qu'une sorte de pinceau se détache du sommet de chaque apophyse.

C'est la seconde fois que nous avons l'occasion d'observer cet aspect radiologique de la région cervicale. Voici le résumé de l'observation du malade chez lequel nous l'avons pour la première fois constaté : évacué du front pour troubles névritiques du bras gauche, il se plaignait de douleurs s'irradiant depuis l'épaule jusqu'à l'extrémité des doigts, et de fourmillements dans les quatre derniers doigts.

Le membre supérieur gauche et la main présentaient une amyotrophie assez considérable, 3 centimètres de moins de circonférence au niveau du bras, 1 centimètre et demi au niveau de l'avant-bras, 1 centimètre à la main. Le réflexe olécranien était aboli à gauche. Pas de troubles objectifs de la sensibilité, sauf une légère hyperesthésie de la face palmaire de la phalangette des quatre derniers doigts.

En somme il semblait y avoir une légère atteinte des 6e et 7e racines cervicales. Un peu de leucoplasie buccale, un ancien Wassermann positif avaient poussé à instituer un traitement spécifique qui demeura sans effet. D'ailleurs un nouveau Wassermann avait été négatif et le malade niait avoir eu la syphilis. La ponction lombaire avait donné un liquide un peu hypertendu, mais sans éléments cellulaires.

La radiographie de la région cervicale montre une image comparable à celle du malade que nous venons de vous présenter. Sur le côté gauche de la colonne cervicale vue de face, une ombre mince, allongée, dessine des arcades unissant les sommets des 5e, 6e et 7e vertèbres cervicales.

Dans les deux cas, la radiographie de profil ne montre rien d'anormal, l'ombre qui apparaît de face étant masquée sur le cliché de profil par les ombres des corps vertébraux et des apophyses transverses.

Etant donné la forme et la situation de ces ombres

anormales, il nous semble logique de penser qu'elles correspondent aux tendons des muscles scalènes, et il est vraisemblable qu'elles sont dues à une calcification de ces tendons scaléniques, s'étendant plus ou moins loin de leur insertion vertébrale, ou envahissant peut-être même les aponévroses interscaléniques.

Il s'agit en somme de lésions de rhumatisme vertébral, analogues à celles qu'on observe dans les autres parties de la colonne vertébrale et en particulier dans la région lombaire ; mais ici la disposition des pinceaux tendineux des scalènes donne à la lésion un aspect radiologique tout à fait particulier. Dans les deux cas les troubles névritiques à distance et les amyotrophies sont donc dus sans doute à des compressions par ces lésions rhumatismales. Ce rhumatisme ne se manifeste ici que par ces seuls troubles à distance, et c'est ce qui fait l'intérêt particulier de ces localisations. Nous avons en effet l'habitude, dans les lésions rhumatismales des membres, de lier au mot rhumatisme l'idée d'une manifestation douloureuse au niveau de la lésion. Ici, rien de tel, et le processus inflammatoire périvertébral évoluerait sans bruit, et passerait inaperçu s'il ne déterminait des compressions des tissus nerveux dont les réactions névritiques attirent l'attention.

Dr Rocher. — Sur la radiographie, il existe une lésion osseuse qui peut rappeler, à mon avis, l'ostéome du brachial antérieur. Cet homme est boulanger, n'a-t-il pas, par sa profession, contribué à la formation de l'ostéome ?

Dr Zimmern. — Attire l'attention sur l'intérêt de ces lésions dites rhumatismales. Il faut utiliser de bonne heure la radiographie qui peut déceler de bonne heure la vraie cause des douleurs.

Pneumonie franche et pleurésie séro-fibrineuse consécutive

Dr H. Beaudouin.

Je désire vous soumettre l'observation clinique d'une malade que j'ai eu l'occasion de traiter alors que j'étais chargé du service médical de l'asile de B... Il s'agit d'une religieuse qui a présenté successivement une pneumonie franche du sommet gauche et un épanchement sérofibrineux de la grande cavité pleurale du même côté. Cette éventualité clinique m'a paru rarement signalée et l'observation, me semble-t-il, donne lieu à quelques commentaires.

La malade, âgée de 44 ans, est issue d'une famille nombreuse, dans laquelle aucun antécédent morbide n'est relevé. Elle-même a présenté, dans l'adolescence, un point de côté gauche traité par une quinzaine de jours d'alitement, avec application locale de vésicatoire. Plus tard, restée 17 ans en Cochinchine, elle n'a présenté alors d'autres troubles que des manifestations gastralgiques de nature indéterminée.

Ménopause à 41 ans.

Un an environ avant les troubles qui vont nous occuper, elle soigne une compagne décédée d'une affection dont j'ignore le diagnostic, puis présente elle-même une adénopathie cervicale droite marquée, disparue assez rapidement. En même temps, elle maigrit de plusieurs kilos, se sent fatiguée le soir, mais conserve un très bon appétit.

Deux mois avant le début de la pneumonie, elle tousse et se sent fiévreuse pendant une quinzaine de jours, et présente quelques vomissements bilieux ; elle n'est pas examinée.

Le 4 avril 1918, elle est prise brusquement, vers 8 heures du soir, d'un grand frisson, de plus d'une heure de durée, accompagné de malaise accentué, de vomissements alimentaires puis bilieux, et de diarrhée.

Appelé le lendemain matin, je constate, avec une température de 40°, un état saburral très marqué, du subdélire, mais aucun symptôme de localisation organique. Il en est de même le deuxième jour ; bien que pensant surtout à la pneumonie, je n'élimine pas l'atteinte grippale (je n'avais alors aucune notion d'épidémie) ou la possibilité d'un accès paludéen.

Le troisième jour, quelques sibilances à la base droite ; la température reste en plateau à 40° ; douleur vague entre les deux omoplates. Traitement d'attente.

Ce n'est que le quatrième jour que, au milieu de l'aggravation des signes généraux, le diagnostic va se préciser : crachats rouillés, adhérents, typiques. Subictère assez marqué. Apparition de signes physiques, avec râle et souffle de la région axillaire, me permettant de porter le diagnostic de pneumonie du sommet gauche. La malade est transportée à l'infirmerie et reçoit, matin et soir, 10 centimètres cubes d'Electrargol, par six injections intra-veineuses consécutives, puis, en trois jours, cinquante gouttes de la solution de digitaline.

Les cinquième et sixième jours, mêmes symptômes locaux. Ictère franc, foie débordant de 4 à 5 travers de doigts ; albuminurie massive ; pronostic réservé.

Le septième jour au matin, chute thermique de 40° à 38°, suivie de l'amélioration progressive des symptômes relatés.

Les neuvième et dixième jours, la malade signale l'apparition d'un point de côté sous-mammaire gauche que, en l'absence de symptômes physiques nouveaux, je considérai comme un point de côté de retour signalé dans quelques cas.

Le treizième jour, constatant une obscurité respiratoire très accusée de la base gauche, je pratique une ponction exploratrice, qui me permet de retirer quelques centimètres cubes de liquide séro-fibrineux. Puis, la température remonte, oscillante, et pendant plus de trois semaines, va rester au-dessus de la normale, cependant que, cliniquement, la pleurésie présente les signes classiques et l'évolution normale d'un épanchement moyen de la grande cavité, évoluant spontanément vers la résorption, sans fonction évacuatrice.

Pendant la première dizaine, craignant une transformation purulente, je crus bon de continuer quelques injections d'Electrargol, alternant les piqûres intra-veineuses et intra-pleurales. Pratiquant l'examen cytologique du liquide, j'ai observé l'évolution suivante :

Au quatorzième jour (de l'évolution totale) : polynucléose marquée, presque exclusive.

Aux seizième et dix-huitième jours : liquide moins transparent, hématies dans le culot de centrifugation (pas de sang accidentel). Polynucléose, quelques grands mononucléaires.

Au vingt-deuxième jour : liquide plus clair, même formule leucocytaire.

Au trente-cinquième jour : (sang accidentel) quelques poly et grands mononucléaires, rares. Prédominence d'une lymphocytose très nette, presque exclusive, mais assez peu abondante (3 à 4 lymphocytes par champ.)

Recherches négatives par coloration de l'étalement par les méthodes de Zichl et de Gram.

Recherche négative du bacille de Koch dans l'expectoration.

L'épanchement s'étant normalement et progressivement résorbé, la malade reste amaigrie, pâle, anorexique, présentant une asthénie marquée, et des sueurs abondantes, à prédominance nocturne, dont elle se plaint chaque jour.

Vers le deuxième mois, on constate, dans les deux fosses sus-épineuses, une légère rudesse respiratoire, s'accompagnant, à gauche, de râles sous-crépitants après la toux. Je fais remarquer que tout bruit adventice avait disparu à ce niveau après l'évolution du foyer pneumonique.

Examen radioscopique (pratiqué par le médecin radiologiste de l'hôpital mixte) :

« Le sommet gauche manque un peu de transparence et

« s'éclaire mal par la toux. Adénopathie bi-latérale assez « marquée avec quelques travées de sclérose à la base « droite. Le diaphragme gauche, difficilement percep- « tible, flou, de course très réduite, est fixé dans sa partie « externe. Le sinus gauche est absolument imperméable, « la base du poumon gauche est d'une transparence sen- « siblement normale. Médiastin normal. »

Ayant quitté depuis lors la malade, j'ai pu savoir qu'elle est actuellement en très bonne santé apparente, ayant bon appétit, et ayant augmenté de poids de façon très appréciable. Elle aurait eu, il y a quelques semaines, au cours de l'épidémie propagée à l'asile, une atteinte de grippe sans complications, et dont elle est parfaitement remise.

En présence de deux syndromes si nettement consécutifs, il semble impossible, le diagnostic de chacun d'eux établi, de nier leur influence réciproque.

Pour le premier, je crois devoir mettre hors de doute le diagnostic de pneumonie franche, de par la netteté des symptômes cardinaux et l'évolution. Je n'insiste pas sur l'influence du traitement, bien que j'aie l'impression d'avoir dû un heureux résultat à la médication colloïdale ; mais il y a la matière trop discutable, et je ne donne, je le répète, qu'une impression.

Quant à l'épanchement pleural, je le crois d'origine tuberculeuse, de par les antécédents, l'évolution clinique, les signes consécutifs, l'examen radiologique, et la formule leucocytaire. Je ne crois pas qu'il puisse considérer comme d'origine pneumococcique et que non plus, on puisse invoquer une autre cause univoque des deux affections, comme la grippe, dont l'épidémie n'atteignait pas la ville à cette époque, dont les complications pulmonaires n'offrent pas l'aspect tranché qu'ont eu les manifestations en cause. Il semble d'ailleurs que l'épidémie ait ultérieurement touché la malade.

Je tends en résumé à croire qu'il s'agit d'une pneumonie franche, dont la gravité (localisation au sommet, signes généraux et hépato-rénaux) a été commandée par sa production sur un terrain tuberculeux et qui, en revanche, a donné un coup de fouet à une bacillose latente, laquelle s'est manifestée cliniquement par une poussée dont l'épanchement pleural a été la manifestation majeure.

Monoplégie d'origine corticale après plaie du cuir chevelu au niveau du vertex. Contusion cérébrale

Dr H. Beaudouin.

Nous résumons ici l'observation d'un blessé de guerre que nous avons eu en traitement à l'hôpital 11 et que la fermeture de cet établissement ne nous a pas permis de suivre de façon plus complète.

Fantassin depuis le début de la guerre, O... entre le 20 mai 1917, blessé pour la quatrième fois. Notons en passant que la seconde blessure, par balle, reçue au bras droit en avril 1915, a déterminé une paralysie cubitale partielle, avec griffe de l'auriculaire, troubles moteurs et sensitifs, perturbations des réactions électriques ; cette lésion semble d'ailleurs avoir passé inaperçue.

O... entre cette fois le onzième jour après sa blessure, reçue le 9 mai : éclat d'obus ayant frappé le cuir chevelu après avoir enfoncé le casque. La blessure aurait été suivie d'une perte de connaissance immédiate et très courte (?) Le lendemain, opération sous-anesthésie. Le cinquième jour, le blessé aurait subi une ponction lombaire ; aucune mention n'est faite de la recherche et du résultat dans la fiche d'observation, qui se résume ainsi : « Plaie du cuir chevelu, *sans lésion osseuse ;* nettoyage, suture. »

Arrivée du blessé après ablation des fils de suture ; plaie en bon état, en voie de cicatrisation avec un léger suintement ; nous sommes au douzième ou treizième jour.

La cicatrice, approximativement rectiligne, occupe sur le sommet de la tête, un plan sagittal, légèrement en dehors et à gauche de la ligne médiane, sur environ dix centimètres de longueur ; sa partie moyenne est en avant du point de repère marquant l'extrémité supérieure de la scissure de Rolando.

O... étant venu seul à la table de pansement, notre attention est immédiatement attirée, lors de son retour dans la salle, par l'anomalie de sa démarche : la jambe droite est levée beaucoup plus haut que normalement, comme chez les malades présentant du steppage, mais le pied reste à angle droit sur la jambe, sa pointe ne tombe pas vers le sol. Cette attitude nous conduit à pratiquer un examen détaillé :

Aux troubles de la démarche s'ajoute une gêne manifeste dans les mouvements actifs et passifs d'extension et de flexion des orteils sur le pied et du pied sur la jambe. Les mouvements exécutés par les articulations fémoro-tibiale et coxo-fémorale sont normaux. La gêne des mouvements passifs s'accompagne d'un état de contracture net des muscles de la jambe.

Pas de troubles de la sensibilité.

Les réflexes rotulien et achilléen sont plus brusques à droite. Du même côté, la recherche du réflexe cutané plantaire n'amène pas de réaction (flexion normale à gauche).

Clonus du pied droit, nettement organique : recherche pratiquée à plusieurs reprises, la jambe fléchie sur la cuisse.

Revenant alors sur les troubles subjectifs présentés par le blessé, nous apprenons de lui que, après l'opération pratiquée le lendemain de la blessure, il aurait eu dans les deux membres droits une sorte de sensation de refroidissement, d'engourdissement léger, plutôt que des troubles nettement hémiparétiques. Il signale avoir eu pendant quelques jours une certaine difficulté à uriner, et a présenté de la constipation.

Ces troubles subjectifs légers ont très rapidement disparu et l'attention des médecins qui l'ont soigné alors n'a même pas été attirée sur eux. Il n'existe en tout cas, au moment de notre examen, aucun trouble subjectif ou objectif du côté du membre supérieur, où les réflexes sont normaux.

Dans les jours suivants, et jusqu'au début de juillet, cicatrisation normale et rapide de la plaie ; amélioration progressive de la démarche, la jambe paraît moins soudée, le genou est levé moins haut ; persistance d'une certaine fatigue au niveau du mollet droit et objectivement des phénomènes spasmodiques.

Au cinquante-deuxième jour après la blessure : réflexes rotuliens et achilléens plus brusques et plus amples qu'à gauche ; même aspect dans la contraction idio-musculaire par percussion du mollet droit. Le clonus du pied persiste, très net ; réflexe plantaire normal, cette fois ; pas d'amyotrophie.

L'évolution ultérieure nous reste inconnue.

Devant cet état, plusieurs remarques se présentent :

1° La localisation du traumatisme et celle des troubles observés ne nous semblent pas permettre un autre diagnostic que celui de monoplégie crurale, organique d'origine corticale. Les signes d'organicité, le clonus en particulier, sont nets, et le diagnostic de troubles pithiatiques ne saurait être mis en avant.

2° Il est permis de penser que cette monoplégie a pu être le phénomène le plus accentué de troubles hémiparétiques très fugaces dont elle se présente comme le reliquat clinique.

3° Nous relevons l'absence totale, jusqu'à la fin de notre observation, de phénomènes d'épilepsie jacksonnienne.

4° Nous ignorons si cette monoplégie a passé par une phase de fluccidité ; mais nous notons que, dès le douzième jour, la paralysie est nettement spasmodique.

5° Quelle est donc, enfin, la lésion anatomique du cortex répondant aux symptômes observés ?

Nous ne croyons pas qu'il faille penser à une compression consécutive soit à une fracture isolée de la table interne, soit à un hématome localisé, aucun signe positif ne permettant l'orientation vers un tel diagnostic. La précocité des phénomènes spasmodiques nous fait penser plutôt à une lésion nerveuse primitive et nous préférons ainsi nous rattacher à l'hypothèse de contusion cérébrale : c'est la possibilité de ce diagnostic cliniquement assez rare, qui nous a incités à soumettre à votre appréciation, bien qu'elle soit incomplète, l'obervation de ce blessé de guerre.

Présentation d'un thoraco-support

Dr H.-L. Rocher.

Le thoraco-support, construit d'après mes indications, est l'homologue du pelvi-support. Il permet de confectionner avec la plus grande facilité les grands appareils plâtrés thoraco-brachiaux à fenêtres ou à anses, si fréquemment utilisés en chirurgie de guerre (ostéo-synthèse de la clavicule, résection de l'épaule, large esquillectomie humérale, etc...) et en chirurgie orthopédique du temps de paix. Il permet l'application du plâtre, pendant le sommeil anesthésique aussi bien qu'à l'état de veille, aussi bien assis qu'étendu à 45° au-dessus de la table opératoire (position d'application pendant le sommeil).

Il se compose : 1° d'un socle qui sert à le fixer au bord de la table et d'une tige verticale A, qui coulisse dans ce socle (même dispositif que pour le pelvi-support) ;

2° D'une deuxième tige B, qui coulisse dans sa longueur au moyen d'une pièce B elle-même mobile sur la tige A. Cette tige B forme avec la tige A un angle fixe de 130°, elle peut s'élever plus ou moins au-dessus du plan de la table et porte à son extrémité la plaque du thoraco-support, modelée suivant la forme de la région interscapulaire haute — point d'appui du thorax — et pouvant prendre toutes les inclinaisons nécessaires, se fixant dans la situation choisie par le chirurgien (sujet assis ou sujet étendu à 45° au-dessus de la table dans le cas d'anesthésie) ;

3° Enfin, sur la tige B, coulisse une tige C supportant

un appui occipital auquel on peut donner également toute inclinaison, de telle sorte que pendant l'anesthésie il a sa tête appuyée.

Le thoraco-support paraît devoir prendre place dans l'arsenal du chirurgien orthopédiste ; il facilite les manœuvres, diminue le nombre des aides dans ces grands plâtres thoraco-brachiaux.

Dernièrement nous nous en sommes servi pour l'application d'une minerve plâtrée chez un sujet attteint de luxation de la colonne cervicale, compliquée de quadriplésie, surtout marquée aux membres supérieurs. Ce malade a été soumis préalablement à une extension cervicale sur son lit très incliné. Les phénomènes paralytiques ayant regressé presque complètement, je ne pouvais fixer la colonne cervicale en suspendant le malade à l'appareil de Sayre en position verticale ; j'asseyai donc le malade sur une table, et le plaçai en position inclinée à 50°, soutenu au niveau du tronc et de la nuque par le thoraco-support. L'application de la minerve se fit rapidement et sans le moindre incident. Les pieds du malade assis sur la table doivent appuyer sur une planchette fixe, afin d'éviter le glissement pendant la confection de l'appareil.

Le **Dr R. Bonneau** rappelle le procédé qu'il a publié dans le journal de chirurgie du début 1917 pour la réduction des fractures et leur appareillage en suspension. Dans ce procédé le blessé est soutenu dans n'importe quelle position (extension, contre-extension, abduction, rotation, élévation du membre) au moyen d'un hamac qui se trouvera noyé dans le plâtre. Une fois le plâtre pris on sectionne les cordages du hamac et l'appareil reste bien au point qu'il soit appliqué au membre inférieur ou au membre supérieur. Cette manière de faire satisfait une des lois générales de la chirurgie qui veut que les divers temps de l'acte opératoire soient individualisés et qu'on ne passe au temps suivant qu'après avoir définitivement terminé le précédent. Ici les trois temps essentiels sont : 1° la réduction de la fracture par un appareillage aux poids, qui ne se fatigue pas ; 2° le contrôle radioscopique ; 3° la fixation par le plâtre de la position vérifiée bonne.

Dr **Rocher.** — M. Bonneau a-t-il envisagé la question des points d'appui sur le thorax ?

Dr **Bonneau.** — L'appareil convient aussi bien à la partie supérieure du corps qu'à sa partie inférieure puisqu'un hamac soutient le tronc. Il présente un malade ayant un appareil plâtré thoraco-huméral réalisé par son procédé.

Dr **Lafite-Dupont.** — L'appareil de M. Rocher rendrait des services pour la rhinoplastie par la méthode italienne.

Dr **Bonneau.** — Pour ce qui est des greffes il est parfois aisé et avantageux de faire l'appareil avant de tailler le greffon.

Pneumonie grave rebelle chez un syphilitique : heureuse influence du traitement spécifique

Dr **Beaudron.**

Tous les médecins qui ont approché des blessés de guerre ont pu constater l'heureux effet que produisait sur l'évolution des plaies chez les syphilitiques le traitement spécifique.

Sous l'empire de cette constatation, j'ai eu l'idée de demander le secours de ce traitement spécifique dans une pyrexie purement médicale rebelle ; et, bien que l'observation que j'apporte soit unique, elle m'a paru cependant assez démonstrative pour mériter votre attention.

Il s'agit d'un cas de pneumonie grippale massive grave ayant succédé, chez un syphilitique, à une angine infectieuse et ayant nécessité le secours de l'arsenal thérapeutique tout entier : digitale, huile camphrée à hautes doses, strychnine, adrénaline, abcès de fixation précoce (le deuxième jour), émissions sanguines et injections intra-veineuses répétées d'électrargol, etc.

Or, malgré ce traitement intensif, la température dépassait encore 40° le treizième jour, et, après avoir fléchi pendant deux jours à 38°, elle remontait progressivement jusqu'aux environs de 39° en même temps que l'auscultation révélait une splenisation toujours croissante du poumon gauche.

C'est alors qu'en désespoir de cause, et avec le désir de laisser un peu de répit au malade, qui n'avait pas reçu moins de 50 piqûres et de 600 ventouses, je fis cesser momentanément toute médication et pratiquer chaque jour sur le thorax gauche une friction avec 4 grammes d'onguent napolitain.

La première friction fut faite le 1er décembre, à 6 heures du soir : le 2, la température vespérale tombait à 38°6 et le 3 elle était à 37°4 qu'elle n'a plus dépassé depuis.

Concurremment l'auscultation permettait de constater une amélioration nette et rapide des signes pulmonaires, si bien que le malade est aujourd'hui en pleine convalescence.

Unus testis, nullus testis. Pure coïncidence objectera-t-on peut-être ?

L'affection était arrivée à son terme ?

Coïncidence impressionnante pourtant, et, pour ma part, j'ai la sécrète intuition qu'il y a plus, et que c'est bien le mercure qui a sauvé la mise ; sans doute en agissant sur le treponème ou ses toxines, dont l'association vraisemblable à l'infection pneumococcique mettait en échec le traitement habituel. Et je vois là un encouragement réel à associer, chez le syphilitique les ressources du traitement spécifique à celles du traitement ordinaire des pyrexies accidentelles, lorsque celles-ci se montrent rebelles à la médication classique la mieux conduite.

Dr Jean Ferrand. — J'ai vu un cas analogue. Un de

nos camarades faisait systématiquement à tous ses grippés des injections intra-veineuses de cyanure de mercure et disait obtenir des guérisons constantes.

Le **Dr Jean Ferrand** ajoute une remarque à propos des hématomes sous dure-mériens et l'observation de M. Beaudouin. Il rappelle l'autopsie d'une femme qu'il a eu l'occasion de pratiquer trente-six heures après la mort. A priori, les méninges et le cerveau paraissaient normaux, on ne remarquait qu'une teinte un peu plus grise au niveau de la frontale ascendante. La coupe décéla la présence d'un noyau d'hémorragie cérébrale, du volume d'une noix situé au-dessous du lobule paracentral. Dans ce cas même si le chirurgien, avait fait une ponction méningée il ne serait pas tombé sur le foyer intracérébral.

Dr Bonneau. — On n'a jamais vu dans les traumatismes cérébraux de foyer intracérébral indépendant du foyer de fracture.

Dr Vacher. — Quel était l'âge de la femme ?

Dr Ferrand. — Soixante-cinq ans, aussi l'athérome peut-il avoir été en cause.

Dr Jeandelize. — Pour une lésion souvent insignifiante du crâne, il y a à distance une forte lésion cérébrale.

Dr Léri. — Il peut y avoir une lésion cérébrale avec une attrition faible, bien difficile à voir au cours d'une autopsie qui n'est pas faite immédiatement. Je n'ai jamais vu de foyer sans attrition superficielle à la suite d'un choc direct, alors que des éclatements à distance ont provoqué des hémorragies cérébrales.

M. Léri insiste sur l'utilité de la ponction lombaire et les inconvénients de la trépanation. Un trépané est presque toujours un infirme pour l'avenir.

Dr Lafite-Dupont. — En ce qui concerne ces trépanés,

il y a lieu de tenir compte de l'importance de l'élément psychique.

Le **Dr Jean Ferrand** croit que beaucoup de trépanés ont une altération du vertige voltaïque.

Dr Lafite-Dupont. — Cependant la clinique nous montre qu'au niveau de la mastoïde il y a peu ou pas de troubles subjectifs après trépanation accompagnée d'ouverture des méninges.

Dr Perpère. — Chez les trépanés, on remarque souvent une vaso-dilatation extrême quand le sujet se baisse. Il ne s'agit pas là de troubles purement fonctionnels.

Dr A Léri. — Les vertiges semblent être en rapport avec le siège de la lésion. Troubles oculaires (phosphènes, brouillards) par lésions frontales. Dérobement de l'individu par lésions occipitales.

Dr Vacher. — Les trépanations faites à la suite d'un traumatisme ne doivent pas donner lieu aux mêmes symptômes consécutifs que celles qui sont pratiquées au cours d'affections inflammatoires.

Dr Rocher. — Sur l'utilité de l'aspiration continue dans les interventions osseuses.

M. Rocher vante les avantages de ce procédé qui permet avec bien plus grande rapidité d'intervenir, en particulier dans les évidements.

Le **Dr Vacher** rappelle que cette méthode est connue depuis longtemps des dentistes et des oto-rhino laryngologistes.

Le Secrétaire des séances,
Dr Louis FERRAND.

Le Secrétaire général,
Dr Raymond BONNEAU.

TRAITEMENT DES MALADIES A STAPHYLOCOQUES
(Furonculose, Anthrax, Acné, Orgelets, Ostéomyélite, etc.

D'après la méthode de GRÉGOIRE et FROUIN

PAR LE

" STANNOXYL "

(Déposé)

*Comprimés à base d'*Oxyde d'étain et d'étain métallique
exempts de plomb

Préparé sous le contrôle scientifique de M. FROUIN

Communications en 1917
Académie des Sciences.
Académie de Médecine.
Société médicale des Hôpitaux.
Société de Chirurgie.
Thèse Marcel PÉROL (Paris 1917).

Le flacon de 80 comprimés 4 fr. 50

Laboratoire ROBERT & CARRIÈRE, 37, rue de Bourgogne, PARIS

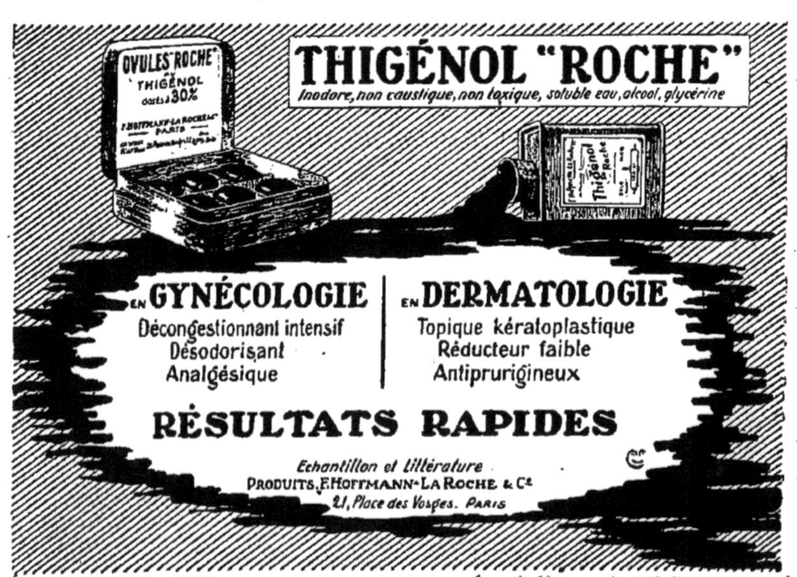

VALÉRIANATE GABAIL

DÉSODORISÉ

Spécifique des maladies nerveuses employé à la dose de 3 à 4 cuillerées à café par jour, contient par cuillère 50 centigrammes d'extrait de Valeriane sèche.

ÉLIXIR GABAIL

VALERO BROMURÉ

(Goût et odeur agréables)

Employé à la dose de 3 à 4 cuillerées à bouche par jour, contient par cuillère 50 centigrammes d'extrait de Valériane, 25 centigrammes desbromures avec du sirop d'écorce d'orange.

Loboratoires S. GABAIL

3, Rue de L'Estrapade, Paris (Ve)

Échantillons sur demande

LABORATOIRE DES "PRODUITS SCIENTIA"

10, rue Fromentin, 10 — PARIS

TRICALCINE

à base de sels calciques assimilables

RECALCIFICATION DE L'ORGANISME

TABLETTES OXYMENTHOL

PERRAUDIN

DIABETIFUGE

PERRAUDIN

STAPHYLO-COCCINE

FRAQUET

QUINÉINE

LE CORSET BARAT

Déposé — Marque P. C.

Se trouve dans toutes les bonnes Maisons de détail, à Paris et en province.

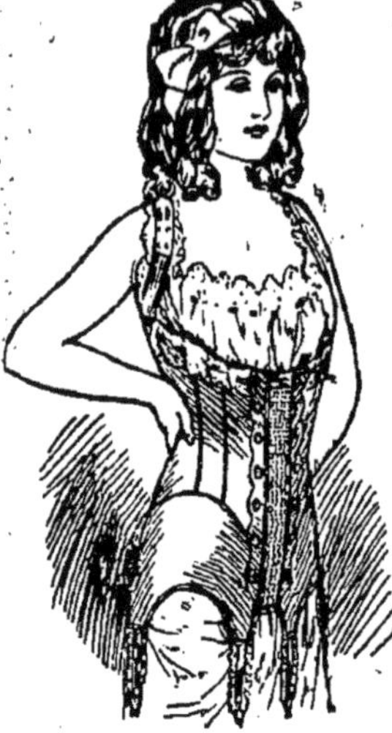

Très dégagé du haut, sur le devant, le busc remplacé par une bande élastique ajourée ; ce corset n'exerce aucune pression sur les organes et laisse à la croissance son libre développement.

Messieurs les Membres du Groupement médico-chirurgical de la 5e Région sont priés d'employer le **Corset BARAT** dans leurs familles et de le recommander à leurs clientes.

The american doctors advise the young american girls to wear the hygienic **Corset BARAT**.

Le Simplet

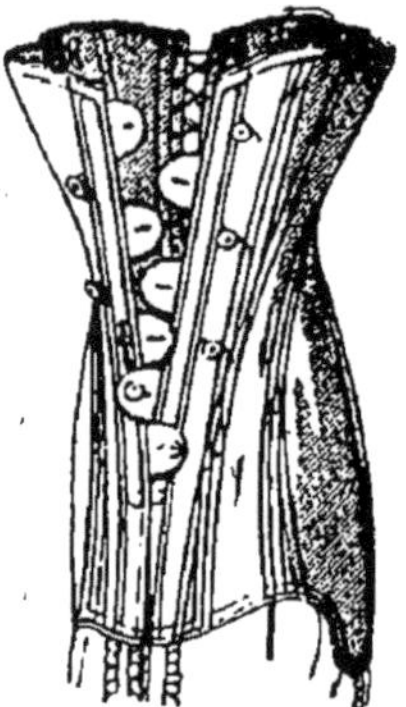

P. C.

PARIS

EN VENTE PARTOUT

Corsets Le Simplet P.C. PARIS

Création d'urgente actualité

SANS Busc (fermeture Brev. S. G. D. G.)

SANS apprêt **SANS** garniture

SANS Boîte

Le Simplet échappe aux critiques médicales en ce qu'il n'a aucun des inconvénients reprochés aux buscs.

Dès les premiers jours disparaissent les difficultés apparentes de la fermeture : seuls subsistent ses avantages incontestables.

GENTILE

Instruments de Chirurgie

49, Rue SAINT-ANDRÉ-DES-ARTS

PARIS

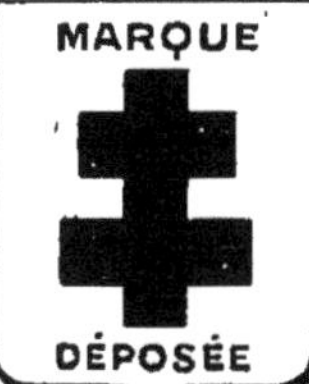

COTONS à PANSEMENTS

Cotons cardés, Cotons hydrophiles

(Qualités pharmaceutiques et extra-chirurgicales

GAZES, BANDES, CRÊPES

Crins, Catguts et tous pansements stérilisés

Ouate thermogène THERMO-VOSGIEN

Cataplasme ouaté LE VOSGIEN

FABRIQUÉS PAR LA

SOCIÉTÉ VOSGIENNE DE COTONS HYDROPHILES

REMIREMONT (Vosges)

FORGES & ATELIERS DE MONTROUGE

pour la Fabrication des Instruments de Chirurgie

Michel BRUNEAU & Cie

USINE	MAGASINS & BUREAUX
70, route d'Orléans	4, place de l'Odéon
MONTROUGE	PARIS

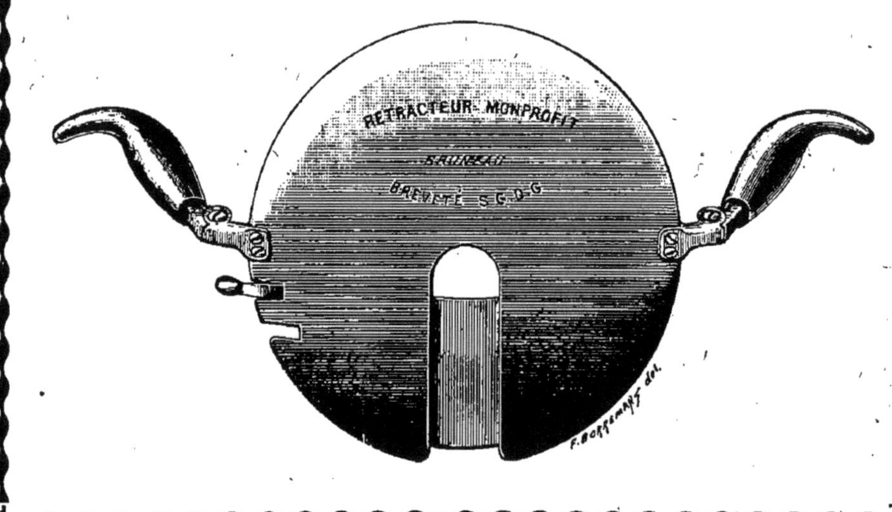

TRAITEMENT DE LA SYPHILIS

Injections intramusculaires

D'ARQUÉRITOL

AMALGAME DE MERCURE ET D'ARGENT

Identique à l'huile grise comme titre en Hg (40 °/₀) et comme mode d'emploi, mais grâce à l'amalgamation :

Plus actif, Mieux toléré, Non douloureux.

Voir Traité de Thérapeutique du Professeur Robin (t. V, p. 848 à 851).

Pharmacie **VIGIER-LESURE**, 70, rue du Bac, Paris

COLLIN

Fabricant d'Instruments de Chirurgie

6, Rue de l'École-de-Médecine, 6

PARIS

Établissements PANNETIER

ORTHOPÉDIE - PROTHÈSE

MÉCANIQUE CHIRURGICALE

Appareils Redresseurs, Corsets

JAMBES et BRAS ARTIFICIELS

Types **FRANÇAIS** et **AMÉRICAINS** perfectionnés

PARIS - *131, Rue Montmartre* - PARIS

MANUFACTURE CENTRALE

COMMENTRY (Allier)

BANDAGES - CORSETS DE TOILETTE ET PHYSIOLOGIQUES

Ceintures — Bas pour Varices

Spécialité de Tricots Tubulaires - Jerseys et Caleçons pour appareils plâtrés

SERINGUES CRISTAL
AIGUILLES HYPODERMIQUES
APPAREILS POUR FRACTURES

Bandes adhésives, Plâtres à modeler
BANDES PLATRÉES
POULIES POUR EXTENSION

Établissements CHEMIN & CIE

ORTHOPÉDIE — PROTHÈSE

PARIS-6e — 82, RUE DE RENNES — PARIS-6e

Appareils Prothétiques Français et Américains
Appareils Orthopédiques en celluloïd ignifugé et en cuir moulé

EXTRAITS DAUSSE

Opium injectable : PAVERON

(Alcaloïdes totaux de l'Opium)

Ipeca injectable : IPECA

(Total Dausse)

COLLOBIASES DAUSSE

Collobiase d'Or

anti-infectieux dans les septicemies

Collobiase de Soufre

anti-rhumatismal

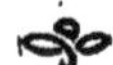

SULFHYDRARGYRE DAUSSE

anti-syphilitique

LABORATOIRES DAUSSE

4, 6, 8, rue Aubriot - PARIS

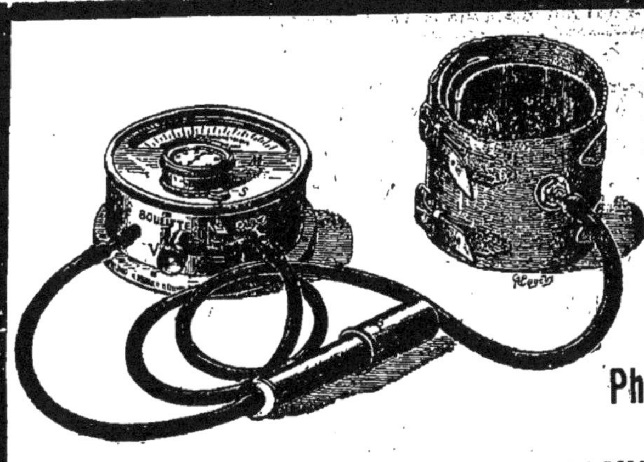

G. BOULITTE

Ingén^r-Constructeur

7, rue Linnée, PARIS

APPAREILS DE PRÉCISION

pour la

Physiologie et la Médecine

Oscillomètre sphygmométrique du Prof. PACHON

(Breveté S. G. D. G)

Catalogue sur demande

ELECTRARGOL

(Argent colloïdal électrique à petits grains uniformes)

APPLICATIONS GÉNÉRALES :

Toutes maladies infectieuses : *Pneumonie, Typhoïde, Typhus exanthématique, Tétanos, Variole, Scarlatine, etc.*

TRAITEMENT LOCAL DES PLAIES ET BLESSURES DE GUERRE

FORMES : Ampoules *de 5 et 10^cc* — Flacons *de 50 et 100^cc*

LABORATOIRES CLIN, 20, rue des Fossés-Saint-Jacques — **PARIS**

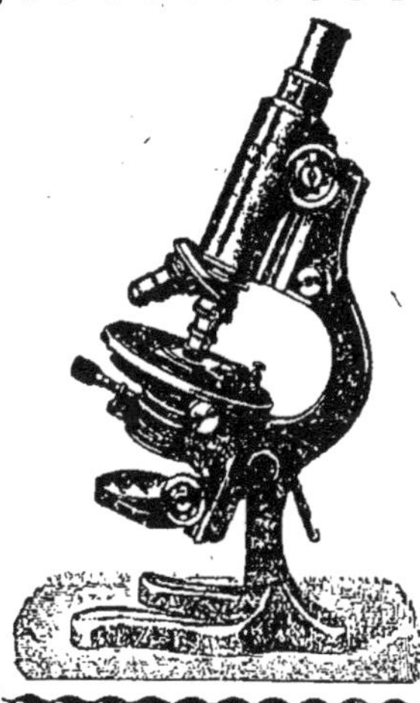

MICROGRAPHIE - BACTÉRIOLOGIE

E. COGIT & Cie

Constructeurs

d'Appareils pour les Sciences

36, boulevard Saint-Michel, PARIS

ATELIER, EXPÉDITIONS DE VERRERIE
et PRODUITS CHIMIQUES, **19, rue Humboldt**

TOUT CE QUI CONCERNE LE LABORATOIRE

SPÉCIALITÉ

de tous Appareils pour la réaction de Wasermann

voir Td 134 134 et 164

GROUPEMENT MÉDICAL

D'ORLÉANS

BIBLIOTHÈQUE NATIONALE

6000

(GUERRE DE 1914-1915)

DÉPOT LÉGAL
Loiret
Nº 148
1915

Séance du 19 mars 1915. — Obstruction intestinale par mégacôlon iléo-pelvien. — Appareil pour fracture de l'humérus. — Destruction de la branche horizontale d'un maxillaire inférieur, par projectile.

Séance du 2 avril 1915. — Favus du cuir chevelu. — Pelade consécutive à une plaie de la région occipitale. — Complications articulaires de la méningite cérébro-spinale. — La polyomyélite dans la région orléanaise.

Séance du 16 avril 1915. — L'épidémie typhique à l'hôpital mixte d'Orléans. — Claudication intermittente par blessure de la fémorale.

Séance du 30 avril 1915. — Parotidite chronique consécutive à des oreillons. — Rétraction en griffe par lésion du nerf cubital au poignet. — Indications opératoires des nerfs par projectile de guerre.

ORLÉANS
IMPRIMERIE AUGUSTE GOUT ET Cie
37 et 39, RUE DU BOURDON-BLANC

1915

GROUPEMENT MÉDICAL

D'ORLÉANS

(GUERRE DE 1914-1916)

DÉPÔT LÉGAL Loiret N° 146 1916

ORLÉANS
IMPRIMERIE AUGUSTE GOUT ET Cie
37 et 39, RUE DU BOURDON-BLANC

1916

SOMMAIRE :

Séance du 21 juillet 1916. — 1° A propos d'un malade atteint d'arthrite chronique du genou. — 2° Un cas de syphilis tertiaire maligne précoce. — 3° Un cas de goitre exoptalmique au début. — 4° Masque préservateur de la région oculaire contre les petits éclats. — 5° Deux observations de myosite syphilitique tertiaire. — Lésions complexes des cinq nerfs de la face et du ganglion sympathique cervical supérieur. Perte de la vue et de l'ouïe du côté droit par balle de fusil. — 7° La guerre et l'étiologie du psoriasis.

Séance du 4 août 1916. — 1° Deux cas de troubles oculaires déterminés par des corps étrangers intra-craniens très bien tolérés. — 2° A propos d'un cas de névrite rétro-bulbaire. — 3° Présentation de deux malades traités par la méthode du Dr Clovis Vincent. — 4° Présentation de deux malades atteints d'affections cutanées des paumes des mains. — 5° Courte note sur la radioscopie des projectiles de la région cardiaque.

Séance du 18 août 1916. — 1° Présentation d'un malade atteint de complication médullaire rare par blessure de guerre. — 2° Indications de l'ostéosynthèse. — I. Mise en bonne coaptation des fragments osseux. — II. Insuffisance de l'appareillage externe à maintenir la bonne coaptation.

Séance du 1er septembre 1916. — 1° Un cas de filariose. — 2° Paralysie diphtérique et pithiatisme. — 3° Anastomose hypoglosso faciale pour paralysie faciale périphérique. — 4° Epidémie de stomatite et de glossite observée chez des prisonniers du camp des Groues.

Séance du 15 septembre 1916. — 1° Supériorité de l'opération de Ricard sur les autres opérations ostéoplastiques de jambe. Inconvénients des autres ostéoplastiques. Inconvénients des autres désarticulations partielles. 2° En cas de traumatisme du pied. — 2° Sarcomes multiples et superficiels des extrémités. — 3° Sur un cas d'épithélioma du plancher de la bouche; indications thérapeutiques.

Séance du 20 septembre 1916. — 1° Un cas de pleurésie intarissable avec calcification de la plèvre. — 2° Une forme vésico-rectale du syndrome de la queue de cheval. — 3° Greffe osseuse du radius pour perte de substance. Etendue, opération, guérison, présentation de l'opéré. — 4° Anévrisme artérioso-veineux de la fémorale primitive.

Séance du 13 octobre 1916. — 1° Sur un cas d'abcès du cerveau secondaire à une plaie de guerre infectée. — 2° L'authenticité de l'ostéomyelite traumatique de guerre. — 3° Synovite crépitante scapulo-thoracique de nature indéterminée. — 4° Acné hypertrophique du nez. — 5° Etat sanitaire de la classe 17.

Séance du 27 octobre 1916. — 1° Note sur un corps étranger volumineux, enclavé dans l'hypopharynx et l'œsophage. Extraction par voie buccale. — 2° Note sur un cas de stase papillaire double. — 3° Trois cas de début d'ophtalmie sympathique. — 4° Essai d'un traitement de la névrite optique traumatique par la thiosinamine. — 5° Un cas de cirrhose cardio-tuberculeuse de Hutinel. — 6° De quelques réactions vaccinales antityphiques et de leur traitement par l'adrénaline.

Séance du 10 novembre 1916. — 1° Irido-capsulectomie à l'emporte-pièce. — 2° Un cas de méningite otitique guérie par intervention. — 3° Deux cas de guérison opératoire de fistule parotidienne. — 4° Un cas de chancres mous extragénitaux. — 5° Sur un cas d'agnosie visuelle et de cécité verbale.

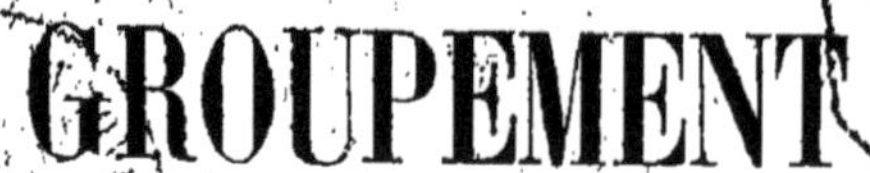
DÉPÔT LÉGAL Loiret

GROUPEMENT MÉDICO-CHIRURGICAL

DE LA 5e RÉGION

ET

GROUPEMENT MÉDICAL

D'ORLÉANS

(GUERRE 1914-1916)

ORLÉANS
Imprimerie Auguste GOUT et Cie
37-39, rue du Bourdon-Blanc

1916

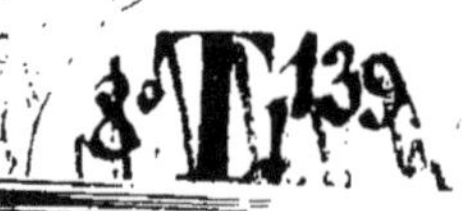
8° T 139

SOMMAIRES

Groupement médico-chirurgical de la 5e Région

Séance du 8 décembre 1916. — **Election du Bureau pour 1917. — Allocution du Président. — Des attitudes vicieuses du pied consécutives aux blessures de guerre du membre inférieur.** (Question à l'ordre du jour). **Discussion** : Dr LENORMANT, Dr ROCHER, Dr TOUPET, Dr DESCOUST. — **Présentation d'appareil,** Dr STEIBEL. — **Les variations de la tension artérielle sous l'influence de l'orthostatisme et de la fatigue, envisagées au point de vue de l'aptitude militaire,** Drs LAUBRY et LIDY. — **Les variations du rythme cardiaque dans l'orthostatisme et l'effort envisagées au point de vue de l'aptitude militaire,** Drs LAUBRY et LIDY. — **Présentation d'appareil,** Dr ROCHER.

Groupement médical d'Orléans

Séance du 24 novembre 1916. —**Thrombose cardiaque chez les grands blessés,** Dr P. BONNEAU. — **Enchodrosteome du maxillaire supérieur,** Dr LAFITE-DUPONT. — **Rhinoplastie avec support cartilagineux,** Dr LAFITE-DUPONT. — **Un cas d'uncinariose,** Dr TEISSEIRE. — **Présentation d'une vésicule biliaire calcifiée,** Dr CŒUR. — **Un cas d'épilepsie Jacksonienne et gommes scrofuleuses de la peau,** Dr HALLÉ.

GROUPEMENT

MÉDICO-CHIRURGICAL

DE LA 5e RÉGION

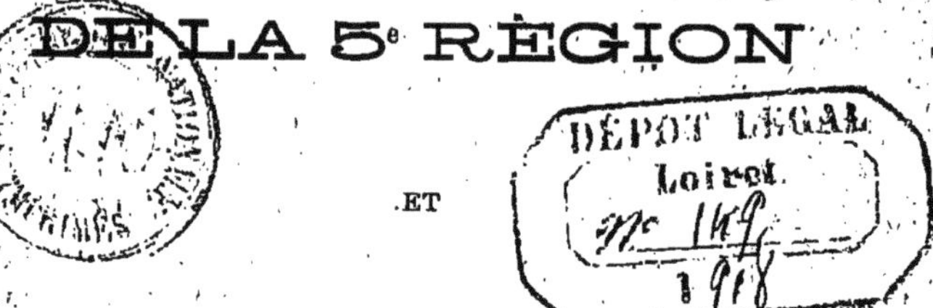

DÉPOT LÉGAL
Loiret
N° 149
1918

ET

GROUPEMENT MÉDICAL

D'ORLÉANS

(GUERRE 1914-1917)

ORLÉANS
Imprimerie AUGUSTE GOUT et Cie
37-39, rue du Bourdon-Blanc

1917

SOMMAIRES

Groupement médico-chirurgical de la 5ᵉ Région

Séance du 12 janvier 1917. — **Laryngectomie. Présentation de l'opéré. Extraction d'un éclat de grenade de la fente sphéno-maxillaire par voie transinuto-maxillaire et orbitaire,** Dʳ LAFITE-DUPONT. — **Correction par intervention chirurgicale d'une attitude vicieuse du pied, consécutive à une fracture de Dupuytren avec cal exubérant,** Dʳ LENORMANT. — **Appareils à traction élastique pour correction d'attitudes vicieuses du pied et pour paralysie radiale,** Dʳ BLOCH. — **Moules pour dilatation de la cavité orbitaire,** Dʳ DAULNOY. — **Réfection de la cavité orbitaire,** Dʳ JEANDELIZE. — **Un appareil à anesthésie générale,** Dʳ TURIN. — **Note sur une série de congestions pulmonaires à foyers multiples,** Dʳˢ HALBRON et BRIN.

Groupement médical d'Orléans

Séance du 22 décembre 1916 — **Un cas de trophœdème chronique du membre supérieur,** Dʳ FOUCART. — **Perte de substance naso-frontale. Autoplastie. Présentation du malade,** Dʳ LAFITE-DUPONT. — **Modification au billet d'hôpital et à la feuille d'observation,** Dʳ VACHER.

GROUPEMENT
MÉDICO-CHIRURGICAL
DE LA 5e RÉGION

ET

GROUPEMENT MÉDICAL
D'ORLÉANS

(GUERRE 1914-1917)

Séances des 9 février et 26 janvier 1917

DÉPÔT LÉGAL
Loiret
1917

ORLÉANS
Imprimerie AUGUSTE GOUT et Cie
37-39, rue du Bourdon-Blanc

1917

SOMMAIRES

Groupement médico-chirurgical de la 5e Région

Séance du 9 février 1917. — **Présentation de trois blessés chez lesquels le Dr Lenormant et lui ont pratiqué des résections du coude pour ankylose**, Dr L. ARNAUD. — **Rétinite albuminurique et azotémie**, Dr DUCLOS. — **Un cas de gynécomastie chez l'homme. — Sur l'aptitude au service militaire des tuberculeux pleuro-pulmonaires**, Drs Ch. LAUBRY et L. MARRE. — **Discussion du rapport de M. Laubry sur la tuberculose pleuro-pulmonaire et l'aptitude au service militaire**, Dr P. HALBRON.

Groupement médical d'Orléans

Séance du 26 janvier 1917. — **Un cas de cardiopathie rare**, Dr FOUCART. — **Un cas de cancer gastrique à forme anémique avec métastase cancéreuse dans la moelle osseuse**, Dr H. RUBENS-DUVAL. — **Présentation d'un malade opéré pour épithélioma étendu de la lèvre inférieure**, Dr CŒUR. — **Corps étranger intrasacculaire**, Dr Raymond BONNEAU.

GROUPEMENT

MÉDICO-CHIRURGICAL

DE LA 5e RÉGION

ET

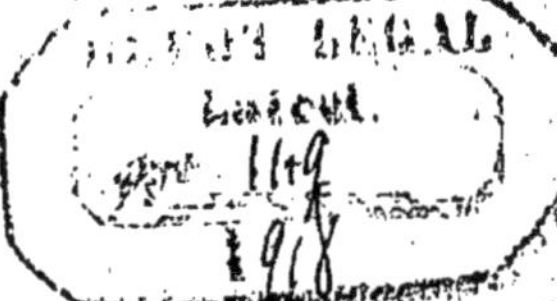

GROUPEMENT MÉDICAL

D'ORLÉANS

(GUERRE 1914-1917)

Séances des 9 mars et 23 février 1917

ORLÉANS
Imprimerie Auguste GOUT et Cie
37-39, rue du Bourdon-Blanc

1917

SOMMAIRES

Groupement médico-chirurgical de la 5e Région

Séance du 9 *mars* 1917. — **Présentation d'un malade**, Dr ZIMMERN. — **Syndromes entéritiques chroniques et aptitude militaire**, Drs Ch. LAUBRY et Louis MARRE. — **Contribution à l'étude de l'affection dite « pieds de tranchées »**, Dr DUBOIS. — **A propos de la communication du Dr Dubois sur l'origine mycosique du mal des tranchées**, Dr LE SOURD. — **Polynévrite après gelure**, Dr POPHYLLA. — **Note sur le traitement des « pieds gelés » par le « bain d'air chaud »**, Drs CHENAL, PELLEGRIN et RUFFIER. — **La mobilisation pratique de l'articulation scapulo-humérale**, Dr Louis LIÈVRE-BRIZARD. — **Traitement des fractures du membre inférieur par la méthode de suspension et de traction. Attelle du docteur Bruno.** — **Election d'un vice-président.**

Groupement médical d'Orléans

Séance du 23 *février* 1917. — 1) **Lupus pernio de la face** ; 2) **Nœvus pigmentaire plan généralisé** ; 3) **Méningo-myélite subaiguë d'origine spécifique**, Dr LÉVY-FRANCKEL. — **Polynévrite à forme quadriplégique à la suite d'un anthrax**, Dr HALLÉ. — **Traitement de la migraine**, Dr NAST. — **Stérilisation des instruments et des gants par le formol.**

GROUPEMENT

MÉDICO-CHIRURGICAL

DE LA 5e RÉGION

ET

DÉPOT LÉGAL
Loiret
№ 149
1918

GROUPEMENT MÉDICAL

D'ORLÉANS

(GUERRE 1914-1917)

Séances des 13 avril et 16 mars 1917

ORLÉANS
Imprimerie AUGUSTE GOUT et Cie
37-39, rue du Bourdon-Blanc

1917

SOMMAIRES

Groupement médico-chirurgical de la 5e Région

Séance du 13 *avril* 1917. — **Rétraction du petit doigt due à l'adhérence du tendon fléchisseur à la paume de la main. — Libération et graissage du tendon à la vaseline. — Récupération presque intégrale des mouvements,** Dr L. Arnaud. — **Traitement des fistules urétrales,** Dr Cathelin. — **Surélévation congénitale des deux omoplates,** Dr Rocher. — **Deux cas de thrombo-phlébite du sinus latéral à évolution apyrétique :** 1° Abcès extra-dural cérébelleux, thrombophlébite du golfe de la jugulaire et du sinus latéral à évolution apyrétique. Opération. Guérison. Dr Lafite-Dupont. — **Méningite otogène. Intervention. Guérison :** Drs Halbron et Berruyer. — **Cure orthopédique des épaules ballantes par la résinsertion des muscles sur l'extrémité supérieure humérale. Opération. Observations. Conclusions,** Dr T.-M. Savage. — **Que devons-nous faire des paludéens ?** Dr Cibrie.

Groupement médical d'Orléans

Séance du 16 *mars* 1917. — **1° Présentation de malades,** Dr Rubens Duval. — **Discussion de la question mise à l'ordre du jour. — 2° Stérilisation pratique des instruments de chirurgie,** Dr Bonneau.

GROUPEMENT MÉDICO-CHIRURGICAL DE LA 5e RÉGION

ET

GROUPEMENT MÉDICAL D'ORLÉANS

DÉPOT LÉGAL
Loiret
gr 149
1918

(GUERRE 1914-1917)

Séances des 27 avril et 11 mai 1917

ORLÉANS
Imprimerie AUGUSTE GOUT et Cie
37-39, rue du Bourdon-Blanc

1917

SOMMAIRE

Groupement médico-chirurgical de la 5e Région

GROUPEMENT

MÉDICO-CHIRURGICAL

DE LA 5e RÉGION

ET

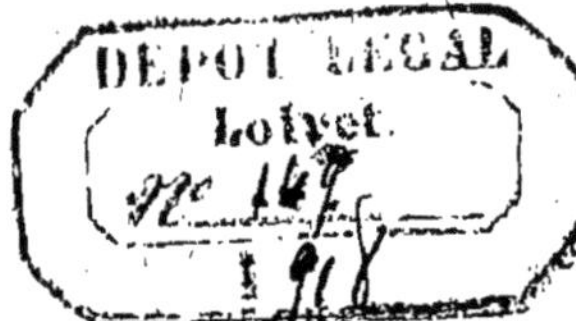
DEPOT LÉGAL
Loiret
Nº 147
1918

GROUPEMENT MÉDICAL

D'ORLÉANS

(GUERRE 1914-1917)

Séances des 25 mai et 8 juin 1917

ORLÉANS
Imprimerie AUGUSTE GOUT et Cie
37-39, rue du Bourdon-Blanc

1917

SOMMAIRE

Groupement médico-chirurgical de la 5e Région

GROUPEMENT

MÉDICO-CHIRURGICAL

DE LA 5e RÉGION

ET

DÉPOT LÉGAL
Loiret
[illegible]
1917

GROUPEMENT MÉDICAL

D'ORLÉANS

(GUERRE 1914-1917)

Séances des 13 juillet, 22 juin et 27 juillet 1917

ORLÉANS
Imprimerie Auguste GOUT et Cie
37-39, rue du Bourdon-Blanc

1917

SOMMAIRE

Groupement médico-chirurgical de la 5e Région

GROUPEMENT

MÉDICO-CHIRURGICAL

DE LA 5e RÉGION

ET

DÉPOT LÉGAL
Loiret
N° 149

GROUPEMENT MÉDICAL

D'ORLÉANS

(GUERRE 1914-1917)

Séances des 10 et 24 août 1917

ORLÉANS
Imprimerie Auguste Gout et Cie
37-39, rue du Bourdon-Blanc

1917

SOMMAIRE

Groupement médico-chirurgical de la 5e Région

GROUPEMENT

MÉDICO-CHIRURGICAL

DE LA 5e RÉGION

ET

GROUPEMENT MÉDICAL

D'ORLÉANS

(GUERRE 1914-1917)

Séance du 14 septembre 1917

DEPOT LEGAL
Loiret

ORLÉANS
Imprimerie Auguste GOUT et Cie
37-39, rue du Bourdon-Blanc

1917

SOMMAIRE

Groupement médico-chirurgical de la 5e Région

GROUPEMENT

MÉDICO-CHIRURGICAL

DE LA 5e RÉGION

ET

DÉPOT LÉGAL
Loiret
no 149
1918

GROUPEMENT MÉDICAL

D'ORLÉANS

(GUERRE 1914-1917)

Séance du 12 octobre 1917

ORLÉANS
Imprimerie AUGUSTE GOUT et Cie
37-39, rue du Bourdon-Blanc

1917

SOMMAIRE

Groupement médico-chirurgical de la 5e Région

GROUPEMENT

MÉDICO-CHIRURGICAL

DE LA 5e RÉGION

ET

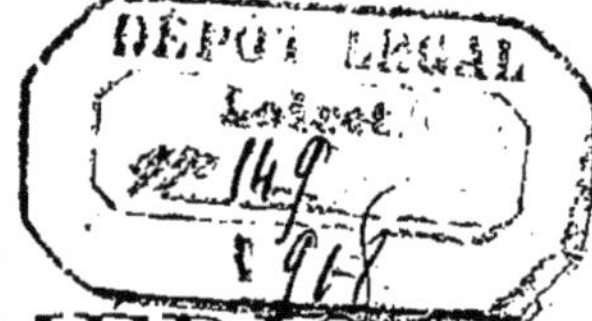
DÉPOT LÉGAL
Loiret
149
1918

GROUPEMENT MÉDICAL

D'ORLÉANS

(GUERRE 1914-1917)

Séances du 22 octobre et du 9 novembre 1917

ORLÉANS
Imprimerie AUGUSTE GOUT et Cie
37-39, rue du Bourdon-Blanc

1917

SOMMAIRE

Groupement médico-chirurgical de la 5e Région

GROUPEMENT

MÉDICO-CHIRURGICAL

DE LA 5e RÉGION

ET

GROUPEMENT MÉDICAL

D'ORLÉANS

(GUERRE 1914-1917)

Séance du 14 décembre 1917

DÉPOT LÉGAL
Loiret
97 149
1918

ORLÉANS
Imprimerie Auguste GOUT et Cie
37-39, rue du Bourdon-Blanc

1917

SOMMAIRES

Groupement médico-chirurgical de la 5e Région

Groupement médical d'Orléans

GROUPEMENT

MÉDICO-CHIRURGICAL

DE LA 5e RÉGION

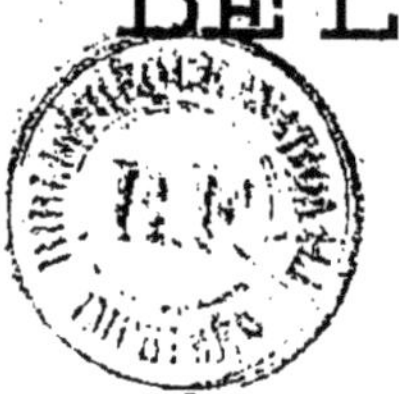

ET

GROUPEMENT MÉDICAL

D'ORLÉANS

(GUERRE 1914-1918)

Séances du 8 février 1918 et 25 janvier 1917

ORLÉANS
Imprimerie Auguste GOUT et Cie
37-39, rue du Bourdon-Blanc

1918

SOMMAIRES

Groupement médico-chirurgical de la 5e Région

Groupement médical d'Orléans

GROUPEMENT

MÉDICO-CHIRURGICAL

DE LA 5e RÉGION

ET

GROUPEMENT MÉDICAL

D'ORLÉANS

(GUERRE 1914-1918)

Séances du 8 mars et du 22 février 1918

DÉPOT LÉGAL
Loiret.
Nº 149
1918

ORLÉANS
Imprimerie AUGUSTE GOUT et Cie
37-39, rue du Bourdon-Blanc

1918

SOMMAIRES

Groupement médico-chirurgical de la 5e Région

Pages.

Groupement médical d'Orléans

GROUPEMENT

MÉDICO-CHIRURGICAL

DE LA 5e RÉGION

DÉPOT LÉGAL
Loiret.
N° 149
1918

ET

GROUPEMENT MÉDICAL

D'ORLÉANS

(GUERRE 1914-1918)

Séances du 26 avril et du 10 mai 1918

ORLÉANS
Imprimerie AUGUSTE GOUT et Cie
37-39, rue du Bourdon-Blanc

1918

SOMMAIRE

Groupement médico-chirurgical de la 5e Région

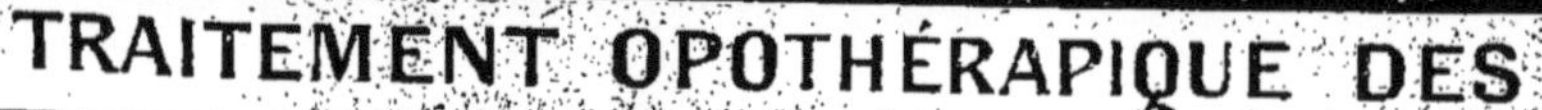

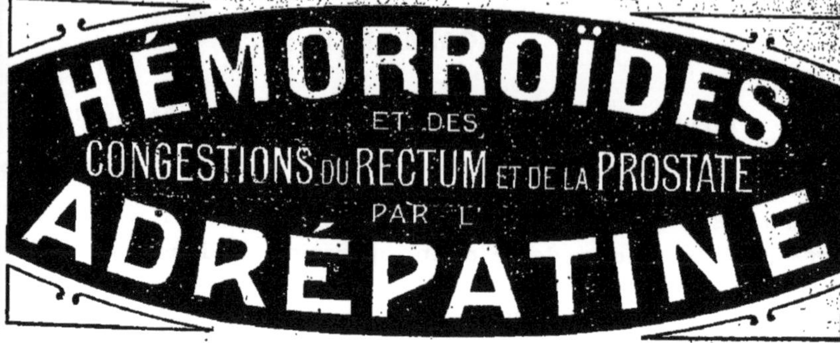

SUPPOSITOIRES – POMMADE

Extrait de caps. surrénales
Extrait hépatique
Intrait de marrons d'Inde

Extraits végétaux
Excipient antiseptique
et calmant

LITTÉRATURE ET ECHANTILLONS, LABORATOIRES LALEUF. ORLÉANS

LES CHAUSSURES

BOUCLET

Les Meilleures ✳ Les moins Chères

10, rue Bannier – ORLÉANS

MAISON FONDÉE EN 1820

Bandages BUGIER-PERCHERON Bandages

M. BUGIER Fils et Successeur

ORLÉANS – 16, Rue Royale – ORLÉANS

Fournisseur des Hôpitaux civils et militaires d'Orléans, du Service médical du Département, des Enfants assistés, de la Société de Secours mutuels, au Bureau de bienfaisance, des Sapeurs-Pompiers d'Orléans, etc.

BAS VARICES, CEINTURES, PESSAIRES

Irrigateurs, Injecteurs, Pulvérisateurs, Douches, Sondes, Suspensoirs, etc.

CAOUTCHOUC – ORTHOPÉDIE

Appareils pour déviation de la jambe, Pieds bots, Bras et Jambes artificiels, Béquilles Gouttières Bonnet. Corsets orthopédiques, etc.

Madame BUGIER, ayant suivi les Cours complets de la Maternité aux Hospices d'Orléans, se charge de l'application, aux Dames, des Bandages, Ceintures, etc.

Les Établissements POULENC Frères
92, rue Vieille-du-Temple — PARIS

OVO-LÉCITHINE BILLON
(Dragées, Granulé, Ampoules)

Reconstituant par excellence

Convalescence, Surmenage, Faiblesse générale, Phosphaturie, Neurasthénie, etc.

STOVAÏNE
Anesthésique local sans danger

S'emploie comme la Cocaïne
Ne crée pas d'accoutumance

ARSENOBENZOL BILLON
NOVARSENOBENZOL BILLON

Adoptés par les hôpitaux civils et militaires en France et dans les pays alliés pour le traitement de la **Syphilis**, du **Typhus récurrent**, de **l'Angine de Vincent**, du **Paludisme**, etc.

Officiellement approuvés par le "Local Government Board" pour le traitement et la prophylaxie de la Syphilis en Angleterre

VACCINS ATOXIQUES STABILISÉS

DMÈGON
Vaccin antigonococcique curatif

DMESTA
Vaccin antistaphylococcique curatif

DMETYS
Vaccin anticoquelucheux curatif

— S'emploient en inoculations sous-cutanées ou intra-musculaires —

LITTÉRATURE FRANCO SUR DEMANDE

DÉPOT LÉGAL
Loiret
31
1919

GROUPEMENT MÉDICO-CHIRURGICAL

DE LA 5e RÉGION

ET

GROUPEMENT MÉDICAL

D'ORLÉANS

(GUERRE 1914-1918)

Séances du 24 mai, du 14 juin et du 18 juin 1918

ORLÉANS
Imprimerie AUGUSTE GOUT ET Cie
37-39, rue du Bourdon-Blanc

1918

SOMMAIRE

Groupement médico-chirurgical de la 5e Région

Pages.

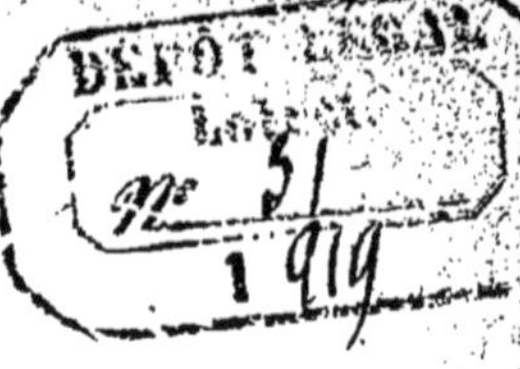

GROUPEMENT

MÉDICO-CHIRURGICAL

DE LA 5e RÉGION

ET

GROUPEMENT MÉDICAL

D'ORLÉANS

(GUERRE 1914-1918)

Séances des 26 juillet et 9 août 1918

ORLÉANS
Imprimerie AUGUSTE GOUT et Cie
37-39, rue du Bourdon-Blanc

1918

SOMMAIRE

Groupement médico-chirurgical de la 5e Région

DÉPÔT LÉGAL
Loiret
31
1919

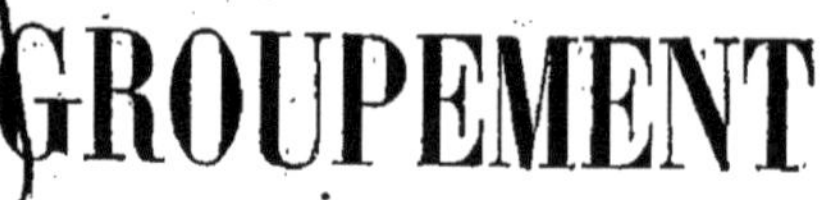

GROUPEMENT MÉDICO-CHIRURGICAL DE LA 5e RÉGION

ET

GROUPEMENT MÉDICAL D'ORLÉANS

(GUERRE 1914-1918)

Séances des 23 *août et* 13 *septembre* 1918

ORLÉANS
Imprimerie AUGUSTE GOUT et Cie
37-39, rue du Bourdon-Blanc

1918

SOMMAIRE

Groupement médico-chirurgical de la 5e Région

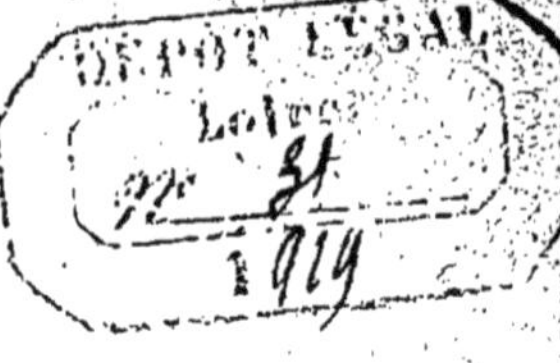
DÉPOT LÉGAL
Loiret
n° 31
1919

GROUPEMENT MÉDICO-CHIRURGICAL

DE LA 5e RÉGION

ET

GROUPEMENT MÉDICAL

D'ORLÉANS

(GUERRE 1914-1918)

Séances des 27 *septembre et* 11 *octobre* 1918

ORLÉANS
Imprimerie AUGUSTE GOUT et Cie
37-39, rue du Bourdon-Blanc

1918

SOMMAIRE

Groupement médico-chirurgical de la 5e Région

TRAITEMENT OPOTHÉRAPIQUE DES

HÉMORROÏDES

ET DES

CONGESTIONS DU RECTUM ET DE LA PROSTATE

PAR L'

ADRÉPATINE

SUPPOSITOIRES – POMMADE

Extrait de caps. surrénales
Extrait hépatique
Intrait de marrons d'Inde

Extraits végétaux
Excipient antiseptique
et calmant

LITTÉRATURE ET ECHANTILLONS, LABORATOIRES LALEUF. ORLÉANS

LES CHAUSSURES

BOUCLÉT

Les Meilleures ✳ Les moins Chères

10, rue Bannier – ORLÉANS

Bandages — MAISON FONDÉE EN 1820 — Orthopédie

BUGIER-PERCHERON

M. BUGIER Fils et Successeur

ORLÉANS – 56, Rue Royale

Fournisseur des Hôpitaux civils et militaires d'Orléans, du Service médical du Département, des Enfants assistés, de la Société de Secours mutuels, du Bureau de bienfaisance, des Sapeurs-Pompiers d'Orléans, etc.

BAS VARICES, CEINTURES, PESSAIRES

Irrigateurs, Injecteurs, Pulvérisateurs, Douches, Sondes, Suspensoirs, etc.

CAOUTCHOUC – ORTHOPÉDIE

Appareils pour déviation de la jambe, Pieds bots, Bras et Jambes artificiels, Béquilles Gouttières Bonnet, Corsets orthopédiques, etc.

Madame BUGIER, ayant suivi les Cours complets de la Maternité aux Hospices d'Orléans se charge de l'application, aux Dames, des Bandages, Ceintures, etc.

Les Etablissements POULENC FRÈRES
92, Rue Vieille-du-Temple — PARIS

OVO-LÉCITHINE BILLON

(Dragées, Granulé, Ampoules)

Reconstituant par excellence

Convalescence, Surmenage, Faiblesse générale, Phosphaturie, Neurasthénie, etc.

STOVAÏNE

Anesthésique local sans danger

S'emploie comme la Cocaïne
Ne crée pas d'accoutumance

ARSENOBENZOL BILLON
NOVARSENOBENZOL BILLON

Adoptés par les hôpitaux civils et militaires en France et dans les pays alliés pour le traitement de la Syphilis, du Typhus récurrent, de l'Angine de Vincent, du Paludisme, etc.

Officiellement approuvés par le "Local Government Board" pour le traitement et la prophylaxie de la Syphilis en Angleterre

VACCINS ATOXIQUES STABILISÉS

DMÈGON

Vaccin antigonococcique curatif

DMESTA

Vaccin antistaphylococcique curatif

DMETYS

Vaccin anticoquelucheux curatif

S'emploient en inoculations sous-cutanées ou intra-musculaires

LITTÉRATURE FRANCO SUR DEMANDE

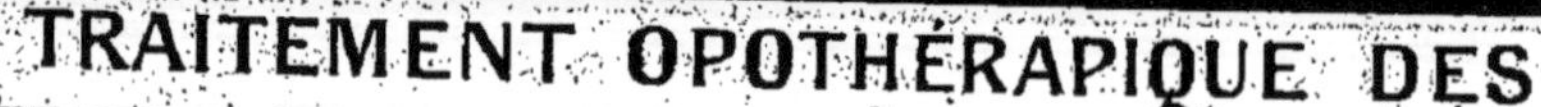

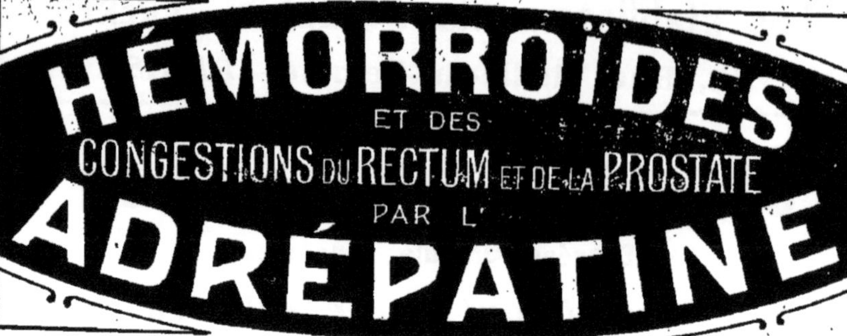

SUPPOSITOIRES — POMMADE

Extrait de caps. surrénales
Extrait hépatique
Intrait de marrons d'Inde

Extraits végétaux
Excipient antiseptique
et calmant

LITTÉRATURE ET ECHANTILLONS, LABORATOIRES LALEUF. ORLÉANS

LES CHAUSSURES

BOUCLET

Les Meilleures ✻ Les moins Chères

10, rue Bannier — ORLÉANS

Bandages — *MAISON FONDÉE EN 1820* — Orthopédie

BUGIER-PERCHERON

M. BUGIER Fils et Successeur

ORLÉANS — 56, Rue Royale

Fournisseur des Hôpitaux civils et militaires d'Orléans, du Service médical du Département, des Enfants assistés, de la Société de Secours mutuels, du Bureau de bienfaisance, des Sapeurs-Pompiers d'Orléans, etc.

BAS VARICES, CEINTURES, PESSAIRES

Irrigateurs, Injecteurs, Pulvérisateurs, Douches, Sondes, Suspensoirs, etc.

CAOUTCHOUC — ORTHOPÉDIE

Appareils pour déviation de la jambe, Pieds bots, Bras et Jambes artificiels, Béquilles Gouttières Bonnet. Corsets orthopédiques, etc.

Madame BUGIER, ayant suivi les Cours complets de la Maternité aux Hospices d'Orléans se charge de l'application, aux Dames, des Bandages, Ceintures, etc.

Les Etablissements POULENC FRÈRES
92, Rue Vieille-du-Temple — PARIS

OVO-LÉCITHINE BILLON

(Dragées, Granulé, Ampoules)

Reconstituant par excellence

Convalescence, Surmenage, Faiblesse générale, Phosphaturie, Neurasthénie, etc.

STOVAÏNE

Anesthésique local sans danger

S'emploie comme la Cocaïne
Ne crée pas d'accoutumance

ARSENOBENZOL BILLON
NOVARSENOBENZOL BILLON

Adoptés par les hôpitaux civils et militaires en France et dans les pays alliés pour le traitement de la Syphilis, du Typhus récurrent, de l'Angine de Vincent, du Paludisme, etc.

Officiellement approuvés par le "Local Government Board" pour le traitement et la prophylaxie de la Syphilis en Angleterre

VACCINS ATOXIQUES STABILISÉS

DMÈGON
Vaccin antigonococcique curatif

DMESTA
Vaccin antistaphylococcique curatif

DMETYS
Vaccin anticoquelucheux curatif

S'emploient en inoculations sous-cutanées ou intra-musculaires

LITTÉRATURE FRANCO SUR DEMANDE

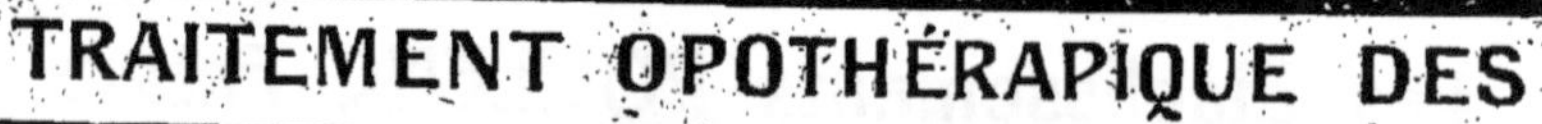

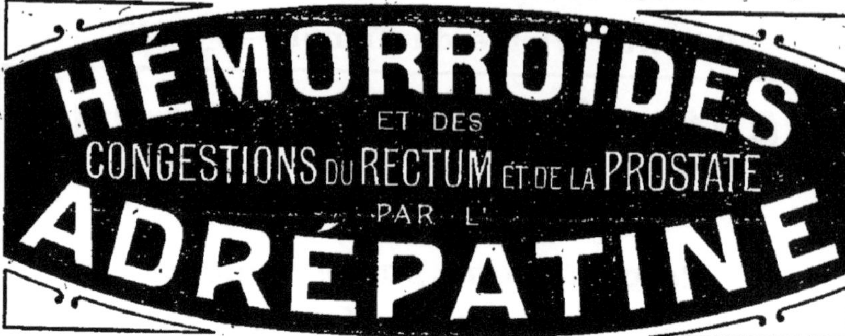

SUPPOSITOIRES-POMMADE

Extrait de caps. surrénales
Extrait hépatique
Intrait de marrons d'Inde

Extraits végétaux
Excipient antiseptique
et calmant

LITTÉRATURE ET ECHANTILLONS, LABORATOIRES LALEUF. ORLÉANS

LES CHAUSSURES

BOUCLET

Les Meilleures ✳ Les moins Chères

10, rue Bannier – ORLÉANS

Bandages

MAISON FONDÉE EN 1820

BUGIER-PERCHERON

Orthopédie

M. BUGIER Fils et Successeur

ORLÉANS – 56, Rue Royale

Fournisseur des Hôpitaux civils et militaires d'Orléans, du Service médical du Département, des Enfants assistés, de la Société de Secours mutuels, du Bureau de bienfaisance, des Sapeurs-Pompiers d'Orléans, etc.

BAS VARICES, CEINTURES, PESSAIRES

Irrigateurs, Injecteurs, Pulvérisateurs, Douches, Sondes, Suspensoirs, etc.

CAOUTCHOUC – ORTHOPÉDIE

Appareils pour déviation de la jambe, Pieds bots, Bras et Jambes artificiels, Béquilles Gouttières Bonnet. Corsets orthopédiques, etc.

Madame BUGIER, ayant suivi les Cours complets de la Maternité aux Hospices d'Orléans se charge de l'application, aux Dames, des Bandages, Ceintures, etc.

Les Etablissements POULENC FRÈRES

92, Rue Vieille-du-Temple — PARIS

OVO-LÉCITHINE BILLON

(Dragées, Granulé, Ampoules)

Reconstituant par excellence

Convalescence, Surmenage, Faiblesse générale,
Phosphaturie, Neurasthénie, etc.

STOVAÏNE

Anesthésique local sans danger

S'emploie comme la Cocaïne
Ne crée pas d'accoutumance

ARSENOBENZOL BILLON
NOVARSENOBENZOL BILLON

Adoptés par les hôpitaux civils et militaires en France et dans les pays alliés pour le traitement de la Syphilis, du Typhus récurrent, de l'Angine de Vincent, du Paludisme, etc.

Officiellement approuvés par le "Local Government Board" pour le traitement et la prophylaxie de la Syphilis en Angleterre

VACCINS ATOXIQUES STABILISÉS

DMÈGON

Vaccin antigonococcique curatif

DMESTA

Vaccin antistaphylococcique curatif

DMETYS

Vaccin anticoquelucheux curatif

S'emploient en inoculations sous-cutanées ou intra-musculaires

LITTÉRATURE FRANCO SUR DEMANDE

GROUPEMENT

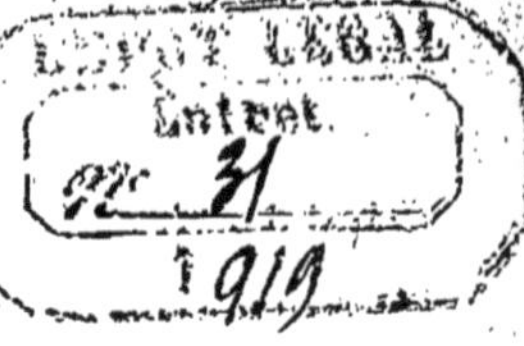

MÉDICO-CHIRURGICAL

DE LA 5e RÉGION

ET

GROUPEMENT MÉDICAL

D'ORLÉANS

(GUERRE 1914-1918)

Séance du 13 *Décembre* 1918

ORLÉANS
Imprimerie AUGUSTE GOUT et Cie
37-39, rue du Bourdon-Blanc

1918

SOMMAIRE

Groupement médico-chirurgical de la 5e Région

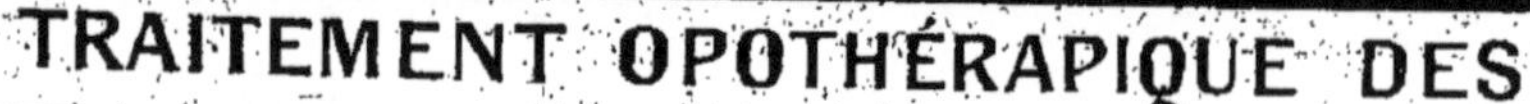

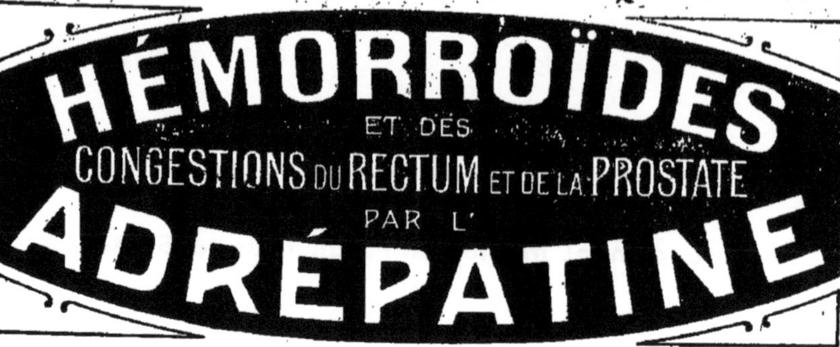

SUPPOSITOIRES – POMMADE

Extrait de caps. surrénales
Extrait hépatique
Intrait de marrons d'Inde

Extraits végétaux
Excipient antiseptique
et calmant

LITTÉRATURE ET ECHANTILLONS, LABORATOIRES LALEUF. ORLÉANS

LES CHAUSSURES

BOUCLET

Les Meilleures * Les moins Chères

10, rue Bannier – ORLÉANS

Bandages

MAISON FONDÉE EN 1820

BUGIER-PERCHERON

Orthopédie

M. BUGIER Fils et Successeur

ORLÉANS – 56, Rue Royale

Fournisseur des Hôpitaux civils et militaires d'Orléans, du Service médical du Département, des Enfants assistés, de la Société de Secours mutuels, du Bureau de bienfaisance, des Sapeurs-Pompiers d'Orléans, etc.

BAS VARICES, CEINTURES, PESSAIRES

Irrigateurs, Injecteurs, Pulvérisateurs, Douches, Sondes, Suspensoirs, etc.

CAOUTCHOUC – ORTHOPÉDIE

Appareils pour déviation de la jambe, Pieds bots, Bras et Jambes artificiels, Béquilles Gouttières Bonnet. Corsets orthopédiques, etc.

Madame BUGIER, ayant suivi les Cours complets de la Maternité aux Hospices d'Orléans se charge de l'application, aux Dames, des Bandages, Ceintures, etc.

Les Etablissements POULENC FRÈRES
92, Rue Vieille-du-Temple — PARIS

OVO-LÉCITHINE BILLON

(Dragées, Granulé, Ampoules)

Reconstituant par excellence

Convalescence, Surmenage, Faiblesse générale, Phosphaturie, Neurasthénie, etc.

STOVAÏNE

Anesthésique local sans danger

S'emploie comme la Cocaïne
Ne crée pas d'accoutumance

ARSENOBENZOL BILLON
NOVARSENOBENZOL BILLON

Adoptés par les hôpitaux civils et militaires en France et dans les pays alliés pour le traitement de la **Syphilis**, du **Typhus récurrent**, de l'**Angine de Vincent**, du **Paludisme**, etc.

Officiellement approuvés par le "Local Government Board" pour le traitement et la prophylaxie de la Syphilis en Angleterre

VACCINS ATOXIQUES STABILISÉS

DMÈGON
Vaccin antigonococcique curatif

DMESTA
Vaccin antistaphylococcique curatif

DMETYS
Vaccin anticoquelucheux curatif

S'emploient en inoculations sous-cutanées ou intra-musculaires

LITTÉRATURE FRANCO SUR DEMANDE

www.ingramcontent.com/pod-product-compliance
Ingram Content Group UK Ltd.
Pitfield, Milton Keynes, MK11 3LW, UK
UKHW011957240726
13965UKWH00001B/4

9 782012 947788